新世纪全国高等中医药优秀教材

普通高等教育"十一五"国家级规划教材

新世纪全国高等中医药院校规划教

U0869050

中西医结合妇产科学

（供中西医结合专业用）

主　编　尤昭玲（湖南中医学院）

副主编　杜惠兰（河北医科大学）

王秀云（辽宁中医学院）

谈　勇（南京中医药大学）

中国中医药出版社

·北　京·

图书在版编目(CIP)数据

中西医结合妇产科学/尤昭玲主编.—北京：中国中医药出版社，2006.3（2015.12重印）

ISBN 978-7-80156-923-3

Ⅰ.中… Ⅱ.尤… Ⅲ.妇产科病－中西医结合疗法－医学院校－教材 Ⅳ.R71

中国版本图书馆 CIP 数据核字(2006)第013639号

中国中医药出版社出版

北京市朝阳区北三环东路28号易亨大厦16层

邮政编码 100013

传真 010 64405750

天津市蓟县宏图印务有限公司印刷

各地新华书店经销

*

开本 850×1168 1/16 印张 46.75 字数 1104 千字

2006 年 3 月第 1 版 2015 年 12 月第 13 次印刷

书 号 ISBN 978-7-80156-923-3

*

定价:56.00元

网址 www.cptcm.com

社长热线 010 64405720

读者服务部电话：010 64065415 010 84042153

书店网址：csln.net/qksd/

全国高等医药院校中西医结合专业教材建设

专家指导委员会

肖培根 （中国医学科学院教授 中国工程院院士）
陈可冀 （中国中医研究院教授 中国科学院院士）
陈士奎 （中国中西医结合学会 教授）
周仲瑛 （南京中医药大学 教授）
郑守曾 （北京中医药大学校长 教授）
胡之壁 （上海中医药大学教授 中国工程院院士）
项 平 （南京中医药大学校长 教授）
施 杞 （上海中医药大学 教授）
徐志伟 （广州中医药大学副校长 教授）
曹洪欣 （黑龙江中医药大学校长 教授）
黄启福 （北京中医药大学 教授）
梁繁荣 （成都中医药大学副校长 教授）
焦树德 （中日友好医院 教授）
路志正 （中国中医研究院 教授）
颜德馨 （上海铁路医院 教授）

普通高等教育"十一五"国家级规划教材
新世纪全国高等中医药院校规划教材

《中西医结合妇产科学》编委会

主　　编　尤昭玲（湖南中医学院）
副 主 编　杜惠兰（河北医科大学）
　　　　　王秀云（辽宁中医学院）
　　　　　谈　勇（南京中医药大学）
编　　委　（按姓氏笔画为序）
　　　　　王若光（湖南中医学院）
　　　　　邓高丕（广州中医药大学）
　　　　　吴克明（成都中医大学）
　　　　　孙筌荟（广西中医学院）
　　　　　李翠萍（河南中医学院）
　　　　　侯秀环（陕西中医学院）
　　　　　郭　荣（湖北中医学院）
　　　　　金　哲（北京中医药大学）
　　　　　侯丽辉（黑龙江中医药大学）
　　　　　刘宏奇（山西中医学院）
　　　　　连　方（山东中医药大学）
　　　　　孟　炜（上海中医药大学）
　　　　　郑其昌（澳门科技大学）
　　　　　梁瑞宁（江西中医学院）
学术秘书　王若光（湖南中医学院）

前　言

中西医结合是我国医药卫生事业的重要组成部分，通过中西医的优势互补，许多疾病，尤其是一些疑难疾病的诊治取得了突破性进展，已成为我国乃至世界临床医学中不可取代的重要力量。人们越来越认识到中西医结合治疗的优势，越来越倾向于中西医结合诊疗疾病，由此中西医结合的队伍越来越壮大，不少高等医药院校（包括高等中医药院校和高等医学院校），适应社会需求，及时开设了中西医结合临床医学专业、中西医结合专业、中西医结合系、中西医结合学院，使中西医结合高等教育迅速在全国展开，有些院校的中西医结合专业还被省、市、地区评为当地“热门专业”。但中西医结合专业教材却明显滞后于中西医结合专业教育的发展，各院校使用的多是自编或几个院校协编的教材，缺乏公认性、权威性。教材的问题已成为中西医结合专业亟待解决的大问题。为此，国家中医药管理局委托中国中西医结合学会、全国中医药高等教育学会规划、组织编写了高等医药院校中西医结合专业第一版本科教材，即“新世纪全国高等医药院校中西医结合专业规划教材”。

本套教材在国家中医药管理局的指导下，中国中西医结合学会、全国中医药高等教育学会及全国高等中医药教材建设研究会通过大量调研工作，根据目前中西医结合专业“两个基础、一个临床”的教学模式（两个基础：中医基础、西医基础；一个临床：中西医结合临床），首先重点系统规划了急需的中西医结合临床教材。并组织全国开设中西医结合专业或中西医结合培养方向的78所高等中医药院校、高等医学院校的专家编写而成。

为确保教材的科学性、先进性、公认性、权威性、教学适应性，确保教材质量，本套教材采用了“政府指导，学会主办，院校联办，出版社协办”的运作机制。即：教育部、国家中医药管理局宏观指导；中国中西医结合学会、全国中医药高等教育学会及全国高等中医药教材建设研究会调研、规划，制定编写人员遴选条件，遴选主编，组织全国开设本专业的高等医药院校专家共同编写，并审定教材和进行质量监控；全国开设中西医结合专业的高等中医药、医学院校，既是教材的使用单位，又是教材编写的主体，在研究会的组织下共同参加，联合编写；中国中医药出版社作为中医药行业的专业出版社，积极协助学会、研究会的组织编写出版工作，提供有关编写出版方面的服务，并提供资金方面的支持。这个“运行机制”，有机地结合了各方面的力量，有效地调动了各方面的积极性，畅通了教材编写出版的各个环节，保证了本套教材按时、按要求、按计划出版。

本套教材共16种，分别为:《中外医学史》《中西医结合医学导论》《中西医结合内科学》《中西医结合外科学》《中西医结合妇产科学》《中西医结合儿科学》《中西医结合眼科学》《中西医结合耳鼻咽喉科学》《中西医结合骨伤科学》《中西医结合危重病学》《中西医结合口腔科学》，以及《中西医结合传染病学》《中西医结合肿瘤病学》《中西医结合皮肤性病学》《中西医结合精神病学》《中西医结合肛肠病学》。

真诚感谢78所高等中医药院校、医药院校对本套教材的大力支持！真诚感谢所有参加本套教材编写专家的积极参与！由于他们的支持与参与，本套教材才能够按原定要求、预定计划出版，才能解决中西医结合专业教育中迫切需要解决的教材问题，才能保证和提高中西医结合教育的质量问题。真诚希望本套教材的出版，对我国中西医结合教育、中西医结合学科建设、中西医结合人才培养起到应有的积极作用。

由于首次规划、组织、编写中西医结合高等教育教材，由于78所中西医高等院校专家首次合作编写，本套教材在规划、组织、编写、出版等方面，都可能会有不尽如人意的地方，甚至错漏之处，敬请各院校教学人员多提宝贵意见，以便我们不断改进、不断提高教材质量。谨此，我们向编写、使用本套教材的全国中西医结合专家，向为了这套教材顺利编辑出版付出巨大心血的领导、专家委员会和各方面的朋友们致以真诚的感谢！

中国中西医结合学会
全国高等中医药教材建设研究会

编写说明

《中西医结合妇产科学》是“新世纪全国高等医药院校中西医结合临床医学专业规划教材”之一。供中西医结合专业本科生教学使用。

全书统一使用全国自然科学名词审定委员会审定的妇产科专用名词；按中华医学会编写的《法定计量单位在医学上的应用》使用法定计量单位；遵国家标准《中医临床诊疗术语》规范妇产科病证、诊断和治疗的名词。全书内容共分为30章，其中第一至第十章，概述了中西医结合妇产科学基本理论和诊疗特点；第十一章至第二十八章，论述了妇女月经、妊娠、产时、产后等病证及相关合并疾病的中西医结合诊治方法、妇女保健、计划生育等。第二十九章至三十章，介绍了妇产科常用特殊检查和常用基本操作技术。在编写体例上，中西医病名对照，概念互参，病因病理、临床表现、实验室检查、诊断与鉴别诊断、中西医治疗、预防和预后等方面对妇产科病证进行了系统介绍。疾病的归类既吸取了中医妇科学经、带、胎、产、杂等传统分类法，又融合了现代医学按系统、器官归类的分类方法。以西医妇产科病名为编目，尽可能中西医病证对照。书后并附妇产科临床常用实验室检查正常值、常用英文缩写及方剂索引。力求探索在中西医结合的思维观念、基本思路和理论体系指导下，培养学生对常见中西医妇产科病证的诊疗能力。本教材不仅供高等医药院校中西医结合临床医学专业本科生教学使用，同时也是医学类其他专业临床教学及中西医结合临床医务人员的参考书。

本书由全体编委分工编写，共同协作完成。其中：第一章、第八章由吴克明编写；第二章、第十四章、第十七章由李翠萍编写；第三章、第二十六章由谈勇编写；第四章、第五章由王秀云编写；第六章、第七章由侯秀环编写；第九章由吴克明、王若光、郑其昌编写；第十章、第二十二章由邓高丕、王若光编写；第十一章由金哲、侯丽辉编写；第十二章由刘宏奇、王秀云编写；第十三章、第十五章由郭荣编写；第十六章、第二十四章由杜惠兰编写；第十八章、第十九章、第二十五章由连方编写；第二十章由谈勇、孟炜编写；第二十一章、第二十七章由梁瑞宁编写；第二十三章由孙荃荟编写；第二十八章由孟炜编写；第二十九章由孙荃荟、王若光、邓高丕、郑其昌编写；第三十章由尤昭玲编写；附录由王若光、郑其昌编写。

中医与西医是人们在不同历史条件下与疾病作斗争的经验总结，并各自形成了独特的理论体系和诊疗方法。因此，创建中西医结合临床学科新的理论和诊疗体系是一项前无古人的艰巨任务。由于时间紧迫，未能广为征求兄弟院校妇产科同仁的意见，加之编者水平所限，在内容和编排如何突出和体现中西医“结合”上，难免有不足与谬误之处，殷切希望广大师生和妇产科同道提出宝贵意见，以便进一步补充和完善。

尤昭玲
于湖南中医学院

目　录

第一章 总 论

第一节 中西医结合妇产科学的定义及研究范围

一、中西医结合妇产科学的定义

中西医结合妇产科学是运用中、西医学基础理论，相互借鉴和补充来认识妇女生殖系统的解剖、生理、病理特点，研究与妇女经、带、胎、产和解剖生理有关的特有疾病的病因病理、临床表现、诊断与鉴别、辨证规律和防治方法，以及计划生育、优生优育和妇女保健的一门新兴的临床医学学科。

二、中西医结合妇产科学的研究范围

中西医结合妇产科学主要研究女性内、外生殖器官及骨盆的解剖结构，卵巢的功能及性周期的变化和调节，月经、妊娠、分娩、产褥和哺乳的生理特点和特有疾病，以及生殖器官的炎症、肿瘤、损伤等病症的病因病理、临床表现、诊断和鉴别诊断、预防、治疗和处理方法，不孕症、计划生育、妇女保健、优生优育等均属于本学科研究的范围。

中西医结合妇产科学包括产科学和妇科学两部分。产科学专门研究妇女与妊娠有关的生理和病理，分为妊娠、分娩和产褥三个时期，包括两大内容：一是妊娠生理、正常分娩和正常产褥；二是与三个时期有关的疾病的诊断、治疗和处理。妇科学主要研究妇女在非妊娠期与生殖系统有关的生理和病理，包括卵巢的功能及性周期的变化和调节，生殖内分泌功能失调性月经疾病，生殖系统炎症、肿瘤，生殖器官畸形、损伤，以及不孕症、计划生育等。

第二节 中医妇科学与西医妇产科学的比较

中医妇科学与西医妇产科学是在不同历史条件和背景、不同医学理论体系指导下形成的两门医学临床学科，各有其学科特点和独到之处，但由于研究的对象都是妇女，研究的内容都是女性特殊生理、病理和疾病的防治，因此，两门学科之间又必然有许多共同点并存在密切联系。通过对这两门学科进行分析和比较，找出两者之间的联系和共同点，互相借鉴，取长补短，正是构建中西医结合妇产科学学术体系的关键。

中医妇科学是运用中医学的基本理论，包括阴阳五行学说、脏腑经络学说、气血津液学说、病因病机学说、四诊、八纲和辨证论治方法以及中药的四气五味与归经理论、治法与方剂配伍理论等，以整体观念为指导，系统研究妇女的生理、病理特点与特有经、带、胎、产、杂五大类疾病的病因病机、证候表现，以及辨证论治等。

西医妇产科学包括妇科学和产科学，它是运用现代医学的基础理论，包括人体解剖学、组织胚胎学、生理学、生物化学、病理解剖和病理生理学、微生物与寄生虫学、免疫学、药理学，以及从细胞生物学和分子生物学的微观角度研究妇女生殖系统的解剖特点、组织与胚胎结构，女性生殖生理（包括性周期的变化和调节、妊娠生理和诊断、正常分娩、正常产褥等）、女性生殖系统的功能性和器质性疾病的病因病理、诊断和鉴别诊断、预防和治疗方法，以及妇女保健、计划生育等。

中医妇科学对神经内分泌功能失调性月经病、妊娠病、慢性炎症、不孕症等妇科疑难杂病的治疗具有整体调理、灵活施治、毒副作用小、效果肯定的优势。西医妇产科学除了采用化学药物治疗之外，手术（包括借用仪器和器械辅助的物理疗法等）等技能性操作具有优势。中、西医学结合能够相互补充，取长补短，显著提高疾病治疗的效果，在临床实践中已经得到了广泛肯定和认可。

第三节　中医、西医妇产科学发展概要

一、中医妇产科学发展概要

中医妇科学发展的历史久远，历代医家均不遗余力，在继承前人基础上，不断对中医妇科学的理论体系进行补充和丰富，使之逐渐发展成为一门体系完整、特色鲜明的临床学科。以下分为六大历史时期简述中医妇产科学的形成和发展。

（一）夏、商、周时期

此期主要是古籍有关难产、种子、胎教等的记载。如在殷墟出土的甲骨文记载的21种疾病中有“疾育”一病；《易经·爻辞》载有：“妇孕不育”、“妇三岁不孕”；《诗经》、《山海经》载有帮助“种子”和“绝育”的药物；《列女传》有“胎教”的记载。春秋战国时期《史记·扁鹊仓公列传》记载：“扁鹊名闻天下，过邯郸，闻贵妇人，即为带下医”。此“带下医”，即是妇产科医生。古籍中对过期妊娠、双胎妊娠、优生和胚胎发育已有所认识，如《左传》中说：“男女同姓，其生不蕃”；胎儿发育过程为“一月而膏，二月而血脉，三月而胚，四月而胎，五月而筋，六月而骨，七月而成形，八月而动，九月而躁，十月而生”。

战国时代成书的《黄帝内经》不但确立了中医学的理论基础，还提出了有关妇女解剖特点、月经生理、妊娠诊断等基本理论，论述了一些妇科疾病的病因病理，如血崩、带下、月事不来、不孕、石瘕、肠覃等。《素问·上古天真论》云：“女子七岁，肾气盛，齿更发

长；二七而天癸至，任脉通，太冲脉盛，月事以时下，故有子；三七肾气平均，故真牙生而长极；四七筋骨坚，发长极，身体盛壮；五七阳明脉衰，面始焦，发始堕；六七三阳脉衰于上，面皆焦，发始白；七七任脉虚，太冲脉衰少，天癸竭，地道不通，故形坏而无子也。”明确阐述了女子一生中生长、发育、性成熟与衰老的规律，指出“肾气”、“天癸”、“冲任”在生殖功能的成熟与衰退过程中的重要作用，对中医妇科学的基础理论有重大指导意义。《内经》还记载了第一首妇科古方——四乌贼骨一藘茹丸。《神农本草经》在“紫石英”条最早提出了“子宫”这一解剖名称。

（二）汉、晋、南北朝时期

西汉已有“女医”，即专门的妇产科医生。根据《汉书·艺文志》、《隋书·经籍志》记载的《妇人婴儿方》、《范氏疗妇人方》、《疗妇人产后方》等，是我国妇产科的最早专著，惜已散佚。长沙马王堆汉墓出土的《胎产书》是现存最早的妇产科专书，约成书于公元2世纪，书中对按月养生提出了一些见解，反映了当时对妊娠保健的重视。东汉张仲景所著《金匮要略》的妇人病三篇内容十分丰富，如“妇人妊娠病脉证并治”篇论述了妊娠呕吐、癥病与胚胎的鉴别、妊娠腹痛、妊娠水气、妊娠小便难、养胎、伤胎等；“妇人产后病脉证并治”篇论述了“新产三病”及产后腹痛等证治；“妇人杂病脉证并治”篇论述了热入血室、月经病、带下、崩漏、脏躁等病的证候、脉象和治法；除了提出许多内治方药外，还最早记载了阴道冲洗和塞药的外治方药，许多方药至今仍在临床上广泛应用，一些重要论述对中医妇产科临床至今仍有指导意义。据《后汉书·华佗传》记载，华佗凭脉证测知双胎难产的病例，并以针药合治，成功引产死胎，其高超的产科诊疗技术令人叹服。

晋代王叔和所著《脉经》发现妇人月经并非均为一月一行，提出了“并月”、“居经”、“避年”之说。又据经验，凭脉象诊断妊娠和临产，如“尺中之脉，按之不绝，法妊娠也”；“妇人怀娠离经，其脉浮，设腹痛引腰脊，为今欲生也，但离经者，不病也。又法妇人欲生，其脉离经，夜半觉，日中则生也。”

南齐褚澄《褚氏遗书·求嗣门》提出了晚婚与节育的主张，如说：“合男子必当其年，男虽十六而精通，必三十而娶；女虽十四而天癸至，必二十而嫁。皆欲阴阳气完实而交合，则交而孕，孕而育，育而为子，坚壮强寿”；如“精未通而御女以通其精，则五体有不满之处，异日有难状之疾”；又说：“合男子多则沥枯虚人，产乳众则血枯杀人。”北齐徐之才著《逐月养胎法》明确提出了妊娠不同时期孕妇在饮食起居方面应该注意的问题。

（三）隋、唐时期

隋代巢元方为首集体编著的《诸病源候论》一书是当时中医证候病源学巨著，包括内、外、妇、儿、五官五科，其中妇人病八卷，共225论，前四卷论述月经、带下、前阴诸疾等，后四卷为妊娠、产后、将产、难产及产后诸疾，全书从冲任损伤立论论述了妇产科疾病的病因、病机及临床证候，对后世影响巨大。

唐代孙思邈著《千金要方》，包括内、妇、儿各科，其中有妇人方3卷，将妇人胎产列于卷首，广泛收集了唐以前的许多医论和医方，论述了求子、妊娠、产难、胞衣不出、崩中、漏下、带下、前阴诸疾等，尤对临产及产后护理的论述更为贴切。如“凡欲产时，特忌多人瞻视，惟得三、二人在旁待摠，产讫乃可告语诸人也。若人众看之，无不难产耳。”又：“凡产后满百日，乃可合会。不尔，至死虚羸，百病滋长，慎之。”书中还提出了治疗难产的方药以及针刺引产的穴位和手法。王焘《外台秘要》中有妇人病2卷35门，除论述了妊娠、产难、产后、崩中、带下外，还记载了一些堕胎断产的方法。昝殷所著《产宝》成书于公元852~856年，即现在的《经效产宝》，全书共3卷，计41门，260余方，书中对妊娠、难产、产后等常见病的诊断和治疗作了简要论述，首次提出了产后败血“冲心”之说，是中医产科重要参考书。

（四）宋、金、元时期

宋代我国的产科已形成单独分科的雏形，国家太医局设立九科，产科是其中之一，并有产科教授，这在世界医事制度上也是最早的产科分科。宋代出现了许多妇产科专著，如杨子健的《十产论》，除叙述正产外，还详细描述了因胎位异常所致的各种难产，并提出了阴道助产的各种手法。朱端章著《卫生家宝产科备要》，明确记述了产后“冲心”、“冲胃”、“冲肺”的症状和治法。齐仲甫著《女科百问》首次提出“胞宫”一词，为后世广泛接受和使用。

宋代在妇产科方面成就和影响最大的是陈自明和他所著《妇人大全良方》，该书著成于1237年，全书分为调经、众疾、求嗣、胎教、妊娠、坐月、产难、产后八门，每门数十证，共248论，论后附方。该书改变了既往将妇产科病混编于大方脉内的传统编纂方法，系统地论述了妇产科常见疾病，对妇产科作了一次较为全面系统的总结，内容丰富而完备，对中医妇产科学的发展起到了承前启后的作用。此外，李师圣、郭稽中合著的《产育宝庆集》包括《产论》和《妇人方》两部分，陆子正著《胎产经验方》，薛轩著《坤元是宝》等，可惜都少有流传。在其他综合性医籍如《圣惠方》、《圣济总录》、《本事方》、《济生方》、《三因方》等书中也有妇产科专论。

金元时代具有代表性的学术流派医家有刘河间、李东垣、朱丹溪、张子和，他们对妇产科理论和证治均有各自的见解，从不同角度对妇产科作出了一定贡献。刘完素在所著《素问病机气宜保命集·妇人胎产论》中提出：“妇人童幼天癸未行之间，皆属少阴；天癸既行，皆从厥阴论之；天癸已绝，乃属太阴经也。”此论为青春期少女着重补肾，中年妇女着重调肝，老年妇女着重健脾的妇科治则提供了理论依据。张子和著《儒门事亲》一书中记载有钩取死胎成功的案例。李杲著《脾胃论》和《兰室秘藏》，根据“土为万物之母”的理论，提出了“内伤脾胃，百病始生”的观点，常以补脾益气，升阳摄血，升阳除湿等法广泛应用于妇科临床；对妇人血崩和“经闭不行”的病机和治法也有独到见解。朱丹溪提出“阳常有余，阴常不足”之说，与《内经》中“妇人之生有余于气，不足于血”之观点相吻合，所著《格致余论》一书最早明确描述了女性内生殖器官“胞宫”的形态；并对妇人胎前、产后之治分别提出“清热养血”和“产后以大补气血为先”的治疗法则。张子和提出：“凡看妇人病，入门先问经”，“凡治妇病，不可轻用破气行血之药，恐有娠在疑似之间也；凡看产后病，须问恶露多少有无，此妇科要诀也。”

（五）明、清时期

明代较重要的妇产科专著有：薛己著《校注妇人良方》、《女科撮要》（1548年）。万全著《广嗣纪要》、《妇人秘科》（1549～1615年），在《广嗣纪要·择配篇》中提出了螺、纹、鼓、角、脉五种妇女生理缺陷导致的绝对性不孕，即“五不女”；万氏还指出：“求子之道，男子贵清心寡欲以养其精，女子贵平心定意以养其血。”王肯堂著《证治准绳》（1602～1607年），其中女科部分对妇科疾病的证治论述广泛，每一病证先综述历代医家治验，后阐明己见，条理分明，内容丰富。武之望著《济阴纲目》（1620年），对妇科疾病广集他说，细列纲目，资料较全，但少有己见。李时珍著《本草纲目》（1578年）、《奇经八脉考》，对中医妇科学基本理论作出了重要贡献。张介宾著《景岳全书》（1624年），其中《妇人规》3卷对妇科理论的阐述甚为精湛，其理论核心是强调冲任、脾肾、阴血。如说：“脏腑之血，皆归冲脉，冲脉为月经之本”；“盖其病之肇端，则或由思虑，或由郁怒，或以积劳，或以六淫饮食，多起于心肺肝脾四脏，及其甚也，则四脏相移，必归脾肾”，“五脏之伤，穷必及肾”；“补脾肾以资血之源，养肾气以安血之室”；治病立方理法严谨，倡导“阳非有余，阴常不足”之说，强调阳气阴精互为生化，自成全面温补学派之代表，对中医妇产科理论发展有重大影响。此外，楼英的《医学纲目》、李梴的《医学入门》、龚信的《古今医鉴》对妇科疾病也有精辟论述。

清代著作较多，流传较广，重要的有：傅山（1607～1684年）著《傅青主女科》，对妇科疾病的辨证论治从肝、脾、肾三脏着手，“谈症不落古人窠臼，制方不失古人准绳，用药纯和，无一峻品；辨证详明，一目了然。”理法严谨，方药简效，见解独到，因而影响久远。肖赓六著《女科经纶》（1684年），辑前人之论颇有条理，间或亦有己见。亟斋居士著《达生编》（1715年），专论胎前、临产、产后调护及难产救治，平易浅近，书中提出的“睡、忍痛、慢临盆”六字真言流传甚广。吴谦等受政府之命编著的《医宗金鉴》（1742年），内有《妇科心法要诀》，体例规范，理法严谨，广为流传。沈尧封著《沈氏女科辑要》（1850年），对妇产科理论有许多新的见解，论述精辟。王清任著《医林改错》（1830年），发展了活血化瘀学说，对妇科治疗学影响较大。唐容川著《血证论》（1884年）对气血化生与作用的论述以及治病重视调和气血的思想，对妇科治疗学也有重要影响。此外，清代的还有陈念祖《女科要旨》、叶天士《叶天士女科》、沈金鳌《妇科玉尺》、吴道源《女科切要》等；专论胎产的有阎诚斋《胎产心法》、汪朴斋《产科心法》、单养贤《胎产全书》、张曜孙《产孕集》等。

（六）民国初期及近、现代

民国初期，张锡纯著《医学衷中参西录》（1918年），书中“治女科方”与妇科的医论、医话、医案多有创见，其自创的理冲汤、安冲汤、固冲汤、温冲汤、寿胎丸等仍为当今医生所习用。张山雷笺正的《沈氏女科辑要笺正》（1933年），书中强调肝肾学说，论述亦多心得体会，曾作教本而广泛流传。其他妇科专著有严鸿志的《女科证治约旨》、《女科医案选粹》，恽树珏的《妇科大略》等，对妇科临床均有参考价值。

中华人民共和国建立后，从1956年起，中央政府正式将中医药学列入高等教育体系，先后在各省市相继建立了中医学院，至今已经连续组织编写了七版《中医妇科学》统一教材，开展了从本、专科到硕士、博士以及外国留学生等不同层次和不同类别的中医药学教育，培养了一大批中医妇科人才，一直在医疗、科研和教学上为继承和发展中医妇科学而发挥骨干作用。各地还先后整理编写和出版了一批妇科名老中医经验和专著，较有影响的如卓雨农《中医妇科治疗学》、《王渭川妇科治疗经验》、《刘奉五妇科经验》、《朱小南妇科经验选》、《罗元恺医著选》、《哈荔田妇科医话医案》、《百灵妇科》、《何子淮女科经验集》，黄绳武主编的《中国医学百科全书·中医妇科学》，曾敬光、刘敏如主编的教学参考丛书《中医妇科学》，罗元恺主编的《实用中医妇科学》，刘敏如、谭万信主编的《中医妇产科学》等。

二、西医妇产科学发展概要

（一）早期发展历程

早在公元前近千年，在古代埃及、希腊、罗马、以色列和印度等国家的医学著作中就有妇女生理、病理如白带、痛经、月经失调、不孕、子宫和盆腔炎症、子宫异位等以及妊娠生理和病理方面的论述，其他有关妇产科方面的知识也有一些零星记载，但远未形成妇产科独立专科。

到公元13～16世纪西方文艺复兴时期，开始有了医院和医学堂，并开设了人体解剖学。Leonardo（1452～1519）首先描绘了子宫的结构；Garbrie le Fallopius（1523～1543）描述了卵巢和输卵管的构造；Casper Barthol（1655～1738）发现了外阴前庭大腺，译称巴氏腺。此前于1470～1590年间已开始了各种妇科手术，如阴道式子宫切除术、子宫颈切除术、会阴修补术等，创造了各种妇产科手术器械和阴道窥器。18世纪中叶提出了产科无菌接生和手术。但直到Hendrick Van Roonhyze于1916～1924年所著的《现代妇产科学》问世，妇产科学才真正成为一门独立专业学科。

在我国，延续几千年的传统习惯是由无知识的妇女即“稳婆”或“操生婆”接生，在家中分娩，使我国的产科直到20世纪初仍处于十分落后的状态，产妇常因大出血、难产或产褥感染而死亡，死亡率高达14.9‰，婴儿死亡率更高达250‰～300‰，旧法接生常引起新生儿破伤风，死亡率更高达50%～70%。产妇即使幸免一死，也常因产程处理不当造成软产道损伤，以至形成膀胱或直肠阴道瘘等当时不能医治的重症。

1901年，英国医生MC Poulter到中国福州开展产科工作，1908年开办产科培训班，1911年建立起我国最早的产科病房。1929年我国杨崇瑞在北平建立第一国立助产学校，并于1930年制定《助产士管理法》。1932年齐鲁大学医学院妇产科提出重视产前保健、加强产前检查是预防产科合并症的重要措施，同年协和医院已能开展外阴癌广泛手术及腹股沟淋巴清扫术。1935年王逸慧开展宫颈癌手术与放射治疗，并提出早期诊断的重要性。1937年王国栋首次报告我国华北地区617例产妇2500次产前常规检查骨盆外径均值与子宫底平均高度等产科正常值。同年，林巧稚指出妊娠晚期出血最常见的原因为前置胎盘和胎盘早剥，并介绍了治疗方法。1939年北平创立我国第一所节育诊所，此前王逸慧已著有《避孕法》

手册出版，是我国计划生育工作的先驱。1942 年王淑贞报道宫颈癌与子宫体癌之比为 8:2，并提出了镭疗加 X 光治疗子宫颈癌的方法。1949 年上海金钰珠报道蟾蜍试验诊断早孕及葡萄胎，其方法简便、迅速、准确，为近代早孕诊断方法的一次飞跃。

（二）建国后取得的成绩

中华人民共和国建国以后，我国的妇幼卫生与医疗工作取得了显著成就，妇产科也得到了相应的发展，孕产妇死亡率由建国前的 1500/10 万下降至 1996 年的 61.9/10 万，婴儿死亡率由 250‰~300‰下降至 1996 年的 17.5‰。1996 年全国人口出生率下降到 16.89‰，自然增长率为 10.42‰。1958~1965 年全国第一次普查普治子宫脱垂，1961 年共查出 524 万人，治疗 242 万人，1977 年国家再次对百余万名子宫脱垂和数万名尿瘘病人免费治疗。20 世纪 70 年代末，我国开始引入围产医学，在城市研究的重点集中在胎儿发育监测，胎儿胎盘生理、生化、病理，胎儿-胎盘功能的早期诊断，遗传疾病的宫内诊断，胎儿发育异常的早期诊断等；在农村主要推广围产保健的高危妊娠管理法。1957 年开始对女性生殖系统恶性肿瘤进行普查，公布子宫颈癌为妇女恶性肿瘤第一位，平均患病率为 180.5/10 万，占女性生殖系统肿瘤的 72.4%~93.6%。1961 年引进阴道镜，70 年代采用^{60}钴、^{137}铯、^{192}铱为放射源和深度 X 线及高能加速器等治疗宫颈癌，提高了治疗效果；80 年代一般地、市医院都能进行根治手术，其 5 年生存率 0 期为 100%、I 期 95%、II 期 80%，已经达到国际先进水平。

（三）当代妇产科学的重大进展

（1）产科理论体系的转变：即由以母亲为中心代之以新的母子统一管理的母子医学，并导致围产医学、新生儿学等分支学科的出现。

（2）围产医学的兴起及围产监护技术和仪器的出现：围生期在我国是指妊娠满 28 周至产后 7 天，此期对母婴安全和健康最为重要。

（3）新生儿学的创立及新生儿监护技术和仪器的发明：使早产儿的成活率明显提高，最低成活的早产儿可在 500g 左右。

（4）产前诊断技术的发展及遗传咨询门诊的建立：可早期于宫内发现和诊断胎儿某些先天性遗传性疾病和缺陷，减少不良人口的出生。

（5）助孕技术的发展及试管婴儿的发明：到目前为止，全世界通过助孕技术怀孕生育的妇女已有数万名，最大子代已有 20 多岁。

（6）妇科内分泌学的进展及新技术的应用：先后发现了女性激素、促性腺激素、性激素的受体及催乳素、前列腺素等化学物质。许多新技术如放射免疫、酶联免疫、内镜、超声波、CT、核磁共振、染色体分析、免疫抗体检查等广泛应用于临床，对月经病、不孕症、早期子宫内膜异位症的认识和诊断更为清楚；许多新药如氯米芬、溴隐停、促性腺激素释放激素（GnRH）及其长效增效剂（GnRHa）、FH、GH、米非司酮等的相继问世，使妇科月经和生殖功能失调疾病的临床治疗效果大为改观。

（7）妇科肿瘤学取得的成就：当前，阴道细胞学已发展为肿瘤细胞学的一门专门学科，不仅为大面积普查防治宫颈癌提供了可行方法，也为其他妇科肿瘤的早期诊断提供了借鉴。

HCG、CEA、AFP、DC_{125}、CA_{125}等肿瘤标记物的发现和临床应用提高了肿瘤的诊断水平。在妇科肿瘤的治疗方面，早期宫颈癌的手术或（和）放射治疗，绒毛膜癌的大剂量化疗，早在50年前已取得良好效果。化学治疗已成为当前治疗恶性肿瘤的重要手段，对卵巢生殖细胞肿瘤（如内胚窦瘤和未成熟畸胎瘤）经反复手术和反复化疗也明显提高了疗效。

（8）妇科手术方法的重大改进：自腹腔镜和宫腔镜发明以来，某些妇科疾病可以不开腹进行手术。例如，良性肿瘤如子宫肌瘤、卵巢囊肿等可通过腹腔镜逐块切除，然后再打开阴道后穹隆一并清除；绝经前功能性子宫出血、黏膜下肌瘤等可在宫腔镜和B超联合监视下实行电挖术，挖去子宫内膜及部分浅肌层或摘除肌瘤。以上改进手术减轻了病人痛苦，术后恢复快。

（9）计划生育措施的丰富和发展：由于世界各国的重视和我国政府的不懈努力，一些新的节育技术和避孕药物相继问世，如各种短效和长效避孕药、皮下埋植甾体激素缓释剂、各种类型（包括含铜和含甾体激素）的宫内节育器、输卵管和输精管结扎粘堵术、抗早孕药物以及房事后紧急避孕药等的普遍应用和推广，使一些国家的人口出生率下降，人口增长得到控制。但在一些发展中国家人口增长过快的问题仍未解决。

（10）妇女保健学的创建：妇女保健学是在妇产科学基础上，根据女性生殖生理特征，以保健为中心内容，以群体为研究对象在长期实践中发展起来的一门新兴学科。它主要研究女性一生各年龄阶段和特殊生理时期的失衡，心理、病理以及社会适应能力的保健要求，包括影响妇女健康的卫生状态、社会环境、经济文化方面的各种高危因素，危害妇女健康的常见病和多发病的流行病学及其预防措施，妇女健康知识普及教育等。

第四节　中西医结合妇产科学的研究与发展

中华人民共和国建立后，在党和政府中、西医并重政策的指引下，在中医药高等教育发展的同时，妇产科界的中、西医同仁团结一心，共同攻关，在医疗和科研上取得了一些中西医结合的新进展和新成果，如1958年山西医学院开展中西医结合非手术治疗宫外孕取得良好效果，使90%早期患者不需手术而治愈；1964年上海第一医学院藏象专题研究组编著《肾的研究》一书，其中关于“无排卵型功能性子宫出血病的治疗法则与病理机制的探讨”及“妊娠中毒症中医辨证分类及其治疗法则的探讨”；1978年江西省妇女保健院的“中药药物锥切治疗早期宫颈癌”以及针灸纠正胎位、防治难产等，为中西医结合妇产科学的形成和建立作出了开创性的贡献。

中西医结合妇产科学的大规模研究始于20世纪80年代，主要是借鉴西医妇产科疾病诊断的客观指标对中医妇科病证进行临床观察和实验室研究，或中西医药物联合应用治疗妇产科病证，如功能性子宫出血、盆腔炎、不孕症、宫外孕、子宫肌瘤、子宫内膜异位症、妊娠高血压综合征、妊娠肝内胆汁淤积症、母儿血型不合、胎儿宫内发育迟缓等。

进入20世纪90年代以后，在我国的中西医结合妇产科临床医疗工作中，已经实际上形成了首先采用西医方法明确疾病诊断，再确定治疗和处理方案，或中西医结合进行治疗，或以中医为三辨证论治的临床医疗格局，从而较大地提高了中医妇科的临床诊断水平和西医妇产科的临床疗效，扩大了治疗病种的范围。为了适应社会对高级中西医结合人才的需求和高等医学教育的蓬勃发展，一些高等中医药院校相继成立了中西医结合临床医学专业并开始招生，各院校还编写了多种中西医结合妇产科教材或专著，如尤昭玲主编的五年制中西医结合临床专业教材《中西医结合妇产科学》，七年制中西医结合临床专业教材《中西医结合妇产科学》，以及《现代中西医结合·妇产科手册》；吴克明、张庆文主编的《中西医临床妇产科学》；洪家铁主编的《中西医临床妇科学》；牛建昭主编的《现代中西医妇产科学》等，为中西医结合妇产科学的建立和发展作了奠基性的工作。

第二章 女性生殖系统解剖

女性生殖系统包括内、外生殖器及其相关组织与邻近器官。中医学典籍对女性生殖器官的名称、位置、形态和功能作了具体描述，具有十分重要的临床意义。

第一节 内、外生殖器

一、外生殖器

女性外生殖器是指生殖器的外露部分，又称外阴，为两股内侧从耻骨联合至会阴之间的区域。包括阴阜、大小阴唇、前庭大腺、会阴等（图 2－1）。

古人称之为阴户，又名四边。

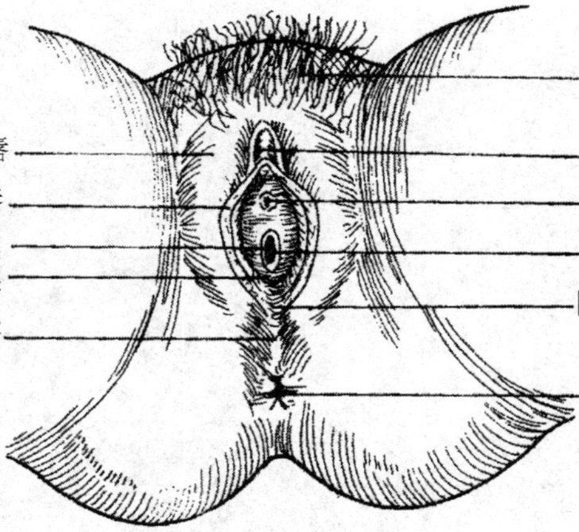

图 2－1 女性外生殖器

1. **阴阜**（mons pubis） 为耻骨联合前面隆起的脂肪垫。青春期该部皮肤开始生长阴毛，分布呈倒置的三角形，其疏密、粗细、色泽可因人而异。绝经后的老年妇女随卵巢功能的减退，阴毛亦逐渐稀落。阴毛在古代称为“毛际”，为第二性征之一。

2. **大阴唇**（labium majus） 为两股内侧隆起的一对皮肤皱襞，前接阴阜，后连会阴。子宫圆韧带终止于两侧大阴唇前端。其后端在会阴体前相融合而形成后联合。大阴唇外侧面与皮肤相同，皮层内有皮脂腺和汗腺，青春期长出阴毛；内侧面皮肤湿润似黏膜。大阴唇内含有大量的皮下脂肪，其内有丰富的血管、淋巴管和神经。当局部受伤时，易发生出血，形成血肿。未婚妇女两侧大阴唇自然合拢，遮盖阴道口及尿道口。经产妇由于分娩，大阴唇松弛而向两侧分开。绝经后大阴唇呈萎缩状，阴毛也稀少。

3. **小阴唇**（labium minus）　为位于大阴唇内侧的一对薄皱襞。表面湿润，色褐，无毛，缺乏脂肪组织，但富于神经末梢、皮脂腺、血管、弹力纤维，非常敏感。两侧小阴唇的前端相互融合，再分为两叶包绕阴蒂，前叶形成阴蒂包皮，后叶形成阴唇系带。大、小阴唇后端相会合，在正中线形成一条横皱襞称阴唇系带（frenulum labium pudendal），但在经产妇由于受分娩影响已不明显。

4. **阴蒂**（clitoris）　位于两侧小阴唇之间的顶端，似男性阴茎，是一种海绵体组织，有勃起性。它分为三部分，前端为阴蒂头，如黄豆大，直径约6～8mm，富于神经末梢及海绵状勃起组织，故感觉非常敏锐。中为阴蒂体，可充血勃起。后部分为附于耻骨支上的两个阴蒂脚。

5. **阴道前庭**（vaginal vestibule）　指两侧小阴唇之间的菱形区，前方为阴蒂，后方为阴唇系带。此区的前方有尿道外口，后方有阴道口，阴道口与阴唇系带之间有一浅窝，称舟状窝（fossa navicularis），又称阴道前庭窝。经产妇受分娩影响，此窝消失。在此菱形区内尚有以下各部：

（1）前庭大腺（major vestibular glands）：又称巴多林腺（Bartholin glands），位于阴道口的两侧，大阴唇后部，如黄豆大，左右各一。腺管细长，约1～2cm，开口于前庭后方小阴唇与处女膜之间的沟内，性兴奋时分泌黄白色黏液，起润滑作用。正常情况下不能触及此腺，若腺管口闭塞，易形成脓肿或囊肿，此时腺体肿大可看到并可触及。

（2）前庭球（vestibular bulb）：又称球海绵体（bulbo－cavernosus body），位于前庭两侧，前部与阴蒂相连，后部与前庭大腺相邻，表面为球海绵体肌覆盖，由有勃起性的组织构成。

（3）尿道口（urethral orifice）：位于阴蒂头的后下方及前庭前部，为尿道的开口，略呈圆形，其后壁有一对并列的腺体，称尿道旁腺或斯基思腺（paraurethral or Skene glands），其分泌物有润滑尿道口的作用，但此腺亦常为细菌潜伏之处。

（4）阴道口和处女膜（vaginal orifice and hymen）：阴道口位于尿道口后方，前庭的后部，为阴道的开口，其大小、形状常不规则。阴道口覆有一层较薄的黏膜称处女膜，由结缔组织、血管和神经构成，两面均为鳞状上皮所覆盖。膜中央有孔，其孔呈圆形或新月形，较小，可通指尖，少数膜孔极小或呈筛状，或有中隔、伞状，后者易被误认为处女膜已破。初次性交可使处女膜破裂。受分娩影响而进一步破损，产后残留数个小隆起状的处女膜痕。古称玉门、龙门、胞门。

二、内生殖器

女性内殖器指生殖器的内藏部分，包括阴道、子宫、输卵管及卵巢，后二者常被称为子宫附件（图2－2）。

1. **阴道**（vagina）　古人称之为子肠、产道、地道。位于真骨盆下部的中央，呈上宽下窄的管道，是性交的器官、月经血排出与胎儿娩出的通道。上端包绕宫颈，下端开口于阴道前庭后部，前壁长约7～9cm，与膀胱和尿道邻接，后壁长约10～12cm，与直肠贴近。环绕宫颈周围的部分称阴道穹隆，可分为前、后、左、右四部分。阴道后穹隆较深，与盆腔的最低部分的直肠子宫陷凹紧密相邻，临床上可经此处穿刺或引流。

阴道由黏膜、肌层和纤维层构成。阴道壁有很多横纹皱襞及弹力纤维，有较大的伸展性；又富有静脉丛，故局部受伤易出血或形成血肿。阴道黏膜色淡红，由复层扁平上皮覆盖，无腺体，黏膜受性激素的影响，上皮细胞有周期性变化，幼女及绝经后妇女的阴道黏膜上皮甚薄，皱襞少，伸展性小，局部抵抗力差，容易创伤或感染。

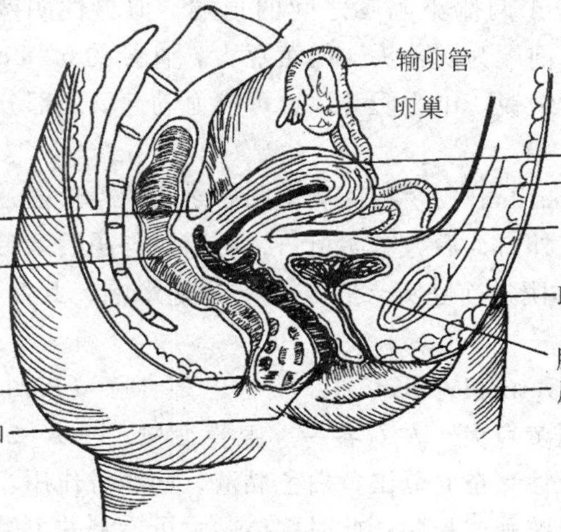

(1) 矢状断面观

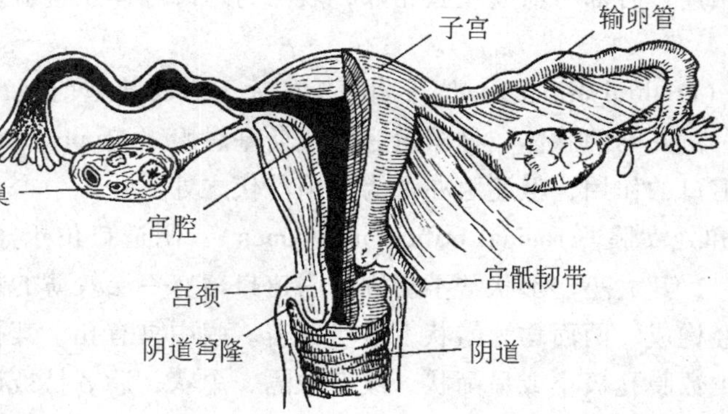

(2) 后面观

图 2-2　女性内生殖器

2. 子宫（uterus）　古人称之为女子胞，又称胞宫、胞脏、子脏、子处、子宫、血室。

（1）解剖：子宫位于骨盆腔中央，前方为膀胱，后方为直肠，呈倒置的梨形，为空腔器官，前面扁平，后面稍突出。成年妇女的子宫重约 50g，长约 7～8cm，宽 4～5cm，厚 2～3cm，宫腔容量约 5ml。子宫上部较宽，称宫体，其上端隆突部分称宫底，宫底两侧为宫角，与输卵管相通。子宫的下部较窄，呈圆柱状，称宫颈。宫体与宫颈的比例，婴儿期为 1∶2，成人为 2∶1（图 2-3）。

宫腔（uterine cavity）为一上宽下窄的三角形。在宫体与宫颈之间形成最狭窄的部分称为子宫峡部（isthmus uteri），在非孕时约长 1cm，其下端与宫颈内腔相连。子宫峡部的上端，在解剖上较狭窄而称解剖学内口；峡部的下端，因黏膜组织在此处由宫腔内膜转变为宫颈黏膜，又称组织学内口。宫颈内腔呈梭形，称宫颈管，成年妇女约 3cm 长，其下端为宫颈外口，连接阴道顶端，因而宫颈以阴道附着部为界，分为两部分，即阴道上部（宫颈在阴道以上的部分）和阴道部（宫颈下端伸入阴道内的部分）。未产妇的宫颈外口呈圆形；已产妇的宫颈外口因分娩影响形成大小不等的横裂，而分为上下两唇。在古医籍中宫颈外口被称为子门、子户。

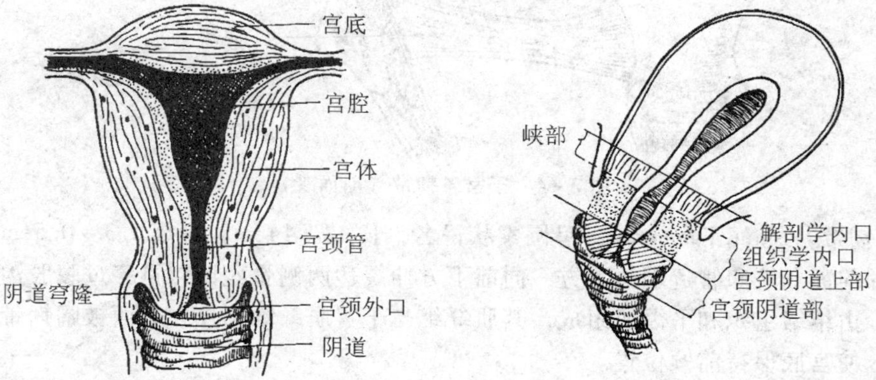

（1）子宫冠状断面　（2）子宫矢状断面

图 2-3　子宫各部

（2）组织结构：宫体和宫颈的组织结构不同。

1）子宫：子宫体壁分为三层。外层为浆膜层，即脏层腹膜；中间层最厚，为肌层；最内为黏膜层，亦称子宫内膜。

①子宫内膜：为一层粉红色的黏膜组织，较软而光滑。从青春期开始，子宫内膜受卵巢激素的影响，其表面 2/3 发生周期性变化，称为功能层，余下 1/3 即靠近肌层的内膜无此种变化称为基底层。子宫内膜在月经周期中及妊娠期发生很大改变，将在有关章节详述。

②子宫肌层：由平滑肌及弹力纤维所组成，非孕时约厚 0.8cm。肌束排列交错，大致可分为三层：外层纵形，内层环形，中层各方交织。肌层中含有血管，子宫收缩时压迫血管可制止出血。

③子宫浆膜层：覆盖于宫体底部及前后面的腹膜，紧贴肌层。在子宫前面近峡部处，腹膜与子宫壁结合疏松，向前反折覆盖膀胱，形成膀胱子宫陷凹（vesico - uterine pouch）。覆盖此处的腹膜称膀胱子宫返折腹膜，与前腹壁腹膜相连接。在子宫后方腹膜沿子宫壁向下，至宫颈后方及阴道的穹隆，再折向直肠，形成直肠子宫陷凹（rectouterine），又称道格拉斯陷凹（ pouch or cul - de - sac of Douglas），并向上与后腹膜相连接。覆盖在子宫前后壁的腹膜并向两侧延展达骨盆侧壁，子宫两旁的前后叶汇合，形成子宫阔韧带。

2）宫颈：主要由结缔组织构成，亦含有平滑肌纤维、血管及弹力纤维。宫颈管黏膜上皮细胞为高柱状，内有许多腺体，能分泌碱性黏液，形成宫颈管内的黏液栓，将其与外界隔开。宫颈阴道部为鳞状上皮覆盖，表面光滑。宫颈外口柱状上皮与鳞状上皮交界处是宫颈癌的好发部位，宫颈黏膜受性激素的影响也有周期性变化。

（3）子宫韧带：子宫共有4对韧带以维持子宫的正常位置（图2-4），还有骨盆底肌及筋膜的支托作用。

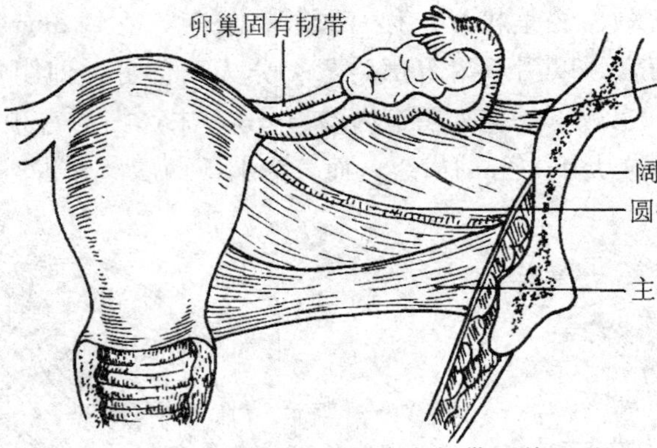

图2-4　子宫各韧带（前面观）

1）圆韧带（round ligament）：呈圆索状得名，长12~14cm，直径0.3~0.5cm，起于子宫两侧角的前面，输卵管近端的下方，向前下方伸展达两侧骨盆壁，再穿过腹股沟终止于大阴唇前端。由结缔组织和平滑肌组成，其肌纤维与子宫肌纤维相连，表面被阔韧带前叶的腹膜层遮盖，使宫底保持前倾位置。

2）阔韧带（broad ligament）：为一对翼形的腹膜皱襞，由子宫两侧延伸至骨盆壁，将骨盆分为前后两部，前部有膀胱，后部有直肠。阔韧带分前后两叶，上缘游离，内2/3包围输卵管（伞端无腹膜遮盖），外1/3部由伞端下方向外侧延伸达骨盆壁，称骨盆漏斗韧带或卵巢悬韧带，卵巢动静脉由此穿过。在输卵管以下，卵巢附着处以上的阔韧带称为输卵管系膜，其中有结缔组织及中肾管遗迹。卵巢与阔韧带后叶相接处称卵巢系膜。卵巢内侧与宫角之间的阔韧带稍增厚，称卵巢韧带或卵巢固有韧带。在子宫外两侧的阔韧带中有丰富的血管、神经、淋巴管及大量疏松结缔组织，称为子宫旁组织，子宫动静脉及输尿管均从阔韧带的基底部穿过。

3）主韧带（cardinal ligament）：位于阔韧带下部，横行于宫颈两侧和骨盆侧壁之间，为一对坚韧的平滑肌与结缔组织纤维束，又称宫颈横韧带（transverse cervical ligament），起固定宫颈位置的作用，能保持子宫不致向下脱垂。

4）宫骶韧带（utero-sacral ligament）：从宫颈后面的上侧方，向两侧绕过直肠到达第2、3骶椎前面的筋膜。由结缔组织和平滑肌组成，外有腹膜遮盖，短厚有力，将宫颈向上向后牵引，间接地保持子宫于前倾位置。

子宫的位置和固定依赖于上述四种韧带及盆底肌肉、筋膜和其周围结缔组织束的承托。人体直立时，宫底位于骨盆入口平面稍下，宫颈外口接近坐骨棘水平，宫体向前倾，宫颈则向后，两者之间形成一钝角，使宫体前屈。因此，正常的子宫位置是前倾前屈的。若上述韧带、骨盆底肌和筋膜薄弱或受损伤，可导致子宫位置异常，形成不同程度的子宫脱垂。

3. **输卵管**（fallopian tube or oviduct）　为一对细长而弯曲的管状器官，内侧与宫角相连，外端游离，长约8~14cm。输卵管为卵子与精子相遇的场所，受精卵由输卵管向宫腔运行。

（1）形态：根据输卵管的形态可分为4部分（图2－5）。

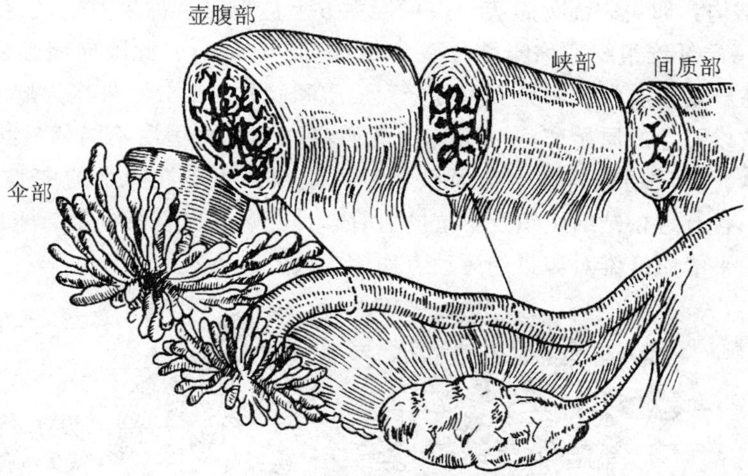

图2－5　输卵管各部及其横断面

1）间质部或称壁内部（interstitial or intramural portion）：位于子宫壁内的部分，狭窄而短，长约1cm。

2）峡部（isthmic portion）：为间质部外侧的一段，管腔也较窄，长约2～3cm。

3）壶腹部（ampulla）：在峡部外侧，管腔较宽大，长约5～8cm。

4）漏斗部（infundibulum）或伞部（fimbria）：为输卵管的末端，开口于腹腔，游离端呈漏斗状，有许多须状组织，故名。伞的长度不一，多为1～1.5cm，有“拾卵”作用。

（2）组织结构：输卵管壁由浆膜、肌层和黏膜三层组成。

1）浆膜层：即阔韧带上缘腹膜延伸包绕输卵管而成。

2）肌层：为平滑肌层，又分为内、中、外3层肌纤维，外层纵行排列，中层环行，与环绕输卵管的血管平行，内层又称固有层，从间质部向外延伸1cm后，便呈螺旋状。当平滑肌收缩时，能引起输卵管由远端向近端的蠕动，以协助受精卵向宫腔运行。

3）黏膜层：有多数纵行皱襞，黏膜层由单层高柱状上皮组成，上皮细胞分为纤毛细胞、无纤毛细胞、楔状细胞及未分化细胞4种。纤毛细胞的纤毛自外端向子宫方向摆动，有利于卵子的运送；无纤毛细胞有分泌作用；楔状细胞可能为无纤毛细胞的前身，二者随月经周期变化；未分化细胞为上皮的储备细胞。输卵管黏膜受性激素影响也有周期性变化，但不如子宫内膜明显。

4. **卵巢**（ovary）　为一对性腺，产生卵子及分泌性激素。

（1）形态：呈扁椭圆形，位于子宫两侧，输卵管的后下方，在盆壁与髂外动脉起始部之间的卵巢窝内。以卵巢系膜连接于阔韧带后叶的部位称卵巢门（hilum of the ovary），卵巢血管与神经经此出入卵巢。卵巢外侧（盆壁端）以卵巢旋韧带（骨盆漏斗韧带）与盆壁相连，内侧（子宫端）以卵巢固有韧带与子宫相连。卵巢位置受子宫位置、结肠充盈程度的影响可有变化，同一个体两个卵巢也往往不在一个水平上。青春期前，卵巢表面光滑；青春期开始后，表面逐渐凹凸不平。成年妇女卵巢的大小约为4cm×3cm×1cm，约重5~6g，呈灰白色，绝经后卵巢萎缩变小变硬。

（2）组织结构：卵巢表面无腹膜，由单层立方上皮覆盖，称生发上皮（germinal epithelium）；其内有一层纤维组织，称卵巢白膜（tunica albuginea），此膜向卵巢内伸入，形成卵巢基质，分布在卵巢实质内。卵巢实质可分为皮质和髓质两部分。外层为皮质，占卵巢的大部分，其中有数以万计的原始卵泡（又称始基卵泡）和发育程度不同的囊状卵泡（年龄越大，卵泡数越少，皮质层也越薄）以及致密结缔组织；髓质在卵巢的中心部分，无卵泡，与卵巢门相连，含有疏松结缔组织及丰富的血管、神经、淋巴管及少量与卵巢悬韧带相连续的平滑肌纤维，平滑肌纤维对卵巢的运动有作用。（图2-6）

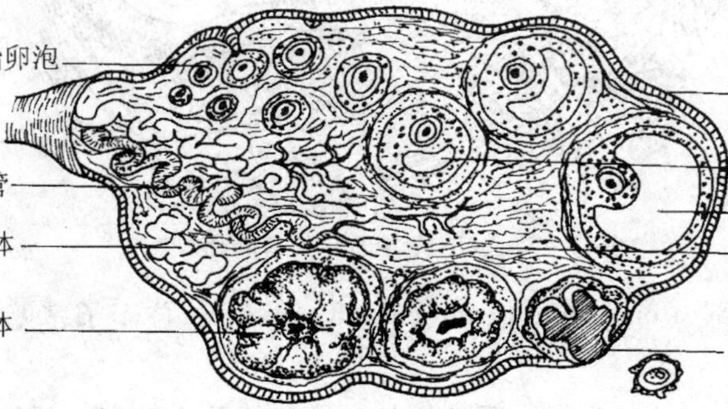

图2-6　卵巢的构造（切面）

第二节　邻近器官及血管、淋巴、神经

一、邻近器官

女性生殖器官与骨盆腔其他器官不仅在位置上密切相关，而且其血管、淋巴、神经亦有密切联系。因此，某一器官的病变（如创伤、感染、肿瘤等）常易累及邻近器官，在妇产科疾病的诊断、治疗上互有影响。

1. **尿道**（urethra）　介于耻骨联合和阴道前壁之间，从膀胱三角尖端开始，穿过泌尿生殖隔，终止于阴道前庭部的尿道外口。长约4cm，直径约0.6cm。尿道由肌层和黏膜组成。尿道内、外口均有括约肌环绕，有紧缩尿道口、防止尿失禁的作用。尿道内括约肌为不随意肌，外括约肌为随意肌，且与会阴深横肌密切联系。女性尿道短而直，又接近阴道，易引起泌尿系统感染。

2. **膀胱**（urinary bladder）　为一空腔器官，位于耻骨联合之后，子宫之前。其大小、形状可因其盈虚及邻近器官的情况而变化。膀胱充盈时可凸向骨盆腔甚至腹腔。膀胱壁由浆膜、肌层及黏膜构成。浆膜即腹膜的一部分。肌层由平滑肌纤维组成，外层和内层多为纵行，中层主要为环形，三层相互交织，对排尿起重要作用。膀胱可分为顶、底、体和颈4部分，各部之间无明显界线。膀胱底部黏膜形成一三角区，称膀胱三角，三角的尖向下为尿道内口，三角底的两侧为输尿管口，两口相距约2.5cm。此部与宫颈及阴道前壁相邻，但其间的组织在正常情况下较疏松。由于膀胱充盈可影响子宫及阴道，故妇科检查及手术前必须使膀胱排空。

3. **输尿管**（ureter） 起自肾盂，终于膀胱，为一对肌性圆索状长管，各长约30cm，粗细不一，最细部分的直径仅3~4mm，最粗可达7~8mm。输尿管在腹膜后，从肾盂开始沿腰大肌前面偏中线侧下降（腰段），在骶髂关节处，经过髂外动脉起点的前方进入骨盆腔（骨盆段），继续下降到阔韧带底部，向前内方行，在邻近宫颈约2cm处，子宫动脉后方与之交叉，近宫颈处约有2.5cm的长度与子宫动脉伴行，又经阴道侧穹隆顶端绕向前方而进入膀胱壁（膀胱段），在壁内斜行1.5~2cm，开口于膀胱三角底的外侧角。

输尿管壁厚约1mm，分为黏膜、肌层及外膜三层，由肾、卵巢、髂、子宫及膀胱的血管分支在相应段输尿管周围吻合成丰富的血管丛，而进入输尿管壁。在施行附件切除或子宫动脉结扎时，要避免损伤输尿管及其外膜（图2-7）。

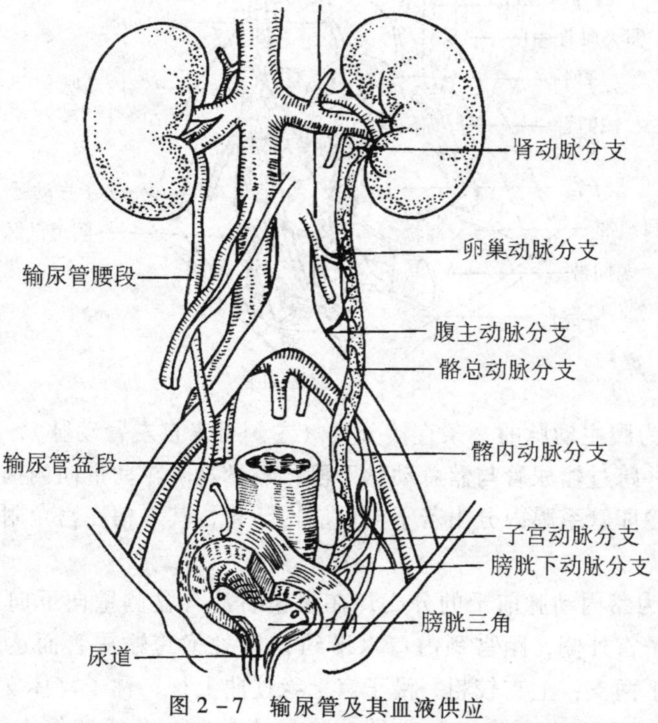

图2-7 输尿管及其血液供应

4. **直肠**（rectum） 上接乙状结肠，下连肛管，从左侧骶髂关节至肛门，全长约15~20cm。前为子宫及阴道，后为骶骨。直肠上段有腹膜遮盖，至直肠中段腹膜折向前上方，覆于宫颈及子宫后壁，形成直肠子宫陷凹。直肠下段无腹膜覆盖。肛管长约2~3cm，在其周围有肛门内外括约肌及肛提肌，而肛门外括约肌为骨盆底浅层肌的一部分。因此，妇科手术及分娩处理时要注意避免损伤肛管、直肠。

5. **阑尾** 通常位于右髂窝内，其根部连于盲肠的内侧壁，远端游离，长约7~9cm，其位置、长短、粗细变化颇大，有的下端可达右侧输卵管及卵巢部位，而妊娠期阑尾的位置又可随妊娠月份的增加，而逐渐向上外方移位。因此，妇女患阑尾炎时有可能累及子宫附件，应注意鉴别诊断。

二、血管

女性内外生殖器官的血液供应主要来自卵巢动脉、子宫动脉、阴道动脉及阴部内动脉。各部位的静脉均与同名动脉伴行，并在相应器官及其周围形成静脉丛，且互相吻合（图2-8)，故盆腔静脉感染易于蔓延。

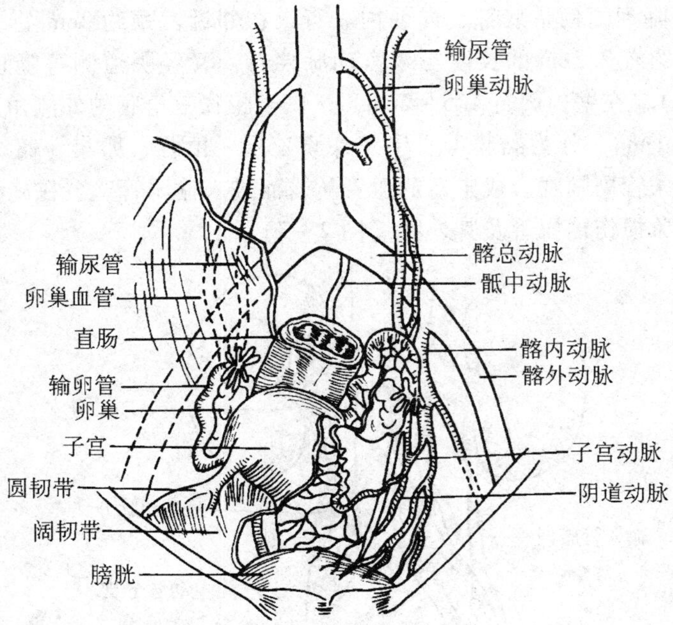

图2-8 盆腔血管

1. 卵巢动脉 为腹主动脉的一条直接分支（左侧可来自左肾动脉)，在腹膜后沿腰大肌前下行至骨盆腔，并跨过输尿管与髂总动脉下段，经骨盆漏斗韧带向内横行，再经卵巢系膜进入卵巢门，并在输卵管系膜内分出若干支供应输卵管，其末梢在宫角附近与子宫动脉上行的卵巢支相吻合。

2. 子宫动脉 为髂内动脉前干的分支，在腹膜后沿骨盆侧壁向下向前行，经阔韧带基底部、宫旁组织达子宫外侧，距宫颈内口水平约2cm处横跨输尿管而达子宫侧缘，又于阴道宫颈部分为上、下两支：上支较粗，沿子宫上缘迂曲上行，称子宫体支，至宫角处又分为宫底支（分布于宫底部)、卵巢支（与卵巢动脉末梢吻合）及输卵管支（分布于输卵管)；下支较细，分布于宫颈及阴道上段，称宫颈-阴道支（图2-9)。

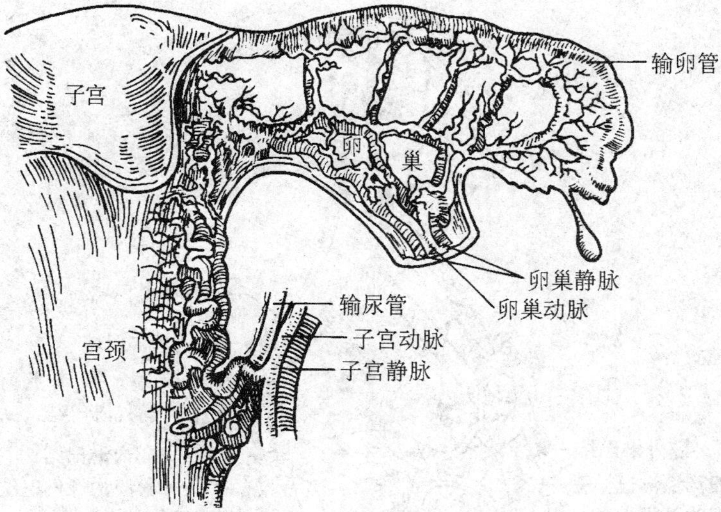

图 2－9　子宫动脉与卵巢动脉

3. 阴道动脉　为髂内动脉前干的分支，有许多小分支分布于阴道中下段前后面及膀胱颈、膀胱顶。阴道动脉与子宫动脉的阴道支及阴部内动脉的分支吻合，因此阴道的上 1/3 由子宫动脉的宫颈－阴道支供应，中 1/3 由阴道动脉供应，下 1/3 主要由阴部内动脉及痔中动脉供应。

4. 阴部内动脉　为髂内动脉前干的终支，经坐骨大孔的梨状肌下孔穿出骨盆腔，绕过坐骨棘背面，再经坐骨小孔进入会阴及肛门部，分为四支：①痔下动脉，供应直肠下段及肛门部；②会阴动脉，分布于会阴浅部；③阴唇动脉，分布于大小阴唇；④阴蒂动脉，分布于阴蒂及前庭球。

三、淋巴

女性生殖系统有丰富的淋巴系统，主要分为外生殖淋巴与盆腔淋巴两组（图 2－10）。均伴随相应的血管而行，首先汇入髂淋巴结，然后进入腰淋巴结，最后在第 2 腰椎部注入胸导管的乳糜池。淋巴结一般沿相应的血管排列，其数目、大小和位置均不恒定。

1. 盆腔淋巴　分为三组。

（1）髂淋巴组：又分为髂总、髂外、髂内三部，沿髂动脉排列，收集来自阴道上部、宫颈、子宫及膀胱的淋巴。

（2）腰淋巴组：位于腹主动脉旁，收集宫体及底部淋巴与输卵管、卵巢淋巴。

（3）骶前淋巴组：位于骶骨和直肠之间，收集来自直肠、阴道后壁及子宫等的淋巴。

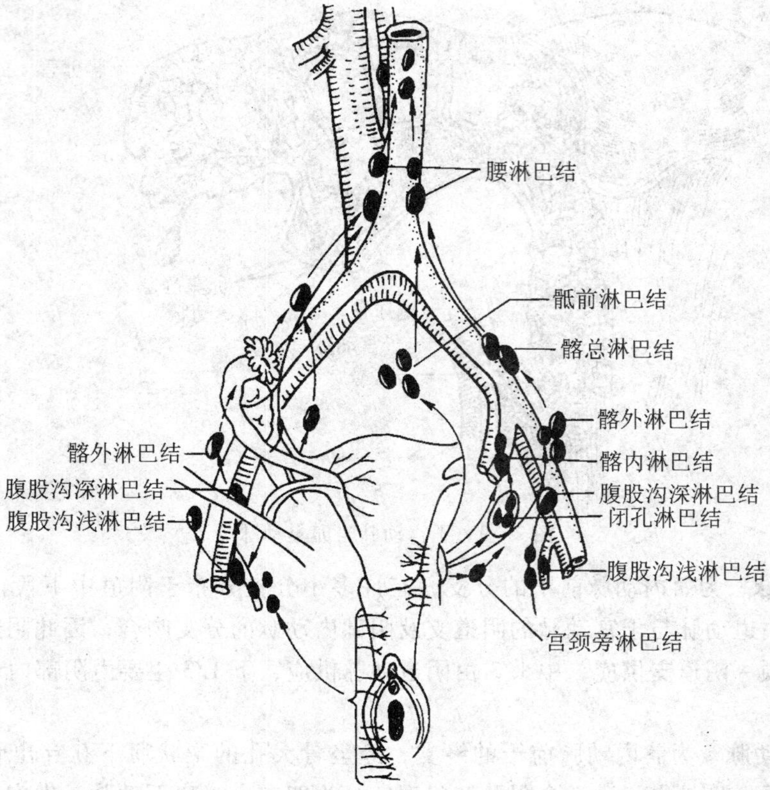

图 2-10　女性生殖器淋巴流向

2. 外生殖器淋巴　又分为深、浅两部分，均汇入髂淋巴组。

（1）腹股沟浅淋巴结：又分为上、下两组：上组沿腹股沟韧带排列，外生殖器、阴道下段、会阴及肛门等部的淋巴液均汇集于此；下组位于大隐静脉末端周围，收纳会阴及下肢的淋巴液，其输出管大部分注入腹股沟深淋巴结，少部分注入髂外淋巴结。

（2）腹股沟深淋巴结：位于股管内的股静脉内侧，其中股管淋巴结最重要。主要收纳阴蒂、股静脉区及腹股沟浅淋巴，汇入闭孔、髂内等淋巴结。

四、神经

1. 外生殖器官的神经支配　支配外阴部的神经主要为阴部神经，来自骶丛分支和自主神经。由第Ⅱ、Ⅲ、Ⅳ骶神经的分支所组成，含感觉神经和运动神经纤维。与阴部内动脉同行，在坐骨神经内侧下方分成三支，即痔下神经（又称肛门神经）、阴蒂背神经及会阴神经，分布于肛门周围、阴蒂、阴唇、会阴。

2. 内生殖器官的神经支配　主要由交感神经与副交感神经支配。交感神经纤维自腹主动脉前神经丛分出，下行入盆腔，分为两部分：

（1）卵巢神经丛：经卵巢门入卵巢，并有分支分布于输卵管。

（2）骶前神经丛：在直肠壶腹部后面分成左右两束腹下神经丛，大部分在阔韧带骶部的宫颈旁形成骨盆神经丛，分布于宫体、宫颈及膀胱上部。骨盆神经丛中有来自第Ⅱ、Ⅲ、

Ⅳ骶神经的副交感神经纤维与其同行，并含有向心传导的感觉神经纤维（图 2 - 11）。子宫平滑肌有自律活动，完全切断其神经仍能有节律地收缩，还能完成分娩活动。临床上可见下半身截瘫的产妇仍能顺利自然分娩。

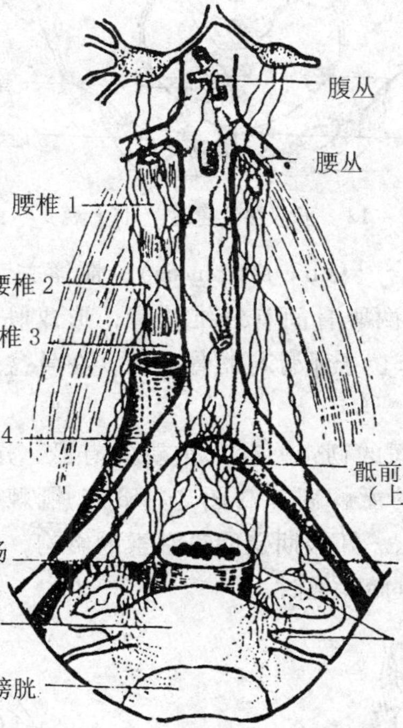

图 2 - 11　女性内生殖器神经

第三节　骨　　盆

女性骨盆（pelvis）是胎儿从阴道娩出时必经的通道，其形态、大小与分娩关系密切。

一、骨盆的组成

1. 骨盆的骨骼　包括骶骨（os sacrum）、尾骨（os coccyx）及左右两块髋骨（os coxae）。骶骨由 5 ~ 6 块骶椎合成；尾骨由 4 ~ 5 块尾椎合成；每块髋骨又包括髂骨（os ilium）、坐骨（os ischium）及耻骨（os pubis）（图 2 - 12）。

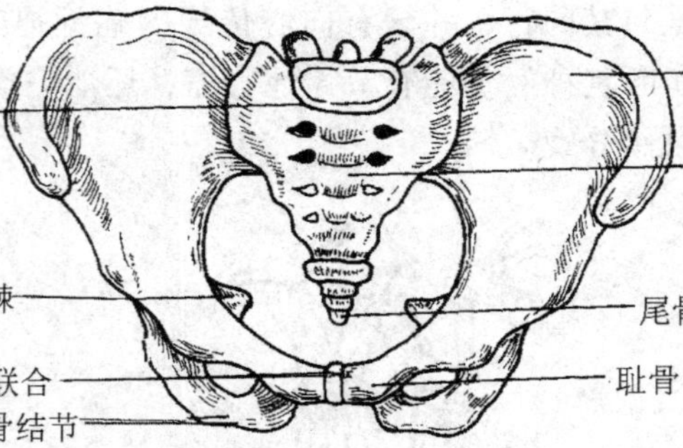

图 2-12 正常女性骨盆（前上观）

2. 骨盆的关节 包括耻骨联合（pubic symphysis）、骶髂关节（sacro - iliac joint）和骶尾关节（sacro - coccygeal joint）。两耻骨间有纤维软骨，形成耻骨联合，位于骨盆的前方，其上下有耻骨韧带附着。骶髂关节位于骶骨与髂骨之间，在骨盆后方，其前为骶髂韧带。骶尾关节为骶骨和尾骨的联合处。

3. 骨盆的韧带 骨盆各部之间的韧带，较为重要的有骶、尾骨与坐骨结节之间的骶结节韧带和骶、尾骨与坐骨棘之间的骶棘韧带（图 2-13）。骶棘韧带宽度即坐骨切迹宽度，是判断中骨盆是否狭窄的重要标志。妊娠期受卵巢激素的影响，骨盆的韧带较松弛，各关节的活动性稍有增加，有利于分娩时胎儿通过。

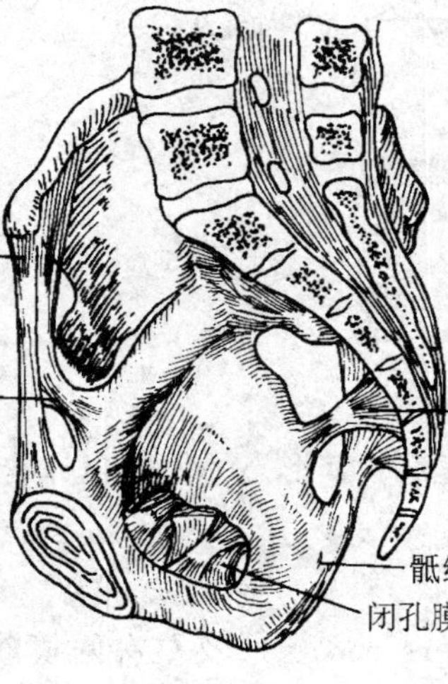

图 2-13 骨盆的韧带

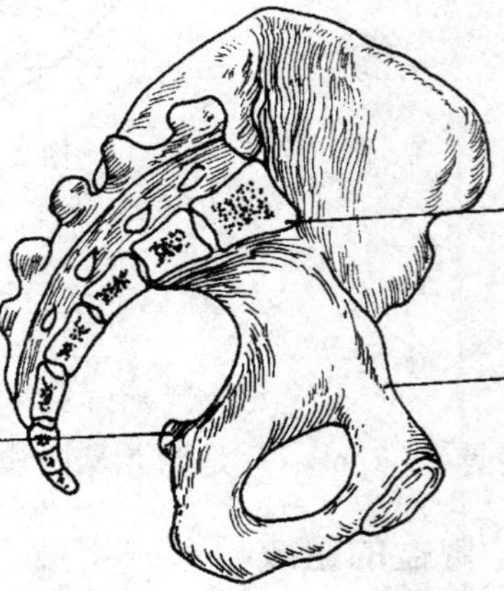

图 2-14 骨盆的分界（侧面观）

二、骨盆的分界

以耻骨联合上缘、髂耻缘和骶岬上缘的连线（即髂耻线）为界，将骨盆分为假骨盆和真骨盆（图 2-14）。

1. 假骨盆 位于骨盆分界线之上，又称大骨盆。为腹腔的一部分，前方为腹壁下部，两侧为髂骨翼，后方为第 5 腰椎。假骨盆与产道无直接关系，但假骨盆某些径线的长短关系到真骨盆的大小。因此，测量假骨盆的这些径线可以作为了解真骨盆的参考（详见骨盆测量)。

2. 真骨盆 位于分界线以下，又称小骨盆。略成筒状，四壁由骨骼及韧带所围成。是胎儿自然娩出时的通道，故又称骨产道（bony birth canal)。真骨盆有上、下两口，即骨盆入口（pelvic inlet）与骨盆出口（pelvic outlet)，其间为骨盆腔（pelvic cavity)。骨盆腔前壁为耻骨联合、耻骨、坐骨上支与闭孔，后壁为骶骨与尾骨，两侧壁为坐骨、坐骨棘、坐骨切迹及骶结节韧带、骶棘韧带。耻骨联合全长约4.2cm，骶骨长（指沿其弯曲长度）约11.8cm，高（指两端即骶岬至骶尖的直线距离）约9.8cm。因此，骨盆呈前浅后深的形态。坐骨棘位于真骨盆中部，可经阴道或肛门触及，可作为判定子宫有无下垂及胎儿先露下降程度的标志。骶骨的前面凹陷形成骶窝，骶岬（promontory）为第1骶椎向前突出部分，是骨盆内测量的重要指示点。耻骨两降支构成耻骨弓。

三、骨盆的类型

根据骨盆的形状（按 Callwell 与 Moloy 分类）可分为四种类型。

1. 女型（gynecoid type） 骨盆入口呈横椭圆形，入口横径稍长于前后径，髂骨翼宽而浅，耻骨弓较宽（角度呈90°~100°的钝角)，两侧坐骨棘间径≥10cm，两侧坐骨棘短小，骶骨稍凹陷，骶坐切迹呈圆形，使骨盆腔宽大。此类骨盆最多见，在我国妇女中约占52%~58.9%。

2. **男型**（android type） 骨盆入口略呈三角形，两侧壁内聚，坐骨棘突出，耻骨弓较窄，骶坐切迹呈高弓形，骶骨较直而前倾，故后矢状径较短。通常亦称为漏斗型骨盆，往往造成难产。此类骨盆最少见，在我国妇女中仅占1%~3.7%。

3. 类人猿型（anthropoid type） 骨盆入口呈长椭圆形，入口前后径长于横径，骶坐切迹较宽，两侧壁稍内聚，故骨盆前部较窄而后部较宽。骶骨往往有6节且较直，故较其他型者为深。此类骨盆在我国妇女中约占14.2%~18%。

4. 扁平型（platypelloid type） 骨盆前后径短而横径长，呈扁椭圆形，耻骨弓宽，骶骨变直向后翘或深弧型，失去正常弯度，故骨盆浅，坐骨切迹宽。此类骨盆在我国妇女约占23.2%~29%。

骨盆的形态、大小除种族差异外，其生长发育还受遗传、营养与性激素的影响。实际上很多妇女骨盆并非单一型，而多为混合型骨盆。

第四节 骨盆底

骨盆底（pelvic floor）由多层肌肉和筋膜所组成，封闭骨盆出口，中间有尿道、阴道及直肠穿过。盆腔脏器赖以承载并保持其正常位置。若骨盆底的结构与功能异常，可影响盆腔脏器的位置和功能，甚至引起分娩障碍；而分娩处理不当，亦可损伤骨盆底。

骨盆的前面为耻骨联合，后面为尾骨尖，两侧为耻骨降支、坐骨升支及坐骨结节。两侧坐骨结节前缘的连线将骨盆底分为前后两部：前部为尿生殖三角，又称尿生殖区，有尿道和阴道通过。后部为肛门三角，又称肛区，有肛管通过。骨盆底可分为三层。

一、外层

即浅层筋膜与肌肉，在外生殖器、会阴皮肤及皮下组织的下面，包括会阴浅筋膜及其深面的三对肌肉和肛门括约肌，此层肌肉的肌腱会合于阴道口和肛门之间，形成中心腱（图2-15）。

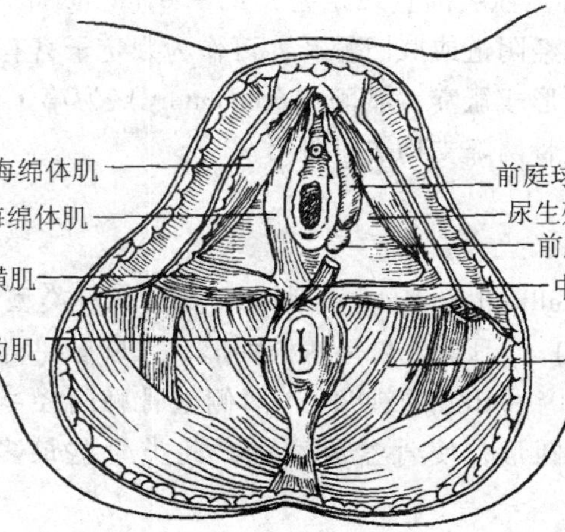

图2-15 骨盆底浅层肌

1. 球海绵体肌（bulbocavernosus muscle） 又称阴道括约肌，位于阴道两侧，覆盖前庭球和前庭大腺，向后与肛门外括约肌交叉而混合。此肌收缩时能紧缩阴道，又称阴道缩肌。

2. 坐骨海绵体肌（ischiocavernosus muscle） 起于坐骨下支及坐骨结节内侧面，沿坐骨升支内侧与耻骨降支向上，止于阴蒂海绵体（阴蒂脚处）。其收缩可压迫阴蒂脚使其静脉回流受阻，使阴蒂勃起。

3. 会阴浅横肌（superficial transverse perineal muscle） 自两侧坐骨结节内侧面中线会合于中心腱。

4. 肛门外括约肌（external sphincter muscle of anus） 为围绕肛门的环行肌束，后端与肌尾韧带相连，前端也会合于中心腱。

二、中层

即泌尿生殖隔（urogenital diaphragm）。由上下两层坚韧的筋膜及一薄层肌肉组成，覆盖于骨盆出口平面的前三角形平面上，故亦称三角韧带。其上有尿道及阴道从中穿过。两层筋膜间有一对由两侧坐骨结节到中心腱的会阴深横肌和尿道周围的尿道括约肌（图2-16）。后者平时处于收缩状态，有括约尿道及压迫尿道球的作用。

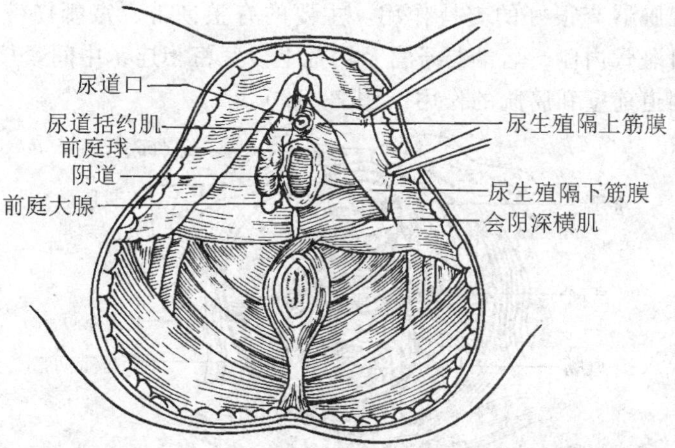

图 2-16　泌尿生殖隔上下两层筋膜及其中的肌肉

三、内层

即盆膈（pelvic diaphragm）。为骨盆底最里面、最坚韧的一层，由肛提肌及其筋膜所组成，有尿道、阴道和直肠穿过（图 2-17）。

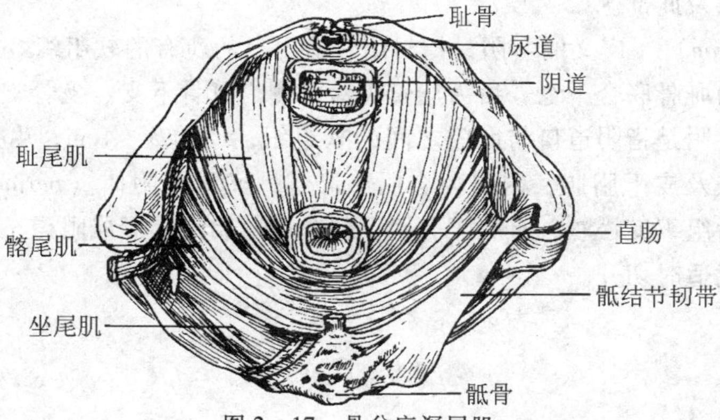

图 2-17　骨盆底深层肌

1. 肛提肌（levator ani muscle）　起源于骨盆侧壁，由一对三角形肌肉板组成，两侧肌肉对称，合成漏斗形，每侧肛提肌由前内向后外由三部分组成：耻尾肌（pubococcygeal muscle），位于最内侧，起于耻骨降支内面，沿阴道、直肠向后，止于尾骨，为肛提肌的主要部分，其中有小部分肌纤维终止于阴道和直肠周围，经产妇的此层组织易受损而导致膀胱、直肠膨出；髂尾肌（iliococcygeal muscle），居于中间，从腱弓（闭孔内肌表面盆筋膜壁层的肥厚部分，起于耻骨联合，终于坐骨棘）后部开始，向中间及向后走行，与耻尾肌会合，再经肛门两侧至尾骨；坐尾肌（ischiococcygeal muscle），为靠外后方的肌束，自两侧坐骨棘至尾骨与骶骨。因此肛提肌有上提和增强盆底托力的作用，又因部分肌纤维在阴道及直肠周围密切交织，还有加强肛门和阴道括约肌的作用。

肛提肌的内、外面各覆盖一层筋膜。内层位于肛提肌的上面，称盆筋膜，为坚韧的结缔组织膜，覆盖于盆底及骨盆壁，其某些部分较厚，上与盆腔脏器的肌纤维会合，分别形成相应的韧带，对盆腔脏器有很好的支持作用。主要的有主韧带、宫骶韧带及耻骨膀胱宫颈韧带。后者前端起自耻骨内侧，后端与子宫及阴道上段紧密相连，中间紧接膀胱底部，有加强骨盆底肌及支持阴道前壁和膀胱的作用（图 2-18）。

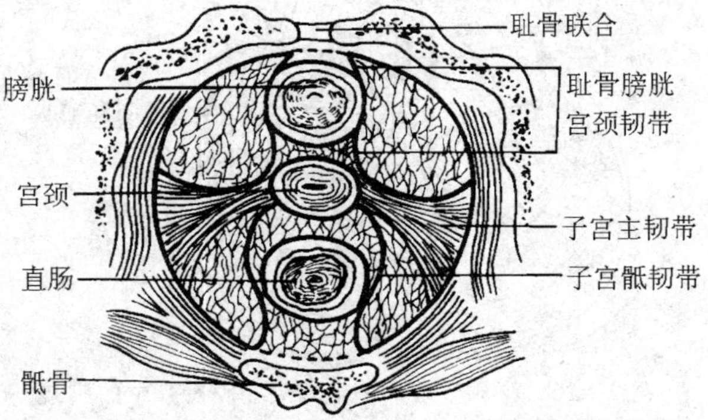

图 2-18　骨盆横断面通过宫颈水平所见子宫各韧带

2. 盆筋膜　上面为盆腔腹膜，两者之间有一层疏松结缔组织，称盆腔结缔组织或腹膜外结缔组织，为盆腔脏器周围的软垫，可保护其间的盆腔血管、神经、淋巴管及输尿管等。盆腔结缔组织中最主要的部分在阔韧带之间，通常称为宫旁结缔组织，子宫及子宫附件的感染及晚期癌瘤常累及此部。

会阴（perineum）　广义的会阴是指封闭骨盆出口的所有的软组织。指阴道口与肛门之间的软组织，前为耻骨联合下缘，后为尾骨尖，两侧为耻骨下支、坐骨支、坐骨结节和骶结节韧带。狭义的会阴是指阴道口与肛门之间的软组织，厚约 3～4cm，由外向内逐渐变窄呈楔状，表面为皮肤及皮下脂肪，内层为会阴中心腱，又称会阴体（perineal body）。会阴的伸展性大，妊娠后组织变松软，有利于分娩。但亦可对胎先露形成阻碍，故在分娩时应注意保护会阴并视情况适时切开。

第三章 女性生殖系统生理

女性一生各生长阶段具有不同的生理特征，因其生殖系统的变化最为显著，并与其他系统之间的功能息息相关，故常相互影响，形成妇女生殖系统特殊的生理变化状态。掌握妇女各个生理阶段的特点，对其生殖健康保健至关重要。

第一节　妇女一生各时期的生理特点

妇女的一生从胎儿形成到衰老是生理上渐进的发展过程，也是其下丘脑—垂体—卵巢轴功能发育、成熟和衰退的过程。根据其生理特点目前将此过程分为七个阶段，每一阶段之间，可因遗传、环境、营养等因素的影响而呈现出各自的个体差异。

一、胎儿期

受精卵是由父、母系来源的23对（46条）染色体组成的新个体，其中性染色体1对，X与Y决定着胎儿的性别，即XX合子发育为女性，XY合子发育为男性，在性发育中起决定性作用。胚胎6周后原始性腺分化开始。若胚胎细胞不含Y染色体即无H－Y抗原时，性腺分化缓慢，至胚胎8～10周性腺组织才出现卵巢的结构。原始生殖细胞分化为初级卵母细胞，性索支质的扁平细胞围绕卵母细胞构成原始卵泡。卵巢形成后，因无雄激素，无副中肾管抑制因子，所以中肾管退化，两条副中肾管发育成为女性生殖道。

二、新生儿期

出生后4周内为新生儿期。这一时期由于其在母体内受到胎盘及母体卵巢所产生的女性激素影响，出生时女性胎儿外阴较丰满，乳房略隆起，或有少许泌乳。出生后离开母体环境，血中女性激素水平迅速下降，可见少量阴道流血。上述这些症状短期内可以自然消退。

三、儿童期

出生4周到12岁左右称作儿童期。儿童早期下丘脑—垂体—卵巢轴的功能处在抑制状态，因为非促性腺激素依赖性，卵泡发育到窦前期即萎缩、退化，卵泡无雌激素分泌，生殖器官为幼稚型，阴道狭长，上皮薄，无皱襞，细胞内缺乏糖原，阴道酸度低，抗感染力较弱，容易发生炎症；此时子宫、输卵管及卵巢位于腹腔内，子宫小，宫颈较长，约占子宫全长的2/3，子宫肌层也较薄；输卵管细而弯曲；卵巢呈窄长形。在儿童后期，大约自8岁起，下丘脑促性腺激素释放激素（gonadotropin - releasing hormone，GnRH）抑制状态解除，卵巢内的卵泡受垂体促性腺激素的影响有一定发育并分泌性激素，但仍达不到成熟阶段。卵巢形态逐步转变呈扁卵圆形；子宫、输卵管及卵巢逐渐向骨盆腔内下降；皮下脂肪在胸、髋、肩部及耻骨前面堆积，乳房亦开始发育，出现女性特征。

四、青春期

自月经初潮至生殖器官逐渐发育成熟的阶段。世界卫生组织（WHO）将青春期规定为10~19岁。这一时期女性生理特点主要表现为：

1. 体格发育 青春期身体迅速发育，在形态发育的同时各器官的生理功能也发生变化，逐渐发育成熟。

2. 生殖器官发育（第一性征） 由于促性腺激素作用，卵巢增大，皮质内有不同发育阶段的卵泡，致使卵巢表面稍呈凹凸不平。卵泡开始发育和分泌雌激素，内、外生殖器从幼稚型变为成人型。阴阜隆起，大、小阴唇变肥厚并有色素沉着；阴道长度及宽度增加，阴道黏膜变厚并出现皱襞；子宫增大，尤其宫体明显增大，使宫体占子宫全长的2/3；输卵管变粗，弯曲度减小。此时虽已初步具有生育能力，但整个生殖系统的功能尚未完善。

3. 第二性征 音调变高；乳房丰满而隆起；出现阴毛及腋毛；骨盆横径发育大于前后径；胸、肩部皮下脂肪增多，表现出女性特有体态。

4. 月经初潮 初潮是青春期开始的一个重要标志。月经来潮说明卵巢产生的雌激素足够使子宫内膜增殖，当雌激素达到一定水平并明显波动时，导致子宫内膜脱落而出现月经。由于此时中枢对雌激素的正反馈机制尚未成熟，即使卵泡发育成熟也不能排卵，所以月经周期表现不规律，经2~4年建立规律的周期性排卵后，月经才会逐渐正常。

五、性成熟期

亦称生育期，是卵巢生殖机能与内分泌机能最旺盛的时期。一般自18岁左右开始，历时30年左右，此期妇女性功能旺盛，卵巢功能成熟并分泌性激素，已建立规律的周期性排卵。生殖器官各部及乳房在卵巢分泌的性激素的作用下呈周期性演变。

六、绝经过渡期

从开始出现绝经趋势直至最后一次月经的时期。此期卵巢功能逐渐衰退，卵泡数目明显减少，常可见卵泡发育不全，以致月经不规律，常为无排卵性月经。最终由于卵巢内卵泡自然耗竭或剩余的卵泡对垂体促性腺激素丧失反应，导致卵巢功能衰竭，月经永久性停止，即进入绝经阶段。卵巢功能开始衰退直至绝经后1年内的时期，认为是“围绝经期”。

七、绝经后期

绝经后的生命阶段。其早期虽然卵巢停止分泌雌激素，但卵巢间质仍可分泌少量雄激素，后者在外周转化为雌酮，是循环中的主要雌激素。一般60岁以后妇女机体逐渐老化进入老年期。此时卵巢功能完全衰竭，雌激素水平低落，不足以维持女性第二性征，生殖器官进一步萎缩老化。骨代谢异常引起骨质疏松，容易发生骨折。

第二节　月经及月经期的临床表现

一、月经（menstruation）

是伴随卵巢周期性变化而出现的子宫内膜周期性脱落及出血。月经的出现是生殖功能成熟的标志之一。月经第一次来潮称月经初潮（menarche）。其初潮年龄多在13～14岁之间，可早在11～12岁，迟则15～16岁。16岁以后月经尚未初潮者临床应引起重视。月经初潮时间主要受遗传因素控制，其他如营养、体重、环境及其地域等因素有相当大的影响，近年来月经初潮年龄呈现提前的趋势。

二、月经血的特征

月经血一般呈暗红色，其成分除血液外，还有子宫内膜碎片、宫颈黏液及脱落的阴道上皮细胞。月经血中含有前列腺素及来自子宫内膜的大量纤溶酶。由于纤溶酶对纤维蛋白的溶解作用，故月经血呈不凝状态，但当出血多时出现血凝块。

三、正常月经的临床表现

正常月经典型的特征即具有周期性。出血的第一日为月经周期的开始，两次月经第一日的间隔时间为一个月经周期（menstrual cycle）。一般是21～35日，平均28日；每次月经持续天数称经期，大多为2～8日，平均3～5日；经量是指一次月经的总失血量，正常为30～50ml，若超过80ml为月经过多。经期由于盆腔充血以及前列腺素的作用，有些妇女出现下腹及腰骶部下坠不适或子宫收缩痛，并可出现腹泻等胃肠功能紊乱症状。少数患者可有头痛及轻度神经系统不稳定症状。

第三节　卵巢功能及周期性变化

一、卵巢的功能

卵巢是女性的一对性腺，具有产生卵子并排卵和分泌女性激素的功能，前者为卵巢的生殖功能，后者为内分泌功能。

二、卵巢的周期性变化

从青春期开始到绝经前，卵巢的形态和功能发生周期性的改变为卵巢周期（ovarian cycle），其主要有如下变化。

1. 卵泡的发育及成熟　人类卵巢中卵泡的发育始于胚胎时期，新生儿出生时卵巢大约有200万个卵泡。儿童期多数卵泡退化，近青春期仅有约30万个卵泡。卵泡自胚胎形成后即进入自主发育和闭锁的行程，此时不依赖促性腺激素，其机制目前尚不清楚。进入青春期后，卵泡由自主发育推进至发育成熟的过程则依赖促性腺激素的刺激。生育期每月发育一批卵泡，经过征募、选择，其中一般只有一个优势卵泡可达完全成熟，并排出卵子，其余的卵泡发育到一定程度通过细胞凋亡机制而自行退化，称卵泡闭锁。妇女一生中一般只有400～500个卵泡发育成熟并排卵。根据卵泡的形态、大小、生长速度和组织学特征，其生长主要有以下阶段（图3－1）。

（1）始基卵泡：是由一个停留于减数分裂双线期的初级卵母细胞及环绕其周围的单层梭形前颗粒细胞层组成。

（2）窦前卵泡：包绕卵母细胞的梭形前颗粒细胞变为柱状颗粒细胞，并有丝分裂，是初级卵泡。窦前卵泡是初级卵泡发育完全的阶段，其组织学可见：卵母细胞增大，外围有透明带，颗粒细胞进一步增殖变为多层，外围的间质细胞包绕形成卵泡膜的内泡膜层和外泡膜层。颗粒细胞层与卵泡膜层之间出现基底膜层。在这一阶段出现卵泡生长发育所必备的3种特异性受体，即卵泡刺激素（follicle－stimulating hormone，FSH）、雌二醇（estradiol，E_2）和睾酮（testosterone，T）受体。

（3）窦状卵泡：在雌激素和FSH持续影响下产生卵泡液，形成卵泡腔，称为次级卵泡。在FSH作用下该期卵泡的颗粒细胞获得黄体生成激素（1uteinizin ghormone，LH）受体，并在LH协同作用下，产生雌激素量较窦前卵泡明显增加。多数窦状卵泡发生退化。

（4）排卵前卵泡：是卵泡发育的最后阶段，卵泡液急骤增加，卵泡腔增大，卵泡体积显著增大，直径可达15～20mm，卵泡向卵巢表面突出，自外向内其结构依次是：

①卵泡外膜：为致密的卵巢间质组织，与卵巢间质无明显界限。

②卵泡内膜：从卵巢皮质层间质细胞衍化而来，细胞呈多边形，较颗粒细胞大。此层含丰富血管。

③颗粒细胞：细胞呈立方形，细胞间无血管存在，营养来自外周的卵泡内膜。

④卵泡腔：腔内充满大量清澈的卵泡液。

⑤卵丘：呈丘状突出于卵泡腔，卵细胞深藏其中。

⑥放射冠：直接围绕卵细胞的一层颗粒细胞，呈放射状排列。

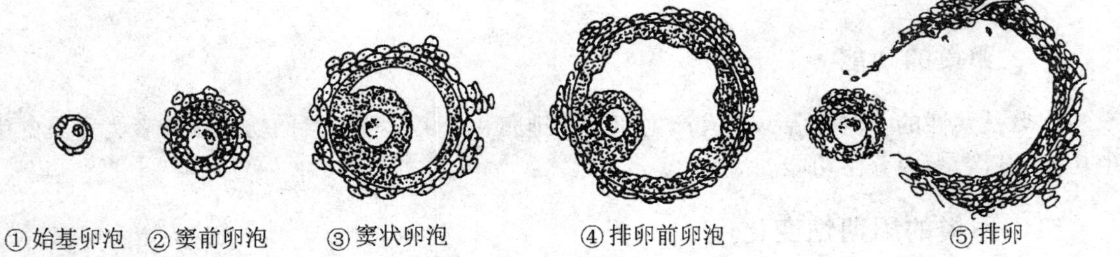

图3－1 各级卵泡示意图

2. 排卵 卵细胞和它周围的卵丘颗粒细胞一起被排出的过程称作排卵（ovulation）。排卵前，由于成熟的卵泡分泌的雌激素高峰对下丘脑产生正反馈作用，下丘脑大量释放Gn-

RH，刺激垂体释放促性腺激素，出现 LH/FSH 峰。LH 峰使卵母细胞重新启动减数分裂进程，直至完成第一次减数分裂，排出第一极体，初级卵母细胞成熟为次级卵母细胞。在 LH 峰作用下排卵前卵泡黄素化，产生少量黄体酮。LH/FSH 排卵峰与黄体酮协同作用，激活卵泡液内蛋白溶酶活性，溶解卵泡壁隆起尖端部分，形成排卵孔。排卵前卵泡液中前列腺素明显增加，排卵时达高峰。前列腺素可促进卵泡壁释放蛋白溶酶，促使卵巢内平滑肌收缩，有助于排卵。排卵时随卵细胞同时排出的有透明带、放射冠及小部分卵丘内的颗粒细胞。排卵多发生在下次月经来潮前 14 日左右。

3. 黄体形成及退化 排卵后卵泡液流出，卵泡腔内压下降，卵泡壁塌陷，形成许多皱襞，卵泡壁的卵泡颗粒细胞和卵泡内膜细胞向内侵入，周围有结缔组织的卵泡外膜包围，共同形成黄体。卵泡颗粒细胞和卵泡内膜细胞在 LH 排卵峰作用下进一步黄素化，分别形成颗粒黄体细胞及卵泡膜黄体细胞。黄体细胞的直径由原来的 12～14μm 增大到 35～50μm。在血管内皮生长因子作用下颗粒细胞血管化。排卵后 7～8 日（相当于月经周期第 22 日左右）黄体体积和功能达到高峰，直径 1～2cm，外观呈黄色。

若卵子未能受精，黄体在排卵后 9～10 日开始退化，黄体功能限于 14 日，其机制尚未完全明确。有研究表明，黄体退化与其分泌的雌激素溶黄体作用有关，其作用是通过前列腺素和内皮素 -1 介导的。黄体退化时黄体细胞逐渐萎缩变小，周围的结缔组织及成纤维细胞侵入黄体，逐渐由结缔组织所代替，组织纤维化，外观色白称白体。黄体衰退后月经来潮，卵巢中又有新的卵泡发育，开始新的周期。

三、卵巢性激素的合成及分泌

主要是雌激素和孕激素，及少量雄激素，均为甾体激素（steroid hormone）。

1. 甾体激素基本化学结构 甾体激素属类固醇激素。类固醇激素的基本化学结构为环戊烷多氢菲环。按碳原子的数目分为 3 组：含 21 个碳原子为孕激素，基本结构为孕烷核，如黄体酮；含 19 个碳原子为雄激素，基本结构为雄烷核，如睾酮；含 18 个碳原子为雌激素，基本结构为雌烷核，如雌二醇、雌酮、雌三醇。

2. 甾体激素生物合成过程 卵巢组织具有直接摄取胆固醇合成性激素的酶系。由胆固醇合成的孕烯醇酮是合成所有甾体激素的前体物质。孕烯醇酮合成雄烯二酮有 Δ^4 和 Δ^5 两条途径。卵巢在排卵前以 Δ^5 途径合成雌激素。排卵后可通过 Δ^4 和 Δ^5 两种途径合成雌激素。黄体酮的合成是通过 Δ^4 途径（图 3－2）。

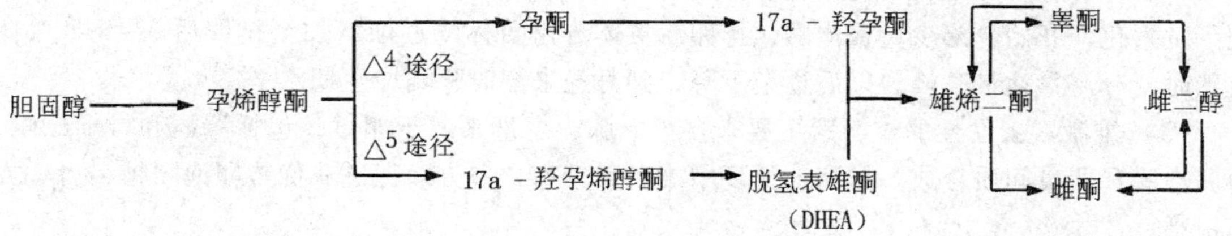

图 3－2 甾体激素的生物合成途径

雌激素的合成是由卵巢的卵泡膜细胞与颗粒细胞在 FSH 与 LH 的共同作用下完成的。卵泡膜细胞上有 LH 受体，LH 与 LH 受体结合后可使细胞内胆固醇形成睾酮和雄烯二酮，后二者可透过细胞膜进入颗粒细胞内成为雌激素的前身物质。颗粒细胞上有 FSH 受体，FSH 与 FSH 受体结合后可激活芳香化酶活性，将睾酮和雄烯二酮分别转化为雌二醇和雌酮，进入血循环和卵泡液中。此即为雌激素合成的两种细胞两种促性腺激素学说（图 3－3）。

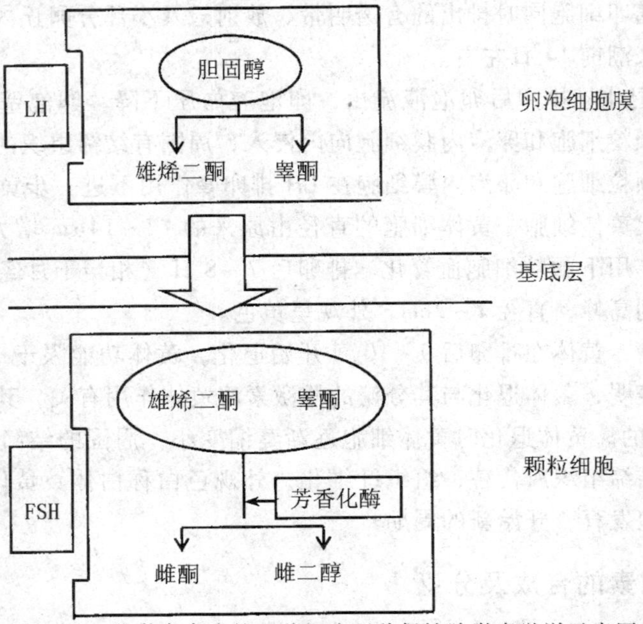

图 3－3　雌激素合成的两种细胞两种促性腺激素学说示意图

3. 甾体激素代谢　甾体激素主要在肝脏降解，并以硫酸盐或葡萄糖醛酸盐等结合形式经肾脏排出。

4. 卵巢性激素分泌的周期性变化

（1）雌激素：卵泡开始发育时，雌激素分泌量很少；至月经第 7 日卵泡分泌雌激素量迅速增加，在排卵前达到高峰；排卵后由于卵泡液中雌激素释放至腹腔使循环中雌激素暂时下降，排卵后 1～2 日，黄体开始分泌雌激素使循环中雌激素又逐渐上升，约在排卵后 7～8 日黄体成熟时，循环中雌激素又形成第二个小高峰，此均值低于第一高峰。其后黄体萎缩，雌激素水平急剧下降，在月经期达最低水平。

（2）孕激素：增生期卵泡不分泌黄体酮，排卵前成熟卵泡的颗粒细胞在 LH 排卵峰的作用下黄素化，开始分泌少量黄体酮，排卵后黄体分泌黄体酮逐渐增加至排卵后 7～8 日黄体成熟时，分泌量达最高峰，以后逐渐下降，到月经来潮时降到增生期水平。

（3）雄激素：女性的雄激素主要来自肾上腺，少量来源于卵巢，包括睾酮和雄烯二酮，由卵泡膜和卵巢间质合成。排卵前循环中雄激素升高，一方面促进非优势卵泡闭锁，另一方面提高性欲。

5. 卵巢性激素的生理作用

（1）雌激素的生理作用

①子宫肌：促进子宫肌细胞增生和肥大，使肌层增厚；增进血运，促使和维持子宫发育；增加子宫平滑肌对缩宫素的敏感性。

②子宫内膜：使子宫内膜腺体及间质增生、修复。

③宫颈：使宫颈口松弛，扩张，宫颈黏液分泌增加，性状变稀薄，富有弹性易拉成丝状。

④输卵管：促进输卵管肌层发育及上皮的分泌活动，并可加强输卵管肌节律性收缩的振幅。

⑤阴道上皮：使阴道上皮细胞增生和角化，黏膜变厚，并增加细胞内糖原含量，使阴道维持酸性环境。

⑥外生殖器：使阴唇发育、丰满、色素加深。

⑦第二性征：促使乳腺管增生，乳头、乳晕着色，促进其他第二性征的发育。

⑧卵巢：协同 FSH 促进卵泡发育。

⑨下丘脑、垂体：通过对下丘脑和垂体的正负反馈调节，控制促性腺激素的分泌。

⑩代谢作用：促进水钠潴留；促进肝脏高密度脂蛋白合成，抑制低密度脂蛋白合成，降低循环中胆固醇水平；维持和促进骨基质代谢。

（2）孕激素的生理作用：孕激素通常是在雌激素作用的基础上发挥效应的。

①子宫肌：降低子宫平滑肌兴奋性及其对缩宫素的敏感性，抑制子宫收缩，有利于胚胎及胎儿宫内生长发育。

②子宫内膜：使增生期子宫内膜转化为分泌期内膜，为受精卵着床做好准备。

③宫颈：使宫口闭合，黏液分泌减少，性状变黏稠。

④输卵管：抑制输卵管肌节律性收缩的振幅。

⑤阴道上皮：加快阴道上皮细胞脱落。

⑥乳房：促进乳腺腺泡发育。

⑦下丘脑、垂体：孕激素在月经中期具有增强雌激素对垂体 LH 排卵峰释放的正反馈作用；在黄体期对下丘脑、垂体有负反馈作用，抑制促性腺激素分泌。

⑧体温：兴奋下丘脑体温调节中枢，可使基础体温在排卵后升高 0.3℃ ~0.5℃。临床上可以此作为判定排卵日期的标志之一。

⑨代谢作用：促进水钠排泄。

（3）孕激素与雌激素的协同和拮抗作用：孕激素在雌激素作用的基础上，进一步促使女性生殖器和乳房的发育，为妊娠准备条件，二者有协同作用；另一方面，雌激素和孕激素又有拮抗作用，雌激素促进子宫内膜增生及修复，孕激素则限制子宫内膜增生，并使增生的子宫内膜转化为分泌期。其他拮抗作用表现在子宫收缩、输卵管蠕动、宫颈黏液变化、阴道上皮细胞角化和脱落以及钠和水的潴留与排泄等方面。

（4）雄激素的生理作用

①对女性生殖系统的影响：从青春期开始，雄激素分泌便增加，促使阴蒂、阴唇和阴阜的发育，促进阴毛、腋毛的生长。但雄激素过多容易对雌激素产生拮抗，可减缓子宫及其内膜的生长增殖，抑制阴道上皮的增生和角化。长期使用雄激素，可出现男性化体态改变。

②对机体代谢功能的影响：雄激素能促进蛋白合成，促进肌肉生长，并刺激骨髓中红细胞的增生。在性成熟期前，促使长骨骨基质生长和钙的保留；性成熟后可导致骨骺的关闭，使生长停止，可促进肾远曲小管对 Na^+、CL^- 的重吸收而引起水肿。雄激素还可以增加基础代谢率。

6. 甾体激素的作用机制 游离型甾体激素分子量小，具有脂溶性，可透过细胞膜进入靶细胞内，与特异受体结合，使后者在结构上发生构象变化，从而成为有活性的分子，再与特定基因上的应答元件结合，发挥激活或抑制基因表达的调控作用。目的基因被激活后，RNA 聚合酶转录遗传信息，形成前信使核糖核酶，经剪切为 mRNA 后进入细胞质，在核糖体上翻译成基因编码的蛋白，从而引起相应的生物效应。

四、卵巢分泌的多肽激素

卵巢除分泌甾体激素外，还分泌一些多肽激素和生长因子。

1. 抑制素（inhibin）、激活素（activin）、卵泡抑制素（follistatin） 卵巢颗粒细胞分泌 2 种抑制素（抑制素 A 和抑制素 B）、3 种激活素（激活素 A、激活素 B 和激活素 AB），这些多肽激素对垂体 FSH 的合成和分泌具有反馈调节作用，并在卵巢局部调节卵泡膜细胞对促性腺激素的反应性。

2. 生长因子 生长因子是调节细胞增生和分化的多肽物质，与靶细胞上的特异性受体结合后发挥生物效应。胰岛素样生长因子（insulin - like growth factor，IGF）、血管内皮生长因子（vascular endothelial growth factor，VEGF）、血小板衍生生长因子（platelet - derived growth factor，PDGF）、表皮生长因子（epidermal growth factor，EGF）、转化生长因子（transforming growth factor，TGF）、成纤维细胞生长因子（fibroblast growth factor，FGF）等，通过自分泌或旁分泌形式参与卵泡生长和发育的调节。

第四节 子宫内膜及生殖器其他部位的周期性变化

卵巢周期使女性生殖器发生一系列周期性变化，尤以子宫内膜的周期性变化最为显著。

一、子宫内膜的周期性变化

1. 子宫内膜的组织学变化 子宫内膜分为基底层和功能层。基底层不受月经周期中卵巢激素变化的影响，在月经期不发生脱落；功能层受卵巢激素的影响呈现周期性变化，月经期坏死脱落。正常一个月经周期以 28 日为例，其组织形态的周期性改变可分为 3 期：

（1）增生期：月经周期的第 5 ~ 14 日，相当于卵泡发育成熟阶段。在增生期雌激素作用下，子宫内膜腺体和间质细胞呈增生状态，又分早、中、晚期 3 期。增生期早期：月经周期第 5 ~ 7 日。子宫内膜的增生与修复在月经期即已开始。此期内膜薄，仅 1 ~ 2mm。腺上皮细胞呈立方形或低柱状。间质较致密，细胞呈星形。间质中的小动脉较直，壁薄。增生期中期：月经周期第 8 ~ 10 日。此期特征是间质水肿明显；腺体数增多、增长，呈弯曲形；腺上皮细胞增生活跃，细胞呈柱状，并出现分裂象。增生期晚期：月经周期第 11 ~ 14 日。此时内膜增厚至 3 ~ 5mm，表面高低不平，略呈波浪形。上皮细胞出现高柱状，腺上皮仍继续生长，核分裂相增多，腺体更长，呈弯曲状。间质细胞可见星形，并互相结合成网状；可见组织水肿明显，小动脉略弯曲，管腔增大。

（2）分泌期：黄体形成后，在孕激素的作用下，子宫内膜呈分泌反应，分泌期也分早、中、晚期 3 期。分泌期早期：月经周期第 15 ~ 19 日。此期内膜腺体更长，屈曲更明显。腺上皮细胞的核下开始出现含糖原的小泡，称核下空泡，为分泌早期的组织学特征。分泌期中期：月经周期第 20 ~ 23 日。内膜较前更厚并呈锯齿状，腺体内的分泌上皮细胞顶端胞膜破裂，细胞内的糖原排人腺腔称顶质分泌。此期间质高度水肿、疏松，螺旋小动脉增生、卷曲。分泌期晚期：月经周期第 24 ~ 28 日，此期为月经来潮前期。子宫内膜增厚呈海绵状。内膜腺体开口面向宫腔，有糖原等分泌物溢出，间质更疏松、水肿，表面上皮细胞下的间质分化为肥大的蜕膜样细胞。此期螺旋小动脉迅速增长超出内膜厚度，也更弯曲，血管管腔也扩张。

（3）月经期：月经周期第 1 ~ 4 日，由于雌、孕激素水平下降，子宫内膜中前列腺素的合成活化。前列腺素刺激子宫肌层收缩而引起内膜功能层的螺旋小动脉持续痉挛，内膜血流减少，受损缺血的坏死组织面积逐渐扩大，组织变性、坏死，血管壁通透性增加，使血管破裂导致内膜底部血肿形成，促使组织坏死剥脱。变性、坏死的内膜与血液相混而排出，形成月经血。

2. 子宫内膜的生物化学变化　排卵前由于雌激素的作用子宫内膜间质细胞产生酸性粘多糖（acid mucopolysaccharide，AMPS）。AMPS 在间质中浓缩聚合，成为内膜间质的基础物质，对增生期子宫内膜及其血管壁起支架作用。排卵后孕激素抑制 AMPS 的生成和聚合，并促使其降解，致使子宫内膜黏稠的基质减少，血管壁的通透性增加，有利于营养及代谢产物的交换，有利于孕卵的着床及发育。

在子宫内膜溶酶体中含有各种水解酶如酸性磷酸酶、β－葡萄糖醛酸酶等，能使蛋白、核酸和粘多糖分解。雌、孕激素能促进这些水解酶的合成。由于黄体酮具有稳定溶酶体膜的作用，这些水解酶平时贮存在溶酶体内，不具活性。排卵后若卵子未受精，黄体经一定时间后萎缩，此时雌、孕激素水平下降，溶酶体膜的通透性增加，水解酶进入组织，影响子宫内膜的代谢，对组织有破坏作用，因而造成内膜的剥脱和出血。

月经来潮前，子宫内膜组织缺血、坏死、释放前列腺素 $F_{2\alpha}$ 和内皮素－1 等血管收缩因子，使子宫血管和肌层节律性收缩，进而导致内膜功能层迅速缺血坏死、崩解脱落。

二、生殖器其他部位的周期性变化

1. 阴道黏膜　月经周期中，阴道黏膜呈现周期性改变，在阴道上段表现最明显。排卵前，阴道上皮在雌激素的作用下，底层细胞增生，逐渐演变为中层与表层细胞，使阴道上皮增厚，表层细胞出现角化，在排卵期的程度最为明显。细胞内富含糖原，糖原经寄生在阴道内的阴道杆菌分解而成乳酸，使阴道内保持一定酸度，可以防止致病菌的繁殖。排卵后在孕激素的作用下，表层细胞脱落。因此临床上常借助阴道脱落细胞的变化，以了解体内雌激素水平和有无排卵。

2. 宫颈黏液 在卵巢性激素的影响下，宫颈腺细胞分泌黏液，其物理、化学性质及其分泌量均有明显的周期性改变。月经净后，体内雌激素水平降低，宫颈管分泌的黏液量很少。雌激素可刺激分泌细胞的分泌功能，随着雌激素水平不断提高，至排卵期黏液分泌量增加，黏液稀薄、透明，拉丝度可达10cm以上。若将黏液作涂片检查，干燥后可见羊齿植物叶状结晶，这种结晶在月经周期第6～7日开始出现，到排卵期最为清晰而典型。排卵后受孕激素影响，黏液分泌量逐渐减少，质地变黏稠而浑浊，拉丝度差，易断裂。涂片检查时结晶逐步模糊，直至月经周期第22日左右完全消失，出现排列成行的椭圆体。临床上根据宫颈黏液检查，可了解卵巢功能。

宫颈黏液是含有糖蛋白、血浆蛋白、氯化钠和水分的水凝胶。宫颈黏液中的氯化钠含量，在月经前后，仅占黏液干重的2%～20%；而在排卵期则为黏液干重的40%～70%。由于黏液是等渗的，氯化钠比例的增加势必导致水分亦相应增加，故排卵期的宫颈黏液稀薄而量多。宫颈黏液中的糖蛋白排列成网状。近排卵时，在雌激素影响下网眼变大。可见排卵期宫颈黏液最适宜精子通过。雌、孕激素的作用使宫颈在月经周期中对精子穿透发挥着生物阀作用。

3. 输卵管 输卵管的周期性变化包括形态和功能两方面。在雌激素的作用下，输卵管黏膜上皮纤毛细胞生长，体积增大；非纤毛细胞分泌增加，为卵子提供运输和种植前的营养物质。雌激素还促进输卵管发育及输卵管肌层的节律性收缩。孕激素则能增加输卵管的收缩速度，减少输卵管的收缩频率。孕激素与雌激素间有许多制约的作用，孕激素可抑制输卵管黏膜上皮纤毛细胞的生长，减低分泌细胞分泌黏液的功能。雌、孕激素的协同作用，保证受精卵在输卵管内的正常运行。

第五节 下丘脑－垂体－卵巢轴的相互关系

月经周期的调节是极其复杂的过程，主要涉及下丘脑、垂体和卵巢。下丘脑分泌GnRH，通过调节垂体促性腺激素的分泌，调控卵巢功能。卵巢分泌的性激素对下丘脑—垂体又有反馈调节作用。下丘脑、垂体与卵巢之间相互调节、相互影响，形成一个完整而协调的神经内分泌系统（图3－4），称为下丘脑—垂体—卵巢轴（hypothalam－pituitary－ovarian axis，HPOA）。除下丘脑、垂体和卵巢之间的相互调节外，HPOA的神经内分泌活动还受到大脑高级中枢的调控。其他内分泌腺对月经周期的调节亦有一定的关联。

一、下丘脑促性腺激素释放激素

下丘脑弓状核神经细胞分泌的GnRH是一种十肽激素，直接通过垂体门脉系统输送到腺垂体，调节垂体促性腺激素的合成和分泌。GnRH分泌呈脉冲式，脉冲间隔为60～90分钟，可因其他条件而变动。

下丘脑是HPOA的启动中心，GnRH的分泌受垂体促性腺激素和卵巢性激素的反馈调节，包括起促进作用的正反馈和起抑制作用的负反馈调节。反馈调节包括长反馈、短反馈和超短反馈。长反馈是指卵巢分泌到循环中的性激素的反馈作用；短反馈是指垂体激素对下丘脑 GnRH 分泌的负反馈；超短反馈是指 GnRH 对其本身合成的抑制；另外，来自更高神经中枢的神经递质也影响下丘脑 GnRH 的分泌，如中枢儿茶酚胺、去甲肾上腺素可刺激 GnRH 分泌增加；5－羟色胺与 β 内啡肽可抑制 GnRH 分泌。

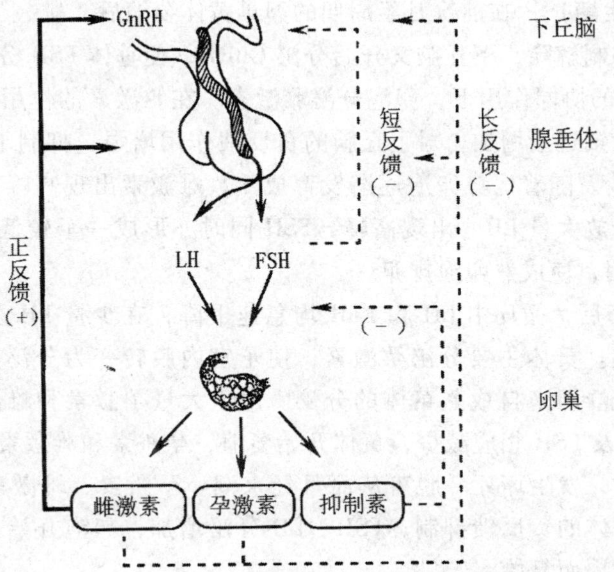

图 3－4　下丘脑－垂体－卵巢轴之间的相互关系

二、腺垂体生殖激素

腺垂体（垂体前叶）分泌的直接与生殖调节有关的激素有促性腺激素和催乳激素。

1. 促性腺激素　卵泡刺激素（FSH）和黄体生成素（LH）两者均由腺垂体的促性腺激素细胞所分泌，对 GnRH 的脉冲式刺激起反应，亦呈脉冲式分泌。FSH 和 LH 均是糖蛋白，含 α 和 β 亚基。它们的 α 亚基相同，β 亚基的结构不同，后者决定了它们与性腺效应细胞受体结合的特异性。

2. 催乳激素（prolactin，PRL）　PRL 是由 198 个氨基酸组成的多肽激素，由腺垂体的催乳细胞分泌，具有促进乳汁合成功能。催乳激素的产生主要受下丘脑分泌的催乳激素抑制因子（prolactin inhibiting factor，PIF）的抑制性控制。促甲状腺激素释放激素也能刺激催乳激素的分泌。

三、卵巢激素的反馈作用

卵巢性激素对下丘脑 GnRH 和垂体促性腺激素的合成和分泌具有反馈作用。小剂量雌激素对下丘脑产生负反馈，抑制 GnRH 的分泌，减少垂体的促性腺激素分泌。在增生期，随着卵泡发育，雌激素水平逐渐升高，负反馈作用加强，垂体释放 FSH 受到抑制，循环中 FSH 水平下降。而大剂量雌激素既可产生正反馈又可产生负反馈作用。排卵前，卵泡发育成熟，大量分泌雌激素，刺激下丘脑 GnRH 和垂体 LH、FSH 大量释放，形成排卵前 LH、FSH 峰。

排卵后，血液中雌激素和孕激素水平明显升高，两者联合作用，FSH 和 LH 的合成和分泌又受到抑制。

四、月经周期的调节机制

1. 卵泡期（增生期） 在前次月经周期的卵巢黄体萎缩后，雌、孕激素水平降至最低，对下丘脑及垂体的抑制解除，下丘脑又开始分泌 GnRH，使垂体 FSH 分泌增加，促使卵泡逐渐发育，在少量 LH 的协同作用下，卵泡分泌雌激素。在雌激素的作用下，子宫内膜发生增生期变化，随着雌激素逐渐增加，对下丘脑的负反馈作用增强，抑制下丘脑 GnRH 的分泌，使垂体 FSH 分泌减少。随着优势卵泡逐渐发育成熟，雌激素出现高峰，对下丘脑产生正反馈作用，促使垂体释放大量 LH，出现高峰，FSH 同时亦形成一个较低的峰，大量的 LH 与一定量 FSH 协同作用，使成熟卵泡排卵。

2. 黄体期 排卵后，循环中 LH 和 FSH 均急速下降，在少量 LH 及 FSH 作用下，黄体形成并逐渐发育成熟。黄体主要分泌孕激素，使子宫内膜转变为分泌期。黄体也分泌雌激素，排卵后雌激素高峰即来自成熟黄体的分泌。由于大量孕激素和雌激素共同的负反馈作用，垂体分泌的 LH 及 FSH 相应减少，黄体开始萎缩，孕激素和雌激素的分泌也减少。子宫内膜失去性激素支持，发生坏死、脱落从而月经来潮。孕激素、雌激素和抑制素 A 的减少解除了对下丘脑、垂体的负反馈抑制，FSH、LH 分泌增加，卵泡开始发育，下一个月经周期又重新开始，如此周而复始。

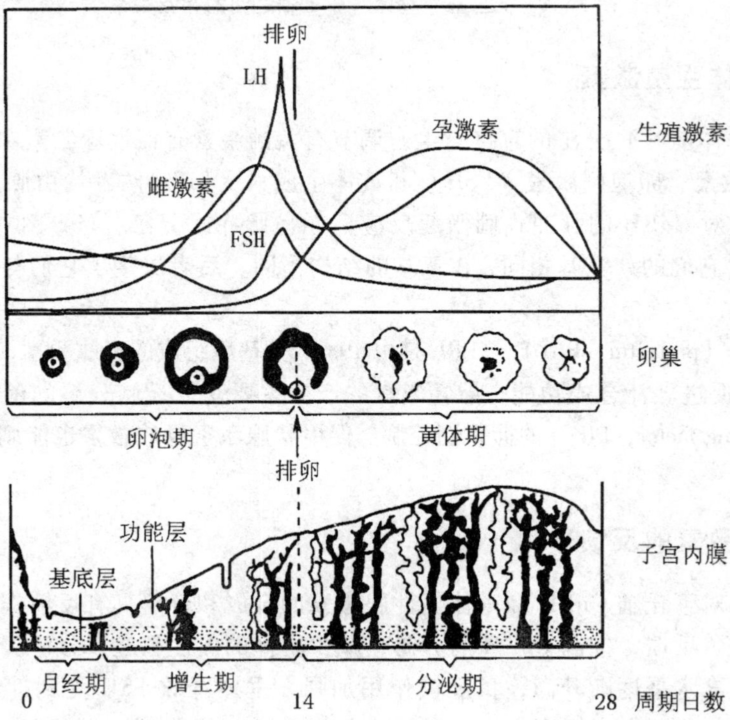

图 3－5　卵巢及子宫内膜周期性变化和激素水平关系示意图

总之，下丘脑、垂体和卵巢之间相互依存，相互制约，调节着正常月经周期。月经周期还受外界环境、精神因素及体液的影响，大脑皮质也参与生殖内分泌活动的调节。大脑皮质、下丘脑、垂体和卵巢之间任何一个环节发生障碍，都会引起卵巢功能紊乱，导致月经失调。

第六节　其他内分泌腺功能对月经周期的影响

HPOA 轴也受其他内分泌腺功能的影响，如甲状腺、肾上腺及胰腺的功能异常，均可导致月经失调，甚至闭经。

一、甲状腺

甲状腺分泌甲状腺素（thyroxine，T_4）和三碘甲状腺原氨酸（triiodothyroxine，T_3）不仅参与机体各种物质的新陈代谢，还对性腺的发育成熟、维持正常月经和生殖功能具有重要影响。青春期以前发生甲状腺功能减退者可有性发育障碍，使青春期延迟。青春期则出现月经失调，临床表现月经过少、稀发，甚至闭经。病人多合并不孕，自然流产和畸胎发生率增加。甲状腺功能轻度亢进时甲状腺素分泌与释放增加，子宫内膜超常增生，临床表现月经过多、过频，甚至发生功能失调性子宫出血。当甲状腺功能亢进进一步加重时，甾体激素的分泌、释放及代谢等过程受到抑制，临床表现为月经稀发、月经减少，甚至闭经。

二、肾上腺

肾上腺不仅具有合成和分泌糖皮质激素、盐皮质激素的功能，还能合成和分泌少量雄激素和极微量雌激素、孕激素。肾上腺皮质是女性雄激素的主要来源。少量雄激素为正常妇女的阴毛、腋毛、肌肉和全身发育所必需的。若雄激素分泌过多，可抑制下丘脑分泌 GnRH，并对抗雌激素，使卵巢功能受到抑制而出现闭经，甚至男性化表现。先天性肾上腺皮质增生症（congenital adrenal hyperplasia，CAH）患者由于存在 21－羟化酶缺陷，导致皮质激素合成不足，引起促肾上腺皮质激素（ACTH）代偿性增加，促使肾上腺皮质网状带雄激素分泌过多，临床上导致女性假两性畸形或女性男性化的表现。

三、胰腺

胰岛分泌的胰岛素不仅参与糖代谢，而且对维持正常的卵巢功能有重要影响。胰岛素依赖型糖尿病患者常伴有卵巢功能低下。在胰岛素拮抗的高胰岛素血症患者，过多的胰岛素将促进卵巢产生过多雄激素，从而发生高雄激素血症，导致月经失调，甚至闭经。

第七节 中医对月经、带下产生及其调节机理的认识

中医学认为，女性在解剖上有胞宫、胞脉、胞络、子门、产道、阴户等器官或组织，在生理上有月经、胎孕、产育和哺乳等特点，故《景岳全书·妇人规》中认为："妇人诸病，本与男子无异，而其有异者，则唯经水、胎、产之属，故本门亦止列此九证。曰：经脉类，胎孕类，产育类，产后类，带浊类，乳病类，子嗣类，癥瘕类，前阴类。"

女性的经、孕、产、乳等特殊生理功能，主要是经络、脏腑、气血、天癸协同作用于子宫的表现。子宫，即女子之胞，又名胞宫、胞脏、子处等。子宫之名首见于《神农本草经》紫石英条中云："主女子风寒在子宫。"子宫的位置，《类经附翼·三焦包络命门辨》中指出"……居直肠之前，膀胱之后。"其形态，《景岳全书·妇人规》引朱丹溪之言"……一系在下，上有两歧，中分为二，形如合钵，一达于左，一达于右。"其作用，《类经·藏象类》中曰："女子之胞，子宫是也，亦以出纳精气而成胎孕者为奇。"《内经》将子宫列为奇恒之腑，说明子宫即形似腑而功能似脏，又对月经和妊娠具有定期藏泻的功能，亦藏亦泻，藏泻有时。与其他脏腑无表里相配，故为奇恒之腑。子宫还有胞脉、胞络，它们是联系子宫的脉络，与月经的藏泻有关，胞宫、胞脉、胞络互相协调作用，在女性生殖生理中起着重要的作用。

女性的生长、发育、衰老过程，以 7 岁为一阶段，其每一阶段的特殊生理现象包括月经、带下、妊娠、产育与哺乳等。

《素问·上古天真论》指出："女子七岁，肾气盛，齿更发长；二七而天癸至，任脉通，太冲脉盛，月事以时下，故有子；三七，肾气平均，故真牙生而长极；四七筋骨坚，发长极，身体盛壮；五七阳明脉衰，面始焦，发始堕；六七三阳脉衰于上，面皆焦，发始白；七七任脉虚，太冲脉衰少，天癸竭，则地道不通，故形坏而无子也。"这是中医学中有关年龄阶段最早的记载。后世刘完素在《素问病机气宜保命集·妇人胎产论》中指出："妇人童幼天癸未行之间，皆属少阴；天癸即行，皆从厥阴论之；天癸已绝，皆属太阴经也，"明确指出的是青春期责之于肾，育龄期当从肝来考虑，但到了围绝经期时应从脾着眼。年龄阶段的分类说明女性生长、发育、衰老过程各有所主，从而为认识生长发育过程奠定了基础。

一、月经的生理

月经指有规律的、周期性的胞宫出血。月经体现了"天人相应"的一种规律，它与月相的盈亏相关，故曰"其气应月"，亦即《灵枢·岁露》所说的："人与天地相参也，与日月相应"的具体表现。因其每月来潮一次，如潮水涨落，信而有期，又称月水、月信。李时珍在《本草纲目》曰："女子，阴类也，以血为主，其血上应太阴，下应海潮，月有盈亏，潮有朝夕，月事一月一行，与之相符，故谓之月信、月水、月经。"月经从 14 岁左右初潮到 49 岁左右绝经，除妊娠期、哺乳期的生理性闭经之外，应每月按期来潮。

此外，王叔和在《脉经》中提出了几种特殊的月经现象。即在身体无病的前提下，如

月经二月一至的称“并月”；三月一至的称“居经”或“季经”；一年一潮的称“避年”；终生不潮而能受孕的称“暗经”；受孕之初，按月行经而无损于胎儿的，称为“激经”、“盛胎”、“垢胎”。

二、月经的产生机理

月经的产生是女性发育到成熟的年龄阶段，脏腑、天癸、气血、经络协调作用于胞宫的生理现象。其具体过程需通过脏腑、天癸、气血、冲任、胞宫与月经关系的认识来阐明。

1. 脏腑与月经 脏腑的正常功能活动是人体生命活动的根本，脏腑化生之气、血、津精是胞宫行经、胎孕生理功能的物质基础。脏腑与胞宫在经络与功能上均具有密切的联系。

（1）肾

①经络的联系：《素问·奇病论》曰：“胞络者，系于肾。”说明肾与胞宫之间通过经络有直接联系。肾脉与冲脉并行，与任脉交会于“关元”穴，与督脉“贯脊属肾”，因此肾脉又可通过冲、任、督三脉与胞宫相联系。

②功能的联系：肾为先天之本，元气之根，主藏精，主生长、发育与生殖。《素问·金匮真言论》中云：“夫精者，生之本也。”肾气包括肾阴与肾阳；肾阴又称“元阴”“真阴”是人体阴液的根本，对脏腑起着濡润、滋养的作用；肾阳又称“元阳”“真阳”为人体阳气的根本，对脏腑起着温煦、生化的作用，因此肾是人体生长、发育、生殖的根本。《傅青主女科》认为：“经水出诸肾”，肾为先天之本，主藏精气，肾所藏的精气既包括先天之精，又包括后天之精，为生殖发育之源。精能生血，血能化精，精血同源相互资生，为胞宫的行经、胎孕提供物质基础。胞宫具排泄月经、孕育胎儿的功能，与肾主生殖的功能相一致。女子从童幼开始，肾气逐渐生长，到了“二七”之年，肾气旺盛，促使天癸成熟，使胞宫具有经、孕、产、育的生理功能。

（2）肝

①经络的联系：肝脉与冲脉交会于“三阴交”；与任脉交会于“曲骨”；又与督脉交会于“百会”。肝脉通过冲、任、督三脉与胞宫相联系。

②功能的联系：肝具有藏血和调节血量的功能，而胞宫的行经和胎孕的功能以血为用。肝主疏泄，具协助排泄月经，促进受孕的功能。因此，肝对胞宫的生理功能有重要的调节作用。

（3）脾

①经络的联系：足太阴脾经与冲脉交会于“三阴交”，与任脉交会于“中极”，脾脉通过冲、任二脉与胞宫相联系。

②功能的联系：脾主运化，为气血生化之源，为后天之本，为胞宫的行经、胎孕提供物质基础。此外，天癸虽然来源于先天，必须受后天水谷精微的滋养，到一定时期才能成熟，使胞宫具经、孕、产、育的生理功能。同时脾主升清，不但对血液有收摄、控制的作用即“统血”“摄血”，而且直接对胞宫具有提摄的作用。

（4）心

①经络的联系：《灵枢·营气》曰：“胞脉者属心而络于胞中”，又《素问·骨空论》

说：督脉“上贯心入喉”，说明心不但与胞宫有直接的经络联系，而且通过督脉与胞宫相联系。

②功能的联系：心主血，其充在血脉，若心血旺盛，心气下通，血脉流畅，入于胞宫，则胞宫具行经、胎孕之功能；又心主神明，女性的精神、意识和思维活动对月经及胎孕的生理功能起着协调作用。

（5）肺

①经络的联系：《灵枢·营气》说：“上额，循巅，下项中，循脊，入骶，是督脉也。络阴器，上入毛中，入脐中，上循腹里，入缺盆，下注肺中。”说明肺与任、督脉是相通的，并藉任、督二脉与胞宫相联系。

②功能上的联系：肺主一身之气，居上焦，朝百脉而输布精微，体内精、血、津液皆赖肺气运行，下达胞宫而成为胞宫经、孕、产、育的物质基础。

2. 天癸与月经 天癸，男女皆有，是促进、影响人体生长、发育、生殖的一种阴精。明·马莳《黄帝内经素问灵枢注证发微》说：“天癸者，阴精也，盖肾属水，癸亦属水，由先天之气蓄极而生，故谓阴精为天癸也。”说明天癸来源于先天肾气，并藏之于肾，但要在肾气旺盛的前提下，且受后天水谷精微的滋养、支持，到一定阶段才能蓄积而生。《素问·上古天真论》云：“女子七岁，肾气盛，齿更发长；二七而天癸至，任脉通，太冲脉盛，月事以时下，故有子。…… 七七任脉虚，太冲脉衰少，天癸竭，地道不通，故形坏而无子也。”说明天癸通达于冲任二脉，是维系胞宫行经、胎孕正常的重要物质基础。肾气的“盛”与“衰”，影响天癸的“至”与“竭”，调节着冲脉、任脉的蓄溢，协调胞宫的生理功能，对女性的一生起着重要的作用。

3. 气血 气血是人体一切生命活动的物质基础，经、孕、产、乳均以血为本，以气为用。《圣济总录》有云：“血为荣，气为卫，……内之五脏六腑，外之百骸九窍，莫不假此以养。妇人纯阴，以血为本，以气为用，在上为乳汁，在下为月事。”说明月经为气血所生化，妊娠需血以养胎，分娩赖气以推动，产后则气血化为乳汁以养婴儿。气血由脏腑化生，通过冲、任、督、带、胞脉、胞络运达胞宫，为胞宫的行经、胎孕、产育及化生乳汁提供物质基础，使胞宫具有特殊的生理功能。“血之与气，异名而同类”，气为血之帅，血为气之母，血和气相互资生，互相依赖，气血调和，则经候、胎孕如常。

4. 冲、任、督、带脉

经络内属于脏腑，外络于肢节，沟通于脏腑与体表之间，将人体脏腑组织联络成为一个有机的整体；并借以行气血，营阴阳，使人体各部的功能活动得以保持协调和相对的平衡。冲、任、督、带四脉属“奇经”，它们与十二经不同，既不直属脏腑，又无表里配合关系，循行独特，功能独特，故为奇经。胞宫以其形态似腑而功能似脏，又亦藏亦泻，藏泻有时，且无与其他脏腑相表里，故称奇恒之府。冲、任、督三脉皆起于胞中，同出于会阴，然后别道而行，分布于腰背胸腹等处，此三脉又与带脉交会而受带脉的约束。冲、任、督、带交错地循行分布于十二经之间，沟通了十二经之间的联系，具统摄经脉气血，协调阴阳的作用，并借十二经脉与脏腑相通。《奇经八脉考》：“盖正经犹夫沟渠，奇经犹夫湖泽，正经之脉隆盛，则溢于奇经。”形象地说明十二经脉中气血旺盛流溢于奇经，使奇经蓄存着充盈的气血。冲、任、督、带具特殊的循行与功能，其与胞宫的生理功能有关，因此在妇女的生理中具有特殊的地位。

（1）冲脉：《灵枢·五音五味》中说冲脉“起于胞中”，下出于会阴，上行于脊柱之内，其外行者经气冲穴与足少阴交会，沿腹部两侧，上达咽喉，环绕口唇。《灵枢·逆顺肥瘦》记载：“夫冲脉者，五脏六腑之海也……其上者，出于颃颡，渗诸阳……其下者，并行于少阴之经，渗三阴……渗诸络而温肌肉。”说明冲脉上行支与诸阳相通，使冲脉之血得以温煦。其下行支与肾脉并行，受先天肾脉的资助；又其“渗三阴”，自然与肝脾经脉相联系，故以肝脾之血为用。《难经·译释》还曰：“冲脉者，起（出）于气冲，并足阴阳之经，夹脐上行，至胸中而散之。”明确指出冲脉与胃经会于气街，关系密切，有“冲脉隶于阳明”之说。又胃为水谷之海，为多气多血之腑，则冲脉受后天水谷精微的滋养。冲脉“渗三阳”、“渗三阴”，为十二经气血汇聚之所，是全身气血运行的要冲，故而被称作“十二经之海”、“血海”。因此，冲脉之精血充盛，胞宫具有行经、胎孕的生理功能。

（2）任脉：任脉亦“起于胞中”，下出于会阴，向前上行于毛际，沿腹内，向上经过关元等穴，到达咽喉部，再上行环绕口唇，经过面部进入目眶下。《灵枢·经脉》说：“足阳明之脉……挟口环唇，下交承浆。”说明任脉与胃交会于承浆，任脉得水谷之气的滋养。任脉与肝、脾、肾三经分别交会于“曲骨”、“中极”、“关元”，取三经之精血以养。任脉通过经络与全身阴脉会于膻中穴，主一身之阴经，为“阴脉之海”，总司一身之精、血、津、液等阴精。王冰说：“谓之任脉者，女子得以妊养也。”“任主胞胎。”因此只有任脉之气通，才能促使胞宫行经与胎孕等生理功能。

（3）督脉：王冰在《黄帝内经》注曰：“督脉，亦奇经也。然任脉、冲脉、督脉者，一源而三歧也……亦犹任脉、冲脉起于胞中也。”其经络循行起于胞中，下出于会阴，向后行于脊柱内，上达项后风府穴，进入脑内，上至巅顶，沿前额下行鼻柱，向下至上唇系带龈交穴处。督脉与肝脉“会于巅”得肝气以为用，肝藏血而寄相火，体阴而用阳；与肾脉相通，而得肾中命火温养；与心脉相通，而得君火之助。由此可见督脉行人身脊背之后，上至头面，诸阳经与之交会，故有“阳脉之海”之称。任督二脉同起于胞中，出于会阴，任脉行身前而主一身之阴，督脉行身后而主一身之阳，二脉交会于龈交穴循环往复，维持着人体阴阳脉气的相对平衡，从而使胞宫的功能保持正常。

（4）带脉：带脉始于季肋，横行于腰部，如束带状，总束诸经。根据冲、任、督三脉循行，横行之带脉与之交会并通过三脉而下系胞宫。带脉通过经络与足三阳、足三阴相通，故带脉取肝、脾、肾等诸经之血为用。带脉约束诸经，使经脉气血循行保持常度；约束冲、任、督脉维系胞宫生理活动。

冲、任、督三脉同起于胞宫，一源而三歧，约束于带脉，冲、任、督、带上联十二经脉，而与脏腑相通，冲脉为血海，任脉主胞胎，督脉为总督，带脉主约束，各司其职，维系胞宫的行经及胎孕的生理功能。冲脉为血海，广聚脏腑之血，任脉主司精、血、津、液，在天癸的作用下，任通冲盛则有血可下。督脉为总督、调节，带脉主约束，在天癸的作用下督带二脉调节、约束冲任、胞宫之功，使月经如期来潮。

脏腑、天癸、气血、经络通过胞宫在女性的生理功能中各有其重要的作用：天癸是一种促进人体生长、发育、生殖的阴精；血是行经、养胎、哺乳的物质基础；气是运行血脉的动力；脏腑是气血生化之源；经络内属脏腑，外络肢节，沟通内外，贯穿上下，运行气血。因此，可以认为它们是一个相互联系且相互影响的整体。

三、带下的生理现象

带下，是健康女性阴道排出的一种黏液。色白或无色透明，性黏而不稠。其较早记载首见于《素问·骨空论》曰："任脉为病，女子带下瘕聚。"带下有广义、狭义之分。广义带下是泛指带脉以下之病，即女子经、带、胎、产等诸病，《史记·扁鹊仓公列传》所称妇科医生为带下医；狭义带下指妇女阴中流出的一种黏腻的液体而言，又有生理和病理之别。本节论述生理性带下的现象与产生机理。

1. 生理现象 肾气充盛，脾气健运，由任带脉约束而润泽于阴户、阴道内的一种无色、无臭的黏而不稠的液体，其量不多。正如《沈氏女科辑要》引王孟英说："带下女子生而即有，津津常润，本非病也。"经间期细缊之时，阳气内动，阴精充实，冲任气血旺盛，带下量可增多，质地透明，前人谓之"锦丝带"。《证治准绳》引袁了凡语："天地生物，必有细缊之时；万物化生，必有乐育之时，……凡妇人一月经行一度，必有一日细缊之候，一时辰内，……此的候也。"此即西医学之"排卵期"宫颈黏液增多时期。再则经前期冲任血海将溢，或及妊娠期血聚冲任以养胎元之间，润泽丰厚，带下量也可稍增多，此皆属正常现象，与病理性带下即带下量明显增多，色、质、味异常或伴局部、全身症状者有所区别。

2. 带下产生的机理 《傅青主女科·带下》云："夫带下俱是湿症，而以带名者，因带脉不能约束而病此患，故以名之。""然带脉通于任、督，任、督病而带脉始病。"此处所指带下虽指病理性带下，却说明了带下的产生与任、督、带等奇经的功能有直接的关系。任脉为阴脉之海，主一身之阴精，凡人体精、血、津、液都由任脉主司；督脉为阳脉之海，对任脉总司的精、血、津、液起温化作用；带脉主司约束，使任脉所主之阴精不致滑脱而下。生理性带下是肾气充盛、脾气健运的表现。肾藏精，带下是肾精下润之液，故肾气盛则润滑如膏，充养和濡润前阴孔窍；脾主运化，具固摄提升之功，故脾气健运，则阴道、阴户"津津常润"而不得滑脱。

四、中西医结合对月经周期调节的认识

西医认为月经是性周期的重要标志，它的产生是通过丘脑下部和垂体的调节，卵巢分泌的性激素作用于子宫，即下丘脑－垂体－卵巢轴。此轴又受中枢神经系统的控制。因此月经是否正常可以反映整个神经内分泌系统的调节功能。

中医理论认为月经产生是以肾为主导，"肾气盛""天癸至，任脉通，太冲脉盛"，正如《傅青主女科》说："经水出诸肾"，肾为先天之本，主藏精气，为生殖发育之源。同时肾生髓，脑为髓海，肾与脑相通，因此可以认为中医的肾与心在月经的产生机理中的协调功能具有与下丘脑－垂体－卵巢轴相似的调节作用。

《女科·受妊》曰："胞胎上系于心包，而下系于命门"，心火下降以暖肾水，肾水上济以滋心火，故曰："心肾相交，水火既济"，机体处于宁静平衡状态。女子二七之年，肾气充盛，由先天之精化生的天癸在后天水谷之精的充养下成熟，天癸既至，作用于任脉，其

所司精、血、津、液旺盛充沛；肾中元阴之气天癸并于冲脉则为“太冲脉”，“太冲脉盛”则冲脉中之气血旺盛。徐灵胎在《医学源流论》中说：“冲任皆起于胞中，上循背里，为经络之海，此皆血之所从生，而胎之所由系，明于冲任之故，则本源洞悉……”冲、任与胞宫有密切的联系，任通冲盛，血海按时满溢，溢于胞宫，月经来潮；若冲任二脉功能正常，男女两精结合，胞宫具胎孕之功。此即肾、心（脑）－冲任－胞宫生殖轴的作用机制。心（脑）、肾、子宫生殖轴的系统调节，才能全过程地把阴阳消长转化的月节律维持在正常水平，其中除了子宫的自我调节作用外，还主要依赖于心肾交合互济的作用，使阴阳消长有序，达“重”有时，也就是说，子宫的藏泻，即审时有适度，不足时藏之以为用，有余时泻之以为藏，周而复始，调整阴及阳，使之在新的水平下得以平衡。这一规律活动关键在于心（脑），其主神明下达信号于子宫，使之排泄有余；子宫空虚时，产生反馈信号，由肾协助泌藏至子宫，行藏的作用，藏则有利于阴阳之长消，阴长至重，重阴必阳，发生转变，当阳长至重，重阳必阴，再由子宫转入一个新的周期。就是心（脑）肾－冲任－胞宫生殖轴之间的作用，也是生殖生理调节的客观规律。

1. 子宫的局部调节作用 主要在于藏泻功能，藏为了泻，泻为了藏，藏之固，泻之利。行经期行泻的作用，依赖排泄经血，泻除有余，让位于阴长；如泻之不足，重阳排泄不利，所谓留得一分旧，影响一分新生，阴长不利，势必影响子宫之藏。故行经期之泻，主要是阳长至重，重阳必阴的阴阳运动的结果。但亦与子宫的局部调节有关。因为子宫加强收缩，可以“完全干净，彻底全部”排除有余，以利于阴长新生；经后期阴长为主，子宫行藏的作用，只有藏之坚固，才利于阴的增长；经间期重阴必阳，卵巢若排卵顺利，才能开始阳长，如若泻之不利，亦将影响阳长；经前期阳长为主，子宫又必须行藏的作用，藏之良好，才有利于阳长，所以藏是为了阴阳的滋长，泻是为了阴阳的转化。根据现代医学的认识，子宫内膜细胞的分泌功能对生殖生理起着调节作用。当阴阳滋长有所太过时，子宫行藏中之泻，排出有余，当阴阳滋长有所不足时，子宫藏之坚固，亦有一定的弥补阴阳不足的一面，藏亦寓有“生”的意义；转化期重阳重阴亦有太过不及的情况，亦赖子宫泻之彻底，或泻中有藏，以纠正阴阳不正常的偏颇，使之适度，以保持阴阳消长转化的正常进行。

2. 心肾交济是调节阴阳平衡的主要所在 天癸与肾有关，而生殖之精，藏之于肾，所谓肾藏精，为生殖之本，内寓元阴元阳，亦包括天癸（癸水）之阴，有涵养生殖之精（卵）的作用，精卵的发育成熟，全赖肾阴癸水以养，卵子的排出，亦赖阴长至重，重阴必阳的转化，始能排出，排出后，癸水中阳开始长，温煦子宫，迎接精卵着床开始生长发育。所以阴阳消长转化的运动，以及卵子的排出，必须建立在心肾统一互相协调的基础上，才有可能。心包括脑，是神之所在，前人曾有“脑为元神之府”，心脑居上焦属火，为君主之官，不仅主宰一身血脉之运行，而且还有统领五脏六腑的作用，肾居下焦，属水，所以心肾相交，上下合一，升降协调，水火相济，精神互依，组成体内调节阴阳主宰生殖的轴。此外，心肾相交，还可通过少阴经脉上的联系发生，因为心肾同属于“少阴经脉”。根据有关的经络记载，足少阴肾经，通过脊柱入内的经脉，属于肾脏，联络膀胱，直行的经脉，从肾向上通过肝脏和横膈，进入肺中，沿着喉咙，夹于舌根部，从肺分出的支脉，联络心脏，流注于胸中。因此，可以看出，通过足少阴肾经把心肾紧密联系在一处。另外，肾藏精而主骨髓，精能生髓，髓通过背脊骨腔上达于脑，脑为髓之海，又为元神之府，精通过髓与神发生关联，而神为心脑所藏，神可以驭精，精可以养神，精神互依，精神合一，才能保持正常的生育节律。我们认为，肾阴、天癸，还有滋养心脑神明的作用，所谓“五脏之阴，非此不能滋”，此者，即指肾阴、天癸，而心脑神明，反过来有安定秘藏肝肾阴精和天癸的作用。明代薛己在《校注妇人良方》“精血篇”后说：“肾乃阴中之阴也，主闭藏者，肝乃阴中之阳也，主疏泄者，然而二脏皆有相火，其系上属于心，心火一动，则相火翕然而从之，所以丹溪先生只是教人收心养性，其旨深矣。”

《傅青主女科》在“调经”、“种子”门中所提出的“既济之道”、“水旺则血旺，血旺则火消，便成水在火上之卦”，“古昔圣贤，创呼经水之名者，原以水出于肾，乃癸水所化，故以名之”，“必阴阳协和，……否则否矣。”否则否塞不通，阴阳相格拒也，否亦为六十四卦中的卦名。唐容川在《周易详解》中说：“每月以五日为一候，以一候应一卦，除去坎离，其余六卦，以应六候。所以除去坎离者，离为日，坎为月，日月乃其本体，故坎离不应候也。”唐氏将月经与月相的卦候相合。历代医家均重视八卦在月经周期及生殖中的应用。

天癸，前人陈良甫云：“天谓天真之气，癸谓壬癸之水，壬为阳水，癸为阴水。”《女科百问》指出：“壬癸北方水干也。”壬癸是天干中北方水干之名，北方水位亦属坎位，因此与八卦有关。但天癸虽来源于体内，与先天肾阴有关，但亦与后天脾胃有关，正如《医宗金鉴·妇科心法要诀》中说：“先天天癸始父母，后天精血水谷生。”天癸所致阴阳消长转化运动，是在血内达冲任子宫处进行，并受先天遗传、地理环境、生活习惯等因素的影响，在总体上与自然界生物钟保持一致，但又必然形成个体内部的特异性节律。

因此，心肾子宫生殖轴的系统调节，包括坎离既济为中心的阴阳运动，才能全过程地把阴阳消长转化的月节律维持在正常水平内。子宫虽有着一定的自我调节作用，但主要还依赖于心肾交合下的作用，阴阳消长已达重的时候，必须行子宫之泻，排除有余，迎接新生，以纠正重阴重阳生理不平衡的极限，调整在新的动态平衡下。子宫之泻，虽有子宫本身的作用，但主要还在于心脑之动下达子宫开放的信号后始有可能；当排除有余后，子宫空虚，发出反馈信号后，由肾协助子宫行藏的作用，藏则有利于阴阳之长消；长至重，再由子宫包括冲任在内发出信号给心，心脑之动，又主宰子宫之泻，泻后再由肾脾协助子宫之藏。这就是子宫与心肾之间纵向的正负反馈作用，也是生殖生理调节的主轴。综上所述，可认为中医学的肾（心）－冲任－胞宫的生殖轴与西医学的下丘脑－垂体－卵巢－子宫的调节功能相对应。这种理论联系为中西医结合方法治疗月经病提供了重要的理论基础。

第四章 妊娠生理

妊娠（pregnancy）是胚胎和胎儿在母体内发育成长的过程。卵子受精是妊娠的开始，胎儿及其附属物自母体排出是妊娠的终止。妊娠是变化复杂而又协调的生理过程，共280天或40周。

第一节　受精及受精卵发育、输送与着床

成熟精子和卵子相结合的过程称为受精。受精后的卵子称为孕卵或受精卵，标志着新生命的诞生。

精液进入阴道内，精子离开精液经宫颈管进入宫腔，与子宫内膜接触后，子宫内膜白细胞产生α与β淀粉酶，解除了精子顶体酶上的“去获能因子”，使精子具有受精能力，称为精子获能（capacitation）。获能主要是在宫腔和输卵管内进行。卵子从卵巢排出后进入腹腔，经输卵管伞端的“拾卵”作用，进入输卵管壶腹与峡部连接处等待受精。受精发生在排卵后12小时内，整个受精过程约需24小时。当精子与卵子相遇，精子顶体外膜破裂，释放出顶体酶，称为顶体反应。通过酶的作用，使精子穿过放射冠和透明带。只有发生顶体反应的精子才能与卵子融合。当精子头部与卵子表面接触，便开始了受精过程，其他精子不再能进入。获能的精子穿过次级卵母细胞透明带为受精开始，而卵原核与精原核融合为受精完成，形成二倍体的受精卵，标志诞生新生命。

受精卵的分裂称卵裂。约在受精后第3日，分裂成由15个细胞组成的实心细胞团，称为桑椹胚或早期囊胚。受精卵开始进行有丝分裂的同时，借助输卵管的蠕动和纤毛摆动，逐渐向子宫腔方向移动。约在受精后第4日，早期囊胚进入宫腔，在子宫腔内继续分裂发育成晚期囊胚。约在受精后第6~7日，晚期囊胚之透明带消失以后侵入子宫内膜的过程称受精卵着床（imbed），约在受精后第11~12日完成。

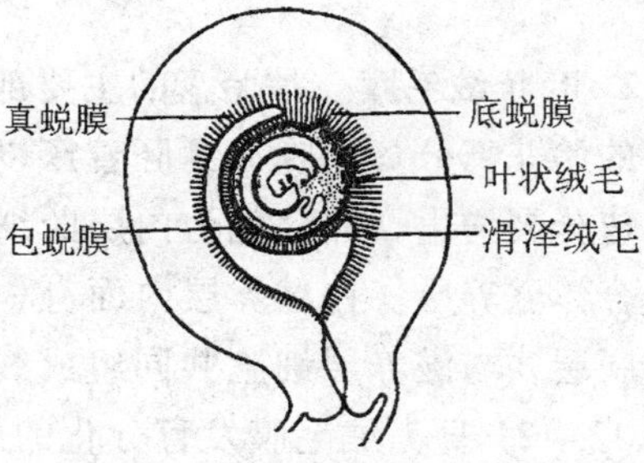

图4-1　早期妊娠子宫蜕膜与绒毛的关系

着床需经过定位、粘着和穿透3个阶段。着床必须具备的条件有：①透明带消失；②囊胚细胞滋养层细胞分化出合体滋养细胞；③囊胚和子宫内膜同步发育并相互配合；④孕妇体内有足够数量的黄体酮，子宫有一个极短的敏感

期允许受精卵着床。此外，由受精后24小时的受精卵产生的早孕因子（early pregnancy factor），能抑制母体淋巴细胞的活性，防止囊胚被母体排斥，有利于受精卵着床。

受精卵着床后，子宫内膜迅速发生蜕膜变，此时的子宫内膜称蜕膜。按蜕膜与囊胚的部位关系，将蜕膜分为3部分：①底蜕膜：与囊胚极滋养层接触的子宫肌层之间的蜕膜，将来发育成为胎盘的母体部分；②包蜕膜：覆盖在囊胚表面的蜕膜，随囊胚发育逐渐突向子宫腔，由于这部分蜕膜高度伸展，缺乏营养而逐渐退化，约在妊娠14～16周因羊膜腔明显增大，使包蜕膜和真蜕膜相贴近，子宫腔消失，包蜕膜与真蜕膜逐渐融合，于分娩时这两层已无法分开；③真蜕膜（壁蜕膜）：指底蜕膜与包蜕膜以外覆盖子宫腔的蜕膜（图4－1）。

第二节　胎儿附属物的形成及功能

胎儿附属物是指胎儿以外的组织，包括胎盘、胎膜、脐带和羊水。

一、胎盘

胎盘（placenta）是胎儿与母体间进行物质交换的器官，由羊膜、叶状绒毛膜和底蜕膜组成。

（一）胎盘的形成

1. 羊膜　是附着于绒毛膜板表面的半透明薄膜，构成胎盘的胎儿部分，为胎盘的最内层。羊膜光滑，无血管、神经及淋巴，具有一定的弹性，厚度仅0.02～0.05 mm，自内向外由上皮细胞层、基底膜、致密层、成纤维细胞层和海绵层5层组成。电镜下见上皮细胞表面有微绒毛，随妊娠进展而增多。羊膜最初附着于胚盘边缘，以后随胚盘卷折，羊膜腔的扩大，附着点也转向胎儿腹侧，最后会合于脐部并包围在脐带的表面。

2. 叶状绒毛膜　是胎盘的主要部分，也是构成胎盘的胎儿部分。在晚期囊胚着床以后，滋养层细胞迅速分裂增生，并分化为内层的细胞滋养层和外层的合体滋养层。在滋养层内面有一层细胞称为胚外中胚层，与滋养层细胞共同组成绒毛膜。胚胎发育的13～21日为绒毛膜发育分化的最旺盛的时期。在此期间，胎盘的主要结构——绒毛也逐渐形成（图4－2）。历经3个阶段：①一级绒毛：最初是绒毛膜周围长出不规则突起的合体滋养层小梁，逐渐排列成放射状，绒毛膜深部增生活跃的细胞滋养细胞也伸入进去，形成合体滋养细胞小梁的细胞中心索，初具绒毛形态，称为初级绒毛或一级绒毛。②二级绒毛：初级绒毛继续增长，其细胞中心索伸展至合体滋养细胞的内

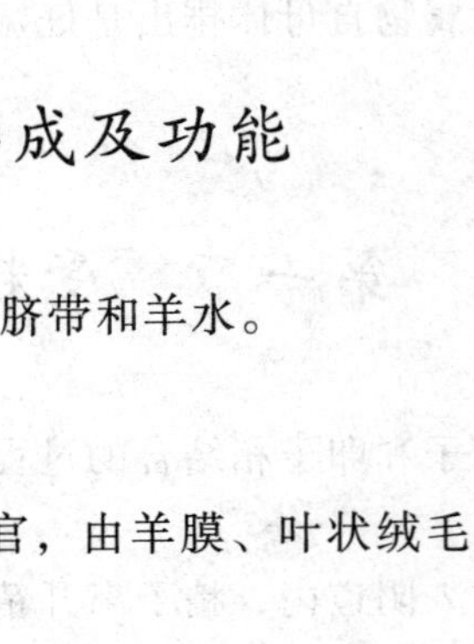

图4－2　绒毛发育三阶段模式图

层，胚外中胚层也长入细胞中心索，成为间质中心索，即为二级绒毛。③三级绒毛：当胚胎的血管长入间质中心索，二级绒毛即转变为三级绒毛。约在受精后第3周，当绒毛内血管形成时，即建立起胎儿胎盘循环。

胚胎早期，绒毛均匀分布于整个绒毛膜表面，随着胚胎长大，与底蜕膜相接触的绒毛，因营养丰富发育良好，称为叶状绒毛膜。从绒毛膜板伸出的绒毛干，逐渐分支形成初级绒毛干、次级绒毛干和三级绒毛干，向绒毛间隙伸展，形成终末绒毛网。绒毛末端悬浮于充满母血的绒毛间隙中的称游离绒毛（free villus），长入底蜕膜中的称固定绒毛（anchoring villus）。一个初级绒毛干及其分支构成一个胎儿叶（fetal lobe），一个次级绒毛干及其分支形成一个胎儿小叶（fetal lobule）。一个胎儿叶包括几个胎儿小叶。每个胎盘约有60～80个胎儿叶，200个胎儿小叶。由蜕膜板上长出的胎盘隔，将胎盘的胎儿部分隔成15～30个不规则形的胎盘小叶（又称母体叶），每个胎盘小叶包含数个胎儿叶，每个母体叶有其独自的螺旋动脉供应血液。

每个绒毛干中均有脐动脉和脐静脉，随着绒毛干的一再分支，脐血管越来越细，最终成为毛细血管进入绒毛末端。每分钟约有500ml胎儿血液流经胎盘。

胎盘内有母体和胎儿两套血循环，两者的血液在各自的封闭管道内循环，互不相混，两者之间有胎盘屏障相隔，可进行物质交换。母儿间的物质交换在胎儿小叶的绒毛处进行。胎儿的静脉血经脐动脉及其分支流入绒毛毛细血管，与绒毛间隙内的母血进行物质交换，两者不直接相通，而是隔着绒毛毛细血管壁、绒毛间质及绒毛表面细胞层，依靠渗透、扩散和细胞选择力，再经脐静脉回流到胎儿体内。

母体动脉血从子宫螺旋动脉穿过蜕膜板进入母体叶，血液压力约为60～80 mmHg流入绒毛间隙，母体血液靠母体压差，以每分钟500ml流速进入绒毛间隙，绒毛间隙的血液压力约为10～50 mmHg，在此与绒毛内毛细血管的胎儿血进行物质交换后，由子宫静脉回流入母体。在母体－胎盘血循环中，绒毛间隙内血循环的推动力主要是母体的血压，也与子宫肌的收缩和松弛有关。而绒毛间隙的压力在子宫收缩时为30～50 mmHg，松弛时为10 mmHg，子宫静脉的血压则仅为8 mmHg，由此可见，母体绒毛间隙血循环主要是通过动、静脉压力差推动。

3. 底蜕膜　是构成胎盘的母体部分，占足月胎盘的很小部分。底蜕膜表面覆盖一层来自固定绒毛的滋养层细胞与底蜕膜共同形成绒毛间隙的底，称为蜕膜板。从此板向绒毛膜方向伸出一些蜕膜间隔，一般不超过胎盘全层厚度的2/3，将胎盘母体面分成肉眼可见的20个左右母体叶。

（二）妊娠足月胎盘的结构

妊娠足月胎盘呈圆形或椭圆形，重约450～650g，直径16～20cm，厚1～3cm，中央厚，周边薄。胎盘母体面的表面呈暗红色，由不规则的浅沟将其分为20个左右母体叶，常有局灶性的纤维化及钙化斑点。胎盘胎儿面的表面覆盖着一层灰蓝色、光滑半透明的羊膜，脐带动静脉从附着处分支向四周呈放射状分布，直达胎盘边缘。脐带动静脉分支穿过绒毛膜板，进入绒毛干及其分支。

（三）胎盘的功能

胎盘功能极其复杂，具有物质交换、代谢、分泌激素、防御以及合成功能，是维持胎儿在子宫内营养发育的重要器官。胎盘内进行物质交换的部位主要在血管合体膜。血管合体膜是由合体滋养细胞无核区胞质、合体滋养层基膜、绒毛间质、毛细血管基膜和毛细血管内皮细胞5层组成的薄膜。

胎盘内进行物质交换及转运的方式有：①简单扩散：又称被动扩散，是物质交换中最简单，也是最重要的方式，即低分子量物质自高浓度区向低浓度区扩散。这个过程不消耗能量。脂溶性高、分子量<250、不带荷电物质（如O_2、CO_2、钠钾电解质等）容易通过血管合体膜。②易化扩散：也是物质自高浓度区向低浓度区扩散，但需借助于细胞膜上的载体才能完成。易化扩散较简单扩散速度快，多不消耗能量，但有饱和现象，如葡萄糖等的转运。③主动转运：物质由低浓度区向高浓度区运输，需消耗能量，主要是三磷腺苷分解为二磷酸腺苷时释放的能量。氨基酸、水溶性维生素及钙、铁等，在胎儿血中浓度均高于母血。④其他：较大物质可通过血管合体膜裂隙，或通过细胞膜内陷吞噬后，继之膜融合，形成小泡向细胞内移动等方式转运，如大分子蛋白质、免疫球蛋白等。

1. 气体交换 氧和二氧化碳在胎盘中以简单扩散方式进行交换。母体子宫动脉血PO_2为95~100 mmHg，绒毛间隙内血PO_2为40~50mmHg，而胎儿脐动脉血PO_2于交换前为20 mmHg，使母血中的氧能迅速向胎儿方向扩散。经绒毛与绒毛间隙的母血进行交换后，胎儿脐静脉血PO_2为30 mmHg以上，尽管PO_2升高不多，但胎儿血红蛋白对氧的亲和力强，故能从母血中获得充分的氧。母体子宫动脉血PCO_2为32 mmHg，绒毛间隙内血PCO_2为38~42mmHg，而胎儿脐动脉血PCO_2为48mmHg，并且血管合体膜对二氧化碳的扩散速度是氧的20倍，故胎儿二氧化碳容易通过绒毛间隙向母体迅速扩散。

2. 营养物质供应 葡萄糖是胎儿代谢的主要能源，以易化扩散方式通过胎盘。氨基酸以主动转运的方式通过胎盘。游离的脂肪酸以简单扩散方式通过胎盘，并参与胎儿的脂肪合成。维生素A、D、E、K等脂溶性维生素主要以简单扩散方式通过胎盘。胎盘中含有多种酶，可将复杂化合物分解为简单物质（如蛋白质分解为氨基酸、脂肪分解为自由脂肪酸等），使其易于通过胎盘屏障，也能将简单物质合成后供给胎儿，如可将葡萄糖合成糖原，氨基酸合成蛋白质等。IgG例外，分子量虽大却能通过胎盘，可能与血管合体膜表面的特殊受体有关。水的交换主要是通过简单扩散方式进行。钾、钠和镁大部分以简单扩散方式通过胎盘，但当母体缺钾时，钾的交换方式即变为主动运输，以保证胎儿体内的正常钾浓度。钙、磷、碘、铁大都是以主动运输方式单向地从母体向胎儿转运，以保证胎儿正常生长发育。

3. 排除胎儿代谢产物 胎儿的代谢产物如尿素、尿酸、肌酐、肌酸等，经胎盘进入母血，由母体排出体外，可以代替胎儿泌尿系统的功能。

4. 防御功能 胎盘的屏障作用有一定的防御功能，但这种屏障功能很不完善，因胎盘本身遭受感染时其通透性增加，各种病毒及分子量小对胎儿有害的药物，均可通过胎盘影响胎儿致畸甚至死亡。细菌、弓形虫、衣原体、螺旋体可在胎盘部位形成病灶，破坏绒毛结构，从而进入胎体感染胎儿。母血中免疫抗体如IgG能通过胎盘，使胎儿从母体得到抗体，在出生后短时间内获得被动免疫力。

5. 合成功能　胎盘具有活跃的合成物质的能力，主要合成各种激素和酶。胎盘合成的激素有蛋白激素、甾体激素。蛋白激素有人绒毛膜促性腺激素、人胎盘生乳素、妊娠特异性 β_1 糖蛋白、人绒毛膜促甲状腺激素等。甾体激素有雌激素、孕激素等。合成的酶有缩宫素酶、耐热性碱性磷酸酶等。还合成前列腺素、多种神经递质和多种细胞因子、生长因子。

（1）人绒毛膜促性腺激素（human chorionic gonadotropin，HCG）：是一种糖蛋白激素，由胎盘合体滋养细胞产生。绒促性素的分子量为37000～38000，由α亚基和β亚基组成。临床上可利用绒促性素β亚基的特异性抗血清来测定母血清中绒促性素β亚基。HCG在受精后第7天左右便出现在母体血液中，以后逐渐增多，在受精后10天左右即可用放免测定法（RIA）自母体血清中测出。至妊娠8～10周血清中浓度达高峰，持续1～2周后迅速下降，近20周时降至最低点，持续至分娩。分娩后若无胎盘残留，约于产后2周内从母血中消失。

已知HCG主要功能有：①作用于月经黄体，与黄体细胞膜上的受体结合，激活腺苷酸环化酶，产生生化反应，延长黄体寿命，并使黄体增大成为妊娠黄体，增加甾体激素的分泌，从而维持妊娠。②HCG－β亚基有促卵泡成熟活性、促甲状腺活性及促睾丸间质细胞活性。③因HCG有与LH相似的生物活性，与尿促性激素（HMG）合用可诱导排卵。④能抑制淋巴细胞的免疫性，能以激素屏障保护滋养层不受母体的免疫攻击。

（2）人胎盘生乳素（human placental lactogen，HPL）：由胎盘合体滋养细胞合成释放，分子结构与人垂体的生长激素和催乳激素基本相似。在妊娠5～6周时就可在母血中测出HPL，随妊娠进展和胎盘增大，其分泌量持续增加，妊娠34～36周达高峰（母血值为5～15mg/L），并持续至分娩。分娩后HPL值迅速下降，约在产后7小时即测不出。

HPL有多种生理功能：①具有促进蛋白质合成作用，造成正氮平衡，故可促进胎儿生长。②与胰岛素、肾上腺皮质激素协同作用于乳腺腺泡，促进腺泡发育，刺激乳腺上皮细胞合成乳清蛋白、乳珠蛋白和乳酪蛋白，为产后泌乳作准备，但HPL的生乳作用不及垂体生乳素（PRL）。③HPL可刺激脂肪分解，使非酯化脂肪酸增加，供母体在葡萄糖供应不足的情况下应用，从而节省葡萄糖来供应胎儿，即HPL的作用是使胎儿在两餐之间得到能量供应。此外，有实验提示，HPL值与胎盘体积有明显关系，而胎盘大小又和胎儿大小有关，所以HPL能间接反映胎儿发育情况。

（3）妊娠特异性 β_1 糖蛋白（pregnancy specific β_1－glycoprotein，$PS\beta_1G$）：是妊娠期特有的糖蛋白，由合体滋养细胞产生。受精卵植入后，$PS\beta_1G$ 产生后即进入母血循环中，其值逐渐上升，至妊娠足月时达200mg/L。可用于预测早孕、早孕并发症的预后，并可作为胎儿宫内情况监测的一项指标。

（4）雌激素：为甾体激素。妊娠期雌激素主要来源于胎盘及卵巢。在妊娠早期，雌二醇和雌酮主要来源于卵巢黄体，妊娠10周后胎盘接替卵巢产生更多雌激素。至妊娠末期雌三醇值为非孕妇女的1000倍，雌二醇及雌酮值为非孕妇女的100倍。

雌激素的生成过程：胎盘使母体内胆固醇转变为孕烯醇酮后，由于滋养层细胞缺少合成雌激素所必需的酶和合成雌激素的前体物，需由胎儿肾上腺转化为硫酸脱氢表雄酮（DHAS），再经胎儿肝脏转变成16α－羟基硫酸脱氢表雄酮（16α－OH－DHAS），接着再经胎盘合体滋养细胞在硫酸酯酶作用下，去硫酸根成为16α－OH－DHA，随后经胎盘芳香化酶作用成为16α－羟基雄烯二酮，最终形成游离的雌三醇。可见雌激素是由胎儿、胎盘共同产生，故称为胎儿－胎盘单位。

胎盘产生的雌激素多进入母体，刺激子宫内膜和子宫肌的进一步增生和肥大，促进其血液供应。妊娠期间雌激素水平不断增高直至分娩。

（5）孕激素：为甾体类激素。妊娠早期由卵巢妊娠黄体产生，妊娠8～10周后胎盘合体滋养细胞是产生孕激素的主要来源，随胎盘的增大母血中黄体酮的值逐渐增高，至孕末期可达180～300nmol/L。其代谢产物为孕二醇，24小时尿排出值为35～45mg。

黄体酮的主要生理功能是：①黄体酮抑制子宫平滑肌自发性收缩，降低其肌张力。②孕期协同雌激素和其他激素刺激乳腺生长。实验证明，黄体酮主要对乳腺小泡发生作用，且抑制腺体细胞内乳蛋白的合成。③对抗醛固酮对肾脏作用，从而控制孕妇尿中钠的排出。④胎盘黄体酮还可调节孕妇血压，机制尚不明确。

（6）缩宫素酶（oxytocinase）：是由合体细胞产生的一种糖蛋白，随妊娠进展逐渐增量。主要功能是使缩宫素分子灭活，起到维持妊娠的作用。胎盘功能不良时，缩宫素酶活性降低。

（7）耐热性碱性磷酸酶（heat stable alkaline phosphatase，HSAP）：由合体滋养细胞产生，妊娠16～20周母血中可测出。随妊娠进展而增量，直至胎盘娩出后其值下降，产后3～6日内消失。动态观察血中浓度，可作为检查胎盘功能的指标。

二、胎膜

胎膜（fetal membranes）是由绒毛膜和羊膜组成。胎膜的外层是绒毛膜，在发育过程中缺乏营养供应而逐渐萎缩成为平滑绒毛膜（chorion leave）。胎膜的内层为羊膜，与覆盖胎盘、脐带的羊膜层相连接。至妊娠晚期，平滑绒毛膜与羊膜紧密相贴，但可以完全分开。妊娠14周末，羊膜与绒毛膜的胚外中胚层连接封闭胚外体腔，羊膜腔占据了整个子宫腔并随妊娠进展而逐渐增大。胎膜含有的多种酶活性和甾体激素代谢有关。胎膜含多量花生四烯酸（前列腺素前身物质）的磷脂，而且含有能催化磷脂生成游离花生四烯酸的溶酶体，因此胎膜在分娩发动上有一定作用。

三、脐带

脐带（umbilical cord）是由体蒂演变而成，脐带是连于胎儿脐部与胎盘间的条索状结构，脐带一端连于胎儿腹壁脐轮，另一端附着于胎盘胎儿面，胚胎及胎儿借助脐带悬浮于羊水中。妊娠足月胎儿的脐带长约30～100cm，平均约55cm，直径约0.8～2.0cm，表面被羊膜覆盖，呈灰白色。脐带断面中央有一条管壁较薄、管腔较大的脐静脉；两侧有两条管壁较厚、管腔较小的脐动脉。血管周围为含水量丰富的来自胚外中胚层的胚胎结缔组织，称华通氏胶（Wharton jelly），保护脐血管。由于脐血管较长，使脐带常呈螺旋状迂曲。脐带是胎儿和母体之间进行物质交换的重要通道和唯一桥梁。若脐带受压而使血流受阻时，缺氧可导致胎儿窘迫，甚则危及胎儿生命。

四、羊水

充满在羊膜腔内的液体称为羊水（amniotic fluid）。胚胎在羊水中生长发育。

（一）羊水的来源

羊水来源主要有两方面：①妊娠早期：羊水主要是母体血清经胎膜进入羊膜腔的透析液。也有极少量经脐带和胎盘表面羊膜进行。当胚胎血循环形成后，水分和小分子物质还能经尚未角化的胎儿皮肤漏出。此时羊水成分除蛋白质含量及钠浓度偏低外，与母体血清成分相似。②妊娠中期：妊娠中期以后，羊水主要来源于胎儿尿液。自妊娠11～14周时，胎儿肾脏开始工作，于妊娠14周发现胎儿膀胱内已有胎尿，排入羊膜腔中参与羊水的形成。随着胎儿的逐渐长大，尿量的日益增多，羊水中所含的尿素、尿酸、肌酐及残余氮均显著增加。妊娠16～18周后，胎儿尿液成为羊水的重要来源。此时期胎儿皮肤的表皮细胞逐渐角化，不再是羊水的来源。

（二）羊水的吸收

羊水的吸收途径主要有：①羊水的吸收大约50%由胎膜完成，尤其与子宫蜕膜接近部分的胎膜，其吸收羊水的功能远超过覆盖胎盘的羊膜。②胎儿吞咽羊水。第3～4个月的胎儿已有吞咂动作，妊娠足月胎儿每24小时可吞咽羊水500～700ml，经消化道进入胎儿血循环，形成尿液再排至羊膜腔中。③胎儿角化前皮肤也有吸收羊水的功能，但量很少。④脐带每小时能吸收羊水40～50 ml。

（三）母体、胎儿、羊水间的液体平衡

羊水始终处于动态平衡状态。在母体、羊水、胎儿之间一直持续地进行着双向的水电解质交换，且交换速度随妊娠进展而不断加快。母儿间的液体交换主要通过胎盘进行，每小时约3600ml。母体与羊水的交换主要通过胎膜，每小时约400ml。羊水与胎儿的交换，主要通过胎儿消化道、呼吸道、泌尿道及角化前皮肤等，交换量很少。

（四）羊水量、性状及成分

1. 羊水量 妊娠8周时约5～10ml，妊娠10周时约30ml，妊娠20周时约400ml，妊娠38周时约1000ml，以后羊水量逐渐减少，足月妊娠时羊水量约800ml。过期妊娠时羊水量明显减少，可减少至300ml以下。羊水量个体间差异较大。

2. 羊水的性状及成分 羊水的成分随妊娠时间不同而异。妊娠早期，羊水为无色透明的液体，呈弱碱性。妊娠足月时羊水比重为1.007～1.025，呈中性或弱碱性，pH值约为7.20，内含水分98%～99%，1%～2%为无机盐及有机物质。妊娠足月时羊水略呈混浊、不透明，可见羊水内悬浮有小片状物，包括皮脂、胎儿脱落的上皮细胞、毳毛、毛发、少量

白细胞、清蛋白、尿酸盐及多种激素和酶。

(五) 羊水的功能

1. 保护胎儿 羊水为胎儿提供了一个适宜的生长环境，适宜的温度和一定限度的活动空间，使胎儿在羊水中运动自如，促进胎儿肌肉、骨骼及其他组织器官的发育；防止胎儿自身以及胎体与羊膜的粘连而发生畸形；能减轻外界打击和震动，防止对胎儿造成损伤；有利于胎儿体液平衡，胎儿体内水分过多时则以排尿方式排入羊水中；适量羊水可避免子宫肌壁或胎儿对脐带的直接压迫所致的胎儿窘迫；可以使羊膜腔保持一定张力，支持胎盘附着于子宫壁上，从而防止胎盘过早剥离；在子宫收缩时，尤其第一产程初期，羊水可以使压力均匀分布，不致直接作用于胎儿。

2. 保护母体 羊水可减轻胎动给母体所带来的不适感；临产后前羊水囊扩张至子宫颈口及阴道，有利于产程进展；破膜后羊水有润滑和冲洗阴道的作用，有利于分娩和减少感染。

第三节 胚胎、胎儿发育及其生理特点

一、胚胎、胎儿发育的特征

以4周为一个孕龄（gestational age）单位描述胎儿发育的特征。在受精后第6周（即妊娠8周）称为胚胎（embryo），是其主要器官分化发育时期。从受精后第7周（即妊娠第9周）起称为胎儿（fetus），是其各器官进一步发育成熟时期。兹将胎儿发育特征简述如下：

4周末：可辨认胚盘和体蒂。

8周末：胚胎初具人形，头较大，占整个胎体1/2。四肢已具雏形，并能辨认出眼、耳、口、鼻。B型超声下可见早期心脏形成并有搏动。

12周末：胎儿体重约14g，身长约9cm。外生殖器已发生，部分可辨出性别。肠管已有蠕动。

16周末：胎儿体重约110g，身长约16cm。头皮已长出头发，呼吸肌已开始运动，从外生殖器可确认胎儿性别。除胎儿血红蛋白外，开始形成成人血红蛋白。部分经产妇自觉有胎动。

20周末：胎儿体重约320g，身长约25cm。全身有毳毛，皮肤暗红，已有吞咽和排尿功能。从孕妇腹部可听到胎心音。

24周末：胎儿体重约630g，身长约30cm。各脏器均已发育，皮下脂肪开始沉积，皮肤呈皱缩状。

28周末：胎儿体重约1000g，身长35cm。皮下脂肪沉积不多，皮肤粉红色，有时可有胎脂。各器官系统的发育已近成熟，可以有呼吸运动，但肺泡Ⅱ型细胞产生的表面活性物质较少。胎儿若在此期娩出，可以存活，但死亡率很高，多数由于特发性呼吸窘迫综合征所致。

32 周末：胎儿体重约 1700g，身长约 40cm。皮肤深红，面部毳毛已脱落，生活力尚可。出生后注意护理，可以存活。

36 周末：胎儿体重约 2500g，身长约 45cm。皮下脂肪较多，面部皱褶消失，指（趾）甲已达指（趾）端。出生后能啼哭和吸吮，生活力良好。此时出生多能存活。

40 周末：胎儿体重约 3400g，身长约 50cm。发育成熟，胎头双顶径值大于 9.0cm。皮肤粉红色，皮下脂肪多，头发粗，长度 > 2cm。外观体型丰满，除肩、背部有时尚存毳毛外，其余部位的毳毛均已脱落。指（趾）甲超过指（趾）端。男性胎儿睾丸下降于阴囊中，女性胎儿大小阴唇发育良好。出生后哭声响亮，吸吮能力强，肌肉张力增强，四肢活动频繁，出生后能很好存活。

临床常用身长、体重来判断胎儿月份

妊娠 20 周前：身长 = 妊娠月数的平方（cm）

体重 = 妊娠月数的平方 ×2（g）

妊娠 20 周后：身长 = 妊娠月数 ×5（cm）

体重 = 妊娠月数的立方 ×3（g）

二、胎儿的生理特点

（一）循环系统

1. 解剖学特点　①脐静脉一条，接受来自胎盘的含氧高的血液。生后胎盘循环停止，脐静脉闭锁成肝圆韧带，脐静脉的末支——静脉导管闭锁成静脉韧带。②脐动脉两条，来自胎儿的血液经脐动脉进入胎盘与母血进行物质交换，生后脐动脉与相连的闭锁的腹下动脉形成腹下韧带。③动脉导管位于肺动脉及主动脉弓之间，生后动脉导管闭锁成动脉韧带。④卵圆孔位于左右心房之间，右心房的血液经卵圆孔直接进入左心房。生后由于肺循环建立，胎盘循环停止，卵圆孔于生后数分钟即开始关闭，多于出生后 6 ~ 8 周完全闭锁，极少终生未闭锁者，也少有临床症状。

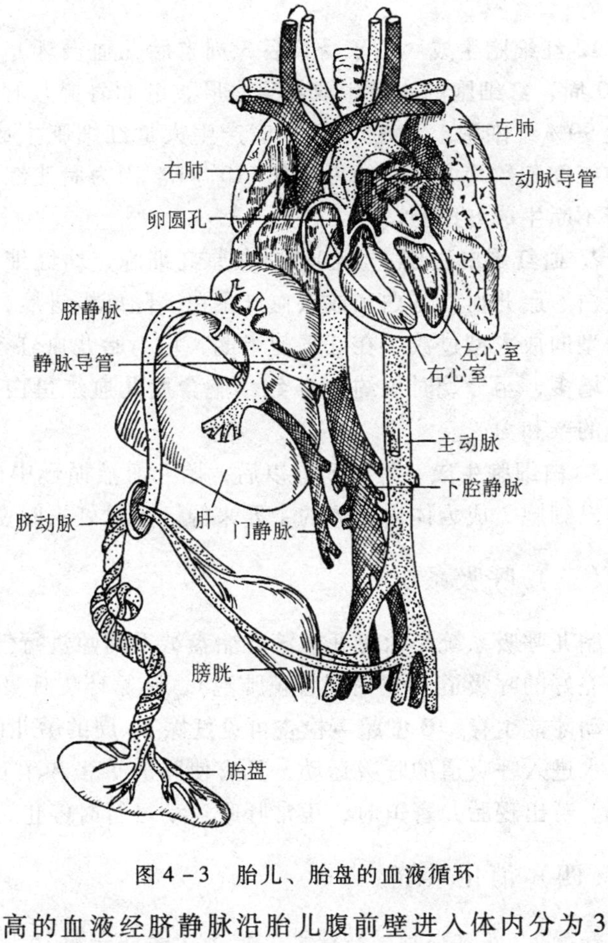

图 4 – 3　胎儿、胎盘的血液循环

2. 血循环特点　来自胎盘含氧量高的血液经脐静脉沿胎儿腹前壁进入体内分为 3 支：

一支直接入肝，一支与门静脉汇合入肝，此两支的血液经肝静脉注入下腔静脉；另一支为静脉导管直接入下腔静脉。在脐静脉入肝处，静脉导管内有一个括约肌装置，对脐静脉注入肝的血流量起调解作用。当血液流经下腔静脉时，加入了一小部分来自下肢、腹腔和盆腔的含氧量低的血液。下腔静脉将混合血送入右心房。卵圆孔开口处正对着下腔静脉入口，下腔静脉进入右心房的血液，绝大部分经卵圆孔进入左心房；小部分血液与上腔静脉来的含氧量低的血液汇合入右心室，随后进入肺动脉。由于胎儿肺尚未执行呼吸功能，肺循环阻力较大，肺动脉大部分血液经动脉导管流入主动脉，仅约 1/3 的血液入肺后再经肺静脉流回到左心房。左心房含氧丰富的血液进入左心室，继而注入升主动脉，分送到头、颈、上肢及心脏本身，主要先保证脑发育的需要。当血液流经降主动脉时，由于加入了从动脉导管来的含氧量少的血液，故躯干、下肢获得的是含氧量中等的血液。降主动脉的血液除小部分到腹腔器官、盆腔和下肢外，大部分血液经腹下动脉由脐动脉送至胎盘，与母体血液进行气体和物质交换。可见胎儿体内无纯动脉血，而是动静脉混合血，只是流经各部位的血液血含氧量有程度上的差异（图 4－3）。

（二）血液

1. 红细胞生成 约于受精后 3 周末胎儿血循环建立，其红细胞主要来自卵黄囊。于妊娠 10 周，红细胞的主要生成器官是肝，继而骨髓、脾逐渐有造血功能。至足月妊娠时骨髓产生 90% 红细胞。于妊娠 32 周时产生大量红细胞生成素，使孕 32 周以后的早产儿和足月儿的红细胞数均增多，约为 $6.0\times10^{12}/L$。因为胎儿红细胞的生命周期短，仅为成人的 2/3，故需不断生成红细胞。

2. 血红蛋白生成 血红蛋白在原红细胞、幼红细胞和网织红细胞内合成，包括原始血红蛋白、胎儿血红蛋白和成人血红蛋白。随妊娠进展，血红蛋白不仅数量增多，而且逐渐由原始型向成人型过渡。在妊娠前半期，均为胎儿血红蛋白，至妊娠最后 4～6 周，成人血红蛋白增多，至分娩时仅约 25% 红细胞含胎儿血红蛋白。含胎儿血红蛋白的红细胞，对氧有较高的亲和力。

3. 白细胞生成 妊娠 8 周以后，胎儿血液循环中出现粒细胞。妊娠 12 周，胸腺、脾产生淋巴细胞，成为体内抗体的主要来源。足月妊娠时白细胞计数约为 $(15\sim20)\times10^{9}/L$。

（三）呼吸系统

胎儿呼吸系统是由母儿血液在胎盘绒毛间隙进行气体交换完成的。出生前胎儿必须具有发育完好的呼吸道（包括气管至肺泡）、肺循环、呼吸肌，而且能在中枢神经系统支配下协调活动才能生存。B 型超声检查可见妊娠 11 周的胎儿已有胸壁运动，妊娠 16 周时已出现能使羊水进入呼吸道的呼吸运动，具有使肺泡扩张和生长的作用，每分钟约 30～70 次，时快时慢。若出现胎儿窘迫时，正常呼吸运动可暂时停止，或出现大喘息样呼吸运动。

（四）消化系统

妊娠 11 周时小肠已有蠕动，胃肠功能在妊娠 16 周时已基本建立，胎儿吞咽羊水、吸收水分并排出尿液以控制羊水量。尽管胎儿蛋白水解能力尚未发育成熟，但其胃肠却已能吸收葡萄糖、氨基酸及其他可溶性营养物质，但其吸收脂肪功能较差，因其不能将脂肪乳液化。

胎儿肝功能不健全，肝内缺乏许多酶，如葡萄糖醛酰转换酶、尿苷二磷酸葡萄糖脱氢酶等，因此不能结合因红细胞破坏产生的大量游离胆红素。胆红素主要经胎盘由母体肝代谢后排出体外。仅有小部分在肝内结合，经胆道排入小肠氧化成胆绿素，其降解产物使胎粪呈黑绿色。此外，胎肝也参与妊娠期雌激素的代谢。

（五）泌尿系统

妊娠 11～14 周胎儿肾已有排尿功能，14 周胎儿膀胱内已有尿液，B 型超声可检测出膀胱内的尿量。妊娠中期后，胎儿尿液是羊水的主要来源。胎儿肾对抗利尿激素无反应，不能浓缩尿液。

（六）内分泌系统

于妊娠第 6 周胎儿甲状腺开始发育，约在妊娠 12 周已能合成甲状腺素。胎儿肾上腺发育良好，其重量与胎儿体重之比远超过成人，且胎儿肾上腺皮质主要由胎儿带组成，约占肾上腺的 85% 以上，能产生大量甾体激素，尤其是产生硫酸脱氢表雄酮，与胎儿肝、胎盘、母体共同完成雌三醇的合成与排泄。因此，测定孕妇血或尿液雌三醇值，已成为了解胎盘功能常用的方法。有研究表明，胎儿肾上腺与胎儿自身发育、分娩发动、分娩时的应激可能均有关，如无脑儿的肾上腺萎缩，若不伴有羊水过多，容易发生过期妊娠。

（七）生殖系统及性腺分化发育

男性胎儿睾丸发育较早，妊娠第 9 周开始分化，逐渐发育至妊娠 14～18 周形成细精管。当有了睾丸时，刺激间质细胞分泌睾酮，促使中肾管发育，支持细胞产生副中肾管抑制物质，使副中肾管发育受到抑制而退化。外阴部 5α－还原酶使睾酮衍化为二氢睾酮，外生殖器向男性分化发育。睾丸于临产前降至阴囊内，右侧睾丸高于左侧且下降较迟。

女性胎儿卵巢发育稍晚，于妊娠 11～12 周卵巢开始分化。因缺乏副中肾管抑制物质而致副中肾管系统发育，形成阴道、子宫、输卵管。外阴部缺乏 5α－还原酶，外生殖器向女性分化发育。

三、中医对胎儿发育特征的认识

中医最早在《内经》中即有关于胎儿发育情况的记载。《灵枢·经脉》云：“人始生，先成精，精成而脑髓生，骨为干，脉为营，筋为刚，肉为墙，皮肤坚而毛发长。”此后有许多论述胎儿发育情况的记载，如唐·孙思邈《备急千金要方·妇人方上》中载有北齐徐之才“逐月养胎方”，其中的描述较切合实际：“妊娠一月始胚，二月始膏，三月始胞，四月形体成，五月胎动，六月筋骨立，七月毛发生，八月脏腑具，九月谷气入胃，十月诸神备，日满即产矣。”说明古人对胎儿的发育、成熟已有详细的观察。

第四节 妊娠期母体的变化

妊娠期间，为了适应胎儿生长发育的需要，在胎盘产生的激素参与和神经内分泌的影响下，孕妇体内各系统发生一系列适应性的变化。了解并能正确识别这些变化，有助于做好孕期保健，有利于鉴别出异常病理情况，以便及时做出正确处理。

一、生殖系统的变化

（一）子宫

1. 宫体 妊娠期间子宫逐渐增大变软。子宫重量由非孕时50g增至足月妊娠时的1000g左右，约为非孕时的20倍。子宫大小由非孕时的7cm×5cm×3cm增大至妊娠足月时的35cm×25cm×22cm。子宫腔容量由非孕时的5ml，增至妊娠足月时约5000ml，增加1000倍。子宫增大主要是由于子宫肌细胞肥大，肌细胞由非孕时长20μm、宽2μm，增大至妊娠足月时长500μm、宽10μm，细胞质内充满具有收缩活性的肌动蛋白和肌质球蛋白，为临产后子宫阵缩提供物质基础。子宫肌壁厚度非孕时期约1.0cm，于孕中期逐渐增厚2.0～2.5cm，于孕末期又见变薄，妊娠足月时厚度约为1.0～1.5cm或更薄。子宫增大最初是受内分泌激素的影响，以后的增大则是因宫腔压力增加所致。

子宫各部的增长速度并不一致。宫底部在妊娠后期增长最快，宫体部含肌纤维最多，子宫下段次之，宫颈最少，以适应临产后子宫收缩由宫底部向下递减，促使胎儿娩出。

随着子宫体积的改变，子宫的形状和位置也有变化。妊娠早期子宫呈球形或椭圆形且不对称，受精卵着床部位的子宫壁明显突出。妊娠12周前，子宫位于盆腔内。妊娠12周以后，增大的子宫渐呈均匀的长椭圆形，并超出盆腔进入腹腔。妊娠晚期的子宫不同程度右旋，与盆腔左侧有乙状结肠占据有关。

随妊娠进展（约12～14周）子宫出现不规则无痛性收缩，称为Braxton Hicks收缩，其强度及频率随妊娠进展而逐渐增加，宫缩时宫腔内压力通常在5～25mmHg，故无疼痛感觉。其作用是促进子宫血窦和绒毛间隙中血液循环。

妊娠足月时子宫胎盘血流量约为450～650ml/min，较非孕时增加4～6倍。子宫动脉由非孕时屈曲至妊娠足月时变直，以适应胎盘内绒毛间隙血流量增加的需要。当宫缩时，子宫血流量明显减少。

2. 峡部 位于宫体部与宫颈之间最狭窄部位。非孕时长约1cm，妊娠后变软，妊娠10周时子宫颊部明显变软。孕12周以后，子宫峡部逐渐伸展、拉长、变薄，扩展成为子宫腔的一部分，形成子宫下段。临产后可伸展到7～10cm长，成为产道的一部分。

3. 宫颈 妊娠早期宫颈组织水肿，黏膜充血，致使宫颈肥大、变软，外观呈紫蓝色。宫颈管内腺体肥大、宫颈黏液分泌量增多，形成黏稠的黏液栓堵塞于宫颈管，有防止病原体入侵宫腔的作用。接近临产时，宫颈管变短并出现轻度扩张。由于宫颈鳞柱状上皮的交界部向外推移，宫颈表面外观色红如糜烂状，称假性糜烂。

（二）卵巢

妊娠期略增大。于一侧卵巢可见妊娠黄体，妊娠6～7周前分泌雌、孕激素维持早期妊娠。黄体功能于10周后由胎盘取代，黄体在妊娠3～4个月时开始萎缩。妊娠期间卵巢停止排卵。

（三）输卵管

妊娠期输卵管伸长，但肌层并不增厚。黏膜上皮细胞变扁平，黏膜层中有时可出现蜕膜细胞。

（四）阴道

妊娠期黏膜变软并呈紫蓝色，皱襞增多，有利于分娩时阴道充分伸展、扩张。阴道脱落细胞增多，分泌物也增多，常呈白色糊状。阴道上皮细胞糖原积聚，乳酸含量增多，阴道pH值降低，有利于防止感染。

（五）外阴

妊娠期外阴部充血，皮肤增厚，大小阴唇色素沉着，大阴唇及会阴的肌肉、血管均增多，同时结缔组织变软，伸展性增加。小阴唇皮脂腺分泌增多。

二、乳房的变化

妊娠期乳房有显著的改变。妊娠期间胎盘分泌大量雌激素，刺激乳腺腺管发育，分泌大量孕激素，刺激乳腺腺泡发育。此外，乳腺发育完善还需垂体催乳激素、胎盘生乳素，以及胰岛素、反质醇、甲状腺素等的参与。乳房于妊娠早期开始增大，充血明显，孕妇常感乳房发胀或刺痛，浅静脉明显可见。乳头变大并有色素沉着呈黑褐色，易勃起。乳晕变黑，乳晕上的皮脂腺肥大形成散在的结节状小隆起，称为蒙氏结节（Montgomery's tubercles）。妊娠晚期轻轻挤压乳头时，可有少许淡黄色稀薄液体流出，称为初乳。但真正的泌乳则在分娩后出现，这可能与妊娠血液中有高浓度雌、孕激素而抑制乳腺分泌有关。

三、血液循环系统的变化

（一）血液

1. 血容量　从妊娠初期血容量开始增加，孕中期增加最快，至孕32～34周达高峰，约增加30%～45%，平均增加约1450ml。孕晚期增长速度减慢，至最后几周达平稳状态。血容量增加包括血浆和红细胞的增加，由于血浆增加多于红细胞增加，血浆约增加1000ml，红细胞约增加450ml，血液呈稀释状态。

2. 血液成分

（1）红细胞：妊娠期骨髓不断产生红细胞，网织红细胞轻度增多。由于血液稀释，足月妊娠时红细胞计数由非孕时的平均 4.2×10^{12}/L 降至约 3.6×10^{12}/L 左右，血红蛋白由非孕时的平均 130g/L 降至约 110g/L 左右，红细胞比容由 0.38 ~ 0.47 下降到 0.31 ~ 0.34。

（2）白细胞：从妊娠 7 ~ 8 周开始轻度增加，至妊娠 30 周达高峰，上升至约（5 ~ 12）$\times 10^{9}$/L，有时可达 15×10^{9}/L，主要为中性粒细胞增加，淋巴细胞增加不多，而单核细胞和嗜酸粒细胞几乎无改变。白细胞增加的原因尚不清楚。

（3）凝血因子：妊娠期间凝血因子Ⅱ、Ⅴ、Ⅶ、Ⅷ、Ⅸ、Ⅹ均有增加，使孕妇血液处于高凝状态。血小板数无明显改变。妊娠晚期，凝血酶原时间及部分孕妇凝血活酶时间轻度缩短，凝血时间无明显改变。血浆纤维蛋白原含量比非孕妇女增加 40% ~ 50%，妊娠末期可达 4 ~ 5g/L。优球蛋白溶解时间延长，表明妊期纤溶活性降低。孕妇红细胞沉降率加快。

（4）血浆蛋白：由于血液稀释，血浆蛋白从孕早期开始降低，至妊娠中期约为 60 ~ 65g/L，主要是白蛋白减少，约为 35g/L，以后持续此水平直至分娩。

（二）心血管的变化

妊娠期间由于机体的变化、血容量的增加等使循环系统的负荷增加，心血管系统发生显著改变。

1. 心脏 妊娠后期由于子宫体积增大，宫底持续上升，膈肌升高，使心脏向左、向上、向前移位，心尖搏动向左移位约 1.0cm，心浊音界稍扩大。心脏位置的改变使大血管轻度扭曲。加之血流量增加及血流速度加快等原因，多数孕妇在心尖区可听到柔和吹风样收缩期杂音。心脏容量从妊娠早期至妊娠末期增加约 10%，心率每分钟增加约 10 ~ 15 次。心电图因心脏左移出现电轴左偏。

2. 心排出量 妊娠期间心排出量增加对维持胎儿生长发育极为重要，心排出量大约自妊娠 10 周开始增加，至妊娠 32 周时达高峰，左侧卧位测量时，心排出量可比非孕时增加 30%，平均每次心排量约为 80ml，此水平一直持续到分娩。临产后，特别是在第二产程，心排出量显著增加。

3. 血压 妊娠早期及中期血压偏低，晚期轻度升高。一般收缩压不受影响，舒张压于孕中期时约下降 1.3kPa（10mmHg），使脉压稍增大，孕晚期时恢复原有水平。体位改变可影响血压，坐位较仰卧位高。

4. 静脉压 妊娠期间上肢静脉压无改变，下肢静脉压于孕晚期升高。下肢静脉压升高主要是由于妊娠后期盆腔血液回流至下腔静脉的血量增加，增大的子宫压迫下腔静脉，以及胎头在骨盆侧壁处压迫髂静脉，使下腔静脉血液回流受阻。孕妇也因此而容易发生下肢及外阴静脉曲张和痔。侧卧位时能解除子宫的压迫，改善静脉回流。孕妇若长时间处于仰卧位姿势，能引起回心血量减少，心排出量亦随之减少而使血压下降，称为仰卧位低血压综合征。

四、泌尿系统的变化

妊娠期间肾脏略有增大，长度可增加 1 ~ 2cm。肾功能改变亦较多，这是由于孕妇及胎儿代谢产物增多，肾脏负担加重所致。自孕早期肾小球滤过率（glomerular filtration rate，GFR）及肾血浆流量（renal plasma flow，RPF）即开始增加，至孕中期 GFR 约增加 50%，并持续至足月，而 RPF 至孕中期约增加 35%，但在孕晚期略有下降。孕妇体位改变对 GFR 和 RPF 有较大影响，仰卧位时，尿量及钠的排泄与侧卧位相比减少一半，GFR 及 RPF 也都有减少。孕妇做肾功能试验时应注明体位，一般以左侧卧位为宜。

妊娠期间由于内分泌的改变和增大的子宫压迫，泌尿系统平滑肌张力减弱。自孕中期肾盂及输尿管轻度扩张，输尿管增粗及蠕动减弱，尿流缓慢，加之输尿管有尿液逆流现象，孕妇易患急性肾盂肾炎，且以右侧多见。

由于 GFR 增加，而肾小管对葡萄糖再吸收能力不能相应增加，约有 15% 的孕妇餐后可出现糖尿，尽管如此，孕妇在出现糖尿时应排除妊娠糖尿病的可能。

五、消化系统的变化

很多孕妇在孕 6～10 周之间，可有不同程度的恶心或呕吐，尤其晨间空腹时更加明显，或伴有食欲不振、偏食以及喜食酸味食物等，称为早孕反应。这种反应的程度和持续时间因人而异，但多数不需特殊治疗，在孕 10～12 周左右逐渐消失。

妊娠期间牙龈充血、水肿、增生，晨间刷牙时易有牙龈出血，分娩后即消失。妊娠牙齿容易松动和出现龋齿。

妊娠期间随子宫的增大，胃被上举，肠被推向上方和两侧，盲肠和阑尾向外上方移动，阑尾的基底部在髂嵴水平。

妊娠期间胃肠平滑肌因孕激素影响张力降低，贲门括约肌松弛，胃内酸性内容物可逆流至食管下部产生“胃灼热感”。胃酸及胃蛋白酶分泌减少。胃排空时间延长，不少孕妇有上腹部饱胀感，肠蠕动减少，使粪便在结肠停留时间延长，孕妇常有便秘，常引起痔疮或使原有痔疮加重。

妊娠期肝脏大小无变化，肝血流量不增多。妊娠晚期肝功能检查有人血白蛋白量下降，球蛋白量轻度增加，因而使白蛋白与球蛋白比例下降，球蛋白增多可能由于妊娠期网状内皮系统功能亢进所致。同时碱性磷酸酶增加，产后即恢复正常。

妊娠期胆囊收缩减弱，胆道平滑肌松弛，胆囊排空时间延长，致使胆汁淤积、黏稠，易有胆结石形成。

六、呼吸系统的变化

妊娠期胸部解剖学有一定改变，肋骨展平，肋骨下角增大，而致胸廓容量增加，胸廓横径增加约 2cm，周径增加 5～17cm。妊娠晚期由于子宫增大，腹压增加，使膈肌升高约 4cm，膈肌活动幅度减少，但因胸廓活动相应增加，以胸式呼吸为主，气体交换仍保持不变。呼吸次数变化不大，每分钟不超过 20 次，但呼吸较深。孕妇于妊娠中期耗氧量增加 10%～20%，肺通气量约增加 40%，因而有过度通气现象，使动脉血的 PO_2 从非孕时的 11.3kPa（85mmHg）上升至足月妊娠时的 12.3kPa（92mmHg），PCO_2 由非孕时的 5.1kPa（38mmHg）下降为足月妊娠时的 4.3kPa（32mmHg），这有利于保障对胎儿需氧量的供应，并通过胎盘排除胎儿血中的二氧化碳。妊娠期由于激素的影响，上呼吸道黏膜增厚，充血水肿，使局部抵抗力减弱，容易发生感染。

七、内分泌系统的变化

（一）垂体

腺垂体在妊娠期稍增大，尤其在妊娠晚期增大明显。嫌色细胞中的嗜酸细胞增多、肥大，成为所谓的“妊娠细胞”。腺垂体分泌的促性腺激素（gonadotropin，Gn）由于受孕期大量雌、孕激素的负反馈作用而分泌减少，腺垂体分泌的垂体生乳素（PRL）、促甲状腺素（TSH）、促肾上腺皮质激素（ACTH）和黑色素细胞刺激素（MSH）均增多。

PRL 从妊娠第 7 周开始增多，随妊娠进展逐渐增量，至分娩前达峰值，约 200～400μg/L 为非孕妇女 10～15μg/L 的 10～20 倍。PRL 有促进乳房发育的作用，为产后泌乳作准备。分娩后若不哺乳，于产后 3 周内降到非孕时水平，哺乳者约在产后 80～100 天或更长时间内才能降至孕前水平。

（二）肾上腺皮质

1. 皮质醇 为主要的理糖激素。妊娠期血清皮质醇浓度明显增加，增到原来的 3 倍以上，进入血液循环后，75% 与皮质类固醇结合球蛋白（CBG）结合，15% 与白蛋白结合，仅有约 10% 的游离皮质醇起作用，故孕妇并无肾上腺皮质功能亢进的表现。

2. 醛固酮 为主要的理盐激素。妊娠期间醛固酮水平增多 4 倍。但仅有 30%～40% 为有活性作用的游离醛固酮，故不致引起过多的水钠潴留。

3. 睾酮 内层网状带分泌的睾酮略有增加，使孕妇阴毛及腋毛增多增粗。

（三）甲状腺

妊娠期间甲状腺组织增生，血管增多，使甲状腺体积增大，约比非孕时增大 65%。由于受高雌激素水平的影响，血液循环中甲状腺素结合球蛋白（TBG）显著增加，TBG 与 T_3、T_4 的结合力亦增加，致使血浆中结合型 T_3、T_4 增多，而游离的 T_3（FT_3）及游离的 T_4（FT_4）无改变，妊娠基础代谢率约增加 20%，但孕妇通常无甲状腺功能亢进的表现。孕妇及胎儿体内的促甲状腺激素均不能通过胎盘，而是各自负责自身甲状腺功能的调节。

（四）甲状旁腺

妊娠早期孕妇血浆中甲状旁腺素水平降低，随妊娠进展，血容量和肾小球滤过率的增加以及钙的胎儿运输，导致孕妇钙浓度的缓慢降低，造成甲状旁腺素在妊娠中晚期逐渐升高。

八、新陈代谢的变化

1. 体重 体重于妊娠 13 周前无明显变化。孕 13 周起平均每周增加 350g，直至孕足月时体重约增加 12.5kg 左右。其中包括胎儿、胎盘、羊水、子宫、乳房、血液、组织间液及脂肪沉积等。

2. 碳水化合物代谢　妊娠期间胰岛功能旺盛，胰岛素分泌增多，使血循环中的胰岛素增加，致使孕妇空腹血糖稍低于非孕妇，做糖耐量试验时血糖增高幅度大且恢复延迟。妊娠期间注射胰岛素后降血糖的效果不如非孕妇女，提示靶细胞有拮抗胰岛素功能或因胎盘产生胰岛素酶破坏胰岛素，故妊娠期间胰岛素需要量增多。

3. 脂肪代谢　妊娠期间由于肠道对脂肪吸收能力增加，血脂水平增高，脂肪贮备较多，为妊期、分娩以及产后哺乳的能量消耗做好准备。

4. 蛋白质代谢　妊娠期孕妇处于正氮平衡状态，对蛋白质的需要量增加。母体贮备的蛋白质，除供给胎儿生长发育及子宫、乳房增大的需要以外，还为分娩期消耗作准备。

5. 水代谢　妊娠期间母体内总体液量增加平均约为7L，水钠潴留和排泄形成适当比例而不引起水肿。但至妊娠末期组织间液可增加1～2L。

6. 矿物质代谢　胎儿生长发育需要大量的钙、磷、铁。胎儿骨骼及胎盘的形成需要较多的钙，妊娠末期胎儿体内含钙25g，磷14g，且绝大部分是在妊娠最后2个月内积累的，故应在妊娠期间，尤其是最后3个月注意补钙及维生素D，以提高血钙值。胎儿造血及酶合成需要较多的铁，而孕妇贮存的铁量不足，故需补充铁剂，以防止发生缺铁性贫血。

九、皮肤及其他变化

1. 色素沉着　不少孕妇妊娠期间在面颊、乳头、乳晕、腹白线及外阴等处皮肤有色素沉着，在面颊可呈不规则的褐色斑块或呈蝶形分布，习称妊娠黄褐斑，分娩后渐减退，但有时不能完全消失。色素沉着与妊娠期垂体分泌黑色素细胞刺激素增多有关，而且雌、孕激素又有直接促进黑色素细胞的作用，故妊娠皮肤色素沉着增加。

2. 妊娠纹　妊娠期孕妇腹部皮肤可出现不规则平行裂纹，有时甚至出现在大腿、臀部及乳房皮肤，裂纹呈淡红色或紫褐色，质柔软，有皮肤变薄感，称为妊娠纹，见于初产妇。产后上述妊娠纹渐退变成银白色，持久不消退。妊娠纹的发生与肾上腺皮质激素分泌增多引起弹力纤维变性，加之增大的子宫使腹壁皮肤张力加大，使弹力纤维断裂有关。

3. 毛发改变　妊娠期极少数孕妇有阴毛、腋毛增多、增粗的现象，可能与睾酮和肾上腺皮质激素增多有关。也有孕妇孕期发生轻度脱发者，极个别严重脱发可致全部脱光。原因不明，产后可自然恢复。

4. 骨骼、关节及韧带的变化　骨质在妊娠期间一般无改变，仅在妊娠次数过多、过密又不注意补充钙质及维生素D时，能引起骨质疏松症。妊娠后期部分孕妇自觉腰骶部及肢体疼痛不适，可能与松弛素（relaxin）使骨盆韧带及椎骨间的关节、韧带松弛有关。

第五节　中医学对妊娠生理的认识

中医称妊娠为“重身”、“怀子”或“怀孕”。

中医学认为妇女受孕的机理在于肾气充盛，天癸成熟，冲任二脉以及胞宫功能正常，男女两精相合，就可以构成胎孕。《灵枢·决气》中说：“两精相搏，合而成形。”《女科正宗·

广嗣总论》中又说："男精壮而女经调，有子之道也。" 正说明了前人对构成胎孕生理过程的必备条件已有认识。另外，还认识到受孕须有一定的时机，《证治准绳·胎前门》引袁了凡语："凡妇人一月经行一度，必有一日之候，于一时辰间……此的候也……顺而施之，则成胎矣。" 这里所说的 "的候" 相当于现代医学所称之排卵期，是卵子受精的良机。

中医认为妊娠期间母体生理变化主要是脏腑、经络的阴血下注冲任，以养胎元。因此妊娠期间整个机体出现 "血感不足，气易偏盛" 的特点。

妊娠初期，由于血聚于下，冲脉气盛，肝气上逆，胃失和降，则出现饮食偏嗜，恶心作呕，晨起头晕等现象。一般经过 20～40 天左右，症状多能自然消失。

妊娠 3 个月后，六脉平和滑利，按之不绝，尺脉尤甚。《金匮要略·妇人妊娠病脉证并治》说：孕六十日 "妇人得平脉，阴脉小弱。" 《备急千金要方》说："妊娠初时寸微小，呼吸五至，三月而尺数也。"

妊娠 6 个月以后，胎儿渐大，阻滞气机，水道不利，常可出现轻度水肿。妊娠末期，由于胎儿先露部压迫膀胱和直肠，可见小便频数和大便秘结等现象。

第五章　孕期监护及保健

第一节　围生期概念

围生医学（perinatology）又称围产医学，是研究在围生期内加强对围生儿及孕产妇的卫生保健的一门科学，对降低孕产妇死亡率、围生儿死亡率和病残儿发生率、保障母儿健康具有重要意义。

围生期是指产前、产时和产后的一段时期。这段时间孕妇要经历妊娠期、分娩期和产褥期3个阶段，胎儿要经历受精、细胞分裂、繁殖、发育，直至出生后开始独立生活的复杂变化过程。

围生期的规定有4种：①围生期Ⅰ：从妊娠满28周（即胎儿体重≥1000g或身长≥35 cm）至产后1周；②围生期Ⅱ：从妊娠满20周（即胎儿体重≥500g或身长≥25 cm）至产后4周；③围生期Ⅲ：从妊娠满28周至产后4周；④围生期Ⅳ：从胚胎形成至产后1周。此期间的胎儿及新生儿称为围生儿。根据世界卫生组织的推荐，我国在现阶段采用围生期Ⅰ计算围生期死亡率。

第二节　孕妇监护

孕妇监护主要通过定期产前检查来实现。

一、产前检查时间

产前检查的时间从确诊为早孕时开始，常规进行妇科检查以了解软产道及盆腔内有无异常，测量血压作为基础血压，查血、尿常规，并且检查心、肺、肝、肾功能，如无异常，应于妊娠20周起进行产前系列检查，妊娠20～36周期间每4周检查1次，妊娠36周起每周检查1次，即于妊娠20、24、28、32、36、37、38、39、40周共再进行产前检查9次。凡属高危孕妇，应酌情增加产前检查次数。

二、首次产前检查

应详细询问病史，进行全面的身体检查、产科检查及必要的辅助检查。

（一）病史

1. 年龄及职业 年龄过小易发生难产；年龄过大，尤其是35岁以上的初孕妇容易并发子痫前期、产力异常等。接触有毒物质的孕妇应检测血常规及肝功能。

2. 推算预产期 从末次月经算起，月份减3或加9，日数加7（农历日数加14），所得日期即为预产期，如末次月经第一日是公历2004年9月16日，则预产期为2005年6月23日。但实际分娩日期与推算的预产期，可以相差1～2周。若孕妇记不清末次月经时间，也可根据早孕反应开始出现的时间、胎动开始时间或测量子宫底高度等进行推算。

3. 月经史及孕产史 询问初潮年龄，周期延长者预产期相应推后。经产妇应了解有无难产史、死胎死产史、分娩方式及有无产后出血史，还应了解新生儿情况。

4. 本次妊娠情况 了解妊娠早期有无病毒感染及用药史，胎动开始的时间，妊娠晚期有无头晕、眼花、心悸、气短、下肢浮肿、阴道流血等。

5. 既往史及手术史 了解有无高血压病、心脏病、糖尿病、肝肾疾病、血液病、结核病、骨软化症等。了解作过何种手术，有无输血史等。

6. 家族史 询问家族中有无高血压病、糖尿病、双胎妊娠及其他遗传性疾病。

7. 丈夫健康状况 着重了解有无遗传性疾病等。

（二）全身检查

观察孕妇的发育、营养及精神状态；注意步态及身高，身材矮小（<145cm）者易有骨盆狭窄；检查心脏有无病变；检查脊柱及下肢有无畸形；检查乳房、乳头有无异常；注意有无水肿，若妊娠晚期仅踝部或小腿下部水肿经休息后消退，不属于异常；测量血压，正常情况下孕妇血压不应超过140/90mmHg，超过者应属病理状态；测量体重，于妊娠晚期体重每周增加不应超过500g，超过者可能有水肿或隐性水肿。

（三）产科检查

包括腹部检查、骨盆测量、阴道检查、肛门检查及绘制妊娠图。

1. 腹部检查 孕妇排尿后仰卧于检查床上，头部稍垫高，露出腹部，双腿略屈曲，稍分开，放松腹肌。检查者站在孕妇右侧进行检查。

（1）望诊：注意腹形及大小，有无妊娠纹、手术瘢痕及水肿等。腹部过大、宫底过高者，可能为双胎、巨大儿、羊水过多；腹部过小、宫底过低者，可能为胎儿生长受限、孕周推算错误等；腹部两侧向外膨出、宫底位置较低者，肩先露的可能性大；腹部向前突出（尖腹，初产妇多见）或腹部向下悬垂者（悬垂腹，经产妇多见），可能伴有骨盆狭窄。

（2）触诊：首先手测宫底高度，用软尺测耻上子宫长度及腹围值。然后用四步触诊法检查子宫大小、胎产式、胎先露、胎方位及先露部是否衔接（图5-1）。在做前三步手法时，检查者面向孕妇，做第四步手法时，检查者应面向孕妇足端。

第一步手法：检查者两手置于子宫底部，测量宫底高度，估计胎儿大小与妊娠周数是否相符。然后以两手指腹相对轻推，判断宫底部的胎儿部分，若为胎头则硬而圆且有浮球感，若为胎臀则软而宽且形状略不规则。

第二步手法：检查者左右手分别置于腹部两侧，一手固定，另手轻轻深按，两手交替，仔细分辨胎背及胎儿四肢的位置，以间接判断胎方位。平坦饱满部分为胎背，可变形的高低不平部分是胎儿肢体，若胎儿肢体活动，更易诊断。

第三步手法：检查者右手拇指与其余4指分开，置于耻骨联合上方握住胎儿先露部，进一步查清是胎头或胎臀，左右推动确定是否衔接。若胎先露部仍浮动，表示尚未入盆；若已衔接，则胎先露部不能被推动。

第四步手法：检查者左右手分别置于胎先露部的两侧，向骨盆上口方向深按，再次核对胎先露部的诊断是否正确，以及胎先露部入盆的程度。

（3）听诊：妊娠20周后，在靠近胎背上方的腹壁能听到有节律的胎心音，速率为120～160次/分。枕先露时，胎心音在脐的右（左）下方；臀先露时，胎心音在脐的右（左）上方；肩先露时，胎心音在靠近脐部下方听得最清楚。

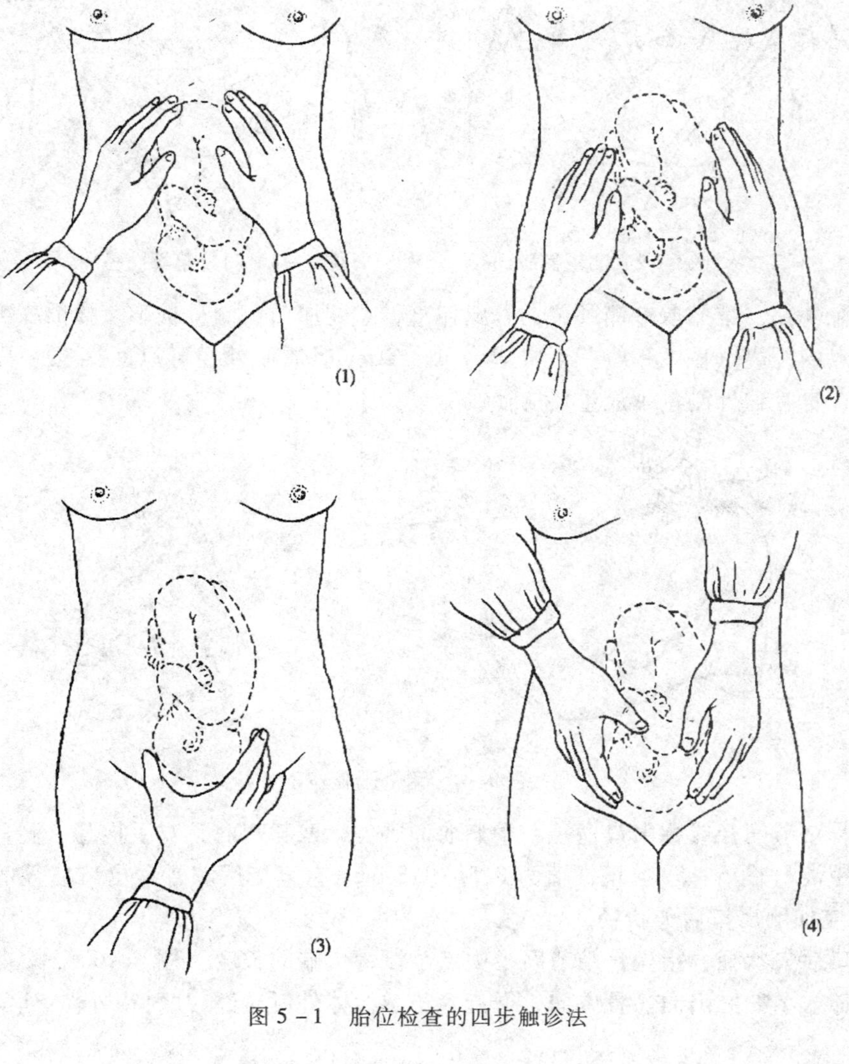

图5－1　胎位检查的四步触诊法

2. 骨盆测量 骨盆大小及形状对分娩有直接影响，是决定胎儿能否经阴道分娩的重要因素，因此，产前检查时必须常规测量骨盆。方法有骨盆外测量和骨盆内测量两种。

（1）骨盆外测量

①髂棘间径：孕妇取伸腿仰卧位，测量两髂前上棘外缘的距离。正常值为 23～26 cm（图 5－2）。

②髂嵴间径：孕妇取伸腿仰卧位，测量两髂嵴外缘最宽的距离。正常值为 25～28 cm（图 5－3）。

以上两径线间接推测骨盆上口横径长度。

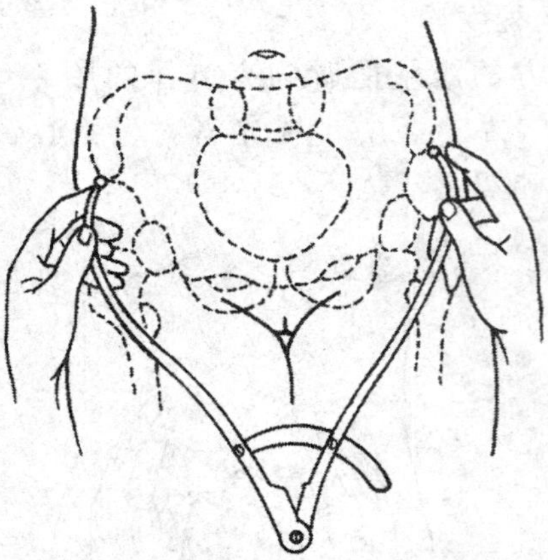

图 5－2 测量髂棘间径

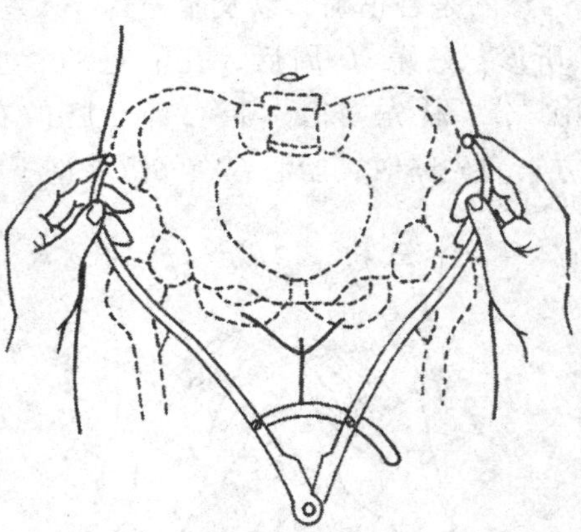

图 5－3 测量髂嵴间径

③骶耻外径：孕妇取左侧卧位，右腿伸直，左腿屈曲，测量从第 5 腰椎棘突下至耻骨联合上缘中点的距离（图 5－4）。正常值为 18～20cm。骶耻外径可以间接反应骨盆上口前后径的长度，是骨盆外测量中最重要的径线。

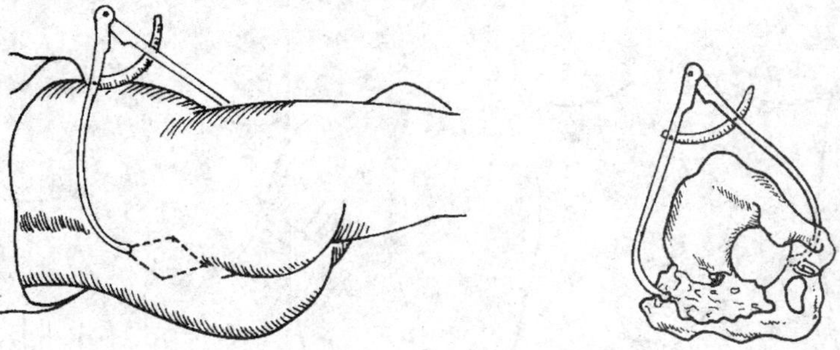

图 5－4 测量骶耻外径

④坐骨结节间径或称出口横径：孕妇取仰卧位，两腿弯曲，双手抱膝，测量两坐骨结节内侧缘的距离（图 5－5）。正常值为 8.5～9.5 cm. 它直接反映骨盆出口横径的长度。若此值 <8 cm 应加测出口后矢状径。

⑤出口后矢状径：指坐骨结节间径中点至骶骨尖端的长度（图 5－6）。检查者戴指套的右手食指伸入孕妇肛门向骶骨方向，拇指置于孕妇体外骶尾部，两指共同找到骶骨尖端，用

尺放于坐骨结节经线上。用汤姆斯出口测量器一端放于坐骨结节间径的中点，另一端放于骶骨尖端处，测量器标出的数字即为出口后矢状径的长度，正常值为 8～9 cm。出口后矢状径与坐骨结节间径之和大于 15 cm 时，表示骨盆出口无明显狭窄。

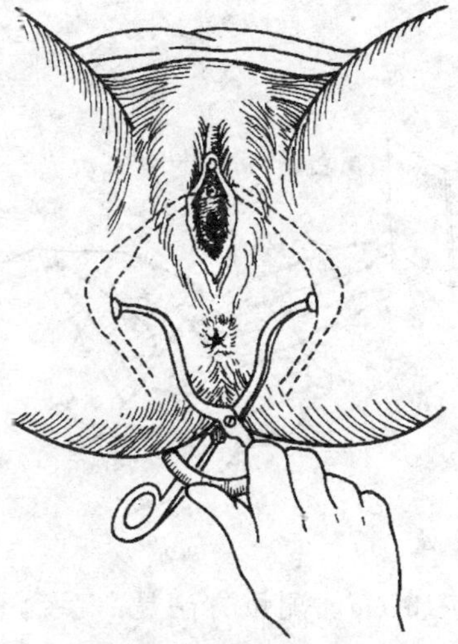

图 5－5 测量坐骨结节间径

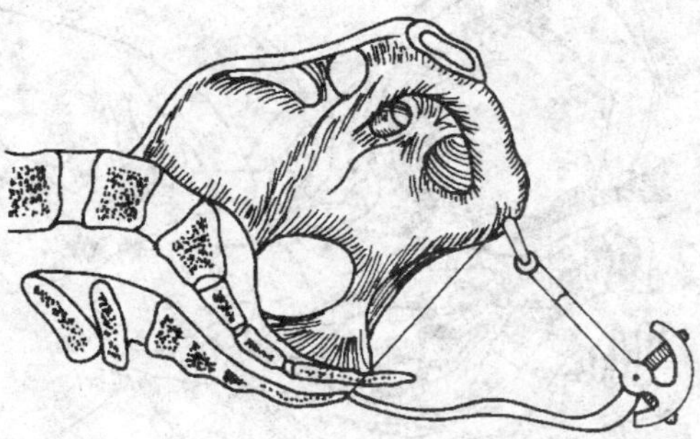

图 5－6 测量骨盆出口后矢状径

⑥粗隆间径：孕妇取伸腿仰卧位。测量两股骨粗隆外缘的距离，正常值为 28～31 cm（图 5－7）。此径线可以间接推测中骨盆横径的长度。

⑦耻骨弓角度：用左右手拇指指尖斜着对拢，放置在耻骨联合下缘，左右两拇指平放在耻骨降支的上面，测量两拇指间的角度，为耻骨弓角度（图 5－8）。正常值为 90°，若小于 80°为不正常。此角度可以反映骨盆出口横径的宽度。

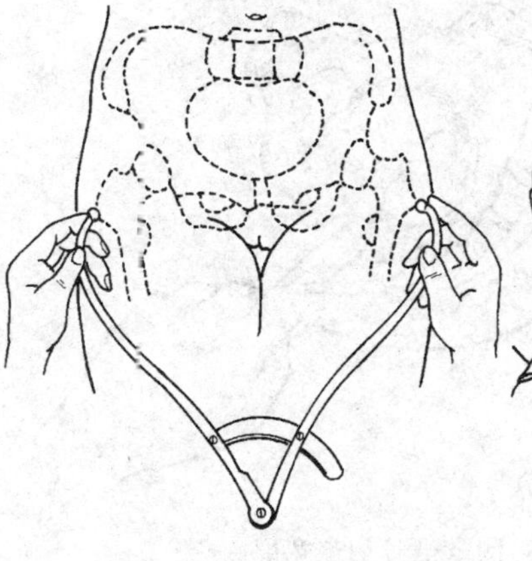

图 5－7 测量粗隆间径

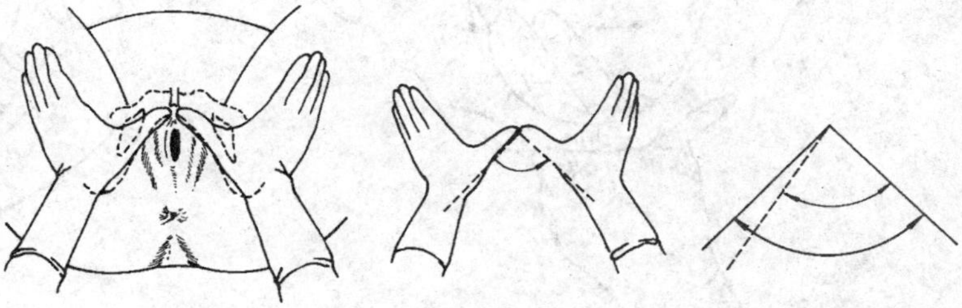

图 5－8 测量耻骨弓角度

（2）骨盆内测量：经阴道测量骨盆内径能较准确测知骨盆大小，适用于骨盆外测量有狭窄者。孕妇取仰卧截石位，消毒外阴部，医生应戴消毒手套，动作轻柔，以妊娠 24～26 周阴道松软时测量为宜。

①对角径：为耻骨联合下缘至骶岬上缘中点的距离，正常值为 12.5～13cm，此值减去

1.5～2cm 为骨盆入口前后径长度，又称真结合径，其正常值约为 11cm。其测量法是将一手食、中指伸入阴道，用中指尖触到骶岬上缘中点，食指上缘紧贴耻骨联合下缘，用另一手食指标记此接触点，抽出阴道内食指，测量中指尖至此基础点的距离即为对角径（图 5－9）。

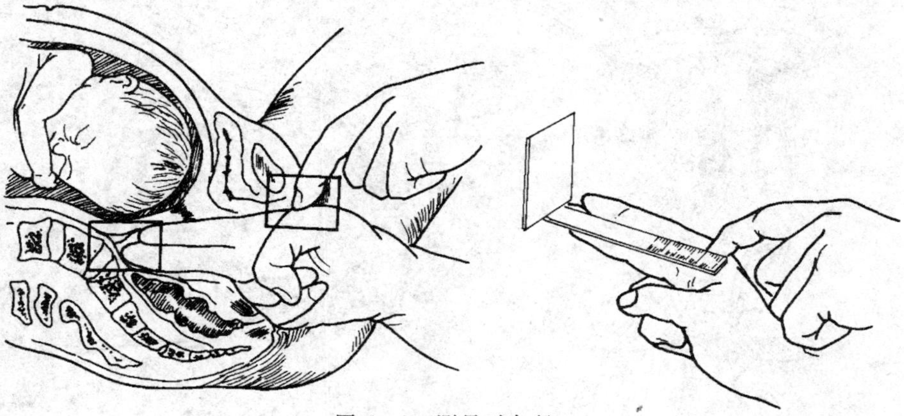

图 5－9　测量对角径

②坐骨棘间径：即两坐骨棘间的距离，正常值为 10 cm。测量方法是一手食、中指放入阴道内，分别触及两侧坐骨棘，估计其间距离（图 5－10）。

③坐骨切迹宽度：指坐骨棘与骶骨下部间的距离，即骶棘韧带宽度。将阴道内的食指置于韧带上移动，正常情况能容纳 3 横指（约 5.5～6 cm）。其代表中骨盆后矢状径（图 5－11）。

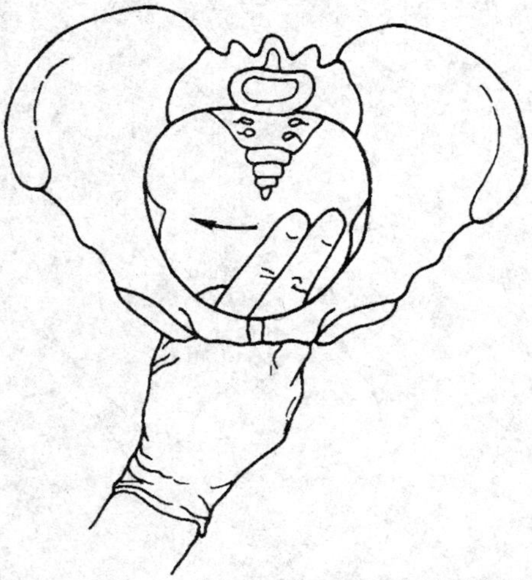

图 5－10　测量坐骨棘间径

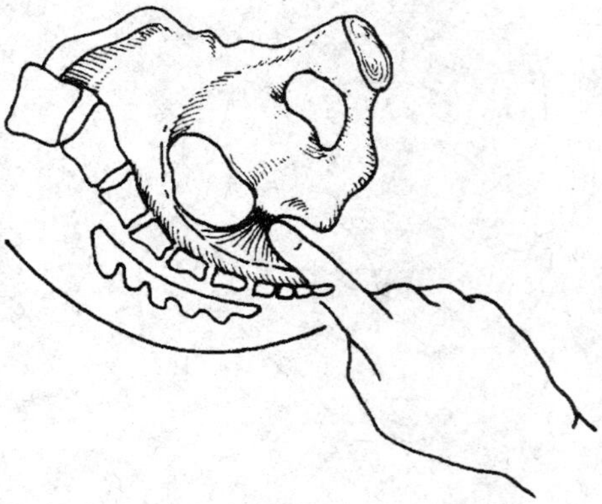

图 5－11　测量坐骨切迹宽度

3. 阴道检查　妊娠早期初诊时，应行双合诊，了解软产道有无异常。妊娠 20 周以后首次检查应测量对角径。注意在妊娠最后一个月内及临产后，应避免不必要的阴道检查。

4. 肛诊　可以了解胎先露部、骶骨前面弯曲度、坐骨棘间径、坐骨切迹宽度及骶尾关节活动度，并测量出口后矢状径。

5. 绘制妊娠图　将检查结果，包括血压、体重、子宫长度、腹围、胎位、胎心率、浮肿、B 超测得的胎头双顶径、尿蛋白等填于妊娠图中。将每次检查测得的数值记录于妊娠图上，绘制成曲线图，动态观察其变化，可及早发现异常情况。

（四）辅助检查

常规检查血常规、血型、尿常规、肝功能、肾功能、乙肝抗原抗体，必要时作 B 超、心电图、甲胎蛋白、羊水细胞培养行染色体核型分析等。

三、复诊产前检查

了解前次产前检查后有无改变，及早发现异常情况。复诊的内容应包括：

（1）询问前次产前检查后，有无特殊情况出现，如头痛、眼花、浮肿、阴道流血、胎动异常等。

（2）测量体重和血压，检查有无水肿，复查有无蛋白尿。

（3）复查胎位、胎心率、子宫长度及腹围。必要时行 B 超检查。

（4）做好孕期各阶段的卫生宣教，并预约下次复诊日期。

四、中医对妊娠期的卫生保健

妊娠以后，由于生理上的特殊变化，血感不足，气易偏盛，机体易出现阴阳失调，同时抵抗力下降又易感受外邪。因此，应注意摄生，以保证孕妇的健康及胎儿的正常发育。

1. 劳逸结合　妊娠期生活起居要有规律，适当劳动、休息，使气血通畅，不宜过劳、负重或攀高，慎防跌仆，以免伤胎。衣服宜宽松，腹部、乳房忌紧束。

2. 调节饮食　饮食宜清淡平和，富于营养且易消化，勿过饥过饱，不宜过咸，以防发生子肿、子晕。

3. 慎行房事　尤其是孕早期 3 个月和孕晚期 2 个月，应避免房事，以防导致胎动不安、堕胎、小产及感染邪毒。尤其是屡孕屡堕者，整个孕期均禁房事。

4. 注意胎教　孕妇的思想、语言、行为、视听，均应端正。

5. 用药宜慎　孕期禁用剧毒、破气、疏利之类的药物，中医学虽有“有故无殒，亦无殒也”之说，但用药仍需谨慎，特别在孕早期（12 周内）尤应注意，以保证胎儿健康发育。

6. 定期检查　如前所述。

第三节　胎儿监护

胎儿监护，包括胎儿宫内情况的监护、胎盘功能检查、胎儿成熟度检查、胎儿畸形的宫内诊断和胎儿遗传性疾病的宫内诊断。本节介绍胎儿宫内情况的监护、胎盘功能检查。其他见第九章及第二十九章。

一、胎儿宫内情况的监护

包括确定是否为高危儿和胎儿宫内情况的监护。

（一）确定是否为高危儿

高危儿包括：①孕龄<37周或≥42周；②出生体重<2500g；③大于孕龄儿；④出生后1分钟内Apgar评分≤3分；⑤产时感染；⑥高危产妇的新生儿；⑦手术产儿；⑧新生儿的兄姐有新生儿期死亡。

（二）胎儿宫内情况的监护

1. 妊娠早期 妇科检查确定子宫大小及是否与妊娠周数相符；B型超声检查，早在妊娠第5周即可见到妊娠囊；超声多普勒法最早在妊娠第7周能探测到胎心音。

2. 妊娠中期 手测宫底高度或尺测耻上子宫长度以及腹围，判断胎儿大小及是否与妊娠周数相符；B型超声从妊娠22周起测量胎头双顶径值，每周约增加0.22cm；同时进行胎心率监测。

3. 妊娠晚期

（1）定期产前检查：手测宫底高度或尺测耻上子宫长度以及腹围，胎心监测，判定胎位，B型超声检查不仅能测得胎头双顶径值，且能判定胎位、胎盘成熟度、胎盘位置及羊水量。

（2）胎动计数：胎动通过自测或B型超声检查监测。胎动记数>30次/12小时为正常，<10次/12小时，提示胎儿缺氧。

（3）必要时行羊膜镜检查、胎儿心电图监测、胎儿生物物理监测。

（4）胎儿电子监测：胎儿监护仪已在临床上广泛应用，其优点是不受宫缩的影响，对母儿无损伤。能连续观察并记录胎心率的动态变化，能反映胎心、胎动与子宫收缩三者间的关系。

1）胎心率（fetal heart rate，FHR）的监测：记录胎心率基线及一过性胎心率变化。胎心率基线是指在无胎动、无宫缩或宫缩间歇期记录的FHR。可以从每分钟心搏次数（bpm）及FHR变异两方面对胎心率基线加以分析。一过性胎心率变化指与子宫收缩有关的FHR变化，有加速和减速的变化。

2）预测胎儿宫内储备能力：应用胎儿监护仪预测胎儿宫内储备能力，方法如下：

①无应激试验（non-stress test，NST）：是指在无宫缩、无外界负荷刺激情况下，对胎儿进行胎心率宫缩图的观察和记录。本试验是通过观察胎动时胎心率的变化，以了解胎儿的储备能力。试验时，孕妇取半卧位，腹部（胎心音区）放置涂有耦合剂的多普勒探头，在描记胎心率的同时，孕妇凭自觉有胎动时手按机钮在描记胎心纸上作出记号，至少连续记录20分钟。一般认为正常者20分钟至少有3次以上胎动伴有胎心率加速>15bpm，持续时间>15秒，称为反应型；异常者是胎动数与胎心率加速数少于前述情况或胎动时无胎心率加速，称为无反应型，应寻找原因。此方法简单、安全，可在门诊进行，并可作为缩宫素激惹

试验前的筛选试验。

②缩宫素激惹试验（oxytocin challenge test，OCT）：又称宫缩应激试验（contraction stress test，CST）其原理是用缩宫素诱发宫缩并用胎儿监护仪记录胎心的变化。本方法是了解胎盘于宫缩时一过性缺氧的负荷试验，以测定胎儿的储备能力。若宫缩后胎心率基线有变异或胎动后胎心率加快，无晚期减速，为OCT阴性，提示胎盘功能良好，1周内无胎儿死亡的危险；若多次宫缩后连续出现晚期减速，胎心率基线变异减少，胎动后无胎心率加快，为OCT阳性，提示胎盘功能减退，因假阳性多，意义不如阴性大，可以加作其他检查，以进一步了解胎盘功能。

二、胎盘功能检查

胎盘功能检查包括胎盘功能和胎儿胎盘单位功能的检查，能间接判断胎儿状态，是对胎儿进行孕期的宫内监护，能够早期发现隐性胎儿窘迫，有助于及时采取相应的措施，使胎儿在良好的环境下生长发育。

1. 胎动　与胎盘血管状态关系密切，胎动计数>30次/12小时为正常。

2. 测定孕妇尿中雌三醇值　正常值为>15mg/24h尿，10~15mg为警戒值，<10mg为危险值。若妊娠晚期连续多次测得雌三醇值小于10mg/24h尿，提示胎盘功能低下。也可用孕妇随意尿测雌激素/肌酐（E/C）比值，以估计胎儿胎盘单位功能。正常E/C比值>15，10~15为警戒值，<10为危险值。

3. 测定孕妇血清游离雌三醇值　采用放射免疫法。妊娠足月若该值小于40nmol/L，表示胎儿胎盘单位功能低下。

4. 测定孕妇血清胎盘泌乳素（HPL）值　采用放射免疫法。妊娠足月该值为4~11 mg/L，若该值于妊娠足月<4mg/L，或突然降低50%，提示胎盘功能低下。

5. 缩宫素激惹试验（OCT）　无应激试验（NST）无反应型需作OCT。OCT阳性提示胎盘功能减退。

6. 阴道脱落细胞检查　舟状细胞成堆，无表层细胞，嗜伊红细胞指数（EI）小于10%、致密核少者，提示胎盘功能良好；舟状细胞极少或消失，有外底层细胞出现，嗜伊红细胞指数大于10%、致密核多者，提示胎盘功能减退。

7. 胎儿生物物理监测　B型超声行胎儿生物物理监测，也有实用价值。

第四节　围生期用药

围生期用药可间接或直接地影响胎（婴）儿，大多数药物能够通过胎盘或乳汁，直接作用于胎（婴）儿。若在围生期用药不当，可能对胎（婴）儿造成不良影响，故对围生期用药必须慎重。

一、妊娠期用药

（一）孕期用药的基本原则

孕期用药，既要对孕妇本人无明显不良反应，又要对胚胎、胎儿无不良影响，即兼顾孕产妇和胎儿两个方面，正确选择安全有效的药物。孕妇患病用药原则是，能用一种药物就避免联合用药，能用疗效肯定的老药就避免用尚未确定对胎儿有无不良影响的新药，能用小剂量药物就避免用大剂量药物。

（二）妊娠期药物分级

美国食品和药物管理局（FDA）根据药物对动物和人类所具有不同程度的致畸危险，将其分为5级：

A级：对孕妇安全，对胚胎、胎儿无损害，如适量维生素A、B_1、B_2、C、D、E等；

B级：对孕妇比较安全，对胎儿基本无损害，如青霉素、红霉素、克林霉素、地高辛、胰岛素、非那西丁等；

C级：仅在动物实验发现造成胎儿畸形或死亡，但无人类研究证实，使用时必须权衡利弊，确认利大于弊时方能应用，如庆大霉素、异丙嗪、异烟肼、呋塞咪等；

D级：药物对人类胎儿有危害，除非临床非常需要，又无替代药物，否则不考虑应用，如链霉素、四环素等；

X级：对动物和人类均具有明显的致畸作用，在妊娠期禁用，如甲氨蝶呤等抗癌药、己烯雌酚等。

二、分娩期用药

（一）促进产程进展的药物

1. 镇静类

（1）地西泮：具有中枢性肌肉松弛作用，主要应用于精神紧张、焦虑不安或极度疲惫的产妇；也可用于产力异常及宫颈因素所致的潜伏期、活跃期延长者；除外头盆不称的宫颈水肿或宫颈弹性欠佳的产妇。如用量过大，对新生儿可产生抑制作用，使其肌张力下降，或新生儿体温下降。

（2）哌替啶：可减轻分娩疼痛或起到镇静作用，对呼吸有抑制作用，在新生儿娩出前4小时内最好不用。

（3）异丙嗪：具有明显的中枢安定作用，能增强镇痛药、麻醉药的作用，常与哌替啶合用治疗高张性子宫收缩乏力，不宜多次合用以免抑制呼吸。

2. 子宫收缩类

缩宫素、前列腺素：在应用时机及剂量上要根据母、儿的具体情况随时加以调整，一定要从低浓度、小剂量开始，用药期间加强监护，以防宫缩过强、胎儿窘迫、子宫破裂或羊水栓塞的发生。

（二）镇痛类药物

为了解除分娩时的疼痛，有利于产程的进展，常用的镇痛药物有：

（1）曲马朵：非吗啡类镇痛药，无呼吸抑制作用，不影响心血管系统功能。其副作用有恶心、呕吐、疲乏、嗜睡等。

（2）笑气：为氧化亚氮和氧气的混合气体，是分娩镇痛的首选吸入性麻醉药。其优点是对胎儿抑制轻微；镇痛作用强；起效快，失效亦快，停止吸入后迅速经肺泡排出；易于被产妇接受，不影响产程及血压。该药副作用较少，主要为轻度头痛及恶心。

（3）硬膜外麻醉及局麻药物：①利多卡因：局部麻醉作用强，维持时间也长，毒性也较大，硬膜外麻醉每次注入量不超过0.5g，局麻每小时不超过0.4g，心肝功能不健全者应减量。②布比卡因：局麻作用强于利多卡因，本品在血液中浓度低、体内蓄积少为其优点，硬膜外麻醉对子宫血管床有一定的解痉作用，必须在麻醉前和麻醉时充分补液，以防因血容量相对不足而引起血压下降。

（三）防治产后出血的药物

（1）缩宫素、麦角新碱：是预防和治疗产后出血最常用的药物，静脉或肌肉注射，收到良好疗效。

（2）卡孕栓：前列腺素类药物，目前尚未见严重副作用的报道，防治产后出血是有效安全的药物。

三、孕期常用药物对胎儿的影响

妊娠期某些药物可能对胎儿有致畸作用，还有些药物可能发生其他不良影响，如胎儿生长受限、病理性黄疸、肾毒性及耳毒性等。

（一）有致畸作用或其它不良影响的西药

（1）抗生素：四环素类包括四环素、土霉素、金霉素及多西环素（强力霉素）等，有明显致畸作用；长期注射链霉素、庆大霉素、卡那霉素等氨基糖苷类，均可使胎儿第8对脑神经及肾受损害；氯霉素对胎儿产生毒性反应，积蓄在体内达高浓度时，可出现“灰婴综合征”。

（2）磺胺：磺胺进入胎体后，与胎儿血清内胆红素争夺血清蛋白，使胆红素大量游离，胎儿出生后发生高胆红素血症甚至胆红素脑病（核黄疸）。

（3）甾体激素：己烯雌酚可引起女性子代在青少年时期发生阴道腺病，并可能致阴道、宫颈透明细胞癌；男性子代睾丸发育异常、阴茎发育异常、精液异常等发生率亦较未用药者高3倍。孕激素目前未发现有致癌倾向，但其影响尚难以肯定。糖皮质激素常用于临产前促胎肺成熟或治疗某些合并症，如自身免疫性血小板减少性紫癜、支气管哮喘等，因属短期用药，未见明显不良后果。过量长期用药有可能导致过期妊娠、胎儿生长受限和死胎发生率增高。也有认为可能由于免疫抑制而使感染发生率增高。因此，若确属病情需要而长期应用时，原则上应尽量用较小剂量维持。

(4) 维生素 K_3：维生素 K_3 对红细胞稳定性差的患儿（如 G－6－PD 缺乏）可引起溶血，导致发生肝损害及核黄疸。而天然的维生素 K_1 似无此不良作用。

(5) 镇静安定药：巴比妥类药物过去多认为无致畸作用，但有学者发现常服用者与对照组相比，其先天畸形的发生率明显增加。非巴比妥类如地西泮是临床常用药物，在孕早期服用，胎儿可发生唇裂、腭裂，其危险性较对照组高 4～6 倍。

(6) 抗痉挛药物：苯妥英钠有明显致畸作用，可引起胎儿唇裂、腭裂及心脏畸形。

(7) 吗啡类药物：早期妊娠时，应用吗啡类药物，特别是可待因，婴儿唇裂、腭裂的发生率比对照组明显增高。若在娩出前 6 小时内注射吗啡，新生儿娩出后，会有明显的呼吸中枢抑制作用，因此若估计 6 小时内分娩者，应忌用吗啡。

(8) 抗甲状腺药：硫脲类药物常用于治疗甲状腺功能亢进，若在孕期服用，可引起胎儿代偿性甲状腺肿大、智力发育及骨生长迟缓。无机碘化合物长期用以治疗甲状腺功能亢进时，可引起胎儿甲状腺肿和呆小病。

(9) 治疗糖尿病药：胰岛素是治疗妊娠合并糖尿病最安全的药物。其他几种口服磺脲类药物，均有产生死胎和畸形的危险。

(10) 利尿药：呋塞米是孕期应用较安全的利尿药。噻嗪类利尿药可能产生新生儿血小板减少症。

(11) 抗癌药：抗癌药可能有致畸作用，孕早期应用此类药物，多数胎儿宫内死亡而流产，能存活者亦会有多种严重畸形。

(12) 烟、酒：过量吸烟可使胎儿宫内发育迟缓，吸烟孕妇的早产率、死胎率及新生儿死亡率均较不吸烟孕妇为高，并与吸烟量有明显关系。嗜酒孕妇胎死宫内较对照组高，且可引起胎儿生长受限或酗酒胎儿综合征，主要表现为胎儿在宫内及出生后发育迟缓及先天畸形等。

（二）妊娠禁用或慎用的中药

中医学历来十分重视妊娠期间药物对母胎的影响，其禁用药的划定，均依据古典医籍的记载或古代著名医家的论述。妊娠期间，凡峻下、滑利、祛瘀、破血、耗气、散气以及一切有毒药品，都应慎用或禁用，因为这些药物，有伤胎堕胎的可能。但如果病情确实需要，亦可适当选用，如妊娠恶阻也可适当选用降气药物；因瘀阻冲任而致胎动不安还需配以活血化瘀药物，所谓“有故无殒，亦无殒也”。但须严格掌握剂量，“衰其大半而止”，以免动胎伤胎。

妊娠禁用和慎用药物如下：

峻下类：大黄　芒硝　巴豆

破瘀类：桃仁　红花　三棱　莪术　虻虫　水蛭　蛴螬　乳香　没药　槐角　泽兰　土鳖虫　干漆　苏木　刘寄奴　当归尾　茜根　牛膝　丹皮　瞿麦　通草

逐水类：黑丑　白丑　商陆　甘遂　大戟　芫花

催吐类：常山　藜芦

通利类：麝香　王不留行　白茅根　薏苡仁　冬葵子　皂角

有毒类：马钱子　生附子　生草乌　生川乌　生南星　生半夏　蜈蚣　水银　雄黄　硫磺　硇砂　野葛　芫花　斑蝥　蝼蛄　蛇蜕

其他：鸦胆子　地胆　九里香　厚朴　刺猬皮　代赭石　锡粉　砒石

肾毒性：近年来含有马兜铃酸成分的中药的肾毒性已引起高度的重视，此类药物妊娠期亦应禁用或慎用。目前已知的药物有关木通、马兜铃、青木香、天仙藤、广防已、汉防已、寻骨风、朱砂莲等。

中成药：凡在注意事项中注明孕妇禁用或忌服，或含有上述药物及成分者均不宜服用。

四、医生在围生期给药的责任及注意事项

（一）医生在围生期给药的责任

当前，对有些药物的致畸作用较为明确，而许多药物的致畸作用尚未被阐明。因此，医生要掌握孕期用药的基本原则，可参照美国食品和药物管理局拟定的妊娠期药物分级，在不影响治疗效果的情况下，选择对胎儿影响最小的药物。

医生应了解胎儿所处发育阶段对药物的不同易感程度，以便在治疗时全面衡量。①卵子受精至受精卵着床于子宫内膜前的这段时间为着床前期，由于受精卵与母体组织尚未直接接触，还在输卵管腔或宫腔的分泌液中，故孕妇用药对其影响不大。如药物进入分泌液中一定数量且对囊胚的毒性极强，可以造成胚胎损伤，导致极早期流产。②晚期囊胚着床后至12周左右是胚胎各器官处于高度分化、迅速发育的重要阶段，此时孕妇用药其毒性能干扰胚胎、胎儿细胞组织的正常分化，任何部位的细胞受到药物毒性的影响均可能造成某一部位的组织或器官发生畸形，因此这一阶段是药物致畸最敏感的时期，也称之为致畸高危期。③妊娠4个月以后，胎儿各器官已形成，药物致畸的敏感性已经明显减弱，已不能造成大范围的畸形，但对尚未分化完全的器官如生殖系统仍有可能造成不同程度的影响，中枢神经系统易感期最长，可从受精第15天起直至胎儿娩出，故药物对神经系统的影响可以一直存在。

（二）围生期用药的注意事项

（1）对有受孕可能的妇女用药时须了解月经是否过期。尤其是妊娠早期，常因各种妊娠反应症状就诊、用药，易被忽略，值得各科医生重视。

（2）孕妇患病应及时明确诊断，并进行合理治疗。当然不用药物而能取得良好疗效为首选。

（3）必须用药时，应选用疗效确切且对胎儿比较安全的药物。

（4）恰当掌握用药剂量、时间和给药途径。不同给药途径不仅影响药物吸收的量和速度，也影响药物胎盘转送的速度和程序。

（5）妊娠晚期及分娩期用药应考虑到药物对新生儿的影响，尤其是镇静类药。

（6）如孕妇已用了某些可能致畸的药物，宜根据用药量、用药时的孕龄及有关遗传等因素综合考虑处理方案。如在孕早期（致畸高度易感期）用过明显致畸药物者应考虑终止

妊娠。

第五节　妊娠期常见症状的鉴别

1. 停经　生育年龄已婚妇女，平时月经周期规律，如果月经过期10天或以上，应疑为妊娠。要注意与月经不调等鉴别。哺乳期妇女月经虽未复潮，亦有妊娠的可能。

2. 恶心呕吐　约半数孕妇于停经6周左右出现恶心、呕吐，在晨间较重，持续至妊娠12周以后，逐渐好转，有极少数可在整个孕期中均有不适感。症状严重者为妊娠剧吐，要注意排除葡萄胎引起剧吐的可能；还应注意与肝炎鉴别，病毒性肝炎时相关的抗原、抗体检查阳性。

3. 尿频　妊娠早期增大的前位子宫压迫膀胱，可引起排尿次数增多，妊娠12周以后，当宫体进入腹腔不再压迫膀胱时，尿频症状自然消失。若伴有尿急、尿痛时，是由于泌尿系感染所致。尿频由多尿引起者，要注意妊娠合并糖尿病、急性肾衰多尿期等原发疾病的存在。

4. 阴道出血　阴道出血出现在孕12周以前，应考虑早期流产、异位妊娠、葡萄胎等。早期流产根据病人就诊时的状况，可分为不同的种类，如先兆流产时流血量少，难免流产时则流血量增多，并有小腹正中阵发性坠痛等等。异位妊娠的出血多发生于短期停经后，有少量淋漓不断阴道出血，伴有一侧下腹隐痛或剧痛，有时阴道有子宫蜕膜管型排出。葡萄胎的出血，常在较长期停经（3~4月）后，出现不规则阴道流血，较多量出血时可混有水泡状组织的排出。孕晚期阴道流血有早产、前置胎盘、胎盘早剥等。另外还有孕晚期子宫破裂以及外阴、阴道、宫颈病变引起的出血，如炎症、溃疡、糜烂、息肉等。若为血液疾病引起的出血，在孕前即有出血病史。

5. 腹痛　流产引起的腹痛多为小腹正中阵发性或持续性腹痛，多伴有不同程度的阴道出血。异位妊娠在未破裂前为一侧下腹隐痛或胀痛，当破裂或流产时突发较为剧烈的绞痛或撕裂痛，内出血流至全腹引起全腹疼痛，多伴有停经、阴道流血，大量内出血时可出现休克。葡萄胎由于子宫快速增大而感胀痛，或因宫内出血刺激子宫收缩而疼痛，黄素囊肿蒂扭转时发生剧烈的腹痛。妊娠晚期的腹痛常见有以下情况：早产及临产时腹痛为阵发性，有规律的子宫收缩，伴有宫颈的进行性扩张及少量阴道流血。胎盘早剥常因出血刺激子宫引起子宫阵缩，且逐渐加剧而发生阵发性疼痛，隐性出血形成较大的胎盘后血肿者，可发生撕裂样痛或剧烈胀痛。急性阑尾炎最常见、最重要的症状是转移性右下腹痛，但妊娠中、晚期腹痛部位及压痛点可随阑尾位置的改变相应地上移。另外还有子宫破裂、子宫肌瘤红色变性、卵巢囊肿蒂扭转、急性肠梗阻、急性胃肠炎等疾病均可出现腹痛症状，须认真鉴别。

6. 排尿困难　妊娠期排尿困难是指膀胱有尿不能畅快排出，排尿时间延长，尿线变细或呈点滴状，以致完全停止排尿。子宫重度后屈在孕中期时可造成排尿困难，出现下腹胀满，尿量减少，或仅有少量滴尿。妊娠中晚期增大右旋的子宫可压迫输尿管引起肾盂积水，左侧卧位可解除或减轻症状。若由炎症或外伤所致排尿困难，有相关病史，与妊娠时间无关。

7. 子宫异常增大　是指妊娠子宫的增大超过停经月份。首先应考虑末次月经记错，或妊娠后有少量阴道流血，而误认为是末次月经。其次为双胎或多胎妊娠、葡萄胎、子宫肌瘤合并妊娠、巨大胎儿，通过 B 超可明确诊断。羊水过多者可出现腹部胀痛，呼吸困难，行走不便等，检查见腹壁及子宫过度膨胀，可有压痛，有液体震荡感，胎儿肢体有漂浮感，胎心音遥远或听不清。

8. 子宫小于孕周　是指妊娠子宫小于停经月份。月经稀发的病人怀孕后子宫较停经月份小，须结合早孕反应及 B 超等，综合推断，确定孕周。常见于胚胎发育不良或稽留流产、过期流产、死胎，其他如胎儿生长受限、羊水过少等。

9. 胎动异常和胎心音异常　胎动过多、胎心过速者，可由于孕妇发热、剧烈活动引起；若孕妇变换体位并给予吸氧后能恢复正常，提示为脐带因素所导致。胎动过少、胎心快慢不等者，可能为胎儿发育异常、畸形儿，或为各种原因所致胎儿慢性缺氧，如血型不合、孕妇患有妊娠期高血压疾病、糖尿病、重度贫血、心衰等。若胎动与胎心均消失，提示胎儿死亡。

10. 水肿　正常妊娠时在孕晚期可出现下肢水肿，主要在踝以下，休息后可以消失。若水肿在休息后不消退，或加重则为病理性水肿。常见于妊娠期高血压疾病、合并心脏病、肾脏疾病等。营养不良、合并肝病等也可出现水肿症状。

11. 黄疸　妊娠期肝内胆汁淤积症是妊娠期黄疸最常见的原因之一，多数在孕 24 ~ 32 周起先出现全身瘙痒，瘙痒重于黄疸是本病特点，于分娩后 1 ~ 2 周均自然消失。妊娠期急性脂肪肝多在孕 30 周后发病，病情发展迅速，可出现肾衰、酸中毒、肝性脑病等危重证候，孕妇及胎儿死亡率高。病毒性肝炎在妊娠期发病较非孕期患病者严重，肝功能损害严重时可出现黄疸，实验室检查肝炎的抗原、抗体对确诊有意义。

第六章 正常分娩

妊娠满28周（196日）以后的胎儿及其附属物，从临产发动至从母体全部娩出的过程称分娩（delivery）。妊娠满28周至不满37足周（196~258日）间分娩称早产（premature delivery）；妊娠满37周至不满42足周（259~293日）间分娩称足月产（term delivery）；妊娠满42周及其后（294日及294日以上）分娩称过期产（postterm delivery）。

第一节 决定分娩的四因素

分娩发动的原因复杂，有关分娩发动机制的研究进展很快，但至今仍无统一结论和满意解释，往往为多种因素影响的结果。包括机械性理论、内分泌控制理论、神经介质理论。影响分娩的四因素是产力、产道、胎儿及精神心理因素。倘若诸因素均正常且能互相适应，胎儿可经阴道自然分娩，称正常分娩。正常分娩依靠产力、胎儿大小、胎位及产道的关系，此外还受精神心理因素影响。如诸因素中有哪一个或一个以上异常或不能相互适应，均可影响产程进展，造成分娩困难而成难产（dystocia）。

一、产力

产力是指将胎儿及其附属物从子宫内逼出的力量。产力包括子宫收缩力，简称宫缩；腹肌和膈肌的收缩力，统称腹压；以及盆底肛提肌的收缩力。

（一）子宫收缩力

是分娩的主要动力，贯穿于分娩的全过程。临产后的子宫收缩力能迫使子宫颈管缩短、消失，宫口扩张、胎儿先露部下降、胎儿和胎盘娩出。正常宫缩其特点有节律性、对称性、极性及缩复作用。

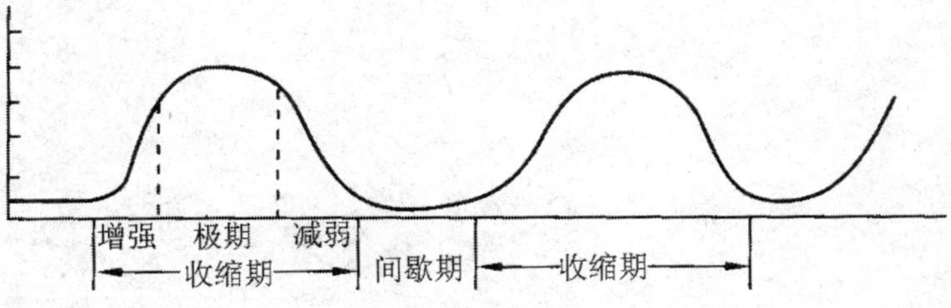

图6－1 临产后正常子宫收缩节律

1. 节律性　宫缩的节律性是临产的重要标志。正常宫缩是子宫体不随意、有节律和阵发性收缩，并伴有疼痛，故有阵痛之称。每次阵缩由弱变强（进行期），持续一段时间（极期）后由强变弱（退行期），直至消失。进入间歇期后子宫肌肉松弛（图 6－1），再一次宫缩开始，随着产程的进展，宫缩的强度由弱变强，持续的时间由短变长，间歇的时间由长变短，阵缩如此反复出现，直至分娩全过程结束。临产开始时，宫缩时宫腔内压力约高达 3.3～4.0kPa（25～30mmHg）持续 30 秒，间歇 5～6 分钟。当宫口开全时，宫缩时宫腔内压力约高达 13.3～20.0kPa（100～150mmHg）持续 60 秒，间歇时间缩短至 1～2 分钟，间歇时宫腔内压力仅为 0.8～1.6kPa（6～12mmHg）。宫缩时子宫壁及胎盘的血管受压，血流受阻。致使子宫血流量减少，宫缩间歇期子宫的血流量可恢复到原来的水平，胎盘绒毛间隙的血流量重新充盈，宫缩的节律性对胎儿有利。

2. 对称性和极性　正常宫缩起自于两侧宫角部，以微波形式均匀协调地向宫底中线集中，左右对称，再以 2cm/s 的速度向子宫下段扩散，约 15 秒内扩展至整个子宫，称为子宫收缩力的对称性（图 6－2）。极性是指宫缩以子宫底最强且最持久，向下则逐渐减弱的特点，宫底部的收缩力强度约为子宫下段的 2 倍，此称为子宫收缩力的极性。

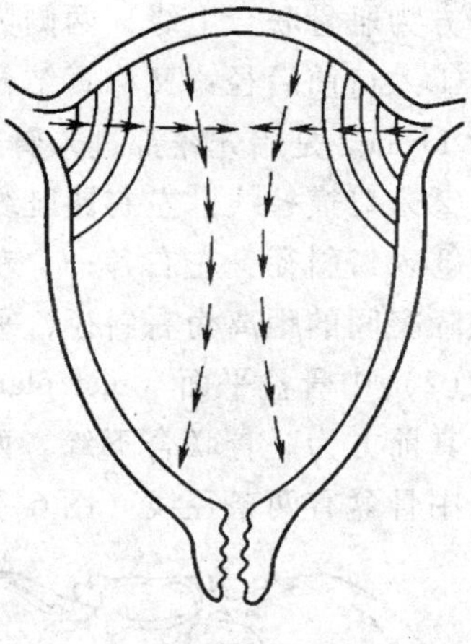

图 6－2　子宫收缩的对称性和极性

3. 缩复作用　宫体部平滑肌为收缩段，每当宫缩时，子宫体部肌纤维缩短变宽，收缩后肌纤维松弛，但不能完全恢复到原来的长度，经过反复的收缩，肌纤维越来越短，这种现象称为缩复作用。缩复作用使子宫腔内容积逐渐缩小，迫使先露部不断下降，使宫颈管逐渐缩短直至消失。

（二）腹肌及膈肌的收缩力

腹肌及膈肌收缩力（腹压）是第二产程娩出胎儿的重要辅助力量。当宫口开全后，胎先露已下降至阴道，每当宫缩时前羊水囊或先露部压迫骨盆底部组织及直肠，反射性的引起排便动作，产妇主动屏气。此时产妇喉头紧闭向下用力，腹肌及膈肌强有力的收缩使腹内压增高，促使胎儿娩出。腹压在第二产程配以宫缩时运用最有效。过早加腹压，不但无益反而容易使产妇疲劳和造成宫颈水肿，致使产程延长。腹压在第三产程还可促使胎盘娩出。

（三）肛提肌收缩力

肛提肌收缩力有协助胎先露在骨盆腔进行内旋转的作用。当胎头枕部露于耻骨弓下时，还能协助胎头仰伸及娩出。当胎盘降至阴道时有助于胎盘娩出。

二、产道

产道是指胎儿娩出的通道，分为骨产道和软产道两部分。

（一）骨产道

指真骨盆，是产道的重要部分，在分娩过程中变化小，骨产道的大小、形状与分娩关系密切。

1. 骨盆各平面及径线 为了便于理解分娩时胎先露部通过骨产道的过程，临床上将骨盆分为三个假想平面。

（1）骨盆入口平面（pelvic inlet plane）及径线：指真假骨盆的交界面，呈横椭圆形。其前方为耻骨联合上缘，两侧为髂耻缘，后方为骶岬前缘。共有4条径线（图6-3）。

①入口前后径：又称真结合径，由耻骨联合上缘中点至骶岬前缘正中间的距离，平均值约为11cm。是胎先露部进入骨盆入口的重要径线，其长短与分娩关系密切。

②入口横径线：左右髂耻缘之间的最大距离，平均值约为13cm。

③入口斜径：左右各一，左骶髂关节至右髂耻隆突间的距离为左斜径，右骶髂关节至左髂耻隆突间的距离为右斜径，平均值约为12.75cm。

（2）中骨盆平面（mid plane of pelris）：即骨盆最小平面，最狭窄，呈前后径长的椭圆形。其前方为耻骨联合下缘，两侧为坐骨棘，后方为骶骨下端，此平面具有产科临床重要性。中骨盆有两条径线（图6-4）。

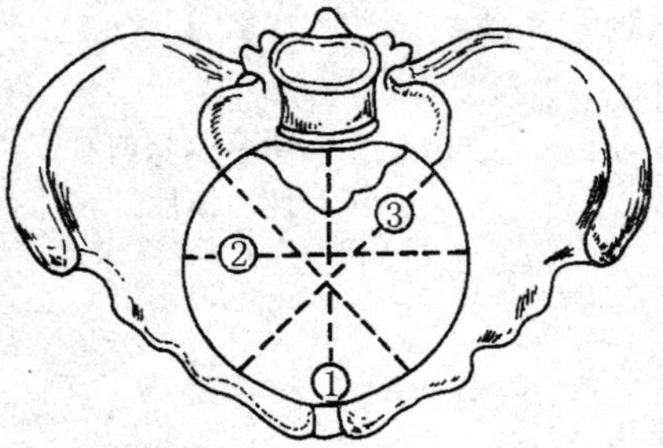

①前后径（11cm）
②横径（13cm）
③斜径（12.75cm）

图6-3 骨盆入口平面各径线

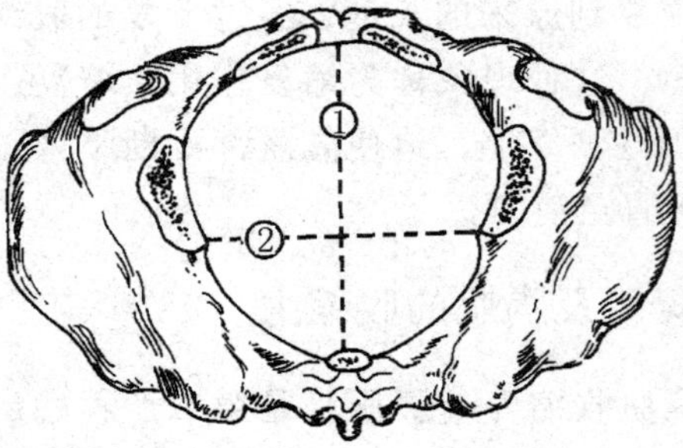

①前后径（11.5cm）
②横径（10cm）

图6-4 中骨盆平面各径线

①中骨盆前后径：耻骨联合下缘中点通过坐骨棘连线中点至骶骨下端间的距离，平均值为11.5cm。

②中骨盆横径：也称坐骨棘间径，指两坐骨棘间的距离，平均值约为10cm，是胎先露部通过中骨盆的重要径线，其长短与分娩关系密切。

（3）骨盆出口平面（pelvic outlet plane）：即骨盆腔下口，由两个在不同平面的三角形所组成。前三角的顶端为耻骨联合下缘，两侧为耻骨降支；后三角的顶端为骶尾关节，两侧为骶结节韧带，骨盆出口平面有四条径线（图6-5）。

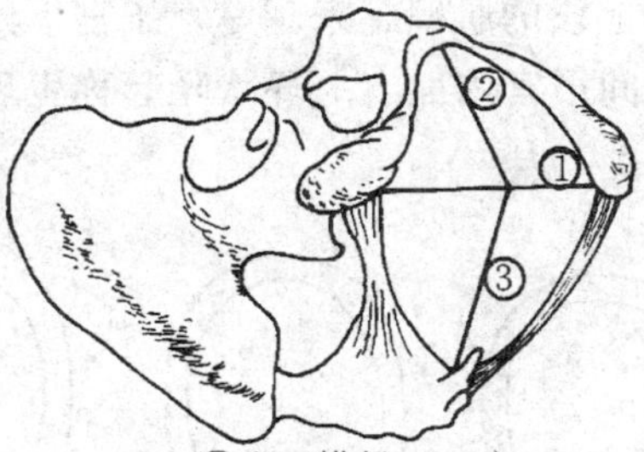

①出口横径（9cm）
②出口前矢状径（6cm）
③出口后矢状径（8.5cm）

图 6－5　骨盆出口各径线（斜面观）

①出口前后径：耻骨联合下缘至骶尾关节的距离，平均值约为 11.5cm.

②出口横径：又称坐骨结节间径，指两坐骨结节间的距离，平均值约为 9cm，是胎儿先露部通过骨盆出口的重要径线。

③出口前矢状径：指坐骨结节连线中点至耻骨联合下缘中点的距离，平均值约为 6cm。

④出口后矢状径：指坐骨结节连线中点至骶尾关节间的距离，平均值约为 8.5cm。若出口横径稍短，而出口后矢状径较长，两径之和 >15cm，一般大小的胎头可通过后三角区经阴道娩出。

2. 骨盆轴与骨盆倾斜度

（1）骨盆轴：是指连接骨盆各假想平面中点的假想曲线，代表骨盆轴，此曲线上段向下向后，中段向下，下段向下向前，分娩时，胎儿即沿此轴完成分娩机制（图 6－6）。

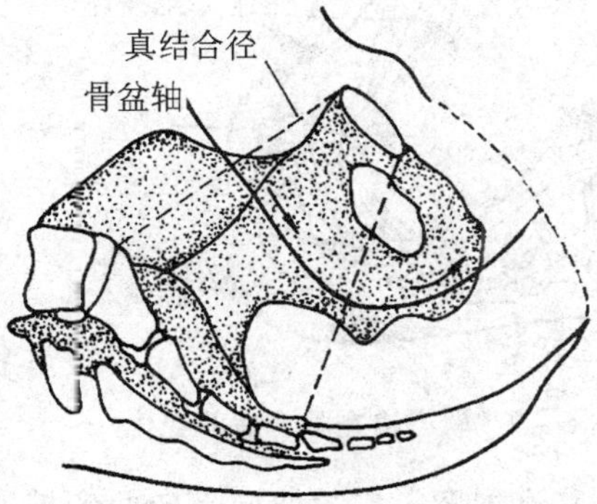

图 6－6 骨盆轴

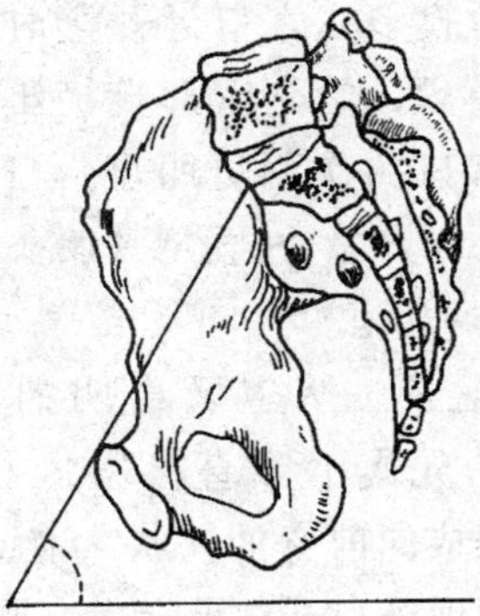

图 6－7　骨盆倾斜度

（2）骨盆倾斜度：指妇女在直立时骨盆入口平面与地平面形成的角度，一般为 60°。如角度大，影响胎头衔接和胎儿娩出（图 6－7）。

（二）软产道

软产道是指子宫下段、子宫颈、阴道及骨盆底软组织构成的弯曲管道。

1. 子宫下段的形成　子宫下段由非孕时约 1cm 的子宫峡部伸展形成，妊娠 12 周以后峡部已扩展成宫腔的一部分，临产后，规律的宫缩使其扩展至 7～10cm 形成子宫下段。由于子宫肌纤维的缩复作用，子宫上段的肌壁越来越厚，子宫下段被牵拉越来越薄。因子宫上下段的肌壁厚薄不同，在二者之间子宫内面有一环状隆起称生理性缩复环（图6-8）。正常情况下此环不易自腹部见到。

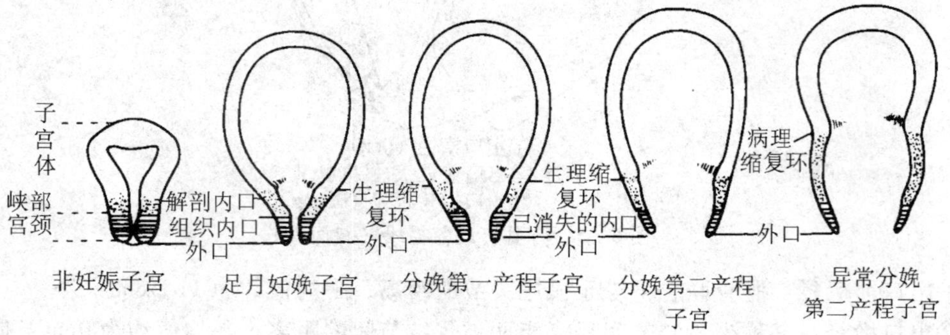

图6-8　子宫下段形成及宫口扩张图

2. 宫颈的变化　表现为宫口的扩张和宫颈管的消失。临产前的宫颈管长约2cm，初产妇较经产妇长些。临产后的规律宫缩牵拉宫颈内口的子宫肌纤维及周围韧带，加之胎先露部支撑着前羊水囊呈楔状，致使宫颈内口向上向外牵拉，形成漏斗状，宫颈管逐渐变短消失。初产妇多是宫颈管先消失，宫颈内口后扩张。经产妇多是宫颈管消失与宫颈内口扩张同时进行。临产前初产妇的宫颈外口仅容1指尖，经产妇可容1指。临产后宫口扩张主要是子宫收缩及缩复向上牵引的结果。胎膜多在宫口近开全时自然破裂，破膜后，胎先露部直接压迫宫颈，扩张宫口的作用更明显。当宫口开全（10cm）时，妊娠足月胎头方能通过（图6-9）。

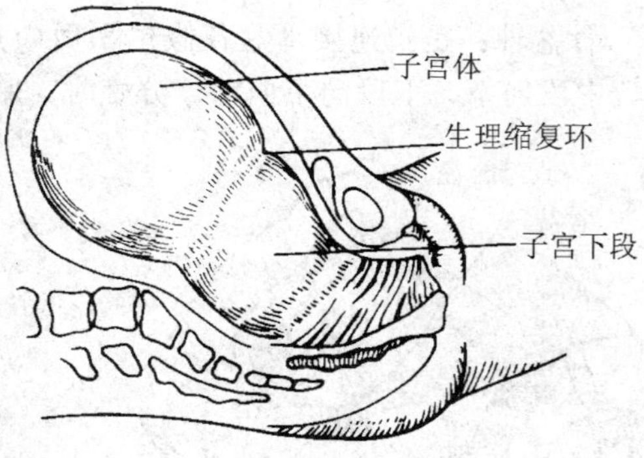

图6-9　软产道在临产后的变化

3. 骨盆底、阴道及会阴的变化　临产后，胎先露下降直接压迫盆底，使阴道扩张成向前弯的筒状，前壁短，后壁长，阴道外口开向前上方。阴道黏膜皱襞展平使腔道加宽。肛提肌向下向两侧扩展，肌纤维拉长，会阴体变薄，使5cm厚的会阴体变成2～4mm厚的组织以利胎儿娩出。但分娩时若保护会阴不当，也易造成裂伤。

三、胎儿

胎儿的大小、胎位、胎儿发育有无异常均与分娩能否正常进行有关。

（一）胎儿大小

胎儿过大致胎头径线过大，尽管骨盆正常大小，也可引起相对性骨盆狭窄，分娩时不易通过产道，造成难产。胎儿过度成熟颅骨过硬，胎头不易变形，也可造成难产。胎头是胎体的最大部分，也是决定分娩难易的重要因素之一，是胎儿通过产道最困难的部分。

1. 胎头颅骨　胎头颅骨由两块顶骨、额骨、颞骨及一块枕骨组成。颅骨间膜状空隙称颅缝。额骨与顶骨间的颅缝称冠状缝。两顶骨之间的颅缝称矢状缝。顶骨与枕骨之间的颅缝称人字缝。矢状缝冠状缝交汇处空隙较大，位于胎头前方菱形称前囟，又称大囟门。矢状缝与人字缝交汇处空隙位于胎头后方三角形称小囟门（后囟门）。各颅缝之间和囟门均有软组织遮盖，使骨板有一定的活动余地和胎头有一定可塑性。在分娩过程中，胎头重叠使胎头变形，有利胎儿娩出。

2. 胎头的径线

（1）双顶径（biparietal diameter，BPD）：为两侧顶骨隆突间的距离，胎头最大横径，足月胎儿的平均值约为9.3cm，临产B超检测此值并判断胎儿大小。

（2）枕额径（occipito frontal diameter）：也称前后径，指由鼻根至枕骨隆突间的距离，妊娠足月时平均值约为11.3cm，胎头以此径衔接。

（3）枕下前囟径（occipito bregmatic diameter）：指前囟门中央至枕骨隆突下方的距离，是胎头的最小径线，足月胎儿平均值约为9.5cm，胎头俯屈后以此径线通过产道。

（4）枕颏径（ occipito mental diameter）：指颏骨下方中央至后囟顶部之间的距离，是胎头最大的径线，足月胎儿平均值约为13.3cm。

（二）胎位

产道为一纵行管道，如为纵产式（头位或臀位），胎体纵轴与骨盆轴相一致，胎儿容易通过产道。枕先露时，胎头先通过产道，较臀位易娩出，矢状缝及前后囟是确定胎方位的重要标志。臀先露时，胎臀先娩出，因胎臀较胎头周径较小且软，阴道不能充分扩张，当后出头娩出时又无变形机会，使胎头娩出困难。肩先露时，胎体纵轴与骨盆轴垂直，妊娠足月的活胎不能通过产道，对母儿威胁较大。

（三）胎儿畸形

胎儿某一部分发育异常，如脑积水、联体胎儿等，由于胎头或胎体过大，通过产道发生梗阻性困难。

四、精神心理因素

妊娠和分娩是生理现象，是妇女一生中的大事。随着分娩的临近，对产妇确实是一种持久而强烈的应激源。大多数产妇会担心自己能否顺利分娩，担心分娩时会出问题，恐惧分娩、怕疼痛、怕出血，担心身体受伤害，担心新生儿的健康，是否有出生缺陷，怕有生命危险。精神心理状态可以明显的影响机体内部的平衡适应力和健康，进而影响产力，影响产程的进展。

英国产科医生 Rcad 指出，要自然分娩须先消除恐惧、紧张与疼痛综合征。产妇因紧张而产生一种紧张的心理状态，出现如心率加快、呼吸急促、肺内气体交换不足等。而紧张会对分娩时的肌肉活动产生拮抗作用，造成肌肉痉挛，并增加疼痛的感觉。疼痛引起更多的恐惧，恐惧又促使其更加紧张，产生恶性循环。因此在分娩的过程中，产妇的精神心理状态对分娩影响很大。产妇了解分娩是一个生理过程，掌握松弛的技巧，避免恐惧、紧张与疼痛综合征，将有助于产妇减轻由于子宫收缩时的分娩痛，较顺利分娩。开展家庭式产房，允许丈夫、家人或有经验的人员陪伴分娩（Doula 制度），陪伴分娩可降低剖宫产率、缩短产程，减少产科干预率，围生儿病率及产褥病率。

第二节　枕先露的分娩机制

分娩机制是指胎儿先露部为适应骨盆各平面的不同形态，被动的进行一系列的适应性转动，以其最小径线通过产道的过程。整个过程被分解为衔接、下降、俯屈、内旋转、复位及外旋转等动作。正常分娩以枕先露为最多，占 95.55% ~97.55%，故现以枕左前位为例说明。

1. 衔接（engagement）　胎头双顶径已进入骨盆上口平面，胎头颅骨最低点接近或达到坐骨棘水平称为衔接（图 6 -9）。胎头进入骨盆上口时呈半俯屈状态，以枕额径进入，由于枕额径大于骨盆入口前后径，衔接时胎头矢状缝落在骨盆上口的右斜径上，胎头枕骨位于骨盆上口的左前方，胎头衔接意味着没有头盆不称。初产妇多在预产期前 1 ~2 周内胎头衔接，经产妇在分娩开始后胎头衔接，甚至破膜时才入盆。若初产妇已临产而胎头仍未衔接，应警惕有头盆不称。

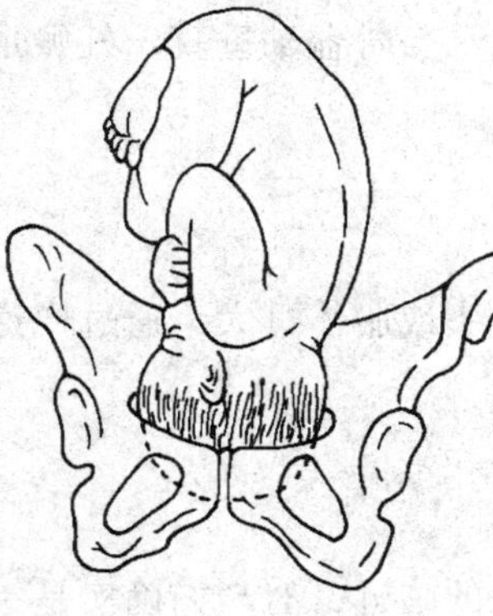

图 6 -9 胎头衔接

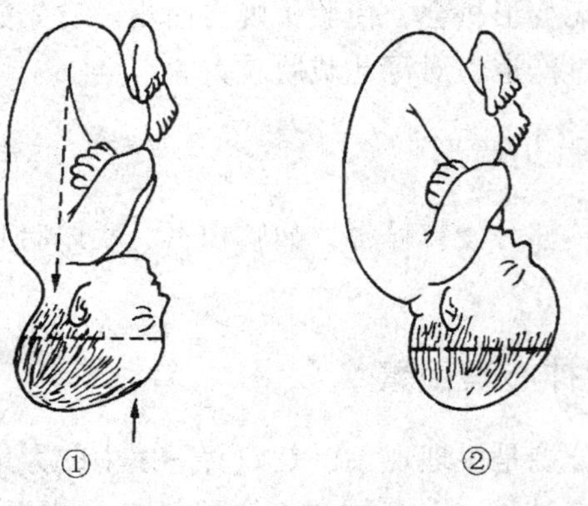

图 6 -10 胎头俯屈

2. 下降（olescent）　胎头沿骨盆轴前进的动作称下降。下降贯穿在分娩全程中，与其他动作相伴随，下降动作呈间歇性，宫缩时胎头下降，间歇期少许退缩，临床上以观察胎头下降的程度作为判断产程进展的重要标志之一。促使胎头下降的因素有：①宫缩时通过羊水传导，压力经胎轴传至胎头；②宫缩时宫底直接压迫胎臀；③胎体伸直伸长；④腹肌收缩使腹压增加。

3. 俯屈（flexion）　胎头以枕额径下降至骨盆底时，处于半俯屈状态的胎头枕部遇肛提肌阻力，借杠杆作用进一步俯屈，使下颏接近胸部，使胎头衔接时的枕额径（11.3cm）变为最小的枕下前囟径（9.5cm），以适应产道的最小径线，有利于胎头进一步下降（图6－10）。

4. 内旋转（internal rotation）　胎头围绕骨盆纵轴而旋转，使其矢状缝与中骨盆及出口前后径相一致的动作称为内旋转，内旋转使胎头适应中骨盆及出口前后径大于横径的特点，有利于胎头下降。枕先露时，胎头枕部位置最低，枕左前位的胎头向母体前方旋转45°为内旋转，后囟转至耻骨弓下方（图6－11）。胎头在第一产程末完成内旋转动作。

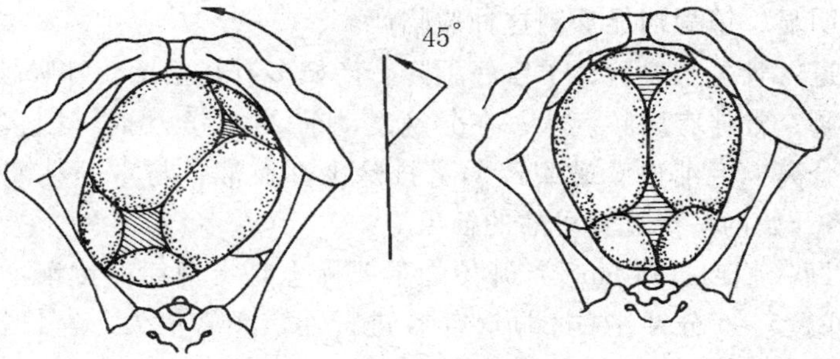

图6－11　胎头内旋转

5. 仰伸（extention）　当胎头完成内旋转后继续下降达阴道外口时，宫缩和腹压继续迫使胎头下降，而肛提肌收缩力又将胎头向前推进，两者的共同作用使胎头沿骨盆轴下段向下向前的方向转向前，胎头枕骨下部达耻骨联合下缘时，以耻骨弓为支点，使胎头逐渐仰伸，胎头的顶、额、鼻、口、颏相继娩出。胎头仰伸时，胎儿双肩径沿左斜径进入骨盆入口（图6－12）。

6. 复位及外旋转　胎儿娩出时，胎儿双肩径沿骨盆上口左斜径下降，胎头娩出后，为使胎头与胎肩恢复正常关系，胎头枕部向左旋转45°称复位（restitution）。胎肩在盆腔内继续下降，前肩（右肩）向前向中线旋转45°时，胎儿双肩径与骨盆出口前后径呈相一致的方向，胎头枕部需在外继续向左旋转45°，以保持胎头与胎肩的垂直关系，称为外旋转（external rotation）。

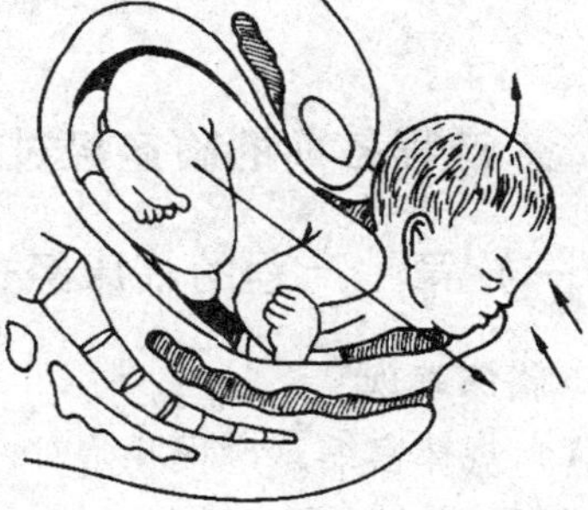

图6－12 胎头仰伸

胎儿完成外旋转后，前肩在耻骨弓下方娩出，继之后肩在会阴部娩出，然后胎体及其下肢随之娩出。胎头在下降过程中受骨盆底的阻力发生俯屈、内旋转、仰伸、复位及外旋转等。先露部颅骨最低点在坐骨棘水平时以“0”表示，在坐骨棘水平以下为正，以上为负。必须指出，分娩机制各种动作虽分别介绍，却是连续进行的，下降动作始终贯穿整个分娩过程中。

第三节　临产诊断及产程处理

一、临产诊断及产程分期

1. 先兆临产　分娩发动之前，孕妇往往出现一些预示不久将临产的症状，称为先兆临产。

分娩发动之前，孕妇常出现“假临产”，其特点是宫缩持续时间短且不恒定，间歇时间长而不规律，常在夜间出现清晨消失，宫缩只引起轻微胀痛且局限于下腹部，宫颈管不缩短，宫口扩张不明显，镇静剂能抑制这种假临产。

胎先露下降进入骨盆入口后，子宫底下降，产妇多有轻松感，呼吸较前轻快，进食量增多。因为压迫膀胱，常伴有尿频症状；在分娩发动前24～48小时，因宫颈内口附近的胎膜与该处的子宫壁分离，毛细血管破裂经阴道排除少许血液，与宫颈黏液相混排出，称“见红”，是临产即将开始的一个比较可靠的征象。

2. 临产的诊断　临产（in labor）开始的重要标志是有规律而逐渐增强的子宫收缩，持续30秒以上，间歇5～6分钟左右，同时伴有进行性宫颈管消失，宫口扩张和胎先露下降，用镇静剂不能抑制宫缩。

3. 产程分期　分娩全过程是从有宫缩至胎儿胎盘娩出，简称总产程，临床通常分为3个产程。

第一产程：又称宫颈扩张期。指开始出现规律宫缩到宫口开全。初产妇宫颈较紧，宫口扩张较慢，约需11～12小时，经产妇宫口较松，宫口扩张较快，约需6～8小时。

第二产程：又称胎儿娩出期。从宫口完全扩张（开全）到胎儿娩出全过程，初产妇约需1～2小时，经产妇通常数分钟即可完成，但也有长达1小时者，不应超过1小时。

第三产程：又称胎盘娩出期。从胎儿娩出到胎盘剥离娩出需5～15分钟，不超过30分钟。

二、产程各期的临产经过和处理

（一）第一产程的临床经过及处理

1. 临床表现

（1）规律宫缩：产程开始时，初起时伴有疼痛的子宫收缩称“阵痛”，宫缩出现时间较短（约30秒）且弱，间歇期长（5～6分钟）。随着产程进展，持续时间渐长（50～60秒），且强度不断增加，间歇期缩短（2～3分钟）。当宫口近开全时，宫缩持续时间可达1分钟或1分钟以上，间歇期仅1～2分钟或稍长。

（2）宫口扩张：通过肛查或阴道检查，可以确定宫口扩张程度，由于宫缩及缩复作用，子宫颈管逐渐缩短，直至展平，宫口逐渐扩张，宫口扩张于潜伏期较慢，进入活跃期后速度加快，当宫口开全时，宫口边缘消失，子宫下段及阴道形成宽阔的筒腔。

（3）胎头下降：是决定是否能经阴道分娩的重要观察指标。为能准确判断胎头下降程度，应定时肛查。胎头下降的程度以胎儿颅骨最低点与骨盆坐骨棘平面的关系为指标，随产程的进展，先露部也随之下降，一般在宫口开大4～5cm时，胎头应近坐骨棘水平。

（4）胎膜破裂：简称破膜。宫缩时，子宫羊膜腔内压力增高，胎先露下降，将羊水阻断为前、后两部分，在胎先露部前面的羊水不多，约为100ml，称为前羊水，形成前羊水囊，称胎胞。宫缩时胎胞楔入宫口，它有助于扩张宫口。随产程进展，宫缩不断加强，子宫羊膜腔内压力更高，当羊膜腔压力增加到一定程度时自然破膜，破膜多在宫口近开全时。

2. 产程的观察及处理

（1）子宫收缩：可通过触诊法和胎儿监护仪观察子宫收缩。最简单的方法是由助产士以手掌放于产妇的腹壁上观察，宫缩时，宫体部隆起变硬，间歇期松弛变软。定时连续观察宫缩持续时间、强度、规律性以及间歇期时间，并以记录。用胎儿监护仪描记的宫缩曲线，可以看到宫缩强度、频率和每次宫缩持续时间，是较全面反应宫缩的客观指标。胎心监护仪有两种类型：①外监护：适应于胎膜未破，宫口未开时；②内监护：适应于胎膜已破，宫口至少扩张1cm，能放入内电极，所得结果准确，但有引起宫内感染的危险。

（2）宫口扩张及先露部下降：常用产程图（图6－13）描记宫口扩张的程度以及胎头下降的程度和速度，是产程进展的重要指标和指导产程处理的主要依据。产程图以临产时间（小时）为横坐标，以宫口扩张程度（cm）为纵坐标在左侧，先露下降程度（cm）在右侧，画出宫口扩张曲线和胎头下降曲线，一般在临产后开始画产程图，把每一次肛查和阴道检查的所得的宫颈扩张及先露高低情况记录在坐标图上。用红色“○”表示宫颈扩张，蓝色“×”表示胎先露部最低点所处的水平，并用红线连接“○”，蓝线连接“×”，所绘成的两条曲线分别为宫口扩张曲线和胎头下降曲线。

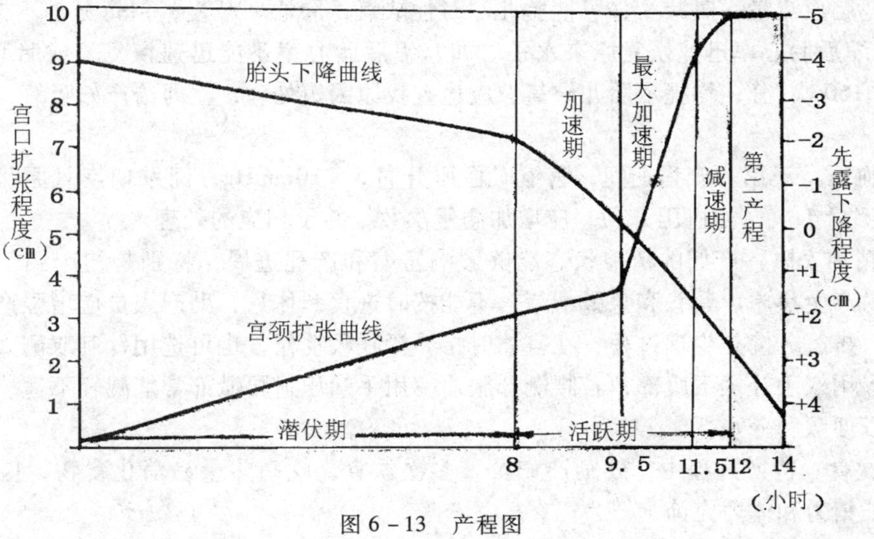

图6－13　产程图

①宫口扩张曲线：第一产程分为潜伏期和活跃期。潜伏期是指从开始出现规律宫缩至宫口扩张3cm，此期间扩张速度较慢，平均每2～3小时扩张1cm，约需8小时，最大时限为

16 小时，超过 16 小时称潜伏期延长。活跃期是指宫口扩张 3 ~ 10cm，此期间扩张速度最快，约需 4 小时，最大时限为 8 小时，超过 8 小时称活跃期延长，可疑有难产因素存在。活跃期又划分 3 期，最初是加速期，是指宫口扩张 3 ~ 4cm，约需 1 小时 30 分钟；接着是最大加速期，是指宫口扩张 4 ~ 9cm，约需 2 小时；最后是减速期，是指宫口扩张 9 ~ 10cm，约需 30 分钟，然后进入第二产程。

②胎头下降曲线：是以胎头颅骨最低点与坐骨棘平面的关系标明。坐骨棘平面是判断胎头最低的标志。胎头颅骨最低点平坐骨棘平面时，以“0”表达；在坐骨棘平面上 1cm 时，以“ -1”表达；在坐骨棘平面下 1cm 时以“ +1”表达。胎头于潜伏期下降不明显，于活跃期下降加快，平均每小时下降 0.86cm，可作为估计分娩难易的有效指标之一（图 6 - 14）。

(3) 胎膜破裂：胎膜多在宫口近开全时破裂，前羊水流出。一旦胎膜破裂，应立即听胎心，并观察羊水性状、颜色和流出量，记录破膜时间。

(4) 胎心：用听诊器于宫缩间歇时每隔 1 ~ 2 小时听胎心 1 次，进入活跃期后，宫缩频时应每 15 ~ 30 分钟听胎心 1 次，可用听诊法、胎儿监护仪、胎儿心电图等方法观察胎心情况，正常胎心率为 120 ~ 160 次/分钟。用胎心监护仪描记的胎心曲线，可观察胎心率的变异及其与宫缩、胎动的关系。于第一产程后半期，当宫缩时胎头受压，颅内压增高，脑血流量一时减少，可使胎儿一时性缺氧，胎心率减慢，但每分钟不应少于 100 次/分，宫缩后胎心率迅速恢复原来水平。如宫缩后胎心率不能迅速恢复，或胎心率 < 120 次/分或 > 160 次/分，均提示胎儿缺氧，应边查找原因边处理，立即给产妇吸氧，改左侧卧位。

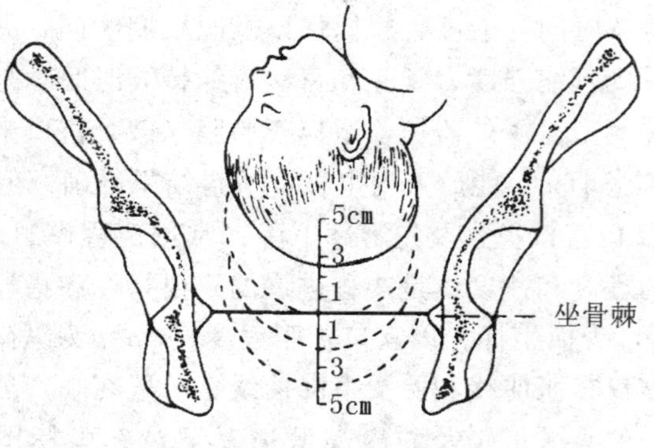

图 6 - 14 胎头下降判断

(5) 血压：于第一产程期间，宫缩时血压升高 5 ~ 10mmHg，间歇期恢复原状，应每隔 4 ~ 6 小时测量 1 次，如血压升高，应增加测量次数，并予相应的处理。

(6) 精神安慰：产妇的精神状态能够影响宫缩和产程进展，特别是初产妇，由于产程较长，容易产生焦虑、紧张和急躁情绪，不能按时进食和休息，助产人员应增强产妇自然分娩的信心，讲解分娩是生理过程，在宫缩时指导深呼吸动作，也可选用针刺双侧太冲及三阴交穴，或多用双手轻揉下腹部；若腰骶部胀痛，用手拳压迫腰骶部常能减轻不适感，减轻疼痛感觉，以便顺利分娩。

(7) 饮食：待产过程中，鼓励产妇少量多次饮食，吃高热量易消化食物，摄入足够水分，以保证精力和体力充沛。

(8) 排便：临产后鼓励产妇每 2 ~ 4 小时排尿 1 次，以免充盈的膀胱影响宫缩及胎头下降。因胎头压迫引起排尿困难者，必要时予以导尿，并应注意有无头盆不称、初产妇宫口开大小于 4cm、经产妇小于 2cm 时应行温肥皂水灌肠，可避免分娩时排便造成污染，又能通过反射作用刺激宫缩，加速产程。但胎膜早破、阴道流血、胎头未衔接、胎位异常、有剖宫产史、宫缩很强估计1小时内即将分娩者，以及患严重心脏病、妊高征、胎儿窘迫、会阴陈旧性Ⅲ°撕裂等均不宜灌肠。灌肠液为0.2%肥皂水500～1000ml，溶液温度为39℃～42℃。

（二）第二产程的临床经过及处理

1. 临床表现　宫口开全后，胎膜多已自然破裂，若未破膜者影响胎头下降，给予人工破膜。宫缩较第一产程增强，持续1分钟以上，间歇期仅1～2分钟。当胎头降至骨盆出口压迫骨盆底组织时，产妇有排便感，不自主的向下屏气。随产程进展，会阴渐膨隆和变薄，肛门括约肌松弛。于宫缩时，胎头露出于阴道口，露出部分不断增大，在宫缩间歇期，胎头又缩回阴道内，称胎头拨露（图6－15）。直至胎头双顶径越过骨盆出口，宫缩间歇时胎头不再回缩，称胎头着冠（图6－16）。此后会阴极度扩展，产程继续进展，胎头枕骨于耻骨弓下露出，出现仰伸动作，额、鼻、口、颈部相继娩出，胎头娩出。胎头娩出后接着出现复位和外旋转，此时胎肩到达阴道口外，随之前肩、后肩相继娩出，胎体也很快娩出，后羊水跟着涌出。经产妇的第二产程短，上述临床表现不易分开，有时仅需几次宫缩即可完成胎头的娩出。

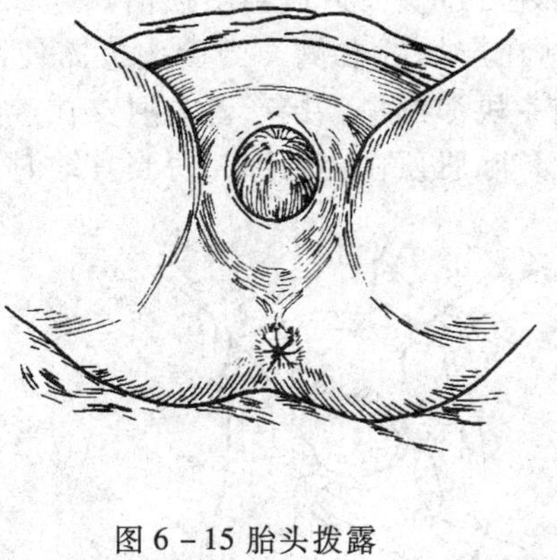

图6－15 胎头拨露

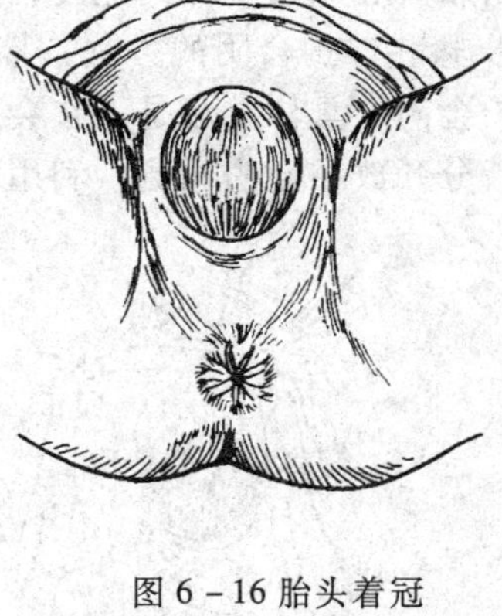

图6－16 胎头着冠

2. 产程的观察和处理

（1）密切监测胎心：第二产程宫缩频而强，需密切观察胎心的变化，需观察胎儿有无急性缺氧，应勤听胎心。通常每5～10分钟听1次，必要时连续胎心监护仪监测。如发现胎心异常，应立即阴道检查，并尽快结束分娩。

（2）指导产妇屏气用力：宫口开全后应指导产妇运用腹压。方法是让产妇双足蹬在产床上，两手握住产床上的把手，宫缩时，深吸气屏住，然后如解大便样向下用力屏气增加腹压，于宫缩间歇时，产妇呼气并使全身肌肉放松安静休息，宫缩时，再做屏气动作，以加速产程进展。指导产妇用力的技巧很重要，如用力不当，徒使产妇消耗体力或造成不应有的损伤。

（3）接生准备：初产妇宫口开全、经产妇宫口扩张4cm且宫缩规则有力时，应将产妇送至产房做好接生准备工作。让产妇仰卧产床上，两腿屈曲分开，露出外阴部，用消毒肥皂水纱球擦洗外阴部，顺序是大小阴唇、阴阜、大腿内侧上1/3、会阴及肛门周围，然后用温开水冲去肥皂水（图6－17）。为防止冲洗液进入阴道，用消毒干纱球盖住阴道口，最后用

0.1%苯扎溴铵（新洁尔灭液）冲洗，或涂以碘伏进行消毒。接产者按外科无菌操作常规洗手后，戴无菌手套及穿手术衣后，打开产包，铺好消毒巾准备接生。

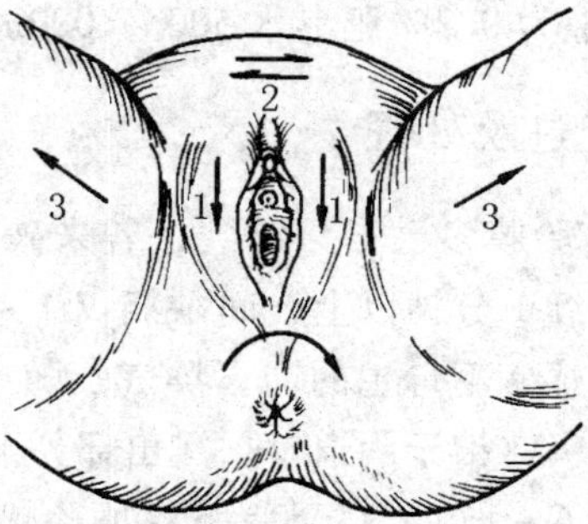

图 6-17　外阴消毒顺序

3. 接产

（1）接产要领：目前国内多数产妇分娩仍取仰卧位，接生者站在产妇的右侧，当胎头拨露使阴唇后联合紧张时开始保护会阴，同时协助胎头俯屈，让胎头以最小径线（枕下前囟径）在宫缩间歇时缓慢地通过阴道口。这是预防会阴撕裂的关键，产妇必须与接生者充分合作，并控制胎头和胎肩娩出的速度，不使因娩出过快而造成会阴损伤。

（2）接产步骤和保护会阴的方法：接产者站在产妇的右侧，当胎头拨露使阴唇后联合紧张时开始保护会阴。具体方法是：在会阴部盖一块消毒巾，接产者右肘支在产床上，右手拇指和其他四指分开放在会阴两侧，利用手掌大鱼际肌顶住会阴部，每当宫缩时，向上方托

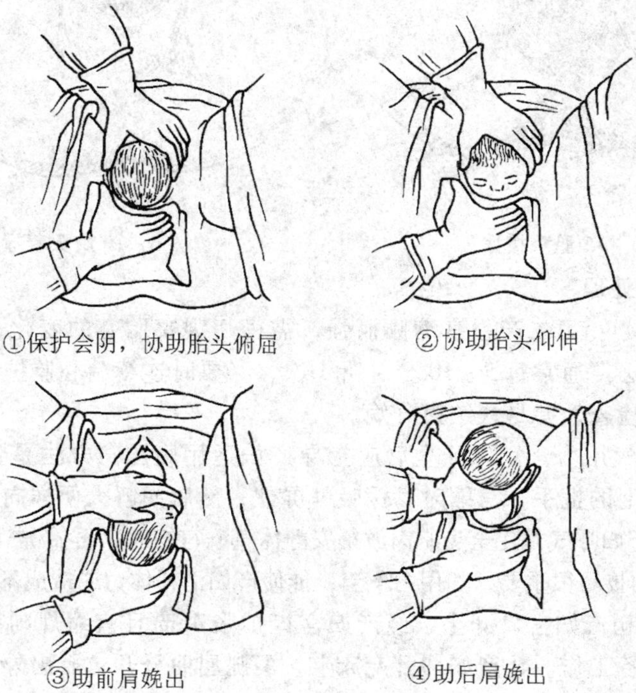

①保护会阴，协助胎头俯屈　②协助抬头仰伸

③助前肩娩出　④助后肩娩出

图 6-18 接产步骤

压，同时左手应轻轻下压胎头枕部，协助胎头俯屈和胎头缓慢下降（图6－18①）。宫缩间歇时，保护会阴右手稍放松，以免压迫过久引起会阴水肿。胎头着冠后，右手不能再放松，宫缩时嘱产妇哈气，不要向下用力，当胎头枕部在耻骨弓下露出时，左手应按分娩机制协助胎头仰伸（图6－18②）。此时如宫缩强，应嘱产妇张口哈气解除腹压的作用，让产妇在宫缩间歇时稍向下屏气，使胎头缓慢娩出。胎头娩出后，右手仍应注意保护会阴，不要急于娩出胎肩，而应以左手自鼻根向下颏挤压，挤出口鼻内的黏液和羊水，然后协助胎头复位和外旋转，使胎头双肩径与骨盆出口前后径相一致。接生者的左手将胎儿颈部向下轻压，使前肩自耻骨弓下先娩出（图6－18③），继之再托胎颈向上，使后肩从会阴前缘缓慢娩出（图6－18④）。双肩娩出后，右手方可放松，助产者用双手握住胎儿的腋部向外牵引，胎体即可顺利娩出，后羊水也随即涌出。记录胎儿娩出时间，胎儿娩出清理呼吸道后断脐，在产妇臀下放一弯盘接血，记录出血量。

（3）会阴切开指征：会阴切开术是为了避免分娩造成会阴严重撕裂，减轻分娩时的阻力。当会阴过紧或胎儿过大，估计分娩时会阴撕裂不可避免时，或母婴有病理情况急需结束分娩者，应行会阴切开术，包括会阴左侧后斜切开术和正中切开术两种。一般在胎头着冠或决定手术助产时施行，过早无助于胎儿娩出反增加伤口出血。

①会阴左侧后斜切开术：阴部神经阻滞及局部浸润麻醉生效后，术者于宫缩时以左手食、中指伸入阴道内撑起左侧阴道壁，右手用钝头直剪自会阴后联合中线向左侧45°剪开会阴，长4～5cm，会阴切开后用纱布压迫止血，胎盘娩出后缝合。

②会阴正中切开术：局部浸润麻醉后，术者于宫缩时沿会阴后联合正中垂直剪开2cm，此种方法剪开组织少、出血少，术后组织肿胀及疼痛轻微，但有时伤口延长撕裂有损伤肛门括约肌的危险。

4. 新生儿的处理

（1）清理呼吸道：胎儿娩出断脐后，继续清除呼吸道的黏液和羊水，用新生儿吸痰管或导管轻轻吸出新生儿咽部及鼻腔的黏液和羊水，以免发生吸入性肺炎。当确定呼吸道黏液和羊水已吸净而仍未啼哭时，可用手轻拍新生儿足底。新生儿大声啼哭，表示呼吸道已通畅。

（2）脐带处理：胎儿娩出后接生者立即检查有无脐带绕颈，如果绕颈较松，则用手将脐带顺肩推下或从头部脱出；若脐带绕颈过紧或绕颈2周或2周以上，用两把血管钳将其一段夹住从中间剪断脐带，注意勿伤及胎儿颈部，脐带松解后，协助胎肩娩出；如无脐带绕颈，则用两把血管钳钳夹脐带，在其中间剪断，75%酒精消毒脐带根部周围，在距脐根0.5cm处用粗丝线结扎第一道，再在结扎线外0.5cm处结扎第二道，注意扎紧不要出血但不能用力过猛造成脐带断裂，在第二道线外0.5cm处剪断，挤出残血，用20%高锰酸钾溶液烧灼脐带断端，药液不可接触新生儿皮肤，以免发生皮肤烧灼，用纱布覆盖包扎，也有用气门芯、脐带夹、血管钳等方法替代结扎。

（3）阿普加评分（Apgar Score）及其意义：生儿阿普加评分法用于判断有无新生儿窒息及窒息严重程度，是以出生后1分钟时的心率、呼吸、肌张力、喉反射及皮肤颜色5项体征为依据，每项为0～2分（表6－1），满分为10分。8～10分属正常新生儿；4～7分属轻度窒息，需清理呼吸道、人工呼吸、喉镜直视下气管内插管、吸氧等处理；0～3分属重度窒息，需紧急抢救，行喉镜直视下气管内插管给氧。4 分以下缺氧严重，应在出生后 5 分钟再次评分。1 分钟评分反映在宫内的情况，是出生当时的情况；5 分钟及以后评分则反映复苏效果，与预后关系密切。临床恶化顺序为：皮肤颜色→呼吸→肌张力→喉反射→心率；复苏有效顺序为：心率→喉反射→皮肤颜色→呼吸→肌张力，肌张力恢复越快，预后越好。

（4）处理新生儿：护理人员需测新生儿身长、体重，同时检查其身体各部位是否正常，如发现异常情况需记录在新生儿出生记录上。新生儿出生后，应立即保暖，以预防体热散失过速。打足印及母亲的拇指印于新生儿病历上，将标明新生儿性别、体重、出生时间、母亲姓名和床号的手圈系于新生儿右手腕，让母亲将新生儿抱在怀中进行首次吸吮奶头。

表 6－1 新生儿阿普加评分法

体　征	应 得 分 数		
	0 分	1 分	2 分
心率（次/分）	0 次	小于 100 次	100 次以上
呼吸（次/分）	0 次	浅慢且不规则	佳
肌张力	松弛	四肢稍屈	四肢活动
喉反射	无反射	有些动作	咳嗽、恶心
皮肤颜色	苍白	青紫	红润

（三）第三产程的临床经过及处理

1. 临床表现 胎儿娩出后子宫迅速收缩，宫底降至脐平，宫缩暂停几分钟后又重出现。由于子宫腔容积突然明显缩小，胎盘不能相应缩小而与子宫壁发生错位致剥离，剥离而有出血，形成胎盘后血肿。随着子宫的继续收缩，剥离面不断增加，最终胎盘完全从子宫壁剥离而排出。

胎盘剥离的征象有：子宫体变硬，宫底上升，阴道口外露的一段脐带自行延长；阴道少量流血；经耻骨联合上方轻压子宫下段时，宫底上升而外露的脐带不再回缩。胎盘剥离及排出的方式有两种：①胎儿面娩出式：又称 Schultz 式娩出。胎盘从中央开始剥离，而后向周围剥离，这种娩出方式多见，其特点是胎盘先排出，后见少量阴道流血。②母面娩出式：又称 Duncan 式娩出。胎盘从边缘开始剥离，其特点是先有较多的阴道流血后胎盘排出。

2. 处理

（1）协助胎盘娩出：正确处理胎盘娩出能减少产后出血的发生，接生者在胎盘未完全剥离前切忌用手按揉下压宫底或牵拉脐带，以免引起胎盘部分剥离而出血或拉断脐带，造成子宫内翻。当确认胎盘已完全剥离时，子宫收缩时以左手握住宫底（拇指置于子宫前壁，其余 4 指放于宫底后壁）并按压，同时右手轻拉脐带，协助胎盘娩出。当胎盘娩出阴道时，接生者用双手捧住胎盘，向一个方向旋转并缓慢向外牵拉，协助胎膜完整剥离排出。如胎膜排出过程中发现胎膜部分断裂，可用血管钳夹住断裂口段的胎膜，再继续向原方向旋转直至胎膜完全排出。胎盘胎膜娩出以后，按摩子宫刺激其收缩以减少出血，同时注意观察并测量出血量。

（2）检查胎盘胎膜：将胎盘铺平，先检查胎盘母体面的胎盘小叶有无缺损，然后将胎盘提起，检查胎膜是否完整，再检查胎盘胎儿面边缘有无血管断裂，能及时发现副胎盘。副胎盘为一小胎盘，与正常胎盘分离，但两者间有血管相通。若有副胎盘、部分胎盘残留或大部分胎膜残留时，应在无菌操作下手取残留组织。

（3）检查软产道；胎盘娩出后应仔细检查会阴及小阴唇内侧、尿道口周围、阴道及宫颈有无裂伤，若有裂伤应立即缝合。

（4）预防产后出血：分娩后仔细收集并记录产时的出血量，正常分娩出血多数不足300ml，多数产妇分娩后子宫收缩良好，不需常规使用子宫收缩剂。但对过去有产后出血史或有子宫收缩乏力可能的产妇（如分娩次数≥5次的经产妇、双胎、羊水过多、滞产等），可在胎头或胎肩娩出时，静脉注射麦角新碱0.2mg，或缩宫素10U加入25%葡萄糖液20ml内静脉注射，加强宫缩，减少出血，也可在胎儿娩出后立即经静脉快速注入生理盐水20ml加缩宫素10U，促使胎盘迅速剥离，减少出血，或在产后肌肉或静脉注射缩宫素10U，并按摩子宫，以促进宫缩。若胎儿娩出后30分钟胎盘仍未排出，但出血不多时，应注意排空膀胱，再轻轻挤压子宫及静注子宫收缩剂后仍不能使胎盘排出时，再行手取胎盘术（见产科手术章）。若胎盘未全剥离而出血多时，应立即行手取胎盘术，若胎盘娩出后出血多，可经下腹部直接注入宫体肌壁内或肌注麦角新碱0.2mg，并将缩宫素20U加入5%葡萄糖溶液500ml内静脉滴注。

3. 产后观察　产妇分娩后应在产房观察2小时，协助产妇首次哺乳，严密观察血压、脉搏、子宫收缩、宫底高度、膀胱充盈等情况。阴道流血多、宫缩乏力，可按摩子宫，膀胱充盈者应导尿，若发现血肿应及时处理。观察宫缩及阴道出血量，鼓励产妇及早排尿，因膀胱膨胀影响宫缩可致出血。

4. 分娩镇痛　分娩镇痛包括：①连续硬膜外麻醉镇痛。指连续输以稀释局麻药和脂溶性阿片类镇痛药，其优点为镇痛平面恒定，减少运动阻滞，增加镇痛效果。常用药物如布比卡因、芬太尼及哌替啶。②产妇自控硬膜外镇痛。③腰麻-硬膜外联合阻滞，微导管连续蛛网膜下隙麻醉镇痛。④笑气镇痛。均适用于第一、二产程。

缺点：由于镇痛药物有直接抑制胎儿呼吸中枢和循环中枢的作用，能使产妇缺氧、低血压和高碳酸血征，均能影响胎儿。

三、中医学对分娩的论述

怀孕末期，即孕280天左右，胎儿及胎衣自母体阴道娩出的过程称为分娩。

关于预产期的计算方法，中医学有记载，明·李梴《医学入门·妇人们》说："气血充足，可保十月分娩……凡二十七日即成一月之数。"与现代医学计算280天非常接近。

孕妇分娩又称临产，分娩前多有征兆，如胎位下移，小腹坠胀，有便意感或见红等。《万氏妇人科》临产须知：凡孕妇未产数日前，胎头坠下，小水频数，此欲产也。古人还有试胎、弄胎的记载。《医宗金鉴·妇科心法要诀》说："妊娠八九个月时感腹中痛，痛定仍然如常者，此名试胎……若月数已足，腹痛时作时止，腰不痛者此名弄胎。"《景岳全书·卷三十九·妇人规》说："若果欲生，则痛极连腰，乃将产也，盖肾系于腰，胞络系于肾，此时儿逼产门，谷道挺进，水血俱下，方可坐草试汤，瓜熟蒂落，此乃正产之候也。"《达生篇》说："渐痛渐紧，一阵紧一阵，是正产，不必惊慌。"同时还总结了"睡、忍痛、慢临盆"的临产调护六字要诀。安睡一能避免精神压力，二能保存体力；忍痛则防恐惧与躁动；慢临盆可宽心静待，适时用力，情绪安定，体力充沛，水到渠成，多能临产。

关于产程中医学也有观察和记录，晋王叔和《脉经卷第九》说："怀妊离经，其脉浮，设腹痛引腰脊，为今欲生也。……又法，妇人欲生，其脉离经，夜半觉，日中则生也。"明确表明分娩必腰痛，及从规律宫缩至分娩大致为 12 小时，即所谓"子午相对"，这与现代医学的第一、二、三产程的时间基本一致。此外，中医学还强调产室要寒温适宜，安静整洁，不能滥用催产之剂，这些论述仍有现实意义。

第七章　正常产褥

第一节　产褥期母体的变化

产妇全身器官除乳腺外，从胎盘娩出至恢复或接近正常未孕状态，所需的时期称为产褥期（puerperium），一般为6周。

一、生殖系统变化

1. 子宫复旧　子宫是产褥期变化最大的器官。妊娠子宫从胎盘娩出逐渐恢复至未孕状态的过程称为子宫复旧（involution of uterus）。子宫复旧包括子宫体和子宫颈。子宫体的复旧主要是宫体肌纤维缩复和子宫内膜再生。子宫复旧不是肌细胞数目的减少，而是肌细胞的缩小，随着肌细胞胞浆蛋白被分解排出，胞浆减少，裂解的蛋白及代谢产物通过肾脏排出机体外。随着肌纤维的不断缩复，子宫体逐渐缩小，产后1周缩小至妊娠12周大小；产后10天在腹部扪不到子宫底；产后6周恢复到正常非妊娠期大小。子宫重量也逐渐减少。分娩后子宫体约为1000g，产后1周约为500g，产后2周时约为300g，直至产后6周时约为50g。同时胎盘排出后子宫胎盘附着面立即缩小一半，开放的螺旋小动脉和静脉窦压缩变窄和血栓形成，出血逐渐减少和停止，创面表层缺血坏死而脱落，随恶露自阴道排出。子宫内膜基底层逐渐再生新的功能层，这一过程约需3周，但胎盘附着面因复旧不良，出现血栓脱落，可引起晚期产后出血。胎盘附着处全部修复约在产后第6周。

2. 子宫颈　分娩后的子宫颈松软、壁薄，形成皱襞，子宫颈外口呈环状，产后1周，子宫颈外形及子宫颈内口恢复至未孕状态，产后4周，子宫颈完全恢复至未孕状态。由于分娩时子宫颈外口发生轻度裂伤，使产妇的子宫颈外口由产前的圆形（未产型）变为产后的“一”字形横裂（已产型）。

3. 阴道与外阴　分娩后阴道腔扩大、阴道壁松弛，肌张力低下，黏膜皱襞消失，以后阴道腔逐渐缩小，阴道壁肌张力逐渐恢复，黏膜皱襞约于产后3周重新出现，但阴道于产褥期结束时尚不能完全恢复至未孕时的紧张度。

外阴水肿2~3日自行消退，会阴部的血液循环丰富，会阴部有轻度撕裂或会阴伤口缝合术后均在3~5日愈合。处女膜因在分娩时撕裂形成痕迹，称处女膜痕。

4. 盆底组织　盆底肌及其筋膜在分娩时过度扩张致弹性减弱，且常伴有肌纤维部分断裂而致盆底松弛。如产妇能坚持康复运动，盆底肌有可能恢复至接近未孕状态。如盆底肌及其筋膜发生严重撕裂，加上产褥期过早参加体力劳动可导致阴道壁膨出，甚至子宫脱垂。

二、乳房的变化

产褥期乳房的变化是泌乳，包括乳汁的产生及泌乳，妊娠期雌激素刺激乳腺腺管发育，孕激素刺激乳腺腺泡发育，同时垂体生乳素、胎盘生乳素、甲状腺素、皮质醇和胰岛素参与或促进乳腺生长发育及乳汁的产生和泌乳。随着胎盘的排出，胎盘生乳素、孕激素、雌激素水平急剧下降，体内呈低雌激素，高泌乳素水平，乳汁开始分泌。以后的乳汁分泌则依赖于哺乳时的吸吮刺激。当婴儿吸吮乳头时，由乳头传来的感觉信号传入神经纤维抵达下丘脑，通过抑制下丘脑多巴胺及其他催乳素抑制因子，使垂体泌乳激素呈脉冲式释放，促进乳汁分泌。同时，吸吮动作反射性的引起脑神经垂体释放缩宫素，使乳腺腺泡周围的肌上皮细胞收缩，喷出乳汁。因此，吸吮是保持乳腺不断泌乳的关键。乳汁分泌还与产妇营养、睡眠、情绪和健康状况密切相关。

三、全身变化

1. 心血管系统 妊娠期血容量增加，于产后 2～3 周恢复至未孕状态。但在产后的头 3 天，因子宫胎盘循环不复存在，大量血液从子宫涌入体循环，同时产后大量的组织间液回收，使体循环血容量增加 15%～25%，特别是产后 24 小时，使心脏的负担加重，心脏病的产妇易发生心力衰竭。产褥早期，产妇血液仍处于高凝状态，有利于胎盘剥离面迅速形成血栓减少产后出血量。凝血因子Ⅰ、凝血活酶、凝血酶原于产后 2～4 周内降至正常。

2. 血液 产后红细胞计数和血红蛋白值增高。白细胞总数于产褥早期仍较高，可达 $15\times10^9/L \sim 30\times10^9/L$，中性粒细胞和血小板数也增多。血沉于产后 3～4 周降至正常。

3. 泌尿系统 妊娠期体内潴留过多的水分主要由肾脏排出。产后数日内尿量增多，故尿中氨基酸、肌酐、肌酸增加。妊娠期肾盂及输尿管生理性扩张，约需 4 周恢复正常。分娩过程中，膀胱受压使黏膜充血水肿及膀胱肌张力降低，以及会阴伤口疼痛，不习惯卧床排尿等原因，容易发生尿潴留。

4. 消化系统 产后胃液分泌减少，胃液中的盐酸分泌减少，胃肠肌张力及蠕动减弱，使产妇食欲不佳，约需 2 周恢复。产褥期容易发生便秘是因为产妇卧床多、运动少，肠蠕动减弱，腹直肌及盆底肌松弛所致。

5. 内分泌变化 妊娠期出现变化并与维持妊娠有关的激素减少，而与维持泌乳与排泌有关的激素增加。分娩后雌激素及孕激素水平在产后急剧下降，至产后 1 周已降至未孕水平。胎盘生乳素于产后 3～6 小时已不能测出。垂体催乳素则因哺乳而降至 60μg/L，不哺乳者降至 20μg/L。

6. 体重 产后体重减轻，由于胎儿及胎盘的娩出，羊水排泄及产时失血，产后即刻体重减轻 6kg，产后第 1 周由于子宫复旧，恶露及汗液、尿液的大量排出，体重又下降约 4 kg。

7. 腹壁变化 妊娠期出现下腹正中线色素沉着，在产褥期逐渐消退。紫红色的妊娠纹变为银白色不能消退。腹壁皮肤受妊娠子宫增大的影响，部分弹力纤维断裂，腹直肌呈不同程度分离，于产后腹壁则明显松弛，腹壁紧张度约需 6～8 周恢复。

四、月经复潮及排卵

产褥期恢复排卵与月经复潮的时间受哺乳影响。产后不哺乳产妇通常可于产后6~8周，月经复潮，平均在产后10周左右便可恢复排卵。而哺乳产妇的月经复潮延迟，有的在哺乳期月经一直不来潮，平均在产后4~6个月恢复排卵。产后较晚恢复月经者，首次月经来潮前多有排卵，故哺乳期妇女未见月经来潮仍有可能怀孕。

第二节 产褥期的临床表现

一、体温、脉搏、呼吸、血压

产后的体温多数在正常范围内，若产程延长致过度疲劳时，体温可在产后24小时内略升高，一般不超过38℃。产后3~4天乳房血管、淋巴管极度充盈，乳房胀大，可有37.8~39℃的发热，称为泌乳热。持续4~16小时，体温即下降，不属病态。产后脉搏略缓慢，每分钟约60~70次，与子宫胎盘循环停止及卧床有关，产后1周恢复正常。产后腹压下降、膈肌下降，由妊娠期的胸式呼吸变为深慢的胸腹式呼吸，每分钟14~16次。血压于产褥期平稳，妊娠期高血压疾病产妇的血压于产后明显降低。

二、子宫复旧

胎盘娩出后，子宫圆而硬，宫底在脐下一指。产后第1日，宫颈外口升至坐骨棘水平，致使宫底稍上升至脐平，以后每日下降1~2cm，在产后10日子宫下降入骨盆腔内，腹部检查耻骨联合上方扪不到宫底。

三、产后宫缩痛

产褥期由于子宫阵发性收缩引起下腹部剧烈痛称产后宫缩痛。于产后1~2天后疼痛自然消失，中医学称之为“儿枕痛”，多见于经产妇。哺乳期反射性缩宫素分泌增多使之加重。

四、恶露

产后随子宫蜕膜的脱落，含有血液、坏死蜕膜等组织经阴道排出，称恶露。因其颜色、内容物及时间不同，恶露分为：

1. 血性恶露 因含大量血液得名。色鲜红、量多，有时含有小血块。血性恶露持续3~4日，子宫出血量逐渐减少，浆液增加，转变为浆液恶露。

2. 浆液恶露 因含多量浆液得名。色淡红，含有宫颈黏液、少量红细胞、白细胞、且有细菌。浆液恶露持续10日左右，浆液逐渐减少，白细胞增多，变为白色恶露。

3. 白色恶露 因含大量白细胞，色泽较白得名。质黏稠，白色恶露持续3周干净。

正常恶露有血腥味，但无臭味，持续4～6周。若子宫复旧不全或宫腔内残留胎盘、多量胎膜或合并感染时，恶露增多，血性恶露持续时间延长并有臭味。

第三节　产褥期的处理

产褥期母体各系统变化很大，属生理范畴。但子宫内有创面，乳腺分泌旺盛，容易出现各种病理情况，为保障母婴健康，及时发现异常并进行处理非常重要。

1. 产后2小时的处理　产后2小时内极易发生严重并发症，如产后出血、子痫、产后心力衰竭等。故应在产后严密观察产妇，严密观察血压、脉搏、子宫收缩情况、阴道流血量及膀胱充盈等。以弯盘置于产妇臀下收集阴道流血量。若发现子宫收缩乏力，应按摩子宫并肌注子宫收缩剂。若阴道出血量不多，但宫底上升者，提示宫腔积血，应挤压宫底排出积血，并给予子宫收缩剂。

2. 饮食　产后1小时可让产妇进流食或清淡半流食，食物应富有营养、足够热量和水分。若哺乳应多进蛋白质和多吃汤汁食物，应适当补充维生素和铁剂。

3. 排尿与排便　产后4小时应鼓励产妇尽早解小便，难产、滞产产妇容易发生尿潴留，产后4～6小时仍未排尿者，子宫收缩良好但宫底上升至脐部以上，或宫底下方扪及束块状物时，均表明尿潴留，应予以导尿，6小时1次，间歇性导尿引起感染的机会小于留置尿管持续导尿，当膀胱潴留尿大于1000ml时，需留置尿管持续导尿至少2日，需酸化尿液，抗生素预防感染。

产妇因卧床休息，食物中缺乏纤维素及肠蠕动减弱，产妇应多吃蔬菜，早日下床活动，以防便秘，若发生便秘，应口服缓泻剂，开塞露塞肛或温肥皂水灌肠。

4. 脉搏、呼吸、血压　产后应每日测量体温、脉搏、呼吸、血压，尤其应重视对体温的监测。产后24小时内，由于机体对分娩的反应，体温可略升高，但不超过38℃；产后3～4日，乳房充盈，血管、淋巴管充盈时，体温可上升至38℃以上，但持续时间一般不超过24小时。体温升高提示体内有感染灶，应仔细检查确定病因。

5. 子宫复旧及恶露　产后应重点观察子宫复旧及恶露，每日应在同一时间手测宫高以了解子宫逐日复旧过程，观察恶露量、颜色、气味，若子宫复旧不全，恶露量多、色红，而持续时间延长，应给予缩宫剂，或配合针灸治疗；若合并感染，恶露有腐臭味且有子宫压痛，应给予抗生素控制感染。

6. 褥汗　产褥早期，皮肤排泄功能旺盛，排出大量汗液，以夜间睡眠和初醒时更明显，不属病态，于产后1周内自行好转。

7. 乳胀　产后2～3天乳房泌乳增加，局部淋巴血管充盈，乳腺管欠通畅，出现乳房胀痛饱满，有不规则硬块，此时可用些镇痛药，局部冷敷，减少充血，按摩、频繁哺乳，排空乳房，亦可借助吸奶器的吸引，缩宫素滴鼻或肌注帮助排乳。正确处理乳汁淤积很重要，否则可引起乳汁枯竭或诱发乳腺感染，可口服散结通乳中药，常用方剂有漏芦、当归、王不留行、柴胡、穿山甲各15g等煎服。

8. 会阴处理　每日用1∶5000高锰酸钾或1∶2000新洁尔灭溶液冲洗会阴，排尿排便后应再次清洁会阴，保持会阴干燥。会阴部有伤口者，应每日检查伤口周围有无红肿、硬结、分泌物及愈合情况。产后24小时可用红外线照射外阴，有缝线者产后3～4日拆线。若伤口感染时，应提前拆线引流或扩创处理，50%硫酸镁湿热敷可减轻会阴缝合肿胀疼痛，若疼痛严重或伴有大便坠胀要怀疑有血肿的可能。

9. 产后尿潴留　产后4小时应让产妇排尿，若排尿困难，应鼓励产妇坐起，解除怕排尿引起的疼痛。用热水熏洗外阴，用温开水洗尿道口诱导排尿，按摩膀胱，针刺关元、气海、三阴交、阴陵泉等，或用新斯的明0.5mg穴位封闭，采用上述方法无效时应予以导尿，并予预防感染。

第四节　产褥期保健与母乳喂养

一、产褥期保健

产褥期保健的目的是防止产后出血、感染等并发症的发生，促使产后生理功能的恢复。

1. 产后活动　适当活动及做产后健身操，经阴道自然分娩者产后6～12小时可在室内随意走动，再按时做产后健身操。行会阴侧切或剖宫产手术后的产妇，产后第3日起床活动，拆线后伤口不再疼痛时也应做产后健身操，有利于体力恢复、恶露的引流、子宫的复旧、排尿及排便，避免或减少静脉栓塞的发生率。产褥期保健操可以促进腹壁、盆底肌肉张力的恢复，预防腹壁皮肤过度松弛。防止尿失禁、膀胱直肠壁膨出及子宫脱垂。

产后保健操应包括能增强腹肌张力的抬腿、仰卧起坐动作和能锻炼骨盆底肌筋膜的缩肛动作，产后2周开始加作膝胸卧位以预防或纠正子宫后倾。

2. 避孕　产妇在产褥期原则上应禁止性生活。在产后42日起应采取避孕措施，产后首选的避孕措施是工具避孕。采用男用避孕套安全、可靠、方便，也不对新生儿有任何影响。产后通常不选用药物避孕，因雌激素可进入乳汁且浓度较高，对新生儿有影响。放置宫内节育器的不良反应较多，也不提倡应用。若不哺乳者可选用药物避孕。

3. 产后检查　产后检查包括产后访视和产后健康检查两部分，了解产妇及新生儿健康状况及哺乳情况。检查内容包括产褥妇饮食、大小便、恶露及哺乳等，检查两侧乳房、会阴伤口、剖宫产腹部伤口等。特别是生殖器官恢复的情况及新生儿的生长发育情况。产后检查包括一般检查，如测血压等；妇科检查了解子宫复旧情况，盆底肌肉紧张力，给予计划生育及性生活指导。

二、母乳喂养

1. 母乳喂养与母婴健康　母乳喂养是自然界赋予人类的本能喂养方法。长期以来，母亲及家庭视母乳喂养为简便、经济、营养的喂养方法。母乳所含蛋白质、脂肪、乳糖、无机盐、维生素有利于消化吸收，没有过敏。如人乳内所含的清蛋白有2/3是乳蛋白、乳铁蛋白，其中含有大量氨基酸，有利于婴儿生长发育，人乳的脂肪酸含量高、颗粒小、易消化、防腹泻，有益于婴儿神经系统发育。初乳是指产后7日内分泌的乳汁，因含胡萝卜素呈微黄色，含有较多有形物质故质稠。

初乳有提高免疫功能、抵御疾病的作用，母乳中含有大量的免疫活性细胞，多种免疫球蛋白，如IgA、乳铁蛋白、溶菌酶等，有对抗、抑制病毒和细菌的作用，可避免微生物的侵袭，预防呼吸道和肠道疾病。母乳直接从乳腺分泌，温度适宜、无污染、喂养方便经济。

哺乳对母婴心身健康均有重要作用。婴儿吸吮乳头能刺激垂体泌乳素的分泌而促进泌乳和子宫收缩。可避孕和预防产后出血。近年研究表明，进行母乳喂养的妇女其乳腺癌和卵巢癌的发病率低。

2. 哺乳期用药 几乎所有的药物都可以从乳汁排出，母亲用药时需注意，以免对新生儿产生危害。新生儿特别是早产儿肝肾功能不完善，药物代谢缓慢，容易蓄积于体内。哺乳期应忌用雌激素、避孕药、抗代谢药、甲状腺功能抑制剂、溴化物、氯霉素、麦角新碱、异烟肼、锂制剂、单胺氧化酶抑制剂、甲硝唑、苯茚胺和放射性核素制剂等药物。慎用镇静剂、抗惊厥药物、抗精神失常药、阿司匹林、青霉素、磺胺类药物、广谱抗生素和可吸收的导泻剂。

3. 影响母乳喂养的因素 母亲因素：如不良的分娩体验，分娩及产后疲劳，会阴或腹部伤口的疼痛，缺乏信心，焦虑、抑郁；严重的心脏病、子痫、肝炎发病期、艾滋病及营养不良；失眠或睡眠欠佳，乳头疼痛及乳腺炎；使用某些药物如麦角新碱、可待因、安乃近、地西泮、巴比妥类。

4. 母乳喂养的方法 一般于产后半小时内开始哺乳，此时乳房的乳量虽少，但通过新生儿吸吮动作可刺激泌乳。产后1周内哺乳次数应频繁些，原则是按需哺乳，不定时，采取正确的姿势，使母婴紧密相贴，用一手扶托并挤压乳房，协助乳汁外溢。哺乳时应注意，使婴儿将大部分乳晕吸吮住，并防止婴儿鼻部被乳房压迫及头部与颈部过度伸展造成吞咽困难。每次哺乳后应将新生儿抱起轻拍背部1~2分钟排出胃内空气，以防吐奶。

第八章 妇产科疾病的病因与发病机理

第一节　病　　因

一、西医学病因

引起妇产科疾病的病因种类繁多，分类简介如下。

1. 生物因素　为最常见的致病因素。引起妇产科疾病的常见病原体有细菌（如葡萄球菌、链球菌、大肠杆菌、厌氧菌、变形杆菌、结核杆菌、淋病奈瑟菌等），真菌（如假丝酵母菌），原虫（如阴道毛滴虫、阿米巴原虫），各种病毒，衣原体，支原体，（梅毒）螺旋体等。病原体感染人体后引起妇产科疾病主要是内、外生殖器炎症。

2. 理化因素　妇产科手术不当所致机械性创伤，冷冻引起的局部冻伤，烧灼或电熨引起的局部烧伤，电离辐射引起的放线菌病以及噪声污染等属于物理因素致病。化学污染如铅、镉、汞、砷、氰化物及强酸、强碱或各种腐蚀性较强的液体物质损伤皮肤、黏膜组织引起炎性反应属于化学因素致病。

3. 精神因素　长期的精神紧张、焦虑，过度的忧郁、悲伤、恐惧，强烈的精神刺激，均可影响大脑皮质、丘脑下部、腺垂体（垂体前叶）的神经－内分泌功能失调，甚至紊乱而发生月经不调、功能性子宫出血、闭经、妊娠剧吐、流产、妊娠高血压综合征、难产等。

4. 营养因素　人体所必需的营养素包括蛋白质、碳水化合物、脂肪、矿物质、维生素和纤维素六大类，其中最主要的是前三类。蛋白质缺乏直接影响人体的生长、发育和高级神经活动，使机体抵抗力明显减弱。脂肪缺乏，不仅影响人体的热能供应，也影响脂溶性维生素A、D、E、K的吸收和利用。如维生素E缺乏，可引起子宫发育不良、不孕、流产等。其他如糖类、无机盐、微量元素、维生素缺乏都可引起妇产科疾病。

5. 免疫因素　免疫功能主要表现在生理防御、自身稳定和免疫监视三个方面。中医学称为人体“正气”，具有抵御外邪入侵、促进疾病自愈和促使机体恢复健康的作用，即“正气存内，邪不可干”，“邪之所凑，其气必虚”。免疫功能异常可引起妇产科疾病，如习惯性流产、妊娠高血压综合征、新生儿溶血症等均与免疫因素有关。

6. 先天因素　如感染风疹的孕妇，其风疹病毒可通过胎盘传给胎儿，引起胎儿风疹综合征，表现为先天性心脏病、白内障、听力障碍、肝脾肿大及神经系统炎症等。患梅毒的孕妇可影响胎儿出生后患先天性梅毒。早孕妇女患病毒感染性疾病，还可引起早期流产、胎儿宫内发育迟缓、严重畸形等。

7. 遗传因素 染色体异常或基因异常可直接引起遗传性疾病。如性染色体异常引起的三体病（多X染色体综合征、47XXY综合征、47XXX综合征），单体病（Turner综合征）；常染色体异常引起的21－三体综合征、18－三体综合征、13－三体综合征等。

如果染色体外观正常，由于染色体上的基因突变而引起的疾病称为基因病，可分为单基因病和多基因病，其遗传方式则有显性、隐性和伴性遗传三种。其中多基因遗传病引起的先天畸形如无脑儿、脊柱裂、腭裂、先天性心脏病、髋关节脱臼、幽门狭窄、畸形足等，是多种基因突变与环境因素如病毒、药物、营养缺乏、放射线等相互作用的结果。

二、中医学常见病因

导致妇科疾病的病因主要有淫邪因素、情志因素、生活失调三大类。由于妇女个体的先天禀赋强弱和年龄大小不同，后天营养状况各异，加上受到生活习惯、居住环境和地区气候等的不同影响，形成体质的差异。不同体质对不同的病因具有相对易患性，对治疗药物的寒温偏性也有不同的敏感性。体质因素决定着病因作用于机体后所致疾病的病性、病势、病机转归和病情预后。又由于妇女在生理上有经、孕、产、乳数伤于血，病理上有“气非有余，血常不足”的特点，故淫邪因素中以寒、热、湿邪为主，情志因素中以郁怒、忧思、惊恐为主。

（一）淫邪因素

妇女以血为本，淫邪因素中的寒、热、湿邪更易与血分相搏，引起血分病变累及气分，导致妇女气血、脏腑、冲任功能失调而发生妇产科疾病。

1. 寒邪 寒为阴邪，主收引凝滞，易伤阳气，影响气血运行。寒有外寒、内寒之分，实寒、虚寒之别。外寒者，如外感寒邪、冒雨涉水、过食生冷、过用寒凉药品；内寒者，如素体虚寒、脏腑功能失调，阳气不足，寒自内生。阳气受损，失其温煦、推动与气化的功能，可致脏腑、经络、气血的功能减退；血为寒凝，血行不畅，可致胞宫不暖，冲任、胞脉阻滞而发生多种妇产科疾病。寒邪常与湿邪合并致病。

2. 热邪 热为阳邪，其性亢奋炎上，易耗气伤津，迫血妄行。热有外热、内热之分，实热、虚热之别。实热者，如素体阳盛、感受热邪、过食辛辣、过用辛热药品、六淫遏而化火、五志过极化火；虚热者，如素体阴虚，或失血伤阴，或吐泻伤阴，或温燥伤阴，或利湿伤阴，阴虚生内热。热邪可扰动冲任，使血海不宁，迫血妄行；可煎熬津血，使血行不畅；热盛可化火成毒；热极可化燥生风均可引起多种妇产科疾病。热邪常与湿邪合并致病。

3. 湿邪 湿为阴邪，其性粘滞重着，易困阻气机，滞碍阳气，滞涩血行。湿有外湿、内湿之分。外湿者，多因久居湿地，或经期冒雨涉水，外感湿邪；内湿者，多因脾失健运，水湿不化，湿浊内盛，或肾阳不足，蒸腾气化功能失常，水湿内停；湿聚成痰，则为痰湿，湿邪可从阳化而为湿热，也可从寒化而为寒湿；水湿、湿热、痰湿壅塞胞宫，阻滞冲任，或浸淫任带，均可引起多种妇产科疾病。湿邪常与热邪、毒邪、寒邪合并致病。

（二）情志因素

喜、怒、忧、思、悲、恐、惊等情志变化是人的心理对客观外界环境和情感刺激的不同反应，属于正常精神活动的范围。情志过激则成为致病因素，主要引起气分病变累及血分而导致妇女气血、脏腑、冲任功能失调而发生妇产科病证。妇科临床常见情志致病因素为郁怒、忧思、惊恐。

1. 郁怒　肝为刚脏，主疏泄和藏血，喜条达而恶抑郁，怒为肝之志。暴怒伤肝，导致肝气横逆，引起气机逆乱，累及血分，迫血妄行，或肝气郁结，气滞血瘀，导致气血、脏腑、冲任功能失调而发生妇产科病证。

2. 忧思　脾为后天之本，气血生化之源，主中气而统血，思为脾之志；心为君主之官，主神明和血脉，喜为心之志。忧愁思虑，郁郁寡欢，可致气机郁结，心脾两虚，化源不足，或血失统摄，导致气血、脏腑、冲任功能失调而发生妇产科病证。

3. 惊恐　肾为先天之本，主藏精和生殖，司开阖，恐为肾之志。过度惊恐则伤肾，可致气机下陷和逆乱，开阖失司，引起气血、脏腑、冲任功能失调而发生妇产科病证。

（三）生活因素

1. 房劳多产　房事不节，产乳过多，或人流过多过频，可损伤肾气和胞宫，耗损气血，致邪易外感；若孕期房劳过度，可致胎元不固；均可引起气血、脏腑、冲任功能失调而发生妇产科病证。

2. 饮食失节　暴饮暴食，过食肥甘厚味，痰湿内生；偏嗜辛辣炙煿或寒凉生冷，或过度节食，可致脾胃受损，或热扰冲任，血海不宁，或寒滞冲任，寒凝血瘀，均可引起气血、脏腑、冲任功能失调而发生妇产科病证。

3. 劳逸失度　经期、产后胞宫气血相对空虚，如经期剧烈运动，产后过早操劳，容易耗气失血；孕期血聚胞宫以养胎，过逸则气血运行迟缓，过劳则易伤肾耗气，均可引起气血、脏腑、冲任功能失调而发生妇产科病证。

4. 跌仆损伤　经期、孕期跌仆闪挫，可致气血不和，冲任不固；或妇产科手术不当，损伤胞宫胞脉，易感病邪，均可引起气血、脏腑、冲任功能失调而发生妇产科病证。

5. 药误虫蚀　如患病后辨证用药有误，或过用辛温香燥的热性药或苦寒凉药，可致机体阳热内盛，热扰冲任，血海不宁，或阳气受伤，冲任积寒，寒凝血瘀；或经期、孕期、产褥期及日常生活中摄身不慎，局部感染病虫，虫蚀外阴、阴中，均可引起气血、脏腑、冲任功能失调，或直接损伤胞宫、胞脉、胞络而发生妇产科病证。若孕期用药不当，使用剧药或毒药，也可直接损伤冲任和胎元，使胎元不固，导致堕胎、小产、胎死腹中。

（四）其他因素

1. 瘀血痰饮　瘀血、痰饮本是脏腑功能失调的病理产物，但在形成以后，又可反果为因，成为机体内生之致病因素。瘀血内留，或痰饮内阻，停于冲任、胞宫，使气血运行更加不畅，引起气血、脏腑、冲任功能失调而发生妇产科病证；甚至痰饮与瘀血相互胶结，粘滞缠绵，积聚于胞宫而形成有形之癥瘕包块。

2. 体质因素 体质因素主要决定于遗传基因即先天禀赋，而后天营养状况、生活条件和习惯等对体质强弱也有一定影响。体质因素在正常情况下表现为人体抗病能力的强弱和对某种病因的易患性，对食物、药物寒温偏性的敏感性，以及对地理和气候变化的适应性等。在发生疾病后，体质强弱则决定着所患疾病的病性、病势、病机转归和病情预后。

第二节　疾病发生机理

一、妇产科疾病的病理生理特点

1. 自稳调节功能紊乱 妇女的特殊生理活动是在神经、内分泌、体液的调节下进行的，并能保持相对稳定，称为自稳调节下的自稳态。当机体遭受内、外各种致病因素的影响和侵害时，可使机体的自稳调节功能紊乱，从而引起妇产科疾病。如功能性子宫出血可因精神过度紧张，或环境改变，或营养不良等因素，通过大脑皮质的神经传递，影响丘脑下部－垂体－卵巢内分泌轴的相互协调，使卵巢的生殖和内分泌功能失调，排卵功能异常和性激素分泌异常，使子宫内膜不能如期发生相应变化，最终出现一系列月经紊乱现象。如果月经紊乱表现为月经过多、经期延长，甚至崩漏，又可能继发子宫内膜炎、贫血性心脏病等。

2. 损伤与抗损伤反应 致病因素造成的损伤包括组织结构损伤、功能障碍和代谢紊乱。病情的轻重及预后的好坏与损伤的程度及抗损伤能力的强弱有直接关系。如生殖系统防御机制下降，细菌经阴道黏膜上行感染子宫内膜，当细菌毒力较强时，可形成严重宫内感染，并迅速波及输卵管、卵巢、盆腔腹膜及盆腔结缔组织等，甚至导致脓毒血症或败血症。若能及时发现损伤并采取合理的治疗措施，增强患者的抗损伤能力，疾病则趋向缓解或痊愈。反之，则病情发展或恶化。

3. 疾病过程中的因果转化 在疾病过程中，有时原始病因使机体发生病变后形成某些病理产物，这些病理产物反过来又成为新的致病因素，即反果为因引起新的病变，并使病情不断加重。例如羊水栓塞，由于羊水中的有形物质进入血液循环，形成肺小动脉机械性堵塞，导致迷走神经兴奋，使肺血管反射性收缩，引起肺动脉高压；若肺动脉高压持续，右心排血受阻，负荷加重，可致急性右心衰竭和急性呼吸窘迫，继而出现肺水肿和呼吸循环衰竭。此外，羊水中的促凝物质还可引起凝血功能障碍，导致弥漫性血管内凝血等病理变化。因此，妇产科疾病与其他各科疾病一样，在确定治疗方案时应因人、因病、因时、分阶段、有针对性地采取治疗措施，以防止病情恶化，达到治愈目的。

4. 疾病过程中局部与全身的关系 人是一个有机整体，局部病变可以累及全身，全身病变也可影响局部。例如肺结核患者，病变虽在肺部，但可随血行感染输卵管和子宫，使其遭受不同程度的破坏，引起月经不调（早期量多，晚期量少，甚至闭经）和不孕。由于不孕又可给患者造成一定的心理负担，使情绪不良，反过来又会影响大脑皮质和神经－体液的调节，加之慢性消耗性疾病耗伤人体的气血和阴液，加重神经－体液调节的紊乱，使病情更加恶化。

二、中医学对妇科疾病发病机理的认识

中医学将妇产科疾病的发病机理概括为：脏腑功能失常，气血失调，冲、任、督、带损伤三方面。其中脏腑功能失常、气血失调的发病机理与内、外、儿各科相似，不同之处在于脏腑失常、气血失调最终必须要累及或损伤到冲、任、督、带、胞宫、胞脉、胞络才会发生妇产科疾病。因此，冲、任、督、带、胞宫、胞脉、胞络损伤是妇产科疾病的主要病机和最终病位。

（一）脏腑功能失常

1. 肾的功能失常

（1）肾精不足：肾藏精，主生殖，为先天之本，元气之根。肾中精气先天不足，或后天亏损，冲任亏虚，胞宫失于濡养，可致月经后期过少、闭经、早发绝经、不孕等。

（2）肾气不足：肾气乃肾精所化，肾气的盛衰与天癸的至竭直接影响胞宫行月经与主胎孕的功能。肾气不足，封藏失职，冲任不固，可致月经先期过多、崩漏；胞失所系，胎元不固，可致胎漏、胎动不安、子宫脱垂；冲任不能相资而摄精成孕，可致不孕。

（3）肾阴虚：肾阴亏虚，虚热内生，热扰冲任，血海不宁，迫血妄行，可致月经先期、经间期出血、崩漏等。

（4）肾阳虚：肾阳不足，蒸腾气化失职，不能温化水湿，水湿浸淫任带可致带下病，水湿泛溢肌肤可致经行浮肿、子肿，下流胃肠可致经行泄泻；肾阳虚弱，不能温暖胞宫，可致胎漏、胎动不安、不孕等。

（5）肾阴阳失于平衡：肾为水火之宅，内寓元阴元阳，肾中阴阳贵在平衡，围绝经期肾之阴阳平衡失调，常发生绝经前后诸证。

2. 肝的功能失常

（1）肝气郁结：肝藏血，司血海，主疏泄，喜条达而恶抑郁。若情志内伤，肝气郁结，肝经气滞，可致经行乳房胀痛；气滞影响血行不畅，冲任、胞脉阻滞，可致痛经、月经后期、闭经、妊娠腹痛；冲脉血海蓄溢失常，可致月经先后无定期。

（2）肝郁化火：五志过极，肝郁化火，热伤冲任，血海不宁，迫血妄行，可致月经先期、月经过多、崩漏、经行吐衄等。

（3）肝血不足：肝肾同源，精血互生，阴血不足，冲任亏虚，血海不满，可致月经过少、月经后期、闭经、不孕等。

（4）肝阳上亢：围绝经期肾阴亏虚，经期血海空虚，孕后血聚养胎，全身阴血不足，阴不涵阳，肝阳上亢，可致围绝经期和妊娠期高血压、妊娠心烦、妊娠眩晕；肝阳化风，肝风内动，可致妊娠子痫。

（5）肝经湿热：肝气犯脾，肝脾不和，肝经湿热蕴结，下注冲任，浸淫任带，任脉不固，带脉失约，可致带下病、阴痒等。

（6）肝胃不和：肝气犯胃，肝胃不和，孕期冲脉气盛，冲脉隶于阳明，冲气挟胃气上逆，可致妊娠呕吐。

3. 脾的功能失常

（1）脾气虚弱：脾为中土，主运化、司中气而统血，与胃同为后天之本，气血生化之源。脾气虚弱，血失统摄，冲任不固，可致月经先期、月经过多、崩漏；胎失气载，可致胎漏、胎动不安、堕胎、小产；脾虚气陷，升举无力，可致子宫脱垂。

（2）脾虚血少：脾失健运，化源不足，冲任血虚，血海不能按时满溢，可致月经后期、月经过少、闭经；胎失血养，可致胎动不安、胎漏、堕胎、小产、胎萎不长等。

（3）脾阳不振：脾阳不振，运化失职，水湿内停，水湿泛溢肌肤，可致妊娠水肿；湿浊下注，浸淫任带，使任脉不固、带脉失约，可致带下病；湿浊内停，夹痰饮上逆，可致妊娠呕吐。

4. 心的功能失常

（1）心血不足：心主神明，主血脉。脾主运化，为气血生化之源。心脾两虚，心血不足，冲脉血海不能按时满溢，可致月经后期、过少，甚至闭经。

（2）心阴亏虚：心阴不足，心神失养，心神不宁，可致经行情志异常、绝经前后诸证、脏躁、子烦。

（3）心火亢盛：心主君火，肝藏相火，本应相辅相成。如心肝火旺，可致经行情志异常、绝经前后诸证、脏躁、子烦、经行口舌糜烂。

5. 肺的功能失常

（1）肺失宣降：肺主全身之气，司肃降，朝百脉，通调水道。肺气肃降失司，可致妊娠咳嗽；肺气失宣，水道不利，可致妊娠肿胀、妊娠小便不通、产后小便不通。

（2）肺阴不足：阴虚肺燥，肺失濡养，虚火上炎，肺络损伤，可致经行吐衄、妊娠咳嗽、妊娠失音。

（二）气血失调

气血失调是妇产科疾病中十分常见的发病机理。由于妇人经、孕、产、乳都是以血为本，以气为用，而又数伤于血，故青春期月经初潮以后，尤其是育龄期妇女机体处于“血常不足，气非有余”的生理状态。正如《灵枢·五音五味》篇指出：“妇人之生，有余于气，不足于血，以其数脱血也。”气为血帅，血为气母，气以行血，血以载气。气血之间相互依存、相互资生。故凡伤于血，必影响及气；伤于气，必影响及血。但临证时应分清楚血病在先以血为主累及于气，或气病在先以气为主累及于血之不同。

1. 气病机理 情志的变化，常先引起气分病变进而累及于血。如《素问·举痛论》说：“百病皆生于气也，怒则气上，喜则气缓，悲则气消，恐则气下，惊则气乱，劳则气耗，思则气结。”

（1）气虚（气陷）：心脾两虚，或脾肺气虚，脾不统血，气不摄血，血失统摄，冲任不固，可致月经先期、月经过多、崩漏、产后恶露不绝；气虚下陷，无力载胎系胞，可致胎漏、胎动不安、子宫脱垂、妊娠及产后小便不通。

（2）气郁（气滞）：肝气郁结，气机阻滞，胞脉、冲任不畅，可致月经后期、痛经、闭经、经行乳房胀痛；气滞引起血瘀，胞脉、冲任不通，可致痛经、闭经、不孕。

（3）气逆（气乱）：情志所伤，气机逆乱，或孕后冲气偏盛，冲气挟胃气上逆，胃失和降，可致妊娠呕吐、经行吐衄。

2. 血病机理　寒、热、湿邪更易与血相搏，常先引起血分病变进而累及于气。

（1）血寒：外感寒邪，或过服寒凉之药物食物损伤人体阳气，或素体阳虚阴胜，寒邪与血相互搏结，血为寒凝，冲任、胞脉阻滞，可致月经后期、月经过少、痛经、闭经、产后身痛、不孕等。如湿邪与寒相合致病，亦可致痛经、闭经等。

（2）血热：外感热邪，或过服辛辣温燥之品导致阳盛血热，或素体阴虚内热，热邪与血相互搏结，热扰冲任，血海不宁，迫血妄行，可致月经先期、月经过多、崩漏、胎漏、胎动不安等。如湿邪与热邪相合致病，可致带下病、阴痒、妊娠肝内胆汁淤积症、盆腔瘀血综合征。

（3）血虚：大病、久病之后，或经、产失血过多，或劳神思虑太过，或脾虚化源不足，血海不满，冲任亏虚，可致月经后期、月经过少、痛经、闭经、妊娠腹痛、胎萎不长、产后身痛、腹痛、缺乳、不孕等。

（4）血瘀：气滞、寒凝、热灼、气虚、脉络损伤等均可引起瘀血形成，瘀血阻滞胞脉、胞络、冲任，使经隧不通，可致月经后期、月经过少、痛经、闭经、产后腹痛、不孕等；瘀血阻滞，旧血不去，新血难安，血不归经，可致月经过多、崩漏、恶露不绝等；瘀血与痰饮、湿浊相互胶结于下腹部胞中，可形成妇女盆腔之癥瘕包块。

（三）冲、任、督、带功能失常

冲、任、督三脉皆起于胞中，同出于会阴，皆受约于带脉；带脉则环腰一周，络胞而过，如束带之状，与胞宫关系密切。冲为血海，任主胞胎，督总诸阳，任督二脉维持全身阴阳脉气的平衡，带脉约束诸经。冲任二脉受损，督脉阳气失调，带脉约束失职，则血海不能按时满盈，胞胎妊养失去支持，胞宫行月经、主胎孕的功能不能正常行使，可发生经、带、胎、产、杂诸病。因此，冲任督带功能失常概括了胞宫、胞脉、胞络的特殊病理，也就成了妇产科疾病的基本病机和最终病位，甚至经常简略称为“冲任损伤”或“冲任功能失常”。

引起冲任功能失常的原因，有直接（如虫蚀阴中，阴道、宫颈、宫腔手术等直接导致的创伤）和间接（如脏腑、气血功能失常影响到冲任督带功能失常）两方面。妇产科疾病常见冲任功能失常的病机有以下几种：

1. 冲任亏虚　先天肾气不足，或后天肝血耗伤，或脾虚生化乏源，精血亏虚，血海不满，胞脉失养，冲任亏虚，可致月经后期、量少、闭经、胎萎不长、滑胎、缺乳、不孕等。

2. 冲任不固　肾气不足，封藏失职，或脾气虚弱，统摄无权，升举无力，影响到冲任不固，可致月经过多、崩漏、胎漏、堕胎、恶露不绝、子宫脱垂等。

3. 冲任不调　肾气不足，肝气郁结，肝脾不和，影响到冲任不调，血海蓄溢失常，可致月经不调、月经先后无定期、经行乳房胀痛、经行泄泻、乳汁自出、不孕等。

4. 冲任阻滞　脾失健运，聚湿成痰，或肝气郁结，气滞血瘀，胞络不畅，冲任阻滞，可致月经后期、量少、痛经、闭经、异位妊娠、胎死不下、乳汁不行、不孕等。

5. 冲任积寒　脾阳不振，或肾阳虚衰，或外感寒邪，寒滞冲任，胞宫失煦，可致月经后期、闭经、痛经、妊娠腹痛、妊娠肿胀、产后腹痛、不孕等。

6. 冲任蕴热 肝郁化火，或阴虚内热，或外感热邪，热扰冲任，血海不宁，可致月经先期、量多、崩漏、经行吐衄、胎漏、产后发热、恶露不绝等。

7. 冲气上逆 肝郁脾虚，肝气横逆，肝胃不和，胃失和降，肝气、胃气夹冲气上逆，可致妊娠恶阻、经行吐衄等。

8. 任带失约 肾失温化蒸腾和封藏，脾失健运，水湿下注，或肝经湿热流注下焦，浸淫任带，使任脉不固，带脉失约，可致带下病、胎动不安、滑胎、子宫脱垂等。

综上所述，脏腑功能失常，气血失调，虽然均可引起机体发生病变，但只有当其影响到冲、任、督、带、胞宫、胞脉、胞络的功能发生失常，或各种病因直接或间接地损伤冲、任、督、带、胞宫、胞脉、胞络时，才会导致妇产科病症发生，否则，机体的病变可以是内科或外科病症，但不会是妇产科病症。即无论脏腑功能失常或气血失调，必须累及冲任才能导致妇产科疾病。

此外，气血失调可导致脏腑功能失常和冲、任、督、带损伤，脏腑功能失常也可引起气血失调和冲、任、督、带受损。由于冲、任、督三脉同起于胞中，带脉约束诸经，四脉均与肾肝脾三脏关系密切，妇女的特殊生理皆以血为本，以气为用，因此，妇科疾病的发生，除直接损伤胞宫、胞脉、胞络外，往往是由于脏腑功能失常或气血失调，间接影响冲、任、督、带功能失常所致。临床上和临证时，首先在对妇产科疾病尽量明确诊断和确定采用中医药治疗的前提下，再在辨证求因探讨病机时，既要了解邪中何经，病入何脏，更要了解其相互影响，才能从复杂的病变中，找出包括病因、病性、病势、病位这些病机关键，从而为确立治法和选方用药提供依据。

第九章　诊断概要

妇产科疾病的诊断方法与内、外科基本相同，即从整体观出发，通过视、触、叩、听、嗅、问等方法搜集患者的病史、症状和体征，再借助各种实验室检查及仪器检查，进行综合分析，作出准确的诊断。妇产科不同于其他临床各科的地方是妇产科所特有的检查方法。作为妇产科临床医生，在采集和书写妇产科病历时，必须熟悉妇产科病症的常见症状及体征。由于病人自身所受的教育和所处的社会环境、经济状况、家庭生活、卫生状况不同，特别是两性关系等方面均可能与妇科疾病有直接或间接的关联，因此，妇产科医生在收集妇产科病史时，绝不能局限于只对妇产科临床表现的了解，而应对病人的生理、心理状态和社会性进行全面的检查、询问和分析。只有这样，才能充分掌握病情，及时作出准确诊断，制定出合理有效的治疗方案。

第一节　妇科病史及查体

病史和体格检查是诊断疾病的主要依据，妇科一般病史和全身体格检查的基本要求与其他临床各科相同，本节主要介绍在妇科的特点。

一、妇科病史

（一）病史采集

疾病的正确诊断往往取决于病史是否完整、确切。妇科医生既要熟悉有关疾病的基本知识，也应掌握采集妇科病史的基本方法。在病史采集过程中，首先要做到作风严谨、态度和蔼、语言亲切，尽量不用医学专业术语，从关心体贴病人的疾苦出发，耐心细致地询问，必要时可加以启发，帮助其回忆起病过程，但应避免暗示和主观臆测。对病情危重者不能亲自叙述病史的患者，应一面抢救，一面向最了解病情的家属、陪伴或目击者询问病史，以免贻误治疗。外院转诊者，应索阅病情介绍作为重要参考资料。如遇患者因有难言之隐，故意否认与性生活有关的关键情节，此时，既不可盲目信任其陈述，也不宜反复诘问，而应通过诸如妇科检查发现子宫确有妊娠征象或尿妊娠试验为阳性后，再避开旁人作补充询问。

（二）病史内容

1. 一般项目　包括患者姓名、性别、年龄、籍贯和出生地、职业、民族、婚姻状况、家庭住址、通讯地址及联络方式、入院日期、病史记录日期、病史陈述者或代替陈述者与病人的关系、发病季节和节气等。

2. 主诉 把患者本次就诊最感痛苦的病情用医学术语简明扼要地归纳出主要症状、严重程度和病程即为主诉。通常要求通过主诉即可初步估计疾病的大致范围。妇科临床常见症状有：阴道出血异常、带下增多及异常、月经紊乱、月经过期不潮、下腹疼痛、下腹部包块、婚后不孕等。如患者有停经、阴道流血及腹痛三种主要症状，则应按其发生时间的先后次序将主诉归纳为："停经××天后，阴道流血×天，腹痛×天。"如患者本人无任何自觉不适，因几天前妇科普查体检时发现右侧附件肿块而就诊，则主诉可写为："普查发现右侧附件肿块×天。"

3. 现病史 是全部病史的主要部分，应详细询问和记录。现病史包括从开始发病至此次就诊或入院时疾病发生、发展、治疗经过及病情变化的全过程，应以主要症状为中心，按时间先后顺序依次描述。首先问明有无发病诱因、发病的具体时间和起病缓急，主要症状的部位和性质，持续时间及严重程度。然后了解病情的发展与演变，是持续性还是间歇性，是进行性加剧还是逐渐好转，以及发病后的诊断及治疗经过、治疗效果与机体反应等。除主要症状外，还要详细询问有无伴随症状，以及伴随症状出现的时间、特点和演变过程，特别是与主要症状之间的相互关系。此外，对患者的一般情况，如食欲、大小便、体重变化以及有无形寒发热等，均应问明并予记录。对与该病有鉴别意义的某些症状，即使患者没有，也应在现病史中加以说明。

4. 月经史 是妇科病史中一项极为重要而不可缺少的内容，包括初潮年龄、周期天数、经期长短、经量、经色、经质及经期伴随症状等。如12岁初潮，每28～30天来1次，每次持续5～7天，可简写为12岁5～7天/28～30天。月经经量多少可问每次经期需用卫生巾或消毒卫生纸若干张（平均每张卫生巾浸透血约30ml，每张卫生纸浸透血约15ml），经色深浅，有无血块。经前有无不适（如乳房胀痛、头痛、浮肿、精神抑郁或烦躁不安等）。有无经行腹痛及疼痛部位、性质、程度、起始和消失时间。尤其注意应常规询问末次月经日期（Last menstrual period，LMP）及其经量和持续时间，如有异常者还应问清楚末次前月经日期（Previous menstrual period，PMP）。如是更年期妇女，要问绝经年龄、围绝经期有无不适、绝经后有无阴道流血和排液、有无下腹肿块等。

5. 婚育史 包括结婚年龄及婚次，是否近亲结婚（直系血亲及三代旁系血亲），配偶健康及同居情况，足月产、早产、流产及现存子女数。如足月产1次，无早产，流产3次，现存子女1人，可简写为1-0-3-1，也可写成"孕4产1"或"$G_4P_1A_3$"。分娩方式（如顺产、剖宫产、产钳助产等）、婴儿出生情况、产后或流产后出血及恶露情况、有无感染、流产时曾否刮宫，尤其应问明末次分娩或流产时间，现在采用何种避孕措施及其效果。

6. 过去史 包括以往健康情况、曾患何种疾病（为防止遗漏，一般应按系统回顾）、手术史（术前、术后诊断、手术过程和术后恢复情况）、外伤史、药物过敏史、过去药物治疗史、近期药物治疗情况等。

7. 个人史 包括所处社会和周围环境、从事职业和工种、居住地生活及卫生条件、个人特殊嗜好等。

8. 家族史　包括父母、兄弟、姊妹及子女健康情况，注意家庭成员中有无遗传性疾病（如白化病、血友病等）、可能与遗传有关的疾病（如糖尿病、高血压、肿瘤等）、传染病（如结核）等。

二、体格检查

体格检查应在采集病史后进行，检查内容包括全身检查、腹部检查和盆腔检查。除危急症外，一般应按上述先后顺序进行。盆腔检查为妇科特有常规检查，又称为妇科检查，在全身检查和腹部检查之后进行。

（一）全身检查

全身检查应常规测量体温、脉搏、呼吸、血压，必要时还应测量体重和身高。其他项目包括患者全身发育与营养状况、神志与精神状态、面容与体态、全身皮肤质地及色泽、淋巴结（特别是左锁骨上淋巴结、腹股沟淋巴结）、头部五官、颈、甲状腺、胸廓、乳房（注意有无包块或分泌物）、心、肺、双肾（肝、脾检查归入腹部检查项）、脊柱、四肢。

（二）腹部检查

腹部检查为妇科检查的重要组成部分。首先观察腹部有无隆起或不对称，腹壁有无瘢痕、静脉曲张、妊娠纹、腹壁疝、腹直肌分离，触诊腹壁厚度，肝、脾有无增大及压痛，腹壁其他部位有无压痛、反跳痛或肌紧张，是否触及包块以及包块部位、大小（以 cm 为单位或以妊娠子宫月份大小表示）、形态、质地、活动度，表面是否光滑，有无结节或分叶状，有无压痛。叩诊注意鼓音和浊音分布区，有无移动性浊音存在。注意肠鸣音有无亢进或消失、双肾区有无叩击痛。如为妊娠，应检查子宫位置和大小，中晚期妊娠还应检查宫底高度、胎位、胎心音率/（律）及胎动等。

（三）妇科检查

首先应配备下列器械：无菌手套、阴道窥器、鼠齿钳、长镊、子宫探针、金属导尿管、宫颈刮板、玻片、消毒棉拭子和棉球、酒精、碘伏、碘酊等消毒液、液状石蜡、肥皂水（冻）、固定液等。

1. 基本要求

（1）检查者要关心体贴病人，态度严肃，语言亲切，检查仔细，动作轻柔。

（2）除尿潴留患者外，检查前自解小便排空膀胱，必要时先导尿。大便数日未解者，应在排便或灌肠后检查。

（3）每检查一人，应更换一块置于臀部下面的垫单（或塑料布），以防交叉感染。

（4）一般妇科检查均取膀胱截石位（尿瘘患者可取膝胸位），臀部置于检查台缘，头略抬高，两手平放于身旁，以使腹肌松弛。检查者面向患者，站立在患者两腿之间。危重病人不能上检查台者可在床旁进行盆腔检查。

（5）经期应避免检查。如为阴道异常出血必须检查时，检查前应先消毒外阴，并使用无菌手套及器械，以防发生感染。

（6）未婚妇女一般仅限于肛腹诊，禁做双合诊或使用窥器检查。如确有检查必要时，应在征得家属及本人同意后方可用食指放入阴道做双合诊。男医生在对未婚者进行检查时，需有其他医护人员在场，以减轻患者紧张心理和避免发生不必要的误会和纠纷。

（7）凡腹壁过度肥厚，或高度紧张不合作，或未婚妇女，当怀疑有盆腔内病变而妇科检查不满意而难以肯定时，可先注射哌替啶、氯安酮，或在骶管麻醉下进行一次彻底的检查，以便作出明确判断。

2. 检查方法 步骤依次进行。

（1）外阴部检查：首先观察外阴部发育、阴毛多少及分布情况，有无畸形、水肿、炎症、溃疡，皮肤、黏膜色泽变化，有无萎缩或肿瘤等。然后用右手拇指和食指分开小阴唇，暴露阴道前庭、尿道口、阴道口和处女膜。处女膜形状多样，有环状、半月状、唇状、锯齿状、筛状、中隔及无孔处女膜等。临床上一般认为处女膜完整未破，其中有孔勉强可容食指通过者为未婚型；处女膜有裂痕且能容两指通过者为已婚型；处女膜仅余残痕或有会阴侧切或直切疤痕者为经产型。检查时还可让患者用力向下屏气，观察有无阴道前后壁膨出、子宫脱垂或尿失禁等。

（2）阴道窥器检查：根据受检者阴道松紧情况不同，分别选用适当大小的阴道窥器。未婚者未经患者或其家属同意，禁用窥器检查。

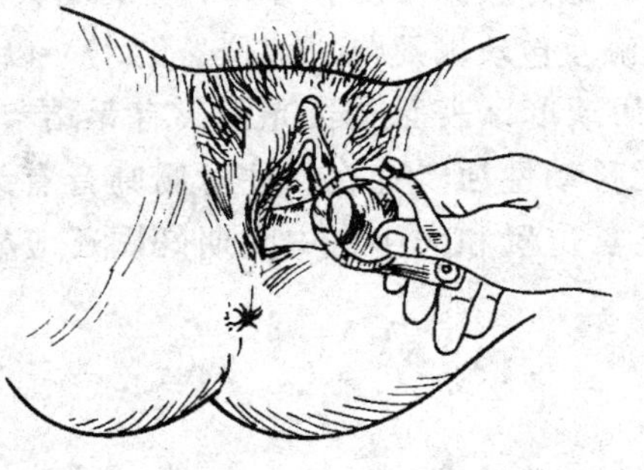

图 9－1　沿阴道侧后壁放入阴道窥器

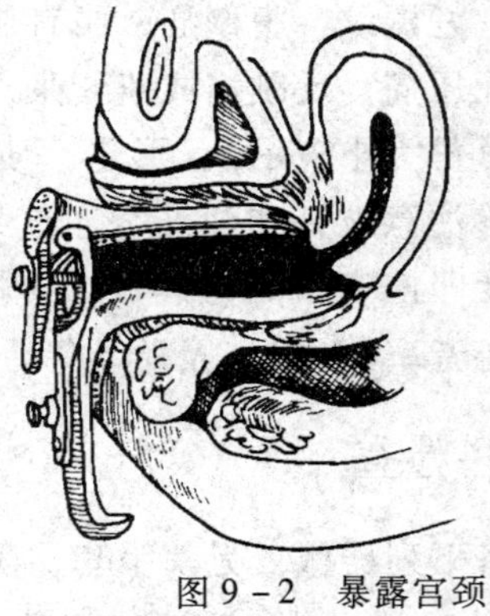

图 9－2　暴露宫颈

①放置和取出方法：先将阴道窥器两叶合拢，旋紧中间螺丝，放松侧部螺丝，用润滑剂如液状石蜡、肥皂水或生理盐水涂擦两叶前端，以减轻插入时的不适感。放置窥器时用左手食指和大拇指分开两侧小阴唇，暴露阴道口，右手斜持预先备好的阴道窥器，避开敏感的尿道周围区，直接沿阴道侧后壁缓慢插入阴道口（图 9－1），然后向上向后推进，推进至阴道深度一半时再将窥器两叶转平，并张开两叶直抵阴道前后穹隆尽头（注意勿将窥器顶端碰到子宫颈，以免引起出血），旋紧侧部螺丝，直到完全暴露宫颈为止（图 9－2）。如患者阴道壁松弛，宫颈难以暴露时，可调整阴道窥器中部螺丝，使其两叶能张开达最大限度。如仍无法看到宫颈时，应改用大号窥器。否则有可能将窥器两叶前端松弛而鼓出的阴道前后壁误认为是宫颈前后唇。当取出窥器时，应先旋松侧部螺丝，待两叶合拢后再取出。特别要注意的是，无论在放入或取出阴道窥器的过程中，窥器中间螺丝一定要旋紧，以免阴道黏膜和小

阴唇被夹入两叶侧缘间而引起剧痛。现在普遍使用的一次性塑料窥器，无螺丝但有推进齿使两叶张开，与用金属螺丝窥器原理相同。

②宫颈检查：注意观察宫颈大小、颜色、外口形状，有无糜烂、撕裂、外翻、腺体囊肿、息肉或肿块；如需宫颈刮片检查，应旋紧窥器侧部螺丝，固定窥器两叶，以便于宫颈上皮细胞标本的采集。

③阴道检查：放松窥器侧部螺丝，旋转窥器，检查阴道前、后、侧壁黏膜颜色，皱襞多少，有无阴道隔、双阴道等先天畸形及出血、溃疡、肿块，观察阴道内分泌物的量、性状、颜色及有无臭味。带下增多或异常者应取阴道内分泌物作涂片检查查找滴虫、假丝酵母菌或淋病奈瑟菌，并判断清洁度。冬季气温低时，阴道内分泌物应加温生理盐水涂片查滴虫。

（3）双合诊：检查者一手的两指或一指伸入患者阴道，另一手在腹部配合触诊检查，称为双合诊。双合诊是盆腔检查中最重要的组成部分之一，其目的在于扪清阴道、宫颈、子宫及其附件、宫旁结缔组织和韧带、盆腔内壁等部位的情况，一般在窥器检查后进行。检查时嘱患者放松腹肌，必要时作规律深呼吸以利检查。

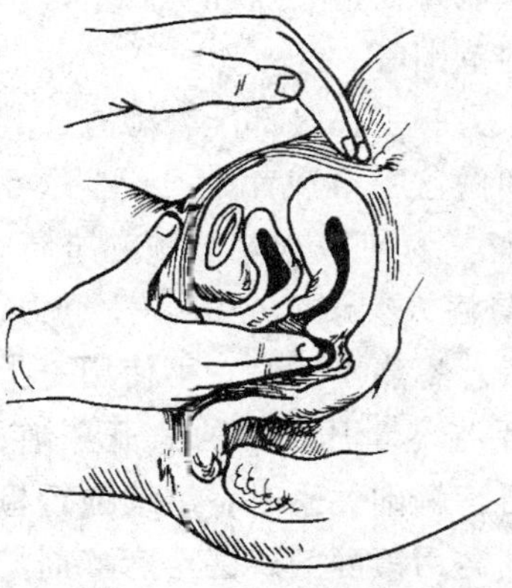

图 9－3 双合诊检查子宫

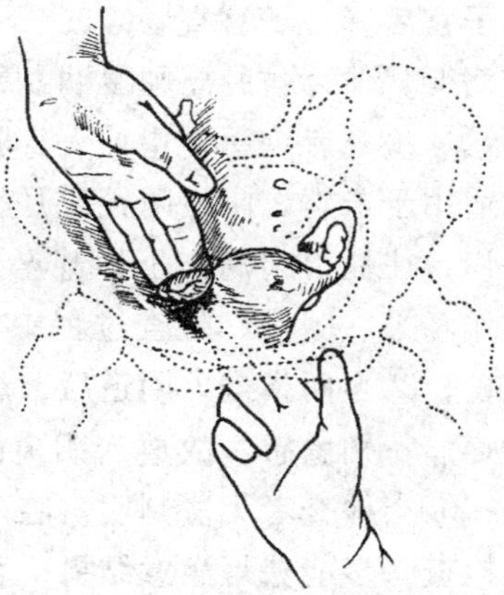

图 9－4 双合诊检查宫旁

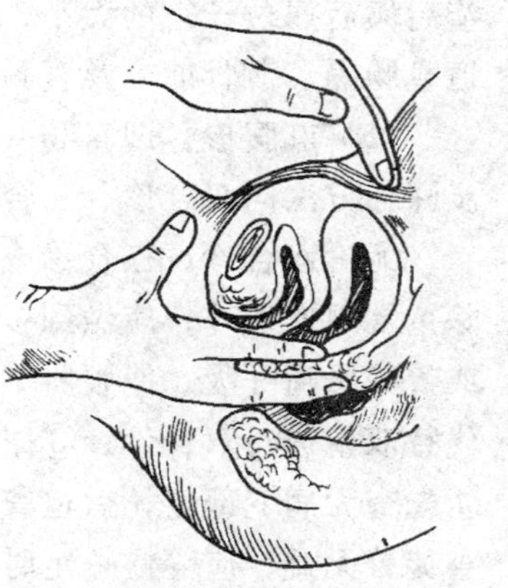

图 9－5 三合诊

检查方法如下：用右手（或左手）戴消毒手套，食、中两指涂润滑剂，轻轻沿阴道后壁进入，右通过阴道口时除感觉其松紧外，可用食指及拇指扪触阴道口两侧有无肿块或触痛，如有前庭大腺炎或囊肿，应触清其大小、硬度、有无压痛等。然后深入阴道，检查阴道松紧度、通畅度和深度，有无先天畸形（如纵隔、横隔）、疤痕、肿块；再扪触宫颈大小、形状、硬度及颈口，观察有无接触性出血；如向上或向两侧拨动宫颈出现疼痛时称为宫颈举痛或摇举痛，为盆腔急性炎症或盆腔内有积血积液的表现。宫颈方向朝后时宫体多为前位，朝前时宫体多为后倾位，宫颈朝上且阴道内手指伸达后穹隆即可扪到宫体时，子宫为后屈位。

随后将阴道内两指放在宫颈后方，另一手掌心朝后手指平放在腹部平脐处，当内诊手指向上向前抬举宫颈时，放在脐部的手指向下向后按压腹壁，并逐渐朝耻骨联合部移动，通过内、外手指同时分别抬举和按压，协调一致，即可触知子宫位置、大小、形状、硬度、活动度以及有无压痛（图 9－3）。正常子宫一般呈前倾略前屈位置。“倾”指子宫体纵轴与人体纵轴的关系，如子宫体朝向耻骨，称前倾（anteversion），朝向骶骨称后倾（retroversion）；“屈”指子宫体纵轴与子宫颈纵轴的关系，如两纵轴向前形成夹角为前屈（anteflexion），向后形成夹角为后屈（retroflexion）。

扪清子宫后，将阴道内两指移向一侧穹隆部，并尽力向上向外后方深触，如病人合作，两指可达阔韧带的后方；此时另一手从同侧下腹壁髂嵴水平开始，由上向下按压腹壁，与阴道内手指相互对合，以触摸该侧子宫附件处有无肿块、增厚或压痛（图9-4）。正常情况下不能扪到输卵管，但偶可触及卵巢，约为3.5cm×2cm×1.5cm大小，活动度好。双合诊时如触及卵巢，应注意卵巢大小、形状、软硬度、活动度、有无触痛等。若附件及宫旁有增厚或压痛时，应仔细检查其范围、厚度、轮廓、压痛程度等。若发现盆腔包块，应注意其所在部位、大小、活动度、表面形态、囊性或实质性以及与子宫的关系。若为囊性包块，还应检查其表面张力、囊壁厚薄、外形是否光滑、有无压痛等。应注意勿将盆腔左侧肿块与乙状结肠内的粪块混淆，粪块特点是无触痛，如面团，压之可变形，可移动，重复检查可发现位置变化很大，果如此，应嘱患者排空大便后再做检查。

（4）三合诊：指腹部-阴道-直肠联合检查。检查者一手之食指伸入阴道，中指伸入直肠，另一手置于下腹部协同触诊，其余检查步骤与双合诊相同（图9-5）。通过三合诊可查清后倾后屈位子宫的大小，发现子宫后壁、子宫直肠陷凹、子宫骶骨韧带、盆腔侧后壁、阴道直肠隔、骶骨前方及直肠内的病变，估计盆腔癌肿浸润盆壁的范围等。

（5）肛腹诊：即直肠-腹部诊。检查者一手食指伸入直肠，另一手在腹部配合检查，其步骤与方法同双合诊、三合诊。适用于未婚、阴道闭锁或月经期做盆腔检查者。

无论双合诊、三合诊或肛腹诊，往往引起病人不适甚至疼痛。为使检查能够顺利进行，除按常规操作外，应做到：①动作轻柔、缓慢、检查过程中可与病人交谈，分散其注意力，或嘱其张嘴呼吸，使腹肌尽量放松；②当两指进入阴道后，患者感疼痛不适时，可使用一指代替双指进行双合诊；③尿道对疼痛特别敏感，故放入阴道的手指尽量压向后方避开尿道；④先查无病变部位，后检查痛侧；⑤当检查者无法判明盆腔内器官解剖关系时，继续强行检查徒劳无益，应等候一定时间再检查，多能获得满意结果，否则需用镇静剂，甚至麻醉剂。

3. 妇科检查记录 通过盆腔检查应将检查结果按解剖部位顺序记录如下。

外阴：发育情况及婚、产类型。有异常时当详加描述。

阴道：通畅度、黏膜情况，分泌物量、色、性状、有无臭味。

宫颈：大小、硬度，有无糜烂、撕裂、息肉、腺囊肿，有无接触性出血、举痛等。

子宫：位置、大小、硬度、活动度，有无压痛等。

附件：有无块物、增厚、压痛。如有块物，记录其位置、大小、硬度、表面是否光滑、活动度、有无压痛，以及与子宫及盆壁的关系。左右两侧分别记录。

三、病历小结

摘录患者病史、症状、体征和辅助检查结果，对其中阳性表现和阴性结果进行综合分析，对疾病作出初步诊断，并考虑与该病相关的鉴别诊断；将该病引起的主要继发病及合并发生的主要伴发症列为次要诊断；拟定诊疗计划和方案，包括建议进一步需做的实验室化验及辅助检查项目、具体治疗方法及调护措施等。

第二节　妊娠诊断

临床上为了掌握妊娠不同阶段的特点，将妊娠全过程共40周分为3个时期：妊娠12周末以前称为早期妊娠，第13~27周末称为中期妊娠，第28周及以后称为晚期妊娠。临床上诊断妊娠需根据临床表现，再结合辅助检查方能确诊。

一、早期妊娠的诊断

（一）临床表现

1. 停经　已婚育龄或未婚有性生活的妇女，平时月经周期规则，一旦月经过期10日左右，应首先考虑有妊娠的可能性。

2. 早孕反应　约半数妇女在停经6周左右出现头晕乏力、倦怠嗜睡、食欲不振、恶心欲呕或轻微呕吐、厌食油腻、择食嗜酸等现象，称为早孕反应（morning sickness）。一般进入中期妊娠以后多可自行消失。

3. 尿频　因呈前位的妊娠子宫增大后压迫膀胱，故出现尿频。当中期妊娠以后增大的子宫超出盆腔时，症状逐渐消失。

4. 乳房的变化　从妊娠第8周起，因乳房开始增大而出现胀痛，尤以初孕妇较明显。乳头和乳晕着色变深变宽，乳晕部位因皮脂腺隆起而出现结节，称蒙氏结节。

5. 妇科检查　阴道及宫颈变松软，呈紫蓝色。有时子宫峡部变得特别柔软，双合诊时感觉宫颈和宫体似不相连，称黑格征（hegar sign）。妊娠5~6周时宫体变饱满，呈圆球形；妊娠8周宫体约为非孕宫体的2倍，妊娠12周时为非孕宫体的3倍。当子宫底超出盆腔时，可在耻骨联合上方触及。

（二）辅助检查

1. 妊娠试验　妊娠后胚胎滋养层细胞产生大量绒毛膜促性腺激素（简称HCG）进入血液，并经孕妇尿中排出。临床采用免疫学方法检测停经妇女尿液，称为妊娠试验，如是妊娠，一般月经过期1周以上即为阳性。放射免疫法可特异性定量检测孕妇血中β－HCG的含量，可更早更准确地诊断早期妊娠。

2. 超声检查　B型超声显像法是检查早期妊娠快速而准确的方法，最早在妊娠5周时可见到来自羊膜囊的妊娠环，如在妊娠环内见到有节律的胎心搏动和胎动，即可确诊早期妊娠为活胎。超声多普勒于孕8周时可在增大的子宫区内听到单一有节律的胎心音，亦可确诊早孕。

3. 黄体酮试验　对既往月经正常、就诊时月经过期3周左右未潮、B超和尿HCG均阴性的可疑早孕妇女，可每天肌注黄体酮10~20mg，连续3~5日。停药3~7日内有阴道流血者可以排除妊娠；超过7日仍无阴道流血者，妊娠的可能性较大。

4. 基础体温测定 停经前监测基础体温为双相型的妇女，停经后如高温相持续18日以上仍不下降者，早孕的可能性较大；如高温相持续超过3周不下降，则早孕的可能性更大。

5. 宫颈黏液检查 停经后取宫颈黏液镜检，如仍可见到较为典型的羊齿植物叶样结晶，即可排除早孕；如见到椭圆体，则需连续动态监测才有助于早孕的诊断。

总之，早孕的诊断应根据既往病史、临床表现及辅助检查，进行综合分析，才能确诊和避免误诊。

二、中、晚期妊娠的诊断

（一）临床表现

1. 子宫增大 随着妊娠的进展子宫逐渐增大，孕妇自觉腹部膨隆，通过手测或皮尺测量宫底高度，可判断妊娠月份。一般妊娠16周子宫底约达脐耻之间，妊娠24周约在脐上1横指，妊娠36周在剑突下2横指，妊娠40周在脐与剑突之间或略高（表9-1）。

2. 胎动（fetal movement） 胎儿在子宫内活动时形成对子宫壁的冲击称为胎动。胎动是胎儿情况良好的表现。妊娠18周左右孕妇可自觉胎动，妊娠周数越大，胎动越活跃，但到妊娠末期时胎动逐渐减少。

3. 胎心 妊娠18~20周经孕妇腹壁可听到胎儿心音，如钟表的“滴答”声，约每分钟120~160次。妊娠24周以前，胎心音多在脐下正中或稍偏左、右听到；妊娠24周以后，胎心音多在胎儿背部所朝向的母体一侧腹部听诊最清楚。

4. 胎体 妊娠20周后，经孕妇腹壁可触到子宫内的胎体。妊娠24周后腹壁触诊已能区分胎头、胎背、胎臀和胎肢。胎头圆而硬，有浮球感；胎臀宽而软，形状不规则；胎背宽而平坦；胎肢小且有不规则活动。

5. 皮肤变化 妊娠中晚期孕妇的面部、乳头乳晕及腹壁正中线处常有色素沉着。

表9-1 不同妊娠周数宫底高度及子宫长度

妊娠周数	手测宫底高度	尺测耻上子宫长度
12周末	耻骨联合上2~3横指	
16周末	脐耻之间	
20周末	脐下1横指	18（15.3~21.4）cm
24周末	脐上1横指	24（22.0~25.1）cm
28周末	脐上3横指	26（22.4~29.0）cm
32周末	脐与剑突之间	29（25.3~32.0）cm
36周末	剑突下2横指	32（29.8~34.5）cm
40周末	脐与剑突之间或略高	33（30.0~35.3）cm

（二）辅助检查

1. B型超声检查 妊娠15周后作B超检查可显示胎体、胎头及胎盘等完整图像，并能显示胎动、胎心搏动及羊水深度，可证实为活胎。妊娠晚期B超检查还可确定胎产式、胎先露、胎方位。

2. X 线检查　妊娠 18 ~ 20 周后，X 线摄片检查不仅能见到胎儿的骨骼阴影，且对多胎、畸胎、死胎及可疑头盆不称等有较大的诊断价值。但因 X 线对胎儿有害，故近年已被 B 型超声检查所取代。

3. 胎儿心电图　妊娠 12 周时已能检测出较规律的胎儿心电图图形，孕 20 周后其检测成功率更高。

三、胎位的诊断

妊娠 32 周以后，由于胎儿明显长大，羊水相对减少，胎儿与子宫壁贴近，胎儿的位置和姿势相对恒定。从此时起，胎儿在子宫内的姿势为：胎头俯屈，颏部贴近胸壁，脊部略向前弯，四肢屈曲交叉于胸前，整个胎体呈椭圆形，与妊娠晚期的子宫腔形状相吻合。胎儿体位与母体骨盆的关系对分娩的影响很大，妊娠晚期应通过四步触诊、肛门指诊、阴道指诊，结合 B 型超声检查明确诊断胎位。若发现胎位异常，应尽可能及时纠正。

1. 胎产式　胎体纵轴和母体纵轴的关系称为胎产式（fetal lie）。两纵轴平行者称纵产式（longitudinal lie），如头位、臀位，占妊娠足月分娩总数的 99.75%。两纵轴垂直者称横产式（transverse lie），如横位。两纵轴交叉成其他角度时称斜产式。斜产式是暂时的，在分娩过程中多数转成纵产式或横产式（图 9 – 6）。

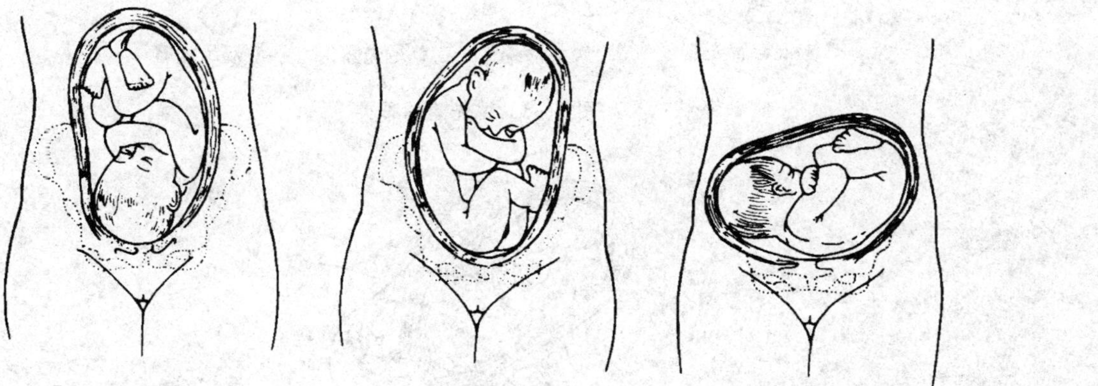

①纵产式—头先露　②纵产式—臀先露　③横产式—肩先露

图 9 – 6　胎产式及胎先露

2. 胎先露　最先进入母体骨盆入口的胎儿部分称胎先露（fetal presentation）。纵产式有头先露和臀先露，横产式为肩先露。头先露因胎头屈伸程度不同又分为枕先露、前囟先露、额先露和面先露（图 9 – 7）。臀先露由于入盆的先露部不同，可分为混合臀先露、单臀先露及足先露（图 9 – 8）。横产式时最先进入骨盆的是胎儿肩部，为肩先露。偶见胎儿头先露或臀先露与胎手或胎足同时入盆称复合先露（图 9 – 10）

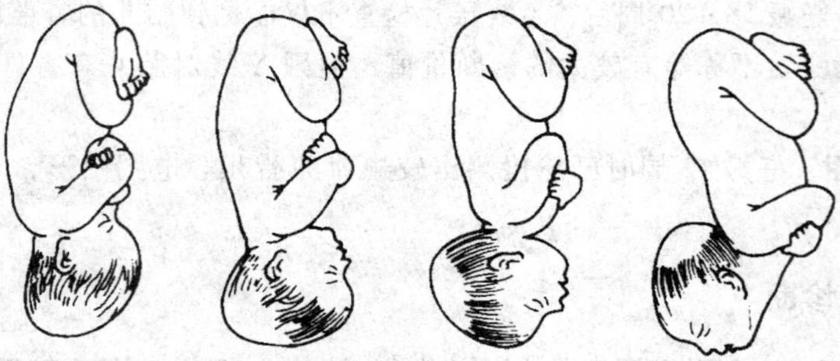

①枕先露　②前囟先露　③额先露　④面先露

图 9－7　头先露的种类

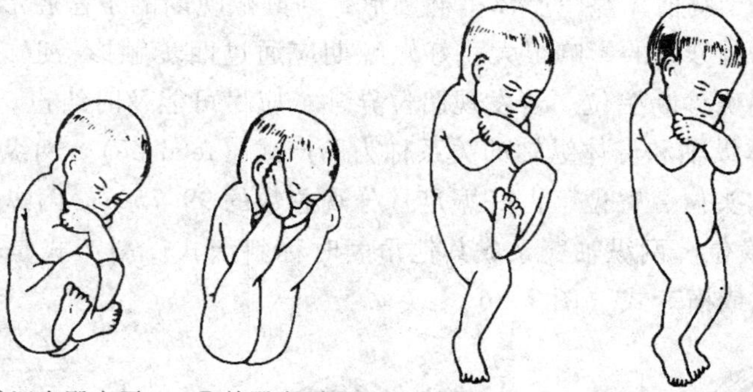

①混合臀先露　②单臀先露　③单足先露　④双足先露

图 9－8　臀先露的种类

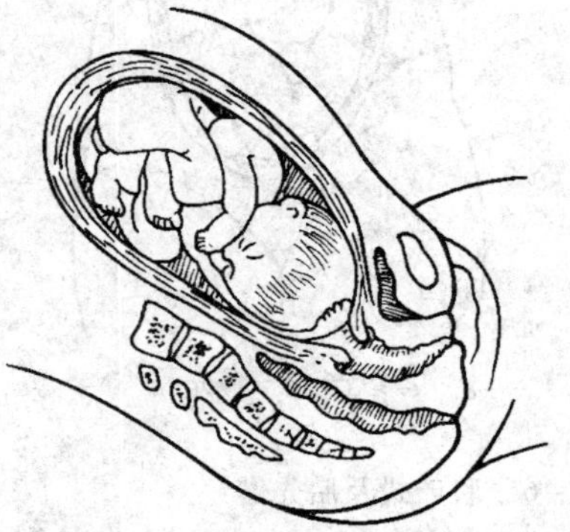

图 9－9　复合先露

3. 胎方位　胎儿先露部的指示点与母体骨盆的关系称胎方位（fetal position），简称胎位。枕先露以枕骨、面先露以颏骨、臀先露以骶骨、肩先露以肩胛骨为指示点。根据胎儿先露部指示点与母体骨盆前、后、左、右、横的关系而有不同的胎位。胎产式、胎先露和胎方位的种类与关系如表 9－2。

表 9-2　胎产式、胎先露和胎方位的种类与关系

- 纵产式（99.75%）
  - 头先露（95.75%～97.55%）
    - 枕先露（95.55～97.55%）
      - 枕左前（LOA）、枕左横（LOT）、枕左后（LOP）
      - 枕右前（ROA）、枕右横（ROT）、枕右后（ROP）
    - 面先露（0.2%）
      - 颏左前（LMA）、颏左横（LMT）、颏左后（LMP）
      - 颏右前（RMA）、颏右横（RMT）、颏右后（RMP）
  - 臀先露（2%～4%）
    - 骶左前（LSA）、骶左横（LST）、骶左后（LSP）
    - 骶右前（RSA）、骶右横（RST）、骶右后（RSP）
- 横产式：肩先露（0.25%）
  - 肩左前（LS_cA）、肩左后（LScP）
  - 肩右前（RS_cA）、肩右后（RScP）

第三节　遗传咨询、遗传筛查、产前诊断

一、遗传咨询

遗传咨询（seneticcom counselling）是由从事医学遗传的专业人员或咨询医师，对咨询者就其提出的家庭中遗传性疾病的发病原因、遗传方式、诊断、预后、复发风险率、防治等问题予以解答，并就咨询者提出的婚育问题提出建议和具体指导供参考。遗传咨询是预防遗传性疾病的一个重要环节。

（一）遗传咨询的意义

随着科学技术不断进展，诊断手段不断提高，新的遗传病不断被发现，截止至 1998 年，仅人类常染色体疾病已报道 4228 种，平均每年增加百种左右。可见遗传性疾病已成为人类常见病、多发病。不少遗传病病情严重，甚至导致终生残废，给患者带来痛苦，给家庭、国家造成沉重的精神负担和经济负担。遗传咨询是在遗传学、细胞遗传学、分子生物学、分子遗传学迅猛发展的基础上，与临床医学紧密结合而建立起来的一门新兴学科，其目的明确，就是及时确定遗传性疾病患者和携带者，并对其生育患病后代的发生危险率进行预测，以及建议应该采取的预防措施，从而减少遗传病儿出生，降低遗传性疾病发生率，提高人群遗传素质和人口质量，获取优生效果。

（二）遗传咨询的步骤

1. 明确诊断　咨询者若为患病者，要通过其家庭调查及系谱分析，首先应明确是不是遗传性疾病。要确认为遗传性疾病，必须正确认识遗传性疾病与先天性疾病、家族性疾病的关系。遗传性疾病是指个体生殖细胞或受精卵的遗传物发生突变，或突变引起的疾病，具有垂直传递和终生性特征。先天性疾病或称先天缺陷，是指个体出生后即表现出来的疾病，如先天梅毒、先天性白内障是先天性疾病而不是遗传性疾病，伴有形态结构异常则为先天畸形。家族性疾病是指表现出家族聚集现象的疾病，即在一个家庭中有两个以上成员患相同疾

病。要依靠收集详细的病史资料，了解夫妻双方三代直系血亲。直系血亲是指具有直接血缘关系的亲属，即生育自己和自己所生育的上下各代亲属，如父母与子女、祖父母、外祖父母与孙子女、外孙子女等。旁系血亲是指直系血亲以外，在血统上和自己同出于一源的亲属，如同父异母或同母异父的兄弟姐妹。若咨询者为近亲结婚，其对遗传性疾病的影响应作出正确估计，应进行必要的系统的体格检查和实验室检查来明确诊断。

2. 预测对子代的影响 预测遗传性疾病患者子代再发风险率，可以根据遗传性疾病类型和遗传方式作出估计。至于宫内胚胎或胎儿接触致畸因素，则应根据致畸原的毒性、接触方式、剂量、持续时间以及胎龄等因素，进行综合分析其对胚胎、胎儿的影响并做出决定。

（1）常染色体显性遗传病：夫妻一方患病，应该不生第二胎。夫妻外观正常，因特殊原因可以生第二胎。

（2）常染色体隐性遗传病：夫妻均为携带者，出生儿有1/4发病，以不生第二胎为佳。近亲结婚的夫妻极易发生这类情况。

（3）X连锁显性遗传病：妻患病，出生儿1/2发病，不许生第二胎。夫患病，女儿全部发病，只能允许生男胎。

（4）X连锁隐性遗传病：在妊娠第二胎后，应作产前诊断进行性别预测。妻患病，保留女胎；夫患病，保留男胎；夫妻均患病，即使有特殊原因也不许生第二胎。

（5）多基因病：生第二胎应该作产前诊断，发现病儿应终止妊娠。

（6）染色体病：夫妻染色体正常，或夫妻之一为平衡易位携带者，允许生第二胎，但需作产前诊断，发现病儿应终止妊娠。

（三）人类遗传病预期危险率的推算

1. 单基因遗传病预期危险率的推算

（1）常染色体显性遗传病：夫妻一方患病，子女预期危险率为1/2。未发病的子女，其后代通常不发病。

（2）常染色体隐性遗传病：夫妻为携带者，生育过一患儿，再生育子女预期危险率均为1/4。夫妻一方患病，另一方正常，且非近亲结婚，其子女通常不发病，均为携带者。若另一方正常，为近亲结婚，其子女的发病率明显增多。

（3）X连锁显性遗传病：夫为患者，妻正常，其女儿均发病，儿子均正常。妻为患者，夫正常，其子女各有1/2发病。预期危险率女儿高于儿子，但女儿症状较轻。

（4）X连锁隐性遗传病：妻为携带者，夫正常，其儿子预期危险率为1/2。夫为患者，其儿子通常不发病。妻为患者，夫正常，其儿子均发病，女儿均为携带者。

2. 染色体病预期危险率的推算

染色体病绝大多数由亲代的生殖细胞畸变所致，极少部分由夫妻一方染色体平衡易位携带者引起，此时的再发风险率应依照患者及其父母的核型来分析、判断。举例：患儿为唐氏综合征儿核型为$47XX^{+21}$，若双亲核型正常，则为新发生的畸变，与母亲年龄关系密切。

（四）近亲结婚对遗传性疾病影响的估计

近亲结婚是指夫妇有共同祖先，必定有血缘关系。从遗传学观点看，以表亲和比表亲还近的近亲结婚影响最大。五代以上曾有共同祖先的近亲结婚，对遗传的影响极小，与在群体中随机结婚对遗传的影响相似，故我国婚姻法规定的“直系血亲和三代以内的旁系血亲禁止结婚”条款，有利于减少遗传性疾病的发病率，有利于落实优生措施。

近亲结婚有害，是因它增加父母双方相同的有害隐性基因传给下一代的机会，使其子女发生常染色体隐性遗传病的可能性显著增加。

临床上常以亲缘系数、近婚系数和性连锁基因的近婚系数估计判断近亲结婚对遗传性疾病的影响程度。

1. 亲缘系数　若拟测定两个个体间的亲缘关系，可以用两个个体间的亲缘系数来计算，即计算两个个体在一条染色体位点（基因是成对存在，它在染色体内排列成直线，并有固定位置）上具有相同基因的概率。

举例：计算父子在同一条染色体有相同基因的概率。假设父的基因型为 A_1A_2，母的基因型为 A_3A_4，则儿子有 4 种基因型 A_1A_3、A_1A_4、A_2A_3 和 A_2A_4。父与子相同基因的概率均为 1/2。父为 A_1A_2，若儿子为 A_1A_3，父与子在染色体同一位点上具有相同基因概率为 1/2；父为 A_1A_2，若儿子为 A_1A_4 父与子在染色体同一位点上具有相同基因概率也为 1/2。若儿子为 A_2A_3、A_2A_4 亦然，故总的概率应为 $1/4 \times (4 \times 1/2) = 1/2$，即父子的亲缘系数为 1/2。

再例：计算兄妹在染色体同一位点上具有相同基因的概率。假设父为 A_1A_2，母为 A_3A_4，兄妹均有 A_1A_3、A_1A_4、A_2A_3、A_2A_4 4 种基因型，兄妹的亲缘关系为 $1/16 \times (4 + 8 \times 1/2 + 4 \times 0) = 1/16 \times 8 = 1/2$。祖孙的亲缘关系为$(1/2)^2 = 1/4$。叔侄的亲缘关系为 $2 \times (1/2)^3 = 1/4$。表兄妹的亲缘关系为 $2 \times (1/2)^4 = 1/8$。表叔侄的亲缘关系为 $2 \times (1/2)^5 = 1/16$。从表兄妹的亲缘关系为 $2 \times (1/2)^6 = 1/32$。可见，一级亲缘关系系数为 1/2，二级为 1/4，三级为 1/8，四级为 1/16，五级为 1/32。必须指出，级与代不能等同，如从表兄妹为五级亲属，却是三代旁系血缘。

2. 近婚系数　有血缘关系的男女结婚，有可能从共同祖先获得相同的致病基因，并有可能将他们夫妻相同的致病基因传给其子女，使其子女获得的基因不仅是纯合的，而且是等同的。子女获得近亲结婚父母的这样一对基因概率称近婚系数。近婚系数 = 1/2 亲缘系数。一级亲缘的近婚系数为 $1/2 \times 1/2 = 1/4$，二级为 $1/2 \times 1/4 = 1/8$，三级为 $1/2 \times 1/8 = 1/16$，四级为 $1/2 \times 1/16 = 1/32$，五级为 $1/2 \times 1/32 = 1/64$。

3. 性连锁基因的近婚系数　男女均有 X 对常染色体，对近亲结婚男女所生育的男孩与女孩均有影响，但对 X 染色体则不同，男孩仅有一条，女孩却有两条，对男孩并无影响，故计算性连锁基因的近婚系数时，只计算女孩的近婚系数值。男孩的 X 染色体均来自母亲，所以追查基因传递步骤时不计算男性，尤其是两个男性连接在一起，传递步骤则中断。举例：姨表兄妹（夫妻双方母亲是姐妹，夫妻不同性）结婚，其女儿的性连锁基因近婚系数为 $2 \times (1/2)^5 + (1/2)^3 = 3/16$。舅表兄妹（夫妻双方父母为兄妹，夫妻不同姓）结婚，其女儿的性连锁基因近婚系数为 $2 \times (1/2)^4 = 1/8$。堂兄妹（夫妻双方是兄妹，夫妻同姓）结婚和姑表兄妹（夫妻双方父母为姐弟，夫妻不同姓）结婚，其女儿的性连锁基因近婚系数均为 0。

4. 遗传性疾病与近亲结婚的关系　根据上述系数预测有亲缘关系的父母生育染色体隐

性遗传病的概率。以苯丙酮尿症为例，其群体发病率为 $1/50\times1/50\times1/4=1/10000$（群体中杂合体频率为 1/50，子代发病率为 1/4），若为舅表兄妹结婚，苯丙酮症儿的发病率为 $1/50\times1/8\times1/4=1/1600$，较非近亲结婚者高 6 倍。

（五）遗传咨询范畴

遗传咨询通常分为婚前咨询、产前咨询和一般遗传咨询。

1. 婚前咨询 婚前医学检查，通过询问病史、家系调查、家谱分析，再结合全面的体格检查，对遗传缺陷绝大多数能确诊，并掌握其传递规律，推算出影响下一代优生的风险度，提出对结婚、生育的具体指导意见，从而减少甚至可以避免遗传病儿的出生。可以认为婚前医学检查是防止遗传性疾病延续的第一次监督。婚前咨询涉及的问题是婚前医学检查后，发现男女一方或双方以及家属中有遗传性疾病能否结婚、能否生育等具体问题。

发现影响婚育的先天畸形或遗传性疾病时，按暂缓结婚、可以结婚但禁止生育、限制生育、不能结婚 4 类情况掌握标准。这种指令性规定带有强制性，应认真执行。

（1）应暂缓结婚：可以矫正的生殖器畸形。在矫正之前暂缓结婚，待畸形矫正后再结婚。

（2）可以结婚，但禁止生育：①男女一方患严重的常染色体显性遗传病，如强直性肌营养不良、先天性成骨不全等，目前尚无有效的治疗方法，子女发病机会又大，且不能作产前诊断，故可以结婚，但不能生育。②男女双方均患严重的相同的常染色体隐性遗传病，如男女均患白化病，其子女发病概率几乎是 100%。再如遗传性聋哑，属遗传性通婚，其子女发病概率也极大。③男女一方患严重的多基因遗传病，如精神分裂症、躁狂抑郁型精神病、原发性癫痫等，又属于该病的高发家系，后代再现风险率增高，即使病情稳定，可以结婚，但不能生育。

（3）应限制生育：性连锁遗传病是指致病基因位于性染色体上，携带在 X 染色体的基因称 X 连锁。X 连锁隐性遗传病的传递特点是女方为携带者，1/2 可能将致病基因传给男孩成为患者，但男方为患者不直接传给男孩。若已知女方为 X 连锁隐性遗传病（如血友病）、基因携带者与正常男性婚配，应作产前诊断判断胎儿性别，只准许生育女孩而限制生育男孩。基因诊断已能在妊娠期间确诊 X 连锁隐性遗传病，也能准确决定胎儿性别而作出是否继续妊娠的意见。

（4）不能结婚：①直系血亲和三代以内旁系血亲。②男女双方均患相同的遗传性疾病，或男女双方家系中患相同的遗传性疾病。③严重智力低下者，常有各种畸形，生活不能自理，男女双方均患病无法承担家庭义务，又无能力养育子女，加之其子女智力低下概率也大，故不能结婚。

2. 产前咨询 主要遇到的遗传咨询问题归纳为：①夫妻一方或家属曾有遗传病儿或先天畸形儿，再生育下一代患病儿率有多大？能否预测出？②已生育过患儿再生育是否是患儿？③妊娠期间，尤其是妊娠前 3 个月接触过放射线、化学物质、服用过药物，会不会导致胎儿畸形？

3. 一般遗传咨询 主要咨询的问题归纳为：①夫妻一方有遗传病家族史，该病能否累及本人及其子女？②生育过畸形儿是否为遗传性疾病，能否影响下一代？③夫妻多年不孕或习惯性流产，希望获得生育指导。④夫妻一方已确诊为遗传病，询问治疗方法及效果。⑤夫妻一方接受放射线、化学物质，会不会影响第二代等。

（六）遗传咨询的注意事项

1. 对咨询者必须做到“亲切、畅言、守密”，要有同情心、责任心，要满腔热情，以取得咨询者及其家属对咨询医师的信任与合作，使其能够主动详尽地提供一切可能提供的病症和家系资料．使诊断和再发危险率的估计能更加接近实际。

2. 谈话时语言要有分寸，解答问题要实事求是，避免使用带有刺激性语言来形容患者特征，切勿责伤咨询者的自尊，应鼓励患者树立信心，积极防治遗传性疾病。

3. 按照遗传病类型和遗传方式估计再发危险率，只能表示下一代发病几率，事实上下个孩子是否发病，咨询医师不能够也不应该作出肯定或否定的保证，应该科学地说明婚育与优生优育的道理，与咨询者坦率地交换意见。

4. 为保证咨询质量，应建立个案记录，咨询登记，以便查找，有利于咨询者再次咨询时参考。

二、遗传筛查

遗传筛查是预防遗传性疾病发生的重要步骤。

（一）遗传携带者的检查

表型正常，带有致病遗传物质称遗传携带者，主要包括隐性遗传病杂合体和染色体平衡易位者。

1. 隐性遗传病杂合体的检出　人群中隐性遗传病患者的发病率并不高，但杂合体比例却高得惊人。举例：苯丙酮尿症纯合体在人群中为1∶10000，杂合体（携带者）则为1∶50，是纯合体的200倍。对发病率极低的遗传性疾病，通常不作杂合体的群体遗传筛查，仅对患者亲属及其对象进行筛查，即可收到较好效果。对于检测出的携带者进行婚姻和生育指导，对预防纯合体患儿的出生有实际意义。

2. 染色体平衡易位者的检出　由于染色体平衡易位多无遗传物质的丢失，故平衡易位者并不表现疾病，但其生育染色体异常患儿的概率为50%以上，甚至达到100%。生育死亡机会也很大。

（二）遗传筛查的方法

遗传筛查手段包括羊膜腔穿刺行羊水检查、绒毛活检、羊膜腔胎儿造影、胎儿镜检查、B型超声检查、经皮脐静脉穿刺取胎血检测、胎儿心动图、磁共振成像等。

1. 羊膜腔穿刺行羊水检查　取羊水上清液及沉渣的检查及培养，已是产前诊断的重要手段。

（1）羊膜腔穿刺的时机选择：为诊断遗传性疾病或确定胎儿性别，应选择在妊娠16～

20周进行，此时在腹壁极易扪清子宫，羊水量相对较多，容易抽取，不易伤及胎儿。

（2）操作步骤：详见第二十九章第九节的经腹羊膜囊穿刺术。

（3）羊水标本的处理：抽出的羊水应立即送检或放置在4℃冰箱内保存，但不应超过24小时。新鲜羊水经2000r/min离心10分钟后，取其上清液检测甲胎蛋白值，取其沉渣作羊水细胞培养，经过10～18日，制片行C显带技术染色后作染色体核型分析或遗传性代谢缺陷病检测，也可作染色质检查。

2. 绒毛活检 获取的绒毛标本，不需培养直接进行涂片在光镜下观察诊断，也可进行酶活性测定和对绒毛细胞进行性染色质检查确定胎儿性别，或提取DNA后作基因诊断。也可行绒毛细胞培养，进行染色体核型分析。绒毛活检的优点：诊断结果比检测羊水获得结果约提前2个月。若发现染色体异常或确定性别，可在妊娠早期行人工流产终止妊娠。

3. 羊膜腔胎儿造影 是一种显示羊水中胎儿轮廓的造影法。先行羊膜腔穿刺，将40%碘化油（脂溶性造影剂）20ml和76%泛影葡胺（水溶性造影剂）40～60ml同时注入羊膜腔内，行X线摄片，能诊断胎儿体表畸形和胎儿消化管畸形。

脂溶性造影剂碘化油注入羊膜腔后，由于胎儿发育至5个月时，其皮肤外布满一层油脂，造影剂碘化油与胎脂结合，约经24～48小时能均匀地涂于胎儿皮肤表面，可清楚地在X线荧屏上显示出胎儿的五官、肢体和生殖器轮廓，有助于诊断胎儿小耳症、单眼症、小头症、内翻足、胎儿水肿、联体胎儿等体表异常。

水溶性造影剂泛影葡胺注入羊膜腔后与羊水混合，被胎儿吞咽，4小时即可见胎儿小肠显影，可判断胎儿消化管闭锁部位。

此法简单安全，能弥补B型超声检查的不足，应用广泛。

4. 胎儿镜检查 可在直视下观察胎儿体表和胎盘胎儿面，其附属装置可以同时采集羊水、抽取胎儿血液和胎儿皮肤活组织检查等，是近年发展的一项宫内胎儿诊断技术。

5. B型超声检查 作为产前诊断项目，应在妊娠16周以后，因此时胎儿各主要脏器已能清晰显现。能观察到胎儿体表及脏器有无畸形，观察胎儿颅骨是否完整。若探不到清晰的外形光滑的圆形环状回声，可诊断为无脑儿；若胎儿颅骨部分缺如，看到脑膜凸出在羊水中飘浮，可诊断为脑膜膨出；若脑室明显增大，有助于诊断胎儿脑积水；见到脊膜呈囊状物膨出，可以诊断为胎儿脊柱裂。测量胎儿双顶径值及胎儿股骨长的比例，还可以间接判断胎儿是否侏儒。检查胎肾大小、膀胱充盈度，可以诊断有无先天性泌尿系统畸形。观察胎儿腹壁是否平整，可以判断有无脐疝或腹壁裂；观察胎儿有无胃空泡及肠管是否扩张，可以诊断先天性消化管畸形。

B型超声检查在产前诊断中的另一重大用途，是在其引导下行羊膜腔穿刺抽取羊水，采集绒毛，行脐静脉穿刺抽取胎血和胎儿镜检查等操作，更能做到安全、准确。可见当今B型超声检查已是产前诊断胎儿畸形必不可少的手段，并已被广泛应用。

6. 经皮脐静脉穿刺取胎血检测 在妊娠18～20周进行经皮脐静脉穿刺抽取纯胎儿血液检测，是一项值得推广的新技术。抽取胎儿血液可以确定胎儿血型，可以诊断血红蛋白病、血友病、半乳糖血症等数十种疾病。脐静脉血还可以作为胎儿基因工程检测的标本。此检查法难度并不太大，但操作者若掌握要领还不够熟练时，常不能获得一次穿刺成功。若穿刺针

尖斜面过大　可致胎血中混入羊水影响检测结果，或发生穿刺点渗血等并发症。

7. 胎儿心动图（fetocardiogram）　是近年开展的一项新的诊断方法。B型超声检查对在子宫腔内经常变换位置的胎儿心血管系统畸形，还不能做出正确判断。随着超声技术的不断发展，开展了实时定向M型超声心动图，即应用实时和M型超声合并的探头。实时超声能了解心脏结构，M型超声能够定量测出心动周期的各时相（射血前期时间和心室射血时间）关系。测定时间已能提前至妊娠18～20周。只要熟悉并正确运用检测方法，便可获得最理想的胎儿心脏定位及正常胎儿心脏解剖在实时和M型超声心动图上不同切面的图像。胎儿心动图能正确显示胎儿心脏结构和功能，对高危胎儿先天性心脏畸形的宫内诊断，或因孕妇或胎儿患病所致的心脏并发症行宫内诊断已成为可能。通过无损伤性的胎儿心动图进行宫内诊断，有助于对高危孕妇的正确合理指导，进行胎儿及新生儿的恰当处理，以改善围生儿素质并提高其生存率。

8. 磁共振成像（magnetic resonance imaging，MRI）　为彻底摆脱X线损伤的全新扫描技术，能从任何方向截面显示解剖病变，诊断效果优于计算机体层摄影（CT）。

三、产前诊断

产前诊断（prenatal diagnosis）又称宫内诊断（intrauterine diagnosis）或出生前诊断（antenatal diagnosis），是指在胎儿出生之前应用各种先进的科技手段，采用影像学、生物化学、细胞遗传学及分子生物学等技术，了解胎儿在宫内的发育状况，例如观察胎儿有无外形畸形，分析胎儿染色体核型有无异常，检测胎儿细胞的生化项目和基因等，对先天性和遗传性疾病作出诊断，以便进行选择性流产。主要从以下四个方面进行检测：①观察胎儿外形：利用B型超声、X线检查、胎儿镜、磁共振等观察胎儿体表畸形；②染色体核型分析：利用羊水、绒毛细胞或胎儿血细胞培养，检测染色体病；③检测基因：利用DNA分子杂交、限制性内切酶、聚合酶链反应（PCR）技术检测DNA；④检测基因产物：利用羊水、羊水细胞、绒毛细胞或血液，进行蛋白质、酶和代谢产物检测，诊断胎儿神经管缺陷、先天性代谢疾病等。

（一）产前诊断的对象

1. 35岁以上的高龄孕妇。由于染色体不分离机会增加，胎儿染色体畸变率增高，例如21－三体综合征（唐氏综合征）发生率达1%。

2. 生育过染色体异常儿的孕妇。再生育染色体异常儿（如21、18、13－三体综合征）的机会，比正常孕妇高10倍，达1.7%。

3. 夫妇一方有染色体平衡易位者。其子代发生染色体畸变率增大。

4. 生育过无脑儿、脑积水、脊柱裂、唇裂、腭裂、先天性心脏病儿者。其子代再发生儿率加大。

5. 性连锁隐性遗传病基因携带者。其男胎有1/2发病，女胎有1/2携带者，应做胎儿性别预测。

6. 夫妇一方有先天性代谢疾病，或已生育过病儿的孕妇。

7. 在妊娠早期接受较大剂量化学毒剂、辐射和严重病毒感染的孕妇。

8. 有遗传性家族史或有近亲婚配史的孕妇。

9. 原因不明的流产、死产、畸胎和有新生儿死亡史的孕妇。

10. 本次妊娠羊水过多、疑有畸胎的孕妇。

（二）产前诊断和疾病种类

1. 染色体病 包括数目异常和结构异常。常染色体数目异常较常见，常表现为某对常染色体多一条额外的染色体，称三体。报道较多的有21－三体综合征（唐氏综合征）、18－三体综合征和13－三体综合征。常染色体结构异常以缺失、重复、倒位、易位较常见。性染色体数目异常，常见有先天性卵巢发育不全症（45，XO），这种胎儿出生后，表现有智力低下、发育障碍、多发性畸形等。染色体病胎儿有时死于宫内发生多次反复流产，资料表明早期自然流产中染色体异常约占60%，而新生儿中仅占0.5%。

2. 性连锁遗传病 以X连锁隐性遗传病居多，如红绿色盲、血友病、无丙种球蛋白血症等。致病基因在X染色体上，携带致病基因的男性必定发病，携带致病基因的女性为携带者，生育的男孩可能一半是病人，一半为健康者；生育的女孩外表虽均正常，但可能有一半为携带者，故判断为男胎后，应行人工流产终止妊娠。反之，患性连锁隐性遗传病的男性与正常女性婚配，生育的男孩不会患病，生育的女孩均为杂合体，故判断女胎后，应行人工流产终止妊娠。

3. 遗传性代谢缺陷病 用羊水细胞可诊断遗传性代谢缺陷病已达80余种，国内可诊断黑蒙性白痴病、粘多糖增多症，系因基因突变导致某种酶缺失，引起代谢抑制、代谢中间产物累积而出现临床表现。除极少数疾病在早期用饮食控制法（如苯丙酮尿症）、药物治疗（如肝豆状核变性）外，至今尚无有效治疗方法，且基因治疗目前仅处于实验研究阶段，故开展遗传性代谢缺陷病的产前诊断，是非常重要的预防措施。

4. 非染色体性先天畸形 特点是有明显的结构改变。检测孕妇血清及羊水甲胎蛋白可协助诊断。无脑儿、脊柱裂等神经管缺陷通常通过B型超声检查即可确诊。

（三）染色体病的产前诊断

染色体病的产前诊断，主要依靠细胞遗传学方法。近年分子细胞遗传学的不断进展，原位杂交技术如荧光原位杂交和引物原位DNA合成技术，均具有诊断准确、快速的优点。

1. 羊水细胞制备染色体 羊膜腔穿刺抽出羊水细胞，培养9～12日后行染色体核型分析，如今改用荧光原位杂交技术或引物原位DNA合成技术，只需1小时即可完成，且可获得最精细的核型分析结果。

2. 绒毛细胞制备染色体 培养法可靠，需7～14日获得结果。

3. 胎儿血细胞培养制备染色体 培养24～48小时后制片，此法能校正羊水细胞、绒毛细胞培养出现的假嵌合体，结果准确可靠。

（四）性连锁遗传病的产前诊断

性连锁遗传病儿需确定性别，以便决定取舍。利用羊水鉴定胎儿性别的正确率尚不能达到100%，目前常用Y染色体特异性探针进行原位杂交，或Y染色体特异性DNA序列的聚合酶联反应（PCR）扩增，效果良好，结果准确。

（五）先天性代谢缺陷病的产前诊断

先天性代谢缺陷病多是常染色体隐性遗传病，是由于基因突变导致某种酶或结构蛋白的缺失，引起代谢过程受阻，代谢中间产物积累出现症状。测定培养的羊水细胞或绒毛细胞特异酶活性是产前生化诊断的经典方法。但有些遗传性代谢缺陷病的酶缺陷并不在羊水细胞和绒毛细胞中表达，而不能用此技术行产前诊断。近年基因诊断（又称DNA诊断）能利用分子生物学技术在DNA分子水平上对待测的基因进行分析，能对有关的遗传性代谢缺陷病作出诊断，常用的产前基因诊断技术有：快速DNA斑点杂交法、限制性内切酶酶谱分析、寡核苷酸探针杂交法、DNA限制性片段长度多态性分析、聚合酶联反应（PCR）等。

（六）非染色体性先天畸形

非染色体性先天畸形，主要以神经管缺陷为代表。在产前诊断中占有相当比例，达到1/3～1/2病例。检测羊水中甲胎蛋白高值，超正常10倍以上。也可检测母血甲胎蛋白值，通常超过同期妊娠平均值2个标准差。检测羊水中乙酰胆碱酯酶增高有助于诊断。在妊娠16～20周期间，B型超声检查及母血甲胎蛋白值测定即可确诊。

第四节 妇产科疾病诊断与辨证要点

妇产科疾病的诊断要点是依据经、带、妊、产、杂病的临床表现，特殊病史，妇科和产科临床检查，结合实验室辅助检查，得出中医病证与西医疾病名称的诊断；妇产科疾病的辨证，仍以八纲辨证与脏腑辨证、气血辨证为基础，但应根据月经、带下、恶露等期、量、色、质、气味异常的特点，以及生殖系统局部临床表现的特征，结合全身证候表现和舌脉征象，运用脏腑、气血结合八纲辨证的方法进行综合分析，以辨明疾病或病证的病性、病势、病位、病因和病机，以便为辨证论治、选方用药提供可靠的依据。

一、月经病的诊断与辨证要点

月经病的诊断，主要是以月经周期、经期和经量的异常情况，月经的非生理性停闭，以及伴随行经或绝经前后出现的突出症状为依据，但应注意月经后期、闭经等与妊娠停经相鉴别，经期延长、月经过多、崩漏等与胎、产病症及肿瘤等引起的下血证相鉴别，月经过少、痛经与异位妊娠、先兆流产相鉴别等。

月经病的辨证，主要是以月经的期、量、色、质、气味，伴随月经周期性出现突出症状的特点，结合全身证候与舌脉征象为依据。

1. 以期而论 一般周期提前，多为血热或气虚；周期推后，多为血虚或血寒；周期先后无定，多为肝郁或肾虚；经期延长，多为气虚和血热。

2. 以量而论 量多者，以血热和气虚为常见；量少者，以血虚或血寒为常见；量或多或少者，以肝郁、肾虚为多见。

3. 以色而论 色鲜红或紫红者属热，黯红者属寒，淡红者为虚，黯淡者为虚寒。

4. 以质而论 黏稠者属热属实，清稀者属寒属虚，有血块者属瘀。若兼气味臭秽者多属热，气味血腥者多属寒，恶臭难闻者多属瘀血败浊成毒为患，病多险恶。

5. 以经期伴随症状而论 在经前或行经之初出现者，多属实证；在经后或行经末期出现者，多属虚证；平时持续存在，经期加重者，多属湿热蕴结或气滞血瘀。

以上是分别概括介绍其辨证要点，临证时应举一反三，抓住特点综合分析，才能做到准确无误。

二、带下病的诊断与辨证要点

带下病的诊断，主要是以带下量明显增多，或色、质、气味异常，或伴全身或局部症状为依据，临床应借助妇科体格检查和实验室辅助检查进一步明确引起带下异常的原发疾病的病因和病位，分清炎症性带下病如阴道炎、宫颈炎等与非炎症性带下病。带下病尚需与白浊相鉴别，白浊是从尿道中流出的秽浊如脓的液体，且在发病之初有小便淋沥涩痛；赤带尚需与经间期出血、经漏以及淋证相鉴别；尤其要注意与引起阴道异常排液的妇科恶性肿瘤相鉴别。

带下病的辨证，主要是根据带下的量、色、质、气味异常的特点，结合全身与局部症状的临床特点来分析。一般正常带下无色、无臭，其量不多。若带下量多，色白质稠，如唾如涕，绵绵不断，多属脾虚；量多质薄，清稀如水，兼腰膝酸软，多属肾虚；量多质稠，色黄或黄白相间，多属湿热；兼阴中瘙痒，属湿热蕴结酿虫生风。古代医籍中载有白、黄、赤、青、黑“五色带”名，结合临床辨证，色白者多属虚属寒，病变涉及脾、肾；色黄者多属湿热蕴结，为肝郁脾湿下注；若带下黄绿如脓，为湿热成毒；色赤为肝火炽盛。带下色黑者，临床少见偶或有之。此外，还有赤白相兼者，多属湿热或虚热为患。湿热者，少腹坠胀，阴户瘙痒；虚热者，多伴五心烦热，或兼潮热盗汗等。若带下五色并见，多为内脏虚损，秽液下注，或为恶性癌瘤晚期之排液所致，尤宜审慎。若带下腥臭多属寒证；若酸秽腐臭，则为热证；若带下恶臭难闻，为热毒内炽之象。

三、妊娠病的诊断与辨证要点

妊娠病是指在妊娠期发生的与妊娠有关的疾病。诊断妊娠病首先要确定妊娠，古称“候胎”。生理性早、中、晚期妊娠的诊断已如前述。诊断时要注意分清是母病动胎还是胎元本身有缺陷，是病理性妊娠本身的疾病还是妊娠期合并发生的内、外科病症，除了根据孕妇出现的与妊娠有关的临床主证诊断妊娠病外，还需借助实验室辅助检查。同时还要分辨哪些是妊娠早期容易出现的疾病，哪些是妊娠中、晚期发生的疾病。如妊娠期阴道流血和腹痛，若发生在妊娠早期，要鉴别是先兆流产、不全流产、完全流产，还是异位妊娠；若发生在妊娠中期，要鉴别是晚期流产，还是葡萄胎；若发生在妊娠晚期，要鉴别是早产，还是前置胎盘或胎盘早期剥离等。

妊娠病的辨证，主要是抓住妊娠病不同临床主症的特点，结合全身兼证和舌脉征象，运用脏腑、气血、八纲辨证的方法进行综合分析和证候归纳。如妊娠恶阻应抓住主症呕吐的特点，即呕吐物的颜色、口味、性状进行分析，一般呕吐清涎，色浅，味淡，多属脾虚；呕吐物夹有痰涎，伴中脘痞满，舌苔厚腻，为脾虚夹痰；呕吐物带酸苦味或辛辣味，伴口干、舌苔黄腻，多属肝胃郁热。又如妊娠肿胀应抓住肿胀主症发生的部位、范围、程度等特点辨其性质与证型，首先分清属于水肿还是气肿。一般肿胀延及大腿、外阴和胸腹部，程度较重，皮薄色白而光亮，按之凹陷，即时难起，为水肿，属脾虚、肾虚或脾肾阳虚；肿胀部位不定，程度不重，皮厚而色不变，按无明显凹陷，随按随起，为气肿，属气滞湿阻。

四、产时病的诊断与辨证要点

产时病发生在子宫出现规律性收缩，正式进入临产以后，直至胎儿娩出后24小时以内。如分娩出现异常，病多危急，应按现代新法接生的要求及时做出诊断和相应处理，诊断要点参照异常分娩各节。

产时病的辨证，应始终围绕失血与耗气的特点辨其虚实，但是除了产力异常、胎膜早破、产后出血的部分情况可以参照月经病、妊娠病中的血病进行气血和八纲辨证、采用中医药疗法治疗外，大多非中医药物所能奏效，故其辨证要点此处从略。

五、产后病的诊断与辨证要点

产后病是分娩结束后至产褥期中发生的与分娩和产褥有关的疾病。产后病的诊断主要依据近期有分娩史，全面了解病人产前有无妊娠合并症及其治疗效果，产时有无异常，是否顺产、滞产、手法或器械助产、剖宫产，出血多少，有无创伤等，并把握好时限以及与分娩和产褥有关等要点，诊断一般不难。历代医家十分重视对产后病的研究，早在东汉时期成书的《伤寒杂病论·妇人产后病脉证并治篇》中根据产后阴血亏虚、元气虚弱的特点提出了“新产三病”，即“痉”、“郁冒”、“大便难”。唐代以后又提出产后败血上冲有“冲心”、“冲肺”、“冲胃”三种危重症；清代把产后发生呕吐、盗汗、泄泻三种伤津耗液的病证称为“产后三急”，告诫人们应引起高度重视。而现代产科所强调的产后急重病症，则主要是指产后出血、产褥感染以及各种原因引起的产科休克。

产后病的辨证应注重“产后三审”，即一审小腹痛与不痛，以辨恶露有无停滞；二审大便通与不通，以验津液之盛衰；三审乳汁与饮食多少，以察胃气的强弱。除此之外，亦应抓住产后病不同临床主症的特点，结合全身兼证和舌脉征象，运用脏腑、气血、八纲辨证的方法进行综合分析和证候归纳。

六、妇科杂病的诊断与辨证要点

凡不属经、带、胎、产疾病范畴之内，而又与女性特殊解剖和生理病理特点有密切关系的一类疾病，称为妇科杂病，如癥瘕（包括女性生殖器肿瘤、子宫内膜异位症、盆腔炎性肿块等）、不孕症、脏躁、子宫脱垂、阴痒、阴疮、外阴色素减退疾病、盆腔瘀血综合征等，诊断主要依据各病症特有的临床表现，结合辅助检查进行，但应注意与内、外科疾病相鉴别。

妇科杂病的辨证依然是抓住各病症不同临床主症的证候特点，结合全身兼证和舌脉征象，运用脏腑、气血、八纲辨证的方法进行综合分析和证候归纳（附表9－3，表9－4）。

附：妇产科疾病辨证归纳简表

表9－3　妇产科疾病脏腑辨证结合八纲辨证简表

脏腑病机		妇产科相关病症	全身症状	舌　诊	脉　诊
肾	肾气虚	经期先后不定，量多或少，崩漏，闭经，胎动不安，滑胎，子宫脱垂	腰酸腿软，头晕耳鸣，精神不振，小便频数，或余沥不净	舌淡红，苔薄白	脉沉弱或沉细
	肾阴虚	月经先期，量少色红，崩漏，闭经，经断前后诸证，妊娠心烦	头晕耳鸣，颧红，咽干，五心烦热，失眠盗汗，小便短黄，大便干，足跟痛	舌红或有裂纹，少苔或无苔或花剥苔	细数无力
	肾阳虚	崩漏，经行泄泻，带下清稀，胎动不安，妊娠水肿，宫寒不孕	腰脊酸痛，畏寒腹冷，尿意频数，夜间尤甚，五更泄泻，性欲减退	舌淡嫩苔薄白而润	沉迟而弱，尺脉尤甚
肝	肝郁气滞	经期先后不定，色黯有块，痛经，经前乳胀，闭经，不孕，缺乳	胸胁胀痛，腹满，纳差，善叹息，精神抑郁	舌质正常苔薄白	弦
	肝郁化热	月经先期，量多，崩漏，经行吐衄，乳汁自出	头晕，头痛，目眩，耳鸣，口苦咽干，心烦易怒，目赤肿痛	舌质红苔薄黄	弦数
	肝经湿热	带下色白或黄白相兼，量多质稠，秽浊而臭，阴痒	胸闷纳呆，心烦口苦，尿黄涩痛，大便干结，或秽溏	舌质红苔黄腻	滑数或弦数有力
	肝阳上亢	经断前后诸证，妊娠眩晕，先兆子痫	头晕头痛，面红目胀，耳鸣耳聋，失眠多梦，震颤，烦满欲呕，四肢发麻	舌质红苔薄黄或少苔	弦细或弦细有力
	肝风内动	妊娠痫证，产后痉证	头晕头痛，语言不利，颈项强直，昏不知人，四肢抽搐，痉厥	舌红或绛无苔或花剥苔	弦细或细数

脏腑病机		妇产科相关病症	全身症状	舌　诊	脉　诊
脾	脾气虚弱	月经先期，量多，崩漏，带下，阴挺下脱，乳汁自出或不足，恶阻	神疲肢软，少气懒言，食后脘胀，小腹坠胀	舌胖有齿印，苔薄白	虚弱
	脾阳不振	经行泄泻，带下，妊娠肿胀	面色㿠白，虚浮而肿，四肢不温，神疲乏力，纳差，大便稀溏	苔薄白而润，	虚弱
	痰湿阻滞	闭经，恶阻，带下，不孕，癥瘕	头晕且重，形体肥胖，胸脘痞闷，口淡而腻，多唾浊沫	苔薄白而腻	滑或沉
	心脾两虚	月经先期，量多，或月经后期，量少，崩漏，闭经	面色㿠白或萎黄，头昏眼花，心悸气短，失眠多梦，纳谷不香	舌质淡，苔薄白	细弱

表 9－4　妇产科疾病气血辨证结合八纲辨证简表

气血病机			妇产科相关病症	全身症状	舌诊	脉诊
气病	气虚		月经先期，量多，色淡，崩漏，子宫脱垂，恶露不绝，乳汁自出	面色㿠白，形寒肢冷，精神倦怠，少气懒言，头昏眼花，心悸自汗	舌体胖嫩，舌苔薄白	缓弱
	气滞		月经后期，痛经，闭经，癥瘕，缺乳	胸胁胀痛，下腹胀痛，痛无定处，甚则气聚成块，但推之可移，按之可散，忽上忽下	舌质正常或稍黯，苔薄白	弦
血病	血虚		月经后期，量少，色淡，质稀，闭经，经后腹痛，胎动不安，不孕，乳汁不足	面色苍白或萎黄，肌肤不荣，口唇及爪甲淡白，头昏眼花，心悸少寐，四肢麻木，大便干结	舌质淡，苔薄白或少苔	细弱
	血瘀		痛经，闭经，崩漏，宫外孕，癥瘕，产后腹痛，恶露不绝，色黯有块，块下痛减	下腹疼痛，痛有定处，状如针刺，甚则积结成块，按之痛甚，推之不移，肌肤甲错	舌质紫黯或边有瘀点	沉弦或沉涩
	血寒	实寒	月经后期，量少，色黯有块，经行腹痛，得热痛减，或闭经，癥瘕，不孕	面色青白，畏寒肢冷	苔薄白	沉紧
		虚寒	月经后期，量少，色淡或如黑豆汁，痛经，带下清冷，不孕	面色少华，腰酸背痛，腹冷如扇，小便清长，大便稀溏	舌淡，苔薄	沉迟无力
	血热	实热	经行先期，量多，质稠，色紫红，阴中灼热，经行吐衄，崩漏	面红唇赤，口渴，喜饮，心中烦热，小便短赤，大便干结	舌红或绛，苔黄而糙	滑数或洪大
		虚热	月经先期，色鲜红，漏下不止，胎动不安	两颊潮红，低热不退，或午后潮热，五心烦热，咽干口燥，渴不多饮，盗汗，少寐	舌红欠润少苔或无苔	细数无力

第五节　妇产科常见症状鉴别诊断要点

一、阴道出血

是妇产科临床最常见的主症之一，出血可来自于女性生殖道的任何部位，如子宫体、子宫颈、阴道和外阴等，但绝大多数阴道出血来自子宫体，除正常月经外，一般都笼统地称为"阴道出血"。

（一）出血原因

引起阴道出血的原因很多，大致可归纳为以下 7 类：

1. 卵巢内分泌功能失调　出血来自子宫，常见于功能失调性子宫出血，可分为无排卵型功血和有排卵型月经不调，属月经病。

2. 异常妊娠　出血亦来自子宫，常见于流产、异位妊娠、葡萄胎、前置胎盘、胎盘早剥等。

3. 异常分娩与产褥　常见于软产道撕伤、胎盘滞留或部分残留、胎盘息肉、子宫复旧不全等。

4. 生殖器炎症　如宫颈糜烂、宫颈息肉、子宫内膜炎等。

5. 生殖器肿瘤　引起阴道出血的唯一良性肿瘤是子宫肌瘤，其余几乎均为恶性肿瘤，如外阴癌、阴道癌、宫颈癌、子宫内膜癌、子宫肉瘤、卵巢癌、绒毛膜癌等。

6. 生殖道损伤或异物　如外阴、阴道骑跨伤、性交所致处女膜或阴道损伤、放置宫内节育器、人工流产刮宫术损伤等。

7. 全身疾病或药物所致　如血小板减少性紫癜、再生障碍性贫血、白血病、肝功能损害、不规则口服避孕药、药物性流产、雌孕激素使用不当等。

（二）临床表现

阴道出血大致可表现为以下 9 种形式：

1. 月经量增多　经量增多或经期延长但周期正常，为子宫肌瘤的典型症状，也可见于有排卵型月经不调、子宫腺肌症、放置宫内节育器等。

2. 不规则阴道出血　多为月经周期紊乱的无排卵型功血，但要注意排除早期子宫内膜癌、宫内组织残留等。

3. 长期持续阴道出血　首先要考虑子宫颈癌、子宫内膜癌的可能，也可见于无排卵型功血或宫内组织残留等。

4. 停经后阴道异常出血　若发生于育龄期妇女，应首先考虑与妊娠有关的疾病，如流产、宫外孕、葡萄胎等；若发生于围绝经期妇女，多为功血，但要首先排除生殖器恶性肿瘤和异常妊娠。

5. 绝经多年后阴道出血　若出血量少，持续时间短，2～3日即净，多为体内激素残留波动引起子宫内膜剥脱所致；若出血量较多，持续时间长或反复出血，要考虑子宫内膜癌的可能。

6. 性交后出血　性生活后发现有阴道出血，应考虑早期子宫内膜癌、子宫颈息肉或黏膜下子宫肌瘤。

7. 行经前后点滴出血　月经正式来潮前或来潮后连续几日阴道少量流出深红色血液，多见于有排卵型功血黄体功能不健或萎缩不全、放置IUD的副反应等。

8. 经间期出血　可见于慢性子宫颈炎的子宫颈糜烂、子宫颈息肉，或排卵期出血。

9. 阴道出血伴排液　多见于晚期子宫颈癌、子宫内膜癌、子宫黏膜下肌瘤伴感染；若为阵发性阴道排出血水，应考虑有输卵管癌的可能。

（三）年龄特点

新生女婴出生后数日有少量阴道出血，为来自母体的雌激素在出生后骤然下降，子宫内膜脱落所致。幼女出现阴道出血，可见于性早熟或生殖器恶性肿瘤。青春期少女阴道出血多为功能性子宫出血。育龄期妇女阴道出血应首先排除与妊娠有关的疾病。围绝经期出血虽然多为功能性子宫出血，但应首先排除生殖器恶性肿瘤。

二、带下异常

生理性带下呈白色糊状或半透明蛋清样，黏稠无臭，其量不多，具有润泽前阴孔窍和辅助生殖的作用。它是由子宫颈管和子宫内膜腺体的分泌物、阴道黏膜的渗出物构成，内含黏液、阴道上皮脱落细胞、阴道杆菌和少量白细胞。带下量的多少与体内雌激素水平高低有关。当生殖道发生急、慢性炎症如阴道炎、宫颈炎，或发生癌变时，带下量会明显增多，其色质气味等性状也会发生改变。常见病理性带下的临床表现和原因有以下7种：

1. 无色透明黏性带下　本为正常带下特点，但若其量明显增多，多见于慢性子宫颈管炎、卵巢功能失调雌激素水平高，也可能是阴道腺病或子宫颈高分化腺癌所致。

2. 白色凝乳块状带下　常伴有外阴阴道瘙痒或灼热疼痛，为白色念珠菌性阴道炎的特征。

3. 灰黄色泡沫状带下　常伴有外阴阴道瘙痒或灼热疼痛，为滴虫性阴道炎的特征。

4. 灰色匀质稀薄带下　常伴有腥臭气味或阴道瘙痒，为细菌性阴道病的特征。

5. 脓性带下　色黄或黄绿，黏稠，多有臭气，可见于淋球菌或滴虫合并杂菌感染所致的阴道炎、子宫颈炎、宫颈管炎等，也可见于宫腔积脓、子宫颈癌、阴道癌，或阴道内异物等。

6. 血性带下　带下中混合有血液，可能是放置IUD引起，也可能是宫颈息肉、子宫黏膜下肌瘤，或子宫颈癌、子宫内膜癌。

7. 水样带下　阴道持续流出淘米水样带下，并有恶臭气味，多为晚期子宫颈癌、阴道癌，或子宫黏膜下肌瘤伴感染。如为阵发性排出黄色或红色水样带下，要考虑输卵管癌的可能。

三、下腹疼痛

下腹疼痛为妇科临床十分常见的症状，应根据其临床特点和病史进行诊断和鉴别诊断，主要从以下 6 方面考虑。

1. 起病缓急 起病急骤者，应考虑卵巢囊肿蒂扭转或破裂、宫外孕破裂、黄体囊肿破裂；起病缓慢而逐渐加重者，多为盆腔炎或恶性肿瘤；长期慢性隐痛者，多为慢性附件炎或盆腔瘀血综合征。

2. 疼痛部位 下腹正中痛多为子宫性疼痛；一侧下腹痛多为该侧卵巢和输卵管病变，如卵巢囊肿蒂扭转、输卵管妊娠流产、慢性附件炎等，但如为右侧下腹痛，应注意与阑尾炎鉴别；双侧下腹痛常见于慢性附件炎；整个下腹甚至全腹痛，可见于卵巢囊肿破裂、宫外孕破裂、盆腔腹膜炎、黄体囊肿破裂。

3. 腹痛性质 阵发性绞痛为子宫或输卵管等空腔器官痉挛性收缩引起；持续性钝痛多为子宫及其附件炎症或腹腔内积液所致；撕裂样锐痛多为输卵管妊娠破裂或卵巢囊肿破裂；下腹连及肛门坠痛多为宫腔内积血或积脓不能排出，引起子宫收缩所致；顽固性疼痛难以忍受，应考虑为晚期癌瘤。

4. 腹痛时间 月经来潮前和行经时周期性腹痛，如发生在年轻未婚女性，多为原发性痛经；如发生在已婚育龄妇女，可见于子宫内膜异位症、子宫腺肌症、盆腔瘀血综合征等。两次月经中间出现一侧下腹短暂痛，多为排卵性疼痛。周期性下腹痛而无月经来潮，常常为经血排出受阻所致，若见于青春期少女，多为先天性生殖道畸形，如处女膜闭锁、阴道横隔等；若发生在子宫腔内手术或检查后，多为宫腔粘连或宫颈管粘连。

5. 腹痛放射部位 腹痛放射至腹股沟及大腿内侧，多为该侧子宫附件病变所致；放射至肩部应考虑为腹腔内出血；腹痛连及腰骶部，多为宫颈、子宫病变引起。

6. 腹痛伴随症状 腹痛伴随有停经史，多为妊娠合并症；伴随恶心、呕吐，可能为卵巢囊肿蒂扭转；伴随发热、寒战，常见于急性盆腔炎、产褥感染；伴随肛门坠胀，多为子宫直肠陷凹有积液；伴随有休克症状，多为脏器破裂、腹腔内大量积血；伴随全身恶病质表现，为晚期癌瘤的特点。

四、下腹部肿块

下腹部肿块可来自肠道、泌尿道、腹腔、腹壁或生殖系统，但在女性以来自生殖系统为最多。一旦发现妇女下腹部肿块，首先要判定肿块的部位，鉴别肿块的性质是肿瘤还是非肿瘤，是良性肿瘤还是恶性肿瘤，通过详细询问病史，尤其是月经史、婚产史，仔细体格检查，合理运用各种辅助检查以尽早明确诊断。

（一）临床分析

1. 发生机理 根据肿块发生机理不同，可分为：

（1）功能性肿块：为生理性或暂时性，如妊娠子宫、卵巢黄体囊肿等。

（2）炎性肿块：如输卵管积水、输卵管卵巢囊肿。

（3）阻塞性肿块：因生殖道闭锁或排便不畅所致，如宫腔积血、粪块堵塞等。

（4）肿瘤性肿块：如子宫肌瘤、卵巢肿瘤等。

（5）其他：如卵巢子宫内膜异位囊肿、盆腔内异物残留等。

2. 发病部位

（1）右下腹部肿块：属妇科的有该侧卵巢肿瘤、输卵管积水或积脓、巧克力囊肿等；属外科的有阑尾周围脓肿、增生性回盲部结核、回盲部阿米巴性或血吸虫肉芽肿、阑尾黏液囊肿、阑尾类癌、盲肠癌等。

（2）左下腹部肿块：妇科该侧卵巢肿瘤、输卵管积水或积脓、巧克力囊肿等；外科乙状结肠癌、直肠癌、乙状结肠阿米巴性肉芽肿等。

（3）正下腹部肿块：见于子宫肌瘤、膀胱肿瘤、膀胱憩室。

（4）腹部广泛性不定位肿块：可见于结核性腹膜炎、腹膜转移癌、肠套叠、肠扭转、大网膜或肠系膜肿瘤等。

3. 肿块质地

（1）囊性：多为良性病变，如卵巢囊肿、输卵管积水或膀胱胀尿等。

（2）实性：妇科多见于妊娠子宫、子宫肌瘤、卵巢纤维瘤、附件炎性包块；但恶性肿瘤也表现为实性肿块。

（二）妇科肿块的特点

1. 子宫增大

（1）妊娠子宫：子宫增大变软，尿妊娠试验阳性，B 型超声探及宫内孕囊；若子宫增大太快，B 型超声未探及宫内孕囊而见水泡状物，则可能为葡萄胎。

（2）子宫肌瘤：子宫均匀增大或不规则增大，质地较硬，常伴月经过多。

（3）子宫腺肌症：子宫均匀性增大，一般小于 12 周孕子宫，质硬，多有继发性渐进性痛经。

（4）子宫阴道积血或宫腔积脓：积血多为处女膜闭锁或阴道横膈，患者在青春期后无月经初潮，而有周期性下腹痛及下腹部肿块。宫腔积脓常在子宫颈癌放射治疗多年后出现。

（5）子宫畸形：妇科内诊检查若扪及子宫一侧对称或不对称肿块，两者相连，硬度相同，多为双子宫或残角子宫。

（6）子宫恶性肿瘤：以往有生育或流产史，特别是葡萄胎史者，若子宫增大，外形不规则，并伴有阴道出血，应考虑子宫绒毛膜癌。绝经后子宫增大，伴有不规则阴道出血，可能为子宫内膜癌。子宫增大迅速，伴有腹痛或不规则阴道出血，可能为子宫肉瘤。

2. 附件肿块 正常附件难以扪及，若扪及肿块多为病理性，但 B 超探及的囊性占位，直径小于 3cm 者，多为暂时性功能性的卵巢卵泡或黄体。

（1）附件炎性肿块：多为双侧性，位于子宫两旁与子宫粘连，压痛明显。急性炎症时有发热、腹痛；慢性炎症常有不孕史，或反复急性发作。

（2）输卵管妊娠：肿块位于子宫一侧，一般不大，多有短暂停经史，未破裂时症状不明显；一旦破裂或流产，肿块明显压痛，常有剧烈腹痛、阴道不规则少量流血。

（3）卵巢非赘生性囊肿：多为单侧性，可活动，一般直径小于6cm。如黄体囊肿可在妊娠早期扪及；黄素囊肿见于葡萄胎，可为一侧或双侧；巧克力囊肿多与子宫粘连，活动受限，且有压痛。

（4）卵巢赘生性肿块：若呈囊性，表面光滑，活动性好，多为暂时性、功能性或良性肿块。若为实性，表面不规则，活动受限，特别是盆腔内扪及结节或伴有胃肠道症状者，要考虑为恶性肿瘤。

3. 腹壁或腹腔肿块

（1）腹壁后肿瘤或脓肿：肿块位于直肠和阴道后方，紧贴后腹壁不活动，实性以肉瘤最常见，囊性见于良性畸胎瘤和脓肿。

（2）腹水：大量腹水易与巨大卵巢囊肿混淆，腹部冲击触诊法可发现潜在的肿块，B超鉴别更不难。

（3）后陷凹脓肿：肿块呈囊性，向阴道后穹隆突出，压痛明显，伴发热及急性盆腔腹膜炎体征，后穹隆穿刺抽出脓液可确诊。

（4）包裹性结核性腹膜炎：肿块为囊性，固定不活动，界限不清，表面光滑，囊肿可随病情加重或好转而增大或缩小。

五、外阴瘙痒

参阅第18章第4节“外阴瘙痒”内容。

第十章 治法概要

妇产科的常用治法有内治法和外治法等，多数情况下以内治法为主，仅有局部症状时，可只用外治法，或内、外治法并用。对妊娠病和产后病的治疗，应注意药物对胎儿或婴儿的影响。

第一节　内治法

本节仅讨论妇产科特殊的内分泌治疗、恶性肿瘤的化学药物治疗以及中医常用的内治法。

一、内分泌治疗

妇产科内分泌治疗的目的是为了矫正、调整、恢复女性的生殖内分泌节律及功能，改善女性的精神、心理、内分泌、代谢和机体功能状态。

（一）促性腺激素释放激素（GnRH）

GnRH 既有 LH－RH 作用，又有 FSH－RH 作用，能兴奋垂体合成和分泌 LH 及 FSH。大量的 GnRH 或其类似物（GnRH－a），可消耗效应器官组织中的本身受体而产生功能抑制状态，称降调作用。目前临床常用的 GnRH 制剂（10 肽化合物）有戈那瑞林（gonadorelin）；GnRH－a 制剂（9 肽化合物，其作用远比 GnRH 强）有戈舍瑞林（goserelin）、亮丙瑞林（leuprorelin）。GnRH 主要用于垂体兴奋试验、下丘脑性闭经与下丘脑性不孕等；GnRH－a 可用于治疗子宫内膜异位症、子宫肌瘤等。

（二）促性腺激素（gonadotropic，Gn）

有尿促性腺激素（human menopausal gonadotropin，HMG）和绒毛膜促性腺激素（human chorionic gonadotropine，HCG）两种。其中 HMG 含有 FSH、LH 两种促性腺激素，能促进卵泡发育和成熟并分泌雌激素；如果垂体和卵巢有一定功能，所产生的雌激素的正反馈作用能间接使垂体分泌足量的 LH 而诱发排卵；若垂体功能低下，则需加用 HCG 才能诱发排卵并维持黄体功能。在垂体能分泌足量 FSH，而 LH 分泌不足时，于接近卵泡成熟时给予 HCG，可以诱发排卵，继续应用可维持黄体功能；若垂体功能不足，则先用氯米芬或 HMG，使卵泡发育成熟，然后用 HCG 替代 LH，达到诱发排卵的目的。两药主要适用于无排卵性不孕症、黄体功能不全等。

（三）性激素类药物

1. 雌激素类药物

雌激素分天然雌激素、半合成雌激素以及合成雌激素三类。雌激素具有促进内、外生殖器官发育、影响女性第二性征、使子宫内膜增生和阴道上皮角化的作用；对下丘脑－垂体能正、负反馈调节，间接影响卵泡发育和排卵；能增强子宫平滑肌收缩，提高子宫对缩宫素的敏感性；能促进骨中钙的沉积；能调节胆固醇与磷脂的比例，防止冠状动脉硬化；能对抗雄激素等。临床常用于子宫发育不良、卵巢功能低下、闭经、功能性子宫出血、多毛症、退乳、围绝经期综合征、绝经后骨质疏松症、老年性阴道炎、引产等。

2. 孕激素类药物

孕激素分为天然孕激素（黄体酮）、孕酮衍生物（如甲羟孕酮、甲地孕酮等）和19－去甲基睾酮衍生物（如炔诺酮、炔诺孕酮等）三类。孕激素的主要作用是协同雌激素完善生殖器官和女性第二性征的发育，抑制子宫收缩和使子宫内膜由增生期转变为分泌期。长期使用孕激素可使子宫内膜萎缩，大剂量的孕激素能使分化良好的子宫内膜癌细胞蜕变。临床可用于对闭经的诊断，治疗闭经、功能性子宫出血、痛经、子宫内膜异位症、先兆流产、月经不调、子宫内膜癌、乳癌腺、性早熟和避孕等。

3. 雄激素类药物

雄激素分睾酮衍生物（如丙酸睾酮等）和蛋白同化激素（如苯丙酸诺龙等）两类。对女性的主要作用是拮抗雌激素，抑制子宫内膜增生及卵巢与垂体的功能，促进蛋白质的合成，兴奋骨髓造血功能等。临床常用于治疗月经过多、更年期功能性子宫出血、贫血、低蛋白症、减轻晚期癌症的症状等。

4. 性激素类药物治疗的不良反应

（1）应用雌激素类药物治疗时，可能会出现恶心、呕吐、头晕、白带增多、乏力等。若长期单用雌激素疗法，会使子宫内膜由无对抗性增生而形成单纯型或复杂型增生过长，甚至可能发展成子宫内膜腺癌。另外，临床还揭示：大剂量长期使用结合雌激素，尤其是合成非类固醇雌激素，对肝脏的影响较大，因此肝功能异常者忌用；有性激素靶器官肿瘤者，如子宫肌瘤、生殖道癌、乳腺癌者忌用；未成年女子，特别是身材矮小者慎用，更忌较长时间大量应用雌激素，使骨垢过早愈合而影响身长正常发育；孕妇忌用，尤其在胚胎期第8～18周时滥用雌激素，会使出生后的女婴在生长发育过程中出现下丘脑－垂体－卵巢轴功能的紊乱，表现多毛症、月经失调，有的还会诱发阴道腺瘤。

（2）孕酮类制剂不良反应较小，偶尔有恶心。天然黄体酮副反应最小，可用于孕妇安胎，但孕激素的衍生物具有溶黄体作用，故不宜用于安胎和黄体功能不足的月经失调，亦忌用有雄激素活性的制剂如19－去甲基睾酮衍生物（如炔诺酮、炔诺孕酮等）保胎，以防女婴男性化。若有肝炎者忌用本类制剂，特别是炔诺酮长期、大量应用会导致转氨酶升高，破坏肝功能。

（3）雄激素类药物的副反应主要是男性化，轻者出现痤疮、皮脂和毛发增多，大剂量可引起阴蒂增大、声音嘶哑。孕妇忌用，以免导致女胎男性化。此外，雄激素有使水盐（包括钾离子）潴留作用，故心力衰竭、肝硬化、慢性肾炎、水肿或胸、腹水患者忌用或慎用。

（四）抗催乳素类药物

目前常用的有溴隐亭（bromocriptine）和诺果宁（化学名称为8－氢苄喹啉）。主要作用是抑制垂体催乳素（PRL）的合成和释放。8－氢苄喹啉为一种消旋新型非麦角类长效多巴胺激动剂，该药较溴隐亭副作用小，作用强。临床使用的适应证有垂体微腺瘤（腺瘤小于10mm）、闭经溢乳综合征、高催乳激素血症和产后退奶等。

（五）抗雌激素类药物

常用的有氯米芬（Clomiphene）和他莫西芬（tamoxifen）。氯米芬具有较强的抗雌激素作用和较弱的雌激素活性。其药理机制可能是低剂量药物作用于下丘脑，与雌激素竞争受体，解除雌激素的反馈作用，刺激内源性GnRH释放，促进垂体分泌FSH及LH，诱发排卵；也有可能作用于卵巢，提高卵泡对促性腺激素的反应性。临床用于治疗体内有一定雌激素水平的功能性闭经、无排卵型功能失调性子宫出血、多囊卵巢综合征及黄体功能不全所致的不孕症。

常见的并发症为多胎妊娠，以双胎居多；严重者可出现卵巢过度刺激综合征，因此，用药后必须作好监测。

他莫西芬为一种合成雌激素拮抗剂。用一定量的他莫西芬具有安全拮抗内源性E_2的作用，或因明显地降低血浆雌激素浓度，阻碍雌激素诱导PRL的分泌而达到抑制乳癌的作用，或因干扰细胞内生物代谢，来抑制肿瘤细胞的增生。临床常用于治疗妇产科性激素依赖性疾病，如子宫内膜异位症、子宫内膜增生过长、子宫肌瘤、子宫内膜癌等。近年发现，应用他莫西芬后有潜在的雌激素样作用，偶有诱发子宫内膜异位症或子宫内膜癌的可能。因此，需长时期应用他莫西芬时必须严密观察其雌激素样效应。此外，该药所产生的不良反应有潮红、恶心和呕吐等，偶见头痛，轻、中度血小板减少和白细胞减少以及肝功能损害、视力模糊等。

（六）抗孕激素类药物

抗孕激素类药物是一类具有抑制孕酮生物合成或竞争性与孕酮受体结合而显示明显抗孕酮作用的药物，包括抗黄体酮合成药和黄体酮受体竞争剂。常用药物如米非司酮和内美通（孕三烯酮）等。

米非司酮（mifepristone，RU486）是新型强力甾体类抗孕激素药，它竞争性地与黄体酮受体结合，阻断黄体酮对靶器官的作用。目前临床主要用于药物流产（与前列腺素合用），妊娠天数越短疗效越好，有效率为95%左右；也可用于引产前的子宫颈软化，扩张子宫颈；还可用于拮抗黄体酮作用的治疗，如子宫内膜异位症、子宫肌瘤等。主要不良反应是恶心、呕吐和下腹痛、头痛、乏力，偶有斑丘疹和晕厥。

内美通（孕三烯酮 gestrinone）为19－去甲睾酮衍生物。具有较强的抗孕激素和抗雌激素活性，还有很弱的雌激素和雄激素作用。临床上用于治疗子宫内膜异位症、子宫肌瘤等。

（七）抗雄激素类药物

抗雄激素类药物是一组具有抑制雄激素生物合成，拮抗雄激素受体功能，促进其降解或遏制其生理功能的甾体或非甾体类激素和相关药物。主要用于辅助性治疗女性多毛症、女性男性化、多囊卵巢之高雄激素血症。目前疗效好的有醋酸塞普隆（cyproterone acetate，CPA）、螺内酯（spironolactone）、西咪替丁（cimetidine）。其疗效率均为50%～70%，但醋酸塞普隆的副反应如头痛、乏力、月经不调、乳房增大、乳痛、性欲改变等略大，西咪替丁相对较轻。妊娠期、哺乳期妇女及男性化肿瘤者禁用。

（八）丹那唑（danazol）

亦称达那唑，为17a－乙炔孕酮的衍生物，既有抗促性腺激素作用，能直接抑制FSH、LH峰；又有抗孕激素和孕激素的双重作用，能抑制卵巢甾体激素合成；能直接与子宫内膜的雄激素和孕激素受体结合，抑制子宫内膜细胞增生，导致子宫内膜萎缩而闭经，称为假绝经疗法（pseudomenopause therapy）。临床常用于治疗子宫内膜异位症。丹那唑引起的副反应是卵巢功能抑制症状和雄激素同化作用，如体重增加、潮红、脂溢、痤疮、多毛、性欲改变、肝功能损害等，主要与药物剂量和疗程有关。故有心、肝、肾功能不全，糖尿病，高脂血症，动脉粥样硬化症，栓塞性疾病，妊娠和哺育期者不宜使用。

（九）前列腺素（PG）

是一组化学结构相似，具有广泛生理活性的不饱和脂肪酸，其含量极微，但效应很强。不同类型的PG因结构上的微小差异而表现出不同的生理活性。目前常用有两大类，即E型及F型。E型有PGE_1衍生物和PGE_2类似物，前者如米索前列醇和吉美前列素，后者如硫前列酮。F型有$PGF_{2\alpha}$衍生物，如卡前列素、卡前列甲酯。$PGF_{2\alpha}$使血管收缩，升高外周血管阻力而使血压上升，心、肾、子宫血流量减少，气管平滑肌收缩。而PGE_2的作用正好相反。但两者均能使胃肠道平滑肌收缩，对妊娠各个时期的子宫均有收缩作用，尤以妊娠晚期的子宫最敏感，并能使宫颈软化。临床主要用于诱发流产、中期妊娠引产及产后出血。主要副反应有恶心、呕吐、腹痛及腹泻等。

二、恶性肿瘤的化学药物治疗

妇科恶性肿瘤的治疗多以综合治疗为主，包括手术、化学药物治疗（化疗）、放射治疗以及中医药治疗等方法。化疗在妇科恶性肿瘤的治疗中，具有相当重要的地位。

（一）作用机制

化疗主要的作用机制是：通过阻止细胞的核酸生物合成；破坏已合成的DNA；阻止信使核糖核酸（mRNA）的合成；干扰纺锤体形成，阻止细胞分裂；干扰蛋白质生物合成等方面而产生疗效。

（二）药物的选择

一般来说，滋养细胞肿瘤对5－氟尿嘧啶、放线菌素D、甲氨蝶呤、长春新碱等敏感；卵巢上皮癌对环磷酰胺、米法兰、卡铂、阿霉素、5－氟尿嘧啶等较敏感；卵巢恶性生殖细胞肿瘤对长春新碱、博莱霉素、卡铂等较敏感；子宫内膜癌、输卵管癌的药物选择与卵巢癌相似；宫颈癌、外阴癌与阴道癌可选用5－氟尿嘧啶、丝裂霉素、博莱霉素、卡铂等。

（三）用药原则

联合化疗，合理用药是其主要的用药原则。由于单一药物的化疗疗效有限，且易产生耐药性，故选择两种或两种以上药物联合化疗，有利于充分发挥其抗肿瘤作用，以提高疗效。但用药时应注意：首选肿瘤敏感的药物；根据细胞增殖周期的特点选择药物；避免联合化疗毒性反应的加重；尽可能避免选择过多药物联合化疗；正确掌握化疗适应证；监测化疗效果，防治化疗毒副反应及其合并症的发生。

（四）化疗的毒副反应

1. 骨髓抑制 大多数抗癌药物均有不同程度的骨髓抑制，一般损伤DNA的药物对骨髓抑制作用强，抑制DNA的药物次之，损伤蛋白质合成的药物则影响较小。抗癌药物对骨髓造血细胞的抑制依次为白细胞（尤其是粒细胞）、血小板，最后是血红蛋白而导致全血减少。骨髓的抑制作用与血细胞的半寿期有关。骨髓抑制的主要临床表现为：粒细胞减少合并细菌感染而出现发热等一系列症状；血小板减少出现皮下出血、胃肠道出血等；血红蛋白减少出现头晕、乏力等贫血症状。

2. 胃肠道反应 其损害的机理是抗癌药物抑制胃肠道黏膜上皮细胞分裂繁殖，而胃肠道黏膜需要经常脱落更新，其繁殖受阻就导致黏膜的损害。但其致呕的机理尚未完全清楚，可能涉及消化道、脊髓及脑干在内的复杂的传入、传出神经反射。临床上的主要表现为食欲不振、恶心呕吐、消化道黏膜炎、溃疡、腹泻等。

3. 肝脏毒性 抗癌药物对肝脏的损伤有肝细胞性功能障碍、静脉闭塞性疾病和慢性肝纤维化三种。肝损伤可以是一个急性过程，也可以是长期过程，多数为可逆过程，少数为不可逆过程。主要临床表现为黄疸，肝大，腹水，肝脂肪变性，血清转氨酶、胆红素升高，清蛋白、脂蛋白和凝血因子降低，凝血酶原时间延长等。

4. 泌尿道毒性 抗癌药物及其代谢物可引起泌尿道毒性，包括化学性膀胱炎和肾功能损害。前者出现尿频、尿急、尿痛，甚至血尿。后者主要损害近端肾小管，出现无症状性尿中透明管型，血尿素氮和肌酐升高。

5. 肺毒性 抗癌药物中有少数可引起肺毒性，临床主要表现为干咳、呼吸急促、肺部可闻细啰音；X线胸片表现为肺部间质性病变及肺底部片状浸润。此时特别要与肺部感染、放射性肺炎以及肿瘤发展鉴别。

6. 心脏毒性 个别抗癌药物可导致心肌损害，主要表现为心律失常、活动性呼吸困难、发作性夜间呼吸困难和心力衰竭等。心电图的改变为室上性或室性期前收缩、心室内传导阻碍、非特异性 ST－T 改变和 QRS 降低。

7. 神经毒性 抗癌药物引起的神经毒性分为周围性和中枢性两类，多损伤听神经、周围神经和中枢神经而出现相应的临床症状。其引起的神经毒性取决于个体差异，一般与剂量有关，有蓄积毒性。

8. 皮肤毒性 抗癌药物引起的皮肤毒性分为局部性和全身性两类。局部性毒性是指发生在注射部位周围的反应，是因药物外渗、外漏而致，常见的有静脉炎、静脉变色、局部疼痛、红斑和继发的组织坏死。全身性毒性有脱发、皮疹、瘙痒、皮炎、色素沉着等。

9. 过敏性反应 个别抗癌药物可引起过敏性反应，其临床表现可有支气管痉挛、喉头痉挛、呼吸困难、荨麻疹、寒战、高热、休克等。

10. 其他毒性 个别抗癌药物可引起卵巢功能障碍、肌肉疼痛、关节疼痛。多数抗癌药物都有免疫抑制作用。

三、中医常用的内治法

妇产科疾病常因脏腑功能失常，气血失调，或冲、任、督、带损伤而发生。因此，治疗要本着“治病必求于本”的原则，首先要分清先病后病，因他病而致妇产科疾病者，应先治他病；其次要分清标本缓急，“急则治其标，缓则治其本”。临床上应根据不同的病证，结合妇女的生理、病理特点，“虚则补之”，“实者泻之”，“寒者热之”，“热者寒之”，因时、因地、因人确定治疗原则，拟定治疗方法，正确选用药物，使之达到最佳疗效。由于妇女血常不足，气常有余，故治疗时要注意时时顾护精血。

（一）滋肾补肾

肾为先天之本，主藏精，对天癸的“至”及冲任二脉的通盛，有着极为重要的作用。若肾阳虚衰，或肾阴亏损，或阴虚阳亢，或阴阳两虚，则肾气虚惫，精血不充，可致天癸、冲任功能失调，而发生经、带、胎、产诸疾。因此，滋肾补肾是治疗妇产科疾病的一种常用治疗大法。通过滋肾补肾，使阳得阴生，阴得阳化，阴阳平衡，以维系女性的正常生理活动。

凡肾阴不足或肾精亏损者，可致月经失调、围绝经期综合征、先兆流产、不孕症等，治宜滋肾养阴、填精益髓。常用药物有熟地、山茱萸、枸杞子、何首乌、阿胶、龟板胶、女贞子、桑椹子等，代表方剂如六味地黄丸、左归丸、养精种玉汤等。

若阴不敛阳，阳失潜藏，阴虚阳亢，可致妊娠高血压综合征等，治宜滋阴潜阳，于滋阴药中加潜阳之品，如生牡蛎、龟板、鳖甲等。

若肾阴不足，肾水不能上济，心肾不交，心火偏亢可致经行口糜、经行失眠、妊娠心烦、绝经前后诸证等，治宜滋阴降火，交通心肾。常用药有知母、麦冬、五味子、黄连、莲子心、竹叶心、夜交藤等。若肾水不足，虚火上炎，肺失宣润可致经行吐衄、妊娠咳嗽、妊娠失音等，治宜滋肾润肺宣气。常用药物有生地、知母、玄参、沙参、麦冬、天冬、百合等，代表方如顺经汤、百合固金汤等。

若肾阳不足，命门火衰可致月经后期、月经过少、痛经、闭经、崩漏、经行浮肿、经行泄泻、绝经前后诸证、带下病、妊娠腹痛、胎漏、胎动不安、堕胎、小产、妊娠肿胀、妊娠小便不通、不孕症等，治宜温肾扶阳。常用药物有仙灵脾、补骨脂、巴戟天、淫羊藿、鹿角霜、鹿茸等．代表方如肾气丸、右归丸、内补丸等。

若肾阳不足，脾阳失煦，火不温土可致月经后期、闭经、胎萎不长、带下病、妊娠肿胀、不孕症等，治宜温肾培脾。可选用上述温肾之品加温脾之药如高良姜、吴茱萸、干姜等，代表方如健固汤、真武汤。

若肾气不足可致月经失调、崩漏、闭经、先兆流产、滑胎、子宫脱垂等，治宜补肾固肾。常用药物有菟丝子、杜仲、巴戟天、鹿角霜、肉苁蓉、益智仁、紫河车等，代表方如寿胎丸、补肾固冲丸。

若肾阴阳俱虚可致崩漏、闭经、绝经前后诸证、滑胎、不孕症等，治宜阴阳双补。上述药物可参合使用，其代表方如归肾丸、二仙汤等。

肾藏精，肝藏血，精血相生，肝肾又为冲任之本，因此，肝肾不足，冲任损伤，可致崩漏、闭经、痛经、月经不调、滑胎、胎萎不长、不孕、阴痒等，治宜滋肾养肝。常用药可选用上述滋肾养阴之品加养肝之药如熟地、何首乌、山萸肉、白芍、枸杞子、桑椹子、女贞子等，代表方有调肝汤、一贯煎、养精种玉汤等。

滋肾补肾法已广泛地用于妇产科领域，而且大量实验研究证实了补肾中药对调节下丘脑-垂体-卵巢轴的功能有显著疗效。在运用此法中，应始终注意调节肾中阴阳的平衡，正如《景岳全书·妇人规》指出："善治阳者，必于阴中求阳，则生化无穷；善补阴者，必于阳中求阴，则泉源不竭"。

（二）疏肝养肝

肝藏血，主疏泄，司血海。若情志不舒，或忿怒伤肝，致肝失条达，疏泄失司，冲任失调，可引发妇产科疾患。因此，疏肝养肝也是妇产科的重要治法之一。

肝郁气滞，疏泄失常，使冲任气血失调可致月经不调、痛经、闭经、经行乳房胀痛、妊娠腹痛、妊娠肿胀、妊娠高血压综合征、缺乳、不孕等，治宜疏肝解郁。常用药物有柴胡、香附、郁金、川楝子、青皮、橘叶、枳壳、薄荷等，代表方如逍遥散、柴胡疏肝散、下乳涌泉散。

若肝郁化火，热扰冲任可致月经不调、崩漏、胎漏、妊娠心烦、乳汁自出等。治宜疏肝清热。常用药物如川楝子、青蒿、丹皮、栀子、黄芩等，代表方剂如丹栀逍遥散。若肝经湿热，肝胆火盛，还可致经期延长、经间期出血、痛经、带下病、产后发热、产后恶露不绝、阴痒、阴疮等，治宜清肝泻热。常用药如龙胆草、野菊花、栀子、黄芩、夏枯草、金钱草、茵陈、黄柏等，代表方剂如龙胆泻肝汤、清肝止淋汤。

若肝阴不足，肝血衰少可致月经不调、闭经、绝经前后诸证等，治宜滋阴养肝或补血养肝。常用药物有地黄、白芍、当归、制首乌、枸杞子、桑椹子、旱莲草等，代表方剂如杞菊地黄丸、一贯煎、二至丸。若兼气郁者，宜滋阴疏肝，代表方如一贯煎。

凡肝血不足，肝阳上亢，甚至肝风内动而致妊娠眩晕、妊娠痫症、经行头痛、绝经前后诸证等，治宜平肝潜阳，或镇肝熄风。常用上述养阴补血之品配伍平肝之药如代赭石、白芍、龙骨、牡蛎、刺蒺藜等，或配伍镇肝熄风之品如羚羊角、牛黄、地龙、钩藤、僵蚕、蝉蜕、天麻、龟板等，代表方剂如天麻钩藤饮、镇肝熄风汤。

若肝郁脾虚可致月经不调、崩漏、经行泄泻、妊娠肿胀等，治宜舒肝实脾。常用药物有上述疏肝之品配伍健脾之药如党参、白术、淮山药、薏苡仁、茯苓、芡实等，代表方剂如逍遥丸、痛泻要方。

（三）健脾和胃

妇人以血为本，以气为用。脾胃为后天之本，气血生化之源，是经、孕、产、乳的物质基础，又冲脉隶于阳明，阳明为多气多血之腑，脾胃健旺，血海充盈，则经候如期，胎孕正常，乳汁充沛。故《妇人规·经脉之本》云："月经之本，所重在冲脉，所重在胃气，所重在心脾生化之源"。若脾胃功能失调，影响冲任功能，则可发生妇产科病证。因此，健脾和胃，滋其化源，亦为妇产科的重要治法。

凡脾胃虚弱，生化之源不足，血海不盈，可致月经后期、月经过少、闭经、胎漏、胎动不安、胎萎不长、胎死腹中、缺乳等，治宜健脾益气。常用药物有人参、党参、白术、黄芪、淮山药、桂圆肉、莲肉、大枣，代表方剂如四君子汤等。

若脾虚中气下陷，甚或统摄无权，可致月经过多、崩漏、经期延长、胎动不安、产后乳汁自出、子宫脱垂等，治宜补中益气，升阳举陷。常用药物如党参、黄芪、升麻、柴胡、桔梗等，代表方剂如补中益气汤、举元煎、固冲汤。

若中阳不振，脾失健运，水湿泛溢，可致经行浮肿、经行泄泻、带下病、妊娠水肿、胎水肿满等，宜温补脾胃，升阳除湿。常用药物如茯苓、苍术、白术、薏苡仁、赤小豆、砂仁、藿香、大腹皮、车前子、附子、干姜、高良姜、吴茱萸等，代表方剂如理中丸、白术散、完带汤。

凡胃失和降，或肝旺伐胃，冲气上逆可致妊娠恶阻，治宜健脾和胃，降逆止呕。代表方剂如香砂六君子汤、苏叶黄连汤。因热而上逆者，宜清热降逆。常用药物如麦冬、石斛、玉竹、沙参、竹茹、黄连、芦根、代赭石等，代表方剂如加味温胆汤。因寒而上逆者，宜温中降逆。常用药物如砂仁、吴茱萸、干姜、苏梗、白蔻仁、丁香、半夏等，代表方剂如小半夏加茯苓汤、干姜人参半夏汤。

临证用药须注意温寒无过辛燥，清热无过苦寒，养阴无过滋腻，以防辛燥伤阴，滋腻伤阳，苦寒克伐生气而重伤脾胃正气，导致脾胃生化、运化功能失常。

（四）调理气血

妇人以血为本，血赖气行，气血调和，则五脏安和，经脉通畅，冲任充盛。若气血失调，影响冲任，便可产生经、带、胎、产诸疾。因此，调理气血在治疗妇产科疾病中有十分重要的地位。调理气血的原则，在于辨清病在气或在血，调气者必佐理血，理血者必兼调气。

气病者有气虚、气陷、气郁、气逆之不同。因气虚、气陷可致月经先期、月经过多、经期延长、崩漏、痛经、胎漏、胎动不安、滑胎、胎死不下、难产、胞衣不下、产后排尿异常、恶露不绝、子宫脱垂等，治宜健脾益气，或补脾升陷。常用药物如人参、党参、黄芪、白术、柴胡、升麻、桔梗等，代表方剂如四君子汤、补中益气汤、举元煎。因气郁、气逆可致月经后期、月经先后无定期、月经过少、闭经、痛经、月经前后诸证、妊娠腹痛、胎气上逆、妊娠恶阻、妊娠肿胀、缺乳、癥瘕、不孕症等，治宜理气行滞或顺气降逆。常用理气药如香附、木香、乌药、柴胡、青皮、陈皮、川楝子、小茴香、郁金、大腹皮、枳壳、厚朴、苏梗、佛手、砂仁、沉香等，代表方剂如加味乌药汤、天仙藤散、柴胡疏肝散；常用顺气降逆之品同前治胃失和降药。

血病者有血虚、血瘀、血寒、血热之别。因血虚可致月经过少、闭经、妊娠腹痛、胎漏、胎动不安、胎萎不长、产后腹痛、产后痉证、产后发热、产后身痛等，治宜补血养血。常用药物如当归、熟地、何首乌、阿胶、龙眼肉、大枣、山萸肉、鸡血藤、桑椹子、枸杞子等，代表方剂如当归补血汤、四物汤、人参养营汤、人参滋血汤、胶艾汤。因血瘀冲任，可致月经不调、闭经、崩漏、痛经、异位妊娠、妊娠腹痛、胎死不下、胞衣不下、产后血晕、产后腹痛、产后恶露不绝、癥瘕等，治宜活血化瘀。常用药物有红花、牛膝、乳香、没药、益母草、王不留行、丹参、泽兰、五灵脂等。寒瘀者可用姜黄、苏木、川芎；热瘀者选用丹皮、赤芍、丹参；气滞血瘀者选用川芎、郁金、苏木、姜黄等；因虚而瘀滞者补气养血佐以活血调气，代表方剂如桃红四物汤、生化汤、少腹逐瘀汤、血府逐瘀汤，宫外孕Ⅰ、Ⅱ号方。

实寒或虚寒使经脉凝滞，冲任受阻可致月经后期、月经过少、闭经、痛经、妊娠腹痛、产后腹痛、恶露不下等，治宜温经活血。常用药如艾叶、台乌、小茴香、吴茱萸、炮姜、肉桂等，代表方剂如温经汤、艾附暖宫丸。

实热或虚热，伏于冲任，血海不宁可致月经先期、月经过多、经期延长、崩漏、经间期出血、胎漏、妊娠心烦、妊娠小便淋痛、产后发热、产后恶露不绝等，治宜清热凉血或养阴清热。泻实热用黄芩、黄柏、黄连、栀子、龙胆草；清虚热用地骨皮、白薇、银柴胡；凉血用生地、丹皮、赤芍、紫草等，代表方剂如清经散以清实热为主；两地汤、知柏地黄汤、加减一阴煎以滋阴清热为主；清热固经汤、保阴煎，既可用于清实热，亦可用于清虚热。

气血两虚所致的闭经、痛经、胎漏、胎动不安、堕胎、小产、胎萎不长、胎死不下、难产、产后血晕、缺乳、乳汁自出，治宜气血双补。常用药物见前补气、补血类，代表方剂如八珍汤、十全大补丸、人参养荣汤、当归补血汤、通乳丹。若气阴两虚所致的崩漏、妊娠恶阻等，治宜益气养阴。常用药物见前补气、养阴类，代表方剂如生脉散。若气滞血瘀所致的痛经、闭经、崩漏、癥瘕等，治宜行气活血或破瘀散结。常用药物见前所述，代表方剂如血府逐瘀汤、少腹逐瘀汤、催生饮等重在行气活血；大黄䗪虫丸等重在破瘀散结。

活血化瘀类药物已广泛用于妇产科领域。实验研究证明，活血化瘀类药有如下作用：①改善盆腔血液流变性和微循环；②增强纤溶和凝血酶的活性；③抑菌或杀菌；④兴奋子宫平滑肌；⑤抑制抗体的产生等。

（五）清热解毒

外感邪热，蕴结成毒，或气郁、瘀积日久成热，或外感热毒、湿毒，可致崩漏、经期延长、带下病、阴痒、阴疮、盆腔炎、阴道炎、性病、不孕症等。常用药有银花、连翘、紫花地丁、野菊花、蒲公英、红藤、败酱草、鱼腥草、黄连、黄柏等，代表方剂有五味消毒饮、银翘红酱解毒汤。

（六）利湿除痰

湿有内外之分。内湿多责之脾、肾二脏。若脾虚失运，水湿停滞，阻遏阳气，可致经行泄泻、经行浮肿、妊娠肿胀、带下病、胎水肿满等，治宜健脾益气，升阳除湿。常用药如党参、白术、茯苓、淮山药、白扁豆、黄芪等，代表方如完带汤、参苓白术散、健固汤、茯苓导水汤、全生白术散。若肾阳衰微，不能温化水湿，上述症状进一步加重，治宜温肾化湿或温阳行水。常用药物如巴戟天、茯苓、附子、肉桂、桂枝、仙灵脾等，代表方剂如四神丸、真武汤。若湿郁化热者，治宜清热利湿。常用药物如茵陈、龙胆草、广木通、黄柏、赤茯苓、车前草等，代表方剂如龙胆泻肝汤、萆薢渗湿汤、止带方。若脾失健运，痰湿停聚，可致经闭、癥瘕、不孕症、带下病等，治宜祛痰化湿。常用薏苡仁、泽泻、猪苓、萆薢、车前子、冬瓜仁、滑石等渗利水湿，或用藿香、佩兰、石菖蒲、苏梗、草豆蔻芳香化湿，或用胆南星、法半夏、橘皮、白芥子、苍术、石菖蒲化痰燥湿，代表方剂如苍附导痰丸、涤痰汤。若脾肾同病而致痰湿停聚者，或痰浊阻碍气血，形成痰瘀互结之重症，治疗宜温肾健脾、温阳行水，或理气化痰、破瘀消癥中兼顾扶理脾肾。

（七）调理奇经

冲、任、督三脉皆起于胞中，带脉环腰一周，均与胞宫关系密切。徐灵胎曰："凡治妇人，必先明冲任之脉，明于冲任之故，则本源洞悉"。目前多以入肝脾肾经药物或调理气血药物来调治奇经。

若冲任不足或虚损，胞脉失养可致月经后期、月经过少、闭经、胎漏、胎动不安、缺乳、不孕等，治宜调补冲任。常用药物如枸杞子、熟地、紫河车、鹿角胶、紫石英、续断、龟板、女贞子、旱莲草、当归、白芍、阿胶等，代表方剂如寿胎丸、内补丸、毓麟珠。

若气虚冲任不固，不能制约，可致月经量多、经期延长、崩漏、白带量多、胎漏、胎动不安、滑胎、堕胎、小产、子宫脱垂等。治宜固冲任。常用药物如黄芪、杜仲、桑寄生、续断、山茱萸、益智仁、覆盆子、五倍子、龙骨、牡蛎等，代表方剂如补肾固冲丸、安冲汤、固冲汤。

凡冲任气血失调所致的月经失调，或冲气上逆所致的妊娠恶阻、经行吐衄、经行头痛等，治宜调理冲任。常用理气化瘀之品如香附、台乌、益母草、泽兰、丹参、牛膝、当归等；降气之药如苏梗、苏叶、吴茱萸、陈皮等，代表方剂如加味乌药汤、苏叶黄连汤。

若寒侵冲任，血行不畅，胞脉受阻，可致月经后期、月经过少、闭经、痛经、妊娠腹痛、产后腹痛、恶露不下、不孕症、癥瘕等，治宜温冲任。常用药物如艾叶、小茴香、吴茱萸、桂枝、补骨脂、肉桂、炮姜等，代表方剂如温经汤、艾附暖宫丸。

若热伏冲任，血海不宁，迫血妄行所致的月经先期、月经过多、崩漏、经间期出血、胎漏、胎动不安、妊娠心烦、妊娠小便淋痛、产后发热、产后恶露不绝等，或湿热扰于冲任所致的带下病，治宜清冲任。常用药物有生地、地骨皮、丹皮、赤芍、黄芩、黄柏、栀子等，代表方剂如清经散、两地汤、保阴煎。清利湿热之药与代表方剂见前述。

第二节　外治法

外治法是治疗学的组成部分，尤其是中医学的外治法源远流长，内容丰富。妇产科疾病的外治法最早记载于马王堆一号汉墓出土的《五十二病方》。汉·张仲景在《伤寒杂病论》中列举了熏、洗、摩、导、坐、针、灸等多种外治法，并在《金匮要略·妇人杂病脉证并治》中以蛇床子散温中坐药治寒湿带下；狼牙汤外洗阴部治湿热阴疮；矾石丸纳于阴中治内有“干血，下白物”。清·吴师机所著的《理瀹骈文》是外治法的重要参考书，详细地总结了前人运用外治法的经验，并且提出：“外治之理，即内治之理；外治之药，即内治之药，所异者法耳。”外治法一般包括药物治疗、物理疗法和针灸疗法等。

一、药物疗法

1. 熏洗法　将药物煮沸20~30分钟，煎汤至1000~2000ml，趁热熏蒸或熏洗患部，先熏后洗，待药水温度适中后改为坐浴，达到局部清热、消肿、止痛、止痒、改善局部循环等目的。常选用清热解毒、除湿杀虫等药物，如蒲公英、土茯苓、黄柏、金银花、野菊花、苦参、蛇床子、艾叶等。多用于治疗外阴病变，如外阴阴道炎、外阴瘙痒症、湿疹等。每日1剂，煎2次，分早晚熏洗，每次约20分钟。一般经期停用，孕期禁用。

2. 坐浴法　将阴部直接坐泡在药液中约20分钟，起到消炎杀菌，清洁外阴、阴道的作用。适用于各种外阴炎、阴道炎等。常用的药物有1∶5000的高锰酸钾液、聚维酮碘溶液、中成药溶液或中药煎液。经期停用，孕期禁用。

3. 冲洗法　用药液直接冲洗外阴、阴道，起到迅速清除菌虫的作用，适用于阴道炎、宫颈炎和阴式手术前的准备。常用的药物有1∶5000的高锰酸钾液、1%乳酸溶液、3%碳酸氢钠溶液、中成药溶液或中药煎液。经期停用，孕期禁用。但近年来有国内外学者不主张使用阴道冲洗治疗。

4. 纳药法　将药物置于阴道穹隆内或子宫颈表面，达到止痒、清热、除湿、杀虫、拔毒、化腐生肌等目的。常用于各种阴道炎、子宫颈炎等。常用的剂型有片剂、粉剂、栓剂、膏剂、涂剂、胶囊等。纳药前先行阴道抹洗或冲洗。若为涂剂、粉剂、膏剂及子宫颈局部上药均应由医务人员按操作规程进行，其余的可指导患者自行使用。禁忌证同前。

5. 敷贴法　将药物制成膏剂、散剂、糊剂等，直接敷贴于患处，起到解毒、消肿、止痛或拔脓生肌等作用。常用于外阴肿痛、盆腔炎症以及回乳等。一般经期停用，孕期禁用。

6. 热熨法　将药物加热后，趁热外敷患处，达到温通经络，改善血液循环的目的。常适用于外阴疖肿、慢性盆腔炎及寒性的妇科痛证等。注意勿烫伤，一般经期停用，孕期禁用。

7. 导肠法 将栓剂或油剂注入直肠内，以达到润肠通腑、清热除湿、活血解毒的目的。可用于腑实证、盆腔炎等。孕妇忌用。

8. 保留灌肠 将药物浓煎至100～150ml，通过肛管注入直肠内（深约10～15cm），药物经过直肠黏膜吸收达到治疗目的。常用于盆腔炎、盆腔瘀血症、陈旧性宫外孕、内生殖器良性肿瘤等。每日1次。药温37℃左右，在排空大便后进行，灌肠后药液须保留4小时以上。一般经期停用，孕期禁用。

9. 腐蚀法 用药物腐蚀患部，使之腐去新生。可用于外阴赘生物、宫颈糜烂、肥大等。使用时根据患部面积、深浅程度采用不同剂型，按操作规程将药物置于病变处表面，使之紧贴患部。要特别注意勿将腐蚀药物接触正常组织，以免发生溃疡、出血、疼痛等。经期停用，孕期禁用。

10. 宫腔注药法 将药液经导管注入宫腔及输卵管腔内。适用于子宫内膜炎、输卵管炎、输卵管阻塞等。可根据病情选用抗生素类、玻璃酸酶、地塞米松或中药针剂等，达到消炎、促使组织粘连松解和改善局部血液循环等目的。在月经干净3～7日内进行，有阴道出血或急性炎症者禁用。

二、物理疗法

物理疗法是一种利用自然界以及人工的物理能作用于机体以防治疾病的方法。本疗法操作方法简便，临床疗效肯定，尤其与药物等联合应用，可明显提高疗效，目前广泛地应用于妇产科领域，如内外生殖器各种急慢性炎症、痛症、妇产科术后并发症如切口感染、盆腔感染、术后肠粘连、栓塞性脉管炎、尿潴留等。

1. 电疗法

（1）直流电电疗法能改善局部营养，消除炎症，加速组织再生，使疤痕组织软化。

（2）直流电药物离子导入疗法（药物电泳疗法）。常用导入的药物有碘剂、钙剂、丹参、新斯的明及抗生素等，视病情选用，达到不同的治疗目的。

（3）交流电低频脉冲电疗法可改善运动神经及肌肉受损伤程度。

（4）高频电疗法包括共鸣火花电疗法、中波透热疗法、短波热疗法、超短波疗法、微波疗法。共鸣火花电疗法能增强组织活力，对局部营养失调者有良好的治疗作用。中波透热疗法能增强血液及淋巴循环，改善组织营养，促进新陈代谢，加强白细胞吞噬作用，消炎作用显著；且因能降低神经兴奋度，对妇科痛证也有良好作用。短波透热疗法能起到镇静及调节内分泌作用，常用于神经－体液调节紊乱者。超短波疗法因有良好镇痛和改善血循环作用，常用于盆腔深部组织炎症，尤其对急性炎症的效果更佳。微波疗法能准确限定治疗部位，作用同上，但肥胖或盆腔深部炎症不适合采用此法。还可治疗慢性宫颈炎及外阴、阴道赘生物。

2. 光线疗法

（1）紫外线疗法能抗炎、抗神经痛以及脱敏。常用于急性妇产科炎症、盆腔或外阴化脓性疾病。

（2）红外线疗法作用同紫外线疗法，适用于慢性妇科炎症。

3. 热疗法

（1）石蜡疗法：利用石蜡的热容量大、冷却慢的特点，将大量热量渐渐传至深部组织，起到改善血循环，促使炎症吸收。适用于慢性妇科炎症。

（2）坎离砂疗法：将坎离砂与2%醋酸或食醋拌匀且保持一定湿度装置布袋中，待其发热达60℃左右再放置患处。适用于慢性妇科炎症。

也可用盐（炒热）、砂（炒热）、热水袋等热敷。

4. 冷疗法　寒冷能降温并使血管收缩，引起血流减慢，可减轻组织水肿，使炎症局限化，适用于高热、外阴血肿、软组织急性挫伤等。如用冰袋、冷水袋置于患处消肿，或将其置于额头、腋窝、腹股沟等部位降温，或95%酒精擦浴降温。

5. 冷冻疗法　是应用冷冻治疗机快速产生超低温（-65℃～-196℃），使病变组织冻结、坏死、脱落，以达到治疗的目的。适用于外阴、阴道赘生物、阴道子宫内膜异位结节、宫颈糜烂、宫颈息肉、子宫全切除术后引起的阴道断端肉芽组织等。

6. 激光疗法　临床多采用二氧化碳激光器，利用激光对病变组织的热效应、光化效应、压力效应、电磁效应及高度定向性等特点，以达到治疗的目的。适用于宫颈良性病变（糜烂、息肉、腺体囊肿）、外阴瘙痒、外阴赘生物、前庭大腺囊肿、尿道肉阜、阴道壁囊肿、阴道横隔或纵隔、宫腔镜下治疗黏膜下小肌瘤、小息肉、子宫纵隔和腹腔镜下治疗子宫内膜异位症、分离盆腔粘连、输卵管末端闭锁造口、小型卵巢囊肿、某些输卵管妊娠等。

三、针灸疗法

针灸疗法包括针刺、艾灸、注药、埋线等。妇产科疾病采用针灸疗法，不仅是一种有效的治疗方法，而且有时具有药物不可替代的优点。

针灸疗法主要作用是通过腧穴，作用于经络、脏腑以疏通经络，行气活血，或调和阴阳，扶正祛邪，达到防病治病的目的。针灸对机体的作用，主要表现在三个方面，即镇痛、对机体各系统功能的调整以及增强机体的免疫功能。针灸在妇产科主要用于治疗急慢性盆腔炎、痛症、月经不调以及不孕症等。

针灸治疗妇产科疾病，方法繁多，正确选用或配合应用，或兼用其他疗法，可提高疗效。如治疗功能性子宫出血，除用针灸治疗外，兼用挑治、割治、皮肤穴位敷贴等，可明显提高疗效；痛经者，针灸配按摩可显效；闭经者可用针法、灸法、电针、耳针、皮肤针、水针、穴位激光照射、穴位敷贴等方法，可选用2～3种联合治疗；月经不调者，首选针灸、按摩疗法。正如《素问·异法方宜论》所说："杂合以治，各得其所宜"。

目前应用针灸治疗妇产科病除了上述疾病外，还有围绝经期综合征、子宫脱垂、外阴色素减退性疾病、妊娠剧吐、胎位不正、子宫收缩乏力、产后宫缩痛、产后尿潴留、缺乳等。具体疾病的针灸治疗参见相关章节。

第十一章 妊娠病

第一节 妊娠剧吐

妊娠早期孕妇出现择食、食欲不振、轻度恶心呕吐、头晕、倦怠等症状，称为早孕反应，多不需要特殊治疗，于妊娠12周前后逐渐减轻并消失。少数孕妇反应严重，恶心呕吐频繁，不能进食，导致体液、电解质代谢紊乱，甚至威胁孕妇生命，称妊娠剧吐（hyperemesis gravidarum）。发生率0.35%～0.47%。中医称本病为“恶阻”，取其“恶心而阻其饮食”之意。亦称为“子病”、“病儿”、“阻病”。

【病因病机】

一、西医病因病理

（一）病因

病因迄今尚不明，可能与以下因素有关。

1. 内分泌因素 因早孕反应发展和消失的过程恰与孕妇血HCG水平上升和下降的时间相一致，而多胎妊娠、葡萄胎孕妇血中HCG水平比单胎妊娠增高，妊娠剧吐发生率也高，一旦妊娠终止，病情可迅速好转，说明本病可能与HCG水平升高有关。但反应的严重程度有时不一定和HCG水平成正比。

2. 精神因素 精神过度紧张、情绪不稳定的孕妇，易发生妊娠剧吐。说明本病的发生与大脑皮质与皮质下中枢功能失调，以致丘脑下部自主神经系统功能紊乱有关。

4. 社会因素 临床观察发现生活环境和经济状况较差的孕妇易发生本病。

（二）病理

严重呕吐时，可导致失水及电解质紊乱，动用体内脂肪，其中间产物丙酮聚集，进而发生代谢性酸中毒。脱水后血容量不足时，细胞外液减少，血液浓缩，体重减轻。血容量不足影响器官灌注，从而组织缺氧，肝肾功能受损，出现黄疸及肾衰表现。重则发生韦尼克（Wernicke）脑病，出现意识模糊、甚至昏迷危及生命。

二、中医病因病机

本病的三要机理为“冲气上逆，胃失和降”。孕后血聚养胎，胞宫内实，冲脉之气偏盛，冲气上逆，循经犯胃则引起恶心呕吐。

1. 脾胃虚弱　素体脾胃虚弱，或因孕后饮食不节、劳倦，或因忧思损伤脾胃；复因孕后，阴血下聚以养胎，冲气偏盛，冲脉隶于阳明，冲气上逆则可犯胃，胃失和降，反随冲气上逆，发为妊娠恶阻。

2. 肝胃不和　孕后阴血下聚以养胎，肝血相对不足，肝失所柔，则肝火偏旺；若素性抑郁，或孕后情志不遂，恚怒伤肝，肝气郁结，郁而化热，则肝火更旺。更因孕后冲气偏盛，冲气挟肝火上逆犯胃，致胃失和降，发为恶阻。

3. 痰湿阻滞　素体肥胖，痰湿内盛；或素体脾虚，运化失司，水湿内停，痰湿内生，滞于中焦；孕后经血停闭，冲气偏盛，冲气挟中焦之痰饮上逆，胃失和降，则发为恶阻。

4. 气阴两亏　反复剧吐，甚则饮食难进，导致阴液亏损，精气耗散，正气受损之危证。

【临床表现】

1. 病史　有停经史及早期妊娠反应，多发生在妊娠3个月内。

2. 症状与体征　①妊娠剧吐多见于年轻初孕妇，停经40天左右出现早孕反应，逐渐加重，直至呕吐频繁或食入即吐，呕吐物中有胆汁或咖啡样物；②由于长期呕吐和饥饿，可致失水及电解质紊乱，尿中出现酮体，形成代谢性酸中毒；③患者消瘦明显，口唇燥裂，皮肤弹性差，精神萎靡，面色苍白，呼吸有酮味，尿量减少；④严重者脉搏细数，体温升高，血压下降，出现黄疸，眼底视网膜出血，病情继续发展，进而出现意识模糊及昏睡状态。

【实验室及其他检查】

1. 尿液检查　测定尿量、尿比重、尿酮体、尿蛋白及管型。尿酮体是诊断妊娠剧吐引起的代谢性酸中毒的重要指标。

2. 血液检查　测定红细胞数、血红蛋白含量、血细胞比容、全血及血浆黏度，以了解有无血液浓缩。血清钾、钠、氯、二氧化碳结合力可判定有无电解质紊乱及酸碱失衡；肝肾功能化验以确定有无肝肾受损。

3. 心电图检查　可发现有无高血钾或低血钾所致心律变化及心肌损害。

4. 其他　必要时进行眼底检查及神经系统检查。

【诊断】

一、辨病要点

根据病史及临床表现，本病不难诊断。如：有停经史，妊娠早期出现严重呕吐，发作频繁，可导致全身乏力，精神萎靡，明显消瘦；呕吐物有酮味；皮肤黏膜干燥、眼球陷凹；严重者可出现脉搏增快，血压下降，体温升高，黄疸，意识模糊，甚至昏迷。妇科检查为妊娠子宫。并可结合实验室检查协助诊断。

二、辨证要点

辨证应着重了解呕吐物的性状（色、质、味），结合全身症状、舌脉进行综合分析，辨其虚实。一般而言，口淡，呕吐物为所进食物或清涎，多属脾胃虚弱；口苦，呕吐苦水或酸水者，多为肝胃不和；口中淡腻，呕吐痰涎，多为痰湿阻滞；若口干烦渴，干呕或呕吐血样物者，则为气阴两亏之重症。

【鉴别诊断】

1. 葡萄胎 恶心呕吐较剧，阴道不规则出血，偶有水泡状胎块排出，子宫多数较停经月份大；B 超显示宫腔内呈落雪样图像，而无胚囊或胎儿结构。

2. 急性胃肠炎 常有饮食不洁史，起病急骤，突然恶心呕吐伴上腹痛或全腹阵发性疼痛，或伴有腹泻；粪便检查可见白细胞及脓细胞。

3. 肝炎 患病前有与肝炎患者密切接触史，恶心呕吐，乏力，纳差，厌油腻，腹胀，肝区痛；相关肝炎抗原抗体及肝功能检查有助于鉴别。

4. 急性阑尾炎 转移性右下腹痛，伴有恶心呕吐，麦氏点压痛、反跳痛及肌紧张；体温升高和白细胞增多。

【治疗】

一、治疗思路

本病的治疗，当尽早控制呕吐，可采取精神心理治疗、补液、镇静及止吐等治疗手段。对一般患者，以中医治疗为主，以调气和中，降逆止呕为治疗原则。有失水或酸中毒者，通过补液、纠正酸中毒治疗 2～3 日后，病情多迅速好转。如经治疗病情无好转，应考虑终止妊娠。

二、西医治疗

1. 药物治疗 维生素 B_6，口服，每日 3 次，每次 10mg；维生素 C，口服，每日 3 次，每次 100mg；维生素 B_1，肌肉注射，每日 1 次，每次 50～100mg。

2. 补液、纠正酸中毒及电解质紊乱 视患者症状轻重、失水程度，以及尿常规、血生化检查而定。有失水和酸中毒者，应先禁食至少 24 小时，静脉输入葡萄糖溶液和葡萄糖盐水，每日补液量不少于 3000ml，维持每天尿量≥1000ml 以上。输液中应加入氯化钾、维生素 B_6、维生素 C 等。营养不良者，可酌情给予氨基酸、脂肪乳等。有代谢性酸中毒者，应予碳酸氢钠或乳酸钠纠正。一般经以上治疗 2～3 天后，病情多迅速好转，孕妇呕吐停止后，可试进少量流质饮食，如无不良反应可逐渐增加食量，同时调整补液量。如果出现：①持续黄疸；②持续蛋白尿；③体温升高，持续在 38℃ 以上；④心动过速（≥120 次/分）；⑤伴发 Wernicke 脑病等，危及孕妇生命时，需考虑终止妊娠。

三、中医治疗

（一）辨证论治

1. 脾胃虚弱

证候　妊娠早期，恶心，呕吐清水、清涎或饮食物，甚或食入即吐；头晕，神疲嗜睡，脘腹胀闷；舌质淡，苔白润，脉缓滑无力。

治法　健脾和胃，降逆止呕。

方药　香砂六君子汤（《名医方论》）。

人参　白术　茯苓　甘草　半夏　陈皮　木香　砂仁　生姜

若口渴咽干，舌红少津，去木香、砂仁、茯苓，加玉竹、石斛、麦冬养阴和胃；大便溏薄者，可以干姜易生姜，并加丁香、白豆蔻增强温中降逆之功；唾液异常增多者，加益智仁、白豆蔻温脾化饮，摄涎止唾。

2. 肝胃不和

证候　妊娠早期，恶心，呕吐酸水或苦水；烦渴，口干口苦，头胀而晕，胸胁胀满，嗳气叹息；舌红，苔微黄，脉弦滑。

治法　清肝和胃，降逆止呕。

方药　橘皮竹茹汤（《金匮要略》）加味。

橘皮　竹茹　大枣　人参　生姜　甘草　石斛　麦冬　乌梅

若乳房胀痛者，加郁金以疏肝理气；便秘者，加胡麻仁润肠通便。

3. 痰湿阻滞

证候　妊娠早期，呕吐痰涎，不思饮食；胸脘满闷，口中淡腻，头晕目眩，或心悸气短，或四肢倦怠；舌苔白腻，脉濡滑。

治法　化痰除湿，降逆止呕。

方药　小半夏加茯苓汤（《金匮要略》）加味。

半夏　生姜　茯苓　党参　白术

若胸胁满闷者，加苏梗、枳壳理气宽胸；心烦口苦，苔黄腻，脉滑略数者，加竹茹、黄芩清热化痰。

4. 气阴两亏

证候　妊娠早期，呕吐剧烈，甚至呕吐咖啡色或血性分泌物；精神萎靡，形体消瘦，肌肤不润，目眶下陷，或发热口渴，唇舌干燥，尿少便秘；舌红无津，苔薄黄而干或花剥，脉细滑数无力。

治法　益气养阴，和胃止呕。

方药　生脉散（《内外伤辨惑论》）合增液汤（《温病条辨》）。

人参　麦冬　五味子　生地　麦冬　玄参

若呕吐血样物者，加藕节、乌贼骨、白及养阴清热，凉血止血；若呕吐严重伤胎，出现腰酸腹痛，加桑寄生、川断、杜仲固肾安胎；少量阴道出血者，加苎麻根、阿胶以止血安胎。

（二）中成药

1. 香砂六君子丸 口服，每日2次，每次6～9g。适用于脾胃虚弱证。

2. 二陈丸 口服，每日2次，每次6～9g。适用于痰湿阻滞证。

3. 生脉饮口服液 口服，每日2～3次，每次10ml。适用于气阴两亏证。

（三）其他疗法

1. 针刺疗法 取穴中脘、内关、足三里等。脾胃虚弱加三阴交、阴陵泉，用补法；肝胃不和加太冲；痰湿阻滞加丰隆，用平补平泻法。留针15～20分钟。

2. 食疗 鲤鱼1条，砂仁6g，生姜6g，清蒸，熟后趁热服用。功能和中止呕，健脾安胎。

【预防与调护】

1. 正确认识妊娠早期出现的恶心呕吐为正常早孕反应，不久即会消失，不应有过重的思想负担。

2. 孕妇应饮食有节，宜食清淡食物，少食多餐，以流质、半流质饮食为主，勿食生冷、油腻及辛辣之品。同时保持大便通畅。

3. 保持室内空气新鲜，避免异味刺激。

4. 汤药应浓煎，少量频服。服药前可先含鲜生姜片、陈皮梅，有止吐功效。

第二节　流　　产

流产（abortion）是指妊娠不足28周，胎儿体重不足1000g而终止者。其中发生在妊娠12周前者，称为早期流产；发生于妊娠12～28周，为晚期流产。自然流产发生率占全部妊娠的10%～15%，多数为早期流产。中医是根据发病的不同时间有不同的病名。妊娠在12周以内，胚胎自然殒堕者，称堕胎；妊娠12～28周内，胎儿已成形而自然殒堕者，称小产；妊娠1个月，不知其已受孕而伤堕者，称暗产。根据临床表现的不同，称为"妊娠腹痛"、"胎漏"、"胎动不安"、"胎堕难留"、"胎死不下"、"滑胎"等。

【病因病理】

一、西医病因病理

（一）病因

1. 遗传因素 染色体异常的胚胎有50%～60%发生早期自然流产。染色体异常可表现为数目异常或结构异常，如三体、X单体、三倍体、染色体断裂、缺失、易位等。染色体异常的胚胎即使少数发育成胎儿，出生后也会出现某些功能缺陷或合并畸形。如发生流产，表现为胚胎退化或仅为一空囊，称为孕卵枯萎。

2. 母体因素

（1）全身性疾病：孕妇患传染病（如天花、麻疹、猩红热、伤寒、白喉、疟疾等）、全身性感染、细菌毒素和病毒（如单纯疱疹病毒、巨细胞病毒等）感染，可通过胎盘进入胎儿血循环，使胎儿死亡导致流产；孕妇患严重贫血、心力衰竭、高血压、慢性肾炎等疾病，都可因危害胎儿、影响胎盘功能而导致流产。

（2）生殖器官疾病：子宫畸形（如双角子宫、纵隔子宫、子宫发育不良等）、盆腔肿瘤（子宫肌瘤、卵巢肿瘤等），均可影响胚胎的着床和生长发育而导致流产。宫颈内口松弛或宫颈重度裂伤可导致胎膜早破而发生晚期流产。

（3）内分泌失调：如黄体功能不足、甲状腺功能亢进或低下、糖尿病等，均可导致流产。

（4）创伤刺激：严重休克、子宫创伤（手术、外伤、性交过度）、精神创伤（过度紧张、焦虑、忧伤等），均可刺激子宫收缩而引起流产。

（5）不良习惯：过量饮酒、吸烟、饮咖啡及吸毒等，均可引起流产。

3. 免疫因素　胚胎及胎儿与母体间存在复杂而特殊的免疫关系，这种关系使胚胎不被排斥。若母体妊娠后，双方免疫不适应，则可引起母体对胚胎排斥而致流产。相关的免疫因素有父方的组织相容性抗原（HLA）、胎儿抗原、血型抗原（ABO 及 Rh）、孕期母体封闭抗体不足、母体抗父方淋巴细胞的细胞毒抗体不足、抗精子抗体、孕妇抗心磷脂抗体产生过多等。

4. 环境因素　影响生殖功能的外界不良因素很多，可以直接或间接对胚胎或胎儿造成损害。过多接触某些有害的化学物质（如砷、铅、苯、甲醛、氯丁二烯、氧化乙烯等）和物理因素（如放射线、噪音及高温等），均可引起流产。

（二）病理

由于流产发生的时期不同，其病理过程也不一样。流产的病理变化多数是胚胎先死亡，然后底蜕膜出血，造成胚胎绒毛与底蜕膜分离、出血，已分离的胚胎组织犹如异物刺激子宫，使之收缩而被排出。妊娠 8 周前，胎盘绒毛发育不成熟，与蜕膜附着不牢固，因此，妊娠产物常可全部自行排净，出血不多。妊娠 8～12 周时，绒毛已深入蜕膜层，妊娠物分离常不完整，部分组织残留宫腔影响宫缩，而出血较多。妊娠 12 周后，胎盘已形成，流产过程与足月分娩时相同。若胎儿在宫腔内死亡过久，被血块包围，形成血样胎块可引起出血不止。

二、中医病因病机

中医认为，冲任损伤、胎元不固是本病的主要病机。流产的病因包括了胎元和母体两方面。中医“胎元”的含义有三方面：一是指胚胎的别称，二是指母体中培育胎儿生长的精气，三是指胎盘。“胎元不固”包括了胚胎、胎盘的异常及母体中育胎的精气不足。

1. 胎元因素 因“胎病”而使“胎不牢”，多因夫妇先天之精气不足，两精虽能结合，但胎元不固，或胎元有缺陷，不能成实而殒堕。

2. 母体因素 冲为血海，任主胞胎，冲任之气血充足，则胎元能得气载摄，得血滋养，胎儿才能正常生长发育。若先天不足，肾气虚弱，或孕后房事不慎，损伤肾气，冲任不固，胎失所系；或脾气虚弱，化源不足，冲任气血虚弱，不能载胎养胎；或素体阳盛，或阴虚内热，或孕后过食辛热，或感受热邪，导致热伤冲任，扰动胎元；或宿有癥疾占据子宫，或由于跌仆外伤导致气血不调，瘀阻子宫、冲任，使胎元失养而不固。

【流产的类型及临床表现】

流产的临床类型实际上是流产发展过程中的各个阶段。流产的主要症状是阴道流血和腹痛。

根据流产发病时的主要症状及发展过程分为以下类型：

1. 先兆流产（threatened abortion） 指妊娠28周前，出现少量阴道流血或/和下腹疼痛，宫口未开，胎膜未破，妊娠物尚未排出，子宫大小与停经周数相符者；早期先兆流产的临床表现常为停经后有早孕反应，以后出现阴道少量流血，或时下时止，或淋漓不断，色红，持续数日或数周，无腹痛或有轻微下腹胀痛、腰痛及下腹坠胀感。先兆流产经休息及治疗，病情好转，可以继续妊娠；经治疗病情无好转，出血量多，腰腹痛加重，可发展成难免流产。中医将妊娠期阴道少量出血，时出时止，或淋漓不断，而无腰酸、腹痛、小腹下坠者称为“胎漏”，又称“胞漏”、“漏胎”；将妊娠期出现腰酸、腹痛、小腹下坠，或伴有少量阴道出血者称为“胎动不安”。

2. 难免流产（inevitable abortion） 指流产已不可避免，多由先兆流产发展而来，妊娠不能继续者。此时阴道流血增多（较月经量多），或阵发性腹痛加重，腰痛如折，阴道流水（胎膜已破）。妇科检查，宫颈口已扩张，可见胚胎组织或胎囊堵塞于宫颈口内，子宫大小与停经月份相符或略小。中医称为“胎堕难留”，又称“胎动欲堕”。

3. 不全流产（incomplete abortion） 指妊娠物已部分排出体外，尚有部分残留于宫腔或宫颈内，影响子宫收缩，致流血持续不止，甚至流血过多而发生休克。妇科检查，发现宫颈口已扩张，不断有血液自宫颈口内流出，有时可见胎盘组织堵塞于宫颈口或部分妊娠物已排出于阴道内，而部分仍留在宫颈内，一般子宫小于停经月份。如宫腔内充满血块时，子宫仍可增大如停经月份。中医称为“胎堕不全”，又称“殒堕不全”。

4. 完全流产（complete abortion） 指妊娠物已全部排出，阴道流血逐渐停止，腹痛亦随之消失。妇科检查发现宫颈口已关闭，子宫接近正常大小。相当于中医的“堕胎完全”。

【特殊类型及临床表现】

1. 稽留流产（missed abortion） 指胚胎或胎儿在宫内已死亡尚未自然排出者。若胚胎在宫腔内死亡超过2个月仍未排出者，称过期流产。患者有停经史及早孕反应，或有早期先兆流产症状，未引起孕妇注意。胚胎或胎儿死亡后子宫不再增大反而缩小，早孕反应消失；若已至中期妊娠，不感腹部增大，胎动消失。妇科检查见宫颈口未开，子宫较停经月份小，质地不软，未闻及胎心。中医将胎死腹中，不能自行产出者，称“胎死不下”。

2. 习惯性流产（habitual abortion）　指自然流产连续发生3次或3次以上者。近年国际上常用复发性流产取代习惯性流产，指自然流产连续发生2次或以上者。每次流产多发生于同一妊娠月份，其临床经过与一般流产相同。中医将堕胎或小产连续发生3次或3次以上者，称为“滑胎”，又称“屡孕屡堕”、“数堕胎”。

3. 流产感染（septic abortion）　多发生于各类流产后阴道流血时间长，宫腔内有组织物残留，刮宫时未注意无菌操作，性生活及非法堕胎等以后。此时除流产的一般症状外，还可有高热寒战、腹痛等感染症状。腹部检查时有明显的压痛及反跳痛，腹肌较紧张。妇科检查子宫及附件压痛明显，阴道有灼热感，可有脓性白带或败酱样血性分泌物，有臭味。感染可局限在宫内，亦可蔓延至宫旁结缔组织、输卵管、卵巢等；严重时感染可扩展到盆腔、腹腔乃至全身，并发盆腔炎、腹膜炎、败血症及感染性休克等。

【实验室及其他检查】

1. 绒毛膜促性腺激素（HCG）测定　近年临床多采用早早孕诊断试纸条法，对诊断妊娠有实际价值。对流产的预后评价，可选用放射免疫法定量测定患者血中β-HCG。

2. 生殖激素测定　主要测定血黄体酮值，可协助判断先兆流产的预后。

3. B超检查　对确定流产类型及鉴别诊断具有重要价值。可根据子宫内有无胚囊、有无胎动、胎心反射等，以确定胚胎或胎儿存活与否、排出与否、有无残留或稽留等。宫颈内口松弛时，B超检查可显示宫颈内口较宽，若宽于19mm，又有晚期流产史，诊断即可明确。

【诊断】

一、辨病要点

根据患者有停经、早孕反应或反复流产史，有阴道流血、或伴腹痛，结合必要的检查手段即可诊断流产。但如遇疑难及复杂病例，尚需做上述实验室检查协助检查。确定流产后，还应确定流产的临床类型。若阴道流血量少，或伴阵发性腹痛、腰酸下坠，宫颈口未开者，多为先兆流产；阴道流血量多，色红，腰酸腹痛阵发性加剧或出现阴道流水，宫颈口已扩张者，势属难留者，为难免流产；伴有部分胚胎组织排出者，则为不全流产；若曾有先兆流产，后再次出血，则要注意稽留流产的可能等。

二、辨证要点

本病以阴道流血、腰酸、腹痛及小腹下坠为主证，因此辨证主要根据四大症状的性质、程度及舌脉的变化，辨其胎元已殒或未殒以及虚、热、瘀。阴道出血量少，色淡或黯淡、淡红，质清稀者，属虚；阴道出血量少，色红或紫黯，质稠者，多属热；兼有秽臭者属邪毒感染；血色紫瘖有块者，以血瘀为多。腹痛绵绵属虚；腰腹冷痛属寒；小腹坠痛多属气虚；腰酸腹痛，会阴坠胀，多属肾虚。

【鉴别诊断】

1. 流产不同类型的鉴别要点（见表 11－1）。

表 11－1 各类流产的鉴别诊断要点

流产类型	症状			妇科检查		辅助检查	
	出血	下腹痛	妊娠物排出	宫颈口	子宫大小	妊娠试验	B 超检查
先兆流产	少	轻	无	闭	与孕周相符	+	胚胎存活
难免流产	中→多	重	无	扩张	相符或略小	+或－	胚胎堵在宫口
不全流产	少→多	减轻	部分排出	扩张或有物堵塞	小于孕周	+或－	排空或有
完全流产	少→无	无	全部排出	闭	正常或稍大	+或－	宫内无妊娠物

2. 疾病鉴别

（1）异位妊娠：有腹痛、停经、不规则阴道流血症状，妇科检查宫颈有举痛，附件可触及包块，压痛，B 超检查宫内无胚胎，宫外有包块或孕囊，尿妊娠试验阳性，后穹隆穿刺抽出不凝血。

（2）葡萄胎：闭经后阴道出现不规则流血，恶心、呕吐较重，子宫大于孕周，血 HCG 检查明显升高，B 超检查不见胎体及胎盘的反射图象，只见雪花样影像称为“落雪状”改变。

（3）功能失调性子宫出血：可引起阴道不规则流血，一般无停经史，无早孕反应，尿妊娠试验阴性，B 超检查无宫内外妊娠迹象。

（4）子宫肌瘤：子宫增大可不均匀，且子宫硬，一般无停经史，无早孕反应，尿妊娠试验阴性，可借助血 HCG 和 B 超检查即可鉴别。

【治疗】

一、治疗思路

一旦发生流产，应根据流产的不同类型，及时进行恰当的处理。应本着“治病与安胎并举”的原则，采用安胎或下胎两种截然不同的治法和处理。凡因母病致动胎者，应先治母病，母安则胎自安；胎气不固致病者，重在安胎，胎安则母自愈。若出现堕胎，小产征象时，则应去胎以益母。先兆流产，胎儿存活而又有保留价值者，以保胎为治；难免流产、不全流产、过期流产，宜尽快去除宫腔内妊娠物；感染性流产和习惯性流产，则需针对病因进行处理。临证时应“治病求本”，分辨病之寒热虚实，用药时应注意温补不宜过于辛热，调气不宜过于香燥，清热不要过于寒凉，视病情需要，中病即止。

二、西医治疗

1. 先兆流产

（1）卧床休息，避免体力劳动。禁止性生活，避免阴道检查。

（2）黄体功能不全的患者，黄体酮肌注每日或隔日 1 次，每次 10～20mg；绒毛膜促性腺激素肌肉注射，隔日1次，每次3000U；也可口服维生素E保胎治疗。甲状腺功能低下者，可口服小剂量甲状腺片。对精神紧张者，必要时给予少量对胎儿无影响的镇静剂。

（3）经治疗症状不见缓解或反而加重者，有胚胎发育异常的可能，需进行B超及β-HCG测定，根据胚胎情况，给予相应处理。

2. 难免流产

（1）一旦诊断明确，应尽早使胚胎、胎盘组织完全排出。

（2）原则上在输液（输血）情况下进行清宫，术中适当应用缩宫素。

（3）早期妊娠时应行负压吸宫术，对妊娠物进行认真检查，并送病理检查。失血多时，应输血。并给缩宫素10U，肌注。

（4）晚期流产时可吸宫或刮宫，若因子宫较大，吸宫或刮宫有困难者，可用缩宫素5～10U加入5%葡萄糖液500ml静脉滴入，以促使胎儿和胎盘组织排出。当胎儿及胎盘排出后需检查是否完整，必要时行刮宫以清除宫内残留妊娠物。

3. 不全流产

诊断明确后及时行吸宫术或钳刮术，清除宫内残留组织。必要时补液、输血，术后给予抗生素预防感染；刮出物送病理检查。

4. 完全流产

临床症状消失，B型超声检查宫腔内无残留物，完全流产诊断明确后，无感染征象，一般不需特殊处理。如有疑惑，仍需清宫，以确定流产是否完全。

5. 稽留流产

诊断确定，应尽早排空子宫。因胎盘组织有时机化，与子宫壁紧密粘连，造成刮宫困难。同时，由于胎儿死亡释放凝血活酶入血循环，易发生凝血机制障碍，导致播散性血管内凝血（DIC），故在术前应测定凝血因子Ⅰ、出凝血时间、血小板计数等。

（1）凝血功能检查在正常范围，可口服炔雌醇，每日2次，每次1mg；或口服己烯雌酚，每日3次，每次5～10mg，连续5日，以提高子宫肌肉对缩宫素的敏感性。

（2）尽快排出胎儿，子宫小于3个月妊娠者，行刮宫术。术前备血，术时注射缩宫素10U，加强子宫收缩，减少出血。一次不能刮净，可于5～7日后再次刮宫。如子宫大于3个月妊娠者，可静滴缩宫素人工引产，或用依沙丫啶引产，待胎儿、胎盘自然排出。必要时再行清宫。

（3）凝血功能检查异常，则可尽早使用肝素、凝血因子Ⅰ，输新鲜血，等待凝血功能改善后再行引产或刮宫。

6. 习惯性流产

（1）应进行详细的检查，找出习惯性流产原因，以便针对病因治疗。

（2）注意休息，增强营养，确诊妊娠后禁止性生活，补充维生素B、E、C等。

（3）确诊妊娠后应继续治疗直至妊娠10周或超过以往发生流产月份。

（4）习惯性流产妇女有怀孕征兆时，按黄体功能不足给予黄体酮肌注，每日1次，每次10～20mg；或绒毛膜促性腺激素隔日肌注1次，每次3000U，以预防流产。

（5）子宫畸形如双角子宫、纵隔子宫等，应在未妊娠前先行矫治手术，术后避孕一年。

（6）宫颈内口松弛者，应在未妊娠前作宫颈内口修补术。如已妊娠，宜在妊娠第14～16周行宫颈内口环扎术。术后定期随访，孕37周前提前入院，孕37～38周或有临产先兆时拆除缝线，一般拆线后迅速自然分娩。如缝合后有流产征象，即治疗失败，应及时拆除缝线，以免造成宫颈严重撕裂。

7. 流产感染

（1）流血不多，应用抗生素2～3日，待控制感染后再刮宫。

（2）流血量多或经应用大量抗生素后未能控制感染时，则可在继续静脉滴注抗生素和输血同时，用卵圆钳将宫腔内容物钳出以控制出血，但切不可用刮匙全面搔刮宫腔，以免感染扩散，术后继续用抗生素，待感染控制后再行彻底刮宫。

（3）流产合并严重感染发生败血症、中毒性休克时，应积极纠正休克和控制感染。如子宫严重感染，用药物不能控制时，为抢救患者生命，必要时可考虑子宫切除。

三、中医治疗

（一）辨证论治

1. 先兆流产

（1）肾虚

证候　妊娠期，阴道少量出血，色淡红或暗红；或伴腰酸腹坠痛，头晕耳鸣，小便频数而清长，或曾屡孕屡堕；舌淡苔白，脉沉滑尺弱。

治法　补肾健脾，益气安胎。

方药　寿胎丸（《医学衷中参西录》）加味

菟丝子　桑寄生　续断　阿胶　党参　白术　白芍　甘草　荆芥炭　莲房炭　苎麻根。

若小腹下坠甚者，加黄芪以升阳举胎。

（2）气血虚弱

证候　妊娠期，阴道少量出血，色淡红，质稀薄；或伴小腹空坠隐痛、腰酸，神疲肢倦，面色㿠白，心悸气短；舌质淡，苔薄白，脉细滑无力。

治法　益气养血，固肾安胎。

方药　胎元饮（《景岳全书》）加味。

人参　当归　杜仲　白芍　熟地　白术　陈皮　炙甘草　阿胶

若小腹下坠明显者，宜加入黄芪、升麻益气升提；阴道流血多，去当归，加苎麻根、艾叶以止血安胎。

（3）血热

证候　妊娠期，阴道少量出血，色红或深红；和/或腰腹坠胀作痛，不喜温按，心烦少寐，渴喜冷饮，手足心热，便秘溲赤；舌红，苔黄，脉滑数。

治法　滋阴清热，养血安胎。

方药　保阴煎（《景岳全书》）加味。

生地　熟地　黄芩　黄柏　白芍　山药　续断　甘草　桑寄生　苎麻根

若阴道出血多者，加阿胶、旱莲、地榆炭以止血安胎；腰痛甚者，加菟丝子、杜仲补肾固胎。

(4) 血瘀

证候 妊娠期，阴道少量流血，色红或黯红，质黏稠；或伴小腹疼痛拒按；舌质黯红，或有瘀点、瘀斑，脉弦滑。

治法 祛瘀消癥，固冲安胎。

方药 桂枝茯苓丸（《金匮要略》）合寿胎丸（《医学衷中参西录》）加减。

桂枝 茯苓 桃仁 赤芍 丹皮 菟丝子 续断 桑寄生 阿胶 党参 黄芪 当归 熟地

若阴道出血较多者，加血余炭、艾叶炭止血安胎；腰腹坠痛甚者，加乌药、炒杜仲、黄芪益气补肾止痛。

(5) 外伤

证候 妊娠期，跌扑闪挫，或劳累过度，致阴道少量流血，腰酸；或伴小腹坠痛；舌质正常，脉滑无力。

治法 益气养血，固肾安胎。

方药 圣愈汤（《医宗金鉴》）。

人参 黄芪 熟地 当归 川芎 白芍

若阴道流血多者，去当归、川芎，加阿胶、苎麻根养血止血安胎；若外伤致小腹刺痛，加三七粉冲服，以化瘀止血、止痛；若腰腹坠痛甚者，加乌药、续断、炒杜仲补肾理气止痛。

2. 难免流产、不全流产、稽留流产

(1) 胎动欲堕

证候 妊娠早期阴道出血量逐渐增多，色红有块，腹痛下坠加重；妊娠中期出现小腹疼痛，阵阵紧逼，会阴坠胀尤甚；或有羊水溢出，继而阴道流血；舌质紫黯或边尖有瘀点，脉滑或涩。

治法 祛瘀下胎。

方药 脱花煎（《景岳全书》）加味。

当归 川芎 肉桂 牛膝 红花 车前子 益母草

若气短神疲者，加党参、黄芪补中益气，以防下胎过猛而气脱；若经活血化瘀，未见殒胎或残留组织外排，而阴道出血量多不止，应尽早行清宫术，以防后患。

(2) 胎堕不全

证候 妊娠物排出后，仍有部分组织残留于宫内，阴道流血仍持续不止，甚至大量出血，腹痛阵阵紧逼；妇科检查宫颈口已开，或见胎囊堵于颈宫口；B 超示胎心消失。

治法 活血祛瘀，佐以益气。

方药 生化汤（《傅青主女科》）加味。

当归 川芎 桃仁 炮姜 炙甘草 党参 黄芪

若腹痛者，加益母草、炒蒲黄以祛瘀止血，止痛；若发热、腹痛、阴道溢液臭秽，加益母草、败酱草、红藤、蒲公英、丹皮等以清热解毒，同时尽快清宫。

(3) 血虚气脱

证候　殒堕过程中，阴道突然大出血，甚或暴下不止，面色苍白，头晕眼花，甚则晕厥，不省人事，大汗淋漓；脉微欲绝。

治法　益气固脱。

方药　人参黄芪汤（《济阴纲目》）。

人参　黄芪　当归　白芍　白术　艾叶　阿胶

若阴道出血暴下不止，突然晕厥，不省人事，病情危急者，应速用独参汤或参附汤益气固脱，回阳救逆，同时予以补液、输血、抗休克治疗，尽早清宫。

3. 习惯性流产

(1) 肾气亏虚

证候　屡孕屡堕3次以上，或应期而堕；孕后头晕耳鸣，腰膝酸软，夜尿频多，目眶黯黑；舌淡苔薄白，脉沉弱。

治法　补肾益气，固摄冲任。

方药　补肾固冲丸（《中医学新编》）。

菟丝子　续断　巴戟天　杜仲　当归　熟地　鹿角霜　枸杞子　阿胶　党参　白术　大枣　砂仁

若见肢冷畏寒、小腹冷痛者，加仙灵脾以温肾壮阳。

(2) 气血虚弱

证候　屡孕屡堕3次以上，头晕目眩，神疲乏力；面色㿠白，心悸气短；舌质淡，苔薄白，脉细弱。

治法　益气养血，固冲安胎。

方药　泰山磐石散（《景岳全书》）加减。

人参　黄芪　炒当归　续断　黄芩　白芍　熟地　白术　炙甘草　砂仁　糯米

若小腹空坠不适，重用人参、黄芪，加升麻升阳举陷；若小腹冷痛，形寒肢冷者，加巴戟天、乌药以温阳散寒止痛；若烦热，咽干者去砂仁，加酸枣仁、柏子仁、夜交藤以养心宁神；若因宫颈机能不全者，可于孕前及孕后服补中益气汤。

(3) 阴虚血热

证候　屡孕屡堕，孕后两颧潮红，口干咽燥，手足心热，烦躁不宁；或形体消瘦；舌质红，少苔，脉细数。

治法　滋阴清热，凉血安胎。

方药　加减一阴煎（《景岳全书》）加味。

生地　熟地　白芍　麦冬　知母　地骨皮　炙甘草　女贞子　旱莲草

若头晕耳鸣，心悸少寐，加首乌、山茱萸、枸杞、夜交藤以补血安神；若咽干口渴重者，加石斛、沙参、麦冬、知母以清热生津、利咽止渴；若便干者，加玄参、麦冬以滋阴润肠。

4. 流产感染

证候　孕后阴道不规则流血，量时多时少，色暗红污秽，腥臭，小腹疼痛，发热；恶寒，全身不适，神疲乏力；舌质红，苔黄腻，脉滑数或弦数。

治法　清热解毒，活血化瘀。

方药　五味消毒饮（《医宗金鉴》）合大黄牡丹皮汤（《金匮要略》）。

野菊花　金银花　蒲公英　紫背天葵子　紫花地丁　大黄　牡丹皮　桃仁　冬瓜子　芒硝

（二）中成药

1. 孕康口服液　口服，每日3次，每次10~20ml。适用于胎漏、胎动不安之肾虚、气血虚弱证。

2. 健母安胎丸　口服，每日3次，每次1丸。适用于胎漏、胎动不安之气血虚弱、肾虚证。

3. 孕妇金花丸　口服，每日2次，每次6g。适用于胎漏、胎动不安之血热证。

4. 新生化冲剂　口服，每日3次，每次9g。适用于胎殒瘀阻证或胎堕完全证。

【预防与调护】

绝大多数流产是可以预防的，主要是预防和消除引起流产的病因，以利于胚胎正常的发育。婚前检查可以避免流产的潜在因素。孕前应强健夫妇体质，孕后宜慎交合，以免扰动胎元，并适当休息，避免劳累，增加营养。反复流产者，应尽早安胎。

【预后】

本病可在安胎后转为正常妊娠，至足月分娩健康婴儿，亦可进一步发展为各类流产。若处理得当一般无不良后果，若处理不当或不及时则可导致严重贫血、感染，甚至发生休克、死亡。

第三节　异位妊娠

受精卵在宫腔以外的部位着床称异位妊娠（ectopic pregnancy），习称宫外孕（extrauterine pregnancy）。异位妊娠是妇产科常见的急腹症之一，发病率约为1/100，近年来由于性传播性疾病、盆腔手术、妇科显微手术的增多和超促排卵技术的应用，使异位妊娠的发病率明显升高。根据受精卵在宫腔外种植部位的不同可分为输卵管妊娠、卵巢妊娠、腹腔妊娠、阔韧带内妊娠、宫颈妊娠、残角子宫妊娠（见图11-1）。其中以输卵管妊娠最多见，约占异位妊娠的95%，故本节主要阐述输卵管妊娠。中医学文献中没有“异位妊娠”和“宫外孕”的病名，在古代书籍中有类似症状的描述。与“妊娠腹痛”、“少腹血瘀”、“癥瘕”等病证相关。

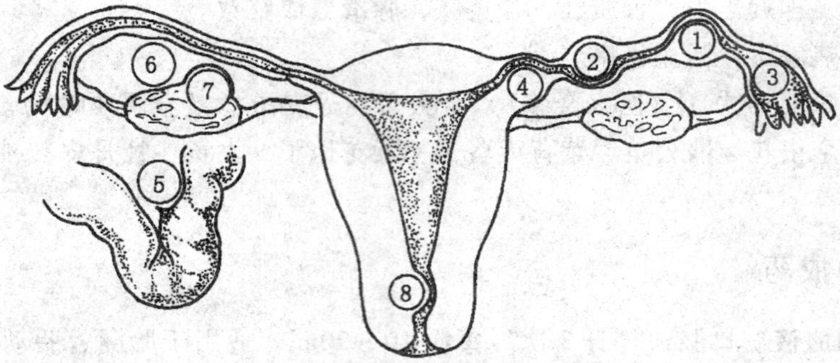

①输卵管壶腹部妊娠 ②输卵管峡部妊娠

③输卵管伞部妊娠 ④输卵管间质部妊娠

⑤腹腔妊娠 ⑥阔韧带妊娠 ⑦卵巢妊娠 ⑧宫颈妊娠

图 11－1 异位妊娠的发生部位

【病因病理】

一、西医病因病理

（一）病因

1. 输卵管炎症 是输卵管妊娠最主要的病因。可分为输卵管黏膜炎和输卵管周围炎。输卵管黏膜炎可引起输卵管腔内膜粘连，管腔变窄、阻塞，或使纤毛功能受损；输卵管周围炎病变主要累及输卵管浆膜层或浆肌层，与周围组织粘连，使输卵管扭曲、管腔狭窄，管壁肌层蠕动减弱，阻碍受精卵在输卵管内的正常运行。近年发现淋菌及沙眼衣原体感染可累及黏膜，引起输卵管黏膜炎，而流产或分娩后的感染往往导致输卵管周围炎。输卵管结核多造成不孕，偶尔妊娠，约 1/3 为输卵管妊娠，多为输卵管肌壁发生结节性增生，影响其蠕动功能所致。

2. 输卵管手术史 既往宫外孕保守手术、输卵管整形术及绝育史者，输卵管妊娠的发生率约为 10%～20%。可因输卵管管腔狭窄，通畅不良而发病。

3. 输卵管发育不良或功能异常 输卵管纤毛缺如或纤毛活动差，输卵管先天发育畸形（过长、憩室等），肌层发育不良，双输卵管，或有副伞等，均为输卵管妊娠的原因。此外，雌、孕激素的平衡破坏，精神因素亦可引起输卵管痉挛和蠕动异常，影响受精卵的运送，而发生输卵管妊娠。

4. 辅助生殖技术 随着辅助生殖技术的应用，使输卵管妊娠发生率比自然妊娠明显增高；1998 年美国报道因助孕技术导致输卵管妊娠发生率为 2.8%。

5. 宫内节育器（IUD） IUD 主要是预防宫内孕，而对宫外孕并无预防作用，因此使用 IUD 避孕失败时发生异位妊娠的机会较大。使用含孕激素的 IUD 的妇女发生异位妊娠的危险性增加，这与孕激素可减弱输卵管蠕动有关。另外，亚临床感染亦是放置 IUD 发生异位妊娠的原因。

6. 其他 盆腔内肿瘤压迫或牵引可使输卵管移位变形，阻碍受精卵通过。子宫内膜异位症可增加受精卵着床于输卵管的可能性。受精卵的游走亦与异位妊娠有关。

（二）病理

1. 输卵管妊娠的特点　输卵管妊娠时，由于输卵管管腔狭窄，管壁薄，内膜的脱膜反应差，限制孕卵继续发育成长，可出现下列结局：

（1）输卵管妊娠流产：多发生在输卵管壶腹部。其生长多向管腔突出，因包膜组织脆弱，一般在 8～12 周破裂，出血，使孕卵落入管腔，并经输卵管逆蠕动流入腹腔。如胚胎全部完整地剥离流入腹腔，流血量较少，形成输卵管妊娠完全流产（见图 11－2）。如胚胎仅有部分分离，部分绒毛仍滞留于输卵管内，形成输卵管不全流产。此时滋养细胞继续侵蚀输卵管壁，使之反复出血，形成输卵管血肿及输卵管周围血肿。由于管壁肌壁薄，收缩力差，开放的血管不易止血，血液积聚在子宫直肠窝，形成盆腔血肿，甚或流向腹腔。

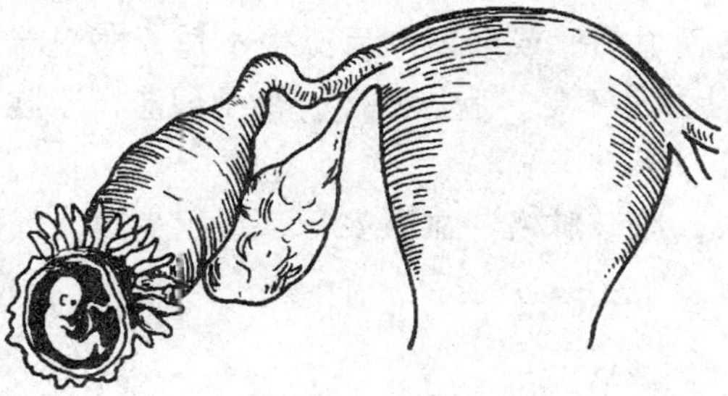

图 11－2　输卵管妊娠流产

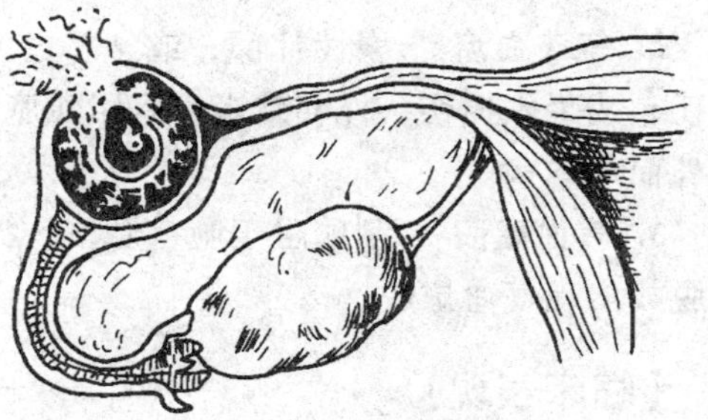

图 11－3　输卵管妊娠破裂

（2）输卵管妊娠破裂：多发生在输卵管峡部，发病常在妊娠 6 周左右。由于管腔狭窄，孕卵绒毛易浸蚀穿透肌层、浆膜层致使输卵管破裂（见图 11－3）。输卵管肌层血管丰富而粗大，因此输卵管妊娠破裂所致的出血远较输卵管妊娠流产时为剧。如在短时间内大出血，患者迅速陷入休克，危及生命。

输卵管间质部妊娠虽少见，但后果严重，其结局几乎全为输卵管妊娠破裂，一般约在妊娠 12～16 周（见图 11－4）。间质部为子宫血管和卵巢血管汇集区，血运丰富，致使破裂时症状极为严重，往往在极短时间内发生致命性腹腔内出血。

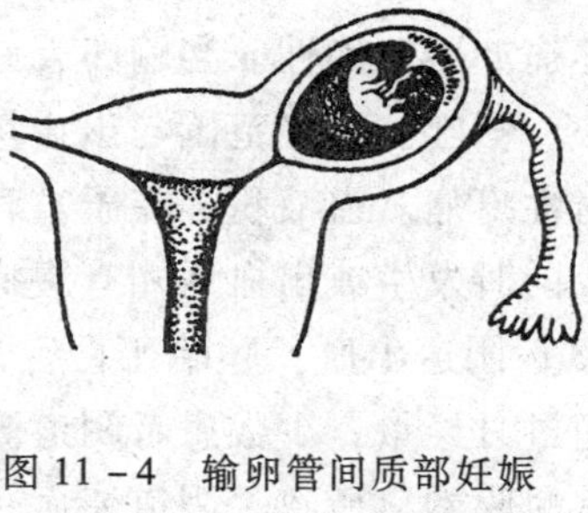

图 11－4　输卵管间质部妊娠

（3）陈旧性宫外孕：无论输卵管妊娠破裂或流产，反复内出血，形成盆腔血肿，胚胎死亡或吸收，日久血肿机化、变硬，并与周围组织粘连，临床上又称陈旧性宫外孕。

（4）继发性腹腔妊娠：当输卵管妊娠流产或破裂后，囊胚从输卵管排入腹腔内或阔韧带内，大多死亡，偶有存活者，若存活的胚胎仍然附着于原位或排入腹腔后重新着床，胚胎继续生长发育而形成继发性腹腔妊娠。

2. 子宫的变化　输卵管妊娠具有与子宫内妊娠时相同的内分泌变化，合体滋养细胞产生的 HCG 维持黄体生长，使甾体激素分泌增加，致使停经，子宫增大变软，子宫内膜呈蜕膜改变。蜕膜的存在与孕卵的存亡有密切关联。

二、中医病因病机

中医学认为，本病的发生与孕妇宿有少腹瘀滞，冲任不畅，使孕卵运行受阻；或因先天肾气不足，运送孕卵乏力、迟缓，而使孕卵滞留子宫腔外等有关。孕卵在子宫腔外发育，日久则胀破脉络，血溢于内，蓄积少腹，而形成少腹血瘀之实证；若脉络大伤，则血崩于内，阴血暴亡，气随血脱，变生厥脱之危急重证；或瘀血日久不散，发为少腹血瘀包块，遂成癥瘕积聚之症。

1. 气虚血瘀　素体肾气不足，冲任虚弱，或早婚、房劳多产，损伤肾气；或素体虚弱，饮食劳倦伤脾；气虚运血无力，血行瘀滞，致使孕卵运行迟缓或运行阻滞，阻胎孕于胞宫外。

2. 气滞血瘀　素性抑郁，或忿怒过度，气滞而血瘀；或经期产后摄生不慎，寒湿滞于冲任；或手术损伤，外邪乘虚而入阻滞胞脉，致使冲任不畅，胞脉瘀阻，令孕卵滞留于胞宫之外而成本病。

3. 气血虚脱　孕卵阻于胞宫脉络，瘀阻形成，胀破脉络，血溢妄行，蓄积少腹，气随血脱故出现气血虚脱。

【临床表现】

输卵管妊娠的临床表现与孕卵的着床部位、流产还是破裂、出血量及出血时间等因素有关，其临床典型的症状是腹痛与阴道流血。

1. 症状

(1) 停经：80%患者有6～8周的停经史，20%左右患者主诉并无停经史，常将异位妊娠时出现的不规则阴道流血误认为月经，或月经仅推迟数日而不认为是停经。

(2) 腹痛：为就诊时最常见的主诉，腹痛多发生于妊娠4～6周，发生率约为90%～95%。输卵管妊娠流产或破裂前，由于输卵管妊娠使管腔扩大，常出现一侧下腹隐痛或胀痛，疼痛亦可双侧性。当输卵管妊娠发生流产或破裂时，患者突感下腹一侧撕裂样疼痛，或伴恶心、呕吐。疼痛范围与出血量有关，可波及下腹或全腹。血液刺激膈肌时，可引起肩胛部放射性疼痛。血液积聚在子宫直肠陷凹时，可引起肛门坠胀和排便感。腹痛可先于阴道出血，或同时发生或出血后才有腹痛。

(3) 阴道出血：胚胎死亡后，常有不规则的阴道流血，色深褐，量少，呈点滴状。一般不超过月经量，少数患者阴道流血量较多。阴道流血可伴有蜕膜管型或蜕膜碎片排出，系由子宫蜕膜剥离所致。阴道流血一般常在病灶去除后方能停止。

(4) 晕厥与休克：因腹腔急性内出血及剧烈腹痛，轻者出现晕厥，重者出现失血性休克，与阴道流血量不成正比。

(5) 盆腔包块：当输卵管妊娠流产或破裂所形成的血肿时间较久者，因血液凝固与周围组织或器官（如子宫、输卵管、卵巢、肠管或大网膜等）发生粘连形成包块。

2. 体征

(1) 一般情况：异位妊娠时，出血不多，腹膜吸收很快，则临床表现以腹痛为主，血压、脉搏无异常。腹腔内出血较多时，呈贫血貌，大量出血时，患者可出现面色苍白、脉快而细弱、血压下降等休克表现。体温一般正常，出现休克时体温略低，腹腔内血液吸收时体温略升高，但不超过38℃。

（2）腹部检查：下腹有明显的压痛及反跳痛，以患侧为甚，但腹肌紧张常不明显。出血多时，叩诊有移动性浊音。有些患者下腹可触及包块，若反复出血并积聚，包块可不断增大变硬。

（3）盆腔检查：阴道内常有血液，来自宫腔。阴道后穹隆饱满，有触痛；宫颈举痛或摇摆痛明显，此为输卵管妊娠的主要体征之一；子宫稍大而软，内出血多时，检查子宫有漂浮感；子宫一侧或其后方可触及肿块，大小、形状、质地常有变化，边界多不清，触痛明显。病变时间长者，肿块机化变硬，边界渐清楚。输卵管间质部妊娠时，子宫大小与停经月份基本相符，但子宫不对称，一侧角部突出，破裂所致的征象与子宫破裂极相似。

【实验室及其他检查】

1. HCG 测定　目前β－HCG检测已是早期诊断异位妊娠的重要方法。异位妊娠时，患者HCG水平较宫内妊娠为低，因此需要采用灵敏度高的放射免疫法定量测定β－HCG。是保守治疗的重要评价指标。

2. B 超检查　B超显像诊断异位妊娠准确率为70%～94%。主要可以了解宫腔内有无孕囊，附件部位有无包块及腹腔内有无积液。阴道B超检查较腹部B超检查准确性高。异位妊娠的声像特点：①宫腔内无妊娠囊，宫旁出现低回声区，若能查出胚芽及原始心管波动，即可确诊；②异位妊娠时在宫内可以出现由蜕膜管型与血液形成假妊娠囊；需注意与停经5～6周时宫内妊娠显示的妊娠囊（蜕膜与羊膜囊形成的双囊）相鉴别；③输卵管妊娠流产或破裂后，则宫旁回声区缺乏输卵管妊娠的声像特征，若腹腔内存在无回声暗区或直肠子宫陷凹处积液暗区像，则对诊断异位妊娠有价值。

3. 阴道后穹隆穿刺　在确诊异位妊娠中一直是极有价值的辅助诊断方法。适用于疑有腹腔内有出血的患者。如能经后穹隆穿刺抽出颜色较暗的不凝血，说明有血腹症存在。陈旧性宫外孕时，可抽出不凝固的陈旧血液。如无内出血、内出血量少、血肿位置高及子宫直肠陷凹有慢性炎症粘连，可能抽不出血液，但不能排除输卵管妊娠存在。

4. 子宫内膜病理检查　目前很少依靠诊断性刮宫协助诊断，仅适用于阴道出血较多的病例，目的在于排除宫内妊娠流产。刮出物送病理检查，切片中见到绒毛，可诊断宫内妊娠。仅见蜕膜未见绒毛应考虑异位妊娠，但不能确诊，需要结合病情作出诊断。

5. 腹腔镜检查　适用于原因不明急腹症鉴别及输卵管妊娠尚未破裂或流产的早期患者。腹腔镜检查已作为异位妊娠诊断的金标准，并可同时进行治疗。有大量腹腔内出血或伴休克者，禁作腹腔镜检查。

【诊断】

一、辨病要点

根据患者病史，临床表现，典型病例不难诊断。但输卵管妊娠未破裂之前，症状不明显，诊断较困难，常易误诊、漏诊，须详细询问病史，严密观察病情变化，如阴道流血淋漓不断，腹部疼痛加剧，盆腔肿块增大，或出现宫颈举痛及移动性浊音时，即可作出诊断。可辅以实验室检查协助诊断。

二、辨证要点

本病属瘀血内停少腹，气血阻滞所致的少腹血瘀之实证，故辨证时首先辨其亡血与疼痛的程度，明确其严重性。但由于病情变化急剧，常伴有不同兼证，病情复杂，因此辨证时应根据病情变化的发展，动态观察，区别虚实。

【鉴别诊断】

输卵管妊娠应与宫内妊娠流产、急性阑尾炎、黄体破裂及卵巢囊肿蒂扭转等鉴别（表11－2）。

表11－2　异位妊娠的鉴别诊断表

症状	输卵管妊娠	流产	急性输卵管炎	急性阑尾炎	黄体破裂	卵巢囊肿蒂扭转
停经	多有	有	无	无	多无	无
腹痛	突发撕裂样疼痛，一侧开始至全腹	下腹中央阵发性疼痛	两下腹持续性疼痛	转移性右下腹痛	下腹一侧突发疼痛	下腹一侧突发疼痛
阴道出血	量少，色暗红，有蜕膜或管型排出	量少或多有血块或绒毛排出	无	无	无或有如月经量	无
休克	与出血量不成正比	出血多时可有	无	无	无或轻度休克	无
体温	正常或有低热	正常	升高	升高	正常	稍高
盆腔检查	宫颈举痛，一侧或直肠子宫陷凹有肿块	宫口稍开，子宫增大	宫颈举痛，下腹痛，常无包块	无肿块，麦氏点压痛	一侧附件压痛	卵巢肿块，蒂部压痛
白细胞计数	正常或稍高	正常	升高	升高	正常	稍高
血红蛋白	下降	可正常	正常	正常	可下降	正常
后穹隆穿刺	可抽出不凝血	阴性	可抽出脓液	阴性	可抽出血液	阴性
妊娠试验	多为阳性	多为阳性	阴性	阴性	阴性	阴性
超声显像	一侧附件低回声区，其内或有妊囊	宫内可见妊囊	两侧附件低回声区	子宫附件无异常图像象	一侧附件低回声区	一侧附件低回声区，边缘清晰

【治疗】

一、治疗思路

异位妊娠的治疗包括非手术治疗和手术治疗，治疗的方法取决于异位妊娠的类型及发病程度。非手术治疗可采取中西医保守治疗。一般早期未破裂型，血β-HCG<2000 U/L；无明显内出血；输卵管妊娠包块直径≤4cm；患者要求保留生育能力者，可选择保守治疗。破裂型（腹腔内大量出血、出现休克）、无生育要求者则选择手术治疗。中医治疗始终以活血化瘀为主。遣方用药时应注意，攻下药不可过剧，中病即止，以免导致再次出血；补气药应根据病情选用，不宜因有失血概用补气以期摄血，因过用或滥用常引起腹痛腹胀加重。注意一定要在有输血、输液及手术准备的条件下进行服药治疗。

二、西医治疗

（一）药物治疗

适用于早期输卵管妊娠未发生破裂或流产、要求保存生育能力的年轻患者。甲氨蝶呤（MTX）其作用机制是抑制滋养细胞增生，破坏绒毛，使胚胎组织坏死、脱落、吸收。治疗期间应用血β-HCG测定及B超进行严密监护。并注意患者病情变化及药物的毒副作用。

1. 全身给药 甲氨蝶呤（MTX）肌注，0.4 mg/（kg·d），5日为一疗程；若单次剂量肌注，MTX按1 mg/kg或50mg/m^2计算，在治疗后4~7日β-HCG下降小于15%，应重复剂量治疗。然后每周重复直至β-HCG降至5U/L，一般需3~4周。

2. 局部用药 在B超引导下穿刺，或腹腔镜在直视下穿刺，将药物直接注入妊娠囊内。

（二）手术治疗

可分为保守手术和根治手术。保守手术为保留患侧输卵管，根治手术为切除患侧输卵管。手术治疗适用于：①生命体征不稳定或有腹腔内出血者；②诊断不明确者；③血β-HCG值高或附件包块大者；④期待疗法或药物治疗禁忌证者；⑤随诊不可靠者。

1. 根治手术 适用于内出血并发休克的急症患者。对急症患者应在积极纠正休克的同时，迅速打开腹腔，控制出血，补充血容量，纠正休克，切除输卵管。有绝育要求者，可同时结扎对侧输卵管。

对于输卵管间质部妊娠患者应争取在破裂前手术，以避免可能威胁生命的出血。手术应作子宫角部楔形切除及患侧输卵管切除，必要时切除子宫。

2. 保守性手术 适用于有生育要求的年轻妇女，以保留输卵管及其功能。特别是对侧输卵管已切除或有明显病变者。可根据受精卵着床部位及输卵管病变情况选择术式，若为伞部妊娠则行挤压术，将妊娠产物挤出；壶腹部妊娠行切开输卵管取出胚胎再缝合；峡部妊娠行病变部位切除及断端吻合。若采用显微外科手术技术可提高以后的妊娠率。

3. 腹腔镜手术 是治疗异位妊娠的主要方法。可在腹腔镜直视下穿刺输卵管的妊娠囊，抽出囊液后将药物直接注入孕囊内，常用的药物为甲氨蝶呤（MTX）50mg 1 次注入。也可在腹腔镜下切开输卵管吸出胚囊后注入 MTX 或切除输卵管。

（三）期待疗法

少数输卵管妊娠可发生自然流产、吸收，症状轻而无须手术和药物治疗。适用于①腹痛轻，出血少；②随诊可靠；③血 β－HCG 值低于 1000U/L，并持续下降；④无输卵管妊娠破裂证据；⑤附件包块＜3cm 或未探及；⑥无腹腔内出血。期待治疗过程中应注意生命体征、腹痛变化，配合 B 型超声和血 β－HCG 监测。

三、中医治疗

（一）辨证论治

1. 未破损型　指输卵管妊娠尚未发生流产或破裂。

证候　有停经史，可有早孕反应，或有阴道淋漓出血，一侧下腹隐痛，盆腔检查一侧附件可有软性包块，有触痛；尿妊娠试验多为阳性，B 超检查附件有囊性块物，或宫内无妊娠囊、宫外有妊娠囊；脉弦滑。

治则　活血化形，消癥杀胚。

方药　宫外孕Ⅱ号方（山西医学院第一附属医院）。

丹参　赤芍　桃仁　三棱　莪术

2. 已破损型　指输卵管妊娠流产或破裂。

（1）休克型：输卵管妊娠破裂引起急性大出血，临床有休克体征。

证候　有停经史，或早孕反应，出现突发性下腹剧痛，拒按，面色苍白，四肢厥逆；或冷汗淋漓、恶心、呕吐，血压下降或不稳定，烦躁不安；脉微欲绝或细数无力。盆腔检查，后穹隆饱满，有触痛子宫颈抬举痛，子宫正常大小或稍大，宫旁可触及软性包块，触痛明显，后穹隆穿刺抽出不凝褐色血液。

治法　回阳救脱，活血祛瘀。

方药　生脉散（《金匮要略》）合宫外孕Ⅰ号方。

人参　麦冬　五味子　赤芍　丹参　桃仁

对休克患者应立即给予输液、输血等治疗，配合中药积极抢救。宜重用人参以大补元气固脱；四肢厥逆者加附子回阳救逆。待纠正休克后再加服宫外孕Ⅰ号方活血祛瘀。

（2）不稳定型：输卵管妊娠破裂后时间不长，病情不稳定，有再次发生内出血的可能。

证候　腹痛拒按，但逐渐减轻；或有少量阴道出血，色暗褐，血压较平稳，盆腔检查，可触及到子宫一侧有界线不清之包块；脉细缓。

治则　活血祛瘀。

方药　宫外孕Ⅰ号方（山西医学院第一附属医院）加味。

赤芍　丹参　桃仁　党参　黄芪。

对有血块形成者，可加用三棱、莪术以消癥散结。但需严密观察病人病情变动，注意药量由少到多，逐渐增加，做好抢救休克的准备。若见发热，舌质红，苔黄，脉弦者，加银花、红藤以清热。

（3）包块型：输卵管妊娠破裂时间较长，腹腔内血液已形成血肿包块，即陈旧性宫外孕。

证候 输卵管妊娠破裂时间已久，盆腔内形成血肿，腹痛减轻或逐渐消失；可有下腹坠胀，或便意感，阴道出血逐渐停止，盆腔检查可触及不规则包块，与周围组织粘连；脉细涩。

治法 活血化瘀，消癥散结。

方药 宫外孕Ⅱ号方（山西医学院第一附属医院）。

丹参 赤芍 桃仁 三棱 莪术

若包块较硬者，可加穿山甲、牛膝以加强消癥散结之功；身体虚弱者加黄芪、党参扶正祛邪；若瘀血化热出现低热者，加丹皮、龟板、地骨皮以化瘀清热。

（二）外治疗法

1. 消癥散外敷 千年健60g，续断120g，追地风、川椒各60g，五加皮、白芷、桑寄生各120g，艾叶500g，透骨草250g，羌活、独活各60g，赤芍、归尾各120g，血竭、乳香、没药各60g。上药共为末，每250g为1份，纱布包裹，蒸15分钟，趁热外敷患侧，每日2次，10日为1疗程。适用于未破损型或陈旧性宫外孕。

2. 双柏散外敷 侧柏叶60g，大黄60g，黄柏30g，薄荷30g，泽兰30g。制法及用法同消癥散。

3. 中药保留灌肠 桃仁15g，丹参20g，赤芍15g，三棱10g，莪术10g，蒲公英15g，透骨草15g。上药浓煎100ml，保留灌肠，每晚1次。适用于陈旧性宫外孕。

【预防与调护】

1. 育龄妇女应作好避孕，减少人工流产等手术机会，防止生殖器感染。

2. 放置宫内避孕器、施行人工流产等宫腔操作时，要严格遵守操作常规，防止盆腔感染。

3. 积极、彻底治疗子宫内膜异位症、生殖系统炎症、性传播疾病。

4. 发现异位妊娠后，应绝对卧床休息，减少体位变动，勿增加腹压。尽量避免不必要的妇科检查，专人护理，密切观察病情变化。

【预后】

输卵管妊娠以后，10%的患者会再患输卵管妊娠，50%～60%的患不孕症，腹腔内大出血者若不及时抢救，可导致死亡。

第四节　早　　产

早产（premature delivery）是指妊娠满28周至不满37足周（即196～258日）间分娩者。发生率占分娩总数的5%～15%。此时娩出的新生儿，各器官发育尚未成熟，出生体重为1000～2499 g，称为早产儿。早产儿中约15%在新生儿期死亡。围生儿死亡中与早产有关的约占75%～80%，在围生儿死亡顺位中占52%，居第二位。另外有8%的早产儿虽能存活但可能留有智力障碍或神经系统的后遗症。中医认为"早产"即"妊娠七月以后，日月未足，胎气未全而产者"，属"小产"范畴。在分娩前可按"胎动不安"辨治。

【病因病理】

一、西医病因病理

（一）病因

早产病因尚不十分清楚，但已知与下列诸因素有关：

1. 感染　下生殖道及泌尿道感染，如B族溶血性链球菌、沙眼衣原体、支原体的感染等。

2. 胎膜早破、绒毛膜羊膜炎　30%～40%早产与此有关。

3. 子宫过度膨胀及胎盘因素　如多胎妊娠、羊水过多、胎盘功能不全、前置胎盘、胎盘早剥等。

4. 妊娠合并症与并发症　如妊娠高血压疾病、妊娠期肝内胆汁淤积症、妊娠合并心脏病、慢性肾炎、病毒性肝炎、急性肾盂肾炎、急性阑尾炎、严重贫血、重度营养不良等。

5. 生殖器官异常　纵隔子宫、双角子宫、宫颈内口松弛、子宫肿瘤等。

6. 直接外伤　过度劳累，或腹部直接撞击伤等。

7. 其他　年龄过小（<18岁）或过大（>40岁），体重过轻（<45kg），身体过矮（<150cm），吸烟≥10支/日，酗酒。

（二）病理

上述各种高危因素均可能引起早产，但仍有许多病例至今原因不明。其机制可能为上述因素从分娩动因的多个环节促使过早启动分娩引起早产。研究表明，早产的母、婴血中皮质醇增加，其作用于滋养细胞激活17α-羟化酶，使黄体酮水平下降，黄体酮代谢产物及雌激素水平增加，结果导致蜕膜产生前列腺素，并使子宫对内源性缩宫素敏感性增加，致使早产发生。

二、中医病因病机

中医学认为发生早产的原因，主要由于肾气虚弱，胎失所系；气血不足，胎失载养；热伏冲任，损伤胎元；跌仆劳损，伤及胎气而致。

1. 肾虚　素体禀赋不足，肾气虚弱，或孕后不节房事，屡次堕胎，损伤肾气，肾虚冲任不固，胎失所系而发生早产。

2. 气血虚弱　素体气血不足，或孕后脾胃受损，化源不足，气少血亏，或因大病损伤气血，致胎失载养而早产。

3. 血热　素体阳盛，或肝郁化热，或外感热邪，或阴虚内热，致热伤冲任，扰动胎元而早产。

4. 跌仆损伤　孕后不慎，跌仆闪挫，或劳累过度，或孕后房事等，直接伤及冲任，内扰胎元而早产。

【临床表现】

早产的主要临床表现是子宫收缩，最初为不规则宫缩，并常伴有少许阴道流血或血性分泌物，以后可发展为规则宫缩，与足月临产相似。胎膜早破较足月临产多。临床类型分为：

1. 早产先兆　妊娠满28周后出现至少10分钟一次的规律宫缩，伴宫颈管缩短。

2. 早产临产　妊娠满28周至不满37周，出现规律性、较强的宫缩，20分钟≥4次；宫颈管缩短≥75%，进行性宫口开大≥2cm以上。部分患者可伴有少量阴道流血或阴道流液。

【实验室及其他检查】

1. B超检查　可客观评估宫颈情况，且具有无创性、可重复的优点，对早产有较高的预测价值。早产的四点征象：①宫颈长度<3cm；②宫颈内口扩张>1cm；③羊膜囊向颈管内突出；④子宫下段<6cm。具备其一，即可诊断早产。

2. 阴道液胎儿纤维连接蛋白（fFN）　fFN是由胎盘滋养层细胞合成的一种糖蛋白，对维持胎盘与蜕膜间的附着发挥一定作用，妊娠晚期宫颈分泌物出现过量fFN是早产的标志。fFN水平>50ng/ml时为阳性，提示可能发生早产的概率为80%。

【诊断】

一、辨病要点

以往有流产、早产史或本次妊娠期有阴道流血史的孕妇易发生早产。根据临床表现、停经时间、预产期及以下几点：①孕龄28～37周；②有宫缩（4次/20min或8次/60min）；③胎膜破裂或完整，但具有明显的子宫颈变化，宫颈缩短≥75%和宫口扩张≥2cm，即可诊断为早产。

二、辨证要点

本病以孕晚期、未足月前出现腰酸腹痛，或伴有阴道少量出血为主证，临床辨证主要依据全身症状，同时注意腰腹疼痛的性质、程度、阴道流血的量、色、质等征象，参考舌、脉，分清虚、实、寒、热进行辨证论治。如子宫阵发疼痛，伴腰酸腹坠，阴道出血，色晦暗者为肾虚；面色苍白，心悸气短，神疲肢软，出血量少，色淡，质稀为气血虚弱；伴心烦口渴，血红质稠为血热；如有明显外伤史，则为外伤所致。

【鉴别诊断】

早产的鉴别需依靠对宫颈进行性退缩和宫口扩张的密切观察，与以下疾病鉴别：

1. 前置胎盘 表现为妊娠28周后反复发生无痛性出血，量可多可少；子宫软、无压痛、胎位清楚、颈管未消失等。B超检查有助于诊断。

2. 胎盘早剥 多有高血压及外伤史。表现为阴道出血常伴腹痛及压痛，宫缩间歇时亦存在，严重者面色苍白、出冷汗、恶心、呕吐、血压下降，胎位、胎心不清，子宫硬如板状。一旦确诊应立即终止妊娠。

3. 宫颈局部病变出血 可通过窥器检查或指检发现。

4. 假临产及妊娠晚期子宫生理性收缩 一般子宫收缩不规则，无痛感，且不伴以宫颈管消失，卧床休息，适当的镇静剂治疗后可消除子宫收缩。

【治疗】

一、治疗思路

当出现明显子宫收缩时，无论宫颈的观察结果有否进展，孕妇应入院。胎儿存活，无胎儿窘迫、胎膜未破，初产妇宫颈扩张2cm或经产妇4cm以下者，应设法抑制宫缩，尽可能使妊娠继续。如有胎膜早破，妊娠无法继续时，应尽力设法提高早产儿的存活率。治疗中可采用中西医结合，辨病与辨证相结合，早产先兆阶段以补肾、益气养血安胎为主，使妊娠正常进行。若病情严重，或母病损及胎儿，则提早分娩。妊娠35周以上可等其自然分娩。

二、西医治疗

（一）一般治疗

1. 卧床休息 一旦出现早产先兆症状，应卧床休息，宜多采用左侧卧位，以减少自发性宫缩，增加子宫血流量，改善胎盘功能。

2. 吸氧 每日2次，每次30分钟。

3. 避免刺激及干扰 尽量减少阴道及肛门及腹部检查，必须检查时动作要轻柔，减少局部刺激。

（二）抑制宫缩药物

1. β_2－肾上腺素受体激动剂 是药物保胎的首选药物。通过激动子宫平滑肌中的β_2受体，抑制子宫收缩而延长妊娠期。主要副反应有：母儿心率增快，孕妇血压下降，或恶心、呕吐、头晕、出汗及血糖增高等。故对合并有心脏病、严重高血压病、未控制的糖尿病、甲亢及支气管哮喘已用此类药无效的孕妇禁用。肺水肿是 β_2 - 肾上腺素类药导致的最严重的并发症，需要特别注意混合使用肾上腺皮质激素的情况。常用的药物有：

（1）利托君（ritodrine）：静脉点滴，150mg 溶于 5% 葡萄糖溶液 500ml 中，稀释为 0.3mg/ml 的溶液，保持在 0.15 ~ 0.35mg/min 滴速，48 小时内滴完。宫缩抑制后继续持续静滴 12 小时，再改为口服 10 mg，每日 4 次。

（2）沙丁胺醇（salbutamol）：口服，每次 2.4 ~ 4.8mg，首次 4.8mg，以后每 8 小时口服 2.4 ~ 4.8mg，宫缩消除后停药。

2. 硫酸镁　镁离子直接作用于子宫平滑肌细胞，拮抗钙离子对子宫的活性，从而抑制子宫收缩。25% 硫酸镁 16ml 加于 5% 葡萄糖液 100 ~ 250ml 中，在 30 ~ 60 分钟内缓慢静脉滴注，然后用 25% 硫酸镁 20 ~ 40ml 加于 5% 葡萄糖液 500ml 中，以每小时 1 ~ 2g 速度静脉滴注，直至宫缩停止。用药过程中注意呼吸（每分钟不少于 16 次），膝反射（存在）及尿量（每小时不少于 25ml）等。

3. 钙拮抗剂　当上述药物均无效时可以用钙拮抗剂。钙拮抗剂可抑制钙进入子宫肌细胞膜，抑制缩宫素和前列腺素的释放，对子宫收缩产生最强的抑制作用。常用硝苯地平 5 ~ 10mg 舌下含服，每日 3 次，应密切注意孕妇心率及血压的变化。已用硫酸镁者慎用。

4. 前列腺素合成酶抑制剂　前列腺素有刺激子宫收缩及软化宫颈的作用。前列腺素合成酶抑制剂可抑制前列腺素合成酶，减少前列腺素的合成或抑制前列素的释放以抑制宫缩，常用药物为吲哚美辛，开始 25mg，每 8 小时口服 1 次，24 小时后改为每 6 小时 1 次。由于这类药物的副作用，因此临床上已较少应用，必要时仅能短期（不超过 1 周）服用。

（三）控制感染

感染是早产的重要原因，应用抗生素治疗可能对本病有益，特别是阴道分泌物培养 B 族溶血性链球菌阳性或羊水培养阳性及泌尿道感染者。抗生素可有效地延长破膜至胎儿娩出的时间。

（四）预防新生儿呼吸窘迫综合征

对发生在 30 ~ 34 周的早产，为了促使胎儿肺成熟，可在分娩前给予孕妇地塞米松肌注，每次 5mg，每日 3 次，连用 3 日。或倍他米松静脉滴注，每日 1 次，每次 12mg，连用 2 日。紧急时，经羊膜腔内注入地塞米松 10mg，并行胎儿成熟度检查。即使开始施药和分娩间的间隔短于 24 小时，胎儿的情况仍会有所改善。

（五）分娩时处理

临产后慎用吗啡、哌替啶等抑制新生儿呼吸中枢的药物。分娩中应给孕妇吸氧，以防胎儿缺氧；为预防胎儿颅内出血，可行会阴侧切术；胎儿娩出后注意保暖，保持呼吸道通畅，吸氧，按未成熟儿常规处理；破膜 12 小时以上未分娩者，应给抗生素预防感染。

三、中医治疗

（一）辨证论治

1. 肾虚

证候　孕晚期，腰酸腹坠，小腹阵痛，阴道少量流血，色淡红或淡暗，质清稀；伴头晕耳鸣，小便频数，或曾有屡次堕胎、小产史；舌淡，苔薄白，脉沉滑或沉细。

治法　固肾安胎。

方药　补肾安胎饮（《中医妇科治疗学》）加味。

人参　白术　杜仲　续断　益智仁　阿胶　艾叶　菟丝子　补骨脂　狗脊　白芍　炙甘草

若小腹坠痛明显者，加黄芪、升麻以升提举陷；若畏寒肢冷、腰腹冷痛者，加巴戟天以加强温肾助阳之功。

2. 气血虚弱

证候　孕晚期腰酸腹痛，小腹空坠，阴道少量血性黏液或出血，色淡红质稀；伴神疲乏力，心悸气短，面色㿠白；舌淡，苔薄白，脉细滑无力。

治法　益气养血安胎。

方药　胎元饮（《景岳全书》）。

人参　白术　白芍　当归　熟地　杜仲　炙甘草　陈皮

若小腹下坠明显，宜加入黄芪、升麻以益气升提，固摄胎元；小腹冷痛者，加鹿角胶、补骨脂，以温阳暖宫安胎；纳少便溏者，加山药以健脾止泄。

3. 血热

证候　孕晚期小腹阵痛下坠，阴道少量流血，色鲜红或深红；口苦咽干，心烦少寐，渴喜冷饮，便秘溲黄；舌质红，苔薄黄，脉滑数。

治法　清热凉血，补肾安胎。

方药　保阴煎（《景岳全书》）。

生地　熟地　白芍　山药　续断　黄芩　黄柏　炙甘草

若下血较多者，宜加入旱莲草、侧柏炭滋阴益肾，止血安胎；心烦者，加麦冬、茯神以除烦安神；胸胁胀满，烦躁易怒，加醋炒柴胡、焦山栀以舒肝清热。

4. 跌仆损伤

证候　孕晚期，因跌仆闪挫，登高、持重或腹部撞击后，出现小腹阵痛，下坠；阴道有血性黏液或少量出血；舌质稍黯，脉滑无力者。

治法　益气养血，固肾安胎。

方药　加味圣愈汤（《医宗金鉴》）。

人参　黄芪　熟地　白芍　当归　川芎　续断　砂仁　杜仲

若小腹痛重者，宜重用甘草、白芍以缓急止痛；阴道出血多者，去当归，加乌贼骨、阿胶、艾叶炭以止血安胎。

（二）中成药

1. 保胎丸　口服，每日 2 次，每次 1 丸。适用于气血虚弱证。

2. 安胎益母丸　口服，每日 2 次，每次 9g。用于气血虚弱证。

3. 胎产金丸　口服，每日 2 次，每次 1 丸。用于气血虚弱证。

【预防与调护】

1. 加强健康教育，指导孕期卫生，尽量避免可能引起早产的因素。

2. 加强产前检查，及早诊断及积极治疗妊娠并发症，预防胎膜早破，预防亚临床感染。

3. 对有早产、流产史的孕妇应作早产预测，高危者应卧床休息，特别是要多向左侧卧位，以增加子宫胎盘血流量，防止自发性子宫收缩，从而达到预防或减少早产的发生。

4. 对确诊宫颈机能不全者应在孕 14～16 周做宫颈内口环扎术，宫颈短或有裂伤者应做对合缝合术，可延长妊娠。

【预后】

早产儿约有 15% 新生儿期死亡，另外有 8% 的早产儿虽能存活但可能留有智力障碍或神经系统的后遗症。由于近年来早产儿治疗水平的提高，其生存率明显提高。

第五节　妊娠期高血压疾病

妊娠期高血压疾病（hypertensive disorder complicating pregnancy）是妊娠期特有的疾病。本病多发生在妊娠 20 周以后，临床表现为高血压、水肿、蛋白尿，严重时可出现抽搐、昏迷、心肾衰竭。发病率我国为 9.4%，国外报道 7%～12%。该病严重影响母婴健康，是孕产妇和围产儿病率及死亡率的主要原因　根据其主要临床表现，属于中医“子肿”、“子晕”、“子痫”的范畴。子肿、子晕、子痫虽为不同病证，但其在病因病机及病情发展趋势上有相互内在联系。

【病因病理】

一、西医病因病理

（一）病因

关于本病的发病原因，至今尚未阐明，其机制仍不清楚。

1. 高危因素　根据流行病学调查，其发病可能与以下因素有关：①初产妇、孕妇年龄小于 18 岁或大于 40 岁；②有妊娠期高血压病史及家族史、慢性高血压、慢性肾炎、糖尿病、抗磷脂综合征、血管紧张素基因 T_{235} 阳性、营养不良等；③子宫张力过高（多胎妊娠、羊水过多、巨大儿等）者；④低社会经济状况。

2. 病因学说

（1）免疫学说：妊娠被认为是成功的自然同种异体移植。胎儿在妊娠期内不受排斥是因胎盘的免疫屏障作用、胎膜细胞可抑制 NK 细胞对胎儿的损伤、母体内免疫抑制细胞及免疫抑制物的作用，其中以胎盘的免疫屏障作用最重要。

正常妊娠的维持依赖于母－胎间免疫平衡的建立和稳定。母－胎免疫平衡失调，导致类似移植脏器排斥的免疫反应，引起妊娠期高血压疾病。研究发现本病患者同种异体抗原如滋养叶细胞抗原超负荷，影响子宫胎盘血管床的发育和重铸过程；母胎免疫平衡失调、封闭抗体（blocking antibodies，Ab－I）产生不足，使胎盘局部免疫反应与滋养细胞表达的 TCX 抗原形成的保护性作用减弱；患者蜕膜细胞对 NK 细胞的抑制作用减弱，保护性免疫反应降低，巨噬细胞被激活释放细胞因子如 TNF－α、IL－1 使血液中血小板源性生长因子、内皮素、纤溶酶原激活物抑制物－1 等含量增加，造成毛细血管高凝状态及毛细血管通透性增加；患者夫妇、母婴 HLA－DR_4 出现频率明显高于正常孕妇，夫妇 HLA 共享亦显著增加。HLA－DR_4 在妊娠期高血压疾病发病中的作用可能为：①直接作为免疫基因，通过免疫基因产物如抗原影响巨噬细胞呈递抗原；②与疾病致病基因连锁不平衡；③使母胎间抗原呈递及识别功能降低，导致封闭抗体产生不足，最终导致妊娠期高血压疾病的发生。但需指出的是，免疫失调到底是妊娠期高血压疾病的原因还是结果，还有待于进一步深入研究。

（2）胎盘浅着床：妊娠期高血压疾病易发生于子宫过度膨胀，张力过高及合并有全身血管病变的孕妇，可能与导致“胎盘浅着床”有关。孕早期母体和胎盘间免疫耐受发生改变导致子宫螺旋小动脉生理性重铸过程障碍，滋养细胞浸润和胚泡种植较浅，螺旋小动脉的“生理变化”仅限于蜕膜层内部分血管（浅着床），因而导致胎盘滋养细胞缺血。

（3）血管内皮细胞损伤：血管内皮细胞损伤是目前普遍公认的妊娠期高血压疾病的发病机理。主要由于血浆中氧自由基、脂质过氧化物、肿瘤坏死因子、白细胞介素－6、极低密度脂蛋白等细胞毒性因子和炎性介质引起血管内皮损伤。由于内皮受损，导致血管通透性增加及血管内皮细胞合成分泌许多重要活性物质的调节功能异常，引起血压升高，从而导致一系列病理变化。鉴于胎盘在妊娠中的特殊作用，认为这些毒性因子可能来源于胎盘。因此胎盘血管内皮损伤可能先于全身其他脏器。

（4）营养缺乏：研究发现某些营养的缺乏与先兆子痫发生发展有关，如白蛋白、钙、镁、锌、晒、维生素 E、C 等。

（5）胰岛素抵抗：研究发现妊娠期高血压疾病患者存在胰岛素抵抗，高胰岛素血症可导致 NO 合成下降及脂质代谢紊乱，影响前列腺素 E_2 的合成，增加外周血管的阻力，升高血压。其他因素如血清抗氧化剂活性、血浆高半胱氨酸浓度等的作用正在研究之中。

（6）遗传因素：妊娠期高血压疾病存在家族遗传倾向，主要表现为母系遗传。家系分析发现，本病患者一级亲属的发病率比无家族史的孕妇高 5 倍，二级亲属的发病率仍高 2 倍，表明孕妇对妊娠期高血压疾病有遗传易患性，其遗传规律目前倾向于多基因遗传。

（二）病理

1. 病理生理变化 全身小动脉痉挛是妊娠期高血压疾病基本病变。由于小动脉广泛性痉挛，造成管腔狭窄，周围循环阻力增大，血管壁及内皮细胞损伤，通透性增加，体液和蛋白质渗漏，出现血压升高，蛋白尿，水肿，以及子宫胎盘灌注不足等。对母儿造成危害，甚至导致母儿死亡。

2. 主要脏器病理组织学变化

（1）脑：脑部小动脉痉挛，引起脑组织局部缺血、充血、脑水肿、颅压增高，严重者可出现脑组织点状或局限性斑状出血，如血管痉挛性收缩时间过长，可发生微血管内血栓形成和局部脑实质组织软化。血管明显破裂者，则有大面积脑出血。脑电图证明，先兆子痫及子痫患者，病情严重时，常有癫痫样放电的表现。

（2）肾：肾小球扩张20%，内皮细胞肿胀，体积增大，血流阻滞；胞质肿胀，使管腔狭窄，血管减少，正常的血管结构及完整的毛细血管壁也减少，导致血流减低。肾小球病灶内可见大量成堆的葡萄状脂质；肾小球也有梗塞，内皮下有纤维样物质，可使肾小球前小动脉极度狭窄。

（3）肝：由于小动脉痉挛，缺氧，肝细胞线粒体内所含的谷丙转氨酶被释放，以致这些患者常有血清谷丙转氨酶升高的表现。肝内小动脉痉挛后继以扩张松弛，血管内突然充血，使静脉窦内压力骤然升高，门静脉周围组织内发生出血，将局部肝细胞挤压在一起，但尚不致坏死，如小动脉痉挛持续超过2小时，肝细胞可因缺血而发生不同范围的组织梗死和坏死。

（4）心：心外周血管阻力增加，心脏后负荷加重。主要为左心室负荷加重，致使心脏排出量降低。失代偿时，则有肺充血，肺水肿。冠状小动脉痉挛可引起冠状动脉血液灌注量不足致心肌缺血，间质水肿及心肌点状出血、坏死，偶可见个别毛细血管内栓塞。

（5）血液：由于全身小动脉痉挛，血管壁渗透性增加，血液浓缩，红细胞比容上升。当红细胞比容下降时，多合并贫血或红细胞受损或溶血。某些患者可伴有一定量的凝血因子缺乏或变异所致的高凝血状态，特别是重症患者可发生微血管病性溶血，主要表现血小板减少，血小板少于$100\times10^9/L$，肝酶升高、溶血（即HELLP综合征），反映了凝血功能的严重损害及疾病的严重程度。

（6）内分泌及代谢：由于血浆孕激素转换酶增加，妊娠晚期盐皮质激素、去氧皮质酮升高致水钠潴留，以蛋白尿为特征的上皮受损降低了血浆胶体渗透压，患者细胞外液可超过正常妊娠，出现水肿，但与妊娠期高血压疾病的严重程度及预后关系不大。患者酸中毒的严重程度与乳酸产生的量及其代谢率以及呼出的二氧化碳有关。

（7）子宫胎盘血流灌注：正常妊娠时，子宫血管的生理性改变表现在蜕膜与子宫肌层的螺旋小动脉粗大、卷曲以利增加子宫－胎盘的血液供应。当绒毛浅着床及血管痉挛时则导致胎盘灌流减少，出现胎盘功能下降，胎儿生长受限，胎儿窘迫。若胎盘床血管破裂，导致胎盘早剥。

二、中医病因病机

中医认为本病责之于肝、脾、肾三脏功能失调。脾为后天之本，若素体脾虚，运化无权、水湿内停发为肿满；肾为先天之本，胞脉所系，若素体虚弱，加之孕后母体阴血下聚冲任养胎，因妊更虚，以致肝肾阴虚，精血不足，肝阳偏亢；或气血虚弱，清窍失养，则出现头目眩晕、头痛、视物昏花，此即为子晕，若阴血虚甚，肝阳上亢，肝风内动；或挟痰火上扰，蒙蔽清窍，而有动风、抽搐发为子痫。子肿、子晕、子痫虽为不同病证，但其在病因、病理、及病情发展趋势上有相互内在联系。本病以脏腑虚损，阴血不足为本；风、火、痰、瘀为标。分证病机如下：

1. 脾虚 脾气素虚，因孕重虚，或因孕后过食生冷，内伤脾阳，或过度忧思劳倦损伤脾气，加之胎儿长大，阻碍气机，致脾运化失职，不能敷布津液，水湿停聚，泛溢肌肤则为水肿。

2. 肾虚 禀赋肾虚，或房劳多产损伤肾气，致命火不足，加之孕后阴血聚以养胎，有碍阳气敷布。上不能温脾阳，下不暖膀胱，膀胱气化失职，不能化气行水，致水湿内停，泛溢肌肤而为肿。

3. 气滞 素多忧郁，或因孕后情志不畅，肝失条达，气机不畅。妊娠四五月后，胎气渐长，更碍气机升降，气机阻滞，津液不布，遂致气滞水停，全身肿胀。

4. 阴虚肝旺 平素阴虚，孕后阴血下聚养胎，阴血愈亏，肝失滋养，肝阳上亢，上扰清窍，遂致眩晕。

5. 脾虚肝旺 素体脾虚，或孕后饮食失节，或忧思伤脾，致脾虚生化乏源，阴血不足，肝失所养；或脾虚，运化失司，水湿停聚，营血不足致肝血不足。肝失濡养则肝阳上亢，而眩晕。

6. 肝风内动 素体阴虚，孕后精血下聚养胎，肾精益亏，心肝失养，肝阳上亢，生风化火，风火相煽，遂发子痫。

7. 痰火上扰 脾肾虚弱，水湿内停，聚而成痰，孕后阴血养胎，阴虚内热，聚液成痰，热与痰结，而为痰火，痰火交炽，上蒙清窍，发为子痫。

【分类】

一、妊娠高血压疾病的分类（表 11－3）。

表 11－3 妊娠期高血压疾病疾病分类＊

分类	临床表现
妊娠期高血压 （gestational hypertension）	BP≥140/90mmHg，妊娠期首次出现，并于产后 12 周恢正常；尿蛋白（－），患者可伴有上腹部不适或血小板减少，产后方可确诊。
子痫前期（preeclampsia）	
轻度	BP≥140/90mmHg，孕 20 周以后出现；尿蛋白≥300mg/24h 或（＋）。可伴有上腹不适、头痛等症状。

分类	临床表现
重度	BP≥160/110mmHg；尿蛋白≥2.0g/24h 或（++）；血肌酐>106μmol/L；血小板<100×10⁹/L；微血管病性溶血（血 LDH 升高）；血清 ALT 或 AST 升高；持续性头痛或其他脑神经或视觉障碍；持续性上腹不适。
子痫（eclampsia）	子痫前期孕妇抽搐不能用其他原因解释
慢性高血压并发子痫前期（preeclampsia superimposed upon chronic hypertension）	高血压孕妇妊娠 20 周以前无尿蛋白，若出现尿蛋白≥300mg/24h；高血压孕妇 20 周前突然尿蛋白增加，血压进一步升高或血小板<100×10⁹/L
妊娠合并慢性高血压（pregnancy with chronic hypertension）	BP≥140/90mmHg，孕前或孕 20 周以前或孕 20 周后首次诊断高血压并持续到产后 12 周后

*正常妊娠、贫血及低蛋白血症均可发生水肿，妊娠期高血压疾病之水肿无特异性，因此不能作为妊娠期高血压疾病的诊断标准及分类依据。

*高血压较基础血压升高 30/15mmHg，但低于 140/90mmHg 时，不作为诊断依据，须严密观察。

*重度子痫前期是血压升的更高，或有明显的尿蛋白，或肾、脑、肝和心血管系统等受累引起的临床症状。见表 11－4。

二、重度子痫前期的临床表现（表 11－4）。

表 11－4　重度子痫前期的临床症状和体征*

收缩压≥160～180mmHg，或舒张压≥ 110mmHg
24 小时尿蛋白>5g
血清肌酐升高
少尿，24 小时尿 <500ml
肺水肿
微血管病性溶血
血小板减少
肝功能异常（血清转氨酶——AST、ALT 升高）
胎儿生长受限或羊水过少
症状提示显著的末梢器官受累（头痛、视觉障碍、上腹部或右上腹部痛）

*子痫前可有不断加重的重度子痫前期，但子痫也可发生于血压升高不显著、无蛋白尿或水肿的病例。若无妊娠滋养细胞疾病，子痫很少发生在孕 20 周前，通常产前子痫占 71%，产时子痫与产后子痫占 29%。

子痫抽搐进展迅速，前驱症状短暂，表现为抽搐、面部充血、口吐白沫、深昏迷；随之深部肌肉僵硬，很快发展成典型的全身高张阵挛性惊厥，很有节律的肌肉收缩和紧张，持续约 1～1.5 分钟，其间患者无呼吸动作；此后抽搐停止，呼吸恢复，但患者仍昏迷，最后意识恢复，但困惑，易激惹，烦躁。

【临床表现】

妊娠期高血压疾病患者的病情轻重各有不同，临床表现及体征亦不同，可单独存在，亦可二或三种症状与体征同时存在。

1. 病史 患者有以上的高危因素及上述临床表现，特别应询问有无头痛、视力改变、上腹不适等。

2. 高血压 应注意血压升高的程度，是否持续升高至收缩压≥140mmHg 或舒张压≥90mmHg，血压升高至少出现两次以上，间隔≥6 小时。慢性高血压并发子痫前期常在妊娠20 周后血压持续上升。其中特别注意舒张压的变化。

3. 尿蛋白 应取中段尿进行检查，每 24 小时内尿液中的蛋白含量≥300mg 或在至少相隔 6 小时的两次随机尿液检查中尿蛋白浓度为 0.1g/L（定性 +），其准确率达 92% 。避免阴道分泌物污染尿液，造成误诊。蛋白尿反映肾小动脉痉挛引起肾小管细胞缺氧及其功能受损的程度，临床上出现略迟于血压的升高。

4. 水肿 体重异常增加是许多患者的首发症状，体重突然增加≥0.9kg/周，或 2.7kg/月是子痫前期的信号。孕妇出现水肿的特点是自踝部逐渐向上延伸的凹陷性水肿，休息后不缓解。水肿局限于膝以下为“+”，沿至大腿为“++”，涉及腹壁及外阴为“+++”，全身水肿，有时伴腹水为“++++”。

5. 尿少 尿排出量减少表示肾脏排泄功能障碍，可 <500ml/24h。

6. 自觉症状 包括明显头痛、头晕、视物不清、恶心、呕吐、上腹疼痛等，表示病情的发展已进入子痫前期，应及时作出相应检查与处理。

7. 抽搐及昏迷（子痫） 是本病情最严重的阶段。子痫发生前可有不断加重的重度子痫前期，但子痫也可发生于血压升高不显著、无蛋白尿或水肿的病例。若无妊娠滋养细胞疾病，子痫很少发生在孕 20 周前，通常产前子痫占 71%，产时子痫与产后子痫占 29%。

子痫的典型发作过程为眼球固定，瞳孔放大，牙关紧闭，直视前方或斜向一侧，继即全身肌肉强直，剧烈抽动，呼吸停止，意识丧失，抽搐持续约 1 分钟左右后暂停，随即肌肉松弛，呼吸恢复，但伴鼾音，患者进入昏迷状态，醒后不能忆起发作前后情况。抽搐频繁持续时间长者，往往陷入深昏迷。在抽搐过程中易发生舌咬伤、摔伤，甚至骨折；昏迷中由于呕吐可致窒息或吸入性肺炎。

【实验室及其他检查】

1. 尿液检查 应测尿比重、尿常规、24 小时蛋白定量检查等。重度妊娠期高血压疾病患者应每 2 日检查 1 次尿蛋白。

2. 血液检查 可有血液浓缩（血细胞比容≥35%），血浆及全血粘度增加；如有凝血障碍时，主要为血小板减少，抗凝血酶Ⅲ（ATⅢ）下降。

3. 肝肾功能检查 肝细胞功能受损，可致 AST、ALT 升高；低蛋白血症，白/球蛋白比值倒置；总胆红素和碱性磷酸酶水平升高。肾功能受损时，血清尿素氮、肌酐、尿酸增加；尿酸增高可作为与慢性高血压的鉴别诊断；测定 CO_2 结合力，及时发现酸中毒。

4. 眼底检查 眼底视网膜小动脉可以反映体内各主要器官小动脉的情况，因此眼底检查是反映本病严重程度的重要指标。对估计病情和决定处理均有重要意义。其主要变化：视网膜小动脉痉挛或硬化，表现为动静脉管径的比例由正常的 2:3 变为 1:2 甚至 1:4，亦可发展为视网膜水肿、渗出或出血，视网膜乳头水肿，严重时发生视网膜脱离，提示有考虑终止妊娠的必要。

5. 其他检查　心电图、超声心动图，胎儿超声检查，胎儿心电图羊膜镜检查及胎儿成熟度检查等，视病情而定。

【诊断】

一、辨病要点

详细了解患者在孕前及孕20周前有无高血压、蛋白尿及水肿、抽搐等征象，有无家族史。此次妊娠本身的情况，征象出现的时间及程度，结合患者的年龄、胎次、体型，并参考本病的好发因素不难得出初步印象。妊娠20周后发生高血压伴有蛋白尿，可能兼有水肿，且有明显的自觉症状，一般不难诊断。

二、辨证要点

本病辨证时，以肿为特点者，分为水肿或是气肿。水肿者，皮薄，色白而光亮，按之有凹陷，即时难起；气肿者，皮厚而色不变，按之凹陷随按随起，气肿者属气滞；水肿者属脾、肾虚。脾虚者伴见气短乏力，纳少便溏；肾虚者伴见腰脊酸软，头晕耳鸣，畏寒肢冷。头晕、目眩者，有阴虚肝旺和脾虚肝旺之别，前者以头目晕眩为主，伴见颜面潮红，心悸怔忡，夜寐多梦，易惊，舌红少苔；而后者主要为头昏头重如眩冒状，伴见面浮肢肿，胸胁满闷，纳少便溏，舌苔厚薄；若见头痛、视物不清、胸闷欲呕或心悸烦躁，突发四肢抽搐，甚至昏不识人，舌红，脉弦滑数为肝风内动；或见胸闷烦热，卒然昏不识人，四肢抽搐，气粗痰鸣，舌红，脉弦滑为痰火上扰。

【鉴别诊断】

妊娠期高血压疾病应与妊娠合并慢性肾炎相鉴别，子痫应与癫痫、脑炎、脑肿瘤、脑血管畸形破裂出血、糖尿病高渗性昏迷、低血糖昏迷等相鉴别。

【治疗】

一、治疗思路

本病总的治疗目的和原则是防止发生子痫、降低围产儿死亡率、降低母婴严重并发症的发生。治疗上应采用标本兼顾之法，理气行水，平肝潜阳，清热熄风，滋阴补血，活血化瘀，以祛邪消因，恢复平衡，使妊娠正常进行。勿过用滑利、峻下、逐水、耗散之品以伤胎气。中西医结合治疗妊娠期高血压疾病，辨病与辨证相结合，治疗时相互补充其不足，降低副作用，提高疗效。

二、西医治疗

（一）妊娠高血压

1. 休息 保证充足的睡眠，取左侧卧位，休息不少于10小时。

2. 镇静 对于精神紧张、焦虑、失眠者可给予镇静剂，如地西泮等。

3. 饮食 宜选含蛋白质、钙、铁、维生素丰富的食物，除重度水肿外，一般不严格控制食盐。

4. 间断吸氧 每日2次，每次30分钟，可增加血氧含量，改善全身主要脏器和胎盘功能。

5. 密切监护母儿状态 嘱患者每日侧体重和血压，隔日复查尿蛋白，定期监测血液、胎儿发育状况和胎盘功能。

（二）子痫前期

应住院治疗，防止子痫及并发症出现。治疗期间应增加产前检查次数，对母儿应密切监测，及时发现全身脏器损害情况，包括胎盘功能，以防止胎盘早剥，胎儿发生意外。

1. 休息 取左侧卧位，以解除妊娠子宫对下腔静脉的压迫，改善子宫胎盘循环。

2. 镇静 当使用硫酸镁有禁忌或疗效不佳时，可适当地使用镇静药物，应选用对胎儿危害小的药物为宜。因镇静药物多可通过胎盘对胎儿有抑制，故在接近分娩时应限制使用。

①地西泮：具有较强的镇静、抗惊厥、肌肉松弛，并对胎儿和新生儿影响较小，口服，每日3次，每次2.5～5mg。

②冬眠合剂：具有解痉降压、控制子痫的作用。哌替啶50mg，异丙嗪25mg肌肉注射，估计6小时内分娩者禁用。或哌替啶100mg，氯丙嗪50mg，异丙嗪50mg加入10%葡萄糖500ml中静脉滴注。若病情紧急，可用1/3量加入25%葡萄糖液20ml中，缓慢（5～10分钟）静脉推注，余下2/3量加入10%葡萄糖液250ml中静脉滴注。

3. 解痉 硫酸镁是有效的解痉首选药物。因镁离子可作用于周围血管神经肌肉交接处，抑制运动神经纤维的冲动，减少乙酰胆碱释放，血管舒张，并可降低中枢神经细胞的兴奋性，从而预防及防止抽搐且对胎儿无明显影响。

（1）用法：硫酸镁可采用肌肉注射和静脉给药。25%硫酸镁20ml（5g）加2%利多卡因2 ml，臀肌深部注射，每6小时1次。常因局部疼痛明显而不易被患者接受。静脉给药：25%硫酸镁20ml加入10%葡萄糖液20ml中，缓慢静脉推注（5～10分钟），继以25%硫酸镁60ml加入5%葡萄糖液500ml中静脉滴注，速度以每小时1g为宜，最快不超过2g。根据病情每日2～3次。硫酸镁总量每日达25～30g.

（2）毒副反应：部分患者有发烧、烦躁、出汗、口干、恶心、心悸、无力等反应。正常孕妇血清镁离子浓度为0.75～1 mmol／L，治疗有效血镁浓度为1.7～3mmol／L，若高于3mmol／L即可发生中毒症状。硫酸镁过量会使呼吸及心肌收缩功能受到抑制，危及生命。中毒现象首先为膝反射消失，随着血镁浓度增加可出现全身肌张力减退及呼吸抑制，严重者心跳可突然停止。

（3）注意事项：用药前及用药过程中均应注意以下事项：定时查膝反射，膝反射必须存在；呼吸每分钟不少于16次；尿量24小时不少于600ml或每小时不少于25ml，尿少提示排泄功能受到抑制，镁离子易蓄积而发生中毒。治疗时须备钙剂作为解毒剂。当出现镁中毒时，立即静脉注射10%葡萄糖酸钙10ml。钙离子能与镁离子争夺神经细胞上的同一受体，阻止镁离子继续结合，从而防止中毒反应进一步加重。对于肾功能不全者应减量或停用，产后24小时停药。

4. 降压　当血压≥160/110mmHg，或舒张压≥110mmHg或平均动脉压≥140mmHg时，应用解痉药物后加用降压药物，主要预防脑血管意外及胎盘早剥的发生。选择的药物以不影响心每搏输出量、肾血浆流量及子宫胎盘灌注量为宜。但降压不宜过低，因血压过低，可使脑供血不足，胎盘血液循环受影响，且可出现胎盘早剥。因此在选择药物降压时，不能单纯满足于降低血压，而要从母、儿潜在的危险因素考虑，避免血压降得过低。药物可分为几大类，分述如下：

（1）血管扩张剂：肼屈嗪（hydralayine）可使外周小血管扩张而降压，并能增加心排血量、肾血浆流量及子宫胎盘血流量。口服10～20mg，每日2～3次；或40 mg加于5%葡萄糖液500ml中静脉滴注。妊娠高血压疾病心脏病心力衰竭者不宜应用。副反应为头痛、心率加快、潮热等。

（2）中枢性降压药：甲基多巴（methyldoa）能抑制外周交感神经，使血压下降，效果良好。口服250mg，每日2～3次。副作用为嗜睡、便秘、口干、心动过缓。

（3）α、β能肾上腺素受体阻断剂：拉贝洛尔为水杨酸氨衍生物，是肾上腺素能α、β受体阻断剂，对α、β受体均有抑制作用。首次剂量20mg，若10分钟内无效，再给予40mg，10分钟后仍无效再给予口服80mg，总量不超过240mg/d，副反应为头皮刺痛及呕吐。

（4）利尿：利尿剂可加重妊娠高血压疾病病人已存在的小动脉痉挛和血液浓缩间的恶性循环，再有许多利尿剂对母、胎有不良作用，除非有利尿指征，才使用利尿剂。如出现心血管负担过重，心衰、急性肺水肿、全身性水肿者、肾功能不良伴尿少者，应使用利尿剂，但伴有血液浓缩者不宜采用。

①呋塞米：20～40mg溶于25%葡萄糖液20ml中缓慢静脉推注，最大剂量每次可达60mg。

②甘露醇：20%甘露醇250ml静脉推注，15～20分钟内滴注完。因可增加心脏负担，故急性心衰、肺水肿时禁用。

（5）扩容：一般不主张扩容治疗，仅用于严重的低蛋白血症、贫血，可选用人血白蛋白、血浆、全血等。

（6）适时终止妊娠：经治疗后妊娠高血压疾病仍不缓解，适时终止妊娠对母婴均有利，故为极重要的措施之一。

1. 终止妊娠指征　①子痫前期患者经积极治疗24～48小时仍不满意；②胎龄已≥34周者；③孕34周以前，胎盘功能减退时，胎儿已成熟；④子痫前期患者年龄不足34周，胎盘功能减退，胎儿未成熟者，可于羊膜腔内注射地塞米松促胎儿成熟；⑤子痫控制后2小时，可考虑终止妊娠。

2. 终止妊娠方式

（1）引产：宫颈条件成熟（Bishop≥5），可人工破膜加缩宫素静滴引产。临产后注意观测产妇与胎儿。第一产程保持安静，第二产程适当缩短，可用侧切及胎头吸引，低位产钳助产，第三产程注意胎盘及胎膜及时完整娩出。产后注意子宫复旧，防止出血。

（2）剖宫产术：凡病情严重，特别是MAP≥140mmHg者；子痫抽搐发作经积极治疗始得控制2～4小时，或经足量的解痉、降压药物治疗仍未能控制者；重症患者而宫颈条件不成熟，或人工破膜引产失败，估计不能在短期内经阴道分娩者；胎盘功能明显低下或疑有胎儿宫内窘迫者，都可考虑采用剖宫产术。

5. 子痫的治疗

（1）控制抽搐：首选25%硫酸镁20ml（5g）溶于25%葡萄溶液20ml缓慢静脉注，或置小瓶中缓慢静脉滴注，再将硫酸镁以每小时2g速度静脉点滴，同时加用冬眠合剂或地西泮等。血压高时静脉给降压药。降低颅内压时，给予20%甘露醇250ml快速静脉滴注，出现水肿时则用速尿20～40mg静脉注射。

（2）防止受伤：单人暗室，专人护理，床沿置挡板以防跌落。如有义齿应取出并以纱布缠的压舌板置于上下臼齿间以防咬伤舌。减少各种刺激以免诱发抽搐。

（3）严密观察病情变化：及时进行必要的检查了解母儿状态，及早发现与处理并发症。抽搐控制6～12小时应终止妊娠。如宫颈条件不成熟应作剖宫产结束分娩。

三、中医治疗

（一）辨证论治

1. 脾虚

证候　妊娠中晚期，面目及下肢浮肿，甚或遍及全身，肤色淡黄或皖白，皮薄而光亮，按之凹陷，即时难起；伴倦怠无力，或胸闷气短，懒言，口淡无味，食欲不振，大便溏薄，小便短少；舌胖有齿痕，苔薄白或薄腻，脉缓滑无力。

治法　健脾渗湿，行水消肿。

方药　白术散（《全生指迷方》）。

白术　茯苓　大腹皮　生姜皮　陈皮

若肿势明显，宜加入猪苓、泽泻利水消肿；少气懒言，神疲乏力者加党参、黄芪益气健脾。

2. 肾虚

证候　妊娠中晚期，面浮肢肿，下肢尤甚，甚或外阴、小腹均肿，皮薄而光亮，按之凹陷，即时难起；伴面色晦暗，心悸气短，下肢逆冷，腰酸无力，小便短少；舌淡苔白润，脉沉滑。

治法　温肾扶阳，化气行水。

方药　真武汤（《伤寒论》）。

附子　白术　生姜　茯苓　白芍

若心悸气短者，加葶苈子、远志以降气宁心安神；腰痛甚者，去附子加桑寄生、续断以固肾安胎；便溏加白扁豆、莲子健脾利水。

3. 气滞

证候　妊娠中晚期，先由脚肿，渐及于腿，皮色不变，随按随起；行走艰难，头晕胀痛，胸闷胁胀，或脘腹胀满，纳少，尿少；苔薄腻，脉弦滑。

治法　理气行滞，除湿消肿。

方药　正气天香散（《证治准绳》）。

香附　陈皮　甘草　乌药　紫苏叶　干姜

若口干口苦者，加黄芩以清肝热；若肿势重，腹胀纳呆者，加茯苓、白术、大腹皮健脾行水；若气喘面肿，加桑白皮、杏仁、桔梗宣肺降气，利水消肿；胸胁胀痛，情志不舒，加柴胡、佛手舒肝理气。

4. 阴虚肝旺

证候　妊娠中晚期，头晕目眩，耳鸣作响；颜面潮红，心悸怔忡，夜寐多梦，易惊，胸胁胀痛；舌红或绛，少苔，脉弦细数。

治法　滋阴养血，平肝潜阳。

方药　杞菊地黄丸（《医级》）。

熟地　山萸肉　淮山药　泽泻　茯苓　丹皮　菊花　枸杞子

若头晕目眩甚，伴血压偏高者，加天麻、夏枯草以平肝止眩；若视物不清者，加草决明、白蒺藜以清热平肝明目；口苦心烦者，加竹茹、黄芩以清热除烦。

5. 脾虚肝旺

证候　妊娠后期，面浮肢肿逐渐加重，头昏头重如眩冒状，胸胁胀满；伴神疲肢软，纳少便溏；舌胖有齿痕，苔腻，脉弦滑。

治法　健脾利湿，平肝潜阳。

方药　半夏白术天麻汤（《医学心悟》）。

半夏　白术　天麻　茯苓　橘红　甘草　生姜　大枣　蔓荆子

若肿甚，加猪苓、泽泻以增利湿消肿之效；若胸闷呕恶者，加旋覆花以降逆止呕。

6. 肝风内动

证候　妊娠后期、产时或新产后，头痛、眩晕，突发四肢抽搐，两目直视，牙关紧闭，甚至昏不知人；颜面潮红，心悸烦躁；舌红苔薄黄，脉细弦或滑数。

治法　滋阴清热　平肝熄风。

方药　羚角钩藤汤（《重订通俗伤寒论》）。

羚羊角　钩藤　桑叶　川贝母　菊花　竹茹　生地　白芍　茯神　甘草

若喉中痰鸣宜加入竹沥、天竺黄、石菖蒲清热涤痰；昏迷不醒、病情危重者加服安宫牛黄丸以清热镇痉、熄风开窍。

7. 痰火上扰

证候　妊娠晚期，或正值分娩时，头晕头重，胸闷泛恶，猝然昏不知人，面部口角及四肢抽搐，气粗痰鸣；多有水肿；舌红，苔黄腻，脉弦滑。

治法　清热豁痰，熄风开窍。

方药　牛黄清心丸（《痘疹世医心法》）加味。

牛黄　朱砂　黄连　黄芩　栀子仁　郁金　竹沥　天竺黄　石菖蒲

子痫属危重证候，须中西医结合抢救，不能贻误病情。

（二）中成药

1. 五苓散　口服，每日 2 次，每次 3～6g。适用于脾虚证。

2. 济生肾气丸　口服，每日 2 次，每次 1 丸。适用于肾虚证。

3. 加味逍遥丸　口服，每日 2 次，每次 9g。适用于脾虚肝旺证。

4. 知柏地黄丸　口服，每日 2 次，每次 9g。适用于阴虚肝旺证。

5. 安宫降压丸　口服，每日 2 次，每次 6～12g。适用于阴虚阳亢证。

6. 牛黄清心丸　口服，每日 2 次，每次 9g。适用于痰火上扰证。若喉中痰鸣，可用竹沥水送下。

【预防与调护】

1. 定期产前检查　通过孕妇定期产前检查，积极落实防治措施来降低妊娠高血压疾病的发生率。妊娠高血压疾病为逐渐进展的病变，定期产前检查是早期发现妊娠高血压疾病的重要手段。孕妇从发现妊娠到妊娠 36 周以前，至少应该接受 8 次正规检查，已出现轻度妊娠高血压疾病的高危人群，更应缩短检查间隔时间。

2. 早治疗　对妊娠高血压疾病患者要重视早治疗。

3. 休息　孕期注意休息和睡眠，避免过度劳累；保持心情舒畅，切勿情绪激动。

4. 终止妊娠时间的选择　适时终止妊娠是控制妊娠高血压疾病进展的关键，也是每一个妇产科医生应时刻牢记的治疗原则。医生应充分利用医院有利条件监护患者，尽量避免医院内妊娠高血压疾病的发生与加重，更应杜绝医院内子痫发生，对胎儿已成熟的妊娠高血压疾病患者，应当积极终止妊娠。

【预后】

妊娠高血压疾病患者产后是否会遗留高血压或肾脏持久性损伤，目前尚无统一意见。有些人认为，妊娠高血压疾病产后血压持久不能恢复正常，因而形成永久性高血压，从而引起机体不可逆病理过程。蛋白尿可称为妊娠高血压疾病后遗症。亦有人认为，妊娠高血压疾病患者产后仍存在的高血压可能与隐性高血压或家族性高血压史有关。

第六节　胎儿生长受限

胎儿生长受限（fetal growth restriction，FGR）是指孕 37 周后，新生儿出生体重小于 2500g；或低于同孕龄平均体重的 2 个标准差；或低于同孕龄正常体重的第 10 百分位数；是围生期的重要并症。过去称为胎儿宫内发育迟缓，因“迟缓”一词有描述智力功能的含义，为避免增加父母不必要的顾虑，而使用“受限”一词。其发病率平均为6.39%。FGR围生儿死亡率为正常儿的4~6倍，约占总围产儿死亡率的40%，不仅影响胎儿的发育，还可影响儿童期和青春期的体格与智能发育。中医称此病为“胎萎不长”，亦称“妊娠胎萎燥”，“胎弱症”或“胎不长”。

【病因病理】

一、西医病因病理

（一）病因

引起胎儿生长受限（FGR）的病因多而且复杂，有些尚不明确。

1. 母体因素　最常见，占50%~60%。

（1）营养因素：孕妇是胎儿营养物质的基本来源，孕妇营养不良、偏食、妊娠剧吐，蛋白质摄入不足、微量元素及维生素的缺乏均可影响胎儿的生长发育。

（2）妊娠合并症和并发症：妊娠并发症如妊娠期高血压疾病、前置胎盘、胎盘早剥、过期妊娠、妊娠肝内胆汁淤积症等；妊娠合并症如心脏病、慢性肾炎、慢性高血压、严重贫血、糖尿病等均可使胎盘血流量减少，胎儿营养物质供给不足而发生FGR。

（3）其他因素：孕妇年龄、身体健康状况、体重、子宫发育畸形、宫内感染、接触反射线或有毒物质、不良的生活习惯如吸烟、酗酒和吸毒等均可导致FGR。

2. 胎儿因素

（1）染色体异常：胎儿基因或染色体异常时常伴有FGR。

（2）内分泌异常：有研究证实脐血中生长激素、胰岛素样生长因子、瘦素等调节胎儿生长的物质减少，可能会影响胎儿的内分泌和代谢而发生FGR。

（3）多胎妊娠：单卵双胎的两个胎儿间若有双胎第三循环存在，两个胎儿间可发生双胎输血综合征，使供血胎儿的血容量降低，影响胎儿生长发育；有单脐动脉畸形，可使胎儿体重降低。

3. 胎盘、脐带因素　胎盘病变如绒毛病变、子宫胎盘床血管异常、胎盘肿瘤、胎盘感染、胎盘发育异常；脐带因素如过长、过细、扭转、打结等均可影响对胎儿的供血供氧及提供足够的营养物质，导致FGR的发生。

（二）发病机理

FGR时本内氧化与抗氧化系统、TXA_2与PGI_2、NO与内皮素的平衡被打破，导致扩血管物质生成减少，缩血管物质生成增多。血管活性物质分泌失常会激活纤溶系统，凝血纤溶系统平衡失常会进一步加重血管内皮损伤，血流减少，营养不足导致FGR。生长因子，内分泌激素与瘦素通过调节代谢而影响胎儿生长发育，内分泌激素与FGR的因果关系尚在争论之中。总之，影响胎儿发育的因素很多，由于涉及面广，且母体、胎盘、胎儿及自身因素相互交织，因而很难用单一因素来解释FGR的发病原因。

二、中医病因病机

胎居母腹，其生长发育依赖于母体气血津液的滋养。故本病的发病机理是父母禀赋虚弱，生殖之精不健，或孕后调养失宜，如房事不节，劳倦过度等致肾气亏虚，气血不足，以致胎失所养而生长受限。气血不足，胎失所养是本病的主要病机。常见分型有：

1. 肾气亏虚 禀赋不足，或孕后调养失宜，致胞脏虚损，胎失所养，而胎不长养。

2. 气血虚弱 素体气血不足，或有宿疾，气血耗损；或孕后患疾，阴血亏虚；或孕后恶阻严重，气血化源不足，致气血虚弱，胎失所养而发病。

3. 阴虚内热 素体阴虚，或久病失血伤阴；或孕后房事不节，真阴耗损；或孕后过服辛辣燥热食品及温补药物，以致热伤胎元，热盛伤阴耗血，阴血不足，胎失所养而发病。

4. 胞宫虚寒 素体阳气不足，或孕后过食寒凉生冷之品，戕伐阳气；或大病久病，损伤肾阳，寒自内生，致胞宫虚寒，胎失温养，以致胎萎不长。

【分类与临床表现】

胎儿生长受限根据其发生时间、胎儿体重以及病因分为以下3类：

1. 内因性均称型 FGR 属于原发性胎儿生长受限，抑制生长的因素在受孕时或在妊娠早期，致胎儿内部异常，或由遗传因素引起。

特点：胎儿外形均称，体重、身长、头径均相称，但小于该年龄正常值。外表无营养不良表现，器官分化或成熟度与孕龄相符，但各器官的细胞数量均减少，脑重量轻，神经元功能不全和髓鞘形成迟缓；胎盘小，但组织无异常。胎儿无缺氧表现。胎儿出生缺陷发生率高，围生儿病死率高，预后不良。产后新生儿多有脑神经发育障碍，伴小儿智力障碍。

2. 外因性不均称性 FGR 属于继发性生长发育不良，孕早期胚胎发育正常，至孕晚期才受到有害因素的影响。如合并妊娠期高血压疾病、高血压、糖尿病、过期妊娠，致使胎盘功能不全。

特点：新生儿外表呈营养不良或过熟儿状态，发育不均称，躯体瘦而体重轻，身高、头径与孕龄相符而体重偏低。各器官细胞数量正常但细胞体积缩小。胎盘体积正常，但功能下降，伴有缺血缺氧的病理改变，临产后易发生胎儿宫内窒息，产后易发生新生儿低血糖。

3. 外因性均称型 FGR 为上述两型之混合型，多有母儿双方的影响和缺乏叶酸、氨基酸、微量元素等营养物质或有害药物的影响。致病因素虽是外因，但在整个妊娠期间均发生影响。

特点：胎儿体形均称，身长、体重、头径相称，但均较小。外表有营养不良表现。各器官体积均缩小。胎盘小，外表正常。60%病例脑细胞数减少。新生儿常有明显的生长与智力障碍。

【实验室及其他检查】

1. B型超声测量 判断FGR较准确，常用指标有：

（1）胎头双顶径测量（BPD）：每周平均增长，正常孕妇孕早期为3.6～4.0 mm，孕中期为2.4～2.8 mm，孕晚期为2.0 mm；或每4周增长＜6.0mm；妊娠晚期双顶径增长值每周增长＜1.7mm，应考虑有FGR的可能。

（2）头围、腹围的比值（HC/AC）：胎儿头围在28周后生长缓慢，而体重仍以原有速度增长，仅测量头围不能准确反映胎儿生长发育的动态变化，应同时测量胎儿头围和腹围。HC/AC比值小于正常同孕周平均值的第10百分位数，应考虑FGR。也有助于诊断不均称型FGR。

（3）羊水量与胎盘成熟度：多数FGR出现羊水减少、胎盘老化的B超图像。若羊水量明显减少时要警惕胎死宫内的发生。

（4）超声多普勒：妊娠晚期脐动脉S/D比值≤3为正常值，脐血S/D比值升高时提示FGR。

2. 胎儿－胎盘功能检查

（1）胎动计数：12h内胎动在10次以下或每小时少于3次，表示胎儿缺氧或胎盘功能不足。

（2）无应激试验（NST）及宫缩应激试验（CST）：NST有反应者表示胎儿及胎盘功能良好；无反应者表示胎儿情况不佳或胎盘功能不足，需做CST，出现胎心率迟发减速者表示胎儿缺氧。

（3）胎儿生物物理评分（BPS）：通过B型超声仪及胎儿监测仪检查，观察胎儿生物物理活动中的胎儿呼吸、肢体及躯干活动、胎儿张力、胎心反应性及羊水量5项指标。各项指标正常评2分，异常者评0分。

（4）多普勒超声：检测脐动脉及子宫胎盘血管血流速度，出现异常波型者，表示胎儿情况不佳。

3. 实验室检查　胎盘功能检测尿雌三醇（E_3）和E/C比值、胎盘生乳素、甲胎蛋白、妊娠特异性β糖蛋白、碱性核糖核酸酶、微量元素Zn，以及TORCH感染的检测指标。

综上所述，初步诊断FGR后应在1～2周后复查，不能以一次测量数值确诊。

【诊断】

一、辨病要点

对FGR的诊断应以症状和体征，结合B型超声、监测羊水量及胎盘成熟度等为依据，综合参考各项指数予以考虑。

1. 病史　有引起FGR的高危因素。有过出生缺陷儿、FGR、死胎的不良分娩史。吸烟、吸毒与酗酒等不良嗜好。有孕期子宫生长较慢病史。确定胎龄必须准确。

2. 临床监测指标　测量宫高、腹围、体重，推测胎儿大小。

（1）子宫底高度和孕期不符，明显小于妊娠月份，胎动、胎心较弱。

（2）宫高腹围值连续3周均在第10百分位数以下者为筛选FGR指标，预测准确率达85%以上；求胎儿发育指数：胎儿发育指数＝宫高（cm）－3×（月份＋1），指数在±3之间为正常，小于－3提示有FGR的可能；孕晚期孕妇每周增加体重0.5kg，若停滞或增长缓慢是可能为 FGR。

二、辨证要点

本病是以在妊娠中晚期胎儿存活，但其生长明显小于妊娠月份为主证，结合伴随的全身症状、舌苔及脉象进行辨证。若头晕耳鸣，腰膝酸软，舌淡，苔白，脉沉细为肾气亏虚证；若身体瘦弱，面色萎黄或苍白，神疲懒言，舌质淡，脉细无力为气血虚弱证；若面色萎黄，颧赤唇红，手足心热，舌红少苔者为阴虚内热证；若形寒畏冷，腰腹冷痛，四肢不温，舌淡苔白，脉沉迟滑为胞宫虚寒。

【鉴别诊断】

主要与死胎鉴别，虽然都具有宫体小于妊娠月份的特点，但死胎 B 超检查提示无胎心、胎动反射，日久可见胎头塌陷。

【治疗】

一、治疗思路

由于影响 FGR 发生的原因是复杂的，首先要提高对 FGR 发生的警惕性，要仔细询问病史，及时发现导致 FGR 的高危因素。对本病治疗越早，效果越好，不仅可改善其预后，且使围生儿的死亡率明显下降。临床上早于孕 32 周开始治疗效果好，孕 36 周后疗效差。FGR 的治疗包括积极治疗产科并发症和合并症，治疗应至少 1 周以上，治疗期间应连续监测。由于 FGR 的胎儿对缺氧的耐受性差，储备功能不足，应加强对胎儿的监护，适当放宽剖宫产的指征。

二、西医治疗

（一）孕期治疗

1. 一般治疗 孕妇应卧床休息，减少活动，采取左侧卧位，改善子宫胎盘血液循环，从而促进胎儿发育。

2. 氧疗 加强孕妇氧供给，必要时可通过面罩持续 16～24 小时给 50% 氧吸入，使母体血氧升高，提高胎儿血氧分压，促进需氧的新陈代谢，增加胎儿体重及存活率。

3. 全面补充营养物质 ①补充叶酸、多种维生素及钙、铁、锌等；如口服多种氨基酸 1 片，每日 1～2 次；叶酸 5～10mg，每日 3 次，连用 15～30 日；适量补充维生素 E、维生素 B 族、氨基酸、硫酸亚铁、葡萄糖酸锌等；②脂肪乳剂（英特利匹特）静脉滴注 250～500ml，3 日 1 次，连用 1～2 周；③10% 葡萄糖液 500ml 加能量合剂，每日 1 次，连用 10 日；

4. 药物治疗 ①β－肾上腺能受体激动剂：如常用的沙丁胺醇（硫酸舒喘灵），每次口服 2～4mg，每日 2～3 次。可间断用药，使子宫放松，子宫胎盘血管扩张，以增加胎盘绒毛间隙的血流量。合并先天性心脏病不宜应用。②硫酸镁：为妊娠高血压疾病解痉的首选药，解痉对恢复胎盘输送功能有利，其他扩血管药物和氨茶碱亦有效。③疏通微循环：在严重FGR病例中，胎盘血管有广泛的动脉样硬化与纤维素沉积，因而胎盘血供不足，胎盘功能不全。给予右旋糖酐500ml加复方丹参注射液4ml静脉滴注，对改善胎盘循环有一定的意义。

（二）产科处理

1. 继续妊娠的指征 ①宫内监护情况良好；②胎盘功能正常；③胎儿未足月；④孕妇无合并症及并发症。

2. 终止妊娠的指征 ①治疗后FGR无好转，电子监护反应差，胎儿生物物理评分4～6分；②治疗中发现羊水量渐减少，胎儿停止生长3周以上，孕妇自觉胎动明显减少，表示胎儿宫内缺氧，无论胎儿成熟与否均应终止妊娠；③妊娠合并症、并发症治疗中病情加重；④若胎儿未成熟，但有存活能力者，应在终止妊娠前2日肌注地塞米松，每日3次，每次5mg，或经腹羊膜腔内注射地塞米松10mg以促胎儿肺成熟。

3. 分娩方式选择 ①阴道产：经治疗胎儿在宫内正常发育，情况良好，胎盘功能正常，胎儿成熟，Bishop宫缩成熟评分≥7分，羊水量及胎位正常，无其他禁忌者可经阴道分娩；另一种为胎儿难以存活，无剖宫产指征时予以引产。阴道分娩者需行胎心监测，注意有无晚减速的发生。②剖宫产：FGR的胎儿对缺氧耐受性差，肺储备功能不足。对胎儿窘迫、孕妇高危病情加剧，羊水过少、产道条件欠佳、胎儿停止发育3周以上者，均应行剖宫产结束分娩。在行剖宫产做硬膜外麻醉者，需注意麻醉低血压加重胎儿缺氧，发生新生儿窒息的情况。

4. 新生儿处理 准备好新生儿窒息的抢救用品，胎儿娩出后首先清理呼吸道，预防胎粪吸入综合征，对于长期在宫内缺氧的新生儿尚需要预防低温、低钙、低血糖、酸中毒及红细胞增多症的发生。胎盘娩出后应仔细检查胎盘脐带有无异常，并将胎盘送病理检查，以便进一步明确FGR的原因。

三、中医治疗

（一）辨证论治

1. 肾气亏虚

证候 妊娠中晚期腹形小于妊娠月份，胎儿存活；头晕耳鸣，腰膝酸软，或形寒肢冷，倦怠无力；舌淡，苔白，脉沉细。

治法 补肾益气，填精养胎。

方药 寿胎丸（《医学中衷参西录》）合温土毓麟汤（《傅青主女科》）。

菟丝子 桑寄生 续断 阿胶 山药 巴戟天 人参 白术 覆盆子 神曲

若头晕耳鸣者，宜加入酸潼蒺藜、五味子补肾敛阴；形寒肢冷者，加仙灵脾、鹿角胶温肾助阳。

2. 气血虚弱

证候　妊娠四五个月后腹形和宫体增大明显小于妊娠月份，胎儿存活；母体瘦弱，面色㿠白或萎黄，神疲懒言，气短乏力，头晕心悸，腰膝酸软；舌淡嫩，苔少，脉细弱。

治法　益气养血，滋养胎元。

方药　胎元饮（《景岳全书》）合寿胎丸（《医学中衷参西录》）。

人参　当归　白芍　熟地　炒杜仲　白术　陈皮　炙甘草　菟丝子　桑寄生　续断　阿胶

若伴心悸怔忡，宜加入酸枣仁、柏子仁、桑椹子以养血宁心安神；若少气懒言，小腹空坠者，加黄芪、山药益气健脾；若纳少便溏，加砂仁、扁豆健脾除湿；若血虚甚者，重用当归，酌加枸杞子、何首乌养血安胎。

3. 阴虚内热

证候　妊娠中晚期腹形小于妊娠月份，胎儿存活；颧赤唇红，手足心热，烦躁不安，口干喜饮；舌质嫩红，少苔，脉细数。

治法　清热凉血，养阴安胎。

方药　保阴煎（《景岳全书》）。

生地　熟地　白芍　山药　续断　黄芩　黄柏　甘草

若胸胁张满者，宜加入郁金、合欢皮以疏肝解郁；若阴精亏虚，肠燥便秘者，加生何首乌、玄参润肠通便。

4. 胞宫虚寒

证候　妊娠腹形明显小于妊娠月份，胎儿存活；形寒怕冷，腰腹冷痛，四肢不温；舌淡苔白，脉沉迟滑。

治法　温肾扶阳，养血育胎

方药　长胎白术散（《叶氏女科证治》）加减。

炙白术　川芎　川椒　干地黄　炒阿胶　黄芪　当归　牡蛎　茯苓　巴戟天　艾叶

若肾阳虚，腰腹冷痛明显者可加杜仲、鹿角片以增强温阳育胎之力。

（二）中成药

1. 八珍颗粒　口服，每日 3 次，每次 5 g。适用于气血虚弱证。

2. 人参养荣丸　口服，每日 2 次，大蜜丸每次 1 丸（9g），小蜜丸每次 6g。适用于气血虚弱证。

3. 保胎丸　口服，每日 2 次，每次 1 丸（9g）。适用于肾气亏虚、气血虚弱证。

4. 孕妇清火丸　口服，每日 2 次，每次 6 克。适用于阴虚内热证。

【预防与调护】

1. 预防孕期感染，孕期应加强营养，增加免疫力；避免豢养和接触宠物；避免接触潜在的感染机会，有助于减少由感染引起的 FGR。

2. 避免有害物质和不良环境因素，烟、酒、有毒致畸的化学物品，放射线、电磁辐射、环境污染等，将对胎儿的生长造成不良的影响。

3. 确保孕妇足够的营养和休息，合理的营养、充足的睡眠是确保孕妇健康、胎儿正常生长发育、安全度过妊娠期的基本要素，也是预防 FGR 的基本措施。

4. 定期产前检查、积极治疗妊娠并发症和合并症，如妊娠高血压疾病、糖尿病、肾脏病、心肺疾病及严重贫血等，可减少 FGR 的发生。

第七节　多胎妊娠

多胎妊娠系指一次妊娠同时有两个或两个以上胎儿，其中以双胎为多。多胎的发生率的公式为 $1:89^{n-1}$（n 代表一次妊娠的胎儿数）。多胎妊娠有家族史。近年来，由于促排卵药物应用和辅助生殖技术的发展，使多胎妊娠发生率明显提高。多胎妊娠虽非病态但实属高危妊娠范畴，其早产发生率与围生儿死亡率及孕妇并发症均较单胎为高，应倍加重视。

【分类】

多个胎儿由两个或多个卵子受精后发育而成（双卵或多卵多胎），或由一个卵子受精后在发育过程中分裂成两个或多个胚胎（单卵双胎或多胎）。多胎妊娠以双胎为多。三胎及三胎以上妊娠常系多个卵子分别受精的结果，而双胎则有单卵双胎和双卵双胎之分。

1. 双卵双胎　约占双胎妊娠的 2/3，有明显的家族和种族因素，发生率与孕妇的年龄及产次成正比。由两个卵子分别受精形成双胎妊娠。由于两个胎儿基因不尽相同，因此，胎儿血型、性别及可以相同或不相同，其容貌相似程度与一般兄弟姊妹一样。受精卵分别植入宫壁后，形成的胎盘间的距离远近不定，也可融合为一，但两胎盘的血液循环完全分开，两者间无血管相通，两个羊膜腔的间隔由两层羊膜及两层绒毛膜组成，两层绒毛膜可融合成一层。

2. 单卵双胎　约占双胎妊娠的 1/3，是由一个受精卵分裂而成的双胎妊娠。其发生原因不明，基本不受遗传因素影响，促排卵药物对它发生率的影响也不如对双卵双胎明显。其特点有：

（1）每个胎儿具有各自的胎盘、羊膜和绒毛膜，两胎囊间的中隔由两层羊膜及两层绒毛膜组成（与双卵双胎相似，要区分需进一步检查胎儿的性别、血型、指纹等），约占单卵双胎中的 18% ~36%；分裂发生在桑椹期（早期囊胚）即在受精后 3 日复制成两个独立胎体的。

（2）两个胎儿有共同的胎盘及绒毛膜，但有各自的羊膜囊，两个胎囊之间的中隔为两层羊膜，约占单卵双胎中的 2/3，是在囊胚期（第 4 ~8 日），即在内细胞团与滋养层明显分化后，内细胞团复制为两个发育中心，各自形成独立的胎胚。若在囊胚期内细胞团分裂不对称，发育差的内细胞团与正常发育胚胎的卵黄静脉吻合，逐渐包入其体内，则可形成寄生胎或称胎内胎。

（3）单羊膜囊双胎妊娠，即两个胎儿共有一个胎盘，共存于一个胎膜（一层羊膜和一层绒毛膜）腔内，是在羊膜囊形成后（第9～13日），胚胎才进行复制，各自发育为胎儿。这种情况较为罕见，发生率不足1%，且围生儿死亡率甚高。

（4）若分裂复制在受精后第13日以上，即受精卵在原始盘形成后始分裂，分裂常不完全，胚盘上2个及2个以上生长中心没有完全分开，具有共同的中间区域，将导致不同程度、不同形式的联体儿，以联体双胎畸形儿最为多见。

当胎盘间有血管吻合通连时，其方式可以是动脉间、动静脉间、静脉间吻合三种，亦可三种方式同时存在于同一个胎盘中，其中动静脉血管吻合存在血压差别，可以引起双胎输血综合征，使给血儿因循环血少而发生发育迟缓，甚至严重贫血，胎死宫内，另一受血儿则血量过多，血液过稠，亦可心衰致死。

神经管缺陷、肠道闭锁和心脏畸形等常见的先天大畸形在多胎妊娠的发生率约为2%，是单胎妊娠的2倍，多胎妊娠畸形的发生率为4%，是单胎妊娠的16倍，单卵双胎或多胎的畸形发生率又较双卵或多卵多胎增加1～3倍，孕妇各年龄阶段多胎妊娠的单个胎儿或多个胎儿的染色体异常出现频率也明显高于单胎妊娠。有些畸形更为多胎妊娠所特有，如联体畸形、无心畸形、寄生胎以及部分遗传综合征所致畸形等。

【临床表现】

1. 妊娠期 主要为早孕反应较重，从孕10周开始子宫增长快速，明显大于妊娠月份，孕24周尤为明显。多胎妊娠晚期，因子宫过大可致腰酸背痛，呼吸困难，胃部饱满，行走不便，下肢静脉曲张，浮肿，痔疮发作等压迫症状，且妊娠期高血压疾病、胎儿生长受限、流产、早产及胎膜早破、胎先露及胎位异常、胎儿畸形、双胎输血综合征、胎盘早剥、羊水过多、羊水栓塞、宫缩乏力、产后大出血及贫血等并发症随胎儿数增加而增多。此外，相对于单胎，双胎的严重残疾的危险升高2倍，三胎则升高3倍。其胎位多为纵产式，以头头或头臀多见，其他胎位较少见。随着胎儿数目的增加，妊娠期逐渐缩短，89%的单胎孕龄≥37周，82%的双胎孕龄为30～37周，而60%左右三胎及三胎以上的孕龄为30～33周。

2. 分娩期 分娩期可能出现的异常情况有：

（1）产程延长：因子宫过度膨大，肌纤维过度延伸，易发生原发性子宫收缩乏力，导致产程延长。有时第一个胎儿娩出后也可因继发性宫缩乏力而使第二个胎儿娩出时间延迟。

（2）胎膜早破及脐带脱垂：由于胎位异常且合并羊水过多，子宫腔内压力增高，易发生胎膜早破及脐带脱垂。

（3）胎盘早剥：分娩时，当第一个胎儿娩出后，由于宫腔容积突然减小，以致胎盘附着面也随之缩小，有可能发生胎盘早剥，直接威胁第二个胎儿生命及产妇的安危。

（4）胎头交锁及胎头碰撞：较少见，若第一胎儿为臀先露、第二胎儿为头先露，分娩时第一胎儿头部尚未娩出，第二胎儿的头部已降入骨盆腔内，两个胎头的颈部交锁在一起，称胎头交锁，导致难产。两个均为头先露的胎头同时入盆，相互碰撞造成阻塞性难产称抬头碰撞。以上情况容易发生在胎儿较小、骨盆过大、第二个胎儿羊膜早破者或单羊膜囊双胎者。

（5）产后出血及产褥感染：由于子宫收缩乏力，不但使产程延长，且易发生产后出血，同时两个胎儿相继娩出，腹内压突然下降也可发生产后休克；双胎妊娠的并发症多，常伴有贫血，抵抗力较差，分娩时往往需要经阴道助产，也易发生产褥感染。

【实验室及其他检查】

1. B 超检查 超声检查可早期诊断多胎妊娠、畸胎，能提双胎孕期的监护质量。孕 6 周即可在宫腔内发现两个妊娠囊，孕 9 周可见两个原始心管搏动，孕 13 周后可见胎儿征象。B 超检查对中、晚期双胎的诊断率可达 100%，同时可确定胎方位，有利分娩期临床处理。

2. 多普勒胎心仪检查 孕 12 周后听见两个或两个以上频率不同的胎心音。

【诊断】

1. **病史** 早孕反应重，腹部增大快，家族中（夫妇双方）有多胎妊娠史，或接受过促排卵药物治疗及辅助生殖技术病史。

2. **产前检查** 腹围、宫高明显大于孕龄；腹部触诊可触及多个肢体和多个胎头；胎头较小，与子宫大小不成比例；在腹部不同部位可听及多个节律不同的胎心，同时计数两个胎心率 1 分钟相差 10 次以上，或胎心音之间隔有无音区；孕中晚期体重增加过快，不能用水肿及肥胖解释者。

3. **辅助检查** B 超检查可见双胎或多胎影像，是诊断的可靠依据。

【鉴别诊断】

多胎妊娠主要与巨大胎儿、单胎合并羊水过多、妊娠合并子宫肌瘤、卵巢囊肿相鉴别。应注意多胎妊娠时也可同时合并羊水过多，这些均可通过 B 型超声检查确诊。

【治疗】

多胎妊娠母、儿并发症多，常可导致妊娠结局不良，故应尽早确诊，及时采取必要的干预或监护措施。在妊娠早期，明确诊断，特别是要诊断胎儿是否畸形，以便早期处理；妊娠中晚期应监测胎盘功能，了解胎儿的安危；预防早产。分娩期选择适当的分娩时机和分娩方式，提高围产儿存活率。

一、妊娠期处理

1. 孕早期处理 定期产前检查，争取早期确诊。积极治疗妊娠剧吐、预防流产。

2. 孕中期处理 孕中期需 B 型超声检查进一步确定多胎妊娠的胎儿数及类型，筛查胎儿畸形。确诊为联体畸形时，孕 26 周前行引产术，26 周后一般需剖宫取胎。若发现双胎输血综合征，可在胎儿镜引导下，激光堵塞胎盘吻合血管，但并发症较多。多胎妊娠者妊娠期高血压疾病发病率明显增高，因此，对孕中期多胎妊娠妇女应密切注意血压、蛋白尿情况，及时发现并及时处理。贫血是多胎妊娠的常见并发症，故多胎妊娠妇女应该增加铁和叶酸补充。

3. 孕晚期处理 孕晚期避免过劳，孕 30 周后应多卧床休息，可增加胎儿体重，减少早产和围生儿死亡率。运用远程宫缩监测、胎儿纤维连接蛋白测定和宫颈扩张度检查提高早产预测。34 周以前出现产兆，应给予宫缩抑制剂。定期 B 型超声检查，观察胎儿发育情况。发现胎儿宫内生长受限，应及早治疗。如双胎中一个胎儿死亡，早期死亡因能被吸收或变为纸样胎儿，故不必处理；孕晚期死亡能释放凝血活酶而致弥散性血管内凝血，且死胎稽留 4 周以上约有 30% 出现凝血功能障碍，故为了保证另一活胎的继续妊娠，在测定相应指标的监视下，必要时用小剂量肝素治疗，期待至胎儿成熟适时分娩。

4. 选择性减胎术 近年来主张在妊娠早期对 3 胎以上孕妇进行选择性减胎术。多胎妊娠行减胎术后可延长孕周，减少早产，同时减少多胎妊娠的并发症，是一种安全、有效的方法。

5. 引产指征 多胎妊娠有下述情况应及时引产终止妊娠：①合并急性羊水过多且有压迫症状，孕妇腹部过度膨胀而严重不适；②胎儿畸形；③孕妇有严重并发症如先兆子痫或子痫；④预产期已到尚未临产，胎盘功能减退者。

二、分娩期处理

多胎妊娠的分娩方式应根据孕妇的健康情况、既往分娩史、孕周、胎位、胎儿大小及产科合并症等因素综合考虑，其中胎位为先决条件。多数能经阴道分娩。应严密观察产程进展及胎心、胎位变化，做输液、输血、抢救新生儿准备，若出现宫缩乏力可加用缩宫素低浓度缓慢静滴。

1. 阴道分娩

阴道分娩指征：①母体具备的条件：母体健康状态良好，无（或）轻度并发症，能胜任产程中产力及血流动力学的变化；②胎儿具备的条件：胎儿储备功能良好，NST 反应型，BPS≥8 分，无羊水过少；③胎位：头/头位、头/非头位，第二胎儿小于第一胎儿者；④双胎儿体重各在 2000～2500g 之间者；⑤分娩必备条件已具备，如宫颈成熟，第一胎头已衔接，有自发宫缩；⑥医疗设备良好，有熟练的阴道助产技巧。

有下述情况应改变分娩方式：①第一胎儿娩出期待时间过长，宫颈回缩不易扩张，胎儿窘迫者；②破膜脐带脱垂还纳失败率高，胎儿不能短期分娩者；③子宫出现缩窄环；④胎位异常，羊水流尽，阴道分娩困难，为抢救第二胎儿应行剖宫产。对三胎或三胎以上妊娠，估计胎儿能存活者主张剖宫产。

2. 剖宫产

剖宫产的指征：①异常胎先露如第一胎为肩先露、臀先露或易发生胎头交锁和和碰撞的胎位及单羊膜囊双胎、联体儿等；②脐带脱垂、前置胎盘、胎盘早剥、先兆子痫、子痫、胎膜早破、继发性宫缩乏力，经处理无效者；③第一个胎儿娩出后若发现先兆子宫破裂，或宫颈痉挛，为抢救母婴生命；④胎儿窘迫或胎盘功能低下者。

3. 产褥期 以支持疗法及预防感染为主。

【预防】

近年来，由于促排卵药物应用，以及辅助生殖技术的发展，使多胎妊娠发生率明显提高。减少医源性多胎是有效的预防方法。严格掌握促排卵药物应用的指征，辅助生殖谨慎使用超排卵技术，在同一周期内一般应控制 1～2 个主导卵泡发育、排卵，减少移植胚胎数目从而减少多胎妊娠的发生。

第八节　羊水量异常

羊水过多

妊娠期间羊水量超过 2000ml 称为羊水过多（polyhydramnios）。多数孕妇羊水量增加缓慢，在长时期内形成，称慢性羊水过多；少数孕妇羊水在数日内迅速增加，称急性羊水过多。发病率约为 0.5%～1%，合并妊娠糖尿病时，其发生率高达 20%。根据本病的临床特点属于中医"子满"、"胎水肿满"范畴，发病多与脾肾二脏亏虚有关。

【病因病理】

一、西医病因及对母儿的影响

（一）病因

羊水过多的病因尚不清楚，但多数羊水过多可能与胎儿畸形及妊娠合并症、并发症等有关。

1. 胎儿畸形　羊水过多的孕妇中约 18%～40% 合并胎儿畸形，其中以神经管缺陷性疾病最常见，约占 50%。脊椎裂、脑膜膨出、脉络膜组织增殖时渗出液增加导致羊水过多；无脑儿、脑积水时由于中枢吞咽功能缺乏，不能吞咽羊水，又缺乏抗利尿激素，以致尿量增多形成羊水过多。其次是消化道畸形，约占 25%，主要为消化道闭锁、肺发育不全时影响吸入吞咽羊水，导致羊水积聚而发生羊水过多。

2. 多胎妊娠及巨大儿　多胎妊娠并发羊水过多为单胎妊娠的 10 倍，尤多见于单卵双胎，且常发生在其中体重较大的胎儿。由于单卵双胎之间循环相互沟通，其中占优势的胎儿，循环血量多，尿量增多，而致使羊水过多。巨大儿也容易发生羊水过多。

3. 胎盘、脐带病变　如巨大胎盘、胎盘绒毛血管瘤、脐带帆状附着也可导致羊水过多。

4. 孕妇患病　如糖尿病、妊娠期高血压疾病、急性肝炎、孕妇严重贫血、母儿血型不合。妊娠糖尿病时，母体高血糖致胎儿血糖增高，胎儿多尿而排入羊水中。母儿血型不合时，胎盘水肿增重，绒毛水肿影响液体交换，而发生羊水过多。

5. 特发性羊水过多　约占 30%，不合并孕妇、胎儿及胎盘异常，羊水过多原因不明。

（二）对母儿的影响

羊水过多时子宫张力大，孕妇易并发妊娠期高血压疾病、早产，破膜后因子宫骤然缩小，可引起胎盘早剥。产后易发生子宫收缩乏力而导致产后出血。胎儿易发生胎位异常、脐带脱垂、胎儿窘迫等。围生儿死亡率明显升高，病死率是正常妊娠的7倍。

二、中医病因病机

中医认为，本病主要病因病机是妇人素体脾虚，孕后则气血下聚养胎，脾气益虚，不能运化水湿，水渍胞中；或妇人喜多抑郁，孕后胎儿渐大，阻塞气机，气机不畅，水滞胞中，致使胎水肿满。

【临床表现】

1. 急性羊水过多 约占1%~2%，多发生在妊娠20~24周。因羊水急剧增加，子宫过度膨胀，横膈上升，孕妇行走不便，呼吸困难，甚至发生紫绀，不能平卧，仅能端坐，痛苦面容；自觉腹部胀满疼痛，进食减少，出现便秘。检查时见腹部过度膨胀，有震水感，腹壁变薄，皮下静脉显露，腹部可有触痛；下肢、外阴或腹部皮肤有凹陷性水肿。子宫显著大于妊娠月份，胎位不清或易于变更，胎心音遥远或听不清。

2. 慢性羊水过多 约占98%，多发生于妊娠28~32周。由于羊水缓慢增多，子宫逐渐膨大，症状亦较缓和，压迫症状不明显。体格检查时子宫大于正常妊娠月份，腹壁皮肤发亮、变薄，触诊时感到皮肤张力大，液体震颤感明显，胎位不清且有浮沉感，胎心音遥远或听不清。

【实验室及其他检查】

1. B型超声检查 为羊水过多的主要辅助检查方法。目前，临床广泛应用的有两种标准：一种是以脐横线与腹白线为标志，将腹部分为四个象限，各象限最大羊水暗区垂直径之和为羊水指数（amniotic fluid index，AFI）。国内资料显示，羊水指数>18cm可诊断为羊水过多；另一种是以羊水最大池深度（maximum vertical pocket depth，MVP或amniotic fluid volume，AFV）>7cm为诊断标准，并提出MVP 8~11cm为轻度羊水过多，12~15cm为中度羊水过多，≥16cm为重度羊水过多。B型超声检查还可以了解胎儿结构畸形如无脑儿、显形脊柱裂、胎儿水肿及双胎等。

2. 其他

（1）羊水甲胎蛋白（AFP）测定：开放性神经管缺陷时，羊水中AFP明显增高，超过同期正常妊娠平均值3个标准差以上。

（2）孕妇血糖检查：尤其慢性羊水过多者，应排除糖尿病。

（3）孕妇血型检查：如胎儿水肿者应检查孕妇血型，排除母儿血型不合溶血引起的胎儿水肿。

（4）胎儿染色体检查：羊水细胞培养或采集胎儿血作染色体核型分析，了解染色体数目、结构有无异常。

【诊断】

一、辨病要点

根据孕妇妊娠20~32周左右，腹部胀大迅速，子宫明显大于妊娠月份，且伴有压迫症状，胎位不清，胎心音遥远等临床症状及体征，结合以上辅助检查即可诊断。

二、辨证要点

本病以脾气虚弱证为多。临床表现妊娠五六月，腹大异常，明显大于妊娠月份，胸膈满闷，呼吸急促，神疲肢软，舌淡胖，苔白腻，脉沉滑无力。

【鉴别诊断】

本病应注意与双胎妊娠、葡萄胎、巨大儿相鉴别，并除外胎儿畸形，一般可做B超等辅助检查以协助诊断。

【治疗】

一、治疗思路

对羊水过多的处理主要取决于胎儿有无畸形及孕妇自觉症状严重程度而定。症状轻，胎儿无畸形者，予以保守治疗，可采用中医辨证治疗。若合并胎儿畸形，则应及时引产，终止妊娠。

二、西医治疗

（一）胎儿正常

应根据胎龄及孕妇的自觉症状决定处理方案。

1. 孕妇症状较轻时

（1）妊娠不足37周者可继续妊娠。但应注意休息，给低盐饮食，必要时服用利尿剂及镇静剂，防止早产。

（2）妊娠足月，可行人工破膜，终止妊娠。

2. 症状严重无法忍受时

（1）胎龄不足37周者，可考虑由腹壁用15~18号腰椎穿刺针做羊膜囊穿刺，引流出部分羊水，放水速度以每小时500ml为宜，1次放羊水量不超过1500ml，以缓解孕妇症状，不宜过多，以免诱发临产。观察羊水消长情况，3~4周后可重复进行，并于放水前给予抗生素以防宫内感染。

（2）吲哚美辛治疗：吲哚美辛有抑制利尿的作用，抑制胎儿排尿可使羊水减少。用量2.2~2.4mg/（kg·d），分3次口服。用药1周后羊水可减少。若羊水再增多，可重复用药。用药期间，每周做1次B超进行监测。注意其有致动脉导管闭合的副作用，不宜长期应用。

(3) 胎龄已届37周，亦可人工破膜或加静滴缩宫素引产。

3. 病因治疗 积极治疗糖尿病等合并症。

(二) 胎儿畸形

应及时终止妊娠。

1. 依沙丫啶引产 孕妇一般状况尚好，可经腹羊膜腔穿刺放出适量羊水后，注入依沙丫啶50～100mg引产。

2. 人工破膜引产 可采用高位破膜器自宫口向上送入15～16cm处刺破胎膜，使羊水以每小时500ml速度缓慢流出为妥，术者可以手堵住阴道口，以控制羊水的流速，避免羊水在短时间内大量流出，引起胎盘早剥和休克。12小时后无宫缩，应用抗生素抗感染。若24小时仍无宫缩，适当应用普拉睾酮促宫颈成熟，或用缩宫素、前列腺素等引产。亦可先经腹羊膜腔穿刺放出适量羊水后，再行人工破膜。

(三) 注意事项

在放羊水过程中应当注意血压、脉搏，正常儿需监测胎心。放羊水时应从腹部固定胎儿为纵产式，严密观察宫缩及阴道流血情况。放羊水后腹部放置沙袋或加腹带包扎以防血压骤降导致休克。严格消毒同时给予抗感染的药物。根据病情给予镇静保胎药以防早产。放羊水不宜过快，以防发生胎盘早剥或早产。放羊水应在B超指导下进行，防止刺伤胎盘或胎儿。

三、中医治疗

1. 脾气虚弱

证候 妊娠五六月，腹大异常，胸膈满闷，呼吸迫促，神疲肢软；舌淡胖，苔白腻，脉沉滑无力。

治法 健脾渗湿，养血安胎。

方药 鲤鱼汤（《千金要方》）加味。

鲤鱼 白术 白芍 当归 茯苓 生姜 橘红 陈皮 大腹皮 桑寄生 续断

若喘甚者，加葶苈子、杏仁、苏子、旋覆花降逆平喘；肿甚而小便不利者，加泽泻、车前子渗湿利水，但注意中病即止。

2. 气滞湿郁

证候 孕期胎水过多，腹大异常，胸膈胀满，甚则喘不得卧，肢体肿胀，皮色不变，按之压痕不显；苔薄腻，脉弦滑。

治法 理气行滞，利水除湿。

方药 茯苓导水汤（《医宗金鉴》）加减。

茯苓 猪苓 砂仁 木香 陈皮 泽泻 白术 木瓜 桑白皮 苏叶 大腹皮

腹胀甚者酌加枳壳理气消胀满；喘甚不得卧者，酌加葶苈子泄肺行水；下肢肿甚者，酌加防己除湿消肿。

【预防与调护】

羊水过多胎儿的畸形率、新生儿发病率及围产儿死亡率较正常儿增高，故应积极做好产前检查，尽早发现，正确诊断并及时处理。

【预后】

羊水过多引产时应严防羊水栓塞、胎盘早剥等严重并发症的出现。若不合并胎儿畸形，则预后一般良好。

羊水过少

妊娠晚期羊水量少于300ml者，称羊水过少（oligohydramnios）。临床比较少见，多发生于妊娠28周以后，发生率约占分娩总数的0.4%～4%，且多发生于年轻初孕与合并妊高征的患者。由于本病胎儿发育畸形率、新生儿发病率及围产儿死亡率较正常妊娠增高，且往往是胎儿生长受限的特征之一，若羊水量<50ml，胎儿窘迫发生率达50%以上，围生儿死亡率达88%，故近年受到越来越多的重视。妊娠早中期羊水过少，多以流产告终。本病在中医古籍中无单独记载，其症状散见于“胎萎不长”等病中。

【病因病理】

一、西医病因病理

羊水过少原因不明，临床多见下列情况。

1. 胎儿畸形　胎儿发育畸形，如先天性肾缺如、肾脏发育不全、输尿管及尿道狭窄等泌尿道畸形时，因胎儿尿量减少或无尿，以致羊水过少。

2. 胎盘功能不良　如过期妊娠、胎儿生长受限、妊娠期高血压疾病、胎盘退行性变等，均可导致胎盘功能不良，慢性宫内缺氧引起胎儿血液重新分布，保证脑和心脏的血供，而肾血管收缩，以及胎儿成熟过度，其肾小管对抗利尿激素的敏感性增高，胎儿尿形成减少致羊水过少。

3. 羊膜病变　某些原因不明的羊水过少可能与羊膜病变有关。

4. 孕妇因素　如孕妇脱水、血容量不足，应用某些药物（如吲哚美辛、布洛芬、卡托普利等）亦可引起羊水过少。

二、中医病因病机

中医学认为本病多因夫妇双方禀赋不足，胞脏虚损，或因孕后调养失宜，以致脏腑气血不足，胎失所养。临床上常见的病因有气血虚弱，或脾肾不足，或血热。

【临床表现】

孕妇自觉胎动时腹痛，产前检查发现腹围及子宫底高度均较同期妊娠者小。子宫的敏感性较高，轻微刺激引起宫缩。胎儿在宫内有充实感而无胎块飘浮或浮动感。临产后阵痛剧烈，宫缩多不协调，宫口扩张缓慢，产程延长，由于胎儿活动受限，故臀先露多见。常于人工破膜引产时，发现无羊水或仅有少量黏稠液体流出。羊水过少易发生胎儿畸形，胎儿窘迫及新生儿窒息，围产儿死亡率增高。

【实验室及其他检查】

1. B 超检查 是羊水过少的主要辅助诊断方法。妊娠晚期最大羊水池深度≤2.0cm 或羊水指数≤5.0cm，诊断羊水过少；5.0cm＜羊水指数＜8.0cm 为可疑羊水过少。

2. 羊水直接测量 破膜后，直接测量羊水，总羊水量＜300ml 可诊断为羊水过少。缺点为不能早期诊断。

3. 其他检查 妊娠晚期发现羊水过少，应结合胎儿生物物理评分、电子胎儿监护仪检查、尿雌三醇、胎盘生乳素检测等，了解胎盘功能及评价胎儿宫内安危，及早发现胎儿宫内缺氧。

【诊断】

一、辨病要点

根据孕妇临床表现及产科检查多可诊断。凡过期妊娠、胎儿生长受限、妊娠期高血压疾病等，临产前发生胎动变化原因不明，应考虑羊水过少的可能性，终止妊娠前宜及时行人工破膜，观察羊水量少于300ml 及性质黏稠、混浊、暗绿色等以明确诊断。此外，可根据 B 超检查确诊。

二、辨证要点

本病主要由于气血虚弱，脾肾不足或血热所致。具体可参照胎儿生长受限辨证。

【鉴别诊断】

本病应与胎死腹中相鉴别，一般 B 超检查可确诊。二者腹形均小于正常孕妇，但羊少过少之胎儿可见胎心搏动，而后者无胎心搏动。此外尚应与胎儿生长受限相鉴别，参见本章第六节。

【治疗】

一、治疗原则

羊水过少是胎儿危险极其重要的信号，一旦发现应积极处理。确诊有胎儿畸形者，应立即引产，终止妊娠。未发现明显胎儿畸形者，可辨证论治，但妊娠 37 周后亦应引产，终止妊娠。

二、西医治疗

1. 妊娠 35 周后并发妊娠高血压疾病、胎儿生长受限等，同时羊水过少，经对症治疗，羊水量尚未好转者，应终止妊娠。

2. 产程中应行胎儿监护，如出现宫内窘迫，应立即予以吸氧，并尽快结束分娩。

3. 如估计短时间内不能经阴道分娩者，在排除胎儿畸形的情况下，应及时改行剖宫术。胎儿娩出后应仔细检查肺及肾脏有无畸形。

三、中医治疗

本病治疗重在养气血、补脾胃、滋化源，使其精充血足，则胎有所养。排除胎儿畸形后可参照胎儿生长受限治疗。

【预防】

羊水过少胎的畸形率、新生儿发病率及围生儿死亡率较正常儿明显增高，故应积极做好产前检查，尽早诊断并及时处理。

第九节　前置胎盘

妊娠28周后胎盘附着于子宫下段，甚至胎盘下缘达到或覆盖宫颈内口，其位置低于胎先露部，称前置胎盘（placenta previa）。前置胎盘为妊娠晚期出血主要原因之一，是妊娠期严重并发症。如处理不当，可危及母儿生命安全。发病率国内报道为0.24%～1.57%。中医无此病名，据其临床表现与“胎动不安”“胎漏”等病证相关。

【病因病理】

一、西医病因病理及分型

（一）病因

前置胎盘的形成，可能与多次刮宫、剖宫产、产褥感染、多产、人工流产、引产等引起子宫内膜炎症或损伤有关；子宫蜕膜生长不全，影响受精卵正常着床，为摄取足够营养，胎盘伸展到子宫下段；双胎妊娠等胎盘面积过大；或胎盘本身异常，如副胎盘、膜状胎盘等；或受精卵滋养层发育迟缓，游走到子宫下段并在该处着床而发育成前置胎盘。

（二）病理

为了摄取足够的营养而扩大胎盘面积，伸展到子宫下段，从而形成前置胎盘。妊娠晚期，下段不断伸展，宫颈管消失，宫口开大而使胎盘与附着面剥离引起出血。

（三）分型

根据胎盘下缘与宫颈内口的关系，前置胎盘分为3类（图11－5）。

1. 完全性前置胎盘　胎盘组织全部覆盖宫颈内口。

2. 部分性前置胎盘　胎盘组织部分覆盖宫颈内口。

3. 边缘性前置胎盘　胎盘附着子宫下段，边缘到达宫颈内口，未覆盖宫颈内口。

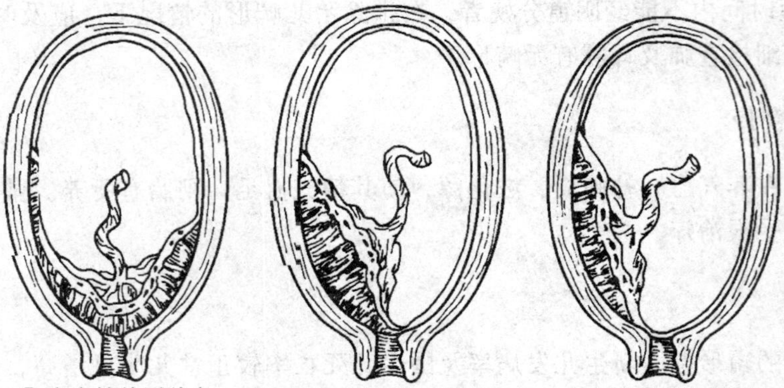

图 11－5　前置胎盘类型

胎盘边缘与宫颈口的关系随着宫颈管的消失和宫颈口的逐渐扩大而改变，目前临床上均依据处理前最后一次检查来决定其分类。

二、中医病因病机

中医学认为本病的发病原因主要有肾虚、气血虚弱、血热、血瘀等。肾虚冲任不固，血海不藏，胎失所系；气血虚弱，胎失所养，胎元不固；热伤冲任，迫血妄行，离经而致，热扰胎元，胎动不安；宿有癥瘕瘀血，或孕后跌扑闪挫，可致气血瘀阻子宫、冲任，使胎元失养而不固，发为本病。

【临床表现】

1. 症状　妊娠晚期或临产时，发生无诱因无痛性反复阴道流血。初次出血量不多，常自止。随着子宫下段不断伸展，出血往往反复发生，且出血量越来越多。阴道流血发生时间早晚、反复发生次数、出血量多少与前置胎盘类型关系密切。完全性前置胎盘出血早，次数频，量多，甚至一次大出血伴休克；边缘性前置胎盘出血较晚，多在妊娠 37～40 周或临产后；部分性前置胎盘初次出血和出血量介于两者之间。贫血严重程度与出血量成正比，严重时可致休克，还能导致胎儿缺氧、窘迫，甚至死亡。

2. 腹部检查　腹软，无宫缩，子宫大小与停经月份相符；出血不多时胎心音正常，出血多时胎儿因缺氧而导致窘迫，严重时可致胎死宫内；有时可在子宫前及两侧下段耻骨联合上缘听到与母体脉搏一致的胎盘杂音；先露高浮，约 15% 并发胎位异常，尤其为臀先露。

【实验室及其他检查】

1. 超声检查　可明确前置胎盘的类型，胎盘定位准确高达 95% 以上。是目前最简便、安全的方法，并可动态观察胎盘位置有无改变。

2. 产后检查胎膜及胎盘　前置部分的胎盘有陈旧血块附着，呈黑紫色，如胎膜破口距胎盘边缘大于 7cm 时，可除外前置胎盘。

【诊断】

一、辨病要点

孕28周后发生无痛性反复阴道出血是前置胎盘的主要临床特征，经B超检查、阴道检查或经阴道产后确定胎盘附着部位异常者，方可诊断为前置胎盘。孕28周前属流产范畴，通常不诊断前置胎盘，但在孕中期引产者，要注意胎盘位置不正常的问题。

二、辨证要点

本病的辨证应注意阴道流血的量、色、质，并结合兼症、舌脉进行综合分析。妊娠期阴道少量出血，反复发作，色淡或淡暗，质稀，腰膝酸软，小腹空坠，头晕耳鸣，夜尿频多，面色、眼眶黯黑，脉沉滑尺弱者，为肾虚；阴道反复少量出血，色淡质稀，腹坠神疲，面色㿠白，心悸气短，脉细滑，多为气血虚弱；阴道少量出血，色红质稠，口干咽燥，心烦不安，手足心热，舌红苔黄，脉弦滑数，为血热。

【鉴别诊断】

主要与胎盘早剥、早产、胎盘边缘血窦破裂、帆状胎盘等疾病鉴别。以上病种作B型超声检查胎盘位置均正常。此外，尚需与宫颈病变如息肉、糜烂、宫颈癌所致的出血鉴别。一般结合病史，通过阴道检查、超声检查及分娩后胎盘检查可以确诊。

【治疗】

一、治疗思路

前置胎盘的处理原则是止血，纠正贫血。根据出血量的多少、有无休克、前置胎盘的类型、妊娠周数、产次、胎儿是否存活、是否临产、宫颈扩张程度等综合分析后确定治疗方案。

二、西医治疗

病人应住院观察、治疗，住院后行血常规检查，并配血备用。禁止作肛查。阴道检查主要用于终止妊娠前明确诊断，决定分娩方式，且须在有输液、输血及手术的条件下方可进行。

（一）期待疗法

其目的是保证孕妇安全的前提下让胎儿达到或更接近足月，从而提高胎儿的成活率。适于妊娠34周以前，胎儿体重小于2000g，阴道出血量不多，产妇一般情况好，胎儿存活者。

1. 绝对卧床休息 尤以左侧卧位为佳。

2. 镇静剂 有腰酸、下腹痛时给苯巴比妥口服，每次0.03g，每日3次；地西泮口服，每次2.5mg，每日3次。

3. 平滑肌松弛剂 25%硫酸镁20ml溶于10%葡萄糖液250ml中，以每小时1g速度静脉滴注。症状消失后改用沙丁胺醇口服，每次2.4～4.8mg，每日3次。

4. 纠正贫血 硫酸亚铁口服，每次0.3g，每日3次。

5. 避免刺激 腹部检查要轻柔，每周监测宫内胎儿情况，必要时可抽羊水检查胎肺成熟度，并同时注入地塞米松10mg以促进胎儿肺成熟，提高产后存活率。

（二）终止妊娠

当阴道大量出血致贫血甚至休克者，无论胎儿成熟与否，应以抢救孕妇为主，及时终止妊娠。

1. 剖宫产术 剖宫产术是处理前置胎盘的主要手段，可及时止血，缩短胎儿宫内缺氧的时间，对母子相对安全。完全性和部分性前置胎盘的处理，约70%～90%采用剖宫产。术前输液，输血，纠正贫血及休克。做好新生儿抢救复苏准备。

2. 阴道分娩 阴道分娩是利用胎先露部压迫胎盘达到止血目的，此法仅适用于边缘性前置胎盘且胎儿为头位者，或在临产后发生出血，但血量不多，产妇一般情况好，产程进展顺利，估计在短时间内可以结束分娩者。决定阴道分娩后，行人工破膜，利用胎头下降压迫胎盘而达到止血。如破膜后先露仍下降不顺利，应立即行剖宫产术，产后给抗生素预防感染。

3. 紧急转送处理 先输液输血，在消毒后进阴道填纱，腹部加压包扎，以暂时压迫止血，并迅速护送转院治疗。

三、中医治疗

本病治疗以安胎止血为要。

1. 肾虚

证候 妊娠期阴道少量出血，反复发作，色淡红或淡黯；腰膝酸软，小腹空坠，头晕耳鸣，小便频数，夜尿频多，面色、眼眶黯黑；舌淡，苔白，脉沉滑尺弱。

治法 益气固肾，止血安胎。

方药 寿胎丸（《医学衷中参西录》）加味。

菟丝子 桑寄生 续断 阿胶 人参 白术 艾叶 鹿角霜

若腹痛者，加苏梗、陈皮理气止痛；腹胀者，加大腹皮宽肠理气；夜尿多者，加益智仁、金樱子。

2. 气血虚弱

证候 娠娠期阴道少量出血，反复不止，色淡红，质稀薄；腰腹坠胀，神疲乏力，面色㿠白，心悸气短，纳呆便溏；舌质淡，苔白，脉细滑。

治法 补气养血，止血安胎。

方药 安胎饮（《和剂局方》）加减。

熟地 白芍 黄芪 阿胶 白术 地榆 半夏 生姜 甘草 枸杞子 山茱萸 艾叶炭

3. 血热

证候 妊娠期阴道少量出血，血色鲜红或深红，质稠；口干咽燥，心烦不安，手足心热；舌红或尖边红，苔黄，脉弦滑数。

治法 清热养血，滋肾安胎。

方药 清热安胎饮（《刘奉五妇科经验》）加味。

山药 石莲 黄芩 椿根皮 侧柏炭 阿胶 甘草 仙鹤草 地榆炭

若兼有肝郁者，加柴胡、白芍疏肝解郁；若阴虚内热者，加女贞子、旱莲草滋阴清热，凉血安胎。

【预防与调护】

1. 注意经期卫生，做好计划生育，防止多产，避免多次刮宫及感染，以防发生子宫内膜损伤或子宫内膜炎。

2. 加强产前检查，对妊娠期出血，无论出血量多少均须及时就医，做到早期诊断，正确处理。

第十节 胎盘早剥

妊娠20周后或分娩期，正常位置的胎盘在胎儿娩出前，部分或全部从子宫壁剥离，称胎盘早剥（placental abruption）。具有起病急，进展快特点，如处理不及时，可危及母儿生命，是妊娠晚期严重并发症之一。国内报道其发病率为0.46%～2.1%，围生儿死亡率为20%～35%。中医无此病名，根据本病的临床特点，可参照“妊娠腹痛”、“胎动不安”、“小产”等病辨治。

【病因病理】

一、西医病因病理

（一）病因

本病的发病机制尚未完全阐明，其发病可能与以下因素有关：

1. 孕妇血管病变 当母体患重度子痫前期、慢性高血压、慢性肾炎或全身血管病变时，胎盘早剥发生率增高。因底蜕膜小动脉痉挛或硬化，引起远端毛细血管变性坏死而破裂出血，血液流至底蜕膜层与胎盘之间形成血肿，致使胎盘与子宫壁分离。

2. 机械因素 腹部直接受撞击或挤压等外伤；脐带过短（<30cm）或脐带绕颈、绕体等相对过短时，分娩过程中胎儿下降牵拉脐带而造成胎盘剥离；或羊膜腔穿刺时刺破前壁胎盘附着处，血管破裂出血而导致胎盘剥离。

3. 宫腔压力骤减 双胎妊娠第分娩时第一胎娩出过快，或羊水过多破膜时羊水骤然流出所造成的宫腔内压力急剧下降等，均可引胎盘早剥。

4. 子宫静脉压突然升高 晚期妊娠子宫较重，如当孕妇长时间处于仰卧位，妊娠子宫压迫下腔静脉，阻碍静脉血的回流，使子宫的静脉压突然升高，蜕膜静脉床瘀血或破裂而发生胎盘早剥。

（二）病理

胎盘早剥的主要病理变化是底蜕膜内出血，形成胎盘后血肿，致使胎盘自附着处剥离。胎盘早剥分为显性、隐性及混合性剥离3种（图11－6）。如剥离面小，出血很快停止，临床可无症状或症状轻微。如果底蜕膜继续出血，则形成较大胎盘后血肿，使胎盘剥离面随之扩大，出血逐渐增多，当血液冲开胎盘边缘，沿胎膜与子宫壁之间经宫颈管向外流出，即称显性剥离或外出血。如胎盘边缘仍附着于子宫壁上，胎盘后出血不能外流，而积聚于胎盘与子宫壁之间，即称隐性剥离或内出血。此时由于血液不能外流，胎盘后血液增多，子宫底也随之升高，当内出血过多时，血液仍可冲开胎盘边缘，经宫颈管口外流，或偶有出血穿破胎膜溢入羊水中成为血性羊水，称为混合性出血。血液浸入子宫肌层至浆膜层时，子宫完全失去张力，呈现紫色瘀斑，称为子宫胎盘卒中。子宫胎盘卒中时可影响子宫肌层收缩致产后出血。严重的胎盘早剥可引起凝血功能障碍，从剥离处的胎盘绒毛和蜕膜中释放大量组织凝血活酶，进入母体血循环，激活凝血系统而导致弥漫性血管内凝血（DIC），肺、肾等脏器的毛细血管内有微血栓形成，造成脏器损害。羊水可经剥离面开放的子宫血管，进入母血循环而致羊水栓塞。由于胎盘早剥出血引起胎儿急性缺氧，可发生胎儿窘迫甚至死亡。

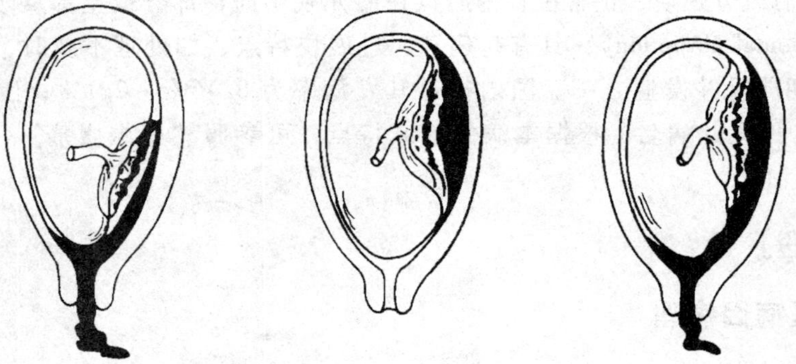

①显性剥离　　②隐性剥离　　③混合性剥离

图11－6　胎盘早剥类型

二、中医病因病机

中医认为，本病的发病多由素体阴虚，或失血伤阴，或久病失养，或多产房劳，耗散精血所致；孕后血聚养胎，阴血愈觉不足，虚热内生，热扰胎元；或因瘀血内停，胞脉阻隔，冲任不固而致本病。

【临床表现】

根据病情严重程度，采用Sher分类法，将胎盘早剥分为Ⅰ、Ⅱ、Ⅲ度。

Ⅰ度：以外出血为主，胎盘剥离面积小，多见于分娩期。可伴有轻度腹痛或无明显腹痛，贫血体征不明显。腹部检查：子宫软，大小与妊娠月份相符，胎位清楚，胎心音正常。产后检查胎盘可发现胎盘母体面有陈旧凝血块及压迹。

II 度：胎盘剥离面 1/3 左右，主要症状为突然发生持续性腹痛、腰酸或腰背痛，腹痛程度因胎盘后积血多少而不同，积血越多疼痛越剧烈。可无阴道或仅有少量阴道出血，贫血程度与阴道流血量不符。腹部检查：子宫大于妊娠周数，宫底常因内出血而增高。胎盘附着处压痛明显（胎盘位于后壁则不明显），宫缩有间歇，胎位可扪清，胎儿存活。

III 度：胎盘剥离面超过胎盘面积的 1/2，患者可出现恶心、呕吐，面色苍白，甚至出冷汗、脉搏细数、血压下降等休克征象。腹部检查：子宫板状硬，宫缩无间歇，胎位扪不清，胎心消失。若无凝血功能障碍属 IIIa，有凝血功能障碍属 IIIb。

【实验室及其他检查】

1. 化验检查　主要了解病人的贫血程度及凝血功能。可行血常规、尿常规及肝、肾功能等检查。重症患者应做以下试验：①DIC 筛选试验（血小板计数、凝血酶原时间、血浆纤维蛋白原测定）：血纤维蛋白原 <250mg/L 为异常，如果 <150mg/L 对凝血功能障碍有诊断意义；②纤溶确诊试验（凝血酶时间、纤维蛋白溶解时间和血浆鱼精蛋白副凝试验）；③情况紧急时，可抽取肘静脉血于试管中，轻扣管壁，7～10 分钟后观察是否有血块形成，若无血块或血块质量差，说明有凝血障碍。

2. B 超检查　典型声像图显示胎盘与子宫壁间出现边缘不清楚的液性低回声区，胎盘异常增厚或胎盘边缘“圆形”裂开。并同时可见胎儿的宫内情况及排除前置胎盘。I 度胎盘早剥血液若已流出未形成血肿，则见不到上述典型图像。

【诊断】

一、辨病要点

1. 病史　孕妇有慢性高血压、妊娠期高血压疾病，或孕期有腹部直接受撞击等外伤史，羊水过多者羊水骤然流出等病史。

2. 症状　妊娠 20 周后或分娩期胎儿娩出前阴道出血，量或多或少。

3. 体征　腹痛，贫血，或伴恶心、呕吐、冷汗、面色苍白、脉细数、血压下降等休克体征。腹部检查：子宫体压痛明显，呈持续强直收缩状态，宫底常高于妊娠月份，胎位不清，胎心不规律或听不到。

二、辨证要点

本病的辨证应注意辨阴道流血的量、色、质，腹痛的性质，并结合兼症及舌脉进行综合分析。如妊娠中晚期阴道流血，色红质稠，头晕目眩，耳鸣眼花，舌红苔少，脉细弦者，多为阴虚肝旺；如阴道流血，色黯或深红，腹痛拒按，舌边紫黯，或有瘀点，脉沉或沉涩者，为瘀血阻滞。

【鉴别诊断】

1. 前置胎盘 妊娠晚期无诱因无痛性反复阴道流血是前置胎盘的主要特点，但胎盘早剥外出血型亦多无腹痛，应与之鉴别。B超检查即可确诊。

2. 先兆子宫破裂 常有头盆不称、异常分娩、剖宫产史。常发生在产程中，宫缩强烈，腹痛拒按，甚至有病理缩复环，胎位清楚，有胎儿窘迫或胎心异常。

【治疗】

一、治疗思路

本病治疗以控制出血、抢救休克、治疗并发症为主。怀疑胎盘早剥者应立即入院。对于仅由B超检查发现的毫无自觉症状的I度胎盘早剥患者，如胎儿尚不易存活者，可选择期待疗法。对母儿要严密监护，包括超声监测胎盘早剥面积有无增大，有无胎儿窘迫。如内、外出血增多，或出现胎儿窘迫，或胎儿已成熟者应立即终止妊娠。中医治疗以止血安胎，理气止痛为原则。如阴道出血量多，胎殒难留者，当及时采用西医治疗，以去胎益母为要。

二、西医治疗

中度及重度胎盘早剥，无论胎儿成熟与否，均应积极补充血容量、纠正休克，迅速终止妊娠。

1. 纠正休克 改善病人一般情况。积极开放静脉通路，补充血容量，输新鲜血，补充凝血因子。保持血细胞比容不小于0.30，尿量>30ml/h。

2. 及时终止妊娠 多考虑剖宫产结束妊娠为宜。若I度患者一般情况良好，宫口已扩张，且估计短对间内可结束分娩者，可经阴道分娩。先行人工破膜，使羊水缓慢流出，缩小子宫容积，用腹带裹紧腹部压迫胎盘防止其继续剥离，必要时静脉点滴缩宫素以加速产程进展。产程中密切观察病情变化，一旦发现病情加重，或出现胎儿窘迫，应行剖宫产结束分娩。

4. 防治产后出血 ①分娩后及时用缩宫素、麦角新碱或米索前列醇等；②胎儿娩出后人工剥离胎盘，持续按摩子宫；③如大量出血且无凝血块，应考虑凝血功能障碍，立即进行化验并同时按凝血功能障碍处理，必要时行子宫次全切除术。

5. 防治凝血功能障碍 ①用新鲜血补充失血；②有DIC或低纤维蛋白原症时，可用冻鲜血浆及纤维蛋白原3~6g溶于注射用水100ml中静脉点滴，补充丢失的凝血因子；③血小板低时可补充血小板；④必要时用肝素治疗；⑤在肝素化和补充凝血因子的基础上应用抗纤溶药物，如氨基已酸、氨甲环酸、氨甲苯酸等。

6. 防治急性肾衰竭 失血过多、休克时间过长及DIC均影响肾血流量而致双侧皮质或肾小管坏死，临床上要密切注意患者尿量及肾功能变化。如每小时对尿量少于30ml，应及时补充血容量；如少于17ml或无尿时，可用20%甘露醇250ml快速静脉滴注，或呋塞米20~40mg加入25%葡萄糖20ml中静脉推注，必要时重复使用。若短期内尿量不增且血清尿素氮、肌酐、血钾进行性增高，二氧化氮结合力下降，提示肾衰竭。

三、中医治疗

1. 阴虚肝旺

证候　妊娠中晚期阴道流血，量少，色鲜红，质稠，腹隐痛；头晕，目眩，耳鸣眼花，心悸怔忡，咽干口燥；舌质红，苔少，脉细弦。

治法　滋阴清热，止血安胎。

方药　两地汤（《傅青主女科》）加味。

玄参　麦冬　生地　地骨皮　白芍　阿胶　甘草　女贞子　旱莲草　苏梗　续断

2. 瘀血阻滞

证候　妊娠期阴道流血，量或多或少，色黯红或深红，小腹痛拒按；舌边紫黯，或有瘀点，脉沉弦或沉涩。

治法　化瘀止痛，止血安胎。

方药　生化汤（《傅青主女科》）加味。

当归　川芎　桃仁　炮姜　炙甘草　仙鹤草　杜仲　桑寄生　苏梗　白芍

【预防与调护】

加强产前保健，积极预防与治疗妊娠高血压疾病、慢性高血压、慢性肾炎。避免长时间仰卧及腹部外伤。羊膜腔穿刺应避免刺伤胎盘。产前检查动作轻柔，处理羊水过多及双胎分娩时避免宫腔压力骤然降低。

【预后】

胎盘早剥为妊娠晚期的严重并发症，往往起病急，进展快，如不及时处理，可威胁母儿生命。弥散性血管内凝血、产后出血、急性肾衰竭是主要的并发症，当胎盘早剥离面积超过胎盘面积的1/2时，胎儿多缺氧死亡。

第十一节　母儿血型不合

母儿血型不合系孕妇与胎儿之间因血型不合而发生的同族血型免疫疾病，可使胎儿红细胞凝集破坏，引起胎儿或新生儿溶血症。此病胎儿死亡率高，即使幸存也会影响患儿神经细胞发育和智力及运动能力。在妊娠期亦可导致流产、胎死腹中。但本病对孕妇无影响。

母儿血型不合主要有ABO血型不合和Rh血型不合两类，其中以ABO血型不合较多见。在妊娠中ABO血型不合者有20%～25%，而真正发生溶血的仅占2%～2.5%，其中女性较男性多（约3∶1）。ABO血型不合病情稍轻，危害较小，常易忽视。而Rh血型不合，病情重，易使胎儿宫内死亡，或新生儿黄疸。我国少数民族比汉族Rh阴性者为多，汉族Rh阴性的发病率仅占0.34%，回族占0.74%，维吾尔族为4.96%，因此少数民族地区应注意该病的发生。

中医学无此病名，究其临床表现多属“湿热”、“湿毒”等病证范围，常由孕母气血瘀阻，湿热、湿毒内犯胞胎所致。

【病因病理】

一、西医病因病理

（一）病因

ABO 血型不合由于大多数孕妇血型为 O 型而胎儿血型为 A 型或 B 型，孕妇为胎儿的 A 或 B 抗原致敏而产生抗体，抗体与抗原结合，发生胎儿、新生儿溶血。O 型血母亲血清中的抗 A 及抗 B 抗体为 lgG 免疫抗体，分子量小，较易通过胎盘循环进入胎儿体内，引起溶血，虽然母婴 ABO 血型不全很常见，但真正发生 ABO 血型不合溶血病却很少，这是因为：①IgG 抗 A 或抗 B 抗体通过胎盘进入胎儿体内后，经血型物质量和组织细胞的吸附，部分抗体被处理掉；②胎儿红细胞 A 或 B 抗原位点少，仅为成人的 1/4，抗原性较成人弱，反应能力差，故发病较少。

Rh 血型不合，发生于孕妇为 Rh 阴性，胎儿为 Rh 阳性者。胎儿的 Rh 阳性抗原经过胎盘达到母体，刺激母体产生相应的抗 Rh 抗体，此抗体经过胎盘循环，再回到胎儿而发生溶血。Rh 血型抗原共有 6 个抗原，以 C、c、D、d、E、e 表示，产生 6 种抗体，而以 D 抗原最强，故引起 Rh 血型不合的发病率最高。因此临床上常以抗 D 血清来检验。如孕妇或新生儿的红细胞与已知的抗 D 血清有凝集反应，即为 Rh 阳性，不凝集为阴性。如母亲为 Rh 阴性，胎儿为 Rh 阳性时，虽不会产生抗 D 抗体，但亦可能产生其他抗体，如抗 E、抗 C，而发生母儿血型不合。

（二）病理

正常情况下，红细胞不能通过胎盘，而在妊娠或流产分娩过程中，胎盘绒毛有小部分破损，胎儿红细胞便可进入母体。统计报道只需 0.03～0.07ml 进入母体即可致敏，母体产生抗 Rh 抗体。因此，Rh 溶血病，一般第一胎不发病，而第二胎时发病。分娩次数愈多，抗原进入母体的量愈多，抗体的产生愈多，胎儿、新生儿患病的机会也愈大，病情愈严重。ABO 血型的抗原广泛存在于自然界中，孕妇中可以经肠道吸收而在体内产生相应的抗体。因此，ABO 溶血也可在第一胎时发病。

即便丈夫是 Rh 阳性，孕妇是 Rh 阴性，胎儿不一定都会致病。因为丈夫抗原系统可以是纯合子，精子染色体上的等位基因为 DD，胎儿全为 Rh 阳性；丈夫是杂合子，那么精子的半数不含 D 抗原，故胎儿半数为 Rh 阴性。有报道，Rh 阴性的孕妇，胎儿发生溶血病只占 1/20。

由于胎儿循环中有大量母体的免疫抗体，抗体一部分被吸附在细胞上，一部分呈游离状态而存在于血清中。被吸附在红细胞上的抗体与抗原结合，加速红细胞的破坏。因此，对胎儿各个器官的影响亦明显，危害亦大。ABO 血型不合胎儿受到生命危险的情况较少，Rh 血型不合者，如在胎儿，其有发生严重的腹水、胸腔积液，甚至头皮水肿。经B型超声检查或X线摄片时，可见骨髓增生及髓外造血，造成肝脾肿大，可诊断为胎儿水肿。由于溶血而发生严重贫血，可发生骨髓增生及髓外造血，造成肝脾肿大，严重者造成死胎。

发生胎儿水肿时，绒毛及胎盘亦发生水肿，可见胎盘增大、增厚，并可伴有羊水过多。

二、中医病因病机

中医学认为，本病的发生多与孕妇素体脾肾虚寒，或饮食不节，或劳倦内伤，或湿热之邪乘虚外袭，致使湿热、热毒内蕴，瘀阻气血，胞胎失养而成。

【临床表现】

1. 病史　孕妇往往有原因不明性流产、死胎或新生儿溶血病史。

2. 新生儿黄疸　一般在出生后第2日开始，第7日达高峰，随后迅速消退。严重者可在产后24小时内出现，同时还合并高胆红素血症或胆红素脑病，贫血症状大多较轻，重者见胎儿水肿，肝脾肿大。

【实验室及其他检查】

1. 血型检查　孕妇及丈夫均应作血型鉴定，如丈夫为A型、B型或AB型，孕妇为O型，有可能发生母儿血型不合；如丈夫为Rh阳性，孕妇为Rh阴性，有可能发生Rh血型不合，应进行特异抗体检查。

2. 抗体效价测定　孕妇血清学检查为阳性者说明已被致敏，故应定期测定抗体效价。孕28～32周间每2周测1次，孕32周以后每周测定1次。如Rh血型不合抗体效价在1∶32以上，ABO血型不合抗体效价在1∶512以上，均提示病情严重。

3. B超检查　如胎儿有严重溶血，可显示典型的水肿儿状态。胎儿腹腔、胸腔均可见积液，胎儿头颅可见双重光环，心脏扩大，肝脏肿大，胎盘实质内光点甚少，胎盘水肿增厚且大。如为轻度溶血则无上述典型表现。

4. 羊水检查

抗体效价的测定对预后并非一定可靠，据报道仅有60%左右的准确率，故有条件者可作羊膜穿刺，取羊水用分光光度计进行羊水胆红素吸光度分析。ΔOD_{450}大于0.06为危险值，0.03～0.06为警戒值，小于0.03为安全值。也可用化学测定法检查测定羊水中胆红素含量，孕36周后羊水中胆红素正常值为0.513～1.026μmol/L，当升至3.42μmol/L以上时提示胎儿有溶血损害。

【诊断】

一、辨病要点

以往妊娠有原因不明性流产、死胎、新生儿进行性贫血、重度黄疸或婴幼儿胆红素脑病（核黄疸）后遗症史。或本次妊娠出现不明原因性流产、死胎、新生儿贫血、重度黄疸。血清抗体效价增高具有诊断意义。

二、辨证要点

本病临床有湿热、热毒、瘀热阻滞的特点。有流产、死胎、新生儿溶血病史，疑有ABO血型不合。此次妊娠伴腹胀纳差，皮肤瘙痒，白带多，色黄质稠，小便黄，大便不爽，舌红苔黄腻，脉弦滑者多为湿热内蕴；此次妊娠面红咽干，喜冷饮，腹胀，心烦易怒，腰酸背胀，四肢不适，小便黄，大便秘结，舌红苔黄燥，脉弦数者多为热毒；此次孕后感腹刺痛，或胀痛不适，口干喜冷饮，小便赤短，大便结，舌质红，苔黄脉弦涩者多为瘀热。

【鉴别诊断】

本病当与妊娠期肝内胆汁淤积症相鉴别。二者均可出现全身瘙痒，但前者血清抗体效价检查为阳性，且可出现不明原因性流产、死胎、新生儿进行性贫血、重度黄疸；后者血清抗体效价检查为阴性，且孕妇多在妊娠晚期出现黄疸，产后迅速消退，血清胆酸浓度显著升高。

【治疗】

一、治疗思路

本病治疗目的在于防治流产及新生儿溶血，中医治疗疗效确切，且无副反应，故产前孕妇治疗以中药治疗为主。治疗当以清热利湿解毒，养血安胎为大法。渗利活血之品应注意中病即止。如母血或羊水中抗体较高，胎儿已有溶血贫血症状，可考虑宫内输血或引产终止妊娠。对症状轻的新生儿溶血症可采用中医治疗与光照疗法，重症采用西医治疗。

二、西医治疗

（一）孕期处理

1. 提高胎儿抵抗力 于妊娠24、33周左右各进行10天的综合治疗。25%葡萄糖40ml加维生素C500mg静注，每日1次；维生素E口服，每日3次，每次100mg；吸氧，每日3次，每次20分钟。必要时可重复。

2. 加强胎儿肝细胞葡萄糖醛酸与胆红素结合能力 为减少新生儿核黄疸的发生，可于预产期前两周给予苯巴比妥口服，每日3次，每次10～30mg。

3. 胎儿宫内监护 在妊娠20、26、30周时，定期进行B超检查，观察胎儿发育情况，有无水肿，确定胎儿及羊水情况。

4. 引产指征 妊娠越近足月，抗体产生越多，对胎儿的威胁越大。在孕36周后如有以下情况者，应引产终止妊娠。

（1）Rh血型不合抗体效价达1:32以上，或ABO血型不合，抗体效价达1:512以上。

（2）过去有死胎史、新生儿溶血史。

（3）孕妇胎动改变，检查有胎心音改变，监护仪检查示胎儿宫内不安全。

(4) 行羊膜腔穿刺，羊水呈深黄色或胆红素含量升高。

(二) 产时处理

产妇宜在孕38周时提前入院，或在以往发生死胎的孕周前4周入院。以自然分娩为原则，除非出现难产指征才行剖宫产，因剖宫产可增加母血直接进入胎儿体内的机会而加重溶血。临产后尽快缩短第二产程。在分娩的过程中，应避免使用麻醉剂和镇静药物，以减少新生儿窒息。分娩前应做好新生儿的抢救准备工作，如吸痰管、氧气、气管插管及换血的准备。在胎儿娩出后应立即断脐，防止母体抗体进人胎体加重溶血。此时应保留脐带10～15cm，用呋喃西林湿纱布包裹，以备换血。采集胎盘端脐带内脐带血进行血型、胆红素、抗人球蛋白试验及特殊抗体测定，并作红细胞、血红蛋白、有核红细胞与网织细胞计数。

由于在分娩时，胎盘剥离，胎儿的Rh阳性红细胞进入子宫血窦，使母体进一步致敏，因此，母体在产后72小时应注射丙种球蛋白3μg以中和抗原。

(三) 新生儿的处理

母儿血型不合的新生儿主要观察其症状和体征，有无水肿、黄疸、贫血、肝脾肿大及心衰。如病情较轻者，开始黄疸不明显，以后逐渐加深。一般出现在24小时之内，可因贫血而苍白。如具胆红素明显升高，处理不当则发生核黄疸，病情严重者出生后不久即死亡。

1. 处理新生儿的三个关键时间

(1) 出生后第1～2日内要注意黄疸出现的时间，胆红素增高的速度。如出生时即有贫血，脐血血红蛋白在12g/L以下，可采取换血措施，防止心衰。

(2) 出生后第2～7日重点针对高胆红素引起的核黄疸。患儿表现为嗜睡，肌张力下降，吮吸反射消失，脑性尖叫、抽搐、角弓反张及发热等。此时应严密监视血清间接胆红素升高的程度和速度，勿使超过发生核黄疸的临界浓度308～342μmol/L，在这以前应采取积极治疗措施. 一旦发生核黄疸，死亡率高，即使免于死亡也可发生运动障碍及智力发育不全等后遗症。

(3) 产后2个月内，要注意患儿是否因红细胞再生功能障碍所致的严重贫血。如有严重贫血应予少量多次输血。

2. 预防核黄疸的三种方法

(1) 用药物加速胆红素的正常代谢和排泄，或阻止胆红素在肠道的再吸收。

(2) 光照疗法变更胆红素的排泄途径。

(3) 换血疗法去除胆红素、致敏的红细胞和抗体。

3. 药物治疗

(1) 激素、血浆、葡萄糖综合疗法：①泼尼松口服，每日3次，每次2.5mg；或氢化可的松静脉滴注，每日10～20mg；②25%白蛋白静脉滴注，每日20ml。无白蛋白时可用25～30ml血浆，或喂葡萄糖水或静脉滴注葡萄糖。

(2) 苯巴比妥：可促进肝细胞对胆红素的摄取、结合、排泄。出生后24小时即可每日喂服5mg/kg，共5～7日。

（3）药用炭治疗：药用炭能吸附肠道的间接胆红素，减少被重吸收。出生后24小时即可每日喂服0.75g，每小时1次。

三、中医治疗

1. 湿热内蕴

证候 有流产、死胎或新生儿溶血病史，化验提示ABO血型不合；此次孕后腰酸腹痛，腹胀纳差，皮肤瘙痒，白带多，色黄质稠，小便黄，大便不爽；舌质红，苔黄腻，脉弦滑。

治法 清热利湿，养血安胎。

方药 茵陈二黄汤（《中西医结合妇产科学》）。

茵陈 黄芪 大黄 苎麻根 石莲 山栀 木香 白术 白芍 益母草 甘草

2. 热毒

证候 有流产、死胎或新生儿溶血病史，化验提示ABO血型不合；此次妊娠面红咽干，喜冷饮，腹胀，心烦易怒，腰酸腹痛，四肢肿胀不适，小便黄，大便秘结；舌红，苔黄燥，脉弦数。

治法 清热解毒，补肾安胎。

方药 茵陈寄生汤（《中西医结合妇产科学》）。

茵陈 桑寄生 杜仲 黄芪 山栀 川断 当归 白芍 椿根皮 甘草

3. 瘀热

证候 有流产、死胎或新生儿溶血病史，化验提示ABO血型不合；此次孕后感腹刺痛，或胀痛不适，口干喜冷饮，小便赤短，大便结；舌黯红，苔黄，脉弦涩。

治法 清热凉血，活血化瘀。

方药 二丹茜草汤（《中西医结合妇产科学》）。

当归 丹皮 青皮 山栀 茜草 丹参 茵陈 益母草 蒲公英 生地 桑寄生 杜仲 甘草

【预防与调护】

近年利用被动免疫学说，制成和试用抗D丙种球蛋白，夫妇皆为RhD阴性者不需预防，对抗C或抗E的血型不合无效。未致敏的Rh阴性妇女，孕28周时肌注抗D球蛋白300μg。注射12.5周后，如尚未分娩，应再次肌注300μg。第二次注射后3周内分娩者，产后不必再给予，但如分娩时已超过3周，则产后仍应第三次肌注300μg。这一预防方案可使RhD妊娠致敏率由2%降至0.1%。

【预后】

母儿血型不合的新生儿出生后，可出现不同程度的黄疸，造成严重的运动、智力障碍后遗症，甚至死亡。

第十二节　过期妊娠

凡平时月经周期规则，妊娠达到或超过42周（≥294日）尚未分娩者，称为过期妊娠（postterm pregnancy）。其发生率占妊娠总数的3%～15%。妊娠43周时，围生儿死亡率为妊娠足月分娩者的3倍，同时也是影响围生儿发育与生存的重要原因。

中医称本病为“过期不产”。

【病因病理】

一、西医病因病理

（一）病因

过期妊娠可能与下列因素有关。

1. 内源性前列腺素和雌二醇分泌不足而孕激素水平增高，孕激素抑制前列腺素和缩宫素，使子宫不收缩，分娩发动延迟。

2. 头盆不称时，由于胎先露部对宫颈内口及子宫下段的刺激不强，也容易发生过期妊娠。

3. 肾上腺发育不全的胎儿过期妊娠发生率高，过熟胎儿的周围血液中皮质酮水平较正常足月儿为低，因此推测其发病可能与胎儿垂体-肾上腺轴的功能不全等内分泌因素有关。

4. 与遗传因素可能有关，胎盘硫酸酯酶缺乏症亦可导致过期妊娠。

（二）病理

胎盘可有绒毛内血管床减少，间质内纤维化增加，合体细胞结节形成增多等病理改变。因此导致胎盘循环中供氧量减少，易发生胎儿窘迫。且临产后受宫缩的影响，过期妊娠时可有羊膜分泌机能降低，羊水量减少，脐带受压可能增大，胎儿更易宫内缺氧。

（三）对胎儿生长的影响

1. 正常生长　妊娠超过42周后，胎盘功能正常，胎儿继续生长，出生时胎儿体重偏大或成为巨大儿，或因颅骨钙化明显不易变形以致造成难产，新生儿发病率相应增加。

2. 成熟障碍　由于胎盘血流不足和缺氧及养分不足而不再继续生长，可分为3期：I期为过度成熟，表现为胎脂消失，皮下脂肪减少，皮肤干燥松弛而有较多的角化和皱褶，头发浓密，指（趾）甲增长，身体瘦长，容貌似“小老头”样。II期为胎儿缺氧，严重时可排出胎粪，污染羊水及胎儿皮肤，此时胎粪吸入综合征及围产儿死亡率发生最多。III期为胎儿全身因粪染时间较长而广泛着色，指（趾）甲和皮肤呈黄色，脐带和胎膜呈黄绿色。此期胎儿已度过II期危险阶段，预后反较II期好。

（四）对母体的影响

母体因胎儿窘迫、头盆不称、产程延长，使手术产率明显增加。

二、中医病因病机

1. 肝肾不足 素体虚弱，形体消瘦，加之妊娠期间，气血荫养胎元，损伤肝肾阴精，致使妊娠过期不产。

2. 气虚血瘀 素体虚弱，或久病体虚，或内伤脾气，致使气亏血虚，胞脉瘀阻，胎元足月而不下。

3. 寒凝脉滞 素体虚寒，或感受寒邪，寒凝血瘀，胞脉阻滞，致使过期不产。

【临床表现】

1. 超过预产期 2 周以上。
2. 孕妇自觉胎动减少。
3. 产科检查，子宫符合足月妊娠大小，体重不再增加反而减少。

【实验室及其他检查】

1. 胎动计数 凡 12 小时内胎动计数小于 10 次，或逐日下降 50% 而不能恢复，或突然下降 50%，应视为胎盘功能不足，胎儿有缺氧存在。

2. 尿液雌三醇（E_3）总量测定 如小于 10mg/24h 为胎盘功能减退。

3. 尿雌三醇/肌酐（E/C）比值测定 采用单位尿测定 E/C 比值，若小于 10 或下降超过 50% 者为胎盘功能减退。

4. 无应激试验（NST）及宫缩应激试验（CST） NST 有反应型提示胎儿无缺氧；如 NST 无反应型需做 CST，如出现晚期减速型胎心率示胎儿有缺氧。

5. 超声检查 每周 1～2 次 B 超监测胎心、胎动、胎儿肌张力、胎儿呼吸运及羊水量五项是否正常，羊水暗区直径小于 2cm 者，胎儿危险性增加。

6. 羊膜镜检查 直接观察羊水性状、颜色、羊水量，以了解胎儿是否缺氧排出胎粪而污染羊水。

【诊断】

一、辨病要点

应包括确定妊娠是否过期和判断胎盘功能。

1. 妊娠≥42 周 周期 28 天左右者，≥42 周妊娠即可诊断。

2. 月经周期延长或提前较多者及不规律者 应尽可能根据以下方面确定预产期：

（1）以受孕月的基础体温（排卵期）或受孕日期推算，此为最准确的计算法。

（2）以早孕反应开始日期（一般孕 6 周即可出现早孕反应）、尿妊娠试验阳性日期（一般孕5～6周出现阳性）、胎动出现的日期（一般初产妇孕18周开始有胎动，但早可至14周出现、晚可至20周出现）进行估计。

（3）早期妊娠小于12周时妇科检查子宫的大小，此时子宫大小能较准确反映孕周，而进入中期后子宫大小的个体差异较大。

（4）孕早期时B超测量的孕囊大小，及孕14～20周时测量的胎头双顶径、股骨长度均可作为估计胎龄的参考。

据以上估算预产期，并结合临床子宫符合足月妊娠大小，宫颈已成熟，羊水逐渐减少，孕妇体重不再增加或稍减轻应诊断过期妊娠。

3. 判断胎盘功能　可根据实验室及其他检查进行判断。

4. 了解宫颈成熟度　能对预测引产是否成功起重要作用，通常采用Bishop宫颈成熟度评分法，得7～9分的引产成功率约为80%，9分以上均成功。

二、辨证要点

妊娠过期不产，孕妇神疲乏力，头晕目眩，腹胀不适，舌黯红，边有瘀斑，苔薄，脉弦涩者，多为气虚血瘀；腰膝酸软，头晕耳鸣，眼花，形体消瘦，纳食不香，二便正常，舌质淡，苔薄，脉沉细者，多为肝肾不足；小腹寒凉，四肢不温，腹胀便溏，小便清长，舌淡黯，苔薄白，脉沉紧而涩者，多为寒凝脉滞。

【治疗】

一、治疗思路

一旦确诊应予及时引产，终止妊娠。

二、西医治疗

（一）产前处理

1. 终止妊娠　凡妊娠确实≥42周而有下列情况之一应立即终止妊娠。

（1）宫颈已成熟；

（2）胎儿≥4000g，或FGR；

（3）12小时内胎动计数小于10或NST无反应，CST阳性或可疑时；

（4）羊水粪染或羊水过少；

（5）持续低E/C比值；

（6）有其他并发症，如妊娠高血压疾病等。

2. 终止妊娠方式

（1）宫颈已成熟者可采用人工破膜，破膜时如羊水多而清，可在严密监护下经阴道分娩。

（2）宫颈未成熟，可给促宫颈成熟药物，如普拉睾酮静注，每日1次，每次200mg，连用3天；亦可用缩宫素、前列腺素制剂引产。

（3）剖宫产术适用于下述情况下：有剖宫产的产科或其他内外科疾患指征者；引产失败；巨大儿；头盆不称；胎膜破后发现羊水少、黏稠、粪染；产程中监护有胎儿窘迫；产程进展不顺利，处理后无改善者。

（二）产时处理

1. 严密观察宫缩、胎心变化、产程进展，有条件时采用分娩监护仪长时间监护。

2. 产程中充分给氧，静脉点滴葡萄糖，保持足够热量及液体入量。

3. 产程阻滞时及时处理，无效时应随时改行剖宫术。

4. 胎头已娩出而胎肩尚未娩出时，即应以吸痰管或负压吸球吸出鼻咽部黏液；做好新生儿抢救的准备；羊水 III 度污染的新生儿娩出后应常规行气管内插管吸出气管内分泌物。

三、中医治疗

（一）辨证论治

1. 气虚血瘀

证候 妊娠过期不产，孕妇神疲乏力，头晕目眩，腹胀不适，两便正常；舌质黯红，边有瘀斑，苔薄，脉弦涩。

治法　益气活血，启动宫缩。

方药　参芪启宫汤（《中西医结合妇产科学》）。

黄芪　党参　当归　牛膝　血余炭　川芎　炙龟板　王不留行　玄参　麦冬　甘草

2. 肝肾不足

证候　妊娠过期，胎儿不下，腰膝酸软，头晕耳鸣，形体消瘦，纳食不香，两便正常；舌质淡，苔薄，脉沉细。

治法　滋养肝肾，补气活血，缩宫催生。

方药　张氏助产汤（《中西医结合妇产科学》）。

太子参　炙甘草　熟地　菟丝子　牛膝　当归　川芎　红花　白术　枸杞子　枳壳　车前子

畏寒肢凉，尿清者，加肉桂、吴茱萸；情志抑郁，胸闷不舒者，加制香附、郁金；心烦易怒，面赤畏热者，加栀子、白芍；形体肥胖，痰湿壅盛，舌淡苔白腻者，加茯苓、陈皮、半夏。

3. 寒凝脉滞

证候　妊娠过期不产，小腹寒凉，四肢不温，腹胀，大便溏泻，小便清长；舌淡黯，苔薄白，脉沉紧而涩。

治法　补气行气，益血活血，暖宫催生。

方药　保产无忧散（《傅青主女科》）。

当归　川芎　荆芥穗　黄芪　白芍　菟丝子　川贝母　枳壳　厚朴　羌活　艾叶　生姜　甘草

（二）针刺引产

主穴：次髎（双）。

配穴：三阴交（双）、合谷（双）。

针法：先刺次髎用泻法，次刺三阴交用泻法，最后刺合谷用补法。每刺行针 1～5 分钟，留针 10 分钟，每日 2 次，3 日为 1 疗程。

【预防】

对孕妇应及早确定胎龄，定期产前检查，适时结束分娩，积极预防本病发生。一旦发现本病，应立即终止妊娠。

第十三节　死　　胎

妊娠 20 周后，胎儿在子宫内死亡称为死胎（fetal death）。胎儿在分娩过程中死亡称为死产（stillbirth），亦属死胎之一种，但因死产与产程处理有关，故不在本节讨论。中医学称本病为“胎死不下”，亦称“子死腹中”或“死胎不下”。

【病因病理】

一、西医病因

主要有两大类。

1. 遗传基因突变和染色体畸变　如双亲有遗传病可引起胚胎的基因及染色体畸变；孕早期宫内感染；妊娠期应用对胎儿有致畸作用的药物可使遗传基因发生突变，致染色体畸变。以上原因均可引起流产或最终导致胎儿死亡。

2. 胎儿缺氧　胎儿缺氧是造成死胎最常见的原因，约 50% 死胎是胎儿宫内缺氧所致，缺氧的因素有：

（1）母体因素：①微小动脉供血不足：妊娠期合并慢性肾炎、妊娠期高血压疾病，由于全身小动脉痉挛，子宫胎盘血流量减少，绒毛缺血缺氧而致胎儿死亡；②红细胞携氧量不足：如妊娠期合并重度贫血、心衰、肺心病者，死胎发生率高；③出血性疾病：各种产前出血性疾病，如前置胎盘、胎盘早剥、子宫破裂、外伤等常导致胎死宫内；④子宫局部因素：子宫张力过大或收缩过强，子宫旋转过度、子宫肌瘤、子宫畸形等均可影响胎盘供血；⑤其他合并症：妊娠期合并糖尿病、胆汁淤积症、孕妇的溶血性疾病亦可使胎儿死亡。

（2）胎儿因素：胎儿畸形、胎儿宫内感染、母儿血型不合、胎儿生长受限等。

（3）胎盘因素：是引起胎儿宫内缺氧、死胎的重要因素。前置胎盘、胎盘早剥、脐带帆状附着、胎盘感染，或过期妊娠胎盘老化，功能减退，易发生胎儿窘迫及宫内死亡。

（4）脐带因素：脐带异常可使胎儿与母体的血流交换中断，导致胎儿缺氧死亡。包括脐带先露、脐带脱垂、脐带缠绕、脐带打结、脐带过短、脐带根部过细等均可引起死胎。

二、中医病因病机

中医学认为胎死腹中的原因，主要有因胎气薄弱而陨，热病伤胎，跌仆损胎，触犯妊娠禁忌损伤胎儿，也有因“被脐带缠颈，气绝而死者”。临产时则有因难产致死者，有因接生不慎致死者，有因胞破血干而死者。而胎死不下则由气血运行不畅所致。或因气血虚弱，无力排胎外出；或因瘀血内阻，阻碍胎儿排出；或因脾虚湿困，困阻气机，死胎滞涩不下。

【临床表现】

1. 症状 孕妇自觉胎动停止，腹部不再继续增大，体重下降，乳房胀感消失而缩小。

2. 产科检查 胎心音消失，触不到胎动。

【实验室及其他检查】

1. B超或超声多普勒探测 胎动、胎心搏动消失为确诊依据，死亡过久时B超可见胎头塌陷、颅骨重叠、胎头变形。

2. 腹部X线摄片 如胎儿浸软则有颅骨重叠、脊柱成角弯曲等征象。

3. 尿雌三醇测定 妊娠晚期，如孕妇24小时尿雌三醇含量在3mg以下，提示胎儿可能死亡。

4. 凝血功能检查 死胎在宫腔内停留过久，能引起母体凝血功能障碍。

【诊断】

一、辨病要点

根据胎动停止，胎心音消失，子宫不继续增大等临床表现，可考虑为死胎。胎儿死亡后约80%在2~3周内自然娩出，若死亡后3周仍未排出，退行性变的胎盘组织释放凝血活酶进人母血循环，激活血管内凝血因子，可引起弥散性血管内凝血（DIC）。胎死宫内4周以上时，DIC发生机会明显增多，可引起分娩时严重出血。

二、辨证要点

胎死不下有虚实之辨，如胎死腹中，伴小腹冷或冷痛胀坠，面色苍白无华，神疲乏力，气短懒言，舌淡，苔薄稍腻，脉细弱而涩者，为气血虚弱；如腹形小于孕月，胎动消失，小腹坠胀，或阴道下血，量少色黑，或如赤豆汁，面色青暗，口出臭气，舌黯，苔白稍腻，脉弦涩者，多为气滞血瘀；胎死腹中，日久不下，小腹阴冷坠胀，胸闷呕恶，纳食不香，腹满胀痛，口出臭秽气，或阴道流黏腻秽液，唇舌紫黯，苔厚腻，脉弦缓者，多为脾虚湿困。

【治疗】

一、治疗思路

因死胎在宫内滞留过久，可能引起母体凝血功能障碍，故宜从速下胎以救母。如未临产则应引产，及早使妊娠产物排出。胎死不下有虚实之辨，但临床治疗应以急则治标原则，先立活血化瘀，利窍下胎之法，邪去则正自安。若患者素体虚弱，不耐攻伐，应采用攻补兼施，或先补后攻之法，以祛邪扶正兼而顾之，以免克伐孕妇正气而生他证。

二、西医治疗

1. 引产　选用如下几种方法。

（1）经羊膜腔内注射药物，等其自然发动宫缩分娩。

（2）米非司酮加米索前列醇引产。

（3）缩宫素静脉滴注法引产。在用催产静脉点滴之前，排除糖尿病后，可用己烯雌酚口服，每日3次，每次5mg，连服5日，以提子宫肌肉对缩宫素的敏感性。然后以缩宫素10～20U加入5%的葡萄糖水500ml中静脉滴注。但宫缩仍不应过频过强，以免宫颈撕裂或子宫破裂。一般近预产期者，一次静脉滴注引产即能成功。

2. 备血　临产后应配新鲜血备用，分娩时及时用宫缩剂以防产后出血。

3. 新生儿处理　分娩后检查婴儿、脐带及胎盘并送病理检查，以尽可能明确胎死宫内的原因。

4. 预防感染　产后应给抗生素预防感染。

5. 回乳　产后及时服用退奶药，可给己烯雌酚口服或苯甲酸雌二醇肌肉注射，每日2次，每次4mg，共3日。有糖尿病者改用溴隐亭口服，每日3次，每次2.5～5mg，共3日。

6. 防治DIC　胎儿死亡超过3周未娩出者应做有关凝血功能的检查，以确定有无DIC并发症。若血纤维蛋白原含量$<1.5g/L$，血小板$<100\times10^9/L$时可用肝素治疗，每次0.5mg/kg，5小时1次。用药期间，以试管凝血时间监护。一般在用药24～48小时后，即可使纤维蛋白原和血小板恢复到有效止血水平，然后再进行引产。

三、中医治疗

（一）辨证论治

1. 气血虚弱

证候　胎死腹中；小腹冷或冷痛胀坠，面色苍白无华，神疲乏力，气短懒言，食欲不振或口出秽臭；舌淡，苔薄稍腻，脉细弱而涩。

治法　益气养血，活血下胎。

方药　救母丹（《傅青主女科》）。

人参　当归　川芎　益母草　赤石脂　黑芥穗

若气虚甚者，加黄芪、白术；血虚甚者，加熟地、白芍、首乌；大便秘结者，加熟地、火麻仁、枳实以润肠通便，促胎排出；气血虚弱，形寒怕冷，小腹冷痛者，加肉桂、附子以破寒气，使气血流动而助产。

2. 气滞血瘀

证候　胎死腹中，腹形小于孕月，胎动消失；小腹坠胀，或阴道下血，量少色黑，或如赤豆汁，面色青暗，口出臭气；舌黯，苔白稍腻，脉弦涩。

治法　活血行滞，祛瘀下胎。

方药　脱花煎（《景岳全书》）加味。

当归　肉桂　川芎　牛膝　红花　车前子　芒硝

若气虚者，加党参、黄芪；少腹冷痛者，加吴茱萸、艾叶；食少纳呆者，合平胃散（《太平惠民和剂局方》）；胎死日久不下者，加麝香。

3. 脾虚湿困

证候　胎死腹中，日久不下；小腹寒冷坠胀，胸闷呕恶，纳食不香，腹满胀痛，口出臭秽气，或阴道流粘腻黄汁；唇舌紫黯，苔厚腻，脉弦缓。

治法　健脾化湿，行气下胎。

方药　平胃散（《太平惠民和剂局方》）加味。

苍术　川朴　陈皮　甘草　芒硝

若气虚不足者，加黄芪、人参、白术；兼血虚者，加当归、川芎。

（二）针刺

取三阴交（双）、石门，或阴陵泉、关元穴。每日针刺一组穴位，留针 40 分钟左右，强刺激。

【预防与调护】

1. 定期作产前检查发现胎儿异常时，要密切观察，及早诊断及处理。
2. 孕后应注意生活起居，避免感染外邪。积极治疗妊娠并发症及合并症。
3. 一经确诊死胎，应立即住院，速下死胎。

【预后】

本病处理及时，预后大多良好。若胎儿死亡 4 周尚未排出者，有发生凝血功能障碍的可能。

第十四节　高危妊娠

妊娠期母婴有某种病理因素或某种致病因素，可能危害母婴健康与生命，或导致难产者称为高危妊娠。具有高危因素的孕妇为高危孕妇，具有高危因素的围生儿为高危儿。

【病因病理】

一、西医病因

引起高危妊娠的因素有以下四个方面。

1. 人口统计学和社会因素　常见有孕妇年龄，一般以小于 15 岁或大于 40 岁作为高危因素；孕妇的经济状况、饮食营养情况和生活水平高低与妊娠预后有关；卫生习惯较差者妊娠各期并发症较多；非法妊娠往往不做系统的产前检查者；吸烟、酗酒、习惯用麻醉药品等。

2. 妊娠和分娩史　常见初产妇或多产妇；过去有流产史、早产史、宫外孕史、低体重儿史、围产儿死亡史、剖宫产史、畸形儿史，或胎儿先天性遗传病史、母儿血型不合和溶血性疾病史以及有受损婴病史者。

3. 内科、外科、妇产科各科合并症　如糖尿病、高血压、心血管疾病、肾脏病、传染病、代谢性和内分泌疾病、血液疾病及女性内外生殖道畸形、早孕时曾误服较大量的避孕药或种痘者。

4. 本次妊娠异常情况　本次妊娠合并先兆子痫及子痫、双胎、胎位不正、产道异常、前置胎盘、胎盘早期剥离、羊水过多、羊水过少或羊膜炎、胎膜早破、胎儿生长受限、胎儿窘迫、胎盘功能不良、盆腔肿瘤，或曾有手术史等。

凡具有上述高危妊娠因素的孕妇即为高危孕妇，凡高危孕妇分娩的新生儿为高危儿。具有下列情况之一的围生儿定为高危儿；胎龄小于 37 周，或大于 42 周；出生时体重在 2500g 以下；出生后 Apgar 评分 0～4 分；小于胎龄儿或大于胎龄儿；产时有感染；高危妊娠产妇的新生儿；手术产儿；兄弟姐妹中有严重新生儿病史或新生儿期死亡史，或母亲有 2 个以上胎儿死亡史者。

【实验室及其他检查】

1. 妊娠体重、宫高、腹围及胎儿发育指数　此为反应孕期胎儿正常发育的重要方法。

（1）体重增长：正常情况下孕期母亲体重增长 12kg 左右，孕末期每周增长 0.5kg。增长缓慢或停止增长，可考虑胎儿生长受限及过期妊娠。如增长过速应考虑有隐性水肿或双胎妊娠。

（2）宫底的高度增长：子宫底高度与孕周、胎儿体重有相应的增长关系。一般认为，宫高在 30cm 以上提示胎儿已成熟。孕 40 周时为 32 ± 2cm。若此时宫底高度在 28cm 以下；应考虑胎儿生长受限或羊水过少；在 35cm 以上应考虑宫内生长发育过速、双胎或羊水过多。各孕周的耻上子宫长度见表 11－5。

（3）腹围增长：孕 16～42 周腹围增长在 21cm 左右，如测量时超过正常范围，应考虑胎儿发育异常。腹围及宫高增长均缓慢者多为 FGR。若宫高呈低值而腹围增长迅速，提示胎儿发育正常，可排除 FGR。

（4）胎儿发育指数：胎儿发育指数可用下列公式计算：胎儿发育指数 = 宫高（cm）－3

（孕月 +1）。正常值为 -3 ~ +3。大于 +3 提示胎儿发育过速、羊水过多或多胎。小于 -3，可考虑 FGR、羊水过多等。

表 11-5　各孕周的耻上子宫长度

孕周	各孕周的耻上子宫长度（cm）		
20	15.3	18.3	21.4
21	17.6	20.3	23.2
22	18.7	21.3	24.2
23	19.0	22.0	24.5
24	22.0	23.6	25.0
25	21.0	23.5	25.9
26	22.3	24.0	27.3
27	21.4	25.0	28.0
28	22.4	26.1	29.0
29	24.0	27.3	30.0
30	24.8	27.5	31.0
31	26.3	28.0	30.0
32	25.3	29.3	32.0
33	26.0	29.8	32.3
34	27.8	31.0	33.8
35	29.0	31.0	33.8
36	29.8	31.5	34.5
37	29.8	32.0	35.0
38	30.0	32.5	35.7
39	29.5	32.8	35.8
40	30.0	33.3	35.3
41	31.8	34.0	37.3
百分位数	第 10	第 50（中数）	第 90

2. 超声测量法　临床可用胎儿双顶径的大小及增长来估计妊娠周和胎儿发育。如孕 32 周双顶径为 7.8cm，孕 36 周为 8.5cm，40 周为 9.3cm，胎儿成熟指标通常为 8.5cm。同时还可以结合股骨长度、头围、腹围及其比值等两项以上的参数综合判断，准确性较高。

3. 胎盘功能检查

（1）雌三醇（E_3）测定：孕晚期连续多次测定尿 E_3 值≤41.6μmol/小时，提示功能严重损害；E_3 降低 50% 以上者，提示胎盘功能减退；E_3 值≤27.7μmol/24 小时，提示胎盘功能严重损害；E_3 值≤13.9μmol/24 小时，则可发生胎死腹中。影响 E_3 测定值的因素有以下两方面：①使 E_3 排泄量减少的因素：胎儿肾上腺皮质功能不全；胎盘缺乏硫酸酯酶；孕妇肾功能不全，排泄 E_3 减少。②使 E_3 排泄量增多的因素：双胎；巨大的胎儿，肾上腺皮质亦大，故妊娠合并糖尿病有巨大胎儿时，虽然胎盘功能已减退，但 E_3 值可正常或偏高。

（2）血清胎盘泌乳素的测定：孕晚期正常值 14μg/L，低于 4μg/L 示胎盘功能减退，常有胎儿窘迫。

（3）尿雌激素/肌酐比值测定（E/C）：取孕妇任意尿查，此值如大于15为胎儿正常，11～15为警戒值，≤10为危险值。

4. B超检查　在B超下探测羊水量，同时观察胎盘成熟程度，分0、I、II、III、V级。III级为成熟。正常的羊水暗区为40～78mm，小于30mm为羊水过少，提示胎盘功能减退或胎儿宫内缺氧。

5. 胎儿成熟度的检查

（1）胎龄：凡孕周≥37周，胎儿脏器生理功能呈成熟状态。

（2）胎儿体重：胎儿体重≥2500克，或在相当孕周的第10百分位数上者为成熟标准。

（3）B超测定：胎儿双顶径大于8.5cm，提示胎儿成熟；胎盘III级（即绒毛膜板与基底板相连，形成明显胎盘小叶）提示胎儿成熟。

（4）胎儿脏器成熟：一般需进行羊膜腔穿刺抽取羊水，进行生化测定以明确脏器功能及成熟情况。

①羊水中卵磷脂/鞘磷脂（L/S）比值测定：L/S大于2，表示胎肺已成熟。

②羊水肌酐值测定：至37周肌酐量≥176.8μmol/L（2mg/dl），表示胎儿肾脏成熟。

③羊水胆红素类物质测定：妊娠35周后肝脏成熟，羊水中胆红素测定△OD450小于0.04。

④羊水中脂肪细胞物质测定：羊水中脂肪细胞如占脱落细胞总数的10%或大于10%，表示胎儿皮肤成熟。

6. 胎儿先天性畸形的宫内诊断

（1）根据母血清或羊水甲胎蛋白（AFP）：孕8～24周正常值为20～48μg/ml，若增高达200～480μg/ml，为胎儿患开放性神经管缺陷病，如无脑儿、脊柱裂、脑膜膨出等。

（2）羊水细胞培养及酶含量的测定：可协助诊断遗传性疾病、代谢性缺陷病、染色体病、开放性神经管病。

（3）B超检查：可查出无脑儿、脑积水、大的脊椎裂或胎儿体表和内脏畸形。

（4）胎儿镜：可直接窥视胎儿体表畸形，并可抽出胎儿血液检查有无遗传性酶缺陷。

7. 胎儿宫内安危情况的判断　胎儿在宫内的安危取决于有无宫内缺氧及胎儿在宫内的储备能力。其方法有以下几种。

（1）胎动监护：此为孕妇自我监护的重要内容，可靠、简便。具体方法：孕妇早、中、晚各自行监测1小时，计算胎动次数，3次的胎动次数相加乘以4，即为12小时胎动次数。如大于30次为正常；10～20次，或每小时小于3次为减少；如3天内胎动次数减少30%以上为危险信号。胎动次数减少或消失，为胎儿缺氧的警告。胎动次数减少或消失1～2日，胎心消失，为胎死宫内。故应重视孕妇的就诊主诉，并及时处理。

（2）胎心监护：听诊胎心率是诊断胎儿宫内缺氧的一种实用、简便的方法。正常胎心率为120～160次/分，当胎心率低于120次/分或高于160次/分时，应特别注意勤听胎心，若胎心率长时间持续在160～180次/分或不规律或宫缩后胎心减慢不恢复正常，或胎动时胎心率不增快者都表示胎儿窘迫可能。

（3）胎儿心电图的探测：探测胎儿心电图有两种方法，一种为宫内探测，一种为腹壁探测。临床上多采用经腹壁的外监测法，可在不同孕周多次监测。根据多次测定心电图 R 波变化及图型的分析，可反映胎儿宫内发育、胎儿存活情况，对多胎、胎位、胎龄、胎盘功能和高危儿具有一定的诊断价值。

【诊断】

凡符合高危妊娠范围者，即可诊断为高危妊娠。临床上常从询问病史、临床检查、特殊检查等方面作出诊断。

一、病史

1. 年龄≥35 岁或≤16 岁。
2. 有重复流产或习惯性流产，或有胎死腹中，新生儿死亡者。
3. 曾有巨大儿或早产、低体重儿。
4. 有妊娠期高血压疾病史、因妊娠合并症终止妊娠史、产伤史、手术产史者。
5. 不孕症经治愈而孕者，合并子宫肌瘤、卵巢囊肿、生殖器畸形者。
6. 合并有高血压病、肾脏疾病、心脏疾病、糖尿病、肝炎、风疹、疱疹、严重贫血及其他内分泌疾病者。
7. 有家族遗传性疾病者，或曾患结核、佝偻病者。
8. 早期妊娠期间服用过多特殊药物，或接受过 X 线检查者。

二、临床检查

1. 孕妇身高、体重、步态及体态的检测 身高不足 140cm 者，易发生头盆不称；体重不足 40kg 或大于 85kg 者，易发生妊娠期或分娩期危险；步态不正常者应注意有无骨盆不对称。

2. 测量血压 血压 130/90mmHg 以上者为异常；或较基础压比较，上升 30/15mmHg 为异常。

3. 测量骨盆大小 棘间径小于 22cm、髂嵴间径小于 26cm、骶耻外径小于 18cm、坐骨结节间径小于 8cm 均属异常。

4. 子宫大小是否与妊娠月份符合 过大时检查羊水的多少或是否为双胎；过小时应注意是否胎儿宫内生长受限，并注意有无外阴静脉曲张。

5. 估计胎儿体重 足月妊娠估计胎儿体重≥4000g 或≤2500g 时均应注意。

6. 常规检查 血常规、尿常规、肝功能，必要时作眼底检查。

7. 分娩时检查 分娩时应注意羊膜是否破裂；羊水是否清亮；羊水量的多少；产程进展情况；宫缩是否正常；能否自行排小便；特别应注意胎心变化，防止胎儿宫内窘迫的发生。

三、特殊检查

1. 确定胎龄、估计胎儿生长情况，这对高危妊娠的处理有十分重要的意义。可以按预产期来确定胎龄。如月经紊乱者，可结合出现妊娠反应、胎动的时间、子宫底高度、基础体温上升时间来估计推算。

2. 根据病情进行相关的实验室及其他检查。

【处理】

一、处理原则

高危妊娠的病因繁多，故在治疗上应针对各种不同因素进行不同的处理和治疗，并配合中医辨证论治治疗妊娠合并症。预防为主，严密监护，早期诊断及积极处理是提高围生质量的关键。

二、一般处理

1. 设立高危妊娠专科门诊　对高危妊娠进行筛选、监护和加强管理。设立咨询门诊，开展有关产前检查。从早孕开始，作血型鉴定、基础血压的测定，每次产前检查时筛选出高危因素。对高危孕妇应登记立册，并定期追访。对妊娠合并症及其他妊娠高危病应根据各自特点进行特殊处理。

2. 加强营养　给予孕妇足够的营养和纠正贫血，以高蛋白、高热量、高维生素饮食为主，适当补充氨基酸、叶酸及微量元素，如钙、铁。静脉滴注葡萄糖，有助于胎儿宫内的生长发育，改善胎盘功能，预防妊娠合并症发生。

3. 卧床休息　一般取左侧位休息，可以避免增大的子宫对下腔静脉压迫引起的仰卧位低血压综合征的发生，并可改善肾循环、子宫胎盘血循环，增加 E_3 的合成和排出量。

4. 提高胎儿对缺氧的耐受力　吸氧，每日 3 次，每次 30 分钟，可提高血浆中的含氧量，对胎盘功能减退者尤为重要。静脉滴注葡萄糖，以 10% 葡萄糖注射液 500ml，加入维生素 C 注射液 2g，每日 1 次，连续 5～7 日，休息 3 日后可继续使用。

5. 改善子宫胎盘循环　胎儿生长受限、慢性肾炎、妊娠期高血压疾病、无血凝缺陷的高危孕妇可用肝素合剂治疗。药物为肝素、低分子右旋糖酐、丹参针剂，缓慢静脉滴注，同时再给予 10% 葡萄糖注射液 500ml，加入维生素 C 注射液 2g。还可用沙丁胺醇、氨茶碱等扩张血管，松弛子宫，增加胎盘血流量。

三、西医治疗

1. 孕期处理　高危孕妇如继续妊娠时将严重危害母体健康，或影响胎儿宫内生长发育，应考虑是否终止妊娠。如胎龄已达 36 周以上，胎盘功能成熟，可在终止妊娠前用地塞米松 4～5mg 肌注；每日 3 次，连续 2 日，以促使胎儿肺成熟。终止妊娠的方法有引产和剖宫产两种，需根据产科情况、宫颈成熟度，特别是胎盘功能状态即胎儿窘迫的程度而定。宫颈未成熟者可用普拉睾酮 0.2g 加生理盐水 40ml 静脉推注，每日 1 次，连续 3 日。当引产后产程进展慢，或出现异常反应时，应及时改用剖宫产终止妊娠。

2. 产时的处理　产程开始后应严密观察高危因素所致的病情变化及胎心率的变化。胎心率可用电子监测仪监测，以便及早发现异常，及时及早给氧，对症治疗。必要时行人工破膜，并严密观察羊水量及性状。如开始羊水清，在产程中出现有胎粪，应注意胎儿宫内有无窘迫。如有明显窘迫、而不能在短期内结束分娩者，应考虑剖宫产，以尽快结束分娩为原则，缩短窘迫时间以免加重胎儿窒息，难以抢救。并适当给抗生素预防产程中及产褥期感染。

3. 新生儿处理 任何高危妊娠分娩不管是经阴道分娩还是剖宫产，均需做好新生儿抢救工作的准备。如氧气、吸痰管、气管插管及药品等。高危儿的护理应特别重视，均应严密观察体温、心率、呼吸、面色、全身情况的变化，给予吸氧，抗感染，维生素 K_1 注射预防颅内出血等。推迟喂养，保温，防止硬皮症的发生。

四、中医治疗

可参照流产、死胎、胎儿生长受限及妊娠合并症等章节辨证论治。

【预防】

关键在于做好高危妊娠的早期筛查。对高危孕妇及高危儿予以重点监护，及时处理，以尽量减少围生期母婴死亡率。预防为主，严密监护，早期诊断及积极处理是提高围生质量的关键。

第十二章　妊娠合并疾病

第一节　心脏病

妊娠合并心脏病是严重的妊娠合并症，妊娠、分娩及产褥期均可能使心脏病患者的心脏负担加重而诱发心力衰竭，是孕产妇死亡的重要原因之一。在我国孕产妇死因顺位中居第二位。其发病率各国报道不一，我国在1992年报道为1.06%，死亡率为0.73%。中医无此病名，据其临床表现与“妊娠心悸”、“妊娠怔忡”、“子悬”、“子肿”、“子气”等病证相关。

【病因病理】

一、西医病因病理

（一）病因

目前先天性心脏病居妊娠合并心脏病之首，占35%～50%，后依次为风湿性心脏病、妊娠期高血压性心脏病、围生期心肌病。此外，心肌炎、各种心律失常、贫血性心脏病等也占有一定比例，而二尖瓣脱垂、慢性高血压心脏病、甲状腺亢进性心脏病等较少见。

妊娠期高血压性心脏病是由于冠状动脉痉挛，心肌缺血而发生的以左心衰为主的全心衰竭；围生期心肌病是指妊娠期最后3个月至产后6个月内发生的扩张型心肌病，病因不十分清楚，可能与病毒感染、免疫、多胎妊娠、多产、高血压、营养不良及遗传等因素有关，部分患者经临床治疗后可恢复，但再次妊娠时复发。

（二）妊娠对心脏病的影响

1. 妊娠期　为适应母、儿的需要，妊娠期血容量增加、心排出量加大、心脏负担加重，至妊娠32～34周达到高峰；妊娠晚期子宫增大，膈肌上升，心脏位置改变，大血管扭曲，也导致心脏负担加重。故妊娠易致心脏病加重，甚至发生心衰。

2. 分娩期　心脏负担最重，子宫收缩时，子宫血液被挤入周围循环，回心血量增加，外周阻力增加；第二产程时，除宫缩外，产妇屏气用力，腹壁肌及骨骼肌同时收缩，使周围循环阻力、肺循环阻力加大，心脏负担进一步加重；第三产程时，因胎儿娩出腹压骤减，血液流向内脏，回心血量减少。这些均易使心脏功能不良者发生心衰。

3. 产褥期　产后3日内心脏负担仍较重，胎盘循环停止，子宫内血液大量涌入全身循环，回心血量增加；孕期组织间潴留液体也开始回到体循环，血容量暂时性增加，心脏病者仍有可能发生心衰。

总之，妊娠32周以后，分娩期，产后3日内均是心脏病孕产妇发生心力衰竭的危险时期，应予密切监护。

（三）妊娠合并心脏病对胎儿的影响

妊娠合并心脏病患者，流产、早产、死产、胎儿生长受限、胎儿窘迫、新生儿窒息的发生率均明显增高。围生儿死亡率是正常妊娠的2～3倍。治疗心脏病的某些药物对胎儿也有潜在的毒性反应。父母亲任何一方患先天性心脏病，其子代先天性心脏病及其他畸形的发生率均明显增高。

二、中医病因病机

心脏病多由先天禀赋不足，或后天失养，或大病久病之后，脏腑功能受损，心之气血阴阳失调所致。心之气血不足，则心神失养；心肾阳虚，水湿内停；心气虚又致心血不利，瘀血闭阻。妊娠后，阴血聚以养胎，全身气血相对不足，心之气血阴阳益虚，心主血脉更加不利，使心系疾病加重。

【临床表现】

1. 病史 妊娠前有心脏病史或风湿热病史。

2. 症状 有劳力性呼吸困难、经常性夜间端坐呼吸、咯血、经常性胸闷、胸痛等心功能异常的症状。

3. 体征 可有发绀、杵状指、持续性颈静脉怒张。心脏听诊有2级以上舒张期杂音或粗糙的3级以上全收缩期杂音。

【实验室及其他检查】

1. 心电图 提示严重心律失常或心肌损害，如：心房颤动、心房扑动、Ⅲ度房室传导阻滞、ST段及T波异常改变。

2. X线或超声心动检查 提示心界显著扩大、心脏结构异常。

【诊断】

一、辨病要点

1. 妊娠合并心脏病的诊断 妊娠后某些症状与心脏病相似，如心悸、气短、乏力、浮肿等，增加了妊娠合并心脏病诊断的难度，应根据病史、症状、体征，结合辅助检查加以仔细辨别以确诊。

2. 心脏病心功能分级 1994年纽约心脏病协会（NYHA）建议心功能分级采用以下两种方案并行的方法，第一种分级法主要以主观症状为依据，分为：

Ⅰ级：一般体力活动不受限制。

Ⅱ级：一般体力活动略受限制，休息时无症状，活动后心悸、轻度气短。

Ⅲ级：一般体力活动明显受到限制；休息时无不适，轻微日常活动即感不适，心悸、呼吸困难，或既往有心力衰竭史。

Ⅳ级：不能进行任何活动，休息时仍有心悸、呼吸困难等心力衰竭表现。

第二种分级法根据客观检查（如心电图、负荷试验、X线、超声心动图等）进行评估，方法为：

A级：无心血管疾病的客观依据。

B级：客观检查表明属于轻度心血管疾病。

C级：客观检查表明属于中度心血管疾病。

D级：客观检查表明属于重度心血管疾病。

分级中，轻、中、重度心血管疾病未做出具体规定，由医生根据检查结果进行评定。两种分级可并列，如：心功能Ⅱ级B，Ⅲ级D等。

心功能分级应动态进行，每月一次。由此决定是否妊娠、分娩时机、分娩方式及预后。

3. 妊娠期早期心衰的诊断　妊娠合并心脏病的孕妇，若出现下述症状与体征，应考虑为早期心衰：

（1）轻微活动后即出现胸闷、心悸、气短。

（2）休息时心率大于110次/分，呼吸大于20次/分。

（3）夜间常因胸闷而坐起，或到窗口呼吸新鲜空气。

（4）肺底部出现少量持续性湿啰音，咳嗽后不消失。

4. 心脏病患者对妊娠耐受能力的判断

（1）可以妊娠：心脏病变较轻，心功能Ⅰ～Ⅱ级，既往无心力衰竭史，无其他并发症者，妊娠后经密切监护、适当治疗，多能耐受妊娠和分娩。

（2）不宜妊娠：心脏病变较重，心功能Ⅲ～Ⅳ级，既往有心力衰竭史，有肺动脉高压，紫绀型先天性心脏病，严重心律失常，活动性风湿热，心脏病并发细菌性心内膜炎，围生期心肌病遗留心脏扩大，35岁以上且心脏病病程长者，孕期极易发生心力衰竭，不宜妊娠。

二、辨证要点

本病以妊娠后出现心悸、气短、乏力、浮肿等为主证。若面色㿠白或青白，气短喘促自汗，动则加剧，舌体胖大，质淡，脉沉弱滑为心气虚；若面色少华，唇甲色淡，舌质淡，脉细滑弱为心血虚；喘不得卧，吐白色泡沫痰，下肢或全身浮肿，畏寒肢冷，舌质淡，苔白润，脉沉滑弱为阳虚水泛；气短胸闷，胸胁作痛，口唇发绀；舌质紫黯，脉弦涩为气虚血瘀。

【鉴别诊断】

1. 妊娠合并肺炎　有发热，咳嗽，吐白痰或脓痰，胸痛，严重时呼吸困难。胸部听诊呼吸音粗，或有水泡音。外周血白细胞及中性粒细胞升高；X线胸片示肺部阴影；痰培养发现致病菌。心脏听诊无病理性杂音，心电图、超声心动图等提示心脏正常。

2. 支气管哮喘 有支气管炎、哮喘史。咳嗽痰多，胸闷，喘促，哮鸣，严重者出现发绀。胸部听诊双肺哮鸣音，无心脏病理性杂音。

【治疗】

一、治疗思路

心力衰竭和严重感染是妊娠合并心脏病的主要死亡原因，对心衰与感染的早期诊断与积极治疗极为重要。西医在心脏病的治疗以及妊娠、分娩及产褥等不同时期的处理上起主导作用，中医以益气养血、通阳活血为大法在治疗上起辅助作用。

二、西医治疗

（一）急性左心衰的处理

减少肺循环血量及静脉回心血量，改善气体交换，增加心肌收缩力，减轻心脏前后负荷。具体方法：

1. 体位 半卧位或坐位。

2. 供氧 高流量面罩或加压供氧。

3. 利尿 呋塞米 40mg 加入 25% 葡萄糖液稀释后静注。

4. 扩血管 硝酸甘油 0.3mg 或硝酸异山梨酯 5～10mg 舌下含服，降低肺毛细血管及左房压力。

5. 解除支气管痉挛 氨茶碱 0.25g 稀释后缓慢静注。

6. 强心 速效洋地黄毛花苷 C 0.4mg 稀释后缓慢静注。

7. 镇静 急性肺水肿时，吗啡 3～5mg 静注，减少烦躁及呼吸困难。

8. 激素的应用 地塞米松 10～20mg 静注，降低外周阻力，减少回心血量，解除支气管痉挛。

（二）妊娠期处理

1. 终止妊娠 凡不宜妊娠者，应于孕 12 周前行人工流产，妊娠 12 周以上者可行钳刮术或中期引产术。已发生心衰，应先控制心衰，再终止妊娠。孕 28 周以上者，不宜施行引产术；顽固性心衰，为减轻心脏负担，在内科医生的严格监护下行剖宫产术。

2. 预防心衰 定期检查，孕 20 周前，每 2 周检查 1 次，孕 20 后每周检查 1 次，及早发现心衰的早期征象，住院治疗；注意休息及饮食调控；纠正和预防并发症，如：贫血、心律失常、妊娠期高血压疾病、各种感染及维生素 B 族缺乏等。

（三）分娩期处理

1. 分娩方式的选择 提前决定分娩方式。妊娠合并心脏病者，应适当放宽剖宫产指征。心功能Ⅰ～Ⅱ级，胎儿不大，胎位正常，宫颈条件好，可选择在严密监测下经阴道分娩；胎儿偏大，产道条件不佳，心功能Ⅲ～Ⅳ级者，均宜选择剖宫产。

2. 分娩期处理　第一产程：密切注意血压、脉搏、呼吸、心率，可适当给予地西泮、哌替啶等镇静剂，若出现心衰，积极治疗。产程开始即应使用抗生素预防感染。第二产程：避免屏气加腹压，常规会阴侧切、胎头吸引或产钳助产，尽可能缩短第二产程。第三产程：胎儿娩出后，腹部压砂袋，予缩宫素10～20U，预防产后出血，禁用麦角新碱，以防静脉压增高。

（四）产褥期处理

产后1周，密切监测生命体征，充分休息，广谱抗生素预防感染。住院2周方可出院。心功能在Ⅲ级以上者，不宜哺乳。不宜再妊娠者，可于产后1周行绝育术。

（五）心脏手术的指征

一般不主张在妊娠期手术，尽可能在幼年、孕前、分娩后进行心脏手术。妊娠期必须手术，且手术操作不复杂者，宜在孕12周前进行，手术前后注意保胎及预防感染。

三、中医治疗

（一）辨证论治

1. 心气虚

证候　妊娠期间，心悸怔忡；面色皖白或青白，气短喘促自汗，动则加剧，肢倦乏力；舌质淡，苔薄白，脉沉弱，或见结代。

治法　益气养血，宁心安胎。

方药　养心汤（《证治准绳》）。

人参　黄芪　肉桂　茯苓　当归　川芎　远志　茯神　五味子　柏子仁　炙甘草　半夏　酸枣仁

2. 心血虚

证候　妊娠期间，心悸怔忡；面色少华，唇甲色淡，头晕目眩，眠差多梦；舌质淡，脉细弱。

治法　养血益气，宁心安胎。

方药　归脾汤（《校注妇人良方》）。

人参　白术　黄芪　茯神　龙眼肉　当归　远志　炒枣仁　木香　生姜　大枣　炙甘草

3. 阳虚水泛

证候　妊娠后心悸气短，喘不得卧，吐白色泡沫痰；畏寒肢冷，倦怠懒言，腰痛肢肿，尿少便溏；舌质淡，苔白润，脉沉滑弱或结代。

治法　温阳化气，行水安胎。

方药　真武汤（《伤寒论》）合五苓散（《伤寒论》）加减。

附子　白术　茯苓　芍药　生姜　桂枝　泽泻　白术　茯苓　桑寄生　菟丝子。

4. 气虚血瘀

证候　妊娠期间，心悸怔忡；气短胸闷，胸胁作痛，咳嗽气喘，口唇发绀；舌质紫黯，脉弦涩或结代。

治法　益气化瘀，通阳安胎。

方药　补阳还五汤（《医林改错》）合瓜蒌薤白半夏汤（《金匮要略》）加减。

黄芪　当归　川芎　赤芍　瓜蒌　薤白　半夏　桑寄生　杜仲

（二）中成药

1. 归脾丸　口服，每日 2～3 次，每次 1 丸。用于气血两虚证。

2. 柏子养心丸　口服，每日 3 次，每次 6g。用于心血不足证。

3. 济生肾气丸　口服，每日 2 次，每次 9g。用于肾阳虚证。

4. 益气复脉冲剂　口服，每日 3 次，每次 1 袋。用于气虚血瘀证。

【预防与调护】

1. 对于有心脏病的育龄妇女，一定要做孕前咨询，明确心脏病的类型、程度、心功能状态，以确定能否妊娠。

2. 允许妊娠者，予高蛋白、高维生素、低盐、低脂肪饮食。孕 16 周后限制食盐摄入，每日不超过 4～5g。整个孕期体重增加不宜超过 10kg。充分休息，保证每日 10 小时以上的睡眠。避免情绪波动。从早孕期即开始进行产前检查，密切注意病情变化及胎儿发育情况。一旦出现异常，及早治疗。

3. 不宜妊娠者，做好宣教，采用适当方式严格避孕，一旦妊娠，尽早终止。

【预后】

本病的预后与心脏病的类型、心功能分级、临床表现的轻重程度密切相关，心功能差、临床表现严重者预后差。

第二节　急性病毒性肝炎

急性病毒性肝炎可发生在妊娠的任何时期，是妊娠妇女肝病和黄疸最常见的病因。按病原可分甲、乙、丙、丁、戊五种肝炎，其中以乙型肝炎最常见。在妊娠期，肝炎不仅使病情复杂化，对胎儿也有一定的影响。重症肝炎是我国孕产妇死亡的主要原因之一。妊娠合并黄疸型肝炎，中医称为“妊娠黄疸”，妊娠合并无黄疸型肝炎，据其临床表现，与“胁痛”、“积聚”、“鼓胀”等病证相关。

【病因病理】

一、西医病因病理

（一）病因

由甲、乙、丙、丁、戊型肝炎病毒引起，经消化道或血液传播。

（二）妊娠对病毒性肝炎的影响

妊娠后孕妇营养物质需要量增加，基础代谢增加，胎儿的代谢、解毒需母体肝脏完成；大量雌激素需肝脏灭活，致肝脏负担加重；妊娠期高血压疾病时易使肝脏受损；分娩时消耗、缺氧等加重肝损害。因此，孕妇易被病毒感染而患急性病毒性肝炎，原有肝炎患者病情也会加重，重症肝炎比例较非孕期明显增加。据统计，孕妇肝炎的发生率为非孕妇的6倍，急性重型肝炎为非孕妇的66倍。

（三）急性病毒性肝炎对妊娠的影响

1. 对母体的影响　妊娠早期，使早孕反应加重，易误诊；妊娠晚期，妊娠期高血压疾病发生率增加，达30%；分娩时易发生产后出血；重症肝炎常并发DIC。

2. 对胎儿的影响　妊娠早期患病毒性肝炎，由于染色体畸变，胎儿畸形率约高2倍。流产、早产、围生儿死亡率明显增高。

（四）母婴传播

甲型肝炎（HAV）主要经粪-口传播，不会通过胎盘等发生母婴传播；乙型肝炎（HBV）可经胎盘、母血、羊水、乳汁等传播给胎儿及新生儿；丙型肝炎（HCV）有母婴传播，与乙型肝炎相似；丁型肝炎（HDV）多与乙肝同时发病，需依赖乙肝病毒才能复制，也可母婴间传播；戊型肝炎（HEV）传播途径与甲肝相似，目前尚未发现母婴传播。

二、中医病因病机

素体脾胃虚弱，或湿热内蕴之人，妊娠后阴血下聚养胎，肝血不足，肝之疏泄失常；孕晚期胎体增大更加影响其疏泄，致胆汁外溢；或孕后饮食不洁，感染湿热、邪毒，熏蒸肝胆，胃失和降而成本病。

【临床表现】

1. 病史　与肝炎患者有密切接触史，半年内有输血、注射血液制品史。其后在一定的潜伏期内发病。

各型肝炎的潜伏期为：甲型肝炎2~7周（平均30日）；乙型肝炎1.5~5个月（平均60日）；丙型肝炎2~26周（平均7.4周）；丁型肝炎4~20周；戊型肝炎2~8周（平均6周）。

2. 症状 初始食欲不振、恶心、呕吐、腹胀、肝区疼痛；继而乏力、畏寒、发热、尿黄。

3. 体征 肝区叩击痛、肝大，但妊娠晚期因子宫增大极少被触及。黄疸型肝炎出现皮肤、巩膜黄染。

【实验室及其他检查】

1. 功能检查 血清 ALT 增高。黄疸型肝炎血清总胆红素升高，达 17μmol/L（1mg/dl）以上。

2. 常规 黄疸型肝炎尿胆红素阳性。

3. 病原学检查 相应肝炎病毒血清抗原、抗体阳性，聚合酶链反应（PCR）检测相应病毒 DNA 或 RNA 阳性，据此可确定分型。

【诊断】

一、辨病要点

1. 妊娠期合并急性病毒性肝炎的诊断 妊娠期合并急性病毒性肝炎的诊断较非孕期困难，尤其在妊娠晚期可因其他因素造成肝功能异常，因此不应单凭转氨酶升高做出诊断，应根据上述病史、症状、体征，结合各辅助检查综合进行诊断。

2. 妊娠合并重症肝炎的诊断要点 发病急骤，病情发展迅速，需考虑重症肝炎：

（1）消化道症状严重，无食欲，频繁呕吐，极度乏力，出现腹水。

（2）黄疸进行性加重，血清总胆红素 >171μmol/L（10mg/dl）。

（3）迅速出现烦躁不安、嗜睡、昏迷等肝性脑病症状。

（4）有肝臭气，肝进行性缩小，肝功明显异常，酶胆分离，白/球蛋白倒置。

（5）凝血功能障碍，全身出血倾向。

（6）肝肾综合征出现急性肾衰竭。

二、辨证要点

本病以妊娠后出现身目俱黄，恶心，呕吐，腹痛，乏力为主证。若身目俱黄，色鲜明如橘子色，口苦咽干，舌红，苔黄腻，脉弦滑为湿热蕴结；面目周身发黄，其色晦暗，体倦便溏，舌淡，苔白腻，脉濡为湿邪困脾；两胁胀痛，情绪抑郁，纳呆腹胀，舌淡红，苔薄白，脉弦滑为肝郁脾虚；身目发黄，极度乏力，口有肝臭味，舌质红绛，苔黄干燥，脉弦数为热毒内陷。

【鉴别诊断】

1. 妊娠剧吐引起的肝损害 ALT 轻度升高，黄疸不重，尿酮体阳性，经补液、纠正酸中毒后病情迅速好转。

2. 妊娠期高血压疾病引起的肝损害 先有妊娠中晚期高血压、水肿、蛋白尿，继而出现血清 ALT、AST、AKP 等轻度或中度升高，消化道症状不明显，妊娠终止迅速恢复。但妊娠期肝炎常合并妊娠期高血压疾病，须予注意。

3. 妊娠期肝内胆汁淤积症　占妊娠黄疸 1/5 以上，仅次于病毒性肝炎。多于妊娠 28 周左右出现皮肤瘙痒，轻度黄疸，无消化道症状，对胎盘有影响，可引起围生儿死亡率增高，ALT 正常或轻度增高，血清直接胆红素升高，多不超过 102.6μmol/L（6ml/dl），血清胆酸升高为特异性诊断指标。

4. 妊娠期急性脂肪肝　为妊娠晚期特有疾病，初产妇及妊娠期高血压疾病居多，有与重症肝炎相似的症状、黄疸、出血倾向、肝肾衰竭、肝性脑病，血 ALT 升高，尿胆红素多为阴性，B 超显示强回声“亮肝”，CT 示肝区大片密度减低区，肝活检小叶中心肝细胞急性脂肪变性。母婴死亡率高。

【治疗】

一、治疗思路

妊娠期病毒性肝炎的处理原则与非孕期相同，西医治疗以保肝为主，中医辨证施治有特长，故一般以中医治疗为主，以除湿退黄安胎为大法。重症肝炎用西药积极预防、控制各种并发症。妊娠期出现黄疸，立即住院，按重症肝炎处理。

二、西医治疗

（一）重症肝炎的处理要点

1. 保护肝脏　高血糖素 - 胰岛素 - 葡萄糖联合应用能改善氨基酸及氨的异常代谢，有防止肝细胞坏死和促进肝细胞再生的作用。高血糖素 1 ~ 2mg、胰岛素 6 ~ 12U 溶于 10% 葡萄糖液 500ml 内滴注，2 ~ 3 周为一疗程。人血白蛋白能促进肝细胞再生，新鲜血浆能促进肝细胞再生和补充凝血因子。

2. 预防治疗肝性脑病　重症肝炎时蛋白质代谢异常，代谢产物转变为假性神经介质，使中枢功能紊乱，故应控制蛋白质摄入量（每日 <0.5g/kg），增加糖类摄入；保持大便通畅，减少氨及毒素的重吸收；口服新霉素抑制大肠杆菌、减少游离氨及其他毒素的形成；选用谷氨酸钠或精氨酸钠静滴，以降血氨。

3. 预防及治疗 DIC　孕晚期常规进行凝血功能检查，出现凝血功能障碍，应予补充凝血因子，如输新鲜血、凝血酶原复合物、凝血因子Ⅰ、抗凝血酶Ⅲ和维生素 K_1。出现 DIC 酌情选用肝素。产前 4 小时至产后 12 小时不宜使用肝素，以免引起产后出血。

4. 肾衰竭的治疗　严格限制入液量，一般每日为 500ml 加前一日尿量。呋塞米 60 ~ 80mg 静脉注射，必要时 2 ~ 4 小时重复一次，2 ~ 3 次无效后停用。多巴胺 20 ~ 80mg 静滴，扩张肾血管，改善肾血流。防治高血钾。

（二）产科处理

1. 妊娠期　妊娠早期积极治疗肝炎后行人工流产；妊娠中、晚期在治疗肝炎的同时，予维生素 C、K_1，并积极防治妊娠期高血压疾病，未能有效控制病情者，应考虑终止妊娠。

2. 分娩期 分娩前纠正凝血功能障碍，准备好新鲜血液，严格消毒，宫口开全行胎头吸引助产，胎肩娩出后静注缩宫素预防产后出血，尽量避免产道损伤和胎盘残留。重症肝炎积极控制 24 小时后剖宫产终止妊娠。手术要求操作熟练、止血完善。

3. 产褥期 用头孢菌素或氨苄西林等对肝损害较小的广谱抗生素控制感染，继续治疗肝炎。目前主张只要新生儿接受免疫，单纯 HBsAg 阳性产妇可以哺乳；一般认为 HBsAg、HBeAg、抗－HBc 三项阳性及后两项阳性者不宜哺乳；乳汁 HBV－DNA 阳性者不宜哺乳，应予中药回奶，回奶时避免使用雌激素。

4. 新生儿处理 ①主动免疫：新生儿出生后 24 小时内注射乙肝疫苗 30μg，出生后 1 个月、6 个月再分别注射 10μg。②被动免疫：新生儿出生后立即注射乙型肝炎免疫球蛋白 0.5ml，生后 1 个月、3 个月再各注射 0.16 ml/kg。③联合免疫：新生儿出生后 6 小时内和 1 个月时各注射乙型肝炎免疫球蛋白 1ml，乙肝疫苗仍按上述方法进行。

三、中医治疗

治疗应本着“治病与安胎并举”的原则，在清热解毒利湿、健脾疏肝的同时，注意益肾养血安胎。

（一）辨证论治

1. 湿热蕴结

证候　妊娠期间身目俱黄，色鲜明如橘子色，右胁胀痛；恶心厌食，口苦咽干，胸胁痞满，倦怠乏力，尿黄便坚；舌质红，苔黄腻，脉弦滑或濡数。

治法　清热利湿，佐以安胎。

方药　茵陈蒿汤（《伤寒论》）加味。

茵陈　栀子　大黄　金钱草　虎杖　郁金　板蓝根　桑寄生　续断

胁痛甚者，加川楝子、柴胡疏肝解郁；脘腹胀满者，加全瓜蒌、枳实开胸散结。

2. 湿邪困脾

证候　妊娠期面目周身发黄，其色晦暗；恶逆纳少，脘腹胀满，体倦便溏；舌质淡，苔白腻，脉濡。

治法　健脾化湿，养血安胎。

方药　胃苓汤（《丹溪心法》）加味。

苍术　厚朴　陈皮　桂枝　白术　泽泻　茯苓　猪苓　生姜　大枣　甘草　桑寄生　菟丝子

若恶心、呕吐明显者，加半夏、竹茹降逆止呕；脘腹胀满明显者，加大腹皮、木香理气除胀。

3. 肝郁脾虚

证候　孕妇两胁胀痛，胸闷腹胀；纳食不香，情绪抑郁，时时叹息，乏力便溏；舌淡红，苔薄白，脉弦滑。

治法　疏肝理气，健脾安胎。

方药　逍遥散（《和剂局方》）加味。

柴胡　当归　芍药　白术　茯苓　薄荷　煨姜　甘草　桑寄生　菟丝子

若胁痛明显，加川楝子、元胡、丝瓜络理气通络止痛；呕吐明显者，加竹茹、半夏、伏龙肝和胃降逆止呕；口苦心烦者，加丹皮、栀子清泻肝热。

4. 热毒内陷

证候　妊娠期间突然出现身目发黄，极度乏力，口有肝臭味，或伴高热，神昏谵语，衄血；心烦口渴，脘腹胀满，小便黄赤，大便秘结；舌质红绛，苔黄干燥，脉弦数或弦大。

治法　清热解毒，凉血救阴。

方药　犀角地黄汤（《千金要方》）合黄连解毒汤（《外台秘要》）加味。

犀角（可用水牛角代）　生地　丹皮　芍药　黄芩　黄连　黄柏　栀子　茵陈　大青叶

出血者加用凉血止血药，鼻衄、齿衄者，加玄参、紫草、大小蓟；呕血、吐血者，加三七、茜草炭、乌贼骨；大便下血者，加地榆、槐花、生地炭、贯众炭；神昏谵语者，送服安宫牛黄丸、至宝丹开窍化浊。

（二）中成药

1. 藏茵陈胶囊　口服，每日3次，每次4~6粒。用于湿热蕴结证。

2. 乙肝宁颗粒　口服，每日3次，每次17g。用于湿邪困脾，兼有肝郁证。

3. 茵陈五苓丸　口服，每日3次，每次10g。用于湿邪困脾证。

4. 茵栀黄注射液　肌注，每日2次，每次2~4ml。用于热毒内陷证。

【预防与调护】

1. 注意休息，加强营养，予高维生素、高蛋白、足量糖类、低脂肪饮食，积极保肝治疗，避免肝损害药物的使用。产时严格消毒预防感染。

2. 患急性肝炎的育龄妇女均应严格避孕，以选择避孕套为佳，待治愈或症状消失一年后妊娠为宜。

3. 有甲型肝炎接触史的孕妇，及早注射丙种球蛋白，板蓝根等中药煎服有一定预防作用。预防乙肝可注射乙型肝炎免疫球蛋白。

4. 加强产前检查，孕期常规做肝功能、肝炎抗原抗体检查，观察有无相关症状、体征，及早诊断、治疗，防止发展为重症肝炎。

【预后】

急性肝炎发生于妊娠期预后较非孕期差，重症肝炎发病率及死亡率均高，对母、婴都有一定危险性，甲型肝炎积极治疗多能治愈，乙型、丙型肝炎则易转成慢性或病毒携带者，日久易引起肝硬化、肝癌。

第三节 贫　血

贫血是妊娠期最常见的合并症，属高危妊娠范畴。由于妊娠期血容量增加，且血浆增加多于红细胞增加，血液呈稀释状态，又称“生理性贫血”。最近WHO资料表明，50%以上孕妇合并贫血，其中以缺铁性贫血最常见，巨幼红细胞贫血较少见，再生障碍性贫血更少见。中医无此病名，据其临床表现，当属“虚劳”、“血虚”、“血证”等病证范畴。

【病因病理】

一、西医病因病理

（一）病因及分型

贫血根据其病因分为三型。

1. 缺铁性贫血　孕期铁需要增加，铁储备不足是发生缺铁性贫血的主要原因。此外孕期有慢性感染及肝肾疾病存在造成铁利用率低、孕期伴寄生虫病、慢性失血及腹泻造成铁丢失等也与缺铁性贫血有关。

2. 巨幼红细胞性贫血　几乎均由叶酸缺乏，造成DNA合成抑制，导致红细胞核发育停止引起，维生素B_{12}缺乏少见。妊娠期造成叶酸缺乏的原因有：①妊娠后叶酸需要量增加；②孕妇胃酸分泌减少，肠蠕动减弱，叶酸吸收减少，若进食新鲜蔬菜及动物蛋白不足，则叶酸摄入不足；③孕期肾血流量增加，叶酸排泄增多。

3. 再生障碍性贫血　病因不明，与服用药物、病毒感染、接触化学药品及放射线有关。

（二）妊娠与贫血之间的相互影响

妊娠后，由于铁、叶酸等的需要量增加，以及妊娠期代谢的改变，易出现缺铁性贫血及巨幼红细胞性贫血；妊娠不诱发再生障碍性贫血。轻度贫血对妊娠影响不大，重度贫血时，则会引起胎儿生长受限、胎儿窘迫、胎儿畸形（叶酸缺乏引起神经管畸形）、早产、死胎；孕妇出现缺血性心脏病，因对产时出血耐受性、抵抗力差，易出现失血性休克、产褥感染，危及生命。再生障碍性贫血还易发生妊娠期高血压疾病、胎盘早剥及黏膜、内脏出血。

二、中医病因病机

素体脾胃虚弱，或饮食偏嗜，化源不足；或先天禀赋不足，复因外感内伤、饮食劳倦致脾肾亏虚；或因久病伤阴、失血，精血不足。气血阴阳本虚，孕后精血养胎更虚致成本病。

【临床表现】

1. 病史　既往有月经过多、慢性失血、长期饮食偏嗜等病史，或孕早期呕吐剧烈。

2. 症状　轻者无明显症状，重者出现乏力、头晕、心悸、气短、食欲不振、腹胀腹泻等症状。再生障碍性贫血还可有出血（皮下出血、鼻衄、齿衄，重者内脏出血）、发热（易伴呼吸道、泌尿道等感染）两大症状。

3. 体征　全身皮肤黏膜苍白、干燥，水肿，脾大。

【实验室及其他检查】

1. 血常规检查　红细胞计数、血红蛋白含量、血细胞比容低下。

2. 骨髓穿刺检查　据贫血不同类型可显示红细胞增生活跃或减少。

3. 血清铁、叶酸、B_{12}检查　据贫血不同类型显示下降。

【诊断】

一、辨病要点

1. 妊娠合并贫血的诊断　根据病史、症状、体征，重点依据辅助检查结果进行贫血的诊断及分型。由于妊娠期血容量增加、血液稀释，故我国多年来沿用的妊娠合并贫血的诊断标准为：红细胞计数 $<3.5\times10^{12}/L$，血红蛋白 $<100g/L$，血细胞比容 <0.30。此外根据外周血象特征、骨髓片及铁、叶酸含量测定，可确定贫血类型。

（1）缺铁性贫血：外周血象为小细胞、低色素贫血，骨髓象示红细胞增生活跃，以中幼红细胞增多，晚幼红细胞相对减少，血清铁 $<6.5\mu mol/L$（$35\mu g/dl$）。

（2）巨幼红细胞性贫血：外周血象为大细胞、正常血红蛋白性贫血，红细胞平均体积（MCV）$>100fv$，红细胞平均血红蛋白（MCH）$>32pg$，大卵圆形红细胞增多，中性粒细胞分叶过多，网织红细胞大多减少，血小板通常减少；骨髓象示巨幼红细胞增多，体积较大；血清叶酸值 $<6.8mmol/L$（$3ng/ml$），或血清 B_{12} 值 $<74pmol/L$（$100ng/ml$）。

（3）再生障碍性贫血：全血细胞减少，血小板和网织红细胞减少；骨髓象示造血功能显著减退或衰竭，有核细胞甚少，幼粒细胞、幼红细胞、巨核细胞均减少或消失。

2. 妊娠期贫血的分度

轻度：RBC $(3.0\sim3.5)\times10^{12}/L$，Hb $91\sim100g/L$。

中度：RBC $(2.0\sim3.0)\times10^{12}/L$，Hb $61\sim90g/L$。

重度：RBC $(1.0\sim2.0)\times10^{12}/L$，Hb $31\sim60g/L$。

极重度：RBC $\leqslant1.0\times10^{12}/L$，Hb $\leqslant30g/L$。

二、辨证要点

本病以心悸、气短、头晕眼花、面色苍白为主证。若心悸气短，动则加剧，舌淡，脉细滑无力为气血两虚；若伴面色萎黄，食欲不振，腹胀便溏，舌淡，脉滑弱为脾胃虚弱；若伴面色晦暗，面浮肢肿，畏寒肢冷，腰膝酸软，脉沉滑无力为脾肾两虚；若伴口干咽燥，耳鸣心悸，腰膝酸软，苔少，脉细滑数为肝肾阴虚。

【鉴别诊断】

1. 感染性贫血 有慢性感染病史，外周血项多属正色素小细胞性贫血，与缺铁性贫血表现小细胞、低色素贫血不同。

2. 骨髓异常增生综合征 应与再生障碍性贫血鉴别，此病表现全血细胞减少，但骨髓呈增生象。

【治疗】

一、治疗思路

病因明确者应针对病因进行治疗，西医疗效确切，中医治疗效果亦佳，并可减轻铁剂等导致的严重副反应，短时间内改善机体状态。中医治疗当从脾、肾、肝三脏入手，气血阴阳并补。再障治疗效果差，中西医结合可提高疗效。

二、西医治疗

（一）病因治疗

1. 缺铁性贫血 口服铁剂，硫酸亚铁0.3g，每日3次；或10%枸橼酸铁胺10～20ml，每日3次；同时口服维生素C 0.3g，或10%稀盐酸0.5～2ml，促进铁吸收。严重者可考虑改用注射铁剂，如右旋糖酐铁50mg深部肌肉注射作为首剂，如无副反应，可加至100 mg，每日1次。

2. 巨幼红细胞性贫血 叶酸口服，每日3次，每次5mg；或肌注，每日1次，每次10～30mg。维生素B_{12}肌注，每日1次，每次100μg，连续两周，以后改每周2次。

（二）输血

血红蛋白<60g/L，少量间断输新鲜血或浓缩红细胞。

（三）产科处理

1. 妊娠期 纠正贫血。再生障碍性贫血，在妊娠早期，做好输血准备后终止妊娠，已至妊娠晚期者支持治疗；有出血倾向者，应用激素治疗。

2. 分娩期 ①临产后备血；②严密监护，尽量缩短产程；③胎肩娩出后，给予宫缩剂防止出血；④严格无菌操作，产后给予抗生素预防感染；⑤再生障碍性贫血者尽量经阴道分娩，第二产程防止用力过度，以免造成重要器官出血或胎儿颅内出血。

四、中医治疗

（一）辨证论治

1. 气血两虚

证候 妊娠期面色㿠白或苍白，倦怠乏力，头晕眼花，心悸气短，动则加剧；舌淡，苔薄，脉细滑无力。

治法 补气养血安胎。

方药 八珍汤（《正体类要》）。

党参 白术 茯苓 甘草 当归 芍药 川芎 熟地

2. 脾胃虚弱

证候 孕期面色萎黄或皖白，食欲不振，腹胀便溏，倦怠乏力；舌淡，苔白，脉滑弱。

治法 健脾益气安胎。

方药 香砂六君子汤（《医方集解》）加味。

木香 砂仁 党参 白术 茯苓 陈皮 半夏 甘草 黄芪 桑寄生

3. 脾肾两虚

证候 妊娠期间面色萎黄或皖白，头晕耳鸣，心悸气短，面浮肢肿，畏寒肢冷，肢体麻木，腰膝酸软，纳呆便溏；舌质胖淡，苔白，脉沉滑无力。

治法 健脾益肾安胎。

方药 右归丸（《景岳全书》）合四君子汤（《和剂局方》）。

当归 熟地 肉桂 山药 山萸肉 枸杞子 菟丝子 杜仲 制附子 鹿角胶 人参 白术 茯苓 甘草

4. 肝肾阴虚

证候 妊娠期面色苍白，头晕眼花，口干咽燥，耳鸣心悸，腰膝酸软；舌质红，苔少，脉细滑数。

治法 滋阴益肾，养血安胎。

方药 左归丸（《景岳全书》）加减。

熟地 山药 山萸肉 枸杞子 菟丝子 鹿角胶 龟板胶 当归 黄芪

（二）中成药

1. 气血双补丸 口服，每日2次，每次9g。用于气血两虚证。

2. 阿胶口服液 口服，每日3次，每次20ml。用于脾胃虚弱、气血两虚证。

3. 生血丸 口服，每日3次，每次7.5g。用于脾肾两虚证。

4. 补肾养血丸 口服，每日3次，每次9g。用于肝肾阴虚证。

【预防与调护】

1. 孕前积极治疗失血性疾病，如月经过多，以增加铁的储备。

2. 加强孕期营养指导，多吃蔬菜、水果、瓜豆类、肉类、动物肝、肾等含铁、叶酸、维生素丰富的食物。

3. 定期进行产前检查，发现贫血及时纠正。

4. 孕期避免服用影响造血系统的药物，避免接触放射线等影响造血系统的有害物质。

【预后】

妊娠合并轻度贫血，对妊娠、分娩及孕产妇、新生儿影响不大；但若合并中、重度贫血，孕产妇死亡率可增加5倍，流产、早产、胎儿宫内生长受限、死胎、死产率均增高，对母儿危害较大。缺铁性贫血、巨幼红细胞性贫血及早诊治大多预后良好，再生障碍性贫血是否合并妊娠，预后均不良。

第四节　血小板减少性紫癜

血小板减少性紫癜（thrombocytopenic purpura，TP），分原发性（特发性）和继发性（血栓性）两种，原发性血小板减少性紫癜（idiopathic thrombocytopenic purpura，ITP）是一种自身免疫性疾病，因免疫性血小板破坏过多致外周血血小板减少。临床主要表现为皮肤黏膜出血、月经过多，严重者可致内脏出血，甚至颅内出血而死亡。妊娠合并血小板减少性紫癜多属慢性ITP，临床并不罕见。继发性血小板减少性紫癜（thrombtic thrombocytopenic purpura，TTP）临床少见，由感染、药物过敏、DIC、红斑狼疮和血液病等引起。本节主要讨论慢性原发性血小板减少性紫癜。本病属中医“血证”范畴。

【病因病理】

一、西医病因病理

（一）病因

尚不清楚，与自身免疫有关。具体机制可能是机体产生血小板相关免疫球蛋白，当结合了这些抗体的血小板经过脾脏和肝脏时，可被单核巨噬细胞系统破坏，致使血小板减少。

（二）ITP与妊娠的相互影响

一般认为妊娠不影响其病程和预后，故允许慢性ITP患者妊娠，但妊娠有使病情加重的倾向，使ITP患者出血的机会增多。本病对妊娠有一定潜在危险，产妇及胎儿均存在出血倾向，易出现皮下出血、临产后阴道出血、产后出血、手术切口出血、内脏出血及新生儿颅内出血。ITP患者妊娠时，自然流产和母婴死亡率均高于正常孕妇。

二、中医病因病机

中医认为本病以素体虚损，肝脾肾不足，气血亏虚，瘀血内阻为发病机理。或为心脾两虚，气不摄血；或因脾肾阳虚，统摄无权；或由肝肾阴虚，热迫血行。出血又致血溢脉外，瘀血内阻，血不循经，故瘀血可贯穿疾病始终。

【临床表现】

1. 病史 妊娠前有血小板减少性紫癜病史或皮肤黏膜出血史。

2. 症状 皮肤、黏膜出血，如皮肤瘀斑、鼻衄、齿衄等。

3. 体征 脾脏轻度增大或不增大。

【实验室及其他检查】

1. 血液检查 外周血血小板计数减少，常 $<100\times10^9/L$。

2. 骨髓检查 巨核细胞增多或正常，成熟型血小板减少。

3. 血小板相关抗体检查 抗血小板抗体测定大部分为阳性。

【诊断】

一、辨病要点

依据临床表现及辅助检查可确诊。

二、辨证要点

本病以全身皮肤出现紫癜，或鼻衄、齿衄为主证。若起病缓慢，紫斑色淡而疏，心悸气短，动后明显；舌淡，脉细滑无力为心脾两虚；紫斑色红，鼻衄，齿衄，便血尿血，量多色鲜红，手足心热，舌红，苔少，脉细滑数为肝肾阴虚；紫癜色淡黯、稀疏，病程长，起病缓，鼻衄，齿衄，便血尿血，量少色淡黯，舌体胖大有齿痕，苔白，脉沉迟为脾肾阳虚。

【治疗】

一、治疗思路

目前对于 ITP 西医尚无根治手段，激素、脾切除、免疫抑制剂等治疗均有一定副作用。若血小板计数 $>50\times10^9/L$，全身出血表现不严重，出血仅局限于皮肤黏膜者，采用中医治疗，以补脾益肾、补气养血为治疗大法；若血小板计数 $<10\times10^9/L$，有严重内脏或颅内出血征兆者，应中西医结合，积极抢救。

二、西医治疗

（一）全身治疗

1. 肾上腺皮质激素 是治疗首选药物。有出血倾向，或虽无出血倾向，但血小板计数 $<50\times10^9/L$，泼尼松口服，每日 40～100mg，连用 2～4 周，待病情缓解后逐渐减量到每日 10～20mg 维持。

2. 输入丙种球蛋白 大剂量丙种球蛋白，每日 400mg/kg 静注，5～7 日 1 疗程，可迅速增加血小板数，但只能维持 10～14 日。

3. 脾切除 激素治疗无效，有严重出血倾向，血小板 $<10\times10^9/L$，可考虑脾切除，手术最好在妊娠 3 ~ 6 个月间进行。

4. 输入血小板 因可刺激机体产生更多抗体，加快血小板的破坏，故多不主张于妊娠期输血小板。只有在血小板 $<10\times10^9/L$、有出血倾向、为防止重要器官出血（脑出血）时，或手术、分娩时应用。应输新鲜血或血小板。

（二）产科处理

1. 分娩方式 原则上以阴道分娩为主。剖宫产指征为：血小板 $<50\times10^9/L$；有出血倾向；胎儿头皮血或胎儿脐血证实胎儿血小板 $<50\times10^9/L$。

2. 分娩期处理 分娩前，纠正血小板减少，必要时输新鲜血和血小板。为防止新生儿颅内出血，尽量避免滞产和阴道助产。产前或术前应用大剂量皮质激素，氢化可的松 500mg 或地塞米松 20 ~ 40mg 静注，并准备好新鲜血或血小板。

3. 产后的处理 孕期应用皮质激素治疗者，产后继续应用。给予宫缩剂预防出血，并应预防感染。产后应抽脐血检测血小板，并动态观察新生儿血小板是否减少，必要时给新生儿应用泼尼松或免疫球蛋白。

三、中医治疗

（一）辨证论治

1. 心脾两虚

证候 妊娠期出现紫癜，起病缓慢，紫斑色淡而疏，反复出现，齿衄量少色淡；头晕乏力，心悸气短，活动后明显；舌淡，苔白，脉细滑无力。

治法 健脾益气，养血止血。

方药 归脾汤（《济生方》）加味。

人参 黄芪 白术 当归 茯神 远志 龙眼肉 酸枣仁 木香 生姜 大枣 炙甘草 阿胶 菟丝子

2. 肝肾阴虚

证候 妊娠前即出现紫癜，妊娠后反复发作，紫斑色红，鼻衄，齿衄，便血尿血，量多色鲜红；伴手足心热，口干思饮，头晕耳鸣，腰腿酸软；舌红或红绛，苔少，脉细滑数。

治法 滋阴清热，凉血止血。

方药 大补阴丸（《丹溪心法》）合二至丸（《医方集解》）加味。

熟地 龟板 黄柏 知母 猪脊髓 女贞子 旱莲草 茜草 侧柏叶

3. 脾肾阳虚

证候 妊娠前、妊娠期出现紫癜，色淡黯、稀疏，病程长，起病缓，鼻衄，齿衄，便血尿血，量少色淡黯；伴畏寒肢冷，面色晦暗，腰腿酸软，腹胀便溏，肢体浮肿；舌体胖大有齿痕，苔白，脉沉迟。

治法 温肾补脾，填精补血。

方药　右归饮（《景岳全书》）加减。

熟地　山药　山萸肉　枸杞子　杜仲　甘草　鹿角胶　补骨脂　巴戟天　菟丝子

（二）中成药

1. 人参归脾丸　口服，每日 2 次，每次 1 丸。用于心脾两虚证。

2. 金匮肾气丸　口服，每日 2 次，每次 1 丸。用于肾阳虚证。

【预防与调护】

孕前患 ITP 者积极治疗，待病情平稳再妊娠。妊娠后加强产前检查，定期复查血小板计数，严密监测母儿状况。予维生素 C、B_{12}、叶酸、铁剂等支持治疗。避免跌仆损伤，避免感染。

【预后】

妊娠前已患 ITP，病情平稳，妊娠期多无并发症，亦很少发生严重出血。若 ITP 病情严重，在孕早期即需应用激素者，则不宜继续妊娠，以免引起胎儿畸形。近年来由于合理治疗，孕产妇死亡率及新生儿死亡率均有下降趋势。

第五节　糖尿病

妊娠合并糖尿病包括两种情况：即妊娠前已有糖尿病和妊娠期后才发生或首次发现的糖尿病。后者又称妊娠期糖尿病（gestational diabetes mellitus，GDM）。糖尿病合并妊娠者不足 20%，糖尿病孕妇中 80% 为 GDM。GDM 多数可在产后恢复，但仍有 33.3% 的病人于产后 5～10年转为糖尿病，对此应予重视。妊娠期糖尿病的诊断为妇女提供了一次检出糖尿病危险人群的机会。妊娠合并糖尿病对母儿均有较大危害，必须引起重视。本病属中医“消渴”范畴。

【病因病理】

一、西医病因病理

（一）病因

病因不明，有家族遗传倾向。

（二）妊娠对糖尿病的影响

1. 妊娠期　①血容量增加，血液稀释，胰岛素相对不足；胎盘激素（胎盘生乳素、雌激素、孕激素等）有抗胰岛素作用，故妊娠后母体对胰岛素的需要量较非孕期增加一倍。因此，胰岛功能差者，即会在妊娠中晚期出现糖尿病，或使原有疾病加重。②妊娠期肾小球滤过性增加，肾小管对糖的再吸收减少，肾糖阈下降，尿糖不能完全反映病情，不能以此计算胰岛素需要量。③胎盘生乳素除对抗胰岛素外，还有脂解作用，使周围脂肪分解成糖类及脂肪酸，故易发生酮症酸中毒。

2. 分娩期 宫缩大量消耗糖原，产妇因疼痛进食不足，易发生低血糖。

3. 产褥期 胎盘所产生的各种抗胰岛素激素迅速消失，导致糖尿病产妇胰岛素需要量相对减少，若不及时调整胰岛素用量，极易发生低血糖休克。

（三）糖尿病对妊娠的影响

1. 对孕妇的影响 ①高血糖可使胚胎发育异常甚至死亡，流产发生率达15%～30%。②糖尿病孕妇妊娠期高血压疾病的发生率是非糖尿病孕妇的3～5倍，子痫、胎盘早剥、脑血管意外发生率也增高；③糖尿病孕妇，白细胞功能缺陷，极易发生泌尿生殖系统炎症，甚至败血症；④易并发羊水过多，引发胎膜早破、早产。⑤因葡萄糖利用不足，常并发子宫收缩乏力、产程延长、产后出血，巨大儿导致难产、产道损伤。⑥易发生糖尿病酮症酸中毒，由于妊娠期复杂的代谢变化，加之高血糖及胰岛素相对或绝对不足，代谢紊乱，血清酮体急剧升高。糖尿病酮症酸中毒对母儿危害较大。

2. 对胎儿的影响 ①巨大儿增多，发生率高达25%～42%，是由于葡萄糖进入胎体，而胰岛素不能通过胎盘，胎儿长期高血糖状态，刺激胰岛素增高，活化氨基酸转移系统，促进蛋白、脂肪合成，抑制脂肪分解而致。②畸形率增高，达6%～8%，可能与代谢紊乱、缺氧或应用糖尿病治疗药物有关。③胎儿生长受限发生率为21%，见于糖尿病伴有血管病变时。④早产发生率为10%～25%。⑤围生儿死亡率增高，与糖尿病血管病变、产科并发症及糖尿病对胎儿的影响有关。

3. 对新生儿的影响 ①新生儿呼吸窘迫综合征发生率增高。②新生儿易发生低血糖。

二、中医病因病机

素体阴虚，或饮食不节、情志失调、劳欲过度、外感热邪等，使燥热内生，耗伤阴津，发为消渴。妊娠之后，阴血聚以养胎，使阴虚燥热更盛，病情加重，并可损及胎元。

【临床表现】

1. 病史 可有糖尿病家族史、孕前糖尿病史、原因不明的流产、早产、死胎、死产、巨大儿、羊水过多、畸形儿、新生儿死亡等不良孕产史。

2. 症状与体征 孕期有典型的多饮、多食、多尿症状，体重不增或增长缓慢，外阴阴道假丝酵母菌病反复发作。孕妇体重过大（>90kg），或有羊水过多、巨大儿。

【实验室及其他检查】

1. 空腹血糖 2次或2次以上空腹血糖≥5.8 mmol/L，可诊断为糖尿病。

2. 糖筛查 在孕24～28周左右，将50g葡萄糖溶于200 ml水中，空腹5分钟内服完，1小时抽静脉血检测，血糖值高于7.8 mmol/L（140 mg/dl）为阳性，应进一步作口服糖耐量实验。

3. 葡萄糖耐量试验　禁食12小时后，口服葡萄糖75g，测空腹、服糖后1小时、2小时、3小时四个时点血糖，分别≥5.6、10.3、8.6、6.7 mmol /L，其中达到两项或两项以上可诊断为妊娠期糖尿病。仅一项达到者诊断为糖耐量异常。WHO推荐：75 g葡萄糖口服2小时测血糖≥11.1 mmol /L，可确诊妊娠期糖尿病；＜11.1 mmol /L，但≥7.8 mmol /L，为可疑；＜7.8 mmol /L为正常。

【诊断】

一、辨病要点

（1）根据病史、症状与体征、辅助检查可明确诊断。

（2）妊娠合并糖尿病的分期（White分类法）：

A级：妊娠期出现或发现糖尿病。

B级：显性糖尿病，20岁以后发病，病程＜10年。

C级：发病年龄在10～19岁，或病程达10～19年。

D级：10岁以前发病，或病程≥20年，或合并单纯性视网膜病。

F级：糖尿病性肾病。

R级：眼底有增生性视网膜病变或玻璃体积血。

H级：冠状动脉粥样硬化性心脏病。

T级：有肾移植史。

二、辨证要点

本病以烦渴、多饮、多食易饥、尿量频多、形体消瘦为主证，若以烦渴多饮，口干舌燥为主，舌边尖红，苔薄黄或少苔，脉滑数为肺热伤津；以多食易饥，形体消瘦为主，苔黄，脉滑实有力为胃热炽盛；尿频量多，尿浊如膏脂，舌红，少苔，脉细数为肾阴亏虚；小便频多，面色黧黑，腰膝酸软，形寒畏冷，舌淡，苔少，脉沉细无力为阴阳两虚。

【鉴别诊断】

本病需与妊娠期生理性尿糖鉴别。孕期生理性尿糖发生率10～20%，经空腹血糖检测正常可确诊．必要时进行糖筛查、糖耐量试验。

【治疗】

一、治疗思路

中医治疗以清热润燥、养阴生津为治疗大法，疗效稳定，无副作用，故轻症应以中医治疗为主，重症加用西药加强疗效。已有严重心血管病史、肾功减退、眼底增生性视网膜病变者不宜妊娠．已妊娠者及早终止妊娠。器质性病变轻者，控制血糖在5.6mmol/L以下，严密监护，继续妊娠。

二、西医治疗

（一）糖尿病治疗

不用磺脲类降糖药，此类药可通过胎盘引起胎儿胰岛素分泌过多，导致胎儿低血糖死亡或畸形。目前多根据血糖值确定胰岛素剂量进行治疗。治疗时注意防止低血糖及酮症酸中毒。

（二）产科处理

1. 妊娠期处理

加强胎儿监护，注意对胎儿生长发育情况、胎儿成熟度、胎儿－胎盘功能进行监护，及时发现异常情况，预防发生胎死宫内。

2. 分娩期处理

（1）妊娠35周住院，严密监护胎儿同时予孕妇地塞米松10～20mg肌注，连用2日，促进胎肺成熟，减少新生儿呼吸窘迫综合征的发生。

（2）分娩时间的选择：根据胎儿大小、成熟程度、胎盘功能、孕妇血糖控制情况及并发症等综合考虑终止妊娠的时间，力求达到胎儿最大成熟又避免胎死宫内。一般以孕36～38周终止妊娠为宜，伴有增生性视网膜病变者可于34周终止妊娠，有下列情况者随时终止：①严重妊高征，特别是发生子痫者；②酮症酸中毒；③严重肝肾损害；④恶性、进展性、增生性视网膜病变；⑤动脉硬化性心脏病；⑥胎儿生长受限；⑦严重感染；⑧孕妇营养不良；⑨胎儿畸形及羊水过多。终止妊娠前应加强糖尿病的治疗。

（3）分娩方式的选择：有下列情况者，选择剖宫产：①胎盘功能不良；②糖尿病病情严重；③产程进展缓慢；④有巨大儿、胎位异常、胎儿宫内窘迫等其他剖宫产指征。

（4）其它注意事项：①产程中、剖宫产中，严密监测血糖、尿糖、尿酮体的变化，血糖应控制在接近正常水平，避免酮症酸中毒、低血糖及电解质紊乱的出现；②分娩后，抗胰岛素激素迅速下降，产后24小时内胰岛素用量应减少一半，第2日以后约为原用量的2/3；③产后应继续注意电解质平衡，预防产后出血，应用抗生素预防感染，伤口拆线时间稍延长。

（三）新生儿处理

糖尿病产妇新生儿均应按早产儿处理，注意预防低血糖、低血钙、高胆红素血症的发生，出生30分钟开始滴服25%葡萄糖，必要时静脉滴注。

三、中医治疗

（一）辨证论治

1. 肺热伤津

证候　妊娠期间，烦渴多饮，口干舌燥，尿频量多；舌边尖红，苔薄黄或少苔，脉滑数。

治法　清热润肺，生津止渴。

方药　消渴方（《丹溪心法》）加减。

黄连　生地　藕汁　天花粉　葛根　麦冬　石斛　黄芩

若烦渴不止，加天冬、玄参、芦根以生津清热。

2. 胃热炽盛

证候　妊娠期间，多食易饥，形体消瘦，口干多饮，大便干燥；苔黄，脉滑实有力。

治法　清胃泻火，养阴增液。

方药　玉女煎（《景岳全书》）加减。

生石膏　知母　麦冬　熟地　黄连　栀子

若烦渴引饮、倦怠乏力者，加人参、葛根以健脾益气，养阴生津。

3. 肾阴亏虚

证候　妊娠期间，尿频量多，尿浊如膏脂，或尿甜，口干舌燥，腰膝酸软；舌红，少苔，脉细数。

治法　滋阴益肾。

方药　六味地黄丸（《小儿药证直诀》）加减。

熟地　山药　山萸肉　茯苓　泽泻　知母　玄参

若乏力气短，加人参、黄芪以益气生津；尿浊明显，加益智仁、桑螵蛸以益肾缩泉。

4. 阴阳两虚

证候　妊娠期间，小便频多，混浊如膏，甚则饮一溲二，面色黧黑，腰膝酸软，形寒畏冷，口渴思饮；舌淡，苔少，脉沉细无力。

治法　滋阴助阳。

方药　金匮肾气丸（《金匮要略》）加减。

熟地　山药　山萸肉　茯苓　丹皮　桂枝　巴戟天

若烦躁失眠者，加黄柏、知母、龟板以滋阴清热。

（二）中成药

1. 增液冲剂　口服，每日3次，每次20g。适用于肺热伤津证。

2. 消渴平片　口服，每日3次，每次6片。适用于气阴两虚证。

3. 麦味地黄丸　口服，每日2次，每次1丸。适用于肺肾阴虚证。

【预防与调护】

1. 做好孕前咨询，糖尿病合并有严重的心血管疾病、肾功减退、眼底增生性视网膜病变者，均宜采用避孕套或阴道隔膜严格避孕。

2. 孕早期即应开始定期进行产前检查及内科诊治，及早发现、预防各种母儿并发症。

3. 妊娠期严格进行饮食调控，把血糖控制在5.6mmol/L以下。适当补充维生素及微量元素，减少盐的摄入，避免辛辣肥甘刺激。保持心情舒畅。

【预后】

本病属高危妊娠，胰岛素问世前围生儿死亡率高达60%，现已降至3%，但仍高于正常孕妇。本病预后与糖尿病病情轻重、发病年龄、病程长短、有无合并症等关系密切。此外，孕35周前分娩，新生儿死亡率高，孕36周后胎死宫内发生率增高，故分娩时间与预后也关系密切。

第六节　慢性肾炎

慢性肾炎系由多种原因引起的原发于肾小球的一组疾病，大部分是免疫复合物沉积引起的自身免疫性疾病。为慢性进行性疾病，病程约1年以上。临床表现以蛋白尿、血尿、水肿、高血压、后期出现贫血及肾功能损害为特征。妊娠合并慢性肾小球肾炎（简称慢性肾炎），属高危妊娠中重要疾病。自肾穿刺活检开展以来，发现妊娠合并高血压患者中，约20%有慢性肾炎病变。本病对母婴危害较大，应予足够重视。本病属中医学“子肿”之重证。

【病因病理】

一、西医病因病理

（一）病因

少数慢性肾炎由急性肾炎发展而来，而绝大多数慢性肾炎病因不清，起始因素多为免疫介导性炎症。

（二）妊娠对慢性肾炎的影响

妊娠期血液处于高凝状态，血浆凝血因子Ⅰ增加，易发生纤维蛋白沉积和新月体的形成。妊娠使肾小球高灌注和高滤过，故妊娠容易使原有的慢性肾炎加重，发生肾衰竭的几率增加，尤其是并发妊娠高血压疾病时，会加重肾脏病变的程度，易发生肾衰竭、尿毒症。

（三）慢性肾炎对妊娠的影响

妊娠合并慢性肾炎时，子宫血管及子宫、胎盘的血流量受影响，胎盘发生相应的病理改变，其影响大小取决于肾炎的严重程度、病程长短、有无并发症和合并症等，随着妊娠进展，若肾功能恶化则流产、死胎、死产、低体重儿的发生率随之升高，孕妇胎盘早剥、产后出血等并发症机率增高。

（四）慢性肾炎的分型 通常分为三型

Ⅰ型：蛋白尿型，有浮肿，无高血压，肾功能正常。

Ⅱ型：高血压型，有蛋白尿，高血压，肾功能正常。此型孕妇在妊娠期易出现肾功损害、妊娠期高血压疾病。

Ⅲ型：氮质血症型，有蛋白尿，高血压，有明显肾功能损害及氮质血症。此型不宜妊娠。

二、中医病因病机

孕妇素有水肿，脾肾阳虚，孕后更虚，致脾虚不能运化水湿；肾阳虚上不能温煦脾阳，下不能温化膀胱，气化不利，水湿益甚，发为此病。

【临床表现】

1. 病史　既往有慢性肾炎史。

2. 症状与体征　妊娠20周前即可出现浮肿（以眼睑及下肢明显），血压升高。重症可有氮质血症症状、尿毒症症状。

【实验室及其他检查】

1. 尿常规　妊娠前或妊娠20周前尿常规检查见不同程度蛋白尿、管型、红细胞。

2. 血常规　常有贫血。

3. 肾功能　尿素氮、肌酐、血浆蛋白、肌酐清除率均可能有异常。

【诊断】

一、辨病要点

依据病史、症状与体征，结合辅助检查，一般不难确诊，轻度肾功能损害可查血、尿中β_2微球蛋白协助诊断，必要时进行肾脏活检确诊。

二、辨证要点

本病以面目、四肢浮肿为主证。肤色淡黄或皖白，神疲肢倦，舌有齿痕，苔白水滑，脉缓滑无力为脾虚湿盛；下肢浮肿较重，腰膝酸软，畏寒肢冷，舌淡，苔白润，脉沉细为肾阳不足。

【鉴别诊断】

妊娠高血压疾病多在孕20周后出现水肿、蛋白尿、血压升高，既往无肾炎、高血压病史，常有血中尿酸增高。详见本章第五节妊娠高血压疾病。

【治疗】

一、治疗思路

本病应采用中西医结合治疗，西医治疗在控制血压、防止病情恶化上有优势，中医治疗可显著改善症状，以健脾温肾利水为主，佐以养血安胎之品，不可过用温燥、滑利之剂，以免伤胎。

二、西医治疗

（一）全身治疗

1. 控制血压 是防止病情恶化的关键，首选甲基多巴和肼屈嗪，但注意血压不宜降得过快过低，以免引起肾血流量不足及子宫胎盘供血不足。

2. 利尿 水肿严重时使用呋塞米等利尿。

3. 纠正贫血、低蛋白血症及水电解质平衡。

4. 改善肾功能 选用丹参注射液静脉滴注。

5. 预防感染 选用对肾无毒性的抗生素，如头孢菌素类预防感染。

（二）产科处理

1. 孕期加强监护 ①定期监测尿24小时蛋白总量，血浆蛋白含量及肾功能。②密切监测胎儿在宫内情况（生长发育及成熟度）及胎盘功能。③预防并发症，特别是妊娠高血压疾病，避免使用影响肾功能的药物。

2. 适时终止妊娠 有下列情况者宜终止妊娠：①蛋白尿、高血压持续加重，肾功能进行性恶化。如血压超过160/110mmHg，血肌酐>265.2μmol/L，积极治疗仍不能控制时，应终止妊娠。②胎盘功能明显减退，出现胎儿窘迫，估计胎儿已不能存活。③既往有死胎、死产史，经促胎肺成熟，在孕36周后终止妊娠。

3. 分娩方式 以剖宫产为宜，同时进行绝育术。

4. 产后处理 重视早产儿、新生儿护理，重视产后随访。

三、中医治疗

（一）辨证论治

1. 脾虚湿盛

证候 孕前或孕期面目、四肢浮肿，或遍及全身，肤色淡黄或㿠白，皮薄而光亮；神疲肢倦，纳少便溏；舌体胖嫩，边有齿痕，质淡，苔白水滑，脉缓滑无力。

治法 健脾除湿，佐以安胎。

方药 白术散（《全生指迷方》）加味。

白术 茯苓 大腹皮 生姜皮 橘皮 桑寄生 菟丝子

2. 肾阳虚

证候 孕前或孕后面浮肢肿，下肢尤甚，按之没指；腰膝酸软，畏寒肢冷，小便不利；舌质淡，苔白润，脉沉细。

治法 温阳化气，佐以安胎。

方药 真武汤（《伤寒论》）加味。

生姜　茯苓　白术　制附子　白芍　生姜　当归　桑寄生　菟丝子

（二）中成药

1. 参苓白术散（丸）　口服，每日次，每次6～7.5g。适用于脾虚湿盛证。

2. 济生肾气丸　口服，每日2次，每次1丸。适用于肾阳虚证。

【预防与调护】

1. 有慢性肾炎病史者，孕前应进行咨询，了解肾炎分型、有无肾功能损害，以决定能否妊娠。已有明显高血压及中、重度肾功能不全者，不宜妊娠。

2. 有慢性肾炎病史且允许妊娠者，孕早期即开始进行孕期检查，严密监测胎儿及母体状况，严防并发症的发生。

3. 孕期注意饮食及营养，予低磷、低盐饮食，补充多种维生素。给予含丰富必需氨基酸的高质量蛋白质，肾功正常者，以维持氮平衡又不超过肾排氮功能为宜；肾功能不全者低蛋白饮食，控制在每日40g以下。

4. 注意休息，保证充足的睡眠，左侧卧位，避免受凉感染。

【预后】

本病预后与肾炎分型、有无肾损害关系明显。Ⅰ型肾炎孕妇并发症少，胎儿预后较好；Ⅱ型肾炎，症状出现早且重，肾功易受损，围生儿死亡率高，此型预后与血压的控制、是否合并感染及电解质紊乱有关；Ⅲ型肾炎预后极差，故不宜妊娠。

第七节　急性肾盂肾炎

急性肾盂肾炎（acute pyelonephritis）以高热寒战、尿频、尿急、尿痛、腰痛为主要临床表现。是妊娠常见的合并症，发生率约为孕妇的1%～2%。本病属中医“子淋”范畴。

【病因病理】

一、西医病因病理

（一）病因

多因泌尿系上行感染所致，经血行传播很少见。主要致病菌为肠道革兰氏阴性杆菌，占70%以上。此外，变形杆菌、肺炎杆菌、粪链球菌、葡萄球菌亦为主要致病菌。

（二）妊娠对急性肾盂肾炎的影响

孕期由于内分泌及机械因素致泌尿系统发生改变，使孕期易发生急性肾盂肾炎，主要原因为：①妊娠期大量雌激素使输尿管、肾盂、肾盏、膀胱肌层肥厚，大量孕激素使这些平滑肌松弛，蠕动减弱，易出现尿液在以上部位充盈及残留。②增大而右旋的子宫压迫盆腔内输尿管，肾盂、输尿管扩张积尿，尤以右侧为重。③子宫及胎先露将膀胱上推移变位，排尿不畅，出现尿潴留。④妊娠期尿中葡萄糖、氨基酸等营养物质增多，有利于细菌繁殖。

（三）急性肾盂肾炎对妊娠的影响

急性肾盂肾炎引起高热，可诱发流产、早产、胎儿畸形，因细菌感染还可能发生败血症、中毒性休克（发生率可达3%）。

二、中医病因病机

本病多因素体阴虚，加之孕后阴血养胎，致成阴虚火旺，或心火偏亢，热移小肠；或孕后过食辛热助阳、肥甘之品，酿成湿热；或因外阴不洁，湿热入侵，下注膀胱，引起膀胱气化失司而成。

【临床表现】

1. 病史 孕前可有尿频、尿急、淋漓涩痛的病史。孕后有阴部不洁、饮水不足等诱因。

2. 症状 突发高热、寒战、头痛等全身症状，并有尿频、尿急、尿痛、排尿未尽感、排尿时下腹痛等膀胱刺激症状。

3. 体征 肋腰点（腰大肌外缘与第12肋骨交叉处）有压痛，肾区叩击痛阳性。

【实验室及其他检查】

1. 尿常规检查 白细胞每高倍视野大于10个，可有蛋白尿、血尿及管型尿。

2. 中段尿培养 杆菌细菌数$\geqslant 10^5$/ml，球菌细菌数$\geqslant$200/ml，对无症状菌尿症有诊断意义。

【诊断】

一、辨病要点

根据临床表现及辅助检查不难确诊。

二、辨证要点

本病以尿频尿急、灼痛、淋漓不爽为主证，辨证应以全身表现及舌脉为主要依据。伴腰膝酸软，午后潮热，五心烦热，心烦不寐，舌红，苔少，脉细滑数为阴虚火旺；发热面赤，口舌生疮，心烦易怒，舌尖红，苔黄而干，脉细滑数为心火偏亢；面色黄赤，身热心烦，口干不欲饮，舌红，苔黄腻，脉滑数为湿热下注。

【鉴别诊断】

若仅有发热而无泌尿系感染症状，应与各种发热进行鉴别；仅有膀胱刺激症状而无发热及肾区叩击痛，应考虑为膀胱尿道炎。

【治疗】

一、治疗思路

中西医结合治疗效果好，西医以抗生素针对病原治疗效佳，中医则对恢复功能、清除毒素有很好的疗效，治疗应以清润为主，不宜过用苦寒、滑利之品，以免伤胎。

二、西医治疗

抗生素治疗。首选对革兰阴性杆菌有效而对胎儿、新生儿无不良影响的药物，如：氨苄西林、头孢菌素类药物。无症状性菌尿2周为1疗程，有症状性肾盂肾炎4周为1疗程，重症患者以两药联合静滴效果为佳。

三、中医治疗

（一）辨证论治

1. 阴虚火旺

证候　妊娠期间，小便频数，淋沥不爽，灼热刺痛，量少色黄；腰膝酸软，午后潮热，五心烦热，心烦不寐；舌红，苔少或薄黄，脉细滑数。

治法　滋阴清热通淋，佐以安胎。

方药　知柏地黄丸（《医宗金鉴》）加减。

知母　黄柏　熟地　山药　山萸肉　茯苓　泽泻　桑寄生　菟丝子

2. 心火偏亢

证候　妊娠期间，尿频、尿急、灼热疼痛，量少色深，艰涩不利；发热面赤，口舌生疮，心烦易怒；舌尖红，苔黄而干，脉细滑数。

治法　清心泻火，润燥通淋。

方药　导赤散（《小儿药证直诀》）加减。

生地　淡竹叶　甘草梢　玄参　麦冬　黄连　杜仲　桑寄生

3. 湿热下注

证候　妊娠期间，尿频、尿急、灼热疼痛，量少黄赤，艰涩不利；面色黄赤，身热心烦，口干不欲饮；舌红，苔黄腻，脉滑数。

治法　清热利湿通淋。

方药　加味五淋散（《医宗金鉴》）加减。

赤茯苓　栀子　当归　白芍　黄芩　甘草梢　生地　泽泻　车前子　滑石

（二）中成药

1. 肾舒冲剂　口服，每日3次，每次30g。适用于湿热下注证。

2. 知柏地黄丸　口服，每日2次，每次1丸。适用于阴虚内热证。

【预防与调护】

1. 加强孕期卫生宣教，保持外阴清洁，卧床休息，以左右轮换侧卧为主，减少子宫对输尿管的压迫。

2. 孕期适当多饮水，入量不足时可输液，增加尿量，使每日尿量保持在2000ml以上。

3. 避免辛辣刺激性食物。

【预后】

多数患者经治疗可痊愈（体温正常后仍需用药10日以上）。若治不彻底，可致慢性肾盂肾炎，甚至引发肾衰竭。

第八节　甲状腺功能亢进症

甲状腺功能亢进（简称甲亢）是指甲状腺激素增多，造成机体的神经、循环及消化等系统兴奋性增高、代谢亢进的内分泌疾病。妊娠合并甲亢者并不多见，发生率国内报道为0.1%～0.2%，属高危妊娠，一旦于妊娠、分娩时出现甲亢危象，可危及产妇生命。本病属中医学“子瘿”的范畴。

【病因病理】

一、西医病因病理

（一）病因

引起甲亢最常见的病因是毒性弥漫性甲状腺肿，又称格雷夫斯病。为器官特异性自身免疫性疾病，约占所有甲亢患者的85%，女性好发于生育年龄。

（二）妊娠对甲亢的影响

妊娠后心脏负担加重，可使甲亢患者原有的心血管系统症状加重。孕期在垂体促甲状腺激素（TSH）、胎盘分泌的促甲状腺激素释放激素（THR）和绒毛膜促性腺激素（HCG）共同作用下，甲状腺激素的合成与分泌增加，也使甲状腺疾病患者易发生甲亢危象及心衰。

（三）甲亢对妊娠的影响

轻症和经治可控制的甲亢对妊娠影响不大，重症或经治不能控制的甲亢易引起流产、早产、胎儿宫内发育迟缓及死胎，且妊娠高血压疾病、产时宫缩乏力、产褥感染等发生率也增高，其原因与甲状腺素过多，抑制垂体促性腺激素分泌以及影响三羧酸循环有关。甲亢治疗药物还可通过胎盘，引起胎儿甲状腺功能减退、甲状腺肿、畸形、胎儿一过性甲亢及新生儿甲亢。

二、中医病因病机

妇女孕后血聚养胎，阴血不足，若遇体质因素、情志内伤、饮食失调，引起肝之气血失调，致气郁痰结；或痰凝血滞，或肝火旺盛，或心肝阴虚而成本病。

【临床表现】

1. 病史　孕前可有甲状腺功能亢进病史。

2. 症状　有神经系统症状（急躁、易激动、手伸出震颤等）、高代谢率症（怕热、皮肤湿润、面部潮红、心悸、食欲亢进、乏力、消瘦等）。

3. 体征　多为甲状腺对称性、弥漫性肿大，质软，无压痛，突眼征。

【实验室及其他检查】

甲状腺功能测定（表12－1）。

表12－1　甲状腺功能检测

检查项目	正常非孕期妇女	正常孕妇	妊娠合并甲亢
基础代谢率（BMR）（%）	＜＋15	＋20～＋30	＞＋30
血清三碘甲状腺原氨酸总量（TT_3）（nmol/L）	1.8～2.9	轻度增高	明显增高
血清总甲状腺素（TT_4）（nmol/L）	64～167	轻度增高	明显增高
甲状腺素结合球蛋白（TBG）（mg/L）	13～34	轻度增高	明显增高
血清游离 T_3（pmol/L）	2.2～6.8	轻度增高	明显增高
血清游离 T_4（pmol/L）	10.3～25.8	轻度增高	明显增高
促甲状腺激素 TSH（mU/L）	2～20	正常	明显降低

【诊断】

一、辨病要点

1. 妊娠合并甲亢的诊断　根据临床表现及辅助检查不难确诊。

2. 甲亢危象的诊断　甲亢危象多发生于手术、分娩、感染及各种应激时，孕产妇死亡率高。诊断依据如下：

（1）焦虑、烦躁、大汗淋漓、厌食、呕吐、腹泻，脱水，甚至休克。

（2）高热（体温＞39°C），脉速（脉搏＞140次/分，甚至＞160次/分），脉压增大。

（3）房颤或房扑，心衰，肺水肿，偶有黄疸。

二、辨证要点

本病以颈前肿大为主证，辨证应以颈前肿大处的质地为主，结合全身表现及舌脉进行。若肿大处质软不痛，随情志变化增大或缩小，舌质淡，苔薄白，脉弦滑为气郁痰阻；肿大处按之较硬，或有结节，肿块经久未消，胸闷纳差，舌苔薄白或白腻，脉弦为痰凝血滞；肿块柔软光滑，烦热多汗，急躁易怒，舌质红，苔薄黄，脉弦数为肝火旺盛；肿块质软，头目眩晕，眼干目赤，舌质红，脉弦而细数为心肝阴虚。

【鉴别诊断】

妊娠后甲状腺功能发生一系列变化，基础代谢比非孕期高20%～30%，部分妇女可出现甲亢类似症状，应通过实验室检查与本病鉴别（表12－1）。

【治疗】

一、治疗思路

中西医结合治疗有优势。西药可控制甲状腺素合成，疗效确切，但抗甲状腺素药物可通过胎盘，应尽量减少用量；中药在改善症状的同时可减轻西药的副作用、减少其用量。本病多由气、火、痰、瘀而成，临证应针对病因辨证施治，同时注意治病与安胎并举，随证加入养血益肾安胎之品。

二、西医治疗

（一）一般治疗

适当镇静，口服地西泮、苯巴比妥等。

（二）甲亢治疗

1. 控制甲亢 首选丙硫氧嘧啶（能很快控制甲亢，且通过胎盘很少），根据症状及游离T_3、T_4值严格控制剂量。甲亢程度与用药剂量间的关系如表12－2。妊娠期严禁用^{131}碘或^{125}碘进行诊断和治疗，以免对胎儿产生影响。

表12－2 甲亢程度与用药剂量间关系

程度	BMR（%）	心率（次/分钟）	丙硫氧嘧啶（mg/d）
轻	＜＋30	＜100	200～300
中	＋30～＋60	100～120	300～400
重	＞＋60	＞120	400～500

2. 甲状腺危象的抢救 ①高热用物理降温及药物降温，必要时人工冬眠；②碘化钠溶液0.5～1.0g加于10%葡萄糖液500ml静脉滴注，或复方碘溶液3ml口服，以后改为2ml口服，每6小时1次，以抑制甲状腺素向血中释放；③丙硫氧嘧啶服用剂量加倍，以阻断甲状腺素的合成，一旦症状缓解应及时减量；④普萘洛尔口服，每日3次，每次10～20mg，以控制心率；⑤纠正水、电解质紊乱及酸碱平衡；⑥地塞米松10～30mg静脉滴注；⑦吸氧，补充营养、维生素；⑧分娩前发病者，待病情稳定后2～4小时结束分娩，以剖宫产为宜，术后给予大剂量广谱抗生素控制感染。

3. 妊娠期甲亢手术治疗指征 药物治疗不能控制甲亢症状，或怀疑癌变者，应手术治疗。手术宜在妊娠16～20周进行。

（三）产科处理

1. 妊娠期处理　增加产前检查次数，加强孕妇及胎儿监护，妊娠36周住院待产，请内科协助诊治。

2. 分娩期处理　可行阴道分娩，临产后注意镇静止痛，吸氧，补充能量。有产科指征者，行剖宫产。产后预防感染。需服用抗甲状腺素药物者，禁止哺乳。

三、中医治疗

（一）辨证论治

1. 气郁痰阻

证候　妊娠期间颈前肿大，质软不痛，随情志变化增大或缩小，颈部憋胀；胸闷，或胸胁窜痛，病情常随情绪波动；舌质淡，苔薄白，脉弦滑。

治法　理气化痰，佐以安胎。

方药　四海舒郁丸（《疡医大全》）加减。

青木香　陈皮　昆布　海藻　海带　海螵蛸　海蛤壳　菟丝子　何首乌

2. 痰凝血滞

证候　妊娠期间颈前肿大，按之较硬，或有结节，肿块经久未消；胸闷纳差；舌苔薄白或白腻，脉弦。

治法　理气活血，化痰消瘿。

方药　海藻玉壶汤（《医宗金鉴》）。

海藻　昆布　海带　青皮　陈皮　半夏　贝母　连翘　甘草　当归　川芎　独活

3. 肝火旺盛

证候　妊娠期间颈前肿大，肿块柔软光滑；烦热多汗，急躁易怒，目突手颤，口苦面赤；舌质红，苔薄黄，脉弦数。

治法　清泻肝火，佐以安胎。

方药　栀子清肝汤（《外科正宗》）加减。

栀子　丹皮　柴胡　当归　白芍　茯苓　川芎　牛蒡子　黄芩　黄连　海藻　夏枯草　菟丝子　甘草

4. 心肝阴虚

证候　妊娠期间颈前肿大，质软；头目眩晕，心烦少寐，眼干目赤，乏力指颤；舌质红，脉弦而细数。

治法　滋阴养血，宁心柔肝。

方药　天王补心丹（《摄生秘剖》）加减。

生地　麦冬　天冬　玄参　人参　茯苓　五味子　酸枣仁　柏子仁　远志　桔梗　当归　白芍　菟丝子

（二）中成药

1. 抑亢丸　口服，每日2次，每次1丸。适用于心肝阴虚证。

2. 甲亢灵片 口服，每日3次，每次6～7片。适用于肝阳上亢证。

【预防与调护】

保持心情舒畅，情绪稳定，孕期定时进行产前检查，有甲亢家族史者妊娠期注意甲亢的发生，孕前已有甲亢者孕期积极检查治疗。

【预后】

甲亢不是终止妊娠的适应证，轻症和经治可控制的甲亢对妊娠影响不大，重症或经治不能控制的甲亢对妊娠及胎儿、新生儿有影响，可考虑终止妊娠。

第九节 急性阑尾炎

妊娠合并急性阑尾炎（acute appendicitis）占妊娠急腹症的首位，发生率为0.5‰～1‰。因妊娠期盆腔充血使局部防御功能下降，妊娠中晚期大网膜移位，感染难以局限，阑尾坏死、穿孔、弥漫性腹膜炎发生率增多，对母儿预后有一定影响，故亦属高危妊娠。本病属中医“孕痈”范畴。

【病因病理】

一、西医病因病理

（一）病因

与阑尾管阻塞、胃肠道疾病（急性肠炎、血吸虫病等）影响及细菌入侵有关，致病菌多为各种革兰氏阴性杆菌及厌氧菌。

（二）妊娠期阑尾解剖部位的改变

妊娠期，随着子宫的增大，阑尾逐渐向后、向外、向上移位，呈逆时针旋转现象。孕3～4个月阑尾基底部位髂嵴下2横指，孕5个月位髂嵴水平，孕6个月位脐水平，孕8个月位髂嵴上2横指，孕足月达胆囊区，产后10～12天下降至盆腔。孕期阑尾解剖部位的改变见图12－1。

（三）妊娠与急性阑尾炎之间的相互影响

妊娠并不诱发阑尾炎，但因妊娠期盆腔器官及阑尾充血，局部防御功能下降，阑尾炎发展很快。增大的子宫使阑尾位置改变，增大了诊断的难度，使阑尾坏死、穿孔、弥漫性腹膜炎发生率增高，炎症波及子宫浆膜，可诱发子宫收缩，引起流产、早产、子宫强直性收缩，其毒素还可能引起胎儿缺氧甚至死亡，威胁母儿安全。

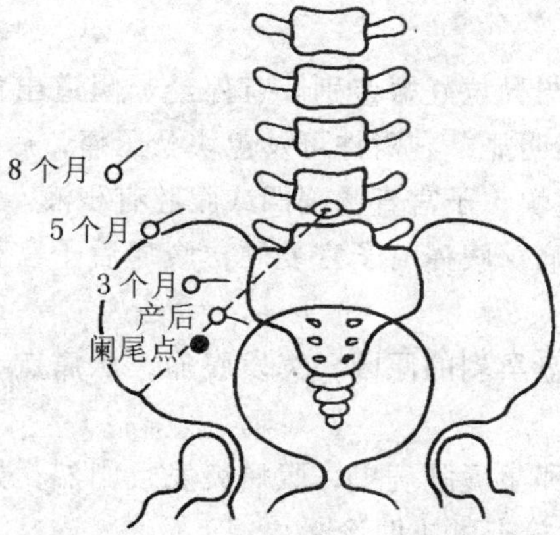

图 12－1　妊娠期阑尾位置的改变

二、中医病因病机

孕期摄生不慎，或饮食不节，或饮食后急剧奔走，或寒温不适，或情志失常，均可致脾胃损伤，肠道传化失司，糟粕积滞化热，或郁、瘀化热，热盛肉腐，酿成肠痈。

【临床表现】

1. 病史　孕前可有急、慢性阑尾炎病史。发病前有暴饮暴食、饮食不洁、食后剧烈运动史。

2. 症状　上腹部疼痛 6～12 小时后转移至右下腹部，妊娠中晚期患者可诉腰痛，伴发热、恶心、呕吐。

3. 体征　体温升高达 38℃以上，麦氏点压痛、反跳痛，腹肌紧张，孕中晚期压痛点位置可改变，体征可不明显。

【实验室及其他检查】

血常规：白细胞及中性粒细胞增高。

【诊断】

一、辨病要点

依据症状、体征及辅助检查，病症典型者即可确诊。但孕期由于阑尾位置的改变，体征可不明显，增加了诊断的难度。

二、辨证要点

未成脓期为发病初期，上腹部或脐周疼痛，随后转移至右下腹部，疼痛拒按，身热面赤，舌质红，苔黄腻，脉弦滑数；脓痈已成者则全腹疼痛剧烈拒按，腹皮挛急，高热寒战，时时汗出，舌红而绛，苔黄厚而干，脉洪数。

【鉴别诊断】

1. 异位妊娠 孕早期应与异位妊娠鉴别。有停经、阴道出血和腹痛，腹软，麦氏点压痛不典型，宫颈举痛、摇摆痛明显，右附件可及包块及压痛，后穹隆可抽出不凝血，B超宫内未见妊娠囊，右附件可及包块，子宫直肠陷凹或腹腔有积液。

2. 先兆早产 阵发性腹痛，腹痛时子宫变硬，腹痛后子宫松弛。体温正常，阑尾点无压痛。

3. 胎盘早剥 有引起胎盘早剥的原因，突发腹痛，压痛点在子宫体上，随之胎心减慢或消失。

4. 卵巢囊肿蒂扭转 有卵巢囊肿病史，腹痛突发且剧烈，妇科检查可于一侧附件区触及包块，并有明显压痛。B超检查可协助诊断。

5. 右输尿管结石 腹痛多在右下腹，但多呈绞痛，并向会阴部放射。尿中查到多量红细胞。

【治疗】

一、治疗原则

原则上，妊娠合并急性阑尾炎一经确诊，不论处于妊娠何期，均应手术治疗，不能确诊者亦应剖腹探查。术前积极用西药抗生素抗感染治疗，并加用中药辅助治疗，在未成脓期应清热化瘀，成脓后则应清热解毒排脓。

二、西医治疗

1. 药物治疗 选用对胎儿无明显影响的广谱抗生素。

2. 手术治疗 选用连续硬膜外麻醉。孕早期取右下腹斜切口，孕中期以后应取高位右腹直肌旁切口。术后尽量不放置引流条以减少对子宫的刺激，尽量不同时行剖宫产术。如为孕足月，又因产科原因需行剖宫产者，先做腹膜外剖宫产，再行阑尾切除术。继续妊娠者，术后3~4日内予宫缩抑制剂及镇静剂治疗。

三、中医治疗

（一）辨证论治

1. 未成脓期

证候 孕痈初期，上腹部或脐周疼痛，随后转移至右下腹部，疼痛拒按；身热面赤，恶心呕吐，腹胀纳减，口渴便干；舌质红，苔黄腻，脉弦滑数。

治法 清热解毒，化瘀安胎。

方药 牡丹皮汤（《罗元恺医论集》）加味。

丹皮 冬瓜仁 败酱草 瓜蒌仁 蒲公英 太子参 枳实 车前草 桑寄生 菟丝子

2. 脓痈已成

证候 孕痈全腹疼痛剧烈拒按，腹壁挛急，高热寒战，时时汗出；恶心呕吐，唇干口臭，尿黄便坚；舌红而绛，苔黄厚而干，脉洪数。

治法　清热解毒，排脓安胎。

方药　薏苡仁汤（《证治准绳》）加减。

丹皮　薏苡仁　瓜蒌仁　冬瓜子　败酱草　白芷　银花　土茯苓　桑寄生

（二）中成药

阑尾消炎片　口服，每日3次，每次10~15片。适用于未成脓期。

【预防与调护】

避免饮食不节及食后剧烈运动，养成规律性排便的习惯，注意调节情志。孕前注意防治寄生虫病。孕期出现腹痛等症状及时诊治。

【预后】

妊娠合并急性阑尾炎，若诊治及时有效，一般对母儿无明显影响；若因孕期症状不典型、诊断困难、发展迅速，一旦造成穿孔、弥漫性腹膜炎，则孕妇、胎儿死亡率增高。

第十节　肺结核

肺结核（pulmonary tuberculosis）是由结核分枝杆菌在肺部引起的呼吸系统急、慢性传染病。妊娠合并肺结核，属高危妊娠范畴。近年来，由于结核菌耐药及获得性免疫综合征的增加，使结核感染在世界范围内有增多趋势，妊娠合并肺结核亦时有发生。本病属于中医学"妊娠合并肺痨"范畴，俗称"抱子痨"。

【病因病理】

一、西医病因病理

（一）病因病理

本病是由结核杆菌引起的肺部感染。其病理特点是肺部结核结节、干酪样坏死和空洞形成。

（二）妊娠对肺结核的影响

有认为妊娠子宫膨大，膈肌上升，以及新陈代谢增加，胎盘产生大量激素，增加母体抗病能力，皆有利于肺结核病灶的恢复稳定。但妊娠过程中，早期的恶心、呕吐、食欲不振影响孕妇营养，其后胎儿须自母体获得营养，能量消耗增加，分娩时体力消耗，对肺结核病患者常有很多不利的影响；分娩后腹压骤减，膈肌下降，肺部突然扩张，易使病灶扩散，活动性肺结核病情可进一步恶化。尤其是已有肺功能不全者，妊娠分娩会加重病情，甚至引起孕产妇死亡。

（三）肺结核对妊娠的影响

由于发热、缺氧及营养不良，使流产、早产、胎儿生长受限的发生率增加，若并发急性粟粒性肺结核时，可引起流产及死胎，围生儿死亡率高达30%～40%。若结核菌通过血行播散，在胎盘形成结核病灶，破坏绒毛后可进入胎儿体内感染胎儿。

（四）分型

1. 非活动性肺结核 一般认为对妊娠的过程及胎儿的发育无明显影响，且妊娠对肺结核的病情也无明显影响。

2. 活动性肺结核 若病变范围不大，健康的肺组织可以代偿，肺功能无改变者，则对母胎影响不大；若病变范围较大，如血行播散型肺结核、慢性纤维空洞型肺结核，则对母儿有不利影响。

二、中医病因病机

中医学认为孕妇体虚，感染痨虫是本病的主要病因，肺、肾、脾三脏的功能失调，致使阴虚肺燥，发展至阴损及阳，阳累及阴，终至阴阳两虚，为发病的基本机理。

【临床表现】

1. 病史 常有孕前肺结核病史或孕前肺结核密切接触史。

2. 症状 多有低热，消瘦，盗汗，疲倦乏力等全身症状，及明显的呼吸道症状，如咳嗽、咯血、胸痛等。

3. 体征 肺部听诊可闻及湿性啰音。

【实验室及其他检查】

1. 胸片检查 可见到结核病灶阴影，检查时应遮挡腹部。

2. 结核菌素皮内实验 使用纯化蛋白衍生物（purified protein derivative，PPD）进行结核菌素试验，多为阳性。

3. 痰液检查 痰液涂片抗酸染色找到结核杆菌，或痰液培养找到结核杆菌。

【诊断】

一、辨病要点

根据病史、临床症状和体征，结合下列检测指标即可诊断：于24小时痰中找到结核杆菌，部分患者痰培养阳性；痰PCR法可找到结核杆菌抗原；结核菌素皮内实验可呈阳；胸部透视或胸片可见结核病灶。

二、辨证要点

本病初起在肺，以干咳、咽燥、痰中带血为主，如体质太虚，或失治，可传变五脏。故辨证应分清病变脏腑，阴阳气血之不同。阴虚肺热为主者，表现为干咳无痰或少痰，痰中带血丝，口燥鼻干，手足心热，盗汗；肺肾阴虚者，表现为呛咳气急，痰少质粘，咯血，骨蒸潮热，腰背酸软，头晕耳鸣，形体消瘦；肺脾两虚者，表现为咳嗽无力，咳痰清稀色白，偶见痰中带血色痰，面色晄白，恶风，畏寒，食少便溏；阴阳两虚者，表现为气少不续，动则加剧，痰呈泡沫状，自汗盗汗，面目浮肿，心悸，口唇紫黯肢冷，大肉尽脱。

【鉴别诊断】

本病应注意与慢性支气管炎、支气管扩张、肺脓肿、肺癌及某些肺炎相鉴别，鉴别依据为胸部X线检查和痰液检查。

【治疗】

一、治疗思路

本病的治疗原则与非妊娠期虽然相同，要注意药物对胎儿的致畸作用和其他不良影响。肺结核的好转或恶化与抗肺痨治疗的适当与否有关。中西医综合治疗较单一抗结核治疗效果佳。中药可减轻西药副反应，改善临床症状。

二、西医治疗

1. 药物治疗　①PPD皮试阳性，但无活动结核的孕妇，需用异烟肼预防治疗，口服，每日300mg直至分娩。②活动性肺结核，即PPD皮试阳性伴有临床症状及阳性体征者，应尽早联合用药。异烟肼300mg、利福平600 mg，维生素$B_6$50 mg每日口服，两个月以后改为异烟肼300mg、利福平600 mg每周两次口服。异烟肼能通过胎盘，但一般认为治疗剂量并不引起胎儿畸形。应用异烟肼，应给予维生素B_6，以防发生末梢神经炎；因药物有肝脏毒性，用药期间应注意检查肝功。利福平可通过胎盘，有引起胎儿低凝血因子Ⅰ血症的报道。

2. 手术治疗　一般在妊娠期间不宜手术治疗。对于反复咯血、空洞久治不愈且病灶局限者，可在妊娠前半期进行手术治疗。

3. 产科处理　活动性肺结核或曾切除肺叶的孕妇，应在预产期前1~2周提前住院待产。如无产科指征，以阴道分娩为宜，分娩时尽量避免屏气用力，以防肺泡破裂、病灶扩散和胎儿缺氧，可适当采用手术助产，缩短第二产程，并预防产后出血。产后应加强营养，延长休息期。活动性肺结核应禁止哺乳，与新生儿隔离，以减少产妇体力消耗及新生儿感染的机会。新生儿应及时接种卡介苗。

三、中医治疗

（一）辨证论治

1. 阴虚肺热

证候　妊娠期间潮热，盗汗，干咳无痰，或痰少不易咳出，咳则胸痛，或痰中带血丝；口燥鼻干，颧赤，唇红咽干，皮肤干燥，形体消瘦；舌边尖红，苔薄白，脉细数。

治法　滋阴润肺，补肾固胎。

方药　月华丸（《医学心悟》）加减。

天冬　麦冬　沙参　生地　熟地　百部　山药　茯苓　川贝母　阿胶　桑叶　三七　山茱萸　桑寄生　甘草

若咳血量多，加白及补肺止血，仙鹤草、藕节清热止血；若低热不退者，加银柴胡、功劳叶、地骨皮、青蒿清热除蒸。

2. 肺肾阴虚

证候　妊娠后出现骨蒸潮热，盗汗，呛咳气急，痰少质粘或黄稠，时时咯血，血色鲜红，或胸胁掣痛；腰膝酸软，头晕耳鸣，失眠，五心烦热，两颧潮红，形体消瘦；舌质红，苔薄黄少津，或光剥，脉细数无力。

治法　补益肺肾，滋阴降火。

方药　百合固金汤（《医方集解》）加减。

生地　熟地　麦冬　百合　玄参　白芍　贝母　桔梗　甘草　胡黄连　银柴胡　阿胶　桑寄生

若咳嗽黏痰或色黄量多者，酌加桑白皮、鱼腥草清热化痰；若咯血紫黯成块、胸痛者，可加三七、血余炭、花蕊石化瘀和络止血；若盗汗甚者，可加乌梅、煅龙牡、麻黄根、浮小麦敛营止汗。

3. 肺脾两虚

证候　妊娠期间咳嗽无力，咯痰清稀色白，量多，偶见痰中带血，血色淡红，午后潮热；面色㿠白，两颧潮红，恶风，畏寒，昼夜多汗，食少便溏；舌质嫩红，边有齿痕，苔薄，脉细弱而数。

治法　补脾润肺，益气养阴。

方药　保真汤（《十药神书》）加减。

黄芪　党参　白术　甘草　茯苓　五味子　麦冬　天冬　生地　熟地　当归　白芍　地骨皮　黄柏　知母　陈皮　生姜　大枣　杜仲　菟丝子

若咳嗽痰稀，加紫菀、款冬花、苏子温肺化痰止咳；咳血者，加阿胶、仙鹤草、三七粉养血凉血止血；若骨蒸盗汗者，加鳖甲、牡蛎、乌梅、银柴胡清热除蒸；若便溏食少者，加扁豆、莲子肉甘淡健脾。

4. 阴阳两虚

证候　妊娠期间潮热不休，或形寒肢冷，自汗盗汗，咳逆喘急，气不接续，动则更甚，痰呈泡沫状；面浮肢肿，心悸，口唇紫黯，或五更泄泻，大肉尽脱；舌光剥无苔，或紫黯，脉微细而数或虚大无力。

治法 滋阴补阳，培元固本。

方药 补天大造丸（《医学心悟》）加减。

人参 白术 当归 黄芪 白芍 山药 枸杞子 龟板 鹿角霜 紫河车 熟地 麦冬 阿胶 五味子 桑寄生 续断

若气逆喘息者，加冬虫夏草、诃子、钟乳石摄纳肾气；若心慌者，加紫石英、远志镇心宁神；若五更泻者，加肉豆蔻、补骨脂、巴戟天以补火暖土止泻。

（二）中成药

1. 润肺止咳丸 口服，每日2次，每次1丸。适用于阴虚肺热证。

2. 玉露保肺丸 口服，每日3次，每次1丸。适用于肺肾阴虚证。

【预防与调护】

1. 营养与休息 应加强营养，供给蛋白质、多种维生素和富含矿物质的食物。注意休息，住房通风良好，阳光充足。

2. 加强卫生宣教 肺结核处于活动期应避免妊娠。若已妊娠，应在8周内行人工流产，1~2年后再考虑妊娠。

3. 加强产前检查 增加产前检查次数，以便能够及时了解病情变化，对严重肺结核孕妇，应及时发现妊娠期并发症。

【预后】

本病若积极治疗，预后与未孕者无明显区别。而原已有肺功能不全者，妊娠分娩会加重病情，甚至引起孕产妇死亡。

第十一节 子宫及卵巢肿瘤

妊娠合并子宫及卵巢肿瘤在临床并不少见，一般恶性肿瘤很少妊娠，较常见的是合并子宫肌瘤和卵巢良性肿瘤。子宫肌瘤对妊娠是否有影响，取决于肿瘤的大小、部位、类型及有无并发症等；卵巢肿瘤早期较小时多无症状，若肿瘤长大或出现并发症可给母胎带来不利影响。子宫及卵巢肿瘤属于中医“癥瘕”范畴，妊娠合并癥瘕，能引起“胎漏、胎动不安”、“滑胎”等病，可参照该病辨证治疗。

【病因病理】

一、西医病因病理

（一）妊娠合并子宫肌瘤

1. 妊娠对子宫肌瘤的影响 妊娠后子宫肌纤维受体内雌、孕激素的影响而肥大，结缔组织肿胀，淋巴和血液循环增多，致使肌瘤增大、软化、部分肌纤维增生，所以孕期肌瘤组织常迅速增大，易发生变性，如透明变性、黏液样变性及囊性变性。肌瘤体积迅速增大，发生血管破裂，血红蛋白渗透到肌瘤体内，使之呈肉红色，而称为子宫肌瘤红色变性。

2. 子宫肌瘤对妊娠的影响 子宫肌瘤的存在不利于受精卵的着床和生长发育，妊娠早期易发生流产。较大的肌壁间或黏膜下肌瘤可妨碍胎儿在宫内活动而造成胎位异常，分娩时可影响子宫收缩使产程延长。嵌顿在盆腔内的肌瘤可以阻塞产道造成难产。

3. 产褥期 产后影响子宫收缩，可引起产后出血、子宫复旧不良或继发感染。

4. 易发生并发症 在妊娠3个月以后，增大的子宫升入腹腔，带蒂的浆膜下子宫肌瘤由于活动空间变大，易发生蒂扭转，因其不影响宫腔形状和大小，一般不会引起流产或早产。若肌瘤生长于一侧，在妊娠晚期由于两侧重量不均或孕妇突然转换体位，使子宫向左或向右而旋转 $>90°$，而发生子宫扭转，但临床较少见。

（二）妊娠合并卵巢肿瘤

1. 妊娠对卵巢肿瘤的影响 一般认为妊娠并不能加速肿瘤的生长和癌的扩散，肿瘤生长的速度与其性质有关。亦有认为妊娠时盆腔充血，可能使肿瘤迅速增大，并易使恶性肿瘤扩散。孕中期时子宫逐渐增大进入腹腔，卵巢肿瘤的位置也随之升高，活动空间加大，以及妊娠时韧带松弛，易发生卵巢肿瘤蒂扭转，发生率可由非孕时的2%增高达11%～50%。或因分娩时受到挤压而发生破裂。

2. 卵巢肿瘤对妊娠的影响 较大的卵巢肿瘤，妨碍子宫的增长也可发生流产或早产；或挤压子宫导致胎位异常；分娩时可梗阻产道，发生滞产或难产。卵巢肿瘤嵌顿于子宫直肠窝，于妊娠早期，可引起尿潴留或便秘。在妊娠末期，可引起尿潴留。

二、中医病因

中医学认为，孕妇素有癥瘕痼疾，瘀阻胞脉，孕后冲任气血失调，血行不畅，胎元失养，可以导致胎漏、胎动不安，甚至屡孕屡堕，而为滑胎。

【临床表现】

1. 病史 孕前常有子宫肌瘤或卵巢肿瘤病史，但肿瘤较小者可缺乏肿瘤病史。

2. 症状

（1）合并子宫肌瘤：①易发生流产及早产，出现下腹疼痛、阴道流血，且常为不全流产，因而出血较多。②浆膜下子宫肌瘤蒂扭转，孕中期易发生，病人突感持续性剧烈腹痛，甚至伴有恶心、呕吐。③子宫肌瘤嵌顿在盆腔内，可出现排尿障碍或排便困难，或下肢水肿，压迫输尿管引起肾盂积水可出现腰痛，或引起胎位异常，或临产后阻碍胎先露下降。④子宫扭转时孕妇突感持续性剧烈腹痛，伴有恶心、呕吐和腹胀，或有尿频、尿急、排尿困难，严重者可发生休克。⑤子宫肌瘤红色变性后病人常感持续性下腹痛，发热。

（2）合并卵巢肿瘤：症状一般不明显，除非有并发症存在。①肿瘤较大引起流产可出现腹痛、阴道流血；或出现胎位异常；或临产后阻碍胎先露下降。②卵巢肿瘤蒂扭转时可突发剧烈腹痛，恶心，呕吐。③卵巢肿瘤嵌顿时可引起尿潴留或排便困难。④囊肿破裂时可出现腹痛等。

3. 体征

（1）合并子宫肌瘤：①孕期妇科检查可发现子宫大于停经月份，或表面有不规则结节或突起，若发生流产、早产、胎位不正、难产等，可同时出现相应的体征。②浆膜下子宫肌瘤蒂扭转时在肌瘤扭转部位有压痛，甚至出现腹膜刺激症状。③子宫肌瘤嵌顿在盆腔内时，可于子宫峡部、宫颈或阔韧带内触到较大的肿瘤。④子宫扭转时腹部有压痛、反跳痛、肌紧张，有时在子宫壁上可触到肌瘤结节及有触痛的圆韧带。⑤子宫肌瘤红色变性者在肌瘤部位有明显压痛，可有持续高热。

（2）合并卵巢肿瘤：①妇科检查子宫大小与停经月份相符，于附件区可触到包块。②卵巢肿瘤蒂扭转时，妇科检查扪及肿物张力较大，有压痛，瘤蒂部压痛明显，并有肌紧张。③囊肿破裂时腹部压痛、肌紧张或有腹水征，原有肿块摸不到或缩小瘪塌。④若引起流产、胎位异常、难产时，可查到相应的体征。

【实验室及其他检查】

1. B 超检查　可测定肿物的部位、大小、形态及性质，并可检查胚胎或胎儿的情况。

2. 血液常规　血象升高可协助并发症的诊断。

3. 肿瘤标记物检查　如甲胎蛋白、CA_{125}、癌胚抗原等检测对卵巢肿瘤性质的诊断有意义。

【诊断】

妊娠合并子宫肌瘤及卵巢肿瘤的诊断并不困难，肿瘤较大者往往先有肿瘤病史，而后闭经，并诊断为妊娠；肿瘤较小者，可无肿瘤病史及症状，而于妊娠后妇科检查或 B 超检查时发现；或出现并发症后就诊时经检查发现。

【鉴别诊断】

妊娠合并子宫肌瘤及卵巢肿瘤二者之间需要鉴别，妊娠合并子宫肌瘤需要与子宫畸形鉴别，如果出现并发症，各并发症之间也需要鉴别，可以根据病史、症状及体征相鉴别，尤其是 B 超检查具有重要诊断意义。需要指出的是，卵巢肿瘤应鉴别良、恶性肿瘤，鉴别赘生性与非赘生性肿瘤。

【治疗】

一、治疗思路

妊娠合并子宫肌瘤及卵巢良性肿瘤如果不影响胎儿发育，不出现并发症，可不进行干预。原因是孕期子宫血运丰富，边界有时不清，若行子宫肌瘤手术容易出血，或达不到预期的手术范围。特别是于孕早期行子宫或卵巢手术，可刺激子宫引起宫缩，易发生流产。如果出现并发症，则应根据病情进行处理。

二、西医治疗

（一）妊娠合并子宫肌瘤的治疗

1. 孕早期如果肌瘤较大病人要求终止妊娠，可先行人工流产，然后再行肌瘤挖除术。

2. 肌瘤直径大于6cm，无症状者尽可能保守，若出现肌瘤红色变性者可先行保守治疗，如卧床休息、输液，下腹部置冰袋冷敷，应用抗生素，适当应用镇静、止痛剂，有宫缩者可给宫缩抑制剂。经上述处理后，如症状缓解，可维持妊娠至足月。如治疗无效，症状加重，应手术治疗。

3. 出现其他并发症时应根据病情适当处理，如先兆流产及早产者给予保胎治疗；产后应注意防止子宫出血；浆膜下子宫肌瘤蒂扭转时，应立即剖腹探查，行肌瘤切除，术后给予镇静保胎及抗生素预防感染；

（二）妊娠合并卵巢肿瘤的治疗

1. 妊娠早期发现卵巢肿瘤，如无并发症，不必急于处理，以等待至孕 3 个月以后手术为宜。

2. 孕晚期发现者，可等待至孕足月，施行剖宫产术的同时切除卵巢肿瘤。

3. 若孕期出现并发症，如蒂扭转、嵌顿、破裂，或分娩期引起产道梗阻，确诊后应立即手术。

4. 若为恶性或疑为恶性肿瘤时，应尽早手术。

三、中医治疗

无临床症状时，中医亦主张不进行干预。中医主要是在出现先兆流产的并发症时，进行辨证论治，安胎效果较好。治疗时强调活血、化瘀、消癥的同时，要固肾安胎，不宜应用药力峻猛破瘀之品，以防伤胎堕胎。可参照第十一章第二节流产治疗。

【预防与调护】

提倡做好妇女保健工作及孕前、孕期检查，以期早发现、早治疗，卵巢肿瘤或较大子宫肌瘤最好能在孕前手术，以免在孕期出现并发症。

【预后】

子宫及卵巢良性肿瘤若无严重并发症，于围生期给予正确的处理，预后良好。若出现并发症，则要视其病情性质、严重程度以及处理的恰当与否，来判断母胎的预后。

第十二节　肝内胆汁淤积症

妊娠期肝内胆汁淤积症（intrahepatic cholestasis of pregnancy，ICP）是妊娠中、晚期特有的并发症，发生率为0.8%～12.0%。临床上以皮肤瘙痒和黄疸为特征，由于高浓度胆酸影响胎盘功能，可引起胎儿窘迫、早产、死胎、死产等。本病属于中医学“黄疸”范畴。

【病因病理】

一、西医病因病理

（一）病因

1. 肝脏因素　肝脏对妊娠期生理性高雌激素水平及其代谢产物发生过强反应，阻碍了肝脏对胆红素和胆盐的排泄，于是胆酸在体内蓄积。

2. 遗传、家族、环境因素　本病有家族发生史现象，再次妊娠有复发倾向，可能与遗传代谢缺陷有关。ICP发生率冬季高于夏季。

（二）病理

肝脏对雌激素及其代谢产物产生过敏反应，引起窦状腺囊泡对牛磺酸的摄入减少，窦状区域Na^+-K^+-ATP酶活性下降，膜脂质结构及流动下降，使胆盐及电解质转移减少而产生胆汁淤积，使血清胆酸异常升高，影响脂肪和脂溶性维生素的吸收，易引起产后出血；同时发现胎盘中合体滋养细胞肿胀，数量增多，合体滋养细胞层增厚，绒毛基质稀疏、水肿，使绒毛间隙变窄，母血流量减少，胎盘绒毛血管痉挛，氧及物质交换障碍，导致胎盘功能低下一系列表现。

二、中医病因病机

妊娠期血聚以养胎，易见阴血不足，如素有脾虚肝郁，孕后更见脾不运化，水湿滞留，肝郁化热，湿热熏蒸肝胆使胆汁外溢，浸渍皮肤；更甚者则热毒内蕴而见热入营血证候。

【临床表现】

1. 病史　有家族发生史及前次妊娠发病史。

2. 症状　①瘙痒：常是首发症状，约80%起始于30周，轻重程度不一，通常最先出现在手掌和脚掌，然后逐渐延至下肢、上肢、后背、前胸、腹部及颜面。以夜间瘙痒明显，往往于产后数小时或数日消退；②黄疸：常发生于瘙痒症状后数日至数周或同时发生，黄疸发生率约20%，产后数日内自行消退；③其它症状：严重瘙痒引起失眠，情绪变化，乏力，纳减，恶心，甚至呕吐，尿色变深，大便溏薄。易引起早产、胎儿窘迫、死胎、死产。

3. 体征 四肢可见抓痕、皮疹，巩膜及皮肤轻度黄染，严重者皮下有瘀点；肝大但质地软，有轻压痛。

【实验室及其他检查】

1. 胆酸测定 血清胆酸明显高于正常（正常0～1.5μmol/L），是早期诊断最敏感的生化指标。

2. 肝功能测定 ALT可轻度升高，血清总胆红素或/和直接胆红素有升高，尿胆素阳性。

3. 血清碱性磷酸酶 升高。

4. 血清铜和铜氧化物 可升高。

【诊断】

一、辨病要点

以下三项中符合两项即可诊断。

1. 皮肤瘙痒 妊娠晚期皮肤瘙痒，可有轻度厌食，乏力。

2. 血清胆酸浓度 显著升高。

3. 黄疸 孕期梗阻性黄疸，产后自行迅速消退。

二、辨证要点

本病为湿热蕴结，熏蒸肝胆而成。肝气郁结者，多见全身皮肤瘙痒，以四肢为甚，胸闷乳胀，右胁下胀痛，嗳气，口苦，厌油，食少纳呆等；肝胆湿热者，多见全身皮肤瘙痒，身目俱黄，色鲜明如橘子色，疲乏无力，胸脘痞满，口渴溲赤，便结等；热入营血者，多见皮疹明显，鼻衄，瘀斑，心烦，不寐，口渴，尿赤便燥等。

【鉴别诊断】

与传染性肝炎相鉴别。传染性肝炎有病毒性肝炎接触史，其厌食、乏力、恶心症状明显，但瘙痒不明显，实验室检查肝功能损害明显，乙肝则HBsAg阳性，肝穿刺见灶性以上细胞坏死，炎性浸润，汇管区扩大等。而ICP肝组织内有胆汁淤积，肝内有点状坏死，但无灶性以上坏死及点状浸润。

【治疗】

一、治疗思路

本病治疗目的是缓解瘙痒症状，恢复肝功能，降低血胆酸水平，减轻对胎儿的危害，改善妊娠结局。本病中医治疗以清利湿热为治则，疗效确切，且无副反应，故以之为主，配合西药治疗，可加强疗效。

二、一般治疗

加强胎儿监护，定期做胎盘功能检查和无应激试验（NST），临产后注意胎心的变化。

三、西医治疗

（一）药物治疗

1. 考来烯胺（消胆胺）　口服，每次4g，每日2～3次。用药同时应补充维生素A、D、K。

2. 苯巴比妥　口服，每次0.03g，每日3次，连用2～3周。

3. 地塞米松　口服，每日12mg，用药3日逐渐减量，连用7日停药。

4. 熊去氧胆酸（UDCA）　口服，15mg/（kg·d）分3次服，连服20日。

（二）产科处理

1. 产前监护　从34周开始每周行NST试验。

2. 适时终止妊娠　孕妇出现黄疸，胎龄已达36周；无黄疸，妊娠已足月或胎肺已成熟者；胎盘功能明显减退或胎儿窘迫，应及时终止妊娠。以剖宫产为宜。

3. 产后处理　产后给予宫缩剂预防产后出血。

四、中医治疗

（二）辨证论治

1. 肝郁气滞

证候　妊娠中晚期出现全身皮肤瘙痒，尤以四肢为甚；胸闷乳胀，右胁下胀痛，嗳气，口苦，厌油，或有低热，食少纳呆，面色晦暗；舌苔薄白，脉弦滑。

治法　疏肝理气，消风止痒。

方药　柴胡疏肝散（《景岳全书》）加味。

柴胡　白芍　枳壳　川芎　香附　炙甘草　陈皮　郁金　厚朴　茯苓　栀子　茵陈　荆芥　桑寄生　党参

2. 肝胆湿热

证候　妊娠中晚期出现全身皮肤瘙痒，身目俱黄，色鲜明如橘子色；疲乏无力，胸脘痞满，恶心欲吐，厌油，口渴，尿赤，便秘；舌苔黄腻，脉弦数或滑数。

治法　清热利湿，疏肝理气。

方药　茵陈蒿汤（《伤寒论》）加味。

茵陈　山栀子　大黄　车前子　柴胡　郁金　金钱草　黄连　赤芍　茯苓　白术　甘草

3. 热入营血

证候　妊娠中晚期突然出现全身皮肤瘙痒，身目发黄，色鲜明，面部及四肢出现皮疹或瘀斑，鼻衄；心烦不寐，口渴，尿赤，便燥；舌质红绛，苔黄燥或花剥，脉滑数。

治法　清营凉血，解毒利湿。

方药　犀角散（《备急千金要方》）加减。

犀角（用水牛角代）　黄连　茵陈　焦山栀　生地　赤芍　石斛　玄参　板蓝根　黄芩　甘草

（二）中成药

茵陈黄口服液　口服，每日3次，每次1支。适用于肝胆湿热证。

【预防与调护】

1. 孕妇口服维生素 K_4 和其他脂溶性维生素　以减少产后出血及新生儿颅内出血的危险性。

2. 孕期加强监护　当出现胎儿窘迫现象，应及时剖宫产，以减少围生儿病死率。

3. 避孕　有妊娠胆汁淤积症病史者可采用宫内节育器等措施避孕，避免用口服避孕药。

【预后】

ICP对孕妇威胁不大，除持续瘙痒不适外，胆汁淤积妨碍脂肪及脂溶性维生素吸收，可影响孕妇营养吸收及引起产后出血，其临床症状产后很快消退，血尿生化变化在产后4～6周内亦恢复正常。ICP危害主要是对于胎儿，可引起早产、胎儿窘迫、死胎、死产。阴道分娩时易发生新生儿颅内出血，遗留神经系统损害。

第十三章 产　时　病

产时病，又称难产（dystocia）或异常分娩（abnormal labor）。产力、产道、胎儿及精神心理因素中任何一个或一个以上的因素异常或相互间不能适应，均可使分娩进程受到阻碍，分娩发生困难，导致难产。难产处理不当可严重威胁母儿生命，围产儿可因严重窒息或产伤而死亡；有幸存活者，可遗留脑瘫、癫痫、智力发育障碍；产妇因难产发生产后出血、产褥感染、子宫破裂等严重并发症，还可能遗留生殖道瘘，席汉氏综合征等疾患。因此必须对造成难产的四大主要因素有深入了解，才能准确诊断与恰当处理，使分娩顺利进行。中医将分娩过程中发生的疾病称为产时病。《妇人大全良方》论述因母而致难产的病理主要责之气与血，提出“惟气顺则血和，胎安则产顺。”《十产论》和《傅青主女科》详细介绍了难产证治方法及纠正胎位的各种手法。

第一节　产力异常

产力系指将胎儿及其附属物从子宫内逼出的力量，包括子宫收缩力、腹肌和膈肌收缩力、肛提肌收缩力。产力中主要是子宫收缩力，贯穿于分娩的全过程。在分娩过程中，子宫收缩的节律性、对称性及极性不正常或强度、频率有改变，称子宫收缩力异常，简称产力异常。临床上又分为子宫收缩乏力和子宫收缩过强两类，每类又分为协调性子宫收缩和不协调性子宫收缩。本节主要介绍协调性子宫收缩乏力、不协调性子宫收缩乏力以及不协调性子宫收缩过强中的子宫痉挛性狭窄环。产力异常中医分有虚实两证。

协调性子宫收缩乏力

表现为子宫收缩的节律性、对称性和极性正常，但收缩功能低下，收缩强度弱，宫腔内压力低，小于15mmHg，宫缩持续时间短，间歇时间长且无规律，又称低张性宫缩乏力。根据宫缩乏力出现的时间又分为原发性宫缩乏力和继发性宫缩乏力。从临产开始就出现子宫收缩乏力为原发性的；如产程开始子宫收缩力正常，产程进展也正常，只是当产程进展到一定时期（多在活跃期或第二产程）子宫收缩力转弱，产程进展缓慢甚至停滞，则为继发性宫缩乏力。根据本病的临床特点属中医“难产”、“产难”等疾病范畴，见于《肘后备急方》。主要表现为虚证。

【病因病理】

一、西医病因

多由几个因素共同引起。

1. 精神因素 初产妇，尤其35岁以上高龄初产妇精神紧张，惧怕分娩或有较重的心理负担，严重干扰大脑皮质神经功能，或临产后睡眠不足等均可影响子宫收缩，导致子宫收缩乏力。

2. 头盆不称或胎位异常 当胎儿过大、骨盆较小、胎位异常，阻碍胎先露下降，胎儿先露部不能紧贴子宫下段引起反射性子宫收缩，导致原来正常的子宫收缩逐渐减弱，出现继发性子宫收缩乏力。是导致继发性宫缩乏力最常见的原因。

3. 子宫因素 巨大胎儿、羊水过多、多胎使子宫过度扩张，子宫肌纤维过度伸展，子宫发育畸形（双子宫、双角子宫、纵隔子宫等），子宫肌瘤，多次妊娠，分娩，刮宫，子宫肌纤维变性等，均可引起子宫收缩乏力。

4. 内分泌失调 临产后产妇体内雌激素、缩宫素、前列腺素、乙酰胆碱等分泌不足，孕激素水平下降缓慢，子宫对乙酰胆碱敏感性降低，待产、临产时间长，进食不佳导致钾、钠、钙、镁失常，均可影响子宫肌纤维收缩。

5. 药物影响 近临产或临产后使用大量或多次使用镇静剂、镇痛剂及麻醉药，如吗啡、氯丙嗪、哌替啶、硫酸镁等均可使子宫收缩力受抑制，导致子宫收缩乏力。

6. 其他 产程中进食少，体力消耗、产程延长可发生代谢性酸中毒，膀胱充盈、尿潴留影响胎先露下降，第一产程后期过早使用腹压，均是引起子宫收缩乏力不容忽视的因素。

二、中医病因病机

主要机理是孕妇素体虚弱，元气不足；或因临产后用力过早耗气伤力，不能迫胎外出；或临产胞衣早破，水干液竭，致血虚气弱，是以难产。

【临床表现】

1. 症状及体征 子宫收缩强度弱，宫缩持续时间短、间歇时间长且不规则，宫缩10分钟<2次，当宫缩达高峰时，宫体隆起不明显，宫口不能如期扩张，先露下降慢，宫缩时按压子宫可有凹陷，产程进展缓慢甚至停滞。此种宫缩乏力，多属继发性宫缩乏力。

2. 产程图曲线异常

（1）潜伏期延长（prolonged latent phase）：从临产规律宫缩开始至宫口扩张3cm称潜伏期。正常初产妇约需8小时，最大时限16小时，超过16小时称潜伏期延长（图13－1①）。

（2）活跃期延长（prolonged active phase）：从宫口扩张3cm开始至宫口开全称活跃期。正常初产妇需4小时，最大时限8小时，超过8小时，而宫口扩张速度初产妇＜1.2cm/h，经产妇＜1.5cm/h，称活跃期延长（图13－1②）。

(3) 活跃期停滞 (protracted active phase): 活跃期宫口不再扩张达 2 小时以上，称活跃期停滞 (图 13-1③)。

(4) 第二产程延长 (prolonged second stage): 第二产程初产妇超过 2 小时、经产妇超过 1 小时，胎儿尚未娩出，称第二产程延长 (图 13-1④)。

(5) 第二产程停滞 (protracted second stage): 第二产程达 1 小时胎头无明显下降，称第二产程停滞。

(6) 胎头下降延缓 (prolonged descent): 活跃晚期及第二产程，胎头下降速度初产妇每小时小于 1.0cm，经产妇每小时小于 2.0cm，称胎头下降延缓。

(7) 胎头下降停滞 (protracted descent): 活跃晚期胎头停留在原处不下降达 1 小时以上，称胎头下降停滞。

以上产程进展异常，可以单独存在，也可以合并存在。若总产程超过 24 小时称滞产。

【对母儿的影响】

1. 对产妇的影响

(1) 水、电解质紊乱、酸中毒：由于子宫收缩乏力，产程延长，产妇休息不好，进食量少，体力消耗大，可致疲乏、肠胀气、排尿困难等，严重时致脱水，甚至出现酸中毒、低钾血症。

(2) 泌尿生殖道瘘：因产程延长，膀胱被压迫于耻骨联合与胎先露之间，引起组织缺血、水肿、坏死而发生膀胱阴道瘘或尿道阴道瘘。

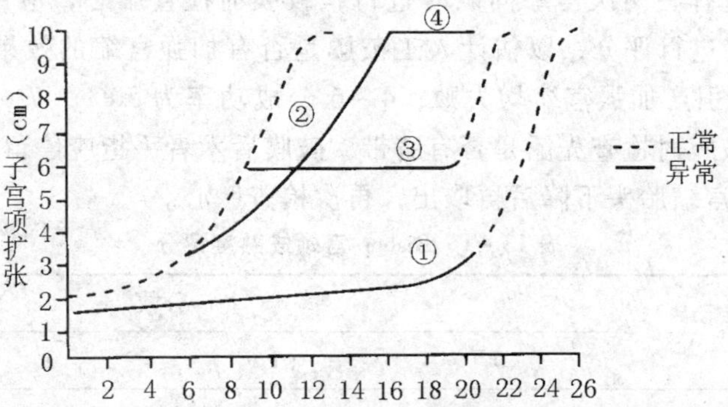

①潜伏期延长；②活跃期延长；③活跃期停滞；④第二产程延长

图 13-1 宫颈扩张异常曲线

(3) 产后出血：子宫收缩乏力影响第三产程胎盘剥离、娩出及子宫血窦关闭。

(4) 产褥感染：胎膜早破、产程延长、多次肛查或阴道检查，增加感染的机会。

2. 对胎儿的影响

(1) 胎儿宫内窘迫：产程延长伴有胎膜早破，使胎儿紧贴子宫壁，影响胎盘血液循环，致胎儿宫内缺氧。

(2) 新生儿产伤：因产程延长、胎儿宫内缺氧而行阴道手术助产所致。

【治疗】

一旦出现协调性宫缩乏力，首先寻找原因，仔细评价骨盆及胎儿大小。若有头盆不称，不能经阴道分娩者，应及时行剖宫产；若无头盆不称或胎位异常，估计能从阴道分娩，则采取中西医结合加强宫缩的方法。

一、西医治疗

（一）第一产程

1. 一般处理

（1）消除产妇精神紧张，注意休息，鼓励多进食。

（2）不能进食者静脉补充营养，静脉滴注 10% 葡萄糖液 500～1000ml 加维生素 C 2g；有酸中毒时用 5% 碳酸氢钠纠酸；低钾血症时给予氯化钾缓慢静脉滴注。

（3）产妇过度疲劳时，缓慢静脉推注地西泮 10mg 或哌替啶 100mg 肌注。

（4）初产妇宫口扩大不足 4cm、胎膜未破者，给予温肥皂水灌肠，刺激肠蠕动，加强宫缩。

（5）尿潴留者，诱导排尿，无效时及时导尿。破膜超过 12 小时给予抗生素预防感染。

2. 加强宫缩 经上述处理宫缩仍弱时，可选用下述方法加强宫缩。

（1）人工破膜：无头盆不称，无明显胎位异常，胎头已衔接，在宫口开大≥3cm，可行人工破膜。破膜需选择在两次宫缩间歇时进行，破膜前检查胎心，应用 Bishop 宫颈成熟度评分法（表 13－1）进行评分，以估计人工破膜是否有加强宫缩的效果。满分为 13 分，得分≤3 分，人工破膜引产加强宫缩均失败，4～6 分成功率为 50%，7～9 分成功率为 80%，大于 9 分均成功。破膜时检查先露是否有脐带，破膜后术者手指应停留在阴道内，使羊水缓慢流出，待 1～2 次宫缩胎头下降后再取出，再次检查胎心。

表 13－1 Bishop 宫颈成熟度评分

指标	分数			
	0	1	2	3
宫口开大（cm）	0	1～2	3～4	5～6
宫颈管消退（%）（未消退为 2～3cm）	0～30	40～50	60～70	80～100
先露位置（坐骨棘水平＝0）	－3	－2	－1～0	＋1～＋2
宫颈硬度	硬	中	软	
宫口位置	后	中	前	

（2）静脉推注地西泮：地西泮具有使宫颈软化松弛，宫口扩张的作用。适用于宫颈扩张缓慢、宫颈水肿的情况。10mg 静脉推注，间隔 2～6 小时，可重复使用，与缩宫素合用效果更佳。

（3）缩宫素静脉滴注：适用于头盆相称，胎位、胎心正常者。5% 葡萄糖 500ml 中加入缩宫素 2.5U 混匀，从 4～5 滴/分开始，根据宫缩情况调整滴数，直至宫缩持续 40～60 秒，间隔 2～3 分钟。滴速最多不超过 30 滴/分。缩宫素在滴注过程中必须专人监测宫缩、胎心、产程进展情况，如宫缩持续 1 分钟以上或有胎儿宫内窘迫，应立即停止静脉滴注。

（4）前列腺素（PG）的运用：地诺前列酮静脉滴注或局部用药有促进子宫收缩的作用。

（二）第二产程

若无头盆不称，给予缩宫素静脉滴注加强宫缩。若胎头双顶径已通过中骨盆平面，胎先露高位已达 +3 或以下，可选择阴道分娩，必要时会阴切开行胎头吸引术或产钳术助娩；若胎头未衔接、胎儿宫内窘迫，估计短期内难以经阴道分娩，应以剖宫产结束分娩。

（三）第三产程

处理着重于预防产后出血。胎儿前肩娩出于阴道口，即静脉推注缩宫素 10 U 或麦角新碱 0.2 mg，同时给予 10～20U 缩宫素静脉滴注，加强宫缩。

二、中医治疗

（一）辨证论治

本病多属气血虚弱，治宜补而调之，不宜过用攻破，以免耗气伤血。

证候　产时阵痛轻微，宫缩时间短，间歇时间长，久产不下；或下血量多，面色无华，神疲乏力，心悸气短；舌淡苔薄，脉大而虚或细弱无力。

治法　大补气血。

方药　蔡松汀难产方（经验方）。

黄芪（蜜炙）　当归　茯神　党参　龟甲（醋炙）　川芎　白芍（酒炒）　枸杞

（二）针灸治疗

1. 取合谷、三阴交、太冲、支沟等穴，强刺激，留针 10～30 分钟。
2. 耳针取子宫、交感、内分泌穴，中等刺激。

【预防与调护】

1. 做好产前宣教工作，解除恐惧心理。
2. 分娩中鼓励多进食，保证足够的休息，排空大小便。
3. 加强产时监护，必要时专人护理。

不协调性子宫收缩乏力

又称高张性宫缩乏力。表现为子宫收缩呈极性倒置，宫缩的兴奋点不来源于两侧子宫角部，而是来自子宫下段一处或多处，子宫收缩波由下向上扩散，失去了正常的对称性、节律性和极性；宫内压力虽高，但呈无效宫缩，宫缩时宫底部收缩不强，而是子宫下段强，宫缩间歇时子宫不能完全放松。根据本病的临床特点，属中医“难产”、“产难”等疾病范畴，见于《肘后备急方》。多表现为实证。

【病因病理】

一、西医病因

1. 精神因素 初产妇，特别是35岁以上高龄初产妇怕分娩疼痛，心理负担过重，精神紧张使大脑皮质功能紊乱而影响子宫收缩。

2. 头盆不称、胎位异常 导致胎先露下降受阻，先露部不能紧贴子宫下段反射性刺激子宫收缩。

3. 子宫因素 先天性子宫发育不良或畸形，如双角子宫、纵隔子宫等。多胎妊娠、羊水过多或巨大胎儿使子宫过度膨胀，多次妊娠、剖宫，子宫肌纤维变性，结缔组织增生，引起子宫收缩乏力。

4. 药物因素 使用子宫收缩剂剂量掌握不当，引起子宫收缩不协调。

二、中医病因病机

因临产过度紧张，忧惧惊恐，或产前过度安逸，气血运行不畅，气滞血瘀，碍胎外出，表现为子宫不协调收缩，产程延长。

【临床表现】

1. 病史 主要发生在初产妇，多属原发性宫缩乏力。

2. 症状与体征

（1）产妇自觉宫缩强，下腹持续疼痛，拒按子宫，烦躁不安。

（2）子宫收缩的极性消失，宫缩时子宫底部不强，宫缩间歇时，子宫壁不能完全放松，因为无效宫缩，宫口不能扩张，胎先露不能下降。

（3）产科检查胎位触不清，胎心不规则，下腹部压痛明显，宫口早期扩张缓慢或停止扩张，先露下降延缓或停止，潜伏期延长或产程停滞。

3. 产程图曲线异常 （参见本节原发性宫缩乏力临床表现部分）

【实验室及其他检查】

应用胎儿监护仪描绘宫缩曲线图，子宫收缩力弱，宫缩间歇时不能回到基线位置。

【诊断与鉴别诊断】

1. 假临产 给予强镇静剂哌替啶 100mg 肌注，能使宫缩停止者为假临产，不能使宫缩停止者为不协调性子宫收缩乏力。

2. 低张性宫缩乏力 子宫收缩力弱，宫腔内压力低，较少出现胎儿宫内窘迫，应用镇静剂效果不明显。

【对母儿的影响】

参见本节低张性宫缩乏力对母儿的影响。

【治疗】

必须尽早找出造成宫缩乏力的产科原因，采取相应措施，结束分娩。若无头盆不称或胎位异常，估计能从阴道分娩，则采取中西医结合调整宫缩的方法。

一、西医治疗

处理原则为给予有效镇静剂，抑制不正常宫缩，恢复子宫收缩的极性。哌替啶 100mg 肌注或地西泮 10mg 静脉推注，产妇休息后，产力多可恢复正常，使产程进展直至分娩。若宫缩仍不能恢复正常，产程无进展，宜立即行剖宫产术。不协调性子宫收缩乏力在宫缩未恢复为协调之前，严禁使用宫缩剂。

二、中医治疗

本病多为实证，属气滞血瘀。治以通而调之，不宜过于攻破以免耗气伤血。

证候 产时腰腹疼痛剧烈，按之痛甚，宫缩虽强，但间歇不匀，无规律，久产不下，产程进展缓慢，或下血量少，色暗红，面色紫黯，精神紧张，胸脘胀闷，时欲呕恶；舌黯红，脉弦大或至数不匀。

治法 理气活血，化瘀催产。

方药 催生饮（《济阴纲目》）加味。

当归 川芎 大腹皮 枳壳 白芷 益母草

【预防与调护】

1. 做好产前检查，若发现异常，及时纠正处理，尽量避免难产的发生。

2. 做好产前宣教和心理教育，解除孕妇紧张、恐惧心理。

3. 找出原因，及时处理。

子宫痉挛性狭窄环

子宫壁局部肌肉呈痉挛性不协调性收缩形成的环状狭窄，持续不放松，称子宫痉挛性狭窄环（constriction ring）。狭窄环可出现在子宫颈、子宫体的任何部位，或围绕胎体某一狭窄部位，如胎颈、胎腰（图 13－2）等。

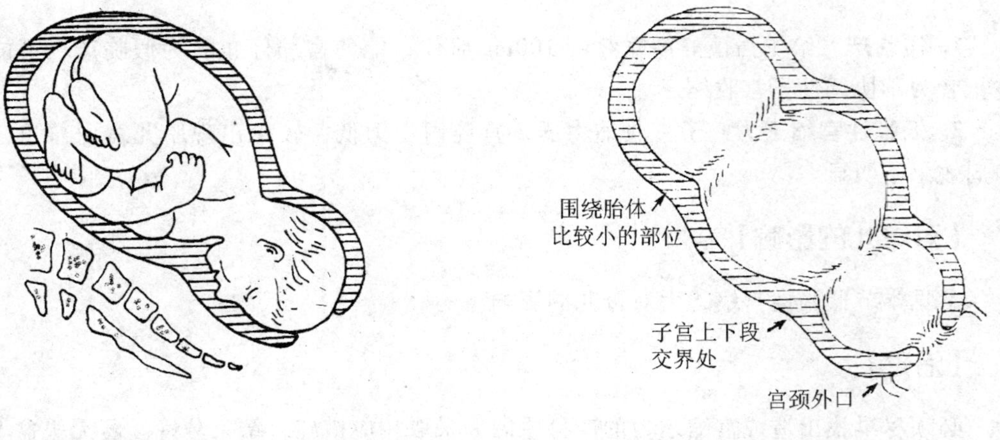

①狭窄环围绕胎颈　　②狭窄环容易发生的部位

图 13－2　子宫痉挛性狭窄环

【病因】

多因精神紧张、过度疲劳、不适当地应用宫缩剂或粗暴地进行阴道内操作所致。

【临床表现】

产妇持续性腹痛，烦躁不安，由于狭窄环的存在阻碍胎体下降，可使产程停滞，宫颈扩张缓慢，胎心时快时慢，虽对胎儿不利，但此环的位置不随子宫收缩而上升，不会引起子宫下段过度伸展致子宫破裂。腹部检查不易摸清。阴道检查在子宫腔内扪及较硬无弹性的环状狭窄。

【鉴别诊断】

病理性缩复环　多发生于分娩梗阻，不适当或滥用宫缩剂等。产妇持续性腹痛，拒按，宫缩无间歇，胎心听不清。

【治疗】

及时寻找导致子宫痉挛性狭窄环的原因，得到纠正。停止粗暴的宫腔操作及阴道检查，掌握宫缩剂应用的适应证及禁忌证。

给予强镇静剂哌替啶 100mg 肌注，或宫缩抑制剂硫酸沙丁胺醇 4.8mg 口服、25% 硫酸镁 20ml 加于 25% 葡萄糖 20ml 内缓慢静推。待过强的宫缩控制后可等待阴道分娩，如仍宫缩强，病理性缩复环存在或出现胎儿宫内窘迫则剖宫产结束分娩。如胎死宫内，宫口开全用乙醚麻醉经阴道分娩。

【预防与调护】

临产时消除产妇紧张心理，避免粗暴的宫腔阴道操作，严禁滥用缩宫素。

第二节　产道异常

产道是分娩过程中胎儿必经的通道，包括骨产道（骨盆腔）、软产道（子宫下段、宫颈、阴道、外阴）。其中骨产道异常较多见。

狭窄骨盆

骨盆径线过短或形态变异，均可使骨盆腔小于胎先露部可通过的限度，阻碍胎先露部下降，影响产程顺利进展，称狭窄骨盆。

【病因及分类】

一、骨盆入口平面狭窄

（一）分级

分3级　临床中常见前2级。

Ⅰ级　临界性狭窄，骶耻外径18cm，入口前后径10 cm，试产后绝大多数可以自然分娩。

Ⅱ级　相对性狭窄，骶耻外径16.5～17.5cm，入口前后径8.5～9.5cm，需经试产后才能决定能否经阴道分娩。

Ⅲ级　绝对性狭窄，骶耻外径≤16.0 cm，入口前后径≤8.0 cm，必须剖宫产结束分娩。

（二）分类

1. 单纯扁平骨盆　骨盆入口平面前后径短，横径相对较长，呈横的扁椭圆形，骶岬向前向下突出（图13－3）。

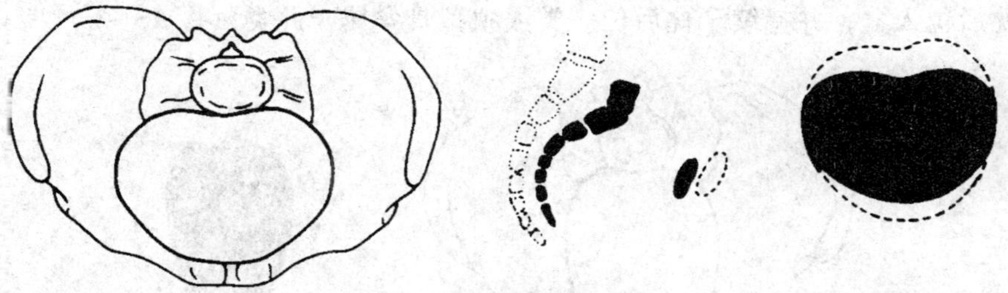

图13－3　单纯性扁平骨盆

2. 佝偻病性扁平骨盆　因婴幼儿期患佝偻病所致，现已少见。骨盆主要特征：骶岬向前突出，使骨盆入口成为横的肾形，前后径明显变短，骶骨下段后移，失去骶骨正常弯度，变直向后翘，尾骨呈钩状突向骨盆出口平面。由于髂骨外展，使髂棘间径≥髂嵴间径，坐骨结节外翻，耻骨弓角度增大，出口横径变宽。因骨盆变形严重，不宜试产（图13－4）。

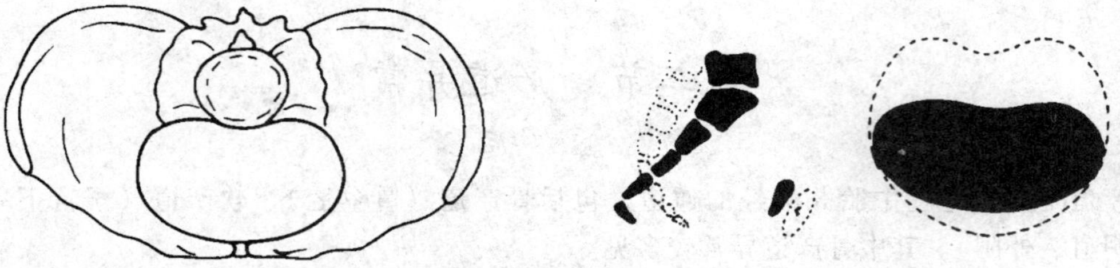

图 13－4　佝偻病性扁平骨盆

二、中骨盆及骨盆出口平面狭窄

（一）分级

Ⅰ级　临界性狭窄，坐骨棘间径 10cm，坐骨结节间径 7.5cm。

Ⅱ级　相对性狭窄，坐骨棘间径 8.5～9.5cm，坐骨结节间径 6.0～7.0cm。

Ⅲ级　绝对性狭窄，坐骨棘间径≤8.0cm，坐骨结节间径≤5.5cm。

（二）分类

常见 2 类。

1. 漏斗骨盆　骨盆入口各径线值正常，两侧及前后骨盆壁内聚，形成漏斗型，因此中骨盆及骨盆出口平面狭窄，坐骨棘间径 < 9cm、耻骨弓角度 < 90°，坐骨结节间径与出口后矢状径之和 < 15cm，男型骨盆属于此类（图 13－5）。

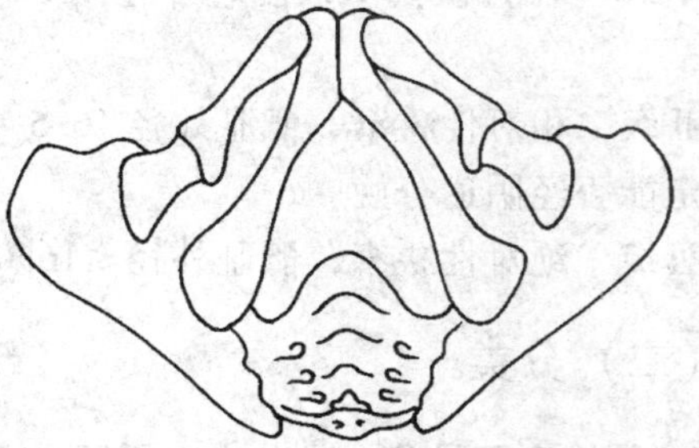

图 13－5　漏斗骨盆出口

2. 横径狭窄骨盆　骨盆三个平面横径均缩短，前后径稍长，坐骨切迹宽大。骨盆测量骶耻外径正常，髂棘间径、髂嵴间径缩短，胎头常以枕后位入盆，并持续于枕后位。类人猿型骨盆属于此类（图 13－6）。

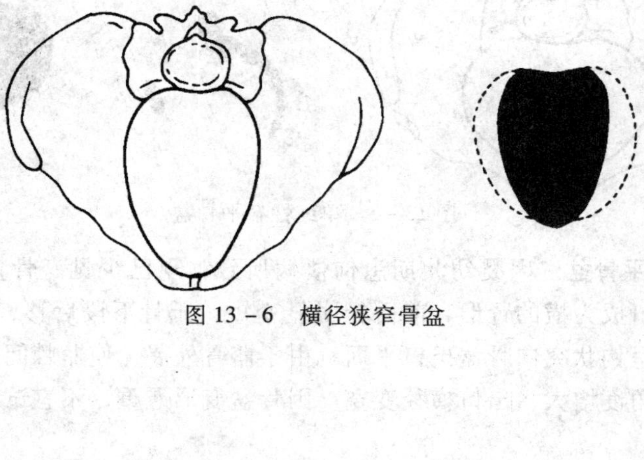

图 13－6　横径狭窄骨盆

三、骨盆三个平面狭窄

骨盆外形为正常型，但骨盆腔匀称地狭窄，骨盆各平面径线均小于正常值 2cm 或以上，称均小骨盆（generally contracted pelvis），见于身材矮小，体形匀称的妇女（图 13－7）。

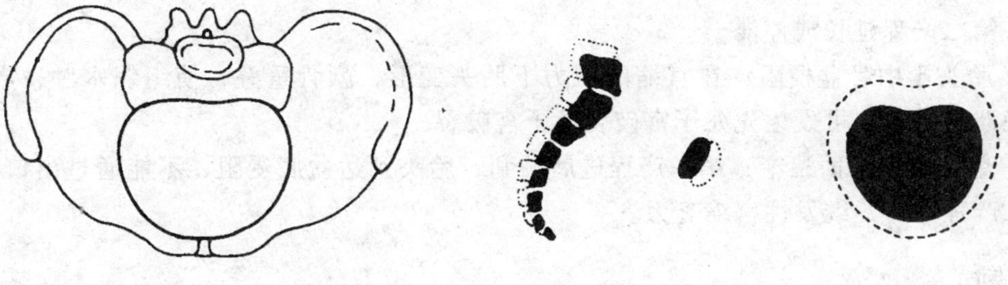

图 13－7 均小骨盆

四、畸形骨盆

骨盆形态异常，主要有两种。

1. 骨软化症骨盆（osteomalacic pelvis） 因钙、磷、维生素 D 以及紫外线照射不足，使成人骨质矿化障碍，被类骨组织代替，骨质脱钙、疏松、软化，现已罕见。骨盆主要特征：因受躯干重量压力和两侧股骨向上内支撑力，骨盆高度变形，骶岬向前凸，耻骨联合向前突出，骨盆上口平面呈凹三角形，出口前后径、横径明显缩短，中骨盆显著缩小，胎儿完全不能经阴道分娩（图 13－8）。

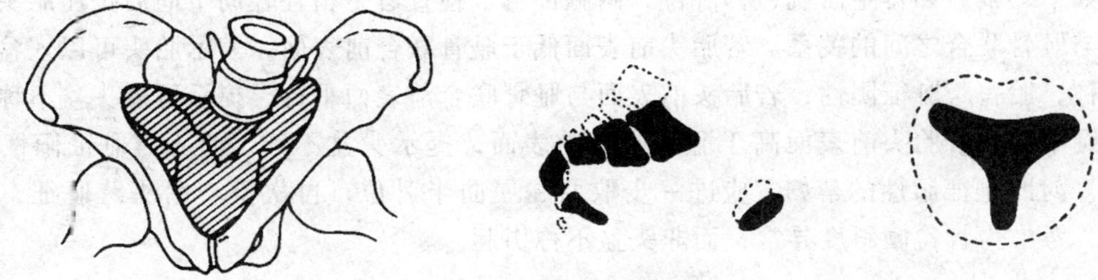

图 13－8 骨软化症骨盆

2. 偏斜骨盆（obliquely contracted pelvis） 一侧髂骨翼与髋骨发育不良导致骶髂关节固定，或下肢和髋关节疾病形成偏斜骨盆。

【临床表现】

1. 骨盆入口平面狭窄

（1）胎头衔接受阻：入口狭窄时，胎头入盆延迟或困难，至临产后胎头仍迟迟不入盆，腹部检查胎头跨耻征阳性，胎位异常如臀位、颜面位（胎头俯屈困难变为仰伸）或肩先露的发生率大大增高。

（2）骨盆入口临界狭窄：临产后如胎位、胎儿大小、产力均正常，可以后不均倾势入盆，再转变成头盆均倾势，因此可表现潜伏期及活跃早期延长，活跃后期产程进展顺利。

（3）骨盆入口绝对性狭窄：胎位、胎儿大小、产力均正常，胎头仍不能入盆，常导致分娩梗阻。

2. 中骨盆及出口平面狭窄 两者常同时存在。

（1）胎头衔接正常：胎头顺利入盆，表现为潜伏期及活跃早期产程进展顺利。胎头到达中骨盆因狭窄导致内旋转受阻，出现持续性枕横位或枕后位。产程进展受阻出现继发性宫缩乏力，第二产程延长或停滞。

（2）胎头于中骨盆梗阻：在宫缩的压力下胎头变形，颅骨重叠，使组织水肿，产瘤形成，分娩严重受阻，可发生先兆子宫破裂及子宫破裂。

（3）单纯出口平面狭窄：第一产程进展顺利，胎头到达盆底受阻，不能通过出口横径，出现第二产程停滞，继发性宫缩乏力。

【诊断】

临产前，应仔细检查骨盆有无异常，及早作出诊断，以便决定适当的分娩方式。

1. 病史 初产妇询问既往史，尤其引起骨盆异常如佝偻病、脊柱和髋关节结核等病史。经产妇了解既往妊娠情况及分娩经过，有无难产，新生儿出生情况。

2. 体格检查

（1）一般检查：注意观察孕妇身高，体型，步态。身高 <145cm 应注意均小骨盆。注意脊柱有无畸形、侧弯，菱形窝是否对称，有无跛行，是否尖腹，悬垂腹等。

（2）腹部检查：观察孕妇腹型，四步触诊了解胎位，测量宫高，腹围，计算胎儿体重。一般初产妇在孕 36～38 周时，胎头应入盆衔接，如尚未入盆，则需充分估计头盆关系。具体方法如下：嘱产妇排空膀胱，仰卧位，两腿伸直，检查者手指轻轻向下向后按压胎头，比较胎头与耻骨联合之间的关系。若胎头前表面低于耻骨联合前表面，表示胎头可以入盆，无头盆不称，胎头跨耻征阴性；若胎头前表面与耻骨联合前表面平行，提示可疑头盆不称，跨耻征可疑阳性；若胎头前表面高于耻骨联合前表面，提示头盆不称，胎头跨耻征阳性（图 13－9）。对跨耻征阳性的孕妇，应进一步取两腿屈曲半卧位，再次检查胎头跨耻征，如转为阴性，考虑为骨盆倾斜度异常，而非头盆不称引起。

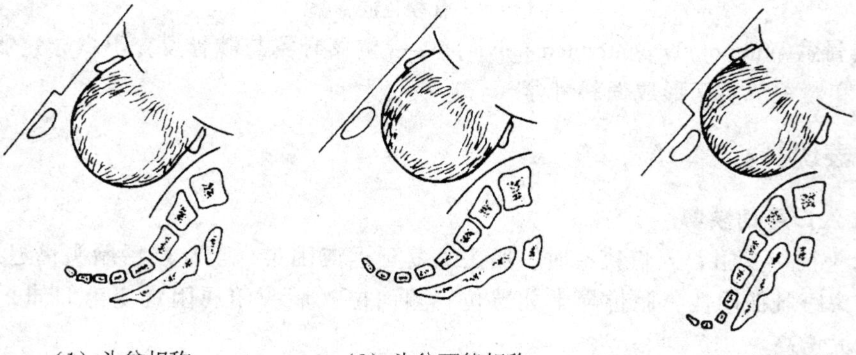

（1）头盆相称　　（2）头盆可能相称　　（3）头盆不称

图 13－9　检查头盆相称程度

3. 骨盆测量

（1）骨盆外测量：可供临床参考。

①骨盆外测量各径线均较正常值小 2cm 或更多者，提示均小骨盆。

②骶耻外径 < 18cm，常为扁平骨盆。

③坐骨结节间径 < 8cm，耻骨弓角度 < 90°，为漏斗骨盆。

④米氏菱形窝不对称，各边不等长者，可能为偏斜骨盆。

（2）骨盆内测量

①对角径 < 11.5cm，属扁平骨盆。

②中骨盆及骨盆出口平面狭窄常同时存在，需检查骶骨前面弧度、坐骨棘间径、坐骨切迹宽度（即骶棘韧带宽度）（图 13－10）。若坐骨棘明显突出，棘间径估计 < 10cm，坐骨切迹底部 < 2 指宽，考虑为中骨盆平面狭窄。若坐骨结节间径 < 8cm，应测量出口后矢状径及检查骶尾关节活动度（图 13－11），估计骨盆出口平面的狭窄程度。若坐骨结节间径加后矢状径 < 15cm，提示骨盆出口平面狭窄。

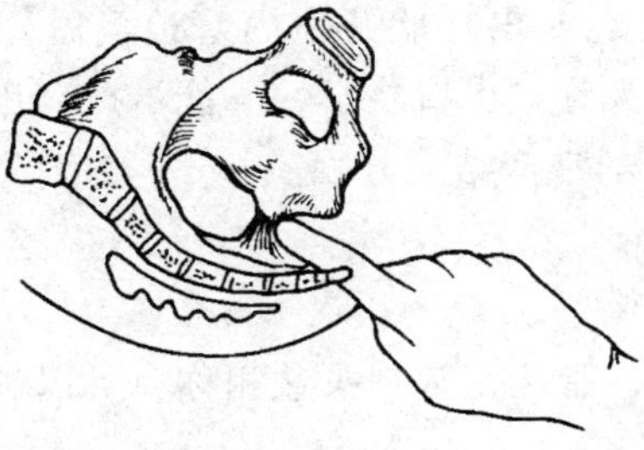

图 13－10　骶棘韧带宽度检查

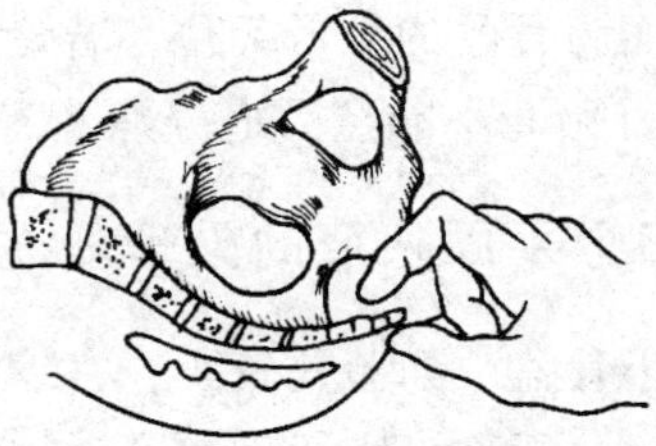

图 13－11　骶尾关节活动度检查

4. 辅助检查

（1）X 线骨盆测量：根据骨盆 X 线正位及侧位片，可以测量骨盆入口平面、中骨盆及出口平面的径线，胎头位置等。但现在极少采用。

（2）B 超胎儿测量：腹部 B 超测量胎儿双顶径、头位、腹围、股骨长度，根据这些参数估计胎儿体重。

【对母儿的影响】

1. 对产妇的影响

（1）骨盆入口平面狭窄：胎先露不能衔接于骨盆入口平面，引起继发性宫缩乏力，产程延长，甚至停滞。

（2）中骨盆、出口平面狭窄：胎先露内旋转受阻，形成持续性枕横位或枕后位。长时间压迫局部软组织，引起组织缺血、缺氧、坏死，导致生殖道瘘；产程延长易致宫内感染。

2. 对胎儿、新生儿的影响　易发生脐带脱垂、胎儿宫内窘迫；胎膜早破、胎儿宫内感染；胎头受压致胎儿颅内出血；因难产增加手术产及产伤的机会。

【处理】

首先明确狭窄的类型及程度，结合胎位、胎心、胎儿大小，是否破膜，孕妇年龄，既往孕产史，生育史等综合判断分析，决定分娩方式。

一、一般处理

监测宫缩、胎心、产程进展情况，保证孕妇充足的休息，正常饮食，排空大便、小便。

二、骨盆入口平面狭窄的处理

1. 绝对性骨盆狭窄 足月活胎不能入盆，临产后剖宫产结束分娩。

2. 相对性骨盆狭窄 足月活胎体重<3000g，胎心率、产力正常，可试产，有产程异常、宫缩乏力时，在严密观察下静脉滴注缩宫素，在规律宫缩下多数能经阴道分娩，活跃期试产2~4小时，仍无进展，或出现胎儿窘迫时，应立即剖宫产，不宜继续试产。

三、中骨盆及骨盆出口平面狭窄的处理

中骨盆狭窄使胎头俯屈及内旋转受阻，易发生持续性枕横位或枕后位，如宫口开全胎头达坐骨棘水平或以下，可经阴道助产分娩。反之或出现胎儿宫内窘迫，需行剖宫产结束分娩，骨盆出口平面为骨盆的最低部位，若诊断为骨盆出口狭窄，不能试产。出口横径加后矢状径<15cm，足月胎儿不能经阴道分娩，需行剖宫产结束分娩。

四、骨盆三个平面狭窄的处理

主要指的均小骨盆。如胎儿较小，宫缩好，胎位正常，头盆相称，可以试产。如胎儿较大，宫缩乏力，头盆不称，则行剖宫产。

五、畸形骨盆

根据畸形的种类、狭窄程度、胎儿大小、产力等具体分析。若畸形严重，明显头盆不称者，应及时行剖宫产。

软产道异常

软产道包括子宫下段，宫颈，阴道及外阴。软产道异常所致的难产较少见，临床容易被忽视，故妊娠早期必须常规行妇科检查，了解生殖道及盆腔有无异常。

一、外阴异常

1. 会阴坚韧 多见于高龄初产妇，组织弹性差，不易伸张，常于第二产程阻碍胎先露下降，强行分娩，易导致会阴严重裂伤（甚至Ⅲ度裂伤），分娩时应作预防性会阴切开。

2. 外阴水肿 重度妊高征、严重贫血、心脏病、慢性肾炎孕妇，在全身严重水肿时伴外阴水肿，分娩时影响胎先露下降。临产前外阴局部用50%硫酸镁湿热敷；临产后，在严格消毒下针刺皮肤放液；产后注意外阴清洁，加强护理，预防感染。

3. 外阴瘢痕 烧伤、外伤或外阴炎症的后遗瘢痕挛缩，使外阴、阴道口狭窄。若瘢痕不大，分娩时作适度大的会阴切开；若瘢痕范围较大，扩张困难者应行选择性剖宫产。

二、阴道异常

1. 阴道纵隔　不完全纵隔较厚时，可妨碍胎头下降，需将其剪断。完全纵隔一般不致成难产。

2. 阴道横隔　应尽量避免经阴道切开横隔，宜选择性剖宫产终止妊娠。

3. 阴道肿块　阴道壁囊肿较大时可阻碍胎先露部下降，需消毒后穿刺吸出内容物，产后再作处理。阴道肿瘤如纤维瘤、上皮癌等常会阻碍胎先露下降，一般需行选择性剖宫产。

三、宫颈异常

1. 宫颈瘢痕　宫颈物理治疗、宫颈裂伤修补术虽妊娠后可以软化，但如引起临产后宫颈扩张延缓或停滞，宜尽早行剖宫产。

2. 宫颈水肿　见于骨盆狭窄、胎位不正、过早用腹压致产程延长，引起宫颈水肿，如因头盆不称所致，宜剖宫产终止妊娠；如仅为宫颈前唇水肿，宫口近开全，胎先露达 +2 以下，可在消毒后用手将水肿的前唇于宫缩时向抬头上方推移，使胎头越至前方，可等待经阴道分娩。

3. 宫颈坚韧　高龄初产妇，宫颈缺乏弹性，或精神过度紧张使宫颈挛缩，宫口不易扩张，处理可静脉推注地西泮 10mg；也可以于宫颈两侧各注入 0.5% 利多卡因 5 ~ 10ml，若无效应行剖宫产术。

4. 宫颈癌　早、中期妊娠一旦确诊宫颈癌，应及时终止妊娠，并视癌的分期行手术或放疗；若晚期妊娠，确诊为宫颈癌，必须行选择性剖宫产；若为早期浸润癌，先行剖宫产，随即行广泛子宫切除术及盆腔淋巴结清扫术。

5. 宫颈肌瘤　妊娠合并宫颈肌瘤如阻塞产道，影响胎头进入骨盆入口，应行剖宫产。若肌瘤在骨盆入口以上，胎头已入盆，可经阴道分娩（图 13 – 12）。

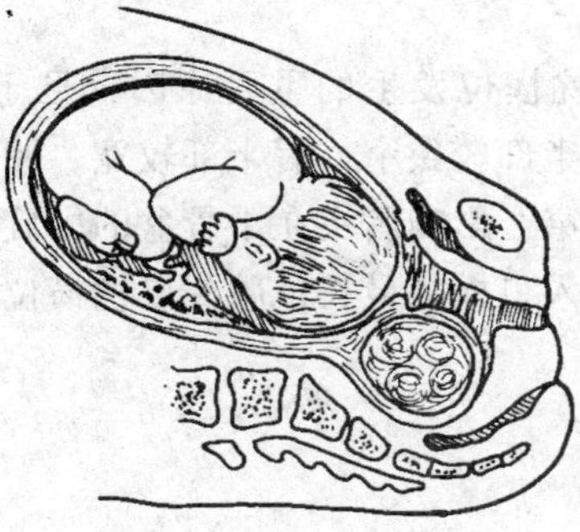

①胎头下降受阻

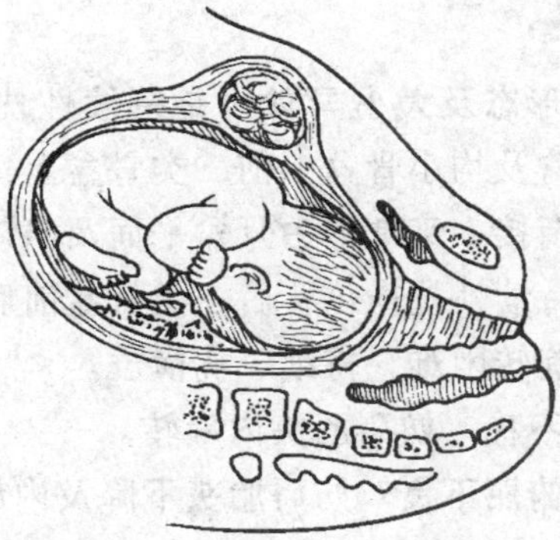

②不影响胎头下降

图 13 – 12　妊娠合并子宫肌瘤

第三节 胎位异常

胎位异常（abnormal fetal position）是造成难产的常见因素之一，约占分娩总数的10%，其中胎头在骨盆腔内旋转受阻形成持续性枕横位、枕后位，胎头俯屈不良形成面先露，还有胎头高直位，前不均倾位。胎产式异常有臀先露等。

持续性枕后位、枕横位

分娩过程中，胎头入盆可以枕后位或枕横位衔接。胎头在下降过程中，枕部因强有力宫缩绝大多数能向前转135°或90°，转成枕前位自然分娩。如正式临产后胎头枕骨持续不能向前方旋转，直至分娩后期仍位于母体骨盆后方或侧方，致使分娩发生困难者，称持续性枕后位（persistent occiput posterior position）（图 13－13），或持续性枕横位（persistent occiput transverse position）。

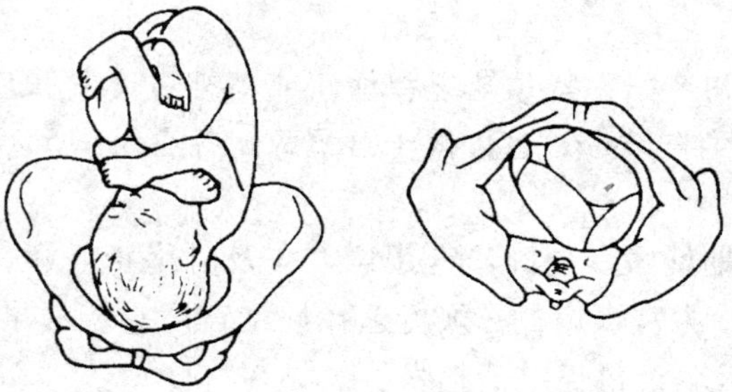

图 13－13　持续性左枕后位

【病因】

1. 骨盆形态及大小异常　是持续性枕后位、枕横位发生的重要原因，见于男型骨盆，类人猿型骨盆及均小骨盆。前二类骨盆上口平面前半部较狭窄，后半部较宽，胎头常以枕后位或枕横位衔接，又常伴中骨盆平面及出口平面狭窄，影响胎头在中骨盆的内旋转成为持续性枕后位或持续性枕横位；后一类骨盆前后径短，入口横径最长，胎头以枕横位入盆，在下降过程中内旋转困难，持续于枕横位。

2. 头盆不称　妨碍胎头内旋转。

3. 胎头俯屈不良　妨碍胎头下降及内旋转。

4. 子宫收缩乏力　影响胎头向前旋转而停滞于枕后位或枕横位。

【临床表现】

1. 持续性枕后位胎头枕骨持续位于骨盆后方，直接压迫直肠，在宫口未开全时过早出现排便感及肛门坠胀，产妇不自主向下屏气。

2. 由于胎先露不易紧贴子宫下段，常致继发性宫缩乏力。

3. 由于产妇过早在宫口尚未开全前过早屏气，增加腹压，常导致宫颈水肿，尤以宫颈前唇水肿多见。

4. 产程异常　包括活跃晚期延长、第二产程延长、宫颈扩张延缓或停滞。

【诊断】

1. 根据临床表现可作初步诊断。

2. 腹部检查　宫底部触及胎儿臀部，胎背偏向母体侧方或后方，较难触到，对侧可触及胎儿肢体，胎心音在肢体部听及最响亮。

3. 肛门检查或阴道检查　阴道检查是确定枕后位、枕横位的重要方法。若为枕后位，在宫口开全或近全时肛查感到直肠后部较空虚，胎头矢状缝位于骨盆斜径或横径上，前囟在骨盆右前方（或左前方），后囟在骨盆的左后方（或右后方），形成枕左后位（或枕右后位）；矢状缝在骨盆横径上形成枕左横位（前囟位于骨盆右侧方）或枕右横位（前囟位于骨盆左侧方）。如在宫颈扩张 3～4cm 做阴道检查，囟门触不清时，通过触摸耳廓及耳屏位置及方向确定胎方位，耳廓指的方向即枕骨所在处。

4. B 超检查　根据胎头面部眼眶、口、鼻、枕部等的位置，确定胎方位。

【对母儿影响】

1. 对产妇的影响　胎位异常可导致继发性宫缩乏力，产程延长，分娩中难产机会的增加，容易发生软组织损伤，增加产后出血、产后感染的机会。

2. 对胎儿的影响　产程延长，难产机会增加，常导致胎儿宫内窘迫，增加围产儿死亡率。

【治疗】

首先确定有无头盆不称。持续性枕横位，枕后位在骨盆没有异常的情况下，胎儿不大、在有效宫缩时多数可通过试产经阴道分娩。

一、第一产程

1. 潜伏期　采取支持疗法，保证产妇的休息及充分的营养，睡眠不好可给予哌替啶或地西泮，宫缩不规则充分休息后给予缩宫素加强宫缩。

2. 活跃期　积极处理，不宜久等。宫口开大 3～4cm 宫缩乏力在排除头盆不称的情况下行人工破膜，缩宫素加强宫缩。在试产过程中出现胎儿宫内窘迫或宫口每小时开大 <1cm 或伴停滞 2 小时无进展，则应考虑剖宫产结束分娩。

二、第二产程

第二产程宫口开全初产妇近 2 小时，经产妇近 1 小时，除外头盆不称，阴道内诊胎头位于坐骨棘水平或以下，可试行徒手旋转胎头至枕前位，或向后转成正枕后位，从阴道自然分娩或助产分娩。如旋转成正枕后位，会阴切口相对要较大，注意保护会阴，防止Ⅲ度会阴裂伤。如胎头位置较高，疑有头盆不称需行剖宫产术。

三、第三产程

因胎位异常，宫缩乏力使产程延长，产妇疲劳，易出现产后出血，故胎儿娩出后立即静注或肌注缩宫素，产后检查产道有无裂伤，必要时给予抗生素预防感染。

胎头高直位

胎头以不屈不仰姿势衔接于骨盆入口，其矢状缝与骨盆入口前后径相一致，称胎头高直位（sincipital presentation）。胎头枕骨向前靠近耻骨联合者称胎头高直前位又称枕耻位。胎头枕骨向后靠近骶岬者称胎头高直后位，又称枕骶位（图 13－14）。这两种胎位分娩难度均较大，尤其是高直后位，均需剖宫产结束分娩，属严重的胎位异常。

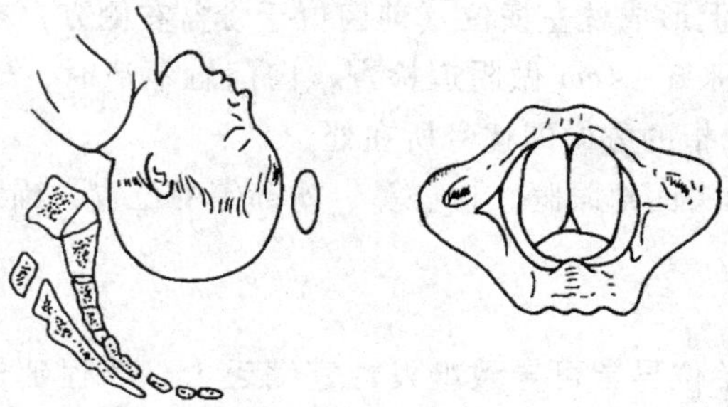

图 13－14　胎头高直后位

【病因】

原因不明，可能与头盆不称、骨盆形态及大小异常、胎头大、腹壁松弛、胎膜早破等因素有关。

【诊断】

1. 临床表现　临产后胎头入盆困难，下降缓慢或停滞，宫口扩张缓慢甚至停滞，处理不及时可致产程延长。

2. 腹部检查　高直前位时产妇腹前壁全部被胎背占据，触不到胎儿肢体，胎心在腹中线稍高处听诊最清楚。高直后位产妇腹部被胎儿肢体占据，下腹部左右两侧均可听到胎心音，若在耻骨上方触及胎儿下颏可拟诊高直后位。

3. 阴道检查　胎头矢状缝与骨盆入口前后径相一致，先露部高于0位以上，大囟在骶岬前，小囟在耻骨联合后，为胎头高直前位，反之为胎头高直后位。

4. B 超检查　胎头双顶径与骨盆入口横径一致，矢状缝与骨盆入口前后径一致。

【处理】

胎头高直前位临产后，由于胎头极度俯屈，枕骨支撑于耻骨联合处，可能使胎头顶、额、颏越过骶岬，下滑入盆衔接、下降，双顶径至坐骨棘下，以枕前位从阴道分娩，如持续无法入盆，需剖宫产结束分娩。胎头高直后位经阴道分娩难度大，均需剖宫产结束分娩。

前不均倾位

枕横位胎头（矢状缝与骨盆上口横径一致）侧屈以前顶骨先入盆称前不均倾位（anterior asynelitism），发病率约0.68%。

【病因】

1. 骨盆倾斜度过大，胎头可利用的骨盆上口面变小，后顶骨搁于骶岬上方，前顶骨进入骨盆上口。

2. 扁平骨盆，骨盆上口前后径小，为适应其形态，胎头侧屈，前顶骨先入盆。

3. 悬垂腹，孕妇腹壁松弛，胎头前顶骨先入盆。

【诊断】

1. 临床表现

（1）易发生胎膜早破。

（2）胎头下降、衔接困难。

（3）活跃早期出现尿潴留。

（4）宫口扩张至3～5cm时停滞。

（5）宫颈水肿。

（6）胎头水肿 前顶骨紧嵌于耻骨联合后方，胎头水肿位于前顶骨。

2. 腹部检查 因胎头侧屈明显，迟迟不衔接，在耻骨联合上方扪到胎头前顶部，随产程进展，胎头与胎肩折叠在骨盆入口处，胎肩高耸，于耻骨联合上方可触及一侧胎肩，但不能触及胎头，误认为胎头已入盆。

3. 阴道检查 胎头大部分后顶骨搁在骶岬上不能入盆，胎头矢状缝横向偏后，骨盆后半部空虚（图13－15）。

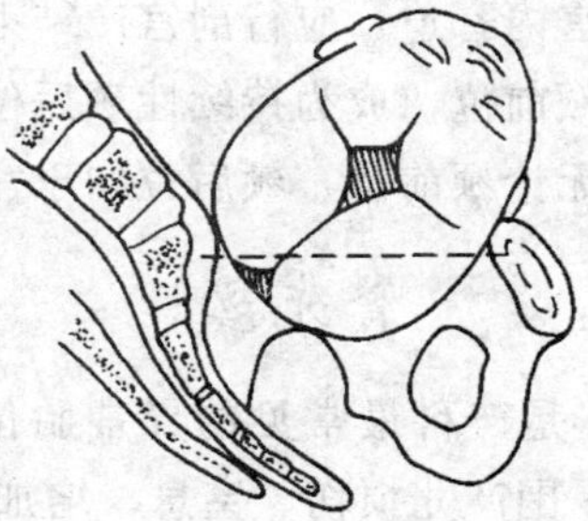

图13－15 前不均倾位

【处理】

前不均倾位除极少数骨盆宽大、胎儿较小，宫缩强、前顶骨降至耻骨联合后方，侧屈后顶骨滑过骶岬入盆有可能阴道分娩外，均应以剖宫产结束分娩。

面先露

分娩过程中，因胎儿极度仰伸，使胎儿枕部与胎背接触，以面部为先露时称面先露（face presentation）。发生率为0.8‰~2.7‰，经产妇多于初产妇。面先露以颏骨为指示点，包括颏左前、颏左横、颏左后、颏右前、颏右横、颏右后位6种胎位。

【病因】

1. 头盆不称、骨盆狭窄 临产后胎头衔接受阻，致胎头极度仰伸形成。

2. 悬垂腹 胎儿颈椎、胸椎仰伸形成。

3. 脐带绕颈或脐带过短，胎头不易俯屈。

4. 胎儿畸形 无脑儿因无颅顶骨，自然形成颜面位；胎儿先天性甲状腺肿胎头无法俯屈。

【诊断】

1. 临床表现 面先露均在临产后发现，表现为潜伏期延长，可合并活跃期延长。

2. 腹部检查 颏前位时，在腹前壁下可触及胎儿肢体，胎心在胎儿肢体侧的下腹听得清楚。颏后位时胎儿枕部与胎背接触，于耻骨联合上方可触及枕骨隆突与胎背之间有明显的凹沟，胎心听诊较弱。

3. 肛查及阴道检查 肛查可触及高低不平，软硬不均的面部，宫口开大3cm以上阴道内诊可扪及胎儿口、鼻、眼等各部，可确诊为面先露。

4. B超检查 可以确诊面先露、确定胎位。

【处理】

1. 颏前位时，如无头盆不称，宫缩好，胎儿不大，可经阴道自然娩出。如出现继发性宫缩乏力，第二产程延长，可行低位产钳助娩，要求会阴后、斜切开足够大。

2. 颏前位有头盆不称或胎儿宫内窘迫，应行剖宫产结束分娩。

3. 颏后位初产妇不能旋转至颏前位，成为持续性颏后位，需行剖宫产结束分娩。

4. 若胎儿死亡、胎儿畸形，无论颏前位、颏后位均于宫口开全后行穿颅术结束分娩。

臀先露

臀先露（breech presentation）是产科最常见的异常胎位，发生率为3%~4%，分娩时易致胎儿后出头困难、脐带脱垂、围产儿损伤、窒息，增加围产儿死亡率。臀先露以骶骨为指示点，有骶左前、骶左横、骶左后、骶右前、骶右横、骶右后6种胎位。中医称该病为

"坐胎"。

【病因】

妊娠30周前胎儿为臀位不应视为异常，因30周后往往自然回转成头位。孕期呈持续性臀位的原因不十分清楚，可能的原因有：

1. 胎儿在宫腔内活动空间过大　经产妇腹壁松弛，羊水过多等。

2. 胎儿在宫腔内活动空间过小　限制了胎儿的活动，如子宫畸形（双角子宫、单角子宫等）、胎儿畸形、羊水过少、双胎妊娠等。

3. 头盆不称　胎头衔接受阻如骨盆狭窄、前置胎盘、巨大胎儿、盆腔肿瘤阻塞胎儿入盆。

【临床分类】

根据胎儿双下肢的姿势分为3类。

1. 单臀先露（frank breech presentation）　又称腿直臀先露，胎儿双腿髋关节屈曲，膝关节伸直，以臀为先露。临床最多见。

2. 完全臀先露（complete breech presentation）　又称混合臀先露，胎儿双髋关节及膝关节均屈曲，臀部及双足为先露。临床较多见。

3. 不完全臀先露（incomplete breech presentation）　以一足或双足，一膝或双膝或一足一膝为先露。

【诊断】

1. 临床表现　孕妇常自感肋下有圆而硬的胎头，因胎臀不能紧贴子宫下段及宫颈内口，常致宫缩乏力，宫口扩张延缓，产程延长。

2. 腹部检查　子宫轮廓呈纵椭圆形，子宫底部可触及圆而硬的胎头，按时有浮球感，耻骨联合上可触及宽而软形状不规则的胎臀，胎心听诊在脐左（或右）上方最清楚。

3. 肛门检查及阴道检查　肛查可触到软而不规则的胎臀或胎足、胎膝。肛查先露位置较高，可疑臀位，或胎膜已破，应行阴道检查，能直接触到胎臀（需与颜面位区别：臀位肛门与坐骨结节连线在一条线上，手指伸入肛门有肛门括约肌收缩感，取出手指有胎粪；颜面位口与两颧骨连线呈三角形，手指放入口内可触及齿龈和弓状的下颌骨）、胎足（需与胎手区别：胎儿足趾短，足跟突出，手指长）、外生殖器及肛门。

4. B超检查　能确诊臀位的类型。

【对母儿的影响】

1. 产妇的影响

（1）由于臀位形状不规则，不易紧贴子宫下段及子宫颈内口，容易发生继发性宫缩乏力及胎膜早破。

（2）宫口未开全过早行臀牵引术或动作粗暴可致宫颈裂伤，甚至累及子宫下段。

2. 对胎儿及新生儿的影响

(1) 易发生胎膜早破导致脐带脱垂，胎儿宫内窘迫。

(2) 宫口未开全过早行臀牵引术导致后出头困难，新生儿颅内出血、窒息，臂丛神经损伤。

【处理】

一、妊娠期

妊娠30周前，臀先露多可自然回转成头位，无需特殊处理。妊娠30周后仍为臀位，用下述方法纠正胎位。

1. 膝胸卧位 孕妇排空膀胱，松解裤带，胸部贴床，大腿与床成直角（图13－16），每日2次，每次15分钟，7日为1疗程。

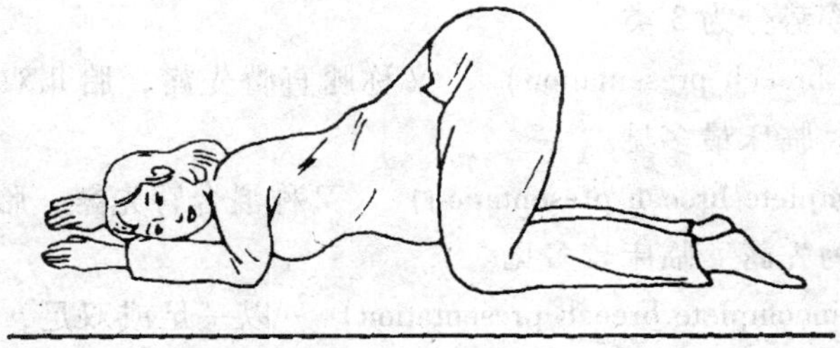

图13－16 膝胸卧位

2. 激光照射、针灸或艾灸至阴穴 每日激光灸、针灸至阴穴1次或艾灸2次，每次15分钟，5日为1疗程。

3. 外转胎位术 一般在孕妇30～32周施行。

二、分娩期

(一) 择期剖宫产

足月单胎臀位行剖宫产指征：

1. 骨盆狭窄。
2. 软产道异常。
3. 胎儿体重≥3500g。
4. 足先露。
5. 胎儿宫内窘迫。
6. 高龄初产。
7. 疤痕子宫。
8. 妊娠合并症或并发症如重度妊高征、前置胎盘。

（二）经阴道分娩的处理

1. 第一产程　不宜站立走动，应卧床休息，少作肛查，不应灌肠，如自然破膜，应立即听胎心，作肛查，疑脐带脱垂立即行阴道检查，如发生脐带脱垂，胎心好，宫口未开全时，立即剖宫产。宫口开大4～5cm破水后，胎足常脱至阴道，或露出阴道口外，必须消毒外阴后用“堵”外阴方法。每次宫缩时用无菌巾以手掌堵住阴道口，让胎臀下蹲，待宫口开全、阴道充分扩张后娩出胎臀（图13－17）。在堵的过程中，每10～15分钟听胎心一次或用胎心监护仪持续胎心监护。

2. 第二产程　接产前，导尿排空膀胱。初产妇行会阴后侧切术。可有3种分娩方式，自然分娩，极少见；臀助产术，胎臀自然娩出后，胎臀及后出胎头由助产人员协助娩出，方法：(1) 上肢助产：有两种方法：①滑脱法：助产者右手握住胎儿双足，向前上方提起，后肩即露出于会阴，用左手中、食指伸入阴道，由胎儿后肩沿上臂至肘关节，协助后臂及肘关节沿胸前滑出阴道，放低胎体，前肩及另一上肢自然从耻骨弓下娩出。②旋转胎体法：接产者双手紧握胎儿臀部，两手拇指在背侧，两手另4指在腹侧（不可压腹部）将胎体逆时针旋转稍向下牵引，前肩及一上肢自然从耻骨弓下娩出，再顺时针旋转胎体，后肩及另一上肢自然娩出。(2) 后出头助产：将胎背转至正前方，胎体骑跨于接产者左前臂，左手中指伸入胎儿口中，食指及无名指置于两上颌骨，右手中指按压胎头枕部，食指及无名指置于胎儿颈部两侧，随宫缩向下外牵引，待枕部达耻骨弓时，将胎头上提，则下颌、口、鼻、额相继娩出；臀牵引术，胎儿全部由助产者娩出，一般禁止使用。

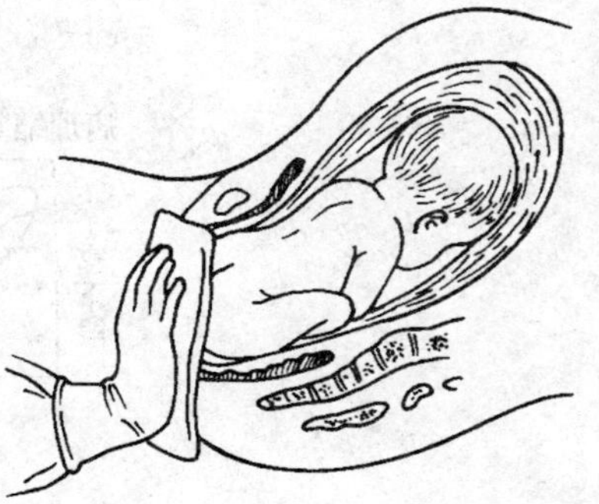
图13－17　用手掌堵住阴道口让胎臀下蹲

3. 第三产程　胎位异常易并发宫缩乏力，胎盘娩出后，应用缩宫素加强子宫收缩，抗生素预防感染。

肩先露

胎儿横卧于骨盆上口平面之上，先露为肩，称为肩先露（shoulder presentation），约占妊娠足月分娩总数的0.25%，对母儿极不利。足月活胎不能经阴道娩出。根据胎头与母体位置关系有4种胎位：肩左前、肩左后、肩右前、肩右后。发生原因与臀先露相同。

【诊断】

1. 临床表现

（1）胎先露不能紧贴子宫颈，易发生胎膜早破。

（2）破膜后胎儿上肢、脐带顺着羊水一起脱出，导致胎儿窘迫，甚至胎死宫内。

（3）临产后随宫缩加强，胎肩被迫下降，胎头及胎臀被阻于骨盆上口以上，形成“忽略性横位”（忽略性肩先露）或“嵌顿性横位”（图 13－18）。

（4）子宫收缩加强，形成病理性缩复环，是子宫破裂的先兆，需及时处理。

2. 腹部检查 子宫呈横椭圆形。腹部一侧触及胎头，另一侧触及胎臀，宫底低于相应孕周，耻骨联合上方空虚，胎心在脐周听诊最清楚。

3. 阴道检查 若宫口扩张，胎膜已破可触及胎儿肩胛骨或肩峰、锁骨、腋窝及肋骨。

4. B 超检查 能准确探清肩先露胎方位。

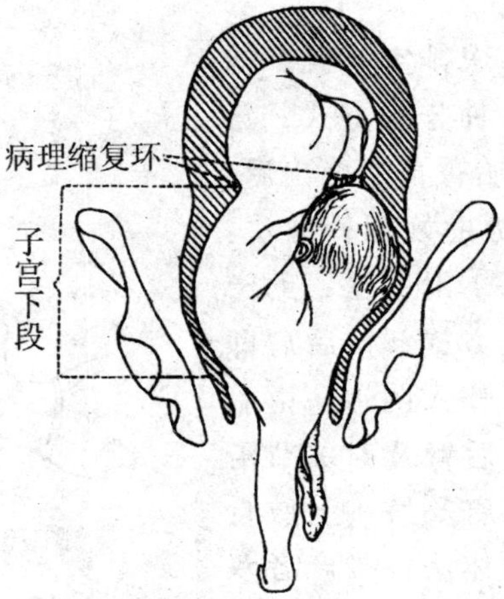

图 13－18 忽略性肩先露

【处理】

一、妊娠期

妊娠 30 周后可采用膝胸卧位或激光、艾灸至阴穴。如未成功，可试行外倒转术转成头先露，并包扎腹部固定胎儿为纵产式。

二、分娩期

1. 初产妇或经产妇，足月活胎，无论是否伴有产科指征，临产前，临产早期均应剖宫产终止妊娠。

2. 经产妇宫口开大 5cm 以上，破膜不久，在乙醚深麻醉下行内倒转术，转成臀先露，宫口开全后助产阴道分娩。

3. 出现先兆子宫破裂或已有子宫破裂征象，无论胎儿是否存活，均应立即行剖宫产术。术中如发现严重宫腔感染，应行子宫切除术。

4. 胎儿已死亡，宫口已开全，无先兆子宫破裂，行断头术或碎胎术。

5. 阴道分娩后常规检查软产道有无裂伤，若有裂伤应及时缝合，术后预防感染。

复合先露

胎儿先露部（胎头或胎臀）伴有肢体（上肢或下肢）同时进入骨盆入口，称复合先露（compound presention）。一般以胎儿一手或一前臂沿胎头脱出最常见。发病率为0.8‰～1.66‰。

【病因】

胎儿先露部不能完全填充骨盆入口，先露周围尚有空隙时可能发生。如骨盆狭窄，羊水过多，胎膜早破，临产后胎头高浮，经产妇腹壁松弛，早产，双胎等。

【诊断】

根据阴道检查触及胎先露旁有肢体可确诊。

【处理】

1. 若无头盆不称，嘱产妇向脱出肢体对侧侧卧有时可自行还纳，如胎头与手复合先露并已入盆，在宫口开全后上推胎手，产钳助产。

2. 若合并头盆不称应行剖宫产终止妊娠。

第四节　胎儿异常

巨大胎儿

胎儿出生体重达到或超过4000g者称巨大胎儿（fetal macrosomia）。巨大胎儿可导致许多产科并发症，如头盆不称、胎位异常、肩难产、新生儿窒息、产伤、颅内出血等。

【病因】

1. 遗传因素　父母身材高大。
2. 母患糖尿病。
3. 经产妇有时随妊娠次数增加，胎儿体重逐渐增加。
4. 孕妇营养过剩，活动太少。
5. 部分巨大胎儿。

【诊断】

1. 病史　有巨大胎儿、过期妊娠、糖尿病史。
2. 临床表现　妊娠期孕妇体重增长迅速，双腿沉重感，需排除轻型糖尿病。
3. 腹部检查　宫高明显大于相应孕周，腹部明显膨隆，先露部高浮，需与双胎、羊水过多鉴别。

4. B 超检查 胎儿双顶径 >10cm，可能为巨大胎儿。胎儿腹围 >33cm，股骨长度≥8.0cm 有助于诊断。

【处理】

1. 孕期检查如发现胎儿大或曾经有巨大胎儿分娩史者，应检查有无合并隐性糖尿病，如发现糖尿病应尽早治疗，于孕 36 周后，根据胎盘功能、胎儿成熟度、尿糖控制情况，择期结束妊娠。

2. 无头盆不称，可等待自然分娩，因胎头大而硬，不易变形，应严密观察产程，不宜试产过久，一旦出现相对头盆不称征象，立即行剖宫产，如胎儿先露部已达 +2 以下，第二产程延长时，在足够大的会阴后 - 侧切并作好新生儿复苏准备时行产钳或吸引器助娩。

3. 如有头盆不称征象或胎儿体重≥4500g，行选择性剖宫产。

4. 肩难产处理 巨大儿的胎头娩出后，前肩被嵌顿在耻骨联合上方，用常规方法不能娩出胎儿，称肩难产（shoulder dystocia）。肩难产发生率与胎儿体重成正相关，≥4000g 胎儿为 3% ~12%，≥4500g 为 8.4% ~22.6%。可能发生肩难产的因素包括：巨大胎儿；B 超测定胎儿胸径大于胎头双顶径 1.3cm，胸围大于头围 1.6cm 或肩围大于头围 4.8cm 时有肩难产的可能；巨大儿合并产程图减速期延长或第二产程 >1 小时，肩难产率由 10% 增至 35%，故巨大胎儿合第二产程延长为肩难产的预诊信号；困难的阴道助产，阻力较大，或宫口开全后胎头双顶径仍滞留在中骨盆平面；糖尿病者的巨大胎儿等。

肩难产一旦发生，必须镇静，做充分大的会阴后 - 斜切开，采用以下方法助产。

（1）屈大腿法（Mc Robert 法）：产妇双手抱膝，两腿极度屈曲近腹部，用适当的力量向下牵引胎头娩出前肩。

（2）压前肩法：助手在产妇耻骨联合上方压胎儿前肩，接产者适力牵引胎儿，二者配合。

（3）旋肩法（Wood 法）：助产者将食、中指伸入阴道，紧贴胎儿后肩，使后肩旋转 180 度，转至前肩位置，胎头同向旋转娩出。

（4）牵后臂法：接产者的手沿骶骨进入阴道，握住胎儿后上肢，沿胎儿胸部滑出阴道娩出后肩及后上肢，牵引胎头使前肩入盆娩出。

（5）断锁骨法：经以上处理仍不能娩出胎儿，可剪断胎儿锁骨，娩出后缝合软组织，锁骨可自行愈合。

以上方法有时可综合应用，互相配合。产后认真检查软产道，预防产后出血及产后感染。

脑积水

脑积水（hydrocephalus）指脑室内外有大量脑脊液（500 ~3000ml）蓄积于颅腔内，使颅缝明显增宽，颅腔体积增大，囟门显著增大，常常压迫脑正常组织。其原因是由于在胎儿发育过程中大脑导水管狭窄不通使脑脊液循环受阻所致。

【诊断】

1. 临床表现 常伴有胎位不正，胎先露不入盆。

2. 腹部检查 头先露胎头高浮，耻骨联合上触及宽大、软的胎头。

3. 阴道检查 头先露触及胎头颅缝增宽，前囟扩大饱满，胎头颅骨质软，有乒乓球样感觉。

4. B 超检查 侧脑室增大，内呈不规则液性暗区，可确诊。

【治疗】

一旦确诊脑积水，应尽早引产。为使母体免受伤害，宫口开大 3cm 后行颅内穿刺放液，缩小头径自然娩出。若为臀先露后出头时放出脑积水，再牵引胎头。

无脑儿

无脑儿（anencephalus）系胎头缺乏头盖骨，脑组织暴露，脑部发育极差，胎儿不可能存活，是先天畸形胎儿中最常见的，其特殊外观为无头盖骨，双眼突出，颈短。

【诊断】

腹部检查胎头较小。阴道检查可扪及高低不平的颅底部，这需与面先露，小头畸形鉴别。孕中期 B 超检查见不到完整的圆形颅骨增强光环。

无脑儿的垂体及肾上腺发育不良，孕妇尿 E_3 值常较低、因脑膜暴露于羊水中，故羊水甲胎蛋白值增高。

【处理】

一经确诊立即引产，多数分娩无困难，必要时行毁胎术。

联体双胎畸形

临床罕见。因单卵双胎在妊娠早期未完全离或分裂不完全所致。联体双胎均以胸与胸、背与背、头与头、臀与臀等相同部分相连。腹部检查与双胎妊娠不易区别，B 超检查可协助诊断。处理原则为保护母体免受损伤，一旦发现应及早终止妊娠，如不能娩出行碎胎术。如为足月妊娠需行剖宫产术。

第五节 异常分娩的诊治要点

产力、产道、胎儿、精神心理因素是决定分娩的要素，其中任何一个或几个因素异常均可使分娩进程受到阻碍，造成难产。其中头位难产最常见，诊断较困难，关键是及时发现异常情况，密切观察产程进展，给予恰当及时处理，保证分娩顺利和母儿安全。中医古书对难产有“乳难”之称，《经效产宝》中“治产难诸病方法”，“难产令易产方论”有关于治疗难产的方药记载。

【诊断】

1. 正规、系统的孕期管理

（1）孕期必须进行定期检查：早孕时除行双合诊了解软产道及内生殖器有无异常外，必须测量血压作为基础血压。经检查未发现异常，于妊娠20周进行产前系列检查。

（2）骨盆测量：骨盆大小及形状决定胎儿能否经阴道分娩的重要因素，故骨盆测量必不可少。临产前可再进行一次全面检查。注意骨盆形态、各径线、各平面大小，判断骨盆类型。

（3）胎产式、胎位异常：常通过四步触诊法及B超检查确诊。

（4）胎儿畸形的检查：对有遗传病家族史或分娩史者，应行绒毛培养，也可于中期妊娠时抽取羊水做染色体核型分析，降低先天缺陷儿的出生率，诸如脑积水、无脑儿等通过B超进行监测很可靠。巨大胎儿因分娩时有较多并发症，产前需认真诊断。

（5）了解产妇思想状态、年龄：注意步态及身高，身体矮小者（身高<140cm）常伴骨盆狭窄，检查脊柱是否对称、下肢有无畸形，对全身重要器官进行全面检查，测血压、体重、妊娠晚期体重每周增加不应超过500g，否则可能有隐性水肿。

2. 监护产程进展

（1）正确估计胎儿大小：根据宫底高度及腹围，参考羊水量、腹壁厚薄、是否破膜，胎先露高低估计胎儿大小。通过B超检查胎头双顶径，胎骨长度、腹围等指标估算胎儿体重。

（2）子宫收缩力：仔细观察宫缩强度、持续时间、间隔时间、宫缩是否协调。一旦出现宫缩乏力要区别是协调性或不协调性子宫收缩乏力或过强、原发性或继发性子宫收缩乏力，查明原因，及时处理。

（3）肛查及阴道检查：通过检查了解以下情况：

①宫口扩张程度，宫颈有无水肿。进入活跃期初产妇宫颈口扩张每小时<1.2cm，或经产妇宫颈口扩张每小时<1.5cm，宫口停止扩张达2小时以上，产程停滞，应想到可能有子宫收缩乏力、宫颈水肿、胎位异常、头盆不称、中骨盆或骨盆出口平面狭窄。

②胎先露下降水平，是否有水肿及颅骨重叠。一旦发现抬头下降受阻，应想到骨盆狭窄、头盆不称、子宫收缩乏力、软产道异常、胎儿畸形、子宫痉挛性狭窄环等的可能。

③胎方位。

④骨盆内部情况，确定骨盆狭窄的平面及分级。

（4）了解胎儿情况：应勤听胎心，注意胎心的次数、强度、有无不规则，宫缩过后是否在30秒内恢复正常。如出现胎心率>160bpm或<120bpm，胎心率快慢不规律，羊水粪染，应查清胎儿宫内窘迫的原因，及时处理。

（5）胎膜早破：胎位异常、头盆不称易致胎头不易紧贴宫颈，宫内压力不均衡致早破水，破水后有脐带脱垂的可能。

【处理】

一、妊娠期

1. 骨盆狭窄及胎儿过大 明显的骨盆狭窄以及胎儿过大常在临产前作出诊断，以剖宫产结束分娩。

2. 胎位异常 发现有胎位异常如臀位、横位于妊娠28～32周时，采取胸膝卧位、激光或艾灸，给予矫正。口服保产无忧散转胎，本方能促进气血运行、经络畅通，增强胎儿活动，从而达到矫正胎位的目的。

3. 胎儿畸形 胎儿严重畸形如无脑儿、脑积水等，一旦确诊，应及早终止妊娠。

二、分娩期

1. 试产 头先露的初产妇除有符合剖宫产条件外，均可试产。尤其对骨盆入口平面轻度狭窄者应给予充分的试产。对中骨盆及出口平面的头盆不称，一般不主张试产。试产中要保持规律的宫缩。试产时间不宜过长，人工破膜后不超过2小时。

（1）待产室环境轻松，解除产妇的恐惧心理及精神紧张，产妇可随意交谈、走动，鼓励进食。

（2）注意营养、水分的补给。

（3）排空膀胱及直肠。温肥皂水灌肠清除大便，出现尿潴留时给予导尿。

（4）宫缩不协调应用强镇静剂纠正。

（5）潜伏期及活跃期延长，宫颈扩张或先露下降延缓或阻滞，首先进行阴道检查。如无头盆不称，潜伏期延长，使用镇静剂哌替啶100mg或地西泮10mg静脉推注，可很快进入活跃期。

（6）应用镇静剂后或转入活跃期出现子宫收缩乏力可用5%葡萄糖500ml加入缩宫素2.5u，调整宫缩间隔2～3分钟，持续约1分钟。

（7）应用缩宫素2～4小时仍未进入活跃期应进一步估计头盆关系。

（8）对宫口扩张至3cm以上者，可行人工破膜，如胎头下降顺利，可经阴道分娩。

（9）产力异常所致难产排除头盆不称、骨盆狭窄等中医根据气血虚弱或气滞血瘀证进行中医辨证论治。如临产阵痛轻，宫缩持续时间短，间歇时间长，下血量多、色淡，神疲肢软考虑为气血虚弱证，治以大补血气，应用蔡松汀难产方；如产时腹痛剧烈，宫缩强、无规律，久产不下，下血量少，色黯红考虑为气滞血瘀证，治以理气活血、化瘀催产，应用催生饮加益母草，并可配合针灸催产。

2. 试产失败 持续性枕后位旋转失败，胎头持续在+2以上者，使用缩宫素2～4小时后，宫口扩张<0.5cm/h，出现胎儿宫内窘迫估计短时间内不能经阴道分娩均应以剖宫产结束分娩。

3. 不宜试产 骨盆明显狭窄、畸形、横位、高直后位、前不均倾位、颏后位、额位、足位、脐带隐性脱垂、胎儿特殊的畸形如联体双胎，一旦诊断确立即以剖宫产结束分娩。

4. 产后处理 经阴道分娩者应及时检查软产道，有裂伤者进行缝合修补，常规应用宫缩剂和抗生素，防止产后出血及产褥感染（图 13－19）。

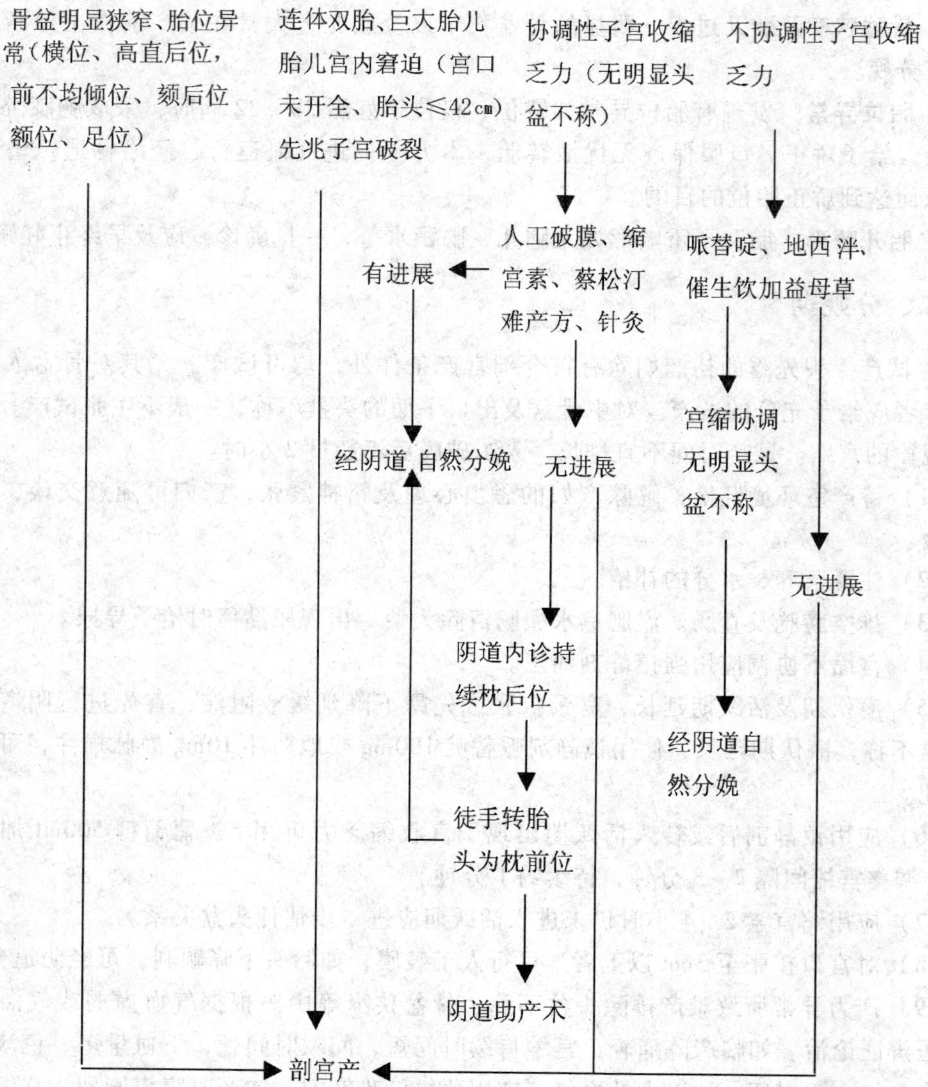

图 13－19 异常分娩处理示意图

第十四章　胎儿窘迫与胎膜早破

第一节　胎儿窘迫

胎儿在宫内因缺氧和酸中毒危及胎儿健康和生命者，称为胎儿窘迫（fetal distress)。其发生率为2.7%～38.5%，胎儿宫内窘迫可发生在临产过程，也可发生在孕期。发生在临产过程中者，可以是孕期者的延续或加重，为围产儿死亡主要原因，约占42.6%。

从胎儿窘迫发生的速度可分为急性、慢性两类。

【病因病理】

一、病因

（一）胎儿急性缺氧

常发生在分娩期。多因子宫胎盘血液循环障碍，气体交换受阻或脐带血循环障碍，引起急性胎儿窘迫。

1. 急性失血　如前置胎盘，胎盘早剥。

2. 微小动脉供血不足　如妊娠期高血压疾病等。

3. 子宫胎盘血运受阻　急产或不协调性子宫收缩乏力等，宫缩素使用不当引起过强宫缩；产程延长，特别是第二产程延长；子宫过度膨胀，如羊水过多和多胎妊娠，胎膜早破等。

4. 脐带血运受阻　如脐带脱垂、真结、扭转等。

5. 胎盘功能低下　如过期妊娠、胎盘发育障碍（过小或过大)、胎盘形状异常和胎盘感染等。

（二）胎儿慢性缺氧

常发生在妊娠晚期。

1. 母体血液氧含量不足　如妊娠合并心功能不全或妊娠合并紫绀型先天性心脏病、慢性肺功能不全、大面积肺部感染等。

2. 胎盘变性、纤维蛋白沉积、钙化甚至大面积梗死　如过期妊娠、妊娠期高血压疾病等。

3. 子宫胎盘血管硬化、狭窄 如妊娠期高血压疾病、糖尿病、慢性肾炎等。

4. 胎儿运输及利用氧能力降低 如严重的先天性心血管疾病和颅内出血、母儿血型不合、胎儿宫内感染等。

二、病理

胎儿对宫内缺氧有一定的代偿能力，轻、中度缺氧及一过性缺氧，一般不产生严重的代谢障碍及器官损害，重度缺氧可引起严重的并发症。

1. 血气变化 胎盘功能低下引起的胎儿缺氧，脐静脉血液继发性减少，使下腔静脉中来自远端含氧较少的血液比例相对增加，胎儿可利用氧减少，无氧酵解占优势，导致丙酮酸、乳酸等有机酸增加，转化为代谢性酸中毒；又因胎盘功能障碍，二氧化碳通过胎盘弥散减少，致碳酸堆积。故此，胎盘功能低下所致之胎儿缺氧，较早出现代谢性及呼吸性酸中毒。

2. 心血管系统的变化 母体缺氧引起的胎儿缺氧，通过自主神经反射，兴奋交感神经，肾上腺儿茶酚胺增多，心血管系统出现血压升高、心率减慢、血液重新分布。因胎盘功能不良引起胎儿缺氧时，心、脑、肾上腺血管扩张，血流量增加，其他器官血管收缩，血流量减少。血压可升高（胎盘血管阻力增高及儿茶酚胺分泌增加）或下降（酸中毒时，心肌收缩力减弱使心排出量减少），心率可加快（儿茶酚胺浓度增高）或减慢（心肌细胞缺氧，局部H^+浓度增高时）。

3. 泌尿系统变化 缺氧使肾血流量减少，肾小球滤过率降低，胎儿尿形成减少，使羊水量减少。

4. 消化系统变化 缺氧使胃肠道血管收缩，肠蠕动亢进，肛门括约肌松弛，胎粪排出，致羊水污染。

5. 呼吸系统变化 缺氧初期呼吸运动加强，使粪染的羊水吸入呼吸道深处，继则呼吸暂停甚至消失。或在出生后延续为新生儿窒息及吸入性肺炎。

6. 中枢神经系统变化 长期严重缺氧、酸中毒使心肌收缩力下降，心排出量减少，引起血压下降，脑灌流量不足，致脑出血及脑水肿；脑细胞长期缺氧，致细胞变性坏死，可产生神经系统损伤后遗症。

【临床表现及诊断】

1. 病史

（1）急性胎儿窘迫：常伴有脐带脱垂、前置胎盘大出血、帆状血管前置、胎盘早期剥离、急产、缩宫素引产或加速产程、或产程中有严重头盆不称等病史。

（2）慢性胎儿窘迫：常伴有妊娠期高血压疾病、慢性肾炎、过期妊娠、妊娠期肝内胆汁淤积症、糖尿病、羊水过少、胎儿宫内发育迟缓、严重贫血等病史。

2. 症状及检查

（1）急性胎儿窘迫

①胎心率异常：胎心率是了解胎儿发育是否正常的一个重要标志，胎心率的改变是急性

胎儿窘迫最明显的临床征象。缺氧早期，胎心率于无宫缩时增快，每分钟 >160 次；缺氧严重时，胎心率每分钟 <120 次，尤其是 <100 次，为胎儿严重缺氧，可随时导致胎死宫内。胎心监护仪图像出现以下变化，应诊断为胎儿窘迫：a. 出现频繁的晚期减速，多为胎盘功能不良。b. 重症可变速度的出现，多为脐带血运受阻的表现，若同时伴有晚期减速，表示胎儿缺氧严重，情况紧急。

②羊水胎粪污染：羊水呈绿色、混浊、稠厚及量少。依据程度不同，羊水污染分三度：Ⅰ度浅绿色，Ⅱ度深绿色或黄绿色、混浊，Ⅲ度稠厚、呈棕黄色。破膜后羊水流出，可直接观察羊水的性状。若未破膜可经羊膜镜窥视，透过胎膜了解羊水的性状。若胎先露部固定，前羊水囊中兰水的性状可与胎先露部上方羊水不同。因此，胎心率每分钟 <120 次，而前羊水仍清，应在无菌条件下，于宫缩间隙期轻轻上推胎儿先露部，了解其后羊水性状。注意勿用力上推胎儿先露部，以免脐带脱垂。

③胎动：初期胎动频繁，继而减少至消失。

④酸中毒：破膜后检查胎儿头皮血进行血气分析，血 pH <7.2（正常值 7.25 ~ 7.35），PO_2 <10mmHg（正常值 15 ~ 30mmHg）及 PCO_2 >60mmHg（正常值 35 ~ 55mmHg），可诊断为胎儿酸中毒。

（2）慢性胎儿窘迫

1）胎盘功能低下

①尿雌三醇降低：24 小时尿雌三醇 <10mg 或连续测定下降 >30%；以及随意尿中雌激素/肌酐比值 <10 均提示胎盘功能不良，胎儿缺氧。

②胎盘生乳素、妊娠特异 β_1 糖蛋白降低：晚期妊娠后，血清胎盘生乳素 <4mg/L、妊娠特异 β_1 糖蛋白 <100mg/L，提示胎盘功能不良。

2）胎儿监测：连续描记孕妇胎心率 20 ~ 40 分钟，正常胎心率基线为 120 ~ 160 次/分，胎动时胎心加速不明显，基线变异频率 <5 次/分钟，持续 20 分钟者提示胎儿窘迫。

3）胎动计数：12 小时胎动 <10 次为胎动减少，是胎儿缺氧的重要表现之一。临床上常可见胎动消失 24 小时后胎心消失，应予以注意以免延误抢救时机。监测胎动常用方法是：嘱孕妇每天早、中、晚自行计数胎动各 1 小时，3 小时胎动之和乘以 4，得到 12 小时的胎动计数。每日监测胎动可预知胎儿的安危。

4）B 超监测：根据 B 超监测胎动、胎儿呼吸运动、胎儿肌张力、羊水量，加之胎儿电子监护 NST 结果综合评分（每项 2 分，总分为 10 分），≤3 分提示胎儿窘迫，4 ~ 7 分胎儿可疑缺氧。

5）羊膜镜检查：见羊水混浊呈浅绿色、深绿色及棕黄色，有助于诊断。

6）测量宫高、腹围：持续慢性胎儿缺氧，使胎儿宫内生长发育缓慢，各器官细胞数减少，器官体积减小，胎儿体重低，表现为宫高、腹围低于同期妊娠第 10 百分位数。

【处理】

一、急性胎儿宫内窘迫

（一）缓解胎儿缺氧

缓解胎儿缺氧可采取以下措施：

1. 左侧卧位 提高子宫血流量，改善胎盘功能。

2. 吸氧 面罩或鼻导管持续给氧，每分钟流量10L，能明显提高胎儿的血氧供给。

3. 增强胎儿组织对缺氧的耐受力 可用50%葡萄糖100ml加入维生素C 1g，以加强胎儿组织对缺氧的耐受力。

4. 防止脐带受压 如疑脐带受压，可采取改变体位，转换卧位，抬高臀部等措施。

5. 胎儿宫内复苏 目的一是抑制宫缩，阻止宫内窘迫；二是用碱性药物纠正胎儿酸中毒。

（二）尽快终止妊娠

1. 宫口未开全 出现下列情况之一者，应立即进行剖宫产手术：（1）胎心率低于120次/分或高于180次/分，伴羊水Ⅱ度污染；（2）羊水Ⅲ度污染，伴羊水过少；（3）胎儿电子监护CST或OCT出现频繁晚期减速或重度变异减速；（4）胎儿头皮血pH＜7.20。

2. 宫口开全 胎头双顶径已过坐骨棘平面以下3cm者，一旦诊断为胎儿窘迫，应尽快经阴道助产，娩出胎儿（第二产程需缩短，一般在15～30分钟内结束分娩）。

3. 做好新生儿窒息抢救准备（无论是剖宫产或阴道分娩）。

二、慢性胎儿窘迫

应针对病因，结合孕周、胎儿成熟度及胎儿窘迫的严重程度综合判断，拟定处理方案。

1. 一般处理 卧床休息，取左侧卧位。定时吸氧，每日2～3次，每次30分钟。积极治疗妊娠合并症及并发症，争取胎盘供血改善，延长妊娠周数。

2. 终止妊娠 妊娠近足月胎动减少或OCT出现频繁的晚期减速或重度变异减速，胎儿生物物理评分≤3分时，以剖宫产终止妊娠为宜。

3. 期待疗法 孕周小、估计胎儿娩出后存活可能性小，应将情况向家属说明，尽量采取保守治疗，以期延长孕周，同时促胎肺成熟，争取胎儿成熟后终止妊娠。在期待过程中，胎儿可能随时死于宫中，胎盘功能低下可影响胎儿发育，预后不良。

【预防与调护】

做好产前检查，严密监护高危妊娠。积极治疗妊娠合并症，临产后密切观察产程，力争早发现，早处理。警惕胎头浮动或臀位发生脐带脱垂。慎用宫缩剂，防止宫缩过强，正确处理各种异常分娩。

【预后】

本病若能及早发现，积极处理，预后较好。否则，将会导致胎儿宫内窒息死亡。

第二节　胎膜早破

胎膜破裂发生于产程正式开始前称胎膜早破（premature rupture of membrane，PROM）。如果发生在37周后，称足月胎膜早破（PROM of term），占分娩总数的10%，而发生在妊娠不满37周者，称足月前胎膜早破（Preterm PROM，PPROM），发生率为2.0%～3.5%。胎膜早破易导致宫内感染，危及胎儿及产妇，尚可伴发羊水过少而发生胎儿宫内窘迫。是围产儿死亡及孕产妇感染的重要原因之一。中医称本病为“胎衣早破”。

【病因病理】

一、西医病因

1. 营养因素　在发育过程中，孕妇饮食中缺铜可使成成纤维细胞胶原纤维及弹性纤维合成减少，胎膜弹性减低，维生素C缺乏可使胎膜脆性增加，使胎膜抗张能力下降，易引起胎膜早破。

2. 感染　存在宫颈及阴道穹隆部位的链球菌、淋病奈瑟菌、类杆菌、沙眼衣原体、解脲支原体、病毒（如风疹病毒、巨细胞病毒）等微生物，可以产生蛋白水解酶水解脂膜的细胞外物质，降低组织等张力强度，细菌还可激活白细胞过氧化酶以加强细菌的蛋白水解酶能力，使胎膜抵抗力减弱，导致胶原纤维减少，胎膜脆性增加。另外在细菌作用下，可以诱导产生前列腺素的磷脂酶Ⅱ增加，细菌内毒素也有诱导产生前列腺素的能力，因此局部前列腺素的增加可引起宫缩，导致宫内压力增加，为胎膜早破创造条件。

3. 宫内压力增加　如双胎、多胎、羊水过多等致羊膜腔内容物增加使宫内压力增加，加上胎膜局部缺陷，使覆盖于宫内口的胎膜自然成为薄弱环节，而出现胎膜早破。另如胎位异常（如臀位、横位以及头位的头盆不称），使先露部的衔接部位与骨盆壁间留有间隙，当宫缩时羊水可经过间隙进入前羊膜囊，压力骤升，即可导致胎膜早破。此外，突然加于子宫的外力（如负重、骑自行车、外来撞击）也可能导致宫内压升高致胎膜早破。

4. 宫颈关闭不全　如先天性发育不全，或因多次人工流产扩宫，或前次分娩时宫颈撕裂，宫颈内口的括约作用丧失以至松弛，当宫内压力逐渐增加时，胎膜已进入扩张内口，呈楔形的形态扩展外口，使胎膜暴露于阴道，又缺乏宫颈黏液保护，常首先受到病原微生物感染，促成胎膜早破。

5. 其他　如羊膜穿刺不当、人工剥膜、妊娠晚期性生活过频等均有可能诱发胎膜早破，胎位异常，头盆不称等，使先露部不能与骨盆上口衔接，盆腔空虚致使前羊水囊所受压力不均，均可引起胎膜早破。

二、中医病因病机

中医认为，本病发生有内、外因之别。内因是母体气血不足，气虚下陷，或胎衣单薄；外因多系妊娠后期外力损伤、房室损伤或接产检查不慎损伤胞衣而致。

【临床表现】

1. 病史 孕晚期或临产，未进入产程或刚进入产程。

2. 症状 孕妇自觉阴道有一阵水样液流出，开始为持续性，随后为阵发或间断少量阴道流液，腹压增加时，如咳嗽、打喷嚏、负重等，流液即增多。无腹痛及其他产兆。

【实验室及其他检查】

1. 产科检查 肛查时，触不到羊膜囊，如上推先露部时，见液体从阴道流出。窥阴器窥开阴道，常可见到少量液体自宫颈口流出，或后穹隆有数毫升液体存留。有时可见到流出液中有胎脂或被胎粪污染而呈黄绿色。

2. 实验室检查

（1）阴道液酸碱度测定：正常阴道分泌物 pH 为 4.5～5.5，尿液 pH 值为 5.5～6.5，羊水为 7.0～7.5，若用石蕊试纸测定 pH＞6.5，可能为胎膜早破，可靠性 95% 左右。若有血液、精液、滑石粉污染均可使检查出现假阳性。

（2）显微镜下检查

①阴道液找羊齿植物叶状结晶：用消毒吸管吸取阴道后穹隆液体滴于玻片上，干燥后可见羊齿植物叶状或鱼草样透明结晶。即为羊水，其诊断正确率可达 95%。

②吸出阴道液，用 0.5% 尼罗蓝染色，可找到毳毛橘黄细胞，证实胎膜已破。

③AFP 法阳性率可达 98%（免疫酶法）。

④胎儿纤维结合蛋白（fFN）：为胎膜分泌的细胞外蛋白，如有绒毛膜羊膜炎时，平均浓度高达 967.3ng/ml。

⑤涂片加热法：用吸宫吸出宫颈管中液体涂于玻片上，酒精灯加热 10 分钟，变成白色为羊水，变成褐色为宫颈黏液。

（3）B 超检查：可发现羊水平段降低，甚至同时可见到羊水过少情况。同时可协助判断胎龄，特别是胎盘成熟度以及有无畸形，为下一步处理提供依据。

（4）羊膜镜检查：可以直视胎儿先露部，看不到前羊膜囊，即可诊断。

【诊断】

一、辨病要点

据孕周及临床表现，配合实验室及其他检查，即可明确诊断。

二、辨证要点

辨证时首先辨其虚实。本证多为胞衣先破，羊水流尽，阴道干涩；若阵痛微弱，伴神疲乏力，心悸气短者多为气血虚弱；若阵痛难忍，产程过长，烦躁不安，胸闷脘胀者多为气滞血瘀。

【鉴别诊断】

1. 尿失禁　当咳嗽、大哭时尿液溢出可误认破膜、羊水流出。可通过 pH 值或 AFP 等测定而鉴别。

2. 妊娠合并白带过多　白带增多仅外阴潮湿，无大量水分流出，无感觉。

【治疗】

一、治疗思路

妊娠足月，未临产胞衣先破，又无感染症，可观察 12～18 小时，如产程仍未发动，则宜引产或剖宫产。孕妇已临产，不论孕龄长短，不阻滞产程继续，并可予以治疗。

二、一般治疗

有胎膜早破宜住院观察。如妊娠足月者多考虑终止妊娠；妊娠周较少者多观察，如并发感染时，应立即结束妊娠；胎位不正者应及早终止妊娠以免发生脐带脱垂并发症。

三、西医治疗

（一）足月胎膜早破治疗

观察 12～24 小时，80% 患者可自然临产。在此期间应注意：

1. 观察体温、心率、宫缩、羊水流出量、性状及气味，必要时 B 超检查了解羊水量，胎儿电子监护进行宫缩应激试验，了解胎儿宫内情况。

2. 羊水减少，且 CST 显示频繁变异减速，应考虑羊膜腔输液（温度 37℃），至羊水在 B 超下羊水池深度 5～8cm。

3. 若未临产，但发现有明显羊膜感染体征，应立即使用抗生素，并终止妊娠；若破膜超过 12 小时，仍未临产，要给予抗生素预防感染；破膜 24 小时仍未临产且无头盆不称，应引产。

（二）足月前胎膜早破治疗

1. 期待治疗　密切观察孕妇体温、心率、宫缩、白细胞计数、C－反应蛋白等变化，以便及早发现患者的明显感染体征，及时治疗。

（1）应用宫缩抑制剂：目的是延迟分娩，如能抑制宫缩达 48 小时，可使糖皮质激素促进肺成熟发挥最大效能，可用 25% 硫酸镁加于 5% 葡萄糖 20ml 在 5 分钟缓慢静脉推注，然后以 25% 硫酸镁 60ml 加入 5% 葡萄糖 1000ml 中以每小时 2g 的速度静脉滴注。β 受体兴奋剂种类较多，有沙丁胺醇、利托君、特布他林等，均可抑制子宫收缩，并能促进肺泡Ⅱ型细胞释放表面活性物质。

（2）促进肺成熟：妊娠35周前的胎膜早破，应用地塞米松可明显降低新生儿呼吸窘迫综合征（RDS）的发生，在各类糖皮质激素中，以地塞米松及倍他米松的作用最好，静脉注射比肌肉注射效果好。如地塞米松10mg，静脉注射，每日1次，共2次，或倍他米松12mg，静脉滴注，每日1次，共2次。

（3）防止感染：足月前胎膜早破应用抗生素，能降低胎儿及新生儿肺炎、败血症及颅内出血的发生率；亦能大幅度减少绒毛膜羊膜炎及产后子宫内膜炎的发生。尤其对羊水细菌培养阳性或阴道分泌物培养B族链球菌阳性者，效果最好。B族链球菌感染用青霉素；支原体或衣原体感染，选择红霉素或罗红霉素。如感染的微生物不明确，可选用FDA分类为B类的广谱抗生素，常用β-内酰胺类抗生素。如孕妇不发热，子宫体无压痛，胎心率正常，白细胞不升高，可停用抗生素，待进入产程时再予抗生素，以降低绒毛膜-羊膜炎及新生儿感染发生。

（4）纠正羊水过少：若孕周小，羊水明显减少者，可进行羊膜腔输液补充羊水，以帮助胎肺发育，因此给予羊膜腔内羊水注入。在早产胎膜早破应考虑较长时间地应用导尿管，液体（温度37℃）输入量与孕龄相当，每月250~500ml，速度要慢，约为每小时15~30ml，使羊水在B超下羊水池深度5~8cm。为防止感染，输入液体中可加入青霉素或头孢类中的广谱抗生素。用以上方法，除延长孕期、增加胎儿存活外，还可减少脐带压迫、帮助胎儿肺成熟并预防羊膜内感染。

2. 终止妊娠 一旦胎肺成熟或发现明显临床感染征象，在抗感染同时，应立即终止妊娠。

（1）对胎位异常或宫颈不成熟，缩宫素引产不易成功者，应根据胎儿出生后存活的可能性，考虑剖宫产或更换引产方法。

（2）新生儿娩出后，注意处理好第一次呼吸。出生后注意保温。给予青霉素20万U，肌注，共3日；维生素K_1 10mg，肌肉注射，共3日。

四、中医治疗

1. 气血虚弱

证候 妊娠期间，胞衣先破，阴道流水，质清稀，阵痛微弱；神疲乏力，心悸气短；舌淡，苔薄，脉虚大或细弱。

治法 益气养血，固摄胞宫。

方药 蔡松订难产方（经验方）。

黄芪 当归 茯神 党参 白芍 枸杞子 川芎 桑寄生 甘草

2. 气滞血瘀

证候 孕妇自觉胎水外流，质稠，或秽气，腹痛难忍；烦躁不安，胸闷脘胀；舌黯红，苔薄白，脉弦大或至数不匀。

治法 行气化瘀，滑胎催产。

方法 济生汤（《达生篇》）。

枳壳　香附　甘草　当归　苏子　川芎　大腹皮

【预防与调护】

积极治疗阴道感染性疾病；宫颈功能不全在孕 4 周行子宫颈环扎术；胎位不正在孕 30 周左右应予以纠正；妊娠后期禁止性交，注意营养平衡，补充含铜元素及维生素 C 的食物。避免腹压突然增加，特别是对先露部高浮，子宫膨胀过度者，应予以足够休息。

【预后】

经过积极治疗，大部分预后较好。若处理不当，可出现难产，也可造成产褥期感染。

第十五章 常见产时并发病

第一节 产后出血

胎儿娩出后24小时内失血量超过500ml称产后出血（postpartum hemorrhage）。是分娩期严重并发症，居孕产妇死亡原因的首位。产后出血的预后因失血的多少、失血速度及产妇体质不同而有差异，如短时间内快速、大量失血可迅速发生失血性休克，危及产妇生命。根据本病临床特点属于中医的“产后血晕”范畴。

【病因病理】

一、西医病因病理

（一）子宫收缩乏力

是引起产后出血最常见的原因。

1. 全身因素 产妇精神紧张或胎位异常，致使产程延长，产妇体力衰竭；临产后使用过多镇静剂、麻醉剂等。

2. 局部因素 羊水过多，双胎妊娠，巨大胎儿使子宫过度膨胀；子宫发育不良，子宫肌瘤，影响子宫收缩；前置胎盘附着于子宫下段，血窦开放不易关闭等。

3. 产科因素 产科并发症如前置胎盘、胎盘早剥、妊娠期高血压疾病、宫腔感染等均可引起子宫肌层水肿或渗血，使子宫不能有效收缩止血。

（二）胎盘因素

1. 胎盘滞留 产后30分钟胎盘仍不排出，胎盘剥离面血窦不能关闭导致产后出血。

（1）胎盘剥离不全：宫缩乏力，胎盘剥离不全，因部分胎盘尚未剥离，影响子宫收缩，剥离面血窦不能完全关闭而出血。

（2）宫缩乏力：导致胎盘剥离后仍滞留在宫腔内未排出，血窦不能完全关闭而出血。

（3）胎盘嵌顿：发生于使用宫缩剂不当或粗暴按摩子宫，内口附近痉挛性收缩，导致已完全剥离的胎盘嵌顿于收缩环之上，影响子宫收缩出血。

2. 胎盘粘连或植入 多次刮宫或子宫内膜炎症，使局部子宫内膜生长不良而发生。完全性粘连或植入因未剥离而无阴道出血；部分胎盘粘连或植入因已剥离面血窦开放引起致命性出血。

3. 部分胎盘残留　影响子宫收缩而出血。

（三）软产道损伤

因宫缩过强、急产、阴道助产操作不当，可引起会阴、阴道、宫颈裂伤，严重阴道裂伤可达穹隆，宫颈裂伤可延伸至子宫下段，甚至形成阔韧带血肿。

（四）凝血功能障碍

在排除了以上导致子宫出血的原因外，还需考虑全身疾病，如血小板减少症、白血病、重症肝炎等导致的凝血功能障碍及产科并发症如重度妊高征、羊水栓塞、胎盘早剥、死胎滞留等影响凝血功能。

二、中医病因病机

导致血晕的病因病机，有虚实二证。虚者属阴血骤亡，心神失守。实者为瘀血上攻，扰乱心神。

1. 血虚气脱　产妇素体气血虚弱，产时失血过多，以致营阴下夺，气失依附，致血晕。

2. 瘀阻气闭　产后胞脉空虚，感受风寒，寒邪乘虚而入胞中，寒凝瘀滞，气血运行失度，扰乱心神，而致血晕。

【临床表现】

产后出血主要临床表现为阴道多量出血，血压下降出现失血性休克，重度贫血，易并发感染。根据病因不同，其表现亦不一样。

1. 子宫收缩乏力　常有总产程延长或第一、第二产程延长。胎盘未剥离前，可无阴道出血，胎盘排出后，阴道出血多，但常呈间歇性。有时血液潴留于宫腔，按压宫底有大量血液涌出。出血多时，可因急性失血出现面色苍白、心慌、胸闷、脉细速、血压下降的休克症状。

2. 胎盘因素　胎盘未娩出前出血先考虑是否为胎盘因素所致，应行阴道检查，当手进入宫腔觉胎盘部分粘连于宫壁，其间有空隙可逐步剥离取出则为胎盘粘连；胎盘不全剥离或滞留宫腔可表现为胎盘未娩出，阴道出血量多伴宫缩乏力；如宫颈口大部分关闭，开启部分被胎盘堵塞，多为胎盘嵌顿。

3. 软产道裂伤　胎儿娩出后阴道出血不止，色鲜红，有时表现为少量持续出血。检查子宫收缩好，软产道见有裂伤。宫颈裂伤一般是纵形裂伤，撕裂常在3点、9点处，深时可达穹隆部；阴道裂伤常发生在阴道侧壁、后壁、会阴部，有时数处裂口到达穹隆；会阴撕裂根据裂伤的程度分为3度：Ⅰ度裂伤指会阴皮肤及阴道入口黏膜撕裂，但未达肌层。Ⅱ度裂伤累及会阴体肌层，阴道后壁黏膜。Ⅲ度裂伤肛门括约肌断裂，有时裂伤严重，撕裂继续向上累及阴道直肠隔及部分直肠前壁（图15－1）。

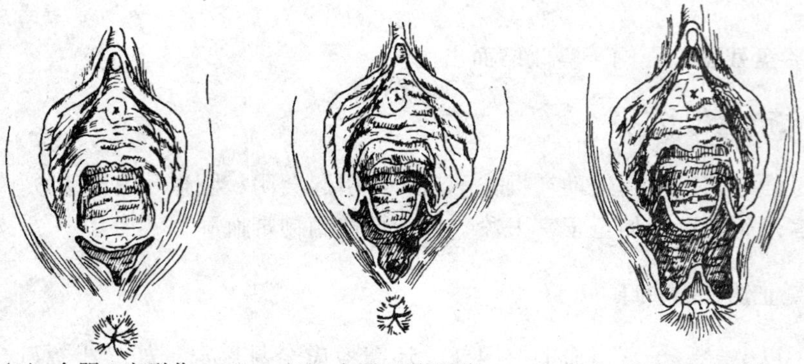

（1）会阴 I 度裂伤　　（2）会阴 II 度裂伤　　（3）会阴 III 度裂伤

图 15－1　会阴裂伤

4. 凝血功能障碍　表现为子宫出血不易止血，除子宫出血外，常有全身其他部位的出血。检查凝血因子如血小板计数，纤维蛋白原定量，凝血酶原时间等可见异常。

【诊断】

一、辨病要点

根据新产后 24 小时内阴道出血量超过 500ml，诊断即可确立，其临床表现根据病因不同而异。

二、辨证要点

本病是以产妇分娩后突然头晕目眩，或心胸满闷，恶心呕吐，重者晕厥不知人，甚或昏迷不醒为临床特点。关键在于辨清虚实。如伴阴道流血量多，面色苍白，心悸愦闷，眼闭口干，冷汗淋漓，舌淡，脉微欲绝为血虚气脱；如产妇刚分娩后恶露不下或量少，少腹疼痛拒按，两手握拳，牙关紧闭，面色紫黯，唇舌均紫，脉涩为瘀阻气闭。

3. 失血量的测定及估计

（1）称重法：将分娩后所用敷料的重量减去分娩前敷料的重量，为失血量（血液比重为 1.05g = 1ml）。

（2）容积法：用专用的产后接血容器，将收集的血用量杯测量。

（3）面积法：将血液浸湿的面积按 10cm × 10cm 为 10ml，即每 1cm^2 为 1ml 计算。

【治疗】

本着“急者治其标，缓者治其本”的原则，采取中西医结合方法，针对产后出血的原因迅速止血，纠正失血性休克，预防产后感染。

一、西医治疗

（一）子宫收缩乏力

1. 按摩子宫及应用子宫收缩剂　对产程较长，胎儿娩出后有可能子宫收缩乏力者产后即协助按摩子宫，方法：①以一手放在子宫底部，拇指在前壁，另 4 指在后壁作均匀有节律的按摩（图 15－2）；②应用双手压迫法，即在外阴消毒后，一手握拳伸入阴道置于前穹隆，另一手在腹壁按压子宫体背部，子宫在两手压迫下，出血可明显减少（图 15－3）。在按摩的同时经静脉推注缩产素 10U，对无心脏病患者可同时肌肉注射麦角新碱 0.2mg。对出血多者在以上处理的基础上以 5% 葡萄糖 500ml 作静脉滴注，加入缩产素 20U，保持子宫持续处于良好的收缩状态。

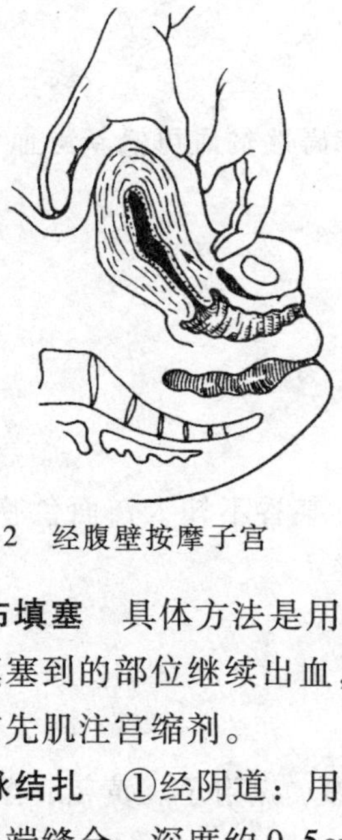

图 15－2　经腹壁按摩子宫

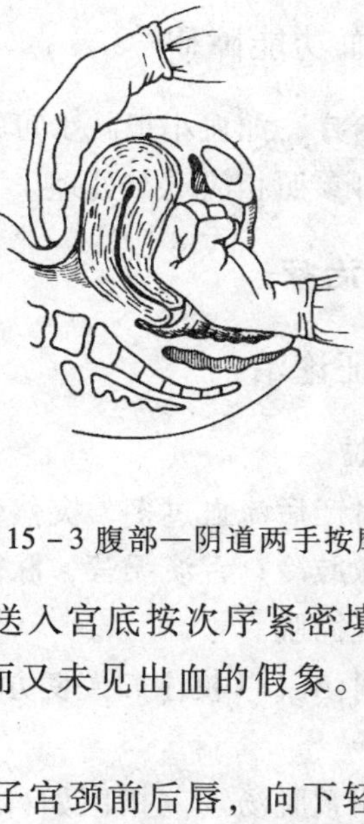

图 15－3 腹部—阴道两手按摩子宫

2. 宫腔纱布填塞　具体方法是用纱布条经子宫口送入宫底按次序紧密填塞，不要留下空隙，以免未填塞到的部位继续出血，造成实际出血而又未见出血的假象。24 小时后取出纱布条，取出前先肌注宫缩剂。

3. 子宫动脉结扎　①经阴道：用两把长鼠齿夹住子宫颈前后唇，向下轻轻牵引，在两侧阴道部宫颈上端缝合，深度约 0.5cm，结扎子宫动脉上行支；②经腹部：如子宫动脉结扎无效，立即经腹部在双侧子宫动脉上行支处，即子宫下段水平，缝过子宫肌层结扎，注意输卵管走向，勿伤及。若子宫收缩即为有效。

4. 髂内动脉结扎　先扪清髂总动脉，入骨盆向内下分为髂内动脉，分离，结扎。本法除立即减少出血外，还可争取时间纠正休克。

5. 子宫切除　经上述处理，子宫出血仍难以控制，为抢救患者生命，在积极纠正休克的同时，及时作子宫次全切或子宫全切术。

（二）胎盘因素

胎盘已剥离但未排出，用上述按摩子宫法按摩子宫，轻轻牵拉脐带娩出胎盘；胎盘剥离不全、胎盘粘连，需探明宫腔情况，徒手剥离、取出胎盘；胎盘植入时多采用手术切除子宫；胎盘部分残留者行钳刮术。

（三）软产道损伤

1. 宫颈裂伤 怀疑宫颈有裂伤，在严格消毒下充分暴露宫颈，用卵圆钳夹住宫颈前唇稍牵拉，沿顺时针方向移动检查宫颈裂伤及出血的部位，如撕裂浅，无活动性出血不需缝合；出血多裂伤深，须间断缝合：在撕裂两侧下端用卵圆钳夹住，从裂口顶端稍上方开始缝合，最后一针距宫颈外口端0.5cm处，以避免以后宫颈口挛缩狭窄。

2. 阴道裂伤 分娩后常规检查阴道有无裂伤，从裂伤顶部开始缝合，不需遗留无效腔，也不能穿透直肠。如发现阴道血肿，行切开血肿清除术，彻底止血，缝合后可置橡皮管引流。

3. 会阴裂伤 应仔细检查分度。正确辨认局部解剖关系，及时、正确进行修补缝合。

（四）凝血功能障碍

针对病因治疗，如血小板减少可输血小板，再生障碍性贫血可输新鲜血等。如发生弥漫性血管内凝血可参照相应章节处理。

二、中医治疗

（一）辨证论治

1. 血虚气脱

证候 产时产后流血过多，突然晕眩，心悸烦闷，甚昏不知人，面色苍白，冷汗淋漓，眼闭口开，手撒肢冷；舌淡无苔，脉微欲绝或浮大而虚。

治法 益气固脱。

方药 参附汤（《校注妇人良方》）。

人参 附子

或采用扶阳救脱汤（《中医妇科治疗学》）：高丽参、熟附子、黄芪、浮小麦、乌贼骨。

2. 瘀阻气闭

证候：产妇分娩后，恶露不下或量少，下腹阵痛，拒按，甚至心下急满，气粗喘促，面色青紫，神昏口噤，不省人事，两手握拳，牙关紧闭；唇舌紫黯，脉涩。

治法：行血逐瘀。

方药：夺命散（《妇人大全良方》）加味。

没药 血竭末 当归 川芎

或采用黑神散（《太平惠民和剂局方》）加琥珀：熟地黄、黑大豆、当归、肉桂、干姜、甘草、白芍、蒲黄。

（二）针灸治疗

1. 取穴 关元、气海、三阴交、足三里。

刺法：针刺用补法并灸。

配穴：出血加隐白，大敦；心悸怔忡加神门、郄门。

2. 取穴　中极、阴交、三阴交、支沟、公孙。

配穴：昏厥加人中、百会、十二井；小腹疼痛拒按加归来；心下急满加幽门、巨阙；牙关紧闭加太冲、合谷、颊车。

【预防与调护】

1. 对不宜继续妊娠者，必要时应在早孕时终止妊娠。

2. 正确处理产程，预防产程延长，胎盘娩出后仔细检查产道及胎盘。

3. 产后2小时内在产房观察子宫收缩及阴道出血情况。

4. 严密观察产妇的面色，血压、呼吸、脉搏及全身情况，随时注意病情变化，及时有效地处理。

第二节　子宫破裂

子宫破裂（rupture of uterus）是指子宫体部或子宫下段于妊娠期或分娩期发生破裂。常发生于经产妇。若未及时诊断、处理，常导致母儿死亡。随着计划生育的推行及新法接生的推广，子宫破裂的发生率在我国已显著降低。

【病因】

1. 胎儿胎头与母骨盆不相称　产妇骨盆较小或狭窄，胎儿较大，有头盆不称，妨碍胎头下降，子宫收缩较强，子宫下段过度伸展，变得菲薄，导致子宫破裂。

2. 胎位异常　忽略性肩先露性临产后胎肩横置于骨盆入口不能入盆，子宫收缩过强，发生子宫破裂。

3. 疤痕子宫破裂　曾行剖宫产术特别疤痕位子宫体处或子宫肌瘤挖除的孕妇，在妊娠中、晚期发生自发性子宫破裂。临产后子宫壁手术疤痕因子宫收缩，宫腔内压力升高而断裂。

4. 分娩时手术损伤　在宫口未开全作困难的产钳术或臂位牵引术娩出胎头，其粗暴的阴道操作使宫颈撕裂，可累及子宫下段，造成子宫下段破裂。忽略性横位强行进行内倒转术，操作粗暴，损伤子宫。

5. 不恰当地应用宫缩剂　应用宫缩剂过量，没有严格掌握应用宫缩剂的适应证，引起子宫强直收缩，如伴有胎先露下降受阻，则可发生子宫破裂。

【临床表现】

多数子宫破裂发生在临产过程中，表现为胎先露下降受阻。强有力的宫缩，使子宫体部肌层越来越厚，子宫下段被动扩张，越来越薄，此过程分为先兆子宫破裂及子宫破裂。

1. 先兆子宫破裂　子宫体肌层增厚，子宫下段肌层拉长、变薄，在两者间形成一明显的环状凹陷，随产程进展，环状凹陷逐渐上升甚至与脐平或达脐上，这种凹陷称病理性缩复环（pathologic retraction ring）（图 15－4），按之下腹部有压痛。因韧带拉长，极度紧张，患者烦躁不安，感宫缩过强，胎心音听不清，疼痛难忍，胎先露压迫膀胱，使膀胱充血、出血，出现排尿困难、血尿，如不及时处理，在病理缩复环处可发生子宫破裂。如因手术疤痕破裂，其先兆子宫破裂阶段很短，无明显表现，一开始就表现为子宫破裂。

2. 子宫破裂　根据破裂程度，子宫破裂分为不完全性与完全性两种。

（1）不完全子宫破裂：子宫肌层从部分断裂发展到完全断裂，子宫浆膜层保持完整，浆膜下有出血，但宫腔与腹腔不相通，腹腔内无出血，胎儿及附属物仍位于宫腔中，有时肌层断裂在子宫侧壁，出血可渗入阔韧带内形成血肿，腹部检查下腹部压痛明显，胎心可闻及，有时不规则。

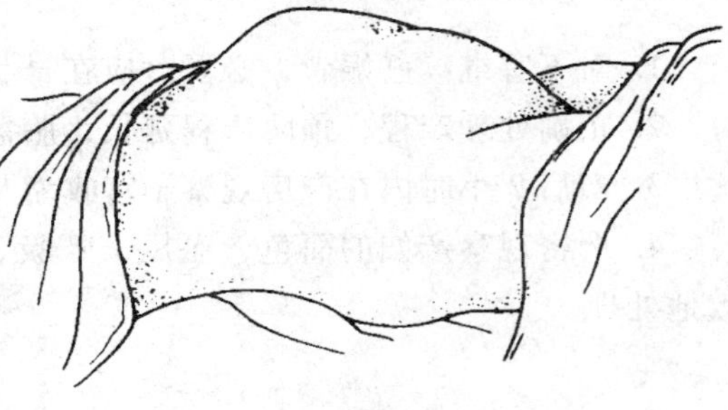

图 15－4　先兆子宫破裂腹形

（2）完全子宫破裂：子宫肌层、浆膜层完全断裂，宫腔与腹腔相通，胎儿、羊水及附属物排入腹腔，破裂时产妇感到腹部撕裂样疼痛，胎儿排入腹腔疼痛稍减，随着出血继续，产妇出现血压下降、呼吸急促、脉细数、面色苍白等休克症状。腹部检查，全腹压痛、反跳痛，腹壁清楚地摸到胎体及胎肢，胎心音多消失，胎儿一侧可扪及缩小的宫体，子宫前壁破裂向下延伸偶可发生膀胱破裂。

子宫（尤其宫体）疤痕破裂可发生于妊娠晚期或产程进行中。子宫疤痕处有压痛提示局部肌层有裂开，若未破膜，则胎心可正常，一旦破裂，胎儿进入腹腔，其表现与上述相似，但出血较少。

【诊断】

根据病史，临床表现及体征综合分析，典型的子宫破裂诊断不困难，仔细观察产程，在先兆子宫破裂阶段即可作出诊断，对子宫后壁破裂症状不明显诊断较困难时，应做阴道检查，通过扩大的宫颈口向上扪及破裂口，必要时腹腔穿刺、B 超检查协助诊断。

【鉴别诊断】

对于产程中多次阴道检查孕妇，可出现产时宫内感染，应与子宫破裂鉴别。

【处理】

1. 先兆子宫破裂　发现先兆子宫破裂者，给予强镇静剂迅速抑制宫缩，哌替啶 100mg 肌肉注射，吸入或静脉全身麻醉，尽快剖宫产结束分娩。

2. 子宫破裂　无论胎儿是否存活，均应在抢救休克的同时行剖腹探查术，以抢救产妇生命。胎儿如在宫内存活应先小心娩出。如破裂口整齐，第一胎，破裂时间短，无感染征象可作破裂口修补；如病变在子宫体，破裂口不规则，有感染可能则需行子宫次全切除术；破裂在子宫下段需注意有无膀胱损伤；破裂累及宫颈需行全子宫切除。术后给予大剂量抗生素预防感染。

【预防及调护】

1. 做好产前检查 仔细询问以前妊娠、生产情况，包括有无剖宫产史及多次剖宫产史，及时发现胎位、骨盆、胎儿的异常。

2. 密切观察产程进展 临产后注意宫缩情况及胎先露下降情况，掌握试产的适应证，尤其对有剖宫产史准备试产时尤应注意产程进展情况。

3. 严格掌握宫缩剂使用的适应证，禁忌证 应用缩宫素催产时需专人监护。

4. 避免作损伤较大的阴道助产 臀牵引、产钳术必须在宫口开全时进行，手法应轻柔，忌用暴力；忽略性肩先露忌做内转胎位术。

第三节 羊水栓塞

羊水栓塞（amniotic fluid embolism，AFE）指在分娩过程中羊水进入母体血循环引起的肺栓塞、休克、弥漫性血管内凝血（DIC）、肾衰竭等一系列病理改变。是一种较少见但很危险的产科并发症。其发病和发展十分迅速，死亡率在70%～80%。临床表现主要是迅速出现心、肺功能衰竭及肺水肿，继而出现因凝血功能障碍而大出血、急性肾衰竭，抢救常不能奏效。根据本病的临床特点，属于中医“产后血晕”、“血证”等疾病范畴。

【病因病理】

一、西医病因病理

（一）病因

羊水一般很难进入母体血循环，当出现以下情况时，羊水可以进入母体。

1. 当宫颈口扩张时，宫颈管壁受损伤，静脉壁破裂、开放或胎盘附着处附近胎膜破裂，静脉窦开放，或胎膜破裂，其下蜕膜血窦开放，当子宫强烈收缩时有可能将羊水压入开放的静脉血窦，进入母体循环。

2. 胎盘早剥、前置胎盘、胎盘边缘血窦破裂，羊水可经破裂的羊膜及已开放的血窦进入母体血循环。

3. 剖宫产子宫切口也是羊水进入母体的途径之一。钳刮术羊水可从胎盘附着处血窦进入母体循环，发生羊水栓塞。

（二）病理生理

1. 肺动脉高压，肺水肿及急性心力衰竭 羊水内有形成分如胎脂、角化上皮细胞、毳毛等物质进入母体循环，流经肺动脉，栓塞肺的小血管；同时羊水中含有大量促凝物质，使凝血过程启动，小血管内形成多处血栓阻塞，又反射性引起迷走神经兴奋，使肺血管发生普遍狭窄、阻塞，引起肺动脉高压；羊水内抗原成分引起Ⅰ型变态反应，使小支气管痉挛，支气管内分泌物增多，肺泡换气功能降低，肺毛细血管液体外渗，发生急性肺水肿，急性右心衰竭，此进程十分迅速，在数分钟内出现明显症状，如措施不得力，死亡将接踵而至。

2. 过敏性休克 羊水中的有形成分为致敏原，进入母体循环后，引起Ⅰ型变态反应，导致的过敏性休克一般在羊水栓塞后即刻出现（血压骤降甚至消失），然后出现心肺功能衰竭症状。

3. 弥漫性血管内凝血（DIC） 妊娠时母体血液呈高凝状态（多种凝血因子及纤维蛋白原明显增加），羊水中含有大量促凝物质，可激活母体凝血系统，外周血管内广泛形成微血栓，使凝血因子、血小板、纤维蛋白原大量消耗，致使DIC发生。在母血纤维蛋白原下降同时，羊水中的纤溶激活酶激活纤溶系统。由于大量凝血物质消耗和纤溶系统的激活，产妇血液系统由高凝状态迅速转变为纤溶亢进，血液不凝固，导致产后出血及失血性休克，或全身出血。

4. 急性肾衰竭 心、肺功能衰竭引起全身重要器官缺血、缺氧，发生休克、出血，长时间低血压，使肾灌注不足，肾血管血栓形成，导致肾衰竭。

二、中医病因病机

主要病因病机有虚实二证。虚者，阴血暴亡，心神失养；实者，瘀血停滞，气逆攻心。

1. 血虚气脱 产时，新产元气虚脱，或分娩损伤胞宫，血去过多，气随血脱，心神失常，致血晕。

2. 血瘀气闭 产后胞脉空虚，寒邪乘虚侵入胞中，血为寒凝气滞，扰乱心神致昏厥。

【临床表现】

1. 病史 生产过程中宫颈裂伤，宫缩过强，缩宫素使用不当，或胎膜早破，或存在某些病理性妊娠因素如胎盘早剥、前置胎盘等。

2. 症状与体征 典型羊水栓塞的临床表现分为三个阶段。

（1）休克：可因Ⅰ型变态反应引起的过敏性休克，或肺动脉高压引起心肺功能衰竭。患者突然出现烦躁不安、寒战、气急、恶心、呕吐等症状，既而出现呼吸困难，发生紫绀，血压下降，亦可出现昏迷和抽搐。少数患者突然尖叫一声，然后呼吸、心跳骤停，迅速死亡。如为产程中出现羊水栓塞，多发生于第一产程末，第二产程中。

（2）凝血功能障碍：若经抢救度过第一阶段，可出现初期抽血时血液迅速凝固，为高凝期，但此期很短，继而发生子宫虽收缩仍大量出血不止，会阴切口、腹壁切口均发生渗血，皮肤黏膜出血。

（3）急性肾衰竭：患者在出现急性心肺功能衰竭时即出现少尿、无尿，如经过此阶段后，少尿、无尿仍持续，即进入急性肾衰竭期，此期内仍可能发生心、肺功能衰竭及DIC。

此三期有些病例按顺序出现，有些不全出现。

【实验室检查】

1. 血液中寻找羊水中有形物质 抽取下腔静脉血 5～10ml，寻找毳毛、角化上皮细胞，找到可以确诊。

2. 凝血功能障碍检查

（1）血小板计数：低于 $100\times10^9/L$ 为异常，低于 $50\times10^9/L$ 为重症患者。

（2）纤维蛋白原定量：低于 200mg/dl 为异常，低于 100mg/dl 为重症患者。

（3）凝血酶原时间测定：延长至 16 秒或以上有意义（Quick 一步法）。

（4）血浆鱼精蛋白副凝试验（3P 试验）：DIC 时，3P 试验阳性。

3. X 线胸片 双肺有弥漫性点、片状阴影浸润，沿肺门周围分布，右侧心影扩大，轻度肺不张。

4. 心电图 表现为心肌缺血缺氧。

【诊断】

一、辨病要点

在生产或人流手术中突然出现烦躁不安、寒战、呼吸困难、呛咳，不明原因的休克等应考虑本症，并立即进行及时有效的抢救。在抢救过程中抽出血液寻找羊水中的有形成分，检查凝血功能，拍胸片以进一步明确诊断。

二、辨证要点

本病是以生产过程中突然出现烦躁不安、气粗喘促、青紫为主证。有虚实二证。虚者失血多，突然晕眩，心悸愦闷，甚则昏厥，手撒肢冷，舌质淡红无苔，脉细微欲绝或浮大而虚为血虚气脱；实者恶露不下或量少，下腹阵痛拒按，气粗喘促，不省人事，牙关紧闭，面色紫黯，唇舌青紫，脉象细涩为瘀阻气闭。

【处理】

一旦出现羊水栓塞的临床表现，病情迅猛时应立即给予西医紧急处理：包括积极抗休克、抗过敏、解除肺动脉高压，纠正缺氧及心功能衰竭；纠正 DIC；预防及治疗肾衰竭。待患者苏醒后再行中医辨证论治。

一、西医治疗

（一）给氧

高浓度正压给氧，症状严重者行气管插管、气管切开正压给氧，给氧中需保持呼吸道通畅。

（二）抗过敏

可用地塞米松 20～40mg 或氢化可的松 500～1000mg 静脉推注。

（三）解除肺动脉高压及支气管痉挛

对防止心脏、呼吸及全身循环衰竭非常重要。

1. 阿托品 剂量为 1mg，每 10～20 分钟静脉缓注，直至患者微循环改善，一般心率慢时应用。

2. 盐酸罂粟碱 有解除平滑肌张力，扩张冠状动脉及脑血管的作用，是较好解除肺动脉高压的药物，可与阿托品合用，剂量为 30～90mg 加入 10%～25% 葡萄糖液 20ml 中静脉缓注。每日剂量不超过 300mg。

3. 氨茶碱 可解除平滑肌、肺血管痉挛，扩张冠状动脉，剂量为 250mg 加于 25% 葡萄糖溶液 20ml 中静脉缓慢推注。

（四）抗休克

1. 扩容 首先选择低分子右旋糖酐 500ml，每日量不超过 1000ml；对失血多者，选用新鲜血。其补充所需量及速度依据测定的中心静脉压决定。

2. 升压药物 在扩容的同时，配合升压药物升高血压。常用多巴胺 10～20mg 加于 10% 葡萄糖液 250ml 中静脉滴注。

（五）纠正酸中毒

5% 碳酸氢钠 250ml 静脉滴注，2～4 小时后抽动脉血进行血气分析。根据血气分析结果决定是否继续用药。

（六）纠正心衰

10% 葡萄糖液 20ml 中加入毛花苷 C 0.2～0.4mg 缓慢静脉推注，1～2 小时可重复使用。

（七）防治 DIC

及早应用抗凝剂是控制 DIC 发展的关键；羊水栓塞及 DIC 后期继发纤溶亢进时，则以补充凝血因子，改善微循环，纠正休克及抗纤溶药物治疗为主。

1. 肝素钠 用于早期血液高凝状态时，多在发病后短期内使用，或病因未消除时用。肝素钠 25～50mg 加于 250ml 5% 葡萄糖液 100ml 内静脉滴注 1 小时，4～6 小时后可重复给药 1 次，50mg 加于 250ml 5% 葡萄糖液中缓慢滴注。用药过程中测定凝血时间，控制在 20～25min 左右（玻璃管法）。肝素钠 24 小时总量可达 150～200mg。肝素过量（玻璃管法凝血时间超过 30min）有出血倾向（伤口渗血，产后出血，血肿或颅内出血）可用鱼精蛋白对抗，1mg 鱼精蛋白对抗肝素 100U（1mg＝125U）。

2. 抗血板凝集药物应用 双嘧达莫 400～600mg 口服或静脉注射，有对抗血小板聚集和粘附作用，副作用少，安全，病情严重时可配合肝素应用。

3. 补充凝血因子　应及时补充鲜血或血浆、纤维蛋白原等。

4. 抗纤溶药物　纤溶亢进状态时可用氨基己酸（4～6g）、氨甲苯酸（0.1～0.3g）、氨甲环酸（0.5～1.0g）加入生理盐水或5%葡萄糖液20～100ml静脉滴注对抗或抑制纤溶激活酶，使纤溶酶原不被激活，而抑制纤维蛋白的溶解。补充凝血因子Ⅰ（纤维蛋白原）2～4g/次，达1.5g/L为好。

（八）防治急性肾衰竭

利尿剂选用呋塞米20～40mg静脉推注。

（九）产科处理

1. 分娩前发生羊水栓塞，原则上应先改善心肺功能，纠正凝血功能状态，病情改善后处理生产问题。

2. 第一产程发病，其分娩方式可考虑剖宫产结束分娩。

3. 第二产程发病具体情况具体分析，多数可经阴道分娩。

4. 对子宫的处理　对无法控制的产后出血，考虑行子宫切除，并可阻止羊水再进入血循环。

二、中医治疗

（一）辨证论治

1. 血虚气脱

证候　产时产后阴道出血量多，突发晕仆，心悸烦闷，甚昏不知人；眼闭口开，冷汗淋漓，手撒肢冷；舌淡，脉微或浮大而虚。

治法　补气固脱。

方药　独参汤（《十药神书》）。

人参

2. 血瘀气闭

证候　产时产后阴道出血量少，少腹阵痛拒按，气粗喘促，神昏口噤，不省人事；牙关紧闭，面色紫黯；唇舌紫黯，脉涩。

治法　活血逐瘀。

方药　夺命散（《妇人大全良方》）加减。

没药　血竭末　当归　川芎

（二）针灸治疗

取穴：人中、内关、三阴交、中极。

刺法：用较强刺激手法，留针5分钟。

【预防与调护】

1. 在对产妇做阴道检查时，动作应轻柔，避免损伤产道，不要进行扩张宫颈及人工剥膜的操作，人工破膜应在宫缩间歇时进行，宫缩过强不要进行人工破膜。

2. 严格掌握缩宫素应用的适应证及禁忌证。注意缩宫素的用法，用量及浓度。

3. 严格掌握剖宫产的指征，下段切口宜先小，破水后吸净羊水再扩大切口、娩出胎儿。

第四节 脐带异常

脐带异长包括：脐带过短、脐带过长、脐带先露与脐带脱垂、脐带缠绕、脐带打结。正常脐带长度在 30 ~ 70cm，平均 50 ~ 60cm。

1. 脐带过短 脐带短于 30cm 称脐带过短。临产后影响胎儿先露下降，导致第二产程延长，随着胎先露下降脐带被拉紧，循环受阻，致胎心异常甚至发生胎盘早剥。

2. 脐带过长 脐带长度超过 80cm 称脐带过长。是发生脐带缠绕、脐带真结、脐带脱垂的原因。

3. 脐带先露与脐带脱垂 脐带先露（presentation of umbilical cord）又称隐性脐带脱垂，通常是指未破膜时脐带位于胎先露部一侧或前方。脐带脱垂为胎膜破裂后，脐带或隐性脱垂的脐带进一步脱出胎先露部的下方，经宫颈进入阴道内，甚至经阴道显露于外阴部（图 15 -5）。

4. 脐带缠绕 脐带缠绕胎儿肢体、躯干或胎颈，以脐带绕颈最多见，有时绕颈数周。多发生于脐带过长者。

5. 脐带打结 脐带打结分假结和真结。

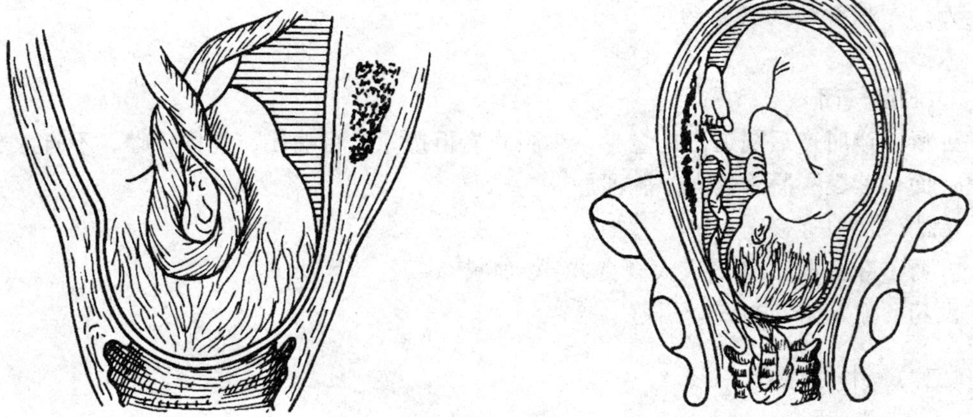

图 15 -5 脐带脱垂

【病因】

胎先露与骨盆衔接困难，有时伴有宫缩过强。

1. 头盆不称，骨盆狭窄。
2. 胎位异常如臀位、横位、面先露、枕后位等。
3. 脐带过长或过短。
4. 羊水过多，多胎妊娠。

【对母儿影响】

脐带先露或脱垂在产程中，先露下降易致脐带受压，导致胎儿缺血、缺氧，胎心改变，由此增加手术产、难产的机会，同时脐带受压严重可发生急性胎儿缺氧，甚至胎心消失。

脐带缠绕使脐带相对缩短，发生如脐带过短的情形，严重者在临产分娩过程中，胎儿下降时，脐带被牵拉，脐血管受压影响胎儿血循环，可导致胎儿死亡；但也有在整个分娩过程中无任何症状，只是在胎儿娩出时才发现者。

脐带假结是因脐血管的长度长于脐带的长度，使血管迂曲似结，常于产后检查胎盘、脐带时发现，比真结多见，临床无大的危害。

脐带真结是胎动时胎儿穿过一圈脐带而形成，见于脐带过长、胎动频繁、胎儿活动空间大时。真结松弛时毫无症状，一旦拉紧，胎儿血循环受阻发生急性缺氧，胎儿高度危险。

【诊断】

产时有脐带脱垂的情况应提高警惕；在胎膜未破前，有胎心改变，经过改变体位，抬高臀部，上推先露，胎心可改善者，应考虑有脐带先露的可能，可行胎心监护动态观察胎心，B 超检查了解脐带情况；破膜后应立即听胎心，如出现胎心异常，行阴道检查了解先露处、阴道内有无脐带，如可触之即可确诊。

近年随着 B 超技术的发展及彩色多普勒超声的广泛应用，产前诊断率大大提高，同时剖宫产率也增高。

【治疗】

1. 脐带先露　宫口未开全时采取臀部抬高，助其自然缩离先露与盆壁之间。给产妇吸氧，密切观察胎心，待胎头衔接，宫口开全可经阴道助娩。若为不完全臀先露或肩先露者，应行剖宫产。

2. 脐带脱垂　胎心尚好，根据产程，当机立断，尽快娩出胎儿，如宫口已开全，胎先露已入盆，立即阴道助产；臀先露，立即行臀牵引。如宫口未开全，立即剖宫产结束分娩。必要时可让术者一边准备剖宫产，一边还纳脐带，并留置手在阴道内，向上托先露部，免其压迫脐带，并抬高臀部，避免脐带再次脱出，直至胎儿娩出。

3. 脐带缠绕　对脐带绕颈多圈者，应行选择性剖宫产。脐带绕颈一圈，无明显胎心异常，可在严密监测胎心情况下，阴道分娩。

【预防】

脐带脱垂一旦发生，围产儿死亡率较高，故需加强预防。

1. 对胎位异常者，应提高警惕，加强产前监护，提前住院待产。
2. 严禁宫缩时行人工破膜。人工破膜时，尽量高位破膜，使羊水缓慢流出。
3. 阴道内诊应轻柔，避免强力上推已衔接的胎先露。

第十六章　产后病

产妇在新产后及产褥期内发生的与分娩或产褥有关的疾病，称为“产后病”。目前根据临床实际，倾向将产后7天以内称为“新产后”。

中医认为，产后病的发病机理可以概括为四个方面：一是亡血伤津；二是元气受损；三是瘀血内阻；四是外感六淫或饮食房劳所伤。总之，产后元气、津血俱伤，百节空虚，腠理不实，卫表不固，摄生稍有不慎便可发生各种产后疾病。产后病的诊断在运用四诊的基础上，根据新产特点，还须注意“三审”，即先审小腹痛与不痛，以辨有无恶露的停滞；次审大便通与不通，以验津液之盛衰；三审乳汁的行与不行，以及饮食之多少，以察胃气的强弱。同时，参以脉症及产妇体质运用八纲进行综合分析，才能作出正确的诊断。产后病的治疗应根据亡血伤津、瘀血内阻、多虚多瘀的特点，本着“勿拘于产后，亦勿忘于产后”的原则，结合病情进行辨证论治。产后多虚应以大补气血为主，但用药须防滞邪、助邪之弊；产后多瘀，当以活血行瘀之法，然又须佐以养血，使祛邪而不伤正，化瘀而不伤血。选方用药，必须照顾气血。开郁勿过于耗散，消导必兼扶脾，祛寒勿过用温燥，清热勿过用苦寒。同时，应掌握产后用药“三禁”，即禁大汗，以防亡阳；禁峻下，以防亡阴；禁通利小便，以防亡津液。

第一节　晚期产后出血

分娩24小时后，产妇在产褥期内发生的子宫大量出血，称晚期产后出血（late puerperalhemorrhage）。产后出血的发生率约为1.29%，足月产后为0.5%，自然产后为4.5%，剖宫产后为0.27%　。一般多发病在产后1～2周，亦有产后6周发病者。临床以少量或中等量阴道出血，持续或间断，或突然大量出血为特征，出血多时常导致严重贫血、休克，甚至危及生命。此病属于中医“产后恶露不绝”、“产后血崩”范畴，为妇产科危重症。《女科经纶》引陈无择言：“血崩不是轻病，况产后有此，是谓重伤。”

【病因病理】

一、西医病因病理

1. 胎盘、胎膜残留　多发生于产后10日左右，残留的胎盘组织变性、坏死、机化，形成胎盘息肉，当坏死组织脱落时，暴露基底部血管，引起大量出血。

2. 蜕膜残留 正常情况下蜕膜多于产后1周内脱落，并随恶露排出。若蜕膜长时间大面积残留，可影响子宫复旧，继发子宫内膜炎症，引起晚期产后出血。宫腔刮出物病理检查可见坏死蜕膜，混以纤维素、玻璃样变的蜕膜细胞和红细胞，但不见绒毛。多见于双角子宫、双子宫等。

3. 子宫胎盘附着部位感染或复旧不全 正常情况下，子宫胎盘附着面在胎盘排出后很快缩小，血管断端血栓形成，继则血栓机化，出现玻璃样变，血管上皮增厚，管腔变窄、堵塞。胎盘附着部位边缘的内膜向内生长，底蜕膜深层的残留腺体和内膜重新生长，使子宫内膜修复，此过程约需6~8周。若该部位发生感染，影响产后内膜的修复，可使血栓脱落，血窦重新开放，引起大量出血。

4. 剖宫产术后子宫切口裂开或愈合不良 常见于子宫下段剖宫产横切口两侧端。引起切口愈合不良并造成出血的主要原因有：

（1）切断子宫动脉：子宫下段横切口两端切断子宫动脉向下斜行分支，可造成局部供血不良。术中止血不良可形成局部血肿。

（2）横切口选择不合理：①切口过低：宫颈侧以结缔组织为主，血供较差，组织愈合能力低。②切口过高：若在解剖学内口水平，当胎儿娩出后，上缘为子宫体组织收缩，缩复作用强，使切口上缘厚而短，下缘为宫颈组织，缩复差，切口下缘薄而长，缝合时不易对齐，创面接触不良而影响愈合。

（3）缝扎技术不当：组织对位不佳，活跃性出血的血管缝扎不牢；切口两侧角部未将回缩血管缝扎，形成血肿；缝线过松、过紧；缝扎组织过多、过密，切口血循环供应不良；肠线过粗等都是影响愈合的因素。

（4）子宫切口感染：子宫下段横切口距阴道较近，极易造成切口感染；手术操作过多，尤其是阴道检查频繁，增加感染机会；产程过长；无菌操作不严格等均可造成切口感染，组织坏死、脱落，使切口不能按时愈合，在肠线溶解后，血管重新开放，引起大量流血。

5. 其他 产后子宫滋养细胞肿瘤或子宫黏膜下肌瘤，亦可导致子宫持续不断或大量流血。

二、中医病因病机

本病的发生机理，主要是冲任不固，气血运行失常。《妇人大全良方》云："产后血崩，因经脉未复而劳伤。"《产育宝庆集》谓："产后伤耗经络，未得平复而劳役损动，致血暴崩下，淋漓不止。"虚、热、瘀是本病基本的病理特征。

1. 气虚 素体虚弱，因产失血耗气，正气愈虚；或因产后操劳过早，损伤脾气，气虚冲任不固，血失统摄。

2. 血热 素体阴虚，复因分娩亡血伤津，阴液愈亏，虚热内生；或产后嗜食辛燥助阳之品；或情志不畅，肝郁化热；或感受热邪，热伏冲任，迫血下行。

3. 血瘀 产后胞脉空虚，若寒客胞宫，与血搏结，血为寒凝，冲任瘀阻；或因七情郁结，气滞血瘀；或因劳倦，气虚无力运血，败血滞留为瘀；或胞衣残留，阻滞冲任。以致瘀血内阻，新血不得归经。

【临床表现】

1. 病史　应询问剖宫产指征和术式，术中特殊情况与术后恢复是否顺利，术后有无发热等，排除全身出血性疾病。常有第三产程或产后 2 小时内阴道流血量较多及胎盘、胎膜残留病史，或难产、产程过长等病史。剖宫产术后产妇常有子宫切口缝扎异常情况，或有感染因素等。

2. 症状

（1）阴道出血：反复发作，或阴道少量持续流血，亦可突然大量流血。胎盘、胎膜残留引起的出血，多发生在产后 10 日左右，先是血性恶露持续时间延长，以后反复出血或突然大量流血；胎盘附着面感染、复旧不全者多发生在产后 2 周左右；子宫切口裂开的阴道出血常发生在术后 2～3 周。均表现为突然大量阴道出血，甚至引起休克。

（2）发热及腹痛：反复出血并发感染者，可出现发热及下腹痛。

3. 体征　出血量多势急者，患者呈贫血貌，血容量严重不足时可出现血压下降，冷汗淋漓，脉搏细弱，甚至意识丧失等休克征。妇科检查可见子宫颈口松弛，或夹有胎盘组织，双合诊时子宫大而软，可有触痛；剖宫产切口裂开者，宫颈内有血块，宫颈外口松，有时可触及子宫下段明显变软，切口部位有凹陷或突起血块；软产道损伤者，有时可查见宫颈撕裂伤或阴道渗血；有切口感染者，局部有压痛；滋养细胞肿瘤患者，有时可于产道内发现转移结节。

【实验室及其他检查】

血常规检查以了解感染与贫血情况；尿妊娠试验或血 HCG 检测有助于诊断胎盘残留及除外产后滋养细胞肿瘤；B 超检查可了解子宫复旧情况、宫腔内有无残留组织及子宫切口愈合状况；宫腔刮出物及切除子宫标本应送病理检查。此外，还可进行宫腔分泌物培养或涂片检查。

【诊断】

一、辨病要点

根据发生于分娩 24 小时以后，产褥期间的子宫大量流血或反复子宫出血的表现及急性贫血貌或休克体征，如检查发现子宫大而软，复旧不良或有触痛，宫口松弛或触及残留组织，病理检查镜下找到妊娠晚期绒毛或处于不同复旧状态的血管，剖腹探查证实剖宫产后子宫壁切口裂开，可诊断为本病。

二、辨证要点

本病的辨证，重在根据恶露的量、色、质、气味的变化，结合素体因素、全身脉症，辨其寒、热、虚、实。如产后恶露不止，量多，色淡，质稀，无臭气，多属气虚；恶露量多，色鲜红或紫红，质稠黏，有臭气，多为血热；恶露淋漓不断，时多时少，色紫黯，有血块，多属血瘀。

【鉴别诊断】

1. 产褥期内外伤性出血 产后阴道黏膜菲薄，易致裂伤。若产褥期内有性交史或外伤史，可引起阴道大量出血。妇科检查可见阴道或宫颈有裂伤。

2. 功能失调性子宫出血 发生于分娩后的功能失调性子宫出血，应与晚期产后出血相鉴别。功血妇科检查多无异常所见，鉴别有困难时，可通过诊断性刮宫及病理检查以确诊。

【治疗】

一、治疗思路

晚期产后出血属产科危重症，治疗应以止血、固脱为先。出血量多势急时，中医应以独参汤或参附汤益气固冲，回阳救逆；西医当立即使用宫缩剂及抗生素，积极纠正贫血，补充血容量，同时查明病因，短时间内控制出血。对宫腔内有胎盘残留者，必要时行清宫术；子宫切口裂开者，手术治疗。出血得到有效控制后，除继续促宫缩、抗感染、纠正贫血外，应通过中医辨证论治，以治其本，巩固疗效。

二、西医治疗

1. 止血、抗感染 少量或中等量阴道流血，应予足量广谱抗生素、子宫收缩剂以及支持疗法。

2. 清除宫内残留物 疑有胎盘、胎膜、蜕膜残留或胎盘附着部位复旧不全者，在备血及做好开腹手术术前准备的同时采用刮宫术。操作力求轻柔，刮出物送病理检查。术后继续给予抗生素及子宫收缩剂。

3. 剖腹探查 对于剖宫产术后阴道大量流血，保守治疗无效者，可做剖腹探查。若切口周围组织坏死范围小，炎症反应轻，有生育要求者，可清创缝合，髂内动脉或子宫动脉结扎止血，或行髂内动脉栓塞术而保留子宫。若组织坏死范围大，酌情采用低位子宫次全切除术或子宫全切术。

4. 肿瘤引起的阴道流血 应作相应治疗。

三、中医治疗

应根据病情的缓急轻重，采用“急则治其标，缓则治其本”的原则，以调理气血，固摄冲任为主要治法。出血量多势急时，急宜益气固冲，或回阳救逆。待血势稍缓后，根据不同病因，遵循虚则补之，瘀则行之，热则清之的原则，注意产后特点，补虚不留瘀，祛瘀不伤正，使气血调和，冲任功能正常。

（一）辨证论治

1. 气虚

证候 产后恶露量多，或血性恶露持续 10 日不止，色淡红，质稀，无臭味；精神倦怠，四肢无力，气短懒言，小腹空坠，面色㿠白或苍白；唇、舌色淡，苔薄白，脉缓弱。

治法　补脾益气，固冲摄血。

方药　补中益气汤（《脾胃论》）加减。

人参　黄芪　白术　橘皮　升麻　柴胡　甘草　艾叶炭　补骨脂　鹿角胶

若心悸气短者，加五味子、龙眼肉；夹有血块，气虚兼瘀者，加益母草、炒蒲黄、三七粉；头晕耳鸣、腰膝酸软者，加何首乌、桑寄生、续断、炒杜仲。

2. 血瘀

证候　产后血性恶露持续10日不止，量时多时少，或排出不畅，或突然大量出血，色紫黯或黯红，夹有血块，小腹疼痛拒按，血块排出腹痛减轻；舌紫黯或边尖有瘀斑、瘀点，脉沉涩或弦涩。

治法　活血化瘀，调冲止血。

方药　生化汤（《傅青主女科》）合失笑散（《太平惠民和剂局方》）加味。

川芎　炮姜　桃仁　当归　炙甘草　蒲黄　五灵脂　益母草　茜草　三七粉

若小腹冷痛，寒凝血瘀者，加炒艾叶、乌药、补骨脂；胸胁、少腹胀痛，气滞明显者，加荔枝核、川楝子、郁金；若瘀久化热，恶露臭秽，兼口燥咽干者，加黄柏、败酱草、蒲公英、马齿苋。

3. 血热

证候　产后恶露过期不止，量较多，色紫红，质黏稠，有臭气，口燥咽干，面色潮红；舌红，苔少，脉细数无力。

治法　养阴清热，安冲止血。

方药　保阴煎（《景岳全书》）加味。

生地　熟地　黄芩　黄柏　白芍　山药　续断　甘草　七叶一枝花　贯众　炒地榆　煅牡蛎

若出血日久，血气臭秽，加红藤、马齿苋；咽干口燥，五心烦热，舌红苔少，脉细数者，去续断，加玄参、麦冬、地骨皮。

若肝郁化热，症见乳房、少腹胀痛，心烦易怒，口苦咽干，脉弦数者，治宜疏肝解郁、清热止血，方用丹栀逍遥散（《女科撮要》）加生地、旱莲草、茜草。

（二）中成药

1. 云南白药　温开水调服，每日4次，每次0.5g。适用于各证型。

2. 益母草口服液　口服，每日3次，每次10ml。适用于各证型。

3. 新生化冲剂　口服，每日2次，每次10g。适用于血瘀型。

4. 生脉饮　口服，每日3次，每次10ml。适用于气阴两亏型。

【预防与调护】

剖宫产时做到合理选择切口。正确处理第三产程，仔细检查胎盘、胎膜是否完整，若有残缺，应行宫腔探查及时清除，并给予适量抗生素预防感染。

【预后】

本病经积极救治，多数能痊愈。若不能及时控制病情，出血量多或持续时间长时，常导致贫血、休克，甚至危及生命。

第二节 产褥感染

分娩及产褥期生殖道受病原体侵袭而引起局部或全身的感染，称为产褥感染（puerperalinfection）。产褥感染的发病率为6%，是产褥期最常见的严重并发症，也是导致孕产妇死亡的四大原因（产褥感染、产科出血、妊娠合并心脏病、子痫）之一。

产褥病率（puerperal morbidity）与产褥感染的含义不同，是指分娩24小时以后的10日内，每日用口表测体温4次，有2次≥38℃。产褥病率多由产褥感染引起，但也包括生殖道以外的其他感染，如急性乳腺炎、上呼吸道感染、泌尿系统感染、血栓静脉炎等。

本病属中医“产后发热”范畴。但历代医家多将产褥期间出现的多种发热证统归于此，如《医宗金鉴·妇人心法要诀》明确将产后发热的病因分为外感、血瘀、血虚、伤食、蒸乳等。故中医产后发热的范围较产褥感染要广。

【病因病理】

一、西医病因病理

（一）病因

1. 诱因 女性生殖道有一定的防御功能和自净作用，羊水中含有抗菌物质。通常妊娠和分娩不会给产妇增加感染机会，当机体免疫力、细菌毒力和细菌数量三者之间的平衡失调时，会增加病原体侵入生殖道的机会而发生感染。产妇体质虚弱、孕期贫血、营养不良、慢性疾病、妊娠晚期性交、胎膜早破、羊膜腔感染、产科手术操作、产程延长、产前产后出血过多、产道异物、胎盘残留等，均可成为产褥感染的诱因。

2. 病原体种类 孕妇及产褥期妇女生殖道寄生大量细菌，包括需氧菌、厌氧菌、真菌、衣原体及支原体等，以厌氧菌为主。许多非致病菌在特定环境下可以致病。常见的致病菌主要有：需氧性链球菌、厌氧性革兰阳性球菌、大肠杆菌属、葡萄球菌、类杆菌属、厌氧芽孢梭菌、衣原体、支原体以及淋病奈瑟菌等。

3. 感染途径

（1）内源性感染：即正常孕妇生殖道或其他部位寄生的病原体，当抵抗力降低等感染诱因出现时可致病。

（2）外源性感染：由被污染的衣物、用具、各种手术器械及物品等接触后造成感染。

（二）病理

1. 急性外阴、阴道、宫颈炎　会阴裂伤或会阴切口红肿、发硬、伤口裂开，脓液流出，压痛明显。阴道裂伤及挫伤可见黏膜充血、溃疡、脓性分泌物增多，感染部位较深时可致阴道旁结缔组织炎。宫颈裂伤感染向深部蔓延，可引起盆腔结缔组织炎。

2. 急性子宫内膜炎、子宫肌炎　病原体由胎盘剥离面入侵，扩散蔓延至子宫蜕膜层及子宫肌层，甚则形成肌壁间脓肿。

3. 急性盆腔结缔组织炎、急性附件炎　病原体沿宫旁淋巴和血行达阔韧带、腹腔后组织，并累及输卵管、卵巢，局部充血、水肿，可发生盆腔脓肿等。

4. 急性盆腔腹膜炎及弥漫性腹膜炎　炎症扩散至子宫浆膜，形成盆腔腹膜炎，继而发展为弥漫性腹膜炎。腹膜面分泌大量渗出液，纤维蛋白覆盖引起肠粘连，亦可在直肠子宫陷凹形成局限性脓肿。

5. 血栓静脉炎　胎盘附着面的血栓感染及产后盆腔内感染可引起盆腔内血栓静脉炎和下肢血栓静脉炎，多由厌氧性链球菌引起。盆腔内血栓静脉炎常侵及子宫静脉、卵巢静脉、髂内静脉、髂总静脉和阴道静脉，病变单侧居多。下肢血栓静脉炎多继发于盆腔静脉炎，病变多在股静脉、腘静脉及大隐静脉。

6. 脓毒血症及败血症　感染血栓脱落进入血循环可引起脓毒血症，随后可发生感染性休克和迁徙性肺脓肿、左肾脓肿。若细菌大量进入血循环并繁殖形成败血症。

二、中医病因病机

主要为产后体虚，感染邪毒，正邪交争，或败血停滞，营卫不通。如热毒不解，极易传入营血或内陷心包。

1. 感染邪毒　产时产创、出血，元气耗损，血室正开，如接生不慎，或产褥不洁，或不禁房事，邪毒乘虚侵入，稽留于冲任、胞脉，正邪交争而发热。

2. 热入营血　感染邪毒不解，火热炽盛，加之产后元气大伤，邪毒内陷，热入营血，与血搏结，损伤营阴，或迫血妄行。

3. 热陷心包　营分失治，热毒深陷，内闭心包。

4. 血瘀阻滞　产后恶露不畅，甚或不下，瘀阻冲任，败血停滞，阻碍气机，营卫不通，郁而发热。

【临床表现】

1. 病史　多有难产、产程过长、手术产、急产、不洁分娩、胎膜早破、产后出血或产褥期性交等病史。

2. 症状

（1）发热：一般出现在产后 3 ~ 7 日，外阴、阴道、宫颈部位感染者，发热常不明显。子宫内膜炎或子宫肌炎时，表现为高热、头痛、白细胞增高等；急性盆腔结缔组织炎时，可出现寒战、高热、腹胀、下腹痛，脓肿形成者则高热不退；弥漫性腹膜炎时，体温高达

40℃；盆腔内血栓性静脉炎表现为寒战、高热，可持续数周并反复发作；下肢血栓性静脉炎表现为弛张热。

（2）腹痛：当感染延及子宫、输卵管、盆腔结缔组织或盆腔腹膜时，均可出现不同程度的腹痛，从下腹部开始，逐渐波及全腹。腹膜炎时，往往疼痛剧烈并伴有恶心呕吐。

（3）恶露异常：轻度子宫内膜炎时，恶露常不多，且无臭味。重度子宫内膜炎患者恶露可明显增多，混浊，或呈脓性，有臭味。

（4）其他：下肢血栓静脉炎可见下肢持续性疼痛、肿胀，站立时加重，行走困难。如形成脓毒血症、败血症，则可出现持续高热、寒战、谵妄、昏迷、休克，甚至死亡。

3. 体征

（1）体温升高，脉搏增快，下腹部可有压痛，炎症波及到腹膜时，可出现腹肌紧张及反跳痛。下肢血栓静脉炎患者局部静脉压痛，或触及硬索状，下肢水肿，皮肤发白，习称"股白肿"。

（2）妇科检查：外阴感染时，会阴切口或裂伤处可见红肿，触痛，或切口化脓，裂开。阴道与宫颈感染时黏膜充血、溃疡，脓性分泌物增多。如为宫体或盆腔感染，双合诊检查子宫有明显触痛，大而软，宫旁组织明显触痛，增厚或触及包块，有脓肿形成时，肿块可有波动感。

【实验室及其他检查】

1. 实验室检查　白细胞总数明显升高，中性粒细胞增高，有核左移现象，并有中毒颗粒。病原体培养、分泌物涂片检查、病原体抗原和特异抗体检测可明确病原体。血清 C－反应蛋白（速率散射浊度法）>8mg/L 有助于早期诊断感染。

2. 辅助检查　B 超、彩色超声多普勒、CT、磁共振等检查，可监测子宫的大小及复旧情况，了解宫腔内有无残留物，对感染形成的炎性包块、脓肿做出定位及定性诊断。

【诊断】

一、辨病要点

本病以产褥期内出现发热、下腹疼痛、恶露异常为主要临床表现，检查时可见体温升高，脉搏增快，下腹有压痛、或有反跳痛、肌紧张；妇科检查子宫大而软，子宫及其周围压痛、活动不良，双侧附件区压痛或触及包块，或在生殖道发现明显感染灶。实验室检查白细胞总数及中性粒细胞升高，核左移现象出现，并有中毒颗粒。

二、辨证要点

应根据发热的特点，结合恶露的量、色、质、气味改变，有无腹痛等伴随症状及舌脉辨其虚实。若高热寒战，伴小腹疼痛，拒按，恶露有臭气，为感染邪毒；高热神昏，惊厥，属产后危重症。

【鉴别诊断】

1. 产褥病率中包括的其他疾病 如乳腺炎、泌尿系感染、呼吸系统感染等，均可引起发热。但一般恶露正常，妇科检查无异常发现，子宫复旧良好。此外，有其原发病的特征。

2. 产褥中暑 发生于炎热夏季，多为产妇在产褥期间处于高温闷热环境出现的一种急性热病。主要表现为恶心、呕吐、心悸、发热，甚至谵妄、抽搐、昏迷。

3. 产后菌痢 可有发热及腹痛，但大便次数增多，脓血便，里急后重，肛门坠胀。大便常规检查，镜下可见红、白细胞或脓细胞。

【治疗】

一、治疗思路

产褥感染是产科危重症，治疗不当或延误治疗可导致脓毒血症、败血症、休克，甚至危及生命，应以中西医结合方法积极进行治疗。在采用静脉给予恰当、合理的抗生素控制感染的同时，配合中药治疗。如有局部较大脓肿形成时，应考虑后穹隆切开引流或剖腹探查去除原发感染灶。

二、一般治疗

清除宫腔残留物，脓肿切开引流；会阴伤口或腹部切口感染须行切开引流术；产妇应取半卧位，以利恶露排出和使炎症局限于盆腔内；加强营养，纠正水及电解质平衡；病情严重或贫血者，可多次少量输新鲜血或血浆。

三、西医治疗

1. 抗生素的应用 开始可根据临床表现及临床经验选用广谱抗生素，待细菌培养和药敏试验结果出来再作调整。注意需氧菌、厌氧菌及耐药菌株问题。中毒症状严重者，短期加用肾上腺皮质激素，提高机体应激能力。

2. 引流通畅 会阴部感染应及时拆除伤口缝线，以利引流；会阴伤口及腹部伤口感染，应行切开引流术；对外阴、阴道的脓肿可切开排脓引流；盆腔脓肿者，可经腹及后穹隆切开引流。

3. 血栓静脉炎的治疗 在大量应用抗生素同时，可加用肝素等治疗。肝素 1mg/kg · d 加入 5% 葡萄糖溶液 500ml 中静脉滴注，每 6 小时 1 次，体温下降后改为每日 2 次，连用 4 ~7 日；尿激酶 40 万 U 加入 0.9% 氯化钠液或 5% 葡萄糖液 500ml 中静脉滴注 10 日，用药期间检测凝血功能。口服双香豆素、阿司匹林或双嘧达莫等，或用活血化瘀中成药。

四、中医治疗

以清热解毒、凉血化瘀为主要治法，对热毒炽盛，热入营血、热陷心包甚或亡阳者，应分清标本缓急，急宜清心凉血开窍或回阳救逆。

（一）辨证论治

1. 感染邪毒

证候　产后高热寒战，小腹疼痛拒按，恶露量多或少，色紫黯如败酱，气臭秽，烦躁，口渴引饮，尿少色黄，大便燥结；舌红，苔黄而干，脉数有力。

治法　清热解毒，凉血化瘀。

方药　五味消毒饮（《医宗金鉴》）合失笑散（《太平惠民和剂局方》）加味。

金银花　野菊花　蒲公英　紫花地丁　紫背天葵子　蒲黄　五灵脂　丹皮　赤芍　鱼腥草　益母草

若高热不退，大汗出，烦渴引饮，脉虚大而数者，加生石膏、知母、天花粉、芦根、沙参等以清热透邪，生津止渴；若下肢肿胀、疼痛者，加路路通、鸡血藤、丹参等活血通络；若发热，腹痛拒按，大便不通，热瘀成脓者，用大黄牡丹皮汤（《金匮要略》）加味（大黄、丹皮、桃仁、芒硝、冬瓜仁、败酱草、红藤、薏苡仁、玄参、金银花、鱼腥草、益母草）以清热逐瘀，排脓通腑。

2. 热入营血

证候　高热汗出，烦躁不安，皮肤斑疹隐隐；舌红绛，苔黄燥，脉弦细而数。

治法　清营解毒，散瘀泄热。

方药　清营汤（《温病条辨》）加味。

犀角（水牛角代）　生地黄　玄参　竹叶心　麦冬　丹参　黄连　银花　连翘　紫花地丁　蒲公英　栀子　丹皮

3. 热陷心包

证候　高热不退，神昏谵语，甚至昏迷，面色苍白，四肢厥冷；舌红绛，脉微而数。

治法　清心开窍。

方药　清营汤送服安宫牛黄丸（《温病条辨》）或紫雪丹（《温病条辨》）。

也可静脉滴注清开灵注射液或醒脑静注射液。

若病情进一步发展至热深厥脱，出现冷汗淋漓，四肢厥冷，脉微欲绝等亡阳证候者，急宜回阳救逆。方用独参汤（《十药神书》）、参附汤（《校注妇人良方》）或生脉散（《内外伤辨惑论》）。

（二）外治法

会阴伤口感染，局部红、肿、热、痛，或有脓性分泌物，用蒲公英、马齿苋、黄连、黄柏、赤芍、丹皮、金银花煎水熏洗。

（三）中成药

1. 西黄丸　口服，每日 2 次，每次 3g。适用于盆腔或生殖道有脓肿形成者。

2. 牛黄宁宫片　口服，每日 3 次，每次 2～4 片。适用于高热昏迷、头痛身热者。

3. 牛黄清热散　口服，每次 1.5g，可酌情 1 日服用多次。适用于热入营血型。

4. 万氏牛黄清心丸　口服，每日 3 次，每次 2 丸。适用于热陷心包型。

【预防与调护】

注意孕期卫生，保持外阴清洁，妊娠晚期避免盆浴及性交，加强营养，增强体质。避免胎膜早破、滞产、产道损伤与产后出血。产时严格无菌操作，减少不必要的阴道检查和手术操作。产后严密观察，对可能发生产褥感染者，可预防性应用抗生素。

【预后】

一般轻中度感染，经积极治疗可痊愈。如病情严重，或未及时治疗抢救，可发展为脓毒血症、败血症、中毒性休克，甚至危及生命。

第三节　产褥中暑

产褥期间产妇在高温闷热环境中，因体内余热不能及时散发而引起中枢性体温调节功能障碍的急性热病，称为产褥中暑（puerperal heat stroke）。临床主要表现为高热、水电解质代谢紊乱、循环衰竭及神经系统功能损害等。本病起病急骤，病情发展迅速，如处理不当常遗留严重的中枢神经系统障碍的后遗症，甚至死亡。属中医“产后发热”范畴。

【病因病理】

一、西医病因病理

在产褥期，产妇需将妊娠期间潴留的多余水分排出体外，除尿量增多外，经常排出大量汗液，习称“褥汗”。当外界气温 >35℃时，机体依赖汗液蒸发以散热，这需要空气流通才能实现。若受旧风俗习惯影响，在产褥期炎热夏季为“避风”而紧闭门窗，包头盖被、衣着严实，使身体处于高温、高湿、不通风环境，严重影响机体散热机制，导致体温调节中枢功能衰竭而出现高热持续不降，水、电解质代谢紊乱，神经系统功能损害，呼吸循环功能衰竭，肺水肿及脑水肿等一系列病理改变，甚至导致产妇死亡。

二、中医病因病机

1. 暑入阳明　产时正值酷暑季节，产后机体百脉空虚、腠理不密，暑热之邪乘虚客之，燔灼阳明，营卫不合而发病。

2. 暑伤气津　若夏月产妇包头裹被，闭户关窗，加之产后元气受损，暑热入侵，耗气伤津。

3. 暑犯心包　暑为火热之邪，传变迅速，若阳明之邪不解，或失治误治，邪陷心营，或触犯心包，导致阴气卒绝，阳气暴壅，阴阳离决。

【临床表现】

1. 病史 产褥期正值炎热酷暑季节，产妇居室高温闷热、通风不良，或产妇包头盖被史。

2. 症状及体征 发病急骤，发病前多有口渴、多汗、心悸、恶心、胸闷、四肢无力等短暂的先兆症状，称中暑先兆，此时体温正常或低热。随后体温逐渐升高，达38.5℃以上，面色潮红，恶心、胸闷加重，脉搏增快，呼吸急促，无汗，尿少，“痱子”布满全身，即轻度中暑。若病情未能控制，可发展为重度中暑，表现为体温继续升高达41℃～42℃，呈稽留热型，出现嗜睡、谵妄、抽搐、昏迷等，伴呕吐、腹泻、皮下及胃肠出血。检查可见面色苍白，呼吸急促，脉搏细数，血压下降，皮肤灼热干燥无汗，瞳孔缩小，然后散大，各种神经反射减弱或消失。若不及时抢救，数小时内可因呼吸、循环衰竭而死亡。即或幸存也常遗留中枢神经系统不可逆的后遗症。

【实验室及其他检查】

1. 血液检查 血细胞比容增高，红细胞、血红蛋白、白细胞增高，血钠、氯化物含量降低。

2. 尿液检查 重度中暑者可出现蛋白尿、管型和红细胞。

【诊断】

一、辨病要点

根据发病于炎热暑季，患病产妇处于高温闷热、通风不良环境，结合典型的临床表现，一般可确诊。

二、辨证要点

本病是以产褥期内出现壮热、烦渴、汗出为主症，须根据素体因素、全身症状，结合舌脉辨清虚实。壮热，烦渴，多汗，舌红，脉洪大为暑入阳明；身热，烦渴，汗出，体倦少气，舌红少津，脉虚数无力为暑伤津气；猝然晕倒，不省人事，身热肢厥，气粗如喘，脉洪大或滑数为暑犯心包；如出现昏仆，汗出肢冷，脉微欲绝则为阴阳离决之危证。

【鉴别诊断】

1. 产后子痫 常有产前妊娠期高血压疾病史。发病无季节性。产后血压高，可有头昏，视物模糊，头痛目眩，抽搐，昏迷，牙关紧闭，但无发热。

2. 产褥感染 发病与季节无关。发热，小腹疼痛，恶露量多或少，有臭气；有生殖系统的局部症状。血常规检查白细胞总数及中性粒细胞均明显增高。产褥感染产妇常易并发产褥中暑，产褥中暑患者又可并发产褥感染。

【治疗】

一、治疗思路

本病的治疗原则是立即改变高温、闷热和通风不良的环境，采取中西医方法，迅速有效降温，及时补充水分及电解质，纠正酸中毒和休克。迅速降低体温是抢救成功的关键。

二、一般治疗

1. 脱离高温闷热环境　立即将中暑产妇移至阴凉通风处，室内温度宜降至25℃；同时宽衣解带，脱去过多衣着。

2. 物理降温　鼓励多饮冷开水、冷绿豆汤等；用冰水或乙醇擦浴，并在头、颈、腋下、腹股沟、腘窝等浅表大血管分布区放置冰袋以快速降温；按摩四肢，促进肢体血液循环，已发生循环衰竭患者慎用物理降温，避免因血管收缩加重循环衰竭。

三、西医治疗

（一）药物降温

1. 氯丙嗪25～50mg加入4℃葡萄糖盐水1000～1500ml中快速静脉滴注（1～2小时滴完），4～6小时可重复1次。

2. 高热、抽搐、昏迷或物理降温后体温复升者，用冬眠Ⅰ号合剂（哌替啶100mg，氯丙嗪50mg，异丙嗪50mg）半量静滴。使用药物降温时需监测血压、心率、呼吸等生命体征。若血压下降则停用盐酸氯丙嗪，改用地塞米松。紧急时也可用盐酸氯丙嗪加盐酸异丙嗪静脉滴注。

药物降温及物理降温可同时进行，力争在短时间内将体温降至38℃左右。当体温降至38℃时，停止降温。

（二）补充液体及电解质

24小时补液量控制在2000～3000ml，并注意补充钾盐和钠盐，纠正电解质紊乱。

（三）对症处理

用地西泮、硫酸镁等抗惊厥、解痉；给予广谱抗生素预防感染；出现心、脑、肾合并症时及时对症处理；心力衰竭可给予毛花苷C等洋地黄类制剂；呼吸衰竭可用呼吸兴奋剂如尼可刹米、洛贝林对症治疗。

四、中医治疗

（一）辨证论治

1. 暑入阳明

证候　产后壮热，面赤气粗，烦渴引饮，头晕，头痛；舌质红，脉洪大或滑数。

治法　清暑泄热，透邪外达。

方药　白虎汤（《伤寒论》）加味。

生石膏　知母　粳米　甘草　金银花　西瓜翠衣　鲜竹叶

2. 暑伤津气

证候　身热多汗，口渴心烦，体倦少气，小便短赤；舌红少津，脉虚数。

治法　清热解暑，益气生津。

方药　清暑益气汤（《温热经纬》）。

洋参　石斛　麦冬　黄连　竹叶　荷梗　知母　甘草　粳米　西瓜翠衣

3. 暑犯心包

证候　产后猝然晕倒，不省人事，身热肢厥，气粗如喘，牙关微紧；舌绛，脉洪大或滑数。

治法　清心开窍。

方药　安宫牛黄丸或紫雪丹、至宝丹（《太平惠民和剂局方》）灌服。

以上三型如失治、误治均可致阳气暴脱，阴液衰竭，出现昏迷、汗出、肢厥、脉微欲绝等阴阳离决之证。治宜益气养阴，回阳固脱，用生脉散合参附汤加味。

（二）中成药

轻微中暑或中暑先兆可配合以下中成药。

1. 藿香正气水　口服，每次10ml，每日3次。

2. 十滴水　口服，每次0.5~1ml，每日2~3次。

3. 仁丹　每次10~20粒，每日3次，开水冲服。

（三）针刺疗法

针刺人中、足三里、手十二井穴、十宣穴，用泻法。

（四）刮痧或推痧疗法

选位：①头部：眉心、两太阳穴。②颈部：喉头两侧、颈后两侧。③背部：两肩部，背部督脉，脊柱两旁，肩胛部的冈上窝和冈下窝或内缘，后背肋间隙。④胸部：胸中线及胸骨两旁、前胸肋间隙。⑤四肢：肘窝，腘窝，两足后肌腱处。

【预防与调护】

对夏季分娩的孕产妇应加强产前产后的卫生宣教，介绍防暑知识，鼓励产妇破除旧习俗，产妇居室应定时通风换气，保持室内适宜的温度和湿度，衣被不宜过厚，以免影响散热，注意产后个人卫生，鼓励产妇多饮水。产褥中暑治疗期间注意体温、脉搏、呼吸、血压情况，意识不清者留置导尿管，记24小时出入水量，配合特护。

【预后】

本病积极治疗，轻度中暑的产妇容易康复，预后良好。重度中暑的产妇死亡率高，预后差。有抽搐、昏迷的脑水肿产妇，抢救脱险后，中枢神经系统多留有后遗症。

第四节　产褥期抑郁症

产妇在产褥期内出现抑郁症状，称产褥期抑郁症（postpartum depression）。是产褥期精神综合征中最常见的一种类型。国外报道本病的发生率高达30%，国内资料较少。通常在产后2周出现症状，表现为易激惹、恐怖、焦虑、沮丧和对自身及婴儿健康过度担忧，常失去生活自理及照料婴儿的能力，有时还会陷入错乱或嗜睡状态。中医古籍无此病名，按其临床表现，散见于“产后发狂”、“产后癫狂”、“产后脏躁”、“产后乍见鬼状”等病症之中。

【病因病理】

一、西医病因

病因不明，可能与遗传因素、心理因素、妊娠因素、分娩因素及社会因素等有关。

二、中医病因病机

1. 心脾两虚　产后思虑过度，心血暗耗，脾气受损，气血生化不足，血不养心，心神失养。

2. 肝郁气结　素性忧郁，产后复因情志所伤，或突受惊吓，魂不守舍而发病。

3. 瘀阻气逆　产后元气受损，复因劳倦耗气，运血无力，血行迟滞成瘀；或产后胞脉空虚，寒邪内侵，血为寒凝，瘀滞不行，致恶露不下，瘀阻气逆，败血扰心。

【临床表现】

1. 病史　既往有性情抑郁或精神障碍史。

2. 症状　主要表现为抑郁，多于产后2周内发病，产后4~6周症状明显。临床表现为心情压抑，沮丧，感情淡漠，不愿与人交往，甚至夫妻间产生隔阂；或对生活、对家庭缺乏信心，有厌倦情绪，对事物反应迟钝，注意力不易集中，食欲不振，性欲减退；或伴有头晕、头痛，胃部不适，心率加快，呼吸增加，便秘等；或有思维障碍，迫害妄想，甚至出现伤婴或自杀行为。

【诊断】

至今尚无统一的诊断标准。许多医院采用美国《精神疾病的诊断与统计手册》中制定的“产褥期抑郁症的诊断标准”（表16-1）。

表16-1 产褥期抑郁症的诊断标准

时间	症状	条件
	情绪抑郁	必备
	对全部或多数活动明显缺乏兴趣或愉悦	必备
	体重显著下降或增加	
	失眠或睡眠过度	
①产后2周内	精神运动性兴奋或阻滞	
	疲劳或乏力	具备≥3条
	遇事皆感毫无意义或自罪感	
	思维力减退或注意力涣散	
	反复出现死亡想法	
②产后4周内发病		

【治疗】

一、治疗思路

本病的治疗，应包括心理治疗和药物治疗。采用中西医方法，结合医学心理学、社会学知识，解除患者抑郁状态。

二、心理治疗

对产褥期抑郁症非常重要。通过心理咨询，以解除致病的心理因素（如婚姻关系不良、想生男孩却生女孩、既往有精神障碍史等）。对产妇多给予关心和无微不至的照顾，调整好家庭中各种关系，指导其养成良好睡眠习惯。心理治疗的关键是：①增强患者的自信心，提高其自我价值意识；②根据患者的个性特征、心理状态、发病原因给予个体化的心理辅导。

三、西医治疗

主要选用不进入乳汁的抗抑郁症药物。常用药物有：

1. 氟西汀 口服，每日20mg，分1～2次口服，根据病情可增加至每日80mg。

2. 帕罗西汀 口服，每日20mg，1次口服，连续用药3周后，根据病情增减剂量，1次增减10mg，间隔不得少于1周。

3. 舍曲林 口服，每日50mg，1次口服，数周后可增加至每日100～200mg。

4. 阿米替林 口服，每日50mg，分2次口服，渐增至每日150～300mg，分2～3次服。维持量每日50～150mg。

四、中医治疗

（一）辨证论治

本病的主症是心神失养，情志失其常度。治疗大法为安神定志，虚者补益心神，实者镇惊开窍。

1. 心脾两虚

证候　产后精神不振，夜寐不安，神志恍惚，悲伤欲哭，不能自主；舌质淡红，苔薄白，脉沉细无力。

治法　补益心脾，养血安神。

方药　甘麦大枣汤（《金匮要略》）合归脾汤（《校注妇人良方》）加味。

甘草　小麦　大枣　白术　茯神　黄芪　龙眼肉　酸枣仁　人参　木香　当归　远志　甘草　生姜　大枣　柏子仁

惊悸不宁者加龙齿、琥珀（冲服）；产时产后失血较多，面色晄白者，加阿胶、枸杞子、制首乌。

2. 肝郁气结

证候　精神郁闷，心烦易怒，头痛，失眠多梦，善太息，胸胁乳房胀痛，呕恶痰涎；舌质淡，苔薄白，脉弦细。

治法　舒肝健脾，养血安神。

方药　逍遥散（《和剂局方》）加味。

柴胡　当归　白芍　白术　茯苓　甘草　煨姜　薄荷　香附　郁金　石菖蒲

大便燥结加大黄、郁李仁；五心烦热，加丹皮、栀子；呕恶痰涎者加半夏。

3. 瘀阻气逆

证候　产后恶露不下，或下而不畅，小腹硬痛拒按，抑郁寡欢，或神志错乱如见鬼状，喜怒无常，甚则伤人毁物，面色晦黯；舌紫暗，有瘀点瘀斑，脉涩。

治法　活血化瘀，醒神。

方药　癫狂梦醒汤（《医林改错》）加味。

桃仁　柴胡　香附　木通　赤芍　大腹皮　青皮　半夏　桑白皮　苏子　赤芍

大便燥结者加大黄；夜难入寐，躁动甚者加生铁落。

（二）中成药

1. 柏子养心丸　每次1丸，每日2次。适用于产后夜寐不安，失眠健忘者。

2. 朱砂安神丸　每次1丸，每日2次。适用于产后惊悸怔忡，夜寐不安者。哺乳者慎用。

【预防与调护】

产褥期抑郁症的发生，受到许多社会因素、心理因素及妊娠因素的影响。因此，增加对孕妇的精神关怀，了解孕妇的生理特点和性格特点，运用医学心理学、社会学知识，及时接触致病的心理因素、社会因素，在孕期和分娩过程中，医护人员和家属等都应多给予关心、爱护，对于预防产褥期抑郁症具有积极意义。

1. 加强围生期保健，利用孕妇学校、社区护理保健人员等多种渠道普及有关妊娠、分娩常识，减轻孕妇对妊娠、分娩的紧张、恐惧心情，完善自我保健。

2. 对有精神疾患家族史的孕妇，应定期密切观察，避免一切不良刺激，给予更多的关爱、指导。

3. 在分娩过程中，医护人员要充满爱心和耐心，尤其对产程长、精神压力大的产妇，更需要耐心解释分娩过程。

4. 对于有不良分娩史、死胎、畸形胎儿的产妇，应向她们说明产生的原因，用友善、亲切、温和的语言，给予她们更多的关心，鼓励她们增加自信心。

【预后】

产褥期抑郁症预后良好，约70%患者于1年内治愈，仅极少数患者持续1年以上，但再次妊娠，约有20%复发。其第二代的认知能力可能受到一定影响。

第五节　产后缺乳

产后哺乳期内，乳腺无乳汁分泌，或泌乳量少，不能满足喂养婴儿者，称产后缺乳(postpartum insufficiency of breast milk)。多发生在产后2~3天或半个月内，也可发生在整个哺乳期。据报道产后1个月内及以后母乳喂养失败因乳量不足者约占34.39%。中医称之为“产后缺乳”，或“产后乳汁不足”、“产后乳汁不行”、“产后乳无汁”等。早在隋《诸病源候论》就有“产后乳无汁候”，指出津液暴竭、经血不足是缺乳的病因。以后历代医家不断充实其治法与方药，至清代已基本完善了缺乳的理法方药。

【病因病理】

一、西医病因病理

正常情况下，妊娠晚期即可分泌少量的“初乳”，产后1~2天增多，3~4天为移行乳，4天以后即为成熟乳。影响泌乳的主要因素有：

1. 分娩结束后，胎盘源的甾体激素和HPL迅速下降，解除了对乳腺泌乳细胞的抑制作用，在PRL与肾上腺皮质激素共同作用下，使乳腺泌乳。

2. 产后1周至2个月内，泌乳主要依靠婴儿吸吮刺激，使垂体泌乳素抑制因子（PIN）分泌减少，神经垂体PRL释放增加，致使乳腺泡泌乳，同时刺激神经垂体分泌缩宫素，促使乳汁排出并使子宫收缩。

3. 腺管排空，可作为一种机械刺激，通过下丘脑－垂体促使PRL分泌。

哺乳期间，若发生贫血、营养不良、恐惧、抑郁、焦虑、劳累或疼痛、年龄过大等，均可直接影响丘脑下部，使儿茶酚胺量增多，导致 PIF 分泌增加，PRL 减少，因而缺乳或乳汁过少。此外，若产后婴儿对乳头刺激不够，或因婴儿含接乳头姿势不正确造成乳头皲裂，由于乳头的疼痛，产妇减少泌乳次数亦可引起缺乳。

二、中医病因病机

中医学认为乳房属阳明胃经，乳头属厥阴肝经。乳汁由气血所化生，来源于中焦脾胃，赖肝气疏泄与调节。只有脾胃健旺，气血充足，肝气条达，疏泄有常，乳汁才能正常分泌。缺乳的主要病机包括气血化源不足之虚证和肝气郁结、乳汁运行受阻之实证。

1. 气血虚弱　素体脾胃虚弱，或产后忧思过度伤脾，或操劳过度损耗中气，气血化源不足；或孕妇年岁已高气血渐衰，或产时产后失血过多，以致气血亏虚，乳汁乏源，因而乳汁甚少或全无。

2. 肝郁气滞　素性忧郁，加之产时失血，使肝失所养，肝气郁结；或产后伤于七情，情志抑郁，肝失条达，气机不畅，乳络乳脉涩滞，乳汁运行受阻而缺乳。

【临床表现】

1. 症状　产妇哺乳时，无乳汁分泌或泌乳甚少，不足以喂养婴儿。乳汁是否不足，应通过观察婴儿喂养和排尿、排便情况来确定。通过观察如不能达到以下 5 点，可考虑为产后缺乳。

（1）哺乳次数：出生后 1～2 个月婴儿 24 小时哺乳 8 次以上，哺乳时可听见吞咽声。

（2）排泄情况：每天换湿尿布 6 块以上，有少量多次大便。

（3）睡眠：两次哺乳之间，婴儿满足并安静，3 个月婴儿常在吸吮中入睡，自发放弃乳头。

（4）体重：每周平均增加 150g 左右，2～3 个月内婴儿每周增加 200g 左右。

（5）神情：婴儿双眼明亮，反应灵敏。母亲在哺乳前有乳房胀感，哺乳时有射乳反射，哺乳后乳房变软。

2. 体征　检查时，乳房柔软，不胀不痛，或稍有胀痛，加压乳房，不见有乳汁排出或排出甚少。

【诊断】

一、辨病要点

根据产妇哺乳时无乳汁分泌或乳汁甚少的临床表现及乳房检查所见即可确诊。

二、辨证要点

产后缺乳应根据乳房有无胀痛及乳汁的稀稠，结合其他症状与舌脉辨其虚实。乳房柔软，乳汁清稀，面色少华，舌淡，少苔，脉虚细者，属气血虚弱证；乳房胀硬或疼痛，乳汁浓稠，伴胸胁胀闷，情志不遂，舌苔薄黄，脉弦者，为肝郁气滞证。

【鉴别诊断】

1. 急性乳腺炎 可表现为缺乳，但初起恶寒发热，乳房红肿热痛，继而化脓溃破。而产后缺乳无局部皮肤改变。

2. 应注意有无乳头凹陷和乳头皲裂等造成的哺乳困难、乳汁壅积不通。

【治疗】

一、治疗思路

治疗本病时，应强调早吸吮，母婴同室，刺激乳头，加快乳腺排空，采用中药治疗，配合食疗、产后调护及精神调护等。

二、一般治疗

1. 加强营养，给予高蛋白、高热量、易消化及富含胶原蛋白的饮食（如动物的皮、筋类）。注意补充体液。有贫血者及时予以纠正。

2. 充分休息，保持良好心理状态。

3. 按需哺乳，使乳腺排空，促进乳汁分泌。

三、西医治疗

西医对本病无针对性治疗，疗效不甚理想。主要有服用大量维生素 B 类药物，超声波、红外线乳房照射等方法。

四、中医治疗

主要治疗原则是调补气血，通络下乳。

（一）辨证论治

1. 气血虚弱

证候　产后乳少或全无，乳汁清稀，乳房柔软，无胀感，面色少华，神疲乏力，食欲不振，心悸头晕；舌淡，少苔，脉虚细。

治法　补气养血，佐以通乳。

方药　通乳丹（《傅青主女科》）加减。

人参　黄芪　当归　麦冬　桔梗　猪蹄　通草

若食欲不振，大便溏泄者，加茯苓、山药、扁豆；头晕心悸者，加阿胶、白芍、何首乌；兼肾气不足，症见腰酸腿软者，加紫河车、鹿角胶、巴戟天、熟地黄。

2. 肝郁气滞

证候　产后乳汁甚少或全无，乳汁浓稠，乳房胀硬或疼痛，情志抑郁，或有微热，食欲不振；舌质正常或黯红，苔薄黄，脉弦或弦数。

治法 疏肝解郁，通络下乳。

方药 下乳涌泉散（清太医院配方）。

当归 白芍 川芎 生地黄 柴胡 青皮 天花粉 漏芦 通草 桔梗 白芷 穿山甲 王不留行 甘草

若有身热加黄芩、蒲公英；乳房胀硬者，加橘络、丝瓜络、路路通；乳房肿痛加蒲公英、全瓜蒌、夏枯草。

（二）中成药

1. **催乳丸** 口服，每次1丸（9g），每日2次。适用于气血虚弱型。

2. **涌泉散** 口服，每次3～6g，每日2～3次。适用于肝郁气滞型。

3. **十全大补丸** 口服，每次9g，每日2次。适用于产后气血虚弱型。

4. **柴胡疏肝丸或逍遥丸** 口服，每次9g，每日2次。适用于产后肝郁气滞型。

（三）其他治疗

1. **外敷法** 可用热水或葱汤熏洗乳房，或用橘皮煎水湿敷乳房，可起到宣通气血的作用。

2. **体针** 主穴取膻中、乳根，配穴取少泽、天宗、合谷。膻中穴分别向两乳方向进针，乳根穴自下向上刺入，进针1.5～2寸，捻转手法，每5～10分钟行针1次，留针12～30分钟，每日1次。

【预防与调护】

1. 孕期做好乳头护理，若乳头凹陷，嘱孕妇经常将乳头向外牵拉或做乳头“十”字保健操。常用肥皂擦洗乳头，防止乳头皲裂。

2. 纠正孕期贫血，预防产后大出血。

3. 提倡早吸吮，按需哺乳，掌握正确的哺乳方法，积极刺激乳头，加快乳腺排空，促进乳汁分泌。

4. 加强营养，食物要清淡而富含蛋白质及新鲜蔬菜，忌辛辣酸咸，补充充足汤水。

5. 保证产妇充足的睡眠，加强产妇在分娩前后的心理护理，保持心情舒畅，气血调和，避免紧张、焦虑甚至悲伤情绪。

【预后】

本病早期治疗，效果较好。如因乳腺发育不良所造成的缺乳，疗效较差。肝郁气滞型缺乳，若治疗不及时，病情发展，乳积化热可发展为乳痈。

第六节　产后乳汁自出

产妇在哺乳期中乳汁不经婴儿吸吮而自然流出者，称产后乳汁自出（postpartum leaking milk），又称“漏乳”、“产后乳汁自溢”、“产后乳汁自漏”等。西医学无此病名。如乳母体格健壮，乳汁丰富，乳胀或值哺乳时间乳汁自行溢出，或断乳之初，乳汁难断而自出者，均不为病。本病首见于唐代《经效产宝》，谓“产后乳汁自出，盖是身虚所致，宜服补药以止之。”指出了体虚致乳汁自出的机理和治法。宋代《妇人大全良方》进一步指出为“胃气虚”所致，并附有治疗方药。明代张景岳将本病分为阳明胃气不固、阳明血热、肝经怒火上冲三大类，完善了其机理和治法方药，至今仍沿用。

【病因病理】

一、西医病因

由于婴儿吸吮乳头的反复刺激，使产妇乳头上很多敏感神经冲动沿迷走神经到达垂体。垂体前叶产生催乳素，使乳腺腺泡分泌乳汁，即泌乳反射；垂体后叶产生缩宫素，使腺泡腺管周围肌细胞收缩，乳汁流出，即射乳反射。产后乳汁自出的产妇多因垂体分泌以上两种激素旺盛，乳腺管粗，致使在没有吸吮乳头刺激的情况下乳汁自动流出。

二、中医病因病机

中医认为发病机理主要为胃气不固，乳失摄纳；或肝经郁热，迫乳自出。

1. 脾胃气虚　脾胃素虚，加之产时失血耗气，或饮食劳倦，损伤脾胃，中气不足，胃气失固，不能摄纳乳汁，而致乳汁自出。

2. 肝经郁热　产后情志抑郁，郁久化热，或因大怒伤肝，肝火亢盛，热伤乳络，迫乳自出。

【临床表现】

1. 症状　产后乳汁不经婴儿吮吸或挤压而自然溢出，乳汁质地正常。

2. 检查　可见乳头有乳汁点滴而下，渗湿衣襟，乳房松软，无结块。

【诊断】

一、辨病要点

根据产后乳汁不经婴儿吮吸或挤压而自然溢出的特点及检查即可确诊。乳汁分泌过多，婴儿食量有限，而乳汁流出者不作病论。

二、辨证要点

辨证时应注意乳汁量的多少，乳汁的清稀或浓稠，乳房的柔软或胀痛，结合其他症状与舌脉分辨虚实。若乳汁自出，乳汁量少，质清稀，乳房柔软，神疲乏力，舌淡苔薄，脉细为脾胃气虚；若乳汁自出，量较多，质浓稠，乳房胀痛，舌红，苔薄黄，脉弦数属肝经郁热。

【鉴别诊断】

1. 乳泣　为孕期乳汁自然流出，而产后乳汁自出则发生在哺乳期。

2. 闭经溢乳综合征　闭经患者同时伴有溢乳，常伴有不孕。属月经病范畴。

3. 乳腺癌　多为血性分泌物，乳房有肿块，边界不清，质硬。应结合有关检查，以明确病因。

【治疗】

一、治疗思路

本病以中医治疗为主，以敛乳为原则。虚者固摄敛乳，实者清热敛乳。

二、一般治疗

加强营养，保持精神愉快。

三、西医治疗

哺乳结束后，手挤、用吸奶器或奶泵将乳房内的乳汁排空，减少乳汁流出。

四、中医治疗

（一）辨证论治

1. 脾胃气虚

证候　乳汁自出，量少，质清稀，乳房柔软，神疲乏力，面色不华；舌淡，少苔，脉细弱。

治法　益气固摄。

方药　补中益气汤（《脾胃论》）加味。

人参　黄芪　白术　当归　橘皮　升麻　柴胡　甘草　芡实　五味子

2. 肝经郁热

证候　乳汁自出，量多，质浓稠，乳房胀硬疼痛，情志抑郁，胸胁胀满，烦躁易怒，口苦，小便短赤，大便秘结；舌红，苔薄黄，脉弦数。

治法　舒肝解郁，清热敛乳。

方药　丹栀逍遥散（《女科撮要》）加减。

丹皮　炒栀子　当归　白芍　柴胡　白术　茯苓　炙甘草　夏枯草　生牡蛎

心悸少寐，舌红少津者，加麦冬、五味子；乳房胀痛有块者，加瓜蒌、连翘。

（二）中成药

1. 八珍丸 口服，每次9g，每日3次。适用于气血虚弱型。

2. 补中益气丸 口服，每次9g，每日2~3次。适用于气血虚弱型。

3. 加味逍遥丸 口服，每次9g，每日2次。适用于肝经郁热型。

4. 丹栀逍遥丸 口服，每次6~9g，每日2次。适用于肝经郁热型。

【预防与调护】

产后宜戴宽大胸罩，使乳房不受任何刺激，充分松弛。此外，要勤换衣衫，避免乳汁浸渍皮肤发生湿疹或炎症等。

第十七章 常见产后并发病

由于产妇在分娩时的创伤、出血、用力过度和产程过长等因素的影响，产妇可能发生多种并发症。

中医学对产后并发症的治疗，也应根据亡血伤津，瘀血内阻，多虚多瘀的特点立法组方，并遵循治病与补虚、扶正与祛邪相结合的治疗原则，标本兼顾，辨证施治。

第一节 急性乳腺炎

急性乳腺炎为乳腺的急性化脓性感染，多发生于产后哺乳的妇女，以初产妇多见，好发于产后第3~4周，是乳房疾病中的常见病，系由细菌感染所致。中医称本病为“乳痈”、“妒乳”，又名“外吹乳痈”。

【病因病理】

一、西医病因病理

1. 乳汁淤积 产妇乳腺管不通畅，乳汁淤积于乳腺小叶中，乳汁所分解的酸性产物可刺激腺上皮，同时乳汁又是细菌的良好培养液，利于细菌大量繁殖，引起急性炎症。

2. 细菌入侵 致病菌多为金黄色葡萄球菌，少数为链球菌。致病菌通过擦伤、皲裂的乳头侵入，沿淋巴管蔓延至乳腺小叶间，形成疏松结缔组织炎；或直接由乳腺开口上行到乳腺小叶，停留在郁滞的乳汁中，繁殖后引起急性炎症；少数产妇因身体其他部位有感染灶，细菌经血液循环到乳腺，引起乳腺炎症。

二、中医病因病机

中医学认为，本病多为肝郁气滞，疏泄失职，使乳络不畅，乳管阻滞，败乳蓄积，化热而成痈肿；或产后饮食不节，嗜食肥甘厚腻，胃热蕴滞，肝胃不和，外加火毒内侵或小儿口气焮热，内热与外邪相搏，蒸腐淤乳，积而成脓，发为乳痈。

【临床表现】

1. 病史 多有产后乳汁分泌不畅，淤乳，乳头皲裂、破损或身体其他部位有感染病灶的病史。

2. 症状

（1）早期乳腺炎：产妇可感觉乳房发胀，畏寒，轻微发热，乳汁排泄不畅，继之感乳房局部疼痛。

（2）乳房疏松结缔组织炎：产后突然高热寒战，体温可达38℃～39℃以上，乳房局部红肿热痛，甚至有跳痛感。

（3）乳腺脓肿形成：产妇持续高热，乳房剧烈跳痛，局部皮肤可破溃，亦可见乳头向外排脓。

3. 体征 炎症早期，检查时可发现乳房内有界限不清的肿块，触痛明显，表面皮肤微红，继之局部皮肤发红、发热，有明显肿块，质硬，触痛明显，进一步发展，局部可形成脓肿。成脓阶段，硬块中央渐软，按之有波动感。破溃后，局部流脓，形成乳漏时，乳汁可从疮口溢出，表面皮肤可见静脉扩张，腋下淋巴结肿大并有压痛。

【实验室及其他检查】

1. 血常规检查 末梢血白细胞总数及中性粒细胞增加，有核左移现象。

2. 乳腺红外线透光检查 可见血管充血，局部有炎症浸润阴影。

3. B超检查 乳腺体积明显增大，回声增强。如有脓肿形成，可见1个到数个局限性液性暗区。

【诊断】

一、辨病要点

根据病史、症状、体征可确诊。

二、辨证要点

本病的主症为乳房的红肿疼痛，或成脓破溃，同时发热寒战。应认真辨其热势消长，并及时观察有无成脓。若乳房局部肿胀触痛，皮肤微红，肿块或有或无，乳汁排泄不畅，恶寒发热，骨节酸痛，多为淤乳期；若肿块逐渐增大，硬结明显，继而皮肤焮红，硬块按之有波动感，是成脓阶段；若肿块破溃，脓液流出，多为溃脓期。

【鉴别诊断】

1. 产褥感染 可有高热、寒战、恶露异常及腹痛，但无乳腺局部表现。

2. 单纯乳腺充胀 一般发生于产后2～5天，属泌乳前的静脉与淋巴液充盈所致。乳房局部也有轻度发热或触痛，但经过冷敷及哺乳可很快消退，体温一般低于37.5℃。

【治疗】

一、治疗思路

本病的治疗原则为早诊断、早治疗。故给予足量的抗生素，同时配合清热解毒、活血化瘀的中草药内服及外敷为主要治疗方法，以免炎症扩散破坏更多的乳腺小叶。亦可配合其他疗法，如针刺疗法、按摩疏导法。如脓肿已形成，可配合外科手术切开排脓。

二、一般治疗

炎症初期可不必停止哺乳，以加快乳汁排空，局部冷敷以减少乳汁分泌，防止乳汁淤积，如乳汁淤积过多，可用吸乳器具抽吸排空。如已有肿块形成，应停止哺乳，清洁乳头，可用25%硫酸镁、中药芒硝适量湿热敷，每次30分钟，每日2~3次。

三、西医治疗

1. 药物治疗 应根据细菌的敏感程度选择抗生素。可用青霉素每日320万~960万U，静脉点滴。或先锋霉素类，每日2~6g，静脉点滴。

2. 手术切开引流 已形成脓肿，应及时排脓，较小的脓肿可局部穿刺抽出脓液，并向脓腔注入抗生素，每日1次，至局部无积脓为止。较大脓肿应及时切开引流，切口要充分，自乳晕向外做放射状切开，避免切开乳晕或损伤乳腺管，并置橡皮胶条引流。如脓肿较深，则应于乳腺下缘做弧形切开，但切勿伤及乳腺管。

四、中医治疗

本病治法，当以清热解毒，托里排脓为主。此外，淤乳证还应注意疏通经脉，行气活血，止痛。溃脓时应当根据病情拔毒排脓以祛邪，大补气血以扶正。采用内治外治法相结合。

（一）辨证论治

1. 淤乳期

证候 乳房肿胀疼痛，皮肤微红或不红，肿胀或有或无，排乳不畅；伴有恶寒，发热，口渴烦躁，厌食，便干；舌红，舌苔薄黄或黄腻，脉浮数或弦数。

治法 清热解毒，行气散瘀止痛。

方药 瓜蒌牛蒡子汤（《医宗金鉴》）。

瓜蒌 牛蒡子 天花粉 黄芩 陈皮 生栀子 皂角刺 金银花 青皮 柴胡 连翘 甘草

热重者，加公英、石膏、夏枯草；若肿痛加乳香、没药、王不留行；如仍哺乳，加穿山甲、木通；恶露较多者，加益母草、当归、川芎；若回乳，加焦山楂、炒麦芽。

2. 成脓期

证候 乳房胀痛剧烈，皮肤焮红，肿块逐渐增大，跳痛拒按，壮热不退，口渴喜饮，或烦躁汗出；舌质红，苔黄，脉弦数。

治法 清热解毒，通乳透脓。

方药 透脓散（《外科正宗》）加味。

当归 生黄芪 炒山甲 川芎 皂角刺 牛蒡子 银花 连翘 白芷 紫花地丁

跳痛者，加蒲公英、丹皮。

3. 溃脓期

证候　乳房肿胀疼痛，热势可稍减，乳房破溃流脓，脓液黏稠，并可自乳头流出脓汁样乳汁，脓出后破口逐渐愈合；若破溃后脓出不畅，肿痛不减，身热不退，疮口经久难愈，伴神疲，体倦；舌质淡红，苔薄白，脉沉。

治法　补气益阴，清除余毒。

方药　四妙勇安汤（《验方新编》）加味。

玄参　当归　金银花　甘草　黄芪　党参　白术

（二）中成药

1. 清热化毒丸　每次1～2丸，每日3次。适应于乳痈初起，红肿热痛明显者。

2. 犀黄丸　每次3g，每日3次。适应于乳痈热毒炽盛，或出现邪毒内陷者。

3. 十全大补丸　每次1丸，每日2次。适应于乳痈溃脓期身体羸弱，溃口流脓清稀，经久不愈者。

（三）外治疗法

1. 初起时　将乳房托起，按摩乳房后拔火罐吸出淤乳，或用吸乳器吸出乳汁，或用五指自乳房四周向乳头部按摩乳房，不要用力挤压或旋转按压，而是沿乳腺管的方向，施以正压，把淤滞的乳汁逐步推出。同时用如意金黄散外敷或用鲜菊花叶、鲜蒲公英等捣汁调敷患处。或用50%芒硝溶液湿敷，每日3～4次。也可用仙人掌去刺捣烂加蛋清调匀外敷。

局部疼痛明显时，可用针灸疗法。可针刺少泽、天宗、合谷，强刺激，留针15分钟，每日1次；亦可穴位封闭。

2. 成脓期　脓肿小而浅者，可用针管穿刺抽脓后，外敷金黄散或金黄膏，或用火针放脓，一般用三棱针烧红，在波动明显距乳晕较远低垂部位刺入脓腔，稍加转动，将针拔出，待脓出后，疮口内插入提毒祛腐药捻。

3. 溃脓后　以八二丹或九一丹药线引流，外敷金黄膏，脓尽改用生肌散、生肌玉红膏。

（四）其它疗法

局部炎症严重者，可考虑断乳。

1. 针灸　选肩井、光明、足临泣等穴。

2. 验方一　炒麦芽90g，炒山楂60g，煎水当茶饮。

3. 验方二　芒硝100g，置入布袋湿热敷，每日2～3次。

【预防与调护】

妊娠后期，常用温水洗乳头。乳头内陷者，洗后轻柔按摩牵拉，或用75%乙醇经常擦洗乳头。产后可用橘核30g，水煎服，一般2～3剂，可防止乳汁淤滞。养成定时哺乳习惯，注意乳头清洁。产妇乳汁过多，哺乳后尚未排尽时，可用吸乳器或用手挤压按摩，使乳汁排出，防止淤积。如有乳头擦伤、皲裂，或身体其他部位有化脓性感染时，应及时治疗。

【预后】

若能及时正确治疗，该病预后良好，偶有导致无乳汁及乳房肿块迁延至乳腺纤维肿瘤。

第二节　产后便秘

产后饮食如常，大便数日不解或大便时干燥疼痛者，称产后便秘。为产后常见症状。中医学称“产后大便不通”、“产后大便秘涩”，是新产三病之一。

【病因病理】

一、西医病因病理

多由产妇产后过多卧床，活动减少，腹肌及盆底肌肉松弛，肠蠕动减弱，导致大便秘结。

二、中医病因病机

中医学认为产妇素体阴血不足，产时用力汗出，产后失血过多或汗出不止，则津液亏损，肠道失于濡润，致大便艰涩，数日不解；或素体气虚，产时产后失血耗气，脾肺之气益虚，脾气虚则升降无力，肺气虚则升降失司，大肠传送无力，致大便不解或难解。

【临床表现】

1. 病史　有滞产或难产史；产时产后失血过多，或过多出汗。

2. 症状　产后或产褥期饮食正常，大便难，数日不解或干结疼痛，或大便不坚，努责难出。

3. 体征　腹软无压痛，或可触及肠型。

【诊断】

一、辨病要点

根据病史、症状、体征可确诊。

二、辨证要点

重在辨其在气、在血。大便干燥，艰涩难下者，多属血虚；大便不坚，努责难解者，多属气虚。

【鉴别诊断】

应与其他病变引起的便秘相鉴别，如痔疮、肛裂。该病多在孕前已患病，孕后及产后加重，检查肛门有痔疮、肛裂征象。

【治疗】

一、治疗思路

采取中西医结合法治疗，大便通畅后，无需再用药物治疗。

二、一般治疗

注意饮食调节，多食蔬菜及含纤维多的食物，尽早下床活动。

三、西医治疗

开塞露塞肛，肥皂水灌肠，或口服缓泻剂。

四、中医治疗

应针对产后体虚津亏的特点，以养血润肠为主，不宜妄行苦寒通下之品，以免徒伤中气。根据证之属阴虚兼内热或兼气虚，分别佐以泻火或补气之品。

（一）辨证论治

1. 血虚津亏

证候　产后大便干燥，或数日不解，一般腹部无胀痛，饮食正常；面色萎黄，皮肤不润，头晕心悸；舌淡红，苔薄白，脉细弱。

治法　养血润燥，润肠通便。

方药　四物汤（《合剂局方》）加味。

当归　川芎　白芍　熟地　肉苁蓉　柏子仁　生首乌　麻仁

若口干咽燥，舌红少苔，阴液耗伤明显者，加玄参、生地、麦冬；气短自汗，神疲乏力，脉虚细而气血不足者，加党参、黄芪、沙参；头晕心悸者，加茯神、酸枣仁、柏子仁。

2. 气虚失运

证候　产后大便数日不解，或时有便意，临厕努责乏力，大便不坚，气短出汗，便后疲乏更甚；舌淡，苔薄白，脉虚缓。

治法　补脾益肺，润肠通便。

方药　润燥汤（《万氏妇人科》）。

人参　甘草　归身　生地　枳壳　火麻仁　桃仁泥　槟榔汁

若腹胀者，加木香、枳壳、佛手；气虚下陷者，加升麻、党参；气短自汗者，加党参、五味子、浮小麦；大便秘结难解者，加白术、生首乌。

3. 阳明腑实

证候　产后大便秘结，多日不解，身微热，脘腹胀满疼痛，或时有矢气臭秽，口臭或口唇生疮；舌红，苔黄或黄燥，脉弦数。

治法　通腑泻热，兼以养血。

方药　玉烛散（《医宗金鉴》）。

熟地　当归　白芍　川芎　大黄　芒硝　甘草

若脘腹胀满者，加鸡内金、佛手、枳壳；心烦，口臭，口疮，热甚者，加黄芩、栀子、竹叶。

（二）中成药

1. 麻子仁丸　每次10g，每日3次。适用于血虚津亏者。

2. 补中益气丸　每次10g，每日3次。适用于气虚者。

【预防与调护】

积极预防产后出血及出汗伤津。产后宜及早下床适当活动，忌食辛辣及刺激食品，养成定时排便习惯。

【预后】

经治疗均可痊愈。

第三节　产后排尿异常

产后排尿异常主要为产后尿潴留及小便频数与失禁。是产后常见并发症，以前者为多见。产后膀胱充盈而不能自行排尿或排尿困难者属于产后尿潴留；产后排尿部分或完全失去控制，不能自主排出者为尿失禁。中医称本病为“产后小便不通”，“产后小便频数与失禁”。

产后尿潴留

【病因病理】

一、西医病因病理

1. 排尿反射功能失调　产程过长，胎先露持续长时间压迫膀胱，使黏膜充血水肿，严重的可累及膀胱底部三角区，使膀胱排尿反射功能失调。

2. 膀胱紧张度及感受性降低　第一、二产程尿潴留过多，未及时处理，进一步使膀胱紧张度及感受性降低甚至神经麻痹，从而使膀胱排尿反射功能消失。

3. 疼痛刺激　由于外阴伤口和尿道周围组织损伤，使尿道括约肌发生痉挛，精神紧张而不敢用力排尿。

4. 精神和心理因素 不习惯在床上排尿，或产后疲乏，情绪不佳，不愿活动等。

5. 药物因素 产时使用各种麻醉药均可加重产后排尿困难。

二、中医病因病机

中医学认为，本病多由素体虚弱，产时劳力伤气，或失血过多，气随血耗，以致肺脾气虚，不能通调水道，下输膀胱，膀胱气化不利而致小便不通；或先天禀赋不足，肾气虚弱，复因产时损伤肾气，肾阳不足，命门火衰，膀胱失其温煦，气化不利故小便不通；或因产后情志不遂，肝气郁结，气机阻滞，清浊升降失常，膀胱气化不利而致小便不通；或因滞产，膀胱受压过久，气血运行不畅，膀胱气化不利而致小便不通。

【临床表现】

1. 病史 常有产程延长及手术产的病史。

2. 症状 产后 6～8 小时或产褥期间，小便点滴而下或闭塞不通，小腹胀急疼痛。

3. 体征 下腹部膨隆，膀胱充盈而有触痛。

【实验室及其他检查】

尿常规多无异常。

【诊断】

一、辨病要点

根据病史、临床症状及体征，并结合尿常规检查无异常即可确诊。

二、辨证要点

本病的主要症状是产后小便不通，小腹胀急疼痛。若伴精神萎靡者，多为气虚；若伴腰膝酸软者，多为肾虚；若有情志抑郁，多为气滞；若小腹胀满刺痛，乍寒乍热，多为血瘀。

【鉴别诊断】

1. 产后泌尿道感染 以小便频数艰涩疼痛，欲出未尽为特征，每日尿排出总量多正常，尿常规检查有红、白细胞。

2. 小便生成障碍所致尿少或无尿 由于尿液生成障碍，出现尿少或无尿，其特点是无尿可排，故腹软，无胀急疼痛感。

【治疗】

一、治疗思路

注意避免产时膀胱积尿或过度膨胀以及产程过长，产后 4 小时应及早鼓励产妇起床排尿，无尿者开始应采取诱导排尿法，效果不明显时根据不同情况，采取相应的治疗措施。一旦发生本病，应积极处理，以防引起产后出血。

二、一般治疗

鼓励产妇在产后4~6小时内自行起床排尿，嘱其多饮水，尽快使膀胱充盈，引起尿意以刺激排尿。伤口疼痛者给予适量索米痛片；必要时用温开水冲洗外阴及尿道口，听流水声，以诱导排尿；或用热水熏蒸外阴，促使尿道括约肌放松引起排尿反射；置热水袋于下腹膀胱处，并用手指按摩、挤压，刺激和诱导膀胱收缩，促进排尿。

三、西医治疗

1. 药物治疗　可用新斯的明0.5~1mg肌注，15分钟后观察效果。

2. 导尿术　尿潴留过久，膀胱过度充盈，其他治疗均无效时，可用此法在无菌操作下留置导尿管。

3. 预防感染　必要时用抗生素预防感染。

三、中医治疗

本病治疗以“通利小便”为总则，通利之法因虚实而不同，虚者当补气温阳以化之，实者宜疏利决渎以通之。但补虚应佐以通利泻实，并酌情选用补气与养阴的药物以防产后邪去正伤。

（一）辨证论治

1. 气虚

证候　产后小便不通，小腹胀急疼痛，倦怠乏力，气短懒言，面色皖白；舌淡，苔薄白，脉缓弱。

治法　益气生津，宣肺利水。

方药　补气通脬饮（《女科辑要》）。

黄芪　麦冬　通草

若汗出不止，咽干口渴，加沙参、葛根；若伴腰膝酸软者，酌加杜仲、巴戟天。

2. 肾虚

证候　产后小便不通，小腹胀急疼痛；坐卧不宁，腰膝酸软，面色晦暗；舌淡，苔薄润，脉沉细无力，脉迟弱。

治法　补肾温阳，化气利水。

方药　济生肾气丸（《济生方》）。

炮附子　茯苓　泽泻　山茱萸　炒山药　车前子　牡丹皮　官桂　川牛膝　熟地黄

若腰痛甚者，酌加巴戟天、炒杜仲、续断以补肾强腰；小腹下坠者，酌加黄芪、党参、升麻以益气升阳。

3. 气滞

证候　产后小便不通，小腹胀痛；情志抑郁，或胸胁胀痛，烦闷不安；舌苔正常，脉弦。

治法　理气行滞，行水利尿。

方药　木通散（《妇科玉尺》）。

枳壳　槟榔　木通　滑石　冬葵子　甘草

4. 血瘀

证候　产后小便不通，小腹胀满刺痛，乍寒乍热；舌黯，苔薄白，脉沉涩。

治法　养血活血，祛瘀利尿。

方药　加味四物汤（《医宗金鉴》）。

熟地　白芍　当归　川芎　蒲黄　瞿麦　桃仁　牛膝　滑石　甘草梢　木香　木通

（二）中成药

1. 金匮肾气丸　每次 1 丸，每日 3 次。用于产后小便不通，肾气不足者。

2. 补中益气丸　每次 1 丸，每日 3 次。用于产后气虚，小便不通。

（三）针推治疗

1. 针刺　选中极、三阴交、阴陵泉等穴，行补法，反复捻转提插。体虚可灸关元、气海穴。

2. 指压法　嘱产妇端坐或平卧，腹部放松，医者用两手拇指有节奏地按压产妇双侧足三里穴，每分钟 60 次，1 分钟后再按压关元穴，手法由轻到重，至产妇有尿意感即可。

3. 掌揉小腹　掌根附着于腹部膀胱充盈处上方，用力斜向内下方，环转摩揉 5 分钟，以通利小便。

4. 艾灸　用盐填脐中，葱白十余根去粗皮，扎作一束，约切一指厚，置于脐上，用艾灸至患者感热气入腹内，小便可通。

【预防与调护】

消除产妇紧张心理，加强第一产程护理，帮助进食进水，督促排尿，避免尿潴留。鼓励产妇产后多饮水，提醒和帮助产妇顺利地排出第一次小便。对手术操作较多、难产或产后出血等产妇，第三产程后常规导尿。

【预后】

该病经治疗后，预后大多良好，可以治愈。药物、手法处理无效者，应尽快采取措施，以免膀胱过度膨胀而破裂；或拖延日久，使膀胱肌肉失去收缩能力而难以恢复正常。

产后小便频数与失禁

【病因病理】

一、西医病因病理

1. 分娩时胎先露通过产道，使盆底韧带及肌肉产生过度伸张，尤其是产钳助产，臀位牵引，胎头吸引器等直接损伤盆底软组织，使盆底支持组织松弛。

2. 产后持续性咳嗽，大便困难，或体力不佳，腹压增加，使膀胱、尿道、尿道括约肌的机能失调。

3. 产科手术损伤。

4. 子宫脱垂，阴道前壁、尿道膨出。

二、中医病因病机

本病多由素体虚弱，肺气不足，加之产时耗气伤血；或因产程过长，气随血脱，致肺气更虚，不能制约水道，膀胱失固而致小便频数或失禁；或素体先天不足，肾气亏虚，因产时损伤气血，使肾气更虚，肾虚则开合不利，不能制约膀胱而致小便频数或失禁。产程过长，胎儿久压膀胱，致使被压部位气血亏少而失于濡养，继而成瘘；或因手术不慎损伤膀胱而成瘘，膀胱不约而小便失禁。

【临床表现】

1. 病史　素体虚弱，难产、产程过长及手术助产史。

2. 症状　产后排尿次数增多，甚至日夜数十次，或尿液自行排出，不能自主控制。

3. 体征　产伤者有尿液自阴道漏出，尿瘘损伤可探知。

【实验室及其他检查】

同生殖器官损伤的尿瘘。

【诊断】

一、辨病要点

根据病史、症状及体征可确诊。

二、辨证要点

重在观察小便排出情况，如小便频数或失禁，其量昼夜相等，多属于气虚；如夜尿特多或遗尿，多属于肾虚；至于膀胱损伤者，多有产伤史，小便常夹有血液。

【鉴别诊断】

同“产后尿潴留”。

【治疗】

一、治疗思路

仔细查找原因，促使其功能恢复。如发生膀胱阴道瘘或尿道阴道瘘需手术修补。

二、西医治疗

多以手术治疗为主。

三、中医治疗

本病的治疗以补气温阳为主，并适当佐以固涩。

（一）辨证论治

1. 气虚

证候　产后小便频数，或失禁；气短懒言，倦怠乏力，小腹下坠，面色不华；舌淡，苔薄白，脉缓弱。

治法　益气固摄。

方药　黄芪当归散（《医宗金鉴》）加味。

黄芪　当归　人参　白术　白芍　甘草　猪尿脬　山茱萸　益智仁

若小腹胀坠者，酌加枳壳、小茴香；若形寒肢冷，腰酸痛者，酌加肉桂、巴戟天、补骨脂。

2. 肾虚

证候　产后小便频数，或失禁，夜尿尤多；头晕耳鸣，腰膝酸软，面色晦暗；舌淡，苔白滑，脉沉细无力，两尺尤弱。

治法　温阳化气，补肾固脬。

方药　肾气丸（《金匮要略》）加味。

干地黄　山药　山茱萸　茯苓　丹皮　桂枝　泽泻　附子　益智仁　桑螵蛸

（二）推拿治疗

1. 擦腰脊　患者俯卧位，施擦法于脊柱两侧膀胱经，约 3 分钟。

2. 点按背俞　拇指指端依次点按肺俞、脾俞、肾俞、三焦俞、膀胱穴，每穴 1 分钟。

3. 捏脊　用拇、食、中指三指指腹相对用力提捏脊柱两侧皮肤，自骶尾部提捏至大椎穴，操作 5 ~ 7 遍，同时用中指点振百会穴 2 分钟。

【预防与调护】

做好围产保健工作，积极发现和处理难产，消除产妇紧张心理，加强第一产程护理，对手术操作较多、难产而致尿漏形成者，应尽快进行手术修补。

【预后】

经治疗基本上可痊愈。对尿漏形成且能及时进行手术修补者，多数能恢复正常。

第四节　产后关节痛

产褥期内，出现关节或肢体酸楚、疼痛、麻木、重着者，称产后关节痛。中医称本病为“产后身痛”、“产后痹证”，古称“产后遍身疼痛”。

【病因病理】

一、西医病因病理

1. 多因头盆不称、头位难产、胎位异常、强行阴道分娩而致。分娩过程中胎头降入骨盆，由于胎头压迫骶丛神经支所致，一般压力很小，不致引起严重病变。但少数病例伴发腘外神经所支配之肌肉麻痹，偶尔一侧臀肌部分受累而致机械性疼痛发生。

2. 因分娩发动体内缩宫素、前列腺素增加，作用于神经而致疼痛。

二、中医病因病机

本病发病的机理主要是产后气血虚弱，虚损未复，风、寒、湿、瘀之邪乘虚而入，使气血凝滞，或经脉失养，从而导致肢体关节疼痛。常见的有素体血虚，产时产后失血多，阴血亏虚，四肢百骸空虚，经脉、关节失之濡养，则肢体麻木、酸痛；或由于产后余血未净，瘀血留滞于经络、筋骨之间；或因难产手术，伤动气血，或因寒、因热，致血行不畅，瘀阻经脉、关节，发为疼痛；亦可因产后百节空虚，卫表不固，腠理不密，加之生活起居不慎，风寒湿邪乘虚而入，客于经络、关节、肌肉，经脉痹阻，气血运行不畅，瘀滞而痛；或因素体肾虚，复因产伤扰动肾气，腰为肾之府，足跟为肾经所过，肾虚则腰胀痛、身痛、足跟痛。

【临床表现】

1. 病史　产时产后失血过多，产褥期汗出不止，感受外邪，居住环境潮湿阴冷。

2. 症状　肢体关节酸痛、麻木、重着，畏寒恶风，关节活动不利，甚者关节肿胀。

3. 体征　关节活动度减低，或关节肿胀，病久不愈者可见肌肉萎缩，关节变形。

【实验室及其他检查】

血常规、血气分析、血钙、红细胞沉降率、抗“O”试验、类风湿因子、X线摄片等。

【诊断】

一、辨病要点

根据病史、症状、体征可诊断。

二、辨证要点

重在辨其疼痛的性质。肢体麻木、酸痛者，多属虚证；疼痛按之加重者，多为瘀证；疼痛游走不定者，多为风证；冷痛而热敷痛减者，多为寒证；重着而痛者，多为湿证。

【鉴别诊断】

1. 痹证 本病外感型与痹证的发病机理相同，故临床表现也颇相似，二者症状都在肢体关节。其鉴别要点：本病发生于产褥期，痹证则在任何时期均可发病。若本病日久不愈，超过产褥期，则属痹证。本病治疗以大补气血为先，稍事疏散，与痹证不同。

2. 痿证 二者症状都在肢体关节。产后身痛以肢体关节疼痛、重着、屈伸不利为特点，有时也兼麻木不仁或肿胀，但无瘫痪的表现。痿证则以肢体痿弱不用，肌肉瘦削为特点，肢体关节一般不痛。

3. 本病西医应与产后血栓性静脉炎、脉管炎、耻骨联合分离鉴别。

【治疗】

一、治疗思路

该病一旦发生应适当休息、锻炼，并配合理疗、针灸、推拿、药物等方法综合治疗。

二、西医治疗

对症处理。

三、中医治疗

治疗宜养血活血，通络止痛。养血之中，应佐理气通络之品以标本同治；祛邪之时，当配养血补虚之药以助祛邪而不伤正。本病与一般痹证不同，因产后气血俱虚，虽夹外感，也应以调理气血为主。

（一）辨证论治

1. 血虚

证候 产后遍身酸痛，肢体麻木，关节酸楚，面色萎黄，头晕心悸；舌淡红，少苔，脉细弱。

治法 养血益气，温经通络。

方药 黄芪桂枝五物汤（《金匮要略》）加味。

黄芪　桂枝　白芍　生姜　大枣　当归　鸡血藤

若头晕眼花、心悸明显者，加枸杞子、龙眼肉、制首乌、阿胶；若关节疼痛较重兼有外邪者，酌加穿山甲、威灵仙、羌活、独活。

2. 血瘀

证候　产后遍身疼痛，或关节刺痛，按之痛甚，恶露量少色黯，小腹疼痛拒按；舌紫黯，苔薄白，脉弦涩。

治法　养血活络，行瘀止痛。

方药　生化汤（《傅青主女科》）加味。

当归　川芎　桃仁　炮姜　炙甘草　桂枝　牛膝

若身痛较甚，脉络青紫者，酌加红花、鸡血藤；若痛处不温，喜热熨者，加姜黄、川乌、草乌。

3. 外感

证候　产后肢体、关节疼痛，屈伸不利，或痛处游走不定，或冷痛剧烈，怕冷恶风，或关节肿胀，麻木重着；初起可有恶寒，发热，头痛；舌淡，苔薄白，脉浮紧。

治法　养血祛风，散寒除湿。

方药　独活寄生汤（《千金要方》）。

独活　桑寄生　秦艽　防风　细辛　当归　川芎　干地黄　杜仲　牛膝　人参　茯苓　甘草　桂心　芍药

若风盛者，加羌活；寒盛者，加草乌；湿盛者，加生薏苡仁、苍术、木瓜；痛甚者，加海风藤、石楠藤、威灵仙。

4. 肾虚

证候　产后身痛，以腰膝关节酸痛为主，或足跟痛；头晕耳鸣，夜尿多；舌淡黯，苔薄白，脉沉细。

治法　补肾强腰，壮筋骨。

方药　养荣壮肾汤（《叶天士女科证治》）加味。

当归　川芎　独活　肉桂　川断　杜仲　桑寄生　防风　生姜　秦艽　熟地

（二）针灸治疗

选次髎、风市、足三里、悬钟、环跳、阿是穴，中等刺激，留针 15～20 分钟，每日 1 次。风、寒、湿邪所致者，可用温针灸。

第五节　产后腹痛

分娩后，由于子宫强烈地阵发性收缩，而引起小腹剧烈疼痛者称产后腹痛。本病多见于经产妇，为妇女分娩后常见并发症之一。中医称本病为“产后腹痛”，因瘀血所致者又称“儿枕痛”。

【病因病理】

一、西医病因病理

1. 产后子宫收缩呈阵发性痉挛状态，使子宫肌壁血管缺血，组织缺氧，神经细胞受刺激而出现剧烈疼痛。

2. 产褥期感染参见第十六章第二节产褥感染病因病理。

二、中医病因病机

中医学认为，本病多为妇人素体虚弱，或产时产后伤血耗气，冲任血虚，胞脉失养，不荣则痛，又气随血耗，气虚运血无力，血行不畅，迟滞而痛；或由于产后脏腑虚弱，血室正开，起居不慎，寒邪乘机而入，血为寒凝；或因情志不畅，肝郁气结，血随气结而成瘀；或恶露当下不下，瘀阻冲任，胞脉失畅，不通则痛，故使腹痛；或素体阳盛，或产后胞宫胞脉空虚，邪毒内侵，入里化热，损伤冲任经脉，热与血结，阻滞胞脉，败血浊液不得下行，不通则痛而致腹痛。

【临床表现】

1. 病史 有产后失血过多、情志不畅或感受寒热之邪病史。

2. 症状 腹痛一般于产后第一天迅速出现，严重时可使产妇疼痛难以忍受，且多为阵发性，一般不伴有寒热症状。3～4 日后逐渐减轻直至消失。疼痛呈阵发性，哺乳时可加剧。

3. 体征 腹部触诊时可感觉子宫变硬，隆起，恶露增多。

【实验室及其他检查】

1. 实验室检查 多无异常发现，有时血常规检查呈轻度贫血，或炎性改变。

2. B 超检查 了解子宫腔有无胎盘、胎膜残留。

3. 产科检查 腹痛发作时，小腹部扪及变硬的子宫，或按之痛甚。产褥感染时，有腹肌紧张及反跳痛。

【诊断】

一、辨病要点

根据临床表现及检查可确诊。

二、辨证要点

产后腹痛有虚实之分。血虚者，小腹隐痛，喜按，恶露量少，色淡；血瘀者，小腹疼痛拒按，恶露量少，色黯有块；热结者，小腹灼痛，按之剧痛，恶露开始量多，继之量少，色紫黯或如败脓。

【鉴别诊断】

1. 产褥感染 亦可有腹痛，但常伴恶寒发热，腹痛拒按，阴道分泌物臭秽，白细胞升高，分泌物涂片镜检或细菌培养有异常改变。

2. 产后痢疾 可有产后腹痛窘迫症状，大便呈赤白脓血样，大便检查可见多量红、白细胞或脓性细胞。

【治疗】

一、治疗思路

疼痛较甚时可采用中西医结合治疗。一般不需处理。

二、一般治疗

1. 加强产后护理，勿食生冷、辛辣之品，避免风寒。
2. 如子宫后倾后屈严重，可膝胸卧位，以利恶露排出，减轻疼痛。
3. 子宫腔内有积血，应按摩子宫，排出瘀血。

三、西医治疗

1. 药物治疗 疼痛影响产妇休息和睡眠时需给适量的止痛药物，如索米痛片、氟灭酚、吲哚美辛等。

2. 清除宫腔残留物 如有胎盘、胎膜残留，应在常规消毒下行清宫术，清除组织送病理检查，术后抗感染。

四、中医治疗

主要依据腹痛的特点、恶露的性质辨其虚实。治疗重在调养气血，使气血畅通。虚则补而调之，实则通而调之。

（一）辨证论治

1. 血虚

证候 产后小腹隐隐作痛，喜揉喜按，恶露量少，色淡质稀，头晕心悸，大便秘结；舌淡红，苔薄白，脉细弱。

治法 补气益血。

方药 肠宁汤（《傅青主女科》）。

当归 熟地 阿胶 人参 山药 续断 肉桂 麦冬 甘草

若腹痛胀坠者，加川楝子、首乌、荔枝核；腹痛剧烈者，加没药、延胡索、片姜黄；便秘明显者，去肉桂，加全瓜蒌、生首乌、肉苁蓉。若血虚兼寒者，症见面色青白，小腹疼痛，得热痛减，形寒肢冷，或大便溏薄，舌淡，脉细而迟，治宜养血温中，方用当归建中汤

（《千金翼方》）：当归、桂枝、白芍、甘草、生姜、大枣、饴糖。

2. 血瘀

证候　产后小腹疼痛拒按，得热稍减；恶露量少，色黯有块，面色青白，四肢欠温，或胸胁胀痛；舌黯，苔白滑，脉沉弦。

治法　活血祛瘀，散寒止痛。

方药　生化汤（《傅青主女科》）加味。

当归　川芎　桃仁　炮姜　炙甘草　黄酒　童便　益母草

若恶露量少夹有血块，腹部硬，瘀血停滞胞宫者，加五灵脂、生蒲黄、延胡索；小腹疼痛欲呕者，加吴茱萸、法半夏。

3. 热结

证候　产后小腹疼痛拒按，或灼热疼痛；恶露初则量多，继则量少，色紫黯或如败脓，其气秽臭，高热不退，口渴欲饮，大便秘结，小便短赤；舌红绛，苔黄而燥，或起芒刺，脉弦数。

治法　泻热逐瘀，活血止痛。

方药　大黄牡丹皮汤（《金匮要略》）。

大黄　牡丹皮　桃仁　冬瓜仁　芒硝

（二）针灸治疗

针刺三阴交、足三里、关元、气海等穴，虚者用补法或艾灸。

（三）推拿治疗

1. 指推背俞　患者俯卧位，一指禅推膈俞、脾俞、胃俞、肾俞、关元、俞穴。约3～5分钟。

2. 点按穴位　用拇指指端点按双侧次髎、腰阳关穴，每穴1～2分钟。

【预防与调护】

注意产褥期保健，保持会阴部清洁。产后应仔细检查胎盘、胎膜是否完整，密切观察子宫收缩情况。产后注意保暖，避风寒，勿食生冷辛辣之品。计划生育，避免多产。

【预后】

经治疗均可痊愈。

第十八章　外阴上皮内非瘤样病变

外阴皮肤及黏膜硬化性苔藓和鳞状增生，以往称为外阴色素减退疾病，系指女阴皮肤和黏膜组织发生变性及色素改变的一组慢性疾病。因病变部位皮肤和黏膜多呈白色，故又称其为外阴白色病变。

外阴色素减退疾病的病因迄今不明，因其病理组织学表现的多样化和易变性，曾经有学者建议将其统称作慢性外阴营养不良。但是在病变局部未曾发现有血管神经营养失调，所以目前称之为"皮肤和黏膜上皮内非瘤样病变"，并根据其病理特征进行分类。

本章重点讨论外阴鳞状上皮细胞增生和硬化性苔藓两种病因不明的外阴疾病。如患者外阴同时有两种疾病存在，则应将两者同时列为诊断；如其中任何一种出现不典型增生时，则按鳞状上皮内瘤样病变诊断和处理。

第一节　外阴鳞状上皮增生

鳞状上皮增生（squamous hyperplasia）是以外阴瘙痒为主要症状但病因不明的外阴疾病，以往称之为增生性营养不良。迄今尚无确切证据表明慢性损伤、过敏、局部营养失调或代谢紊乱是导致此病的直接原因，但外阴局部皮肤长期处于潮湿状态和阴道排出物的刺激等解剖生理因素可能与其发病有关。中医学根据其症状及体征归属于"阴痒"、"阴疮"、"阴痛"等范畴。

【病因病理】

一、西医病因病理

（一）病因

本病的确切病因尚不清楚，一般认为与下列因素有关：

1. 外阴局部神经、血管功能失调，导致外阴局部组织生长和代谢功能障碍。

2. 表皮局部代谢刺激物－抑素平衡遭到破坏，表皮组织的自稳调节失去平衡，抑素分泌过多，表皮分化与生长受到抑制，引起表皮萎缩，而抑素下降又可使表皮增厚。

3. 局部刺激如外阴分泌物多，衣着或经垫的刺激，在局部神经末梢变性的基础上，使毛细血管扩张，组织水肿，局部供血不足，表皮生长发生障碍。

4. 卵巢功能低下或消失，雌激素缺乏也是本病发生的原因之一。

（二）病理

主要组织病理变化为表皮层角化过度和角化不全，棘细胞层不规则增厚，上皮脚向下延伸，末端钝圆或较尖，上皮脚愈长则尖端愈细。上皮脚之间的真皮层乳头明显，并有轻度水肿以及淋巴细胞和少量浆细胞浸润。但上皮细胞层次排列整齐，极性保持，细胞的大小和核形态、染色均正常。

二、中医病因病机

中医学认为，本病的发生与肝、脾、肾三脏有关。因肝经绕阴器，肝为风木之脏，主藏血及疏泄；脾化生气血，主肌肉；肾藏精，开窍于二阴。若肝、脾、肾三脏功能紊乱，则生化乏源，精血不充，气血失和，外阴失于濡养；血虚生风，是以外阴瘙痒、干燥、灼热、疼痛，为病之本。一旦正虚邪侵，或湿毒内袭，或肝经郁热，湿热下注而外阴破溃，为病之标。不注意卫生，劳累过度，房事不节，外阴局部过度刺激等常为本病发生的诱因。

1. 血虚化燥 脾虚化源不足，或因久病耗伤气血，冲任血虚，不能滋养肌肤，使外阴皮肤干燥而致病。

2. 肝肾阴虚 久病或年老体弱，肝肾不足，或房劳过度，肾精受损，精血两伤，不能润肤而致外阴干枯。

3. 脾肾阳虚 素体肾阳虚弱或久病伤阳，阳虚生内寒，冲任虚寒，阴部失于温煦，阴寒凝滞阴部肌表，气血流通受阻，故外阴皮肤变色、萎缩。

4. 肝经湿热 多由素体抑郁或郁怒伤肝，肝气郁结，郁久化热，湿热之邪流注下焦，浸渍外阴而致。

【临床表现】

外阴瘙痒是本病最主要症状，患者多难耐受。由于搔抓局部时刺激较大的神经纤维，可抑制瘙痒神经反射，瘙痒可暂缓，但搔抓又可导致皮肤进一步损伤，从而触发新的瘙痒反应，以致更剧，这样愈痒愈抓，愈抓愈痒，形成恶性循环。病损范围不一，主要累及大阴唇、阴唇间沟、阴蒂包皮、阴唇后联合等处，常呈对称性。早期病变较轻时，皮肤颜色暗红或粉红，角化过度部位则呈现白色。由于长期搔抓和摩擦，皮肤厚似皮革，色素增加，皮肤的纹理明显突出，皮嵴隆起，呈多数小多角性扁平丘疹，并群集成片，出现苔藓样变，故临床上亦称此病为慢性单纯性苔藓。由于局部潮湿、搔抓和摩擦的程度不同，以及对局部用药的反应不一，患者不同部位的病损形态亦有所差异，严重者可因搔抓引起表皮抓破、皲裂、溃疡。如出现溃疡长期不愈，特别是有结节隆起时，应警惕局部癌变的可能性而及早活检确诊。

【实验室及其他检查】

活组织病理检查标本应在白色斑块、皲裂或有溃疡处采取，可增加诊断正确率。用1%甲苯胺蓝涂病区染色后，在深染区取材活检，较容易发现不典型增生或早期癌变。

【诊断】

一、辨病要点

根据外阴瘙痒、皮肤色素减退、增厚粗糙或菲薄缺乏弹性等表现，可初步诊断为外阴皮肤鳞状上皮增生，但明确诊断需作局部活组织检查。

二、辨证要点

本病有虚实两端，但以虚证为主，故辨证时除依据病人症状、舌脉外，还须结合局部的病变特点分清虚实。外阴呈灰色，薄脆，干燥或粗糙，外阴皮肤弹性下降，或溃疡久治不愈，为虚证；如皮肤发白，粗糙增厚，局部红肿，溃疡流水，或带下黄而量多，臭秽者，属实证；肝郁型多见于增生肥厚型，肝肾不足多见于硬化苔藓型，气血两虚往往两者兼有。

【鉴别诊断】

鳞状上皮细胞增生应与白癜风和外阴炎相鉴别。

1. 外阴白癜风　外阴皮肤出现界限分明的发白区，但表面光滑润泽，质地完全正常，且无任何自觉症状，镜下除色素脱失外，上皮与真皮均正常。

2. 外阴炎　皮肤增厚，发白或发红，伴有瘙痒且阴道分泌物增多者，应首先排除假丝酵母菌、滴虫感染所致阴道炎和外阴炎；外阴皮肤出现对称性发红、增厚，伴有严重瘙痒，但无阴道分泌物者应考虑糖尿病所致外阴炎的可能。

【治疗】

一、治疗思路

首先要仔细查找诱因，如外阴分泌物多，衣着或经垫的刺激，或卵巢功能低下、消失，雌激素缺乏等。去除病因或针对病因进行治疗，方能取得较好疗效。本病属临床难治性疾病，应中西医结合进行综合治疗。

二、一般治疗

1. 应保持外阴部皮肤清洁干燥，禁用肥皂或其他刺激性药物擦洗，避免用手或器械搔抓患处。不食辛辣和过敏食物。衣着要宽大，忌穿不透气的化纤内裤以避免长时间湿热郁积而加重病变。凡精神较紧张，瘙痒症状明显以致失眠者，要加用镇静、安眠和抗过敏药物以加强疗效。

2. 消除诱因　对伴随疾病，如糖尿病、滴虫性或真菌性阴道炎须积极治疗。

三、西医治疗

1. 局部用药

（1）激素类药物：主要在于控制局部瘙痒。一般均主张采用皮质激素局部治疗。临床常用药物有0.025%氟轻松（fluocinolone acetonide）软膏，0.01%曲安奈德（triamcinolone acetonide）软膏或1%～2%氢化可的松（hydrocortisone）软膏或霜剂等制剂，每日涂擦局部3～4次以缓解瘙痒症状。因长期连续使用高效类固醇药物可导致局部皮肤萎缩，故当瘙痒基本控制后，即应停用高效类固醇制剂，改以作用较轻微的氢化可的松软膏每日1～2次继续治疗，连续6周。在局部涂药前可先用温水坐浴，每日2～3次，每次10～15分钟，以暂时缓解瘙痒症状，并有利于药物的吸收。坐浴时切忌用毛巾揩擦患处，以免因机械性摩擦而加剧病损。即使瘙痒消失，患者不再搔抓，仍须经过较长时期后，增生变厚的皮肤方可明显改善，甚至有可能完全恢复正常。镜下检查亦可见原有的组织病理变化消失，有时甚至轻度不典型增生亦不复存在。

（2）20%鱼肝油膏：涂擦，每日3～4次，使皮肤滋润、软化，改善皮肤营养。

2. 内服药物　精神较紧张，瘙痒症状明显以致失眠者，要加用镇静、安眠和脱敏药物。如氯苯那敏4mg，每日3次；或布克利嗪25mg，每日2次；或阿司咪唑10mg，每日1次。

3. CO_2激光治疗或氦氖激光治疗　一般破坏深达2mm的皮肤层即可消灭异常上皮组织和破坏真皮层内神经末梢，从而阻断瘙痒和搔抓所引起的恶性循环。激光治疗有手术精确，操作简易，破坏性较小，术后发病率低，愈合后疤痕组织较少的优点，但远期复发率仍与手术切除相近。

4. 手术治疗　如病灶极局限，可考虑行单纯病灶切除，但因一般病变范围较广，故多需行单纯外阴切除术。由于切除后疤痕组织形成常导致术后性交痛，故有人主张手术时同时行皮片移植以减少疤痕挛缩。术后应定期随访。一般远期复发率在50%左右。复发部位多在切口周围，再次手术仍难以避免再度复发。故目前主张本病以药物治疗为主，手术治疗仅适用于：①已有恶变或有恶变可能者；②长期药物治疗无效者。

四、中医治疗

本病治疗要根据辨病辨证相结合的原则，内服、外治并举，治法以益肾养肝、活血祛瘀、祛风止痒、清热利湿为主。

（一）辨证论治

1. 肝肾不足

证候　外阴干燥瘙痒，夜间尤甚，外阴萎缩平坦，变白或粉红，病损处干燥，薄脆，阴道口缩小，伴头昏目眩，双目干涩，腰膝酸楚，耳鸣乏力；舌红，苔黄，脉细或细数。

治法　补益肝肾，养荣润燥。

方药　左归丸（《景岳全书》）合二至丸（《医方集解》）。

熟地　山药　山茱萸　枸杞　牛膝　菟丝子　鹿角胶　龟版胶　女贞子　旱莲草

若头昏目眩者，加当归、白芍、川芎、钩藤养血平肝；如外阴皮肤黏膜弹性减退，性交困难者，加仙灵脾、菟丝子、仙茅、肉苁蓉温补肾阳；如大便干结者，加玄参、麦冬、何首乌滋阴养血润肠；如阴户烧灼疼痛者，加黄柏、知母滋阴降火。

2. 血虚化燥

证候　外阴干燥瘙痒，变薄，变白，脱屑，皲裂，头晕眼花，心悸怔忡，气短乏力，面色萎黄；舌淡，苔薄，脉细。

治法　益气养血，润燥止痒。

方药　归脾汤（《校注妇人大全良方》）加味。

白术　茯神　黄芪　桂圆肉　酸枣仁　人参　木香　当归　远志　甘草　龙眼肉　蝉蜕

若外阴皮肤脱屑、皲裂者，加桃仁、红花、穿山甲、鳖甲活血；如阴蒂、阴唇萎缩者，加仙茅、仙灵脾、菟丝子、肉苁蓉温补肾阳。

3. 脾肾阳虚

证候　外阴瘙痒，皮肤、黏膜薄脆，变白，弹性减弱，萎缩与增厚粗糙相间出现，腰背酸楚，尿频尿多，四肢欠温，形寒畏冷，面浮肢肿，纳差便溏；舌淡胖，苔薄白或薄润，脉沉细无力。

治法　温补脾肾，祛风止痒。

方药　右归丸（《景岳全书》）。

熟地　山药　山茱萸　枸杞　鹿角胶　菟丝子　杜仲　当归　肉桂　制附子

若外阴瘙痒者，加荆芥、防风、地肤子祛风止痒；局部萎缩显著者，加炙黄芪、陈皮、补骨脂；局部增厚粗糙者，加三棱、莪术。

4. 肝郁气滞

证候　外阴瘙痒，干燥，灼热疼痛，外阴局部皮肤粗糙、肥厚或皲裂、脱屑、溃疡，或色素减退，性情抑郁，经前乳房胀痛，胸闷嗳气，两胁胀痛；舌苔薄，脉细弦。

治法　疏肝解郁，养血祛风。

方药　黑逍遥散（《和剂局方》）。

地黄　柴胡　当归　白芍　白术　茯苓　甘草　生姜　薄荷

如咽干口燥、头晕目眩者，加枸杞子、麦冬、沙参、川楝子滋阴清热；心烦易怒者，加丹皮、枸杞子清肝经之热。

5. 湿热下注

证候　外阴瘙痒，烧灼疼痛，或破损溃疡，渗流黄水，白带增多，色黄气秽，局部皮肤黏膜粗糙肥厚或变薄变脆，胸闷烦躁，口苦口干，溲赤便秘；舌边尖红，苔黄腻，脉弦数。

治法　清热利湿，消斑止痒。

方药　龙胆泻肝汤（《医宗金鉴》）加减。

龙胆草　山栀子　黄芩　车前子　泽泻　生地　当归　甘草　柴胡

若局部红肿，渗流黄水者，加蚤休、土茯苓、连翘、大黄清热解毒；黄带增多者，加椿根皮、薏苡仁清热利湿。

（二）外治

1. 外洗 选用当归、苦参、蛇床子、菟丝子、补骨脂、仙灵脾、覆盆子、青蒿、白蒺藜、苍耳子、艾叶、鹿衔草、皂角刺、三棱、莪术等，煎水外洗或湿敷，每日2次。

2. 外涂 对实证病变，可选用白斑外敷方：炉甘石30g，密陀僧12g，飞滑石15g，煅石膏、制南星、皂荚各9g，枯矾、炮山甲各6g，共研为末，用麻油或凡士林调匀，消毒处理，于每次坐浴后搽患处，每日1～3次。

（三）针灸治疗

1. 体针 主穴曲骨、横骨、阴阜、阿是穴，配穴三阴交、阴廉、五里，直刺，留针20～30分钟。

2. 耳针 主穴神门、外生殖器、肺，配穴肾、内分泌、皮质下、肝等，留针10～30分钟。

3. 穴位注射 丹参注射液穴位注射，取肾俞、阴廉及脾俞、曲骨穴，二组交替，每次每穴1～2ml。

【预防与调护】

外阴营养不良病因尚未明确，应积极治疗各类导致外阴分泌物增多的阴道炎，避免衣着或经垫的刺激，更年期或卵巢功能低下或消失者，酌情补充雌激素。

第二节 外阴硬化性苔藓

外阴硬化性苔藓是一种以外阴及肛周皮肤萎缩变薄为主的皮肤病。由于皮肤萎缩为此病特征，故迄今皮肤科医师仍称此病为“硬化萎缩性苔藓”。

【病因病理】

一、西医病因病理

（一）病因

本病的确切病因尚不清楚，一般认为与下列因素有关：①本病有一定的家族史，现在研究发现与HLA－B_{40}抗原阳性有一定的关系；②与自身免疫有关，可合并斑秃、白癜风、甲状腺功能亢进或减退等自身免疫性疾病；③与患者血液中二氢睾酮水平低下有关。

（二）病理

病变早期真皮乳头层水肿，血管扩大充血。进一步发展的典型病理特征为表皮层角化和毛囊角质栓塞，表皮棘层变薄伴基底细胞溶胶化变性，黑色素细胞减少，上皮脚变钝或消失，在真皮浅层出现均质化，真皮中层有淋巴细胞和浆细胞浸润带。

二、中医病因病机

中医学认为，本病的发生与肝、脾、肾有关。因肝经绕阴器，肝为风木之脏，主藏血及疏泄；脾生化气血，主肌肉；肾藏精，开窍于二阴。若肝、脾、肾三脏功能紊乱，则生化乏源，精血不充，气血失和，外阴失于濡养；血虚生风，是以外阴瘙痒、干燥。不注意卫生，劳累过度，房事不节，外阴局部过度刺激等常为本病发生的诱因。

1. 血虚化燥　脾虚化源不足，或因久病耗伤气血，冲任血虚，不能滋养肌肤，使外阴皮肤干燥而致病。

2. 肝肾阴虚　久病或年老体弱，肝肾不足，或房劳过度，肾精受损，精血两伤，不能润肤而致外阴干枯。

3. 脾肾阳虚　素体肾阳虚弱或久病伤阳，阳虚生内寒，冲任虚寒，阴部失于温煦，阴寒凝滞阴部肌表，气血流通受阻，故外阴皮肤变色、萎缩。

【临床表现】

1. 病史　可发生于任何年龄的妇女，但以绝经后妇女和青春期少女最多见。

2. 症状　主要表现为病损区域皮肤瘙痒，但较增生型病变为轻，晚期出现性交困难。

3. 体征　检查时见大阴唇或肛周皮肤及黏膜变白、变薄、干燥、皲裂，并失去弹性，阴蒂多萎缩，且与包皮粘连，小阴唇平坦、消失。晚期皮肤菲薄，皱缩似卷烟纸，阴道口挛缩狭窄，甚至仅容指尖。幼女患此病者多在小便或大便后感外阴及肛周不适，检查可见在外阴与肛门区出现锁孔状珠黄色花斑样或白色病损，但一般至青春期，病变可自行消失。

【实验室及其他检查】

活组织检查活检标本应在斑块、皲裂处采取，可增加诊断正确率。用1%甲苯胺蓝涂病区染色后，在深染区取材活检，较容易发现不典型增生或早期癌变。

【诊断】

一、辨病要点

根据外阴瘙痒、皮肤色素减退、变薄、干燥、皲裂，并失去弹性，阴蒂多萎缩，且与包皮粘连，小阴唇平坦、消失等表现，可初步诊断为外阴硬化性苔藓，但明确诊断需作局部活组织检查后才能肯定。

二、辨证要点

本病有虚实两端，但以虚证为主，故辨证时除依据病人症状、舌脉外，还须结合局部的病变特点分清虚实。外阴皮色变白、薄脆、干燥、弹性下降为虚证；如皮色发红肿胀，出现粉红或象牙白色或散在丘疹，为有虚有实。

【鉴别诊断】

本病应与老年生理性萎缩相鉴别，后者仅见于老年妇女，其外阴皮肤的萎缩情况与身体其他部位皮肤相同，表现为外阴组织包括皮肤各层及皮下脂肪层均萎缩，因而大阴唇变平，小阴唇退化，但患者无任何自觉症状。

【治疗】

一、治疗思路

首先要仔细查找诱因，针对病因进行积极治疗，方能取得较好疗效。本病属临床难治性疾病，应中西医结合进行综合治疗。

二、一般治疗

1. 应注意保持外阴部皮肤清洁干燥，禁用肥皂或其他刺激性药物擦洗，避免用手或器械搔抓患处。不食辛辣和过敏食物。衣着要宽大，忌穿不透气的化纤内裤以避免长时间湿热郁积而加重病变。凡精神较紧张，瘙痒症状明显以致失眠者，要加用镇静、安眠和抗过敏药物以加强疗效。

2. 增强免疫功能，提高免疫力。

三、西医治疗

1. 局部治疗。

（1）20%鱼肝油膏，涂擦，每日3～4次，使皮肤滋润、软化，改善皮肤营养。

（2）20%丙酸睾酮软膏，外涂，每日3～4次，亦可用2%丙酸睾酮鱼肝油软膏（丙酸睾酮200mg加入20%鱼肝油软膏10g）外涂，直至皮肤软化，粘连松解和瘙痒解除为止。如瘙痒症状较严重，可将丙酸睾酮制剂与1%或2.5%氢化可的松软膏混合涂擦，瘙痒缓解后逐渐减少以至最后停用氢化可的松。如在使用期间出现男性化副反应或疗效不佳时，可改用100mg黄体酮油剂加入30g凡士林软膏中局部涂擦以替代之。

（3）0.05%氯倍他索软膏局部治疗，近年研究取得良好效果。

2. 手术治疗 同外阴鳞状上皮细胞增生，但此病恶变机会更少，故很少采用外科治疗。

四、中医治疗

本病治疗要根据辨病辨证相结合的原则，内服、外治并举，治法以益养肝肾、活血祛瘀、祛风止痒为主。

（一）辨证论治

1. 血虚化燥

证候 外阴干燥瘙痒，变薄，变白，脱屑，皲裂，头晕眼花，心悸怔忡，气短乏力，面色萎黄；舌淡，苔薄，脉细。

治法 益气养血，润燥止痒。

方药 人参养荣汤（《太平惠民和剂局方》）。

人参 黄芪 煨白术 茯苓 远志 陈皮 五味子 当归 白芍 熟地 桂心 炙甘草

若外阴皮扶脱屑、皲裂者，加桃仁、红花、穿山甲、鳖甲活血；如阴蒂、阴唇萎缩者，加仙茅、仙灵脾、菟丝子、肉苁蓉温补肾阳。

2. 肝肾阴虚

证候 外阴干燥瘙痒，夜间尤甚，外阴萎缩平坦，变白或粉红，病损处干燥，薄脆，阴道口缩小，伴头昏目眩，双目干涩，腰膝酸楚，耳鸣乏力；舌红，苔黄，脉细或细数。

治法 补益肝肾，养荣润燥。

方药 归肾丸（《景岳全书》）。

熟地 山药 山萸肉 茯苓 当归 枸杞子 菟丝子 杜仲

若头昏目眩者，加当归、白芍、川芎、钩藤养血平肝；如外阴皮肤黏膜弹性减退，性交困难者，加仙灵脾、仙茅、肉苁蓉温补肾阳；如大便干结者，加玄参、麦冬、何首乌滋阴养血润肠；如阴户烧灼疼痛者，加黄柏、知母滋阴降火。

3. 脾肾阳虚

证候 外阴瘙痒，皮肤、黏膜薄脆，变白，弹性减弱，腰背酸楚，尿频尿多，四肢欠温，形寒畏冷，面浮肢肿，纳差便溏；舌淡胖，苔薄白或薄润，脉沉细无力。

治法 温补脾肾，祛风止痒。

方药 右归丸（《景岳全书》）。

熟地 山药 山茱萸 枸杞子 鹿角胶 菟丝子 杜仲 当归 肉桂 制附子

若外阴瘙痒者，加荆芥、防风、地肤子祛风止痒；局部萎缩显著者，加炙黄芪、陈皮、补骨脂；局部增厚粗糙者，加三棱、莪术。

（二）外治

1. 外洗方 可用淫羊藿、蛇床子、苦参、野菊花、川椒、白芷、补骨脂等，水煎熏洗坐浴。

2. 外涂药 可用生马钱子60g，紫草、白芷、当归各10g，蜈蚣10条共研末，用麻油和凡士林制成膏，再加入研细的雄黄6g、麝香1.5g、冰片3g，拌匀即可。

（三）针灸治疗

1. 体针 主穴曲骨、横骨、阴阜、阿是穴，配穴三阴交、阴廉、五里，直刺，留针20~30分钟。

2. 耳针 主穴神门、外生殖器、肺，配穴肾、内分泌、皮质下、肝等，留针10~30分钟。

【预防与调护】

外阴硬化性苔藓病因尚未明确，应积极针对病因进行治疗。幼女患此病至青春期多可自愈。

第三节　外阴硬化性苔藓合并鳞状上皮增生

硬化性苔藓患者由于长期瘙痒和搔抓的结果，可能在原有硬化性苔藓的基础上出现鳞状上皮细胞增生，即以往所称的外阴混合性营养不良。当上述两种病变同时存在时，西医治疗应选用氟轻松软膏涂擦局部，每日3~4次，共用6周，继用2%丙酸睾酮软膏6~8周，之后每周2~3次，必要是长期使用。中医治疗要根据辨病辨证相结合的原则，内服外治并举，治法仍以养肝益肾、活血祛瘀、祛风止痒、清热利湿为主。具体治法参照前两节。

第四节　外阴瘙痒

外阴瘙痒是由多种原因引起的一种症状，是妇科疾病中较常见的症状之一。瘙痒的部位常在阴蒂、小阴唇、大阴唇、会阴及肛门周围。各年龄的妇女及幼女均有发生，瘙痒程度不一，严重者坐卧不安，以致影响工作和生活。中医称“阴痒”，早在《肘后备急方》就有所记载。

【病因病理】

一、西医病因病理

（一）病因

1. 局部病因

（1）特殊感染：外阴阴道假丝酵母菌病和滴虫性阴道炎是引起外阴瘙痒最常见的原因。阴虱、疥疮也可导致发痒。蛲虫病引起的幼女肛门周围及外阴瘙痒以夜间为甚，常影响其睡眠。

（2）外阴鳞状上皮细胞增生：以奇痒为主要症状，伴有外阴皮肤发白。

（3）药物过敏或化学品刺激：肥皂、避孕套、苯扎溴铵等可因直接刺激或过敏而引起接触性或过敏性皮炎，出现外阴瘙痒症状。

（4）不良卫生习惯：不注意外阴局部清洁，皮脂、汗液、经血、阴道分泌物长期刺激，或尿、粪浸渍，可引起外阴瘙痒；经期卫生巾，平时穿不透气化纤内裤均可因局部长时间湿热郁积而诱发瘙痒。

（5）其他皮肤疾病：擦伤、寻常疣、疱疹、湿疹、肿瘤等均可引起外阴瘙痒。

2. 全身性原因　糖尿病者由于尿糖对外阴皮肤的刺激，特别是伴发假丝酵母菌外阴炎时，外阴瘙痒特别严重。不少患者均是先因外阴瘙痒和发红而就医，经过进一步检查才确诊为糖尿病。黄疸，维生素A、B缺乏，贫血，白血病等慢性病患者出现外阴瘙痒时，常为全身瘙痒的一部分。妊娠期肝内胆汁淤积症亦可出现包括外阴在内的全身皮肤瘙痒。妊娠期和经前期外阴部充血，偶可导致外阴瘙痒不适。不明原因外阴瘙痒，部分患者外阴瘙痒十分严重，甚至萌发自杀念头，但找不到明显的全身或局部原因，目前有学者认为其发病可能与精神或心理方面因素有关。

（二）病理

以上某种原因刺激，内皮组胺样物质增多，使血管扩张，内皮水肿，刺激神经而传至中枢引起瘙痒。

二、中医病因病机

中医学认为，本病发生的病因病机主要是肝、肾、脾功能失常。肝脉绕阴器，肝主藏血，为风木之脏；肾藏精，主生殖，开窍于二阴；脾主运化水湿。若肝经郁热，脾虚生湿，湿热蕴郁外阴，或肝肾不足，血虚生风，阴部失于濡养，而致阴痒，前者为实证，后者为虚证。如感染湿毒之邪、虫蚀于阴部所致阴痒，为发病的外因，多为实证。临床上常见的有肝经湿热、肝肾阴虚和血虚生风。

【临床表现】

1. 病史 常有虫菌感染或局部药物过敏史；或原发外阴皮肤病如外阴营养不良、湿疹等；或存在糖尿病、黄疸、维生素 A 及维生素 B 缺乏、贫血、白血病及妊娠期、围绝经期的内分泌改变等。

2. 症状 外阴瘙痒多发生于阴蒂、小阴唇，也可波及大阴唇、会阴甚至肛门周围。常系阵发性发作，也可为持续性。可因夜间床褥过暖或精神紧张、劳累或食用刺激性食品而加重。

3. 体征 如因白带浸渍而可见局部潮湿发红；若因长期搔抓或反复刺激，可使皮肤出现抓痕、增厚、粗糙或色素减退。

【诊断】

外阴瘙痒不是独立疾病，而是妇科疾病中较常见的症状，常在一定病变基础上开始，因此诊断的要点是根据外阴瘙痒的表现及局部特征，结合实验室检查进行病因学诊断。

1. 通过全身检查以及血、尿等实验室检查，辨清是否为糖尿病、黄疸、维生素 A 缺乏症、过敏性疾病、神经性外阴瘙痒等。

2. 通过局部体征及分泌物涂片或培养鉴别出外阴炎、外阴溃疡、外阴白色病变、滴虫性或假丝酵母菌性阴道病及淋病等。阴虱以其足紧抱于毛干下端，其头深入毛囊，不易发现，但附于毛干上的呈铁锈色虫卵易于找到。仔细找寻可在阴毛间见到散在的长约 1～2mm 灰色阴虱。

3. 必要时取活组织检查以排除癌前病变及癌变。

【治疗】

一、治疗思路

查找病因，确定因局部或全身因素所致，并针对病因进行治疗。外阴局部病变，如外阴炎、外阴溃疡、外阴白色病变、滴虫性或假丝酵母菌性阴道炎及淋病等，应局部用药治疗。全身疾病如糖尿病、黄疸、维生素 A 缺乏症、过敏性疾病、神经性外阴瘙痒等，应控制原发疾病，进行全身性治疗。

二、一般治疗

（一）保持局部清洁、干燥，不要搔抓或摩擦患处。

（二）调整全身情况，补充维生素 A 及维生素 B_1。内服镇静药，如苯巴比妥 0.03g，每日 3 次；奋乃静 2～4mg，每日 3 次；苯海拉明 25mg，每日 3 次；氯苯那敏 4mg，每日 3 次。

三、西医治疗

明确病因后，针对病因相应治疗。

1. 外用药 急性炎症是可用 1% 雷锁辛加 1% 依沙啶溶液洗后，局部涂擦 40% 氧化锌油膏；慢性瘙痒可用皮质激素软膏或用 2% 苯海拉明软膏涂搽。

2. 激光治疗 小功率激光能降低末梢神经兴奋性，故能止痛、止痒。

四、中医治疗

本病应从阴部瘙痒发生的时间、性质、局部表现及全身情况辨其虚实寒热。一般来说，湿盛作痒常浸淫流液；热盛作痒，常焮热或溃烂；虫淫作痒，为白带增多，色质异常，奇痒如虫爬；风寒作痒，常局部皮肤变白；若精血亏虚作痒，则阴部干涩，灼热或皮肤变厚或萎缩。治疗着重调理肝、肾、脾的功能，根据“治外必本诸内”的原则，采取内服与外治、整体与局部相结合进行辨证施治。

（一）辨证论治

1. 湿热下注

证候　阴部瘙痒甚则痒痛，坐卧不安，带下量多，色黄如脓或呈泡沫样、米泔样，其气腥臭，心烦少寐，口苦而腻，纳谷不香；舌苔黄腻，脉弦数。

治法　清热利湿，杀虫止痒。

方药　萆薢渗湿汤（《疡科心得集》）加味。

萆薢　薏苡仁　黄柏　赤茯苓　丹皮　泽泻　通草　滑石　苍术　苦参　白鲜皮　鹤虱

如小便短赤，尿痛灼热者，可加瞿麦、扁蓄清热利湿。

2. 肾阴虚

证候　阴部干涩，灼热瘙痒，或带下量少色黄，甚则如血样，五心烦热，头晕目眩，时有烘热汗出，口干不欲饮，耳鸣腰疼；舌红少苔，脉细数无力。

治法　滋阴降火，调补肝肾

方药　知柏地黄汤（《医宗金鉴》）加减。

山药　黄柏　知母　丹皮　熟地　山茱萸　当归　何首乌　白鲜皮。

3. 血虚生风

证候　外阴及阴中瘙痒，阴户干涩难忍，甚则外阴局部皮肤变白，外阴萎缩甚则粘连，头晕目眩，心慌，心悸，健忘失眠，神疲乏力；舌淡不华，苔薄，脉细无力。

治法　养血祛风，活血止痒。

方药　当归饮子（《外科正宗》）加味。

当归　川芎　白芍　生地　防风　荆芥　黄芪　甘草　白蒺藜　何首乌　鸡血藤　桃仁地龙。

（二）其他治疗

1. 外洗方

（1）塌痒汤：鹤虱 30g，苦参、威灵仙、归尾、蛇床子、狼毒各 15g，煎汤熏洗，临洗时加猪胆汁 2 个更佳。每日 1 次，10 次为 1 疗程。外阴并发溃疡者忌用。

（2）蛇床子散：蛇床子、苦参、川椒、明矾、百部各 10～15g，煎汤，趁热先熏后坐浴，每日 1 次，10 次为 1 疗程。若阴痒破溃者，去川椒。

2. 外搽方　适用于皮肤破溃者。可用珍珠、青黛、雄黄各 3g，黄柏 9g，儿茶 6g，冰片 0.03g，共研末搽用。

【预防】

保持外阴清洁干燥，勤换洗内裤，穿宽大柔软棉织品内裤。避免热水、肥皂水烫擦，不用各种消毒液，避免刺激。注意戒烟酒，不食辛辣炙煿等刺激食品。保持精神轻松，心情愉快。

第十九章 女性生殖系统炎症

女性生殖器炎症是妇女常见疾病之一。主要有外阴炎、前庭大腺炎、阴道炎、子宫颈炎、盆腔炎及生殖器官结核等。此外，以性行为或类似于性行为为主要传播途径的性传播疾病，如淋病、尖锐湿疣、梅毒等亦为女性生殖道炎症的主要原因。女性生殖系统炎症多属中医“带下病”、“阴痒”、“腹痛”等范畴，多由湿热、寒湿、湿热蕴毒等所致，各类疾病又有相应的特点和特征。

第一节　外阴及前庭大腺炎症

外阴炎

外阴皮肤或黏膜发生炎症，局部出现肿胀、充血、糜烂或灼热、瘙痒、疼痛等表现者称外阴炎。本病临床有特异性和非特异性感染两种。特异性外阴炎由细菌、假丝酵母菌、病毒、寄生虫等引起；非特异性外阴炎主要见于机械性摩擦、化学药物的刺激、放射性损伤、皮肤过敏、外阴卫生不良等。可发生于各年龄段妇女，临床以非特异性外阴炎、婴幼儿外阴炎、外阴假丝酵母菌病、外阴尖锐湿疣等常见。中医学根据其外阴局部特征，归入“阴痒”、“阴痛”、“阴疮”、“阴蚀”等病证范畴。

【病因病理】

一、西医病因病理

（一）局部原因

外阴部邻近于尿道、阴道和肛门，故易受尿液、阴道分泌物及粪便的浸渍和刺激而产生不同程度的外阴炎。或局部感染特异性病原体而致病。

（二）全身原因

如糖尿病人的尿糖刺激；维生素缺乏；婴幼儿、绝经后妇女因雌激素水平低，外阴皮肤抵抗力弱，如不注意外阴清洁，也容易引起外阴炎症，常为混合化脓性细菌感染。常见的致病菌为葡萄球菌、链球菌、大肠杆菌。

二、中医病因病机

中医学认为，本病的发生多为经期、产后不注意阴部卫生；或性交不洁等致湿毒之邪内侵；或内因肝经郁热，脾虚生湿，蕴而化热，湿热下注外阴所致。

1. 湿热下注　由于素体虚弱，劳逸过度，饮食失节，损伤脾气，脾虚湿盛，积久化热，湿热蕴结，注于下焦，损伤任带，任脉不固，带脉失约，而致带下量多，浸淫阴部，皮肤痛痒。

2. 湿毒浸渍　经行产后，忽视卫生，或阴户破损，感染邪毒，湿热毒邪，蕴结于下焦，而致外阴红、肿、热、痛，破溃渗脓。

【临床表现】

1. 急性炎症

（1）病史：多有尿液或阴道分泌物浸渍刺激因素，或糖尿病、维生素缺乏等病史，或盆浴、桑拿浴和不洁性生活史。

（2）症状：外阴、大小阴唇肿胀充血，重者可有糜烂或溃疡。患者自觉外阴灼热，痒痛，排尿时疼痛加剧。

（3）体征：外阴皮肤黏膜红肿、溃疡、糜烂、脓水淋沥，严重者可有腹股沟淋巴结肿大，压痛，体温升高等一系列急性炎症反应。如系糖尿病引起，则外阴呈粉红色或紫红色，常有破溃或疤痕，有时合并假丝酵母菌感染。

2. 慢性炎症　外阴瘙痒，皮肤增厚，粗糙或呈苔藓样变，有时可有皲裂发生，同时伴尿痛，性交痛。

【诊断】

根据病史及临床表现并结合下述辅助检查一般即可诊断。

1. 急性炎症期白细胞及中性粒细胞增高。
2. 外阴分泌物涂片或培养有细菌、假丝酵母菌、滴虫等病原体生长。
3. 外阴病理活组织检查有炎症改变。

【鉴别诊断】

急性炎症的湿疹样改变应与白塞综合征相鉴别。后者常表现为口腔、生殖器、眼黏膜的溃疡，有慢性反复发作特点，多见于20～30岁的青壮年妇女。另外，还要与慢性炎症及慢性外阴营养不良鉴别。

【治疗】

一、治疗思路

尿液及阴道分泌物的浸渍和刺激，以及糖尿病人的尿糖或内裤、月经垫等刺激；维生素缺乏；婴幼儿、绝经后妇女因雌激素水平低等，常常是外阴炎的发病原因。去除或治疗这些因素，配合中西药局部治疗，多可获良效。

二、西医治疗

1. 急性阶段应禁止性生活，注意休息，多饮水，并服用多种维生素。局部症状明显或发热者，全身应用磺胺药或抗生素，以免感染加重或扩散。

2. 用 1:5000 高锰酸钾溶液或 0.1% 聚维酮碘液坐浴，每日 2～3 次，每次 15～30 分钟，擦干外阴后，涂以抗生素软膏。慢性期局部可用可的松软膏。

三、中医治疗

本病病因为湿毒之邪内侵，下注或浸渍外阴所致。故治疗以清热解毒利湿为主，同时配合外治法以增加疗效。

（一）辨证论治

1. 湿热下注

证候　外阴肿痛，灼热或瘙痒，充血或有糜烂，溃疡，带下增多，色黄质稠，气味秽臭，伴烦躁易怒，口干口苦，尿黄便秘；舌苔黄腻，脉弦数。

治法　清热利湿。

方药　龙胆泻肝汤（《医宗金鉴》）加减。

龙胆草　栀子　黄芩　柴胡　车前子　生地　泽泻　当归　甘草

2. 湿毒浸渍

证候　外阴疼痛，肿胀，充血，溃疡，渗流脓水，带下增多，色黄秽臭；舌红，苔黄糙，脉数。

治法　清热解毒除湿。

方药　五味消毒饮（《医宗金鉴》）加味。

银花　公英　紫花地丁　野菊花　紫背天葵子　土茯苓　蚤休　薏苡仁　萆薢

（二）其他治疗

1. 苦参、蛇床子、白鲜皮、土茯苓、黄柏各 25g，川椒 6g，水煎，熏洗外阴部，每日 1～2 次。

2. 石膏、寒水石、野菊花煎水外洗，每日 1～2 次。

【预防】

注意个人卫生，保持外阴清洁，做好经期、孕期、分娩期及产褥期卫生。避免穿着化纤内裤，并经常换洗内裤；积极治疗阴道炎、宫颈炎、糖尿病以及修补瘘管等，以消除致病因素。

前庭大腺炎

因病原体侵入前庭大腺而引起的炎症病变，称前庭大腺炎（Bartholinitis）。通常以单侧发病为多见，且好发于生育年龄妇女。中医根据本病阴户肿胀、结块疼痛、溃烂等特点，归属“阴肿”、“阴疮”、“阴痛”等病范畴。

【病因病理】

一、西医病因病理

前庭大腺因解剖部位的特点，在性交、分娩或其他情况污染外阴时，病原体易侵入而引起炎症。病原体多为葡萄球菌、大肠杆菌、链球菌及肠球菌等化脓菌混合感染，淋菌亦是引起前庭大腺炎的重要致病菌。急性炎症发作时，腺管黏膜发生充血肿胀，并分泌大量脓性液体；若管口粘连、闭塞，分泌物潴留，则形成前庭大腺脓肿（abscess of Bartholin gland）。如分泌物中脓细胞被逐渐吸收而变为透明液体，则成为前庭大腺囊肿（Bartholin cyst）。

二、中医病因病机

中医认为本病多为热毒之邪侵袭，或内伤七情，劳伤房欲，致阴亏而发病。主要病机为湿热蕴结。热盛则肉腐，肉腐则为脓，而形成外阴脓肿。若为寒邪所伤，或久病不愈，痰湿凝结不化而成阴茧。

1. 热毒 经行产后，忽视卫生，或性交不洁，阴户破损，感染邪毒，或湿热毒邪，蕴积于下焦，伏于肝经，与血气相搏，郁结而成为阴肿。

2. 寒凝 若经行产后，摄生不慎，寒邪入侵，寒邪凝滞气血，瘀积于内，邪气不能外出，内陷于肌肉；或平素阳虚，气血失畅，与痰湿凝结成块，形成阴茧。

【临床表现】

1. 急性炎症

（1）病史：常有不洁性交或外阴污染史，多见于新婚或妊娠期妇女。

（2）症状：急性期局部肿胀、疼痛、灼热感，常伴恶寒、发热等全身症状。

（3）体征：局部皮肤红肿、发热、压痛，若管口闭塞形成脓肿时，则疼痛加剧，行走困难，继续增大则脓肿溃破，有脓液流出；破孔小引流不畅者，炎症可反复急性发作。检查见大阴唇下1/3处有红硬块，触痛明显，有脓肿形成则肿块大如鸡蛋，有压痛及波动感。常伴腹股沟淋巳结肿大。

2. 慢性炎症

（1）病史：常有前庭大腺急性炎症病史。

（2）症状：前庭大腺囊肿肿块大小不一。若肿块小且无感染，可无明显症状；若囊肿大，则有外阴坠胀或性交不适感。

（3）体征：检查见囊肿大小不等，多呈椭圆形。如继发感染，则呈急性炎症表现。

【诊断】

根据初发阶段有阴道口痛及腺管口红点，脓肿阶段外阴一侧下 1/3 处有肿块及发红、热痛症状，囊肿阶段仅有囊性肿块等，可作出诊断。

【鉴别诊断】

大阴唇腹股沟疝应与前庭大腺囊肿相别。大阴唇腹股沟疝与腹股沟环相连，挤压后可复位，包块消失，但如向下屏气，增加腹压，则肿块胀大。

【治疗】

一、西医治疗

1. 急性期应卧床休息，保持外阴部清洁，局部可热敷或以 0.25% 碘伏液坐浴；可取前庭大腺开口处的分泌液作细菌培养，以明确病原体，据此选择抗生素口服或肌注。脓肿形成者即行切开引流并作造口术。

2. 慢性期小型囊肿可定期观察，对较大或反复急性发作的囊肿应作囊肿造口术。近年采用 CO_2 激光囊肿造口术效果良好，手术无出血，不需缝合，局部无疤痕，且可保留腺体功能。

二、中医治疗

1. 热毒蕴结

证候　外阴一侧红肿疼痛，灼热结块，拒按，或破溃溢脓，带下量多，色黄，臭秽，甚或恶寒，发热，口舌咽干，心烦易怒，便秘尿黄；舌红，苔黄腻，脉弦滑数。

治法　清热解毒，消肿散结。

方药　仙方活命饮（《校注妇人良方》）。

银花　赤芍　乳香　没药　当归尾　花粉　甘草　穿山甲　陈皮　防风　贝母　皂角刺　白芷

便秘者，加大黄、芒硝泻热通腑。

2. 寒凝瘀滞

证候　外阴一侧结块肿胀，疼痛缠绵，皮色不变，经久不消；舌质胖，苔薄，脉细缓。

治法　温经散寒，化湿涤痰，和营散结。

方药　阳和汤（《外科证治全生集》）。

麻黄　熟地　白芥子　炮姜炭　肉桂　甘草　鹿角胶

【预防】

注意个人卫生，尤其是外阴部应保持清洁、干燥，注意产褥期、经期的调摄；并重视饮食的调养，避免辛辣刺激。

第二节　阴道炎症

病原体侵入阴道，使阴道黏膜产生炎症，白带出现量、色、质的异常，称阴道炎。临床常见的有滴虫阴道炎、阴道假丝酵母菌病、老年性阴道炎及细菌性阴道病。阴道炎各年龄层次的妇女均可发生，为妇科生殖器炎症中最常见的疾病。中医妇科无阴道炎之病名，因临床以带下增多，阴部瘙痒为主症，故属“带下病”、“阴痒”之范畴。

【病因病理】

一、西医病因病理

正常健康妇女，虽然外阴及阴道中可存在各种病原体，但由于生殖系统组织解剖学及生物化学特点　对病原体的侵入有着自然防御功能。例如：阴道前后壁紧贴，宫颈管内口紧闭，对病原本的侵入及上行可起一定程度的机械性阻挡作用。而且阴道内的阴道乳杆菌，能使阴道上皮细胞内的糖原分解成乳酸，使阴道的 pH 值保持在 4.5 以下，多在 3.8～4.4 之间，可抑制病原体的生长。子宫内膜周期性的剥脱，也有利于病原体的清除。若不注意卫生，或分娩、流产、阴道手术、性交不洁、长期子宫出血、盆腔炎白带的刺激以及腐蚀性药物的损伤等改变阴道的酸碱度，破坏妇女阴道的自然防御功能，潜在的致病菌迅速繁殖，外界病原体如滴虫、假丝酵母菌等相继侵入而引起阴道炎症。此外，幼女及绝经后的妇女，由于雌激素缺乏，阴道细胞内不含糖原，故防御能力差，易患幼女阴道炎及老年性阴道炎。引起阴道炎的病原体种类繁多，临床常见的病原体有大肠杆菌、葡萄球菌、链球菌、淋病双球菌以及阴道毛滴虫、假丝酵母菌、阿米巴原虫等。

二、中医病因病理

中医认为引起本病的病因主要有内伤和外邪两类。内伤由脾虚肾亏，气化失司，水湿运化无权，蕴而化湿化浊，流注带脉，带脉失约而成；或因肝经郁热，肝旺侮土，脾虚失摄，水湿内聚，蕴而化热，湿热下注所致；或经期摄生不慎、性生活不洁，湿毒之邪内侵，直伤带脉而致。

滴虫性阴道炎

因感染阴道毛滴虫而引起的阴道炎症，称滴虫性阴道炎（trichomonal vaginitis）。是妇科最为常见的阴道炎症，具有较强的传染性。有些患者感染滴虫而无炎症反应，称带虫者。

【病因病理】

一、西医病因病理

本病曰阴道毛滴虫引起。滴虫的生活史较简单，只有滋养体而无包囊期，滋养体生命力较强，能在3℃～5℃下生存21日，在46℃时生存20～60分钟，在半干燥的环境中生存10小时左右，在普通肥皂水中也能生存45～120分钟。在pH值5以下或7.5以上的环境中则不生长。患滴虫性阴道炎的阴道pH值一般为5～6.5，月经前后，隐藏在腺体及阴道皱襞中的滴虫常得以繁殖，引起炎症的发作。它能消耗或吞噬阴道细胞内的糖原，阻碍乳酸的生成。滴虫不仅寄生于阴道，还常侵入尿道或尿道旁腺，甚至膀胱、肾盂以及男性的包皮褶、尿道或前列腺中。

其传染途径有：①直接传染：经性交传播；②间接传染：经公共浴池、浴盆、浴巾、游泳池、厕所、衣物、污染的器械及敷料等途径传播。

二、中医病因病机

中医认为本病的发生多因湿热内蕴，虫毒侵蚀所致。

1. 湿热下注 素有脾虚肝郁，脾虚则运化失司，水湿内聚，肝郁化热，湿热互结，流注下焦；或因妇科检查、手术等器械消毒不严；或入公厕、游泳、性交，病虫湿热，直接内侵，带脉失约，流注下焦所致。

2. 肾虚湿盛 禀赋不足，素体亏损，正虚邪侵，湿浊流注下焦，蕴而化热，积久生虫。

【临床表现】

1. 病史 常有不洁性交史，或有滴虫污染源，如公共浴池、浴盆、浴巾、游泳池、厕所、衣物、污染的器械及敷料接触史。

2. 症状 白带增多，外阴瘙痒为主要临床症状。白带多呈灰黄色泡沫状，如有混合感染时则呈黄绿色脓性，有腥臭，严重者可混有血液；瘙痒部位主要为阴道口及外阴，伴灼热、疼痛、性交痛等。如炎症波及泌尿道时，可有尿频、尿痛等刺激症状。由于滴虫能吞噬精子，阻碍乳酸生成，加之大量分泌物的存在，常可引起不孕。

3. 体征 检查可见阴道、宫颈黏膜充血红肿，常有散在的出血点及草莓状小红疹，后穹隆有多量黄色泡沫状分泌物。

【诊断】

根据本病的传染病史，黄色或脓性泡沫状白带增多，外阴瘙痒症状，白带化验找到阴道毛滴虫，即可诊断。

【鉴别诊断】

1. 阴道假丝酵母菌病 白带呈白色乳酪样或豆腐渣样，外阴奇痒灼痛。检查阴道壁覆盖一层白膜状分泌物，擦去可见黏膜充血。白带镜检可见芽孢和假菌丝或白假丝酵母菌。

2. 细菌性阴道病 阴道分泌物增多，灰白色，稀薄，均匀一致，有鱼腥味，轻度外阴瘙痒或灼热感；检查阴道黏膜无充血；分泌物涂片可找到一般病原菌，无滴虫、白假丝酵母菌。

3. 老年性阴道炎 阴道分泌物增多，稀薄，淡黄色，严重时呈脓血性白带。外阴、阴道有瘙痒、烧灼感。检查阴道黏膜萎缩，皱襞少，常有小出血点或小溃疡。阴道分泌物镜检无滴虫、假丝酵母菌。

【治疗】

一、治疗思路

本病因感染阴道毛滴虫所致，彻底杀灭滴虫为治愈本病的根本措施。为并避免重复感染，须夫妻同治。用药内服外用结合。

二、西医治疗

1. 局部治疗

（1）增强阴道防御能力：用0.5%～1%乳酸或醋酸，或0.25%碘伏液冲洗阴道，每日1次，7日为1疗程。

（2）甲硝唑：阴道泡腾片200mg，于阴道冲洗后或每晚塞入阴道1次，7日为1疗程。

2. 全身用药

滴虫性阴道炎患者常伴泌尿系统及肠道内的感染。滴虫不仅寄存于阴道及阴道黏膜的皱襞内，还可深藏于宫颈腺体中以及泌尿道下段，单纯局部用药不能彻底消灭之，故应结合全身用药方可获得根治。常用的口服药物为甲硝唑400mg，每日2～3次，7日为1疗程。初次治疗可选用甲硝唑2g，单次口服。性伴侣应同时治疗，并于下次月经后继续治疗1疗程，以巩固疗效。妊娠期患有滴虫性阴道炎时是否可以应用本品，美国FDA已将甲硝唑归为妊娠期用药的B类药物，推荐甲硝唑250mg，每日3次，连服7日。

3. 治愈标准

本病常在月经后复发。在治疗后检查滴虫已为阴性时，仍应每次月经后复诊，经3次镜检阴道分泌物为阴性时，方为治愈。

三、中医治疗

本病有虚实之分，实者以湿热病虫为患，虚者因脾肾两虚所致，而以实证多见。临证时，应根据带下的量、色、质、气味的变化，结合全身症状、舌脉来辨别虚实。治疗以清热利湿、杀虫止痒为主要原则，并需配合外治法，共奏其效。

（一）辨证论治

1. 湿热下注

证候　白带增多，色白或黄，呈泡沫状或脓性，甚或杂有赤带，外阴瘙痒，心烦失眠；舌苔薄腻，脉弦。

治法　清热利湿，杀虫止痒。

方药　龙胆泻肝汤（《医宗金鉴》）加减。

龙胆草　栀子　黄芩　柴胡　车前子　生地　泽泻　当归　甘草　黄柏

痒甚者，加苦参、百部、蛇床子燥湿杀虫止痒；大便干结者，加大黄以泻热通腑。

2. 肾虚湿盛

证候　带下增多，色白，呈泡沫状，外阴瘙痒，腰脊酸楚，神疲乏力；舌苔薄腻，脉细软。

治法　补肾利腰，清热利湿。

方药　肾气丸（《金匮要略》）合萆薢渗湿汤（《疡科心得集》）。

熟地　山药　山茱萸　茯苓　丹皮　泽泻　桂枝　附子　萆薢　薏苡仁　黄柏　茯苓　丹皮　泽泻　通草　滑石

（二）其他治疗

1. 蛇床子方　蛇床子、花椒子、黄柏、白矾、苦参，煎汤熏洗外阴或冲洗阴道。

2. 灭滴洗剂　苦参、百部、蛇床子、地肤子、石榴子、黄柏、紫槿皮、枯矾，煎汤熏洗外阴。

阴道假丝酵母菌病

由假丝酵母菌感染所致的阴道炎，称阴道假丝酵母菌病。也有称为阴道念珠菌病。约75%的妇女一生中至少患过1次外阴阴道假丝酵母菌病。

【病因病理】

一、西医病因病理

约80%～90%的病原体为白假丝酵母菌。有白假丝酵母菌感染的阴道pH在4.0～4.7，通常<4.5。在10%～20%非孕妇女及30%的孕妇阴道中有此菌寄生，但并不引起症状。当机体抵抗力降低，阴道内糖原增多，酸性增强时，即可迅速繁殖而引起炎症。故本病多见于孕妇、糖尿病及接受大剂量雌激素治疗的患者。大量长期应用抗生素及肾上腺皮质激素，亦可使菌群紊乱，而导致假丝酵母菌生长。其他如严重的传染病，消耗性疾病以及B族维生素缺乏等，均为其生长繁殖的有利条件。传染途径有：①内源性传染：为主要传播途径。假丝酵母菌除阴道外，还可寄生于人的口腔和肠道，这三个部位的假丝酵母菌可相互传染。②直接传染：少部分患者通过性交直接传染。③间接传染：因接触感染的衣物而传染。

二、中医病因病机

中医认为引起本病的原因有外因及内因两种，外因由寒湿外侵，湿久蕴热，湿热阻滞带脉所致；内因为脾肾两虚，运化失职，湿浊内生，蕴而生虫所致。

1. 脾虚湿盛　脾虚气弱，湿浊内生，流注下焦，任脉不固，带脉失约，生虫作痒。

2. 肾虚湿阻　素体虚弱，或久病体虚，肾气不足，肾阳虚弱，封藏失职，带脉失约，任脉不固，湿浊流注下焦。

【临床表现】

1. 病史　常有不洁性接触史；或长期服用避孕药物；或发生于妊娠期；或糖尿病及接受大剂量雌激素治疗；大量长期应用抗生素及肾上腺皮质激素；或严重的传染病、消耗性疾病以及B族维生素缺乏等病史。

2. 症状　主要表现为外阴奇痒、灼痛，严重时坐卧不宁，并可有尿频、尿急及性交痛。白带增多，典型的白带呈白色凝乳样或豆腐渣样。由于分泌物多，改变阴道酸碱度，可致不孕。

3. 体征　常见小阴唇内侧及阴道黏膜附有白色膜状物，擦去后见黏膜充血红肿，急性期可有糜烂面及浅表溃疡。

【诊断】

根据感染病史及外阴奇痒，带下量多，呈白色乳凝状或豆腐渣样，妇科检查小阴唇内侧及阴道黏膜附有白色膜状物，阴道分泌物悬滴涂片发现芽孢和假菌丝或白假丝酵母菌者，即可诊断。

【鉴别诊断】

主要应与滴虫性阴道炎、细菌性阴道病、老年性阴道炎相鉴别，其鉴别要点可参见“滴虫性阴道炎”鉴别诊断。

【治疗】

一、治疗思路

积极治疗或消除诱发因素，选用敏感药物，足量、足疗程给药。

二、西医治疗

1. 一般治疗　及时停用广谱抗生素、雌激素及皮质类固醇激素；糖尿病者应给予积极治疗。勤换内裤，保持外阴干燥，用过的内裤、盆及毛巾应用开水烫洗。

2. 局部治疗

（1）改变阴道酸碱度，用2%～3%苏打液冲洗外阴及阴道，或坐浴，每日1次，7日为1疗程。

（2）冲洗阴道后，可选用下列药物：①制霉菌素栓剂，每晚1粒（10万U），置阴道深部，10～14日为1疗程。②咪康唑栓剂，每晚1粒（200mg），连用7日；或每晚1粒（400mg），连用3日。③克霉唑栓剂，每晚1粒（150mg），塞入阴道深部，共7日。

3. 全身用药　若局部用药效果差、病情较顽固者或未婚妇女可选用口服药物。常用药物：氟康唑150 mg顿服。伊曲康唑200mg每日1次，连用3～5日。但肝炎病史者及孕妇禁用。

妊娠期患者应采用局部治疗，操作要轻揉，预产期前2周停止阴道用药；本病可通过性生活感染，治疗期间应避免性生活，夫妇应同时进行治疗。

三、中医治疗

本病为外因、内因两种因素所致，与湿热病虫入侵，或脾肾虚有关，故症状表现有实有虚，临证时当根据带下的量、色、质以及气味的异常，结合局部和全身症状，舌脉的改变进行辨证论治。治疗实者以清热利湿、杀虫止痒为法；虚者以温肾健脾、燥湿止带为治；并配合外治法以增加疗效。

（一）辨证论治

1. 脾虚湿盛

证候　白带增多，色白如乳块状或豆渣样，外阴瘙痒；舌苔薄白，脉细濡。

治法　健脾燥湿，杀虫止痒。

方药　完带汤（《傅青主女科》）。

白术　山药　人参　白芍　苍术　车前子　甘草　陈皮　柴胡　荆芥穗

2. 肾虚湿阻

证候　带下增多，色白如豆渣样，腰脊酸楚，面色㿠白，神疲乏力，外阴瘙痒；舌淡，苔薄白，脉细数。

治法　温肾燥湿，固涩止带。

方药　内补丸（《女科切要》）。

鹿茸　肉桂　菟丝子　黄芪　白蒺藜　沙苑蒺藜　肉苁蓉　桑螵蛸　熟附子　紫菀

若痒甚者，加苦参、黄柏、蛇床子、白鲜皮杀虫止痒。

（二）其他治疗

1. 虎杖根洗剂　虎杖根煎汤熏洗外阴。

2. 紫马洗剂　紫花地丁、马鞭草煎汤，熏洗外阴。

细菌性阴道病

细菌性阴道病（bacterial vaginosis）是由于阴道内正常菌群失调所致的一种混合感染。曾被命名为嗜血杆菌阴道炎，加德纳尔菌阴道炎，非特异性阴道炎，现称细菌性阴道病。称细菌性是由于阴道内有大量不同的细菌，称阴道病是由于临床及病理特征无炎症改变并非阴道炎。

【病因病理】

一、西医病因病理

本病实际是正常寄生在阴道内的细菌生态平衡（菌群）失调。引起本病的病因是多方面的，如手术阴道损伤，异物（子宫托、避孕膜等）、腐蚀性药物的刺激，盆腔炎、流产及产后分泌物增多，长期子宫出血以及肿瘤坏死等，均使阴道的正常防御机制遭到破坏，为病菌的生长繁殖创造了条件。生理情况下，阴道内有各种厌氧菌及需氧菌，其中以产生过氧化氢的乳酸杆菌占优势。细菌性阴道病时，阴道内乳酸杆菌减少而其他细菌大量繁殖，主要有加德纳尔菌、动弯杆菌及其他厌氧菌，部分患者合并支原体感染，其中以厌氧菌居多，厌氧菌的浓度可以是正常妇女的100～1000倍。厌氧菌繁殖的同时可产生胺类物质，碱化阴道，使阴道分泌物增多并有臭味。

二、中医病因病机

中医认为妇女由于摄生不慎，或阴部手术消毒不严，或值经期、产后胞脉空虚等，致湿热、湿毒之邪直犯阴器、胞宫，湿热蕴结，湿毒损伤任带二脉而发为带下病。

1. 湿热　脾虚湿聚，或肝郁化热，湿热互结，流注下焦，损伤任带所致。

2. 湿毒　由于湿邪内侵，直伤任带之脉，蕴而生热，秽浊下流，故带下量多，异臭。

【临床表现】

1. 病史　常有手术阴道损伤、异物（子宫托、避孕膜等）、腐蚀性药物的刺激，盆腔炎、流产及产后分泌物增多，长期子宫出血以及肿瘤坏死等病史。

2. 症状　阴道分泌物增多，灰白色，稀薄，均匀，有腥臭味，可伴有轻度外阴瘙痒或烧灼感。10%～40%的患者可无临床症状。

3. 体征　检查阴道黏膜无充血的炎症表现。

【诊断】

根据患者有手术损伤，异物刺激，流产，分娩以及盆腔炎，肿瘤等病史，结合临床有匀质、稀薄的阴道分泌物，阴道pH＞4.5（pH多为5.0～5.5）。胺臭味试验阳性：即取阴道分泌物少许放在玻片上，加入10%氢氧化钾1～2滴，产生一种烂鱼肉样腥臭气味即为阳性。线索细胞（clue cell）检查：取少许分泌物放在玻片上，加一滴生理盐水混合，置于高倍光镜下，见到＞20%的线索细胞。线索细胞即阴道脱落的表层细胞，于细胞边缘粘附大量颗粒即加德纳尔菌，细胞边缘不清。取材应注意取自阴道侧壁的分泌物，不应取自宫颈管或后穹隆。

【鉴别诊断】

应与特异性阴道炎相鉴别，参见滴虫性阴道炎的鉴别诊断。

【治疗】

一、治疗思路

本病菌群失调以厌氧菌增多为主，西医治疗应选用抗厌氧菌药物。中医根据临床表现辨证论治。同时应配合外治法。

二、西医治疗

常用抗厌氧菌药物主要有甲硝唑、克林霉素。

1. 局部治疗 甲硝唑阴道泡腾片200mg，每晚1次，连用7~10日；或2%克林霉素软膏阴道涂布，每次5g，每晚1次，连用7日。

2. 全身用药 口服甲硝唑，每次400mg，每日2~3次，连服7日；或克林霉素300mg，每日2次，共7日。

三、中医治疗

本病主要因湿毒内侵或湿热互结，流注于下焦，伤及任带二脉所致带下病，故辨证应抓住带下的量、色、质变化，并结合局部以及全身症状。治法有清热解毒、祛湿止带，同时配合外治法。

（一）辨证论治

1. 湿热

证候 带下量多，色黄呈脓性或浆液性，有臭气，阴部坠胀，灼热疼痛，或瘙痒，或少腹疼痛，胸胁、乳房胀闷，口苦咽干，尿黄，大便不实；舌红，苔黄腻，脉弦滑。

治法 清热利湿止带。

方药 止带方（《世补斋不谢方》）。

猪苓 茯苓 车前子 泽泻 茵陈 赤芍 栀子 丹皮 牛膝 黄柏

若口苦咽干、阴部灼热、溲黄者，加龙胆草、败酱草、车前草以清肝胆湿热；阴部瘙痒者，加白鲜皮、苦参利湿止痒。

2. 湿毒

证候 带下量多，色黄质稠如脓，气味臭秽，阴部坠胀灼痛，或小腹疼痛坠胀，或发热，心烦口渴，小便短赤或黄少，大便干结；舌红，苔黄干，脉滑数。

治法 清热解毒除湿。

方药 五味消毒饮（《医宗金鉴》）加味。

银花 野菊花 蒲公英 紫花地丁 紫背天葵子 薏苡仁 土茯苓 白花蛇舌草 败酱草。

（二）其他治疗

五味消毒饮（《医宗金鉴》）加红藤、半支莲、蛇床子、苦参各30g，煎汤，熏洗外阴，每日1~2次。

【预后】

本病若不积极治疗，炎症可沿宫颈管上行，造成盆腔炎及盆腔结缔组织炎，甚至扩散为弥漫性腹膜炎，造成严重后果。

【预防】

注意个人卫生，增强体质，保持阴部清洁，避免流产及产褥感染，避免分娩及妇科手术操作时损伤阴道，避免用刺激性强之药水冲洗阴道，杜绝感染源。

老年性阴道炎

妇女绝经后，由于雌激素水平低下，阴道局部抵抗力降低，致病菌入侵繁殖引起的阴道炎症，称老年性阴道炎（senile vaginitis）。临床上本病不但见于老年妇女，亦发生于手术切除卵巢或盆腔放射治疗以及卵巢功能早衰，雌激素缺乏的中青年妇女。但临床仍以绝经后妇女多见。

【病因病理】

一、西医病因病理

绝经期妇女、卵巢切除或盆腔放射治疗者，由于雌激素缺乏，阴道黏膜萎缩，上皮细胞糖原减少，局部抵抗力下降，易受细菌感染而发生炎症。如有阴道损伤、子宫内膜炎或盆腔炎时，更易引发本病。

二、中医病因病机

中医认为年过七七或损伤冲任，导致肝肾亏损，冲任虚衰，阴虚内热，任脉不固，带脉失约所致。

1. 肾阴亏损　年老或绝经或卵巢切除术后，肝肾亏损，精血匮乏，冲脉虚衰，任脉不固，带脉失约而致。

2. 湿热下注　年老绝经或卵巢切除术后，肾亏体虚，湿热秽毒之邪乘虚入侵，流注下焦而致。

【临床表现】

1. 病史　多发生于绝经后或卵巢切除术后；或肿瘤病人放疗后；或其他原因引起的雌激素水平不足等。

2. 症状　白带增多，多呈黄水状，重者呈脓性或血性，有臭味，伴外阴瘙痒，灼热，干涩感，盆腔坠胀不适。如累及前庭及尿道口周围黏膜时，可引起尿频，尿痛或尿失禁。如经久不愈可引起阴道狭窄、粘连甚至闭锁，炎症分泌物引流不畅可形成阴道或宫腔积脓。

3. 体征　外阴、阴道潮红，萎缩变薄，呈老年性改变，阴道皱襞消失，上皮菲薄，常有散在出血点或小片出血斑，宫颈充血，可见散在性小出血点。

【诊断】

根据发病的年龄或有卵巢切除、盆腔放射治疗史，患者出现带下增多，呈黄水样，阴部灼痒干涩，外阴、阴道呈老年性并有急性炎症改变的症状和体征，排除假丝酵母菌和滴虫感染，即可诊断。此外阴道分泌物酸碱度改变，pH 值增高；阴道涂片和激素测定示雌激素水平明显低下可协助诊断。

【鉴别诊断】

1. 与其他阴道炎相鉴别：见滴虫性阴道炎鉴别诊断。

2. 对有血性白带或少量不规则阴道流血的患者，应排除宫颈、子宫的恶性肿瘤。妇科检查时应注意宫颈的形态与质地，子宫的大小，出血的来源。应作宫颈刮片，必要时行分段诊刮术。

【治疗】

一、治疗思路

以增加阴道防御能力和抑制细菌生长为原则。

二、西医治疗

1. 局部治疗 用1%乳酸或0.5%醋酸液冲洗阴道，每日1次。冲洗后用抗生素如甲硝唑200mg或诺氟沙星100mg置于阴道深部，每日1次，连用7～10日。病情较轻者可每晚用己烯雌酚片0.125～0.25mg放人阴道，每日1次，共7日。

2. 全身用药 口服尼尔雌醇，首次4mg，以后每2～4周1次，每次2mg，维持2～3个月。需进行性激素替代治疗者，可每日给予妊马雌酮0.625mg和甲羟孕酮2mg。乳癌或子宫内膜癌患者禁用雌激素制剂。

三、中医治疗

根据本病的临床表现，其辨证以肾虚为纲，尤以肾阴亏虚为主，常兼有湿热，故治疗以滋肾阴清热为主要治则，兼湿热者，佐清热利湿，并结合外治法促其早愈。

1. 肾阴亏损

证候 带下增多或不多，色白或色黄，阴户干涩疼痛，灼热，腰膝酸软，头晕目眩，心慌心悸，潮热汗出，口干尿赤；舌红，苔薄，脉细软或细数。

治法 滋阴降火，固涩止带。

方药 知柏地黄汤（《医宗金鉴》）。

熟地 山药 山茱萸 茯苓 泽泻 丹皮 黄柏 知母

若烘热潮红者，加柴胡、黄芩、黄柏以增清热之效；心悸心慌者，加茯神、五味子、小麦以宁心安神；白带多者，加金樱子、龙骨、牡蛎固涩止带。

2. 湿热下注

证候 带下增多，色黄秽臭，甚则呈脓样，口干口苦，小便黄赤，大便干结；苔薄黄腻，脉弦数。

治法　清热利湿，滋阴补肾。

方药　易黄汤（《傅青主女科》）合知柏地黄丸（《医宗金鉴》）。

山药　芡实　黄柏　车前子　白果　熟地　山萸肉　茯苓　泽泻　丹皮　知母　黄柏

婴幼儿阴道炎

【病因】

婴幼儿阴道炎（infantile vaginitis）常见于5岁以下幼女，多与外阴炎并存。因幼女外阴发育差，缺乏雌激素，阴道上皮菲薄，抵抗力低，易受感染。常见病原体有大肠杆菌及葡萄球菌、链球菌等。目前，淋病奈瑟菌、滴虫、白假丝酵母菌也成为常见病原体。病原体的传播常通过患病母亲或保育员的手、衣物、毛巾、浴盆等间接传播。此外，卫生不良、外阴不洁、大便污染、外阴损伤或因蛲虫引起瘙痒而抓伤、阴道误放异物等也可造成感染。

【临床表现】

主要症状为阴道分泌物增加，呈脓性。由于大量分泌物刺激引起外阴痛痒，患儿哭闹、烦躁不安或用手搔抓外阴，部分患儿排尿时分道。检查可见外阴、阴蒂、尿道口、阴道口黏膜充血、水肿，有脓性分泌物自阴道口流出。病变严重者，外阴表面可见溃疡，小阴唇可见粘连，粘连的小阴唇遮盖阴道口及尿道口，只在其上、下方留有一小孔，尿自小孔排出。在检查时还应做肛诊排除阴道异物及肿瘤。

【诊断】

根据症状及查体所见，详细询问女孩病情及母亲有无阴道炎的病史，通常可做出初步诊断，用细棉棒或吸管取阴道分泌物找滴虫、白假丝酵母菌或作涂片染色查细菌（包括淋病奈瑟菌）、支原体、衣原体，以明确病原体，必要时可做细菌培养。

【治疗】

治疗原则：①保持外阴清洁、干燥，减少摩擦；②针对病原体选择相应抗生素治疗，用吸管将抗生素溶液滴人阴道；③对症处理：有蛲虫者，给予驱虫治疗；小阴唇粘连者应予以分离，并涂以抗生素软膏；若阴道有异物，应及时取出。

第三节　宫颈炎

宫颈炎是子宫颈的急慢性炎症病变，包括宫颈阴道部炎症及宫颈管炎症，为育龄期妇女的常见病。急性宫颈炎（acute cervicitis）多发生于产褥感染、感染性流产和宫颈损伤，或与尿道炎、膀胱炎、阴道炎、宫内膜炎并存。慢性宫颈炎（chronic cervicitis）多由急性期转变而来，或因经期、性生活不洁引起，临床最为多见，约占已婚妇女半数以上，部分患者有可能诱发宫颈癌。因此，积极预防和治疗宫颈炎，对维护妇女健康，预防宫颈癌均有重要意义。中医无本病名记载，因其以带下增多，色质气味异常改变为临床主要症状，故属“带下病”范畴。

【病因病理】

一、西医病因病理

（一）病因

引起宫颈炎的主要致病因素包括：

1. 机械性刺激或损伤 约半数以上已婚患者宫颈炎和性生活有一定关系；另外分娩、流产、手术、不洁性交等致宫颈损伤亦是宫颈炎的主要原因。

2. 病原体感染 主要为葡萄球菌、链球菌、大肠杆菌、淋病奈瑟菌、沙眼衣原体和厌氧菌等，还可继发于滴虫性阴道炎、阴道假丝酵母菌病。

3. 化学物质刺激 如应用高浓度酸性或碱性溶液冲洗阴道，或放置腐蚀性较强的药片、栓剂，亦可造成炎症。

（二）病理

1. 急性宫颈炎 宫颈红肿，宫颈管黏膜充血水肿，可见脓性分泌物经宫颈外口流出。

2. 慢性宫颈炎病理变化

（1）宫颈糜烂：由于炎症刺激，宫颈被覆的正常复层鳞状上皮细胞逐渐脱落，为柱状上皮细胞所代替，因柱状上皮下的毛细血管显露，使炎症区呈鲜红色，故称宫颈糜烂，但并非真正的糜烂，又称假性糜烂。按炎症的深浅程度，宫颈糜烂在临床分三型：

单纯型：即炎症初期，糜烂面平坦，实为单层柱状上皮。

颗粒型：糜烂面凹凸不平，呈颗粒状，此因宫颈腺上皮和间质增生所致。

乳头型：腺上皮和间质进一步增生，表面凹凸更显著，形成乳头状突起。

临床上为便于观察和处理，按糜烂面积占宫颈表面的比例，又把宫颈糜烂分成三度：Ⅰ度（轻度），糜烂面占宫颈表面的1/3以内；Ⅱ度（中度），占1/3～2/3；Ⅲ度（重度），占2/3以上。

（2）宫颈肥大：由于慢性炎症长期刺激，宫颈充血水肿，腺体和间质增生，不同程度肥大、硬度增加，可为正常的2～4倍，表面多光滑或仍有糜烂。

（3）宫颈息肉：慢性炎症刺激，宫颈管黏膜局部增生向宫颈外口突出，形成单个或多个带蒂的小肉芽样组织，质软脆，易出血，其恶变率约为0.2%～0.4%。

（4）宫颈腺囊肿：在宫颈糜烂愈合过程中，新生的鳞状上皮覆盖宫颈腺管口，或深入腺管，将腺管口阻塞，腺体分泌物引流受阻、潴留形成囊肿，一般约米粒大小，略突出于宫颈表面，内含黄白色液体。

（5）宫颈管炎：炎症局限于宫颈黏膜及其下面的组织，颈管口充血水肿，或有脓性分泌物堵塞。

二、中医病因病机

本病属于“带下病”。中医学认为带下病多由湿邪蕴结，影响任带二脉，任脉不固，带脉失约而成。有外邪和内伤两类，其中内湿之邪，多由脾虚生湿，肾虚失固所致，外湿多为感受湿热之邪。

1. 脾虚生湿 平素饮食不节，或劳倦过度，思虑郁结伤脾，脾虚运化失职，水湿内停，湿邪下注，伤及任带二脉。

2. 肾虚失固 素体肾虚不足，或年老肾衰，或久病及肾，或多产等，均能损伤肾气，致封藏失职，失其固摄之力。

3. 湿热下注 经行产后，胞脉空虚，如摄生不洁，或感染虫毒，或久居阴湿之地，或外邪损伤，以致湿毒之邪，乘虚而入，蕴而化热；亦有肝经湿热下注，热毒蕴蒸而致者。

【临床表现】

1. 病史 常有分娩、流产、手术；或经期不卫生、不洁性生活史；或宫颈损伤；或化学物质刺激；或病原体感染等病史。

2. 症状 主要表现为阴道分泌物增多。急性宫颈炎阴道分泌物呈黏液脓性，可伴有外阴瘙痒及灼热感，或见经期出血、性交后出血等症状。此外，常有尿频、尿急、尿痛等下泌尿道症状。慢性宫颈炎分泌物呈乳白色黏液状，有时为淡黄色脓性或带血性。宫颈息肉、重度糜烂患者易有血性白带或性交后出血。

3. 体征 急性宫颈炎妇科检查可见宫颈充血、水肿、黏膜外翻，有脓性分泌物从宫颈管流出，宫颈触痛，触之易出血。慢性宫颈炎可见宫颈有不同程度的糜烂、肥大、充血、水肿，或质硬，或见息肉、裂伤、外翻及宫颈腺囊肿等病变。

4. 常见并发症

（1）不孕：因黏稠的脓性白带不利于精子的穿透以及炎症改变了阴道内的 pH 值，不利于精子的存活而造成不孕。

（2）盆腔炎：宫颈炎严重时感染可沿着宫颈管上行，造成宫内膜炎及输卵管炎，甚者扩散造成盆腔结缔组织炎。

（3）宫颈癌：慢性宫颈炎经久不愈，长期炎症刺激，可诱发宫颈癌。

【诊断】

根据临床表现阴道分泌物增多，色、质、气味异常，妇科检查宫颈充血、水肿、黏膜外翻，或糜烂、肥大、息肉、裂伤或宫颈腺囊肿。

【鉴别诊断】

宫颈糜烂与宫颈上皮内瘤样病变、早期宫颈癌从外观上很难区别，宫颈息肉与宫颈湿疣临床仅以肉眼有时亦难以鉴别，故应常规作宫颈刮片查癌细胞，必要时行阴道镜检查及宫颈活检以明确诊断。

【治疗】

一、治疗思路

急性宫颈炎治疗主要针对病原体，积极彻底治疗，以免转为慢性。慢性宫颈炎以局部治疗为主，根据病理类型采用不同的治疗方法。中医除辨证整体治疗外，慢性宫颈炎中药局部用药有较好疗效。

二、西医治疗

（一）急性宫颈炎

1. 抗生素治疗 针对病原体选用适当的抗生素。单纯急性淋病奈瑟菌性宫颈炎主张大剂量 、单次给药。常用药物有第三代头孢菌素，如头孢曲松钠250mg，单次肌注；或头孢克肟400mg，单次口服。氨基糖苷类的大观霉素4g，单次肌注。治疗衣原体的药物有四环素类，如多西环素100mg，每日2次，连服7日；红霉素类如阿奇霉素1g，单次口服。

2. 针对病因治疗 禁止性生活，注意局部卫生，改善全身情况。

3. 局部治疗 用1%乳酸或醋酸作低压阴道冲洗，局部用磺胺粉涂撒在阴道内，每日1次，共4次。

（二）慢性宫颈炎

1. 宫颈糜烂

（1）药物疗法：适用于糜烂面较小或炎症浸润较浅的病例。常用10% ~20%硝酸银或重铬酸钾溶液局部涂药。硝酸银每周1次，2~4次为1疗程，重铬酸钾为1次性用药，必要时1~2月后重复1次。这两种药液腐蚀性极强，涂药时切勿触及阴道壁。此法应在月经干净后3~5日进行，治疗期间禁止性生活及盆浴。

（2）物理疗法：为目前治疗宫颈糜烂疗效较好、疗程最短的方法，一般只需治疗1次即可痊愈，适用于糜烂面较大、炎症浸润较深的病例。

①电熨法：利用热能作用于糜烂面，使病变组织坏死形成痂皮，约2周后痂皮脱落，由新生的鳞状上皮覆盖创面而愈合。操作自宫颈管内0.5cm处开始，按由内向外，先上唇后下唇的顺序进行，术后创面涂1%甲紫。如有宫颈腺囊肿，应先刺破，擦去囊液后，再作电熨。

②冷冻疗法：采用快速降温装置使病变组织冷冻、坏死、脱落，鳞状上皮覆盖而痊愈。此法具有无痛苦、无出血、无瘢痕、无感染等特点，但术后有多量水样白带。

③激光治疗：临床多采用二氧化碳激光器，利用激光使糜烂组织炭化结痂，结痂脱落后，创面为新生的鳞状上皮覆盖。

物理疗法术后将出现大量阴道黄水，故治疗后应保持外阴清洁，在创面尚未完全愈合期间（4~8周），应避免盆浴、性交及阴道冲洗。每月复查一次，注意创面愈合情况。

2. 宫颈息肉 行息肉摘除术。

3. 宫颈管黏膜炎 需全身治疗，根据宫颈管分泌物培养及药敏试验结果选用相应抗感染药物。

三、中医治疗

子宫颈炎主要因湿毒内侵和湿热互结，流注下焦，伤及带脉所致，故临床主要症状为带下，因而辨证应抓住带下的量、色、质的变化，并结合全身症状，舌脉进行综合分析。治疗以祛湿为主，同时应配合使用外治法。急性宫颈炎阶段以内服清热解毒药为主；慢性宫颈炎尤其是宫颈糜烂，以外治法疗效较好。

1. 湿热内蕴

证候 带下量多，色黄或黄白相兼，质稠有臭味，或伴少腹胀痛，胸胁胀痛，心烦易怒，口干口苦但不欲饮；舌红，苔黄腻，脉弦数。

治法 疏肝清热，利湿止带。

方药 龙胆泻肝汤（《医宗金鉴》）加减。

龙胆草 栀子 黄芩 车前子 泽泻 生地 当归 柴胡 甘草 白术

若胸胁胀痛者，加八月札、路路通以疏肝理气；少腹胀痛者，加行气止痛之川楝、延胡；带下腥臭者，加土茯苓、鸡冠花、薏苡仁、银花以清热利湿止带；外阴瘙痒者，加蛇床子、苦参、百部祛湿止痒。

2. 湿毒内侵

证候 带下量多，色黄或黄绿如脓，质稠，或夹血色，或浑浊如米泔，臭秽，小腹胀痛，腰骶酸楚，小便黄赤，或有阴部灼痛、瘙痒，宫颈重度糜烂，或有息肉，触及出血；舌红，苔黄，脉滑数。

治法 清热泄毒，燥湿止带。

方药 止带方（《世补斋不谢方》）合五味消毒饮（《医宗金鉴》）。

茯苓 猪苓 泽泻 赤芍 丹皮 茵陈 黄柏 栀子 牛膝 车前子 野菊花 紫花地丁 紫背天葵子 银花 蒲公英

若小腹胀痛甚者，加红藤、败酱草、川楝等清热解毒；外阴灼热疼痛加龙胆草、木通清肝经湿热；带下秽臭者，加土茯苓、苦参、鸡冠花以燥湿止带；带下夹血者，加清热凉血止血之生地、紫草、大小蓟、椿根白皮等。

3. 脾虚

证候 白带增多，绵绵不断，色白或淡黄，质黏稠，无臭味，面色萎黄或淡白，神疲，倦怠，纳少便溏，腹胀足肿；舌质淡胖，苔白或腻，脉缓弱。

治法 健脾利湿。

方药 完带汤（《傅青主女科》）。

白术 苍术 陈皮 党参 白芍 柴胡 淮山药 荆芥穗 甘草

如带下日久不止，舌苔不腻者，可加金樱子、乌贼骨以固涩止带。

4. 肾虚

证候　白带清冷，质稀如水，久下不止，无臭味，面色苍白无华，腰脊酸楚，大便稀薄或五更泄泻，尿频清长，或夜尿增多；舌苔薄白或无苔，脉沉迟。

治法　补肾固涩。

方药　内补丸（《女科切要》）。

鹿茸　菟丝子　蒺藜　紫菀　黄芪　肉桂　桑螵蛸　肉苁蓉　制附子　茯苓

如有阴虚之证，而见咽干口燥、阴道灼热者，加黄柏、知母、贯众以滋阴清热。

【预防】

积极治疗急性宫颈炎；加强卫生宣传教育，注意阴部卫生，尤其是经期、产褥期及性生活卫生，避免多孕多产；避免分娩及妇科手术操作时宫颈损伤。

第四节　盆腔炎

女性内生殖器官（子宫、输卵管和卵巢）及其周围结缔组织、盆腔腹膜发生炎症，称盆腔炎（pelvic inflammatory disease，PID）。本病是妇科常见病之一，多见于已婚生育年龄之妇女。按其发病部位，有子宫内膜炎、子宫肌炎、输卵管炎、卵巢炎、盆腔结缔组织炎、盆腔腹膜炎等。炎症可局限于一个部位，也可以几个部位同时发病。临床可分为急性与慢性两种。急性盆腔炎有可能引起弥漫性腹膜炎、败血症、脓毒血症，甚至感染性休克而危及生命。慢性盆腔炎由于顽固难愈，反复发作，影响妇女的健康和工作，故应予重视及积极防治。中医学根据急性期以发热、腹痛、带下多为临床特征，与“带下病”、“热入血室”、“产后发热”等病证相似；慢性期以腹痛包块、带下多、月经失调、痛经、不孕为临床表现，故又属于“癥瘕”、“带下”、“痛经”、“腹痛”、“月经不调”、“不孕”等病证范畴。

急性盆腔炎

【病因病理】

一、西医病因病理

（一）病因

1. 产后、流产后感染　妇女在产后或流产后体质虚弱，如分娩致产道损伤，或流产造成裂伤，或流血过多，或有胎盘、胎膜组织残留等，病原体易侵入宫腔而引起感染。

2. 宫腔内手术操作后感染　如放置宫内节育器、刮宫术、输卵管通水术、造影术、宫腔镜检等生殖道手术，由于无菌操作不严或术前适应证选择不当，或生殖道原有慢性炎症，经手术干扰而引起感染并扩散。

3. 经期及产褥期卫生不良　经期及产褥期子宫内膜的剥脱面，其扩张的血窦及凝血块为细菌的良好滋生环境，加之抵抗力减弱，如不注意卫生，或经期性交等均可使病原体侵入宫腔而引起炎症。

4. 周围器官的炎症直接蔓延　如阑尾炎、腹膜炎、膀胱炎等。

5. 急性盆腔炎　未能彻底治疗，或患者体质较差病程迁延可转为慢性盆腔炎；慢性盆腔炎可急性发作。

引起盆腔炎的病原体主要为葡萄球菌、链球菌、大肠杆菌等，部分病人可由淋病奈瑟菌、衣原体、支原体引起，厌氧菌如脆弱类杆菌、消化球菌、消化链球菌，也是导致盆腔炎较常见的病原体。

（二）病理

急性盆腔炎的主要病理变化是受累的局部组织充血水肿，有浆液性或脓性渗出物，常使子宫、输卵管、卵巢及大网膜、肠管、盆腔壁发生粘连，形成盆腔包块。病原体侵入宫腔或输卵管、卵巢则可导致子宫内膜炎、子宫肌炎或输卵管炎、输卵管卵巢炎。若伞端粘连闭锁，则形成输卵管脓肿。若脓肿与卵巢贯通则发展为输卵管卵巢脓肿。病原体沿淋巴扩散至子宫旁结缔组织，则发生急性子宫周围炎和盆腔结缔组织炎，并可导致血栓静脉炎，化脓者可形成阔韧带脓肿，炎症蔓延至盆腔腹膜时，可致急性盆腔腹膜炎或盆腔脓肿，脓肿如穿破排出或破入腹腔造成急性弥漫性腹膜炎。病情严重时，可发展为败血症、脓毒血症，甚至导致感染性休克而使患者死亡。

二、中医病因病机

急性盆腔炎多在产后、流产后、宫腔内手术处置后，或经期卫生保健不当之际，邪毒乘虚侵袭，稽留于冲任及胞宫脉络，与气血相搏结，邪正交争，而发热疼痛，邪毒炽盛则腐肉酿脓，甚至泛发为急性腹膜炎、感染性休克。

1. 热毒炽盛　经期、产后、流产后，手术损伤，体弱胞虚，气血不足，房事不节，邪毒内侵，客于胞宫，滞于冲任，化热酿毒，致高热、腹痛不宁。

2. 湿热瘀结　经行产后，余血未净，湿热内侵，与余血相搏，冲任脉络阻滞，瘀结不畅，则瘀血与湿热内结，滞于少腹，则腹痛带下日久，缠绵难愈。

【临床表现】

1. 病史　常有经期不注意卫生，产褥期感染，宫腔、宫颈、盆腔手术创伤史，或盆腔炎症反复发作病史。

2. 症状　由于炎症累及的范围及程度不同，临床表现亦不同。起病时下腹疼痛，伴发热，病情严重者可有高热，寒战，头痛，食欲不振，阴道分泌物增多，常呈脓性，有秽臭；有腹膜炎时，可见恶心呕吐，腹胀腹泻；如有脓肿形成，下腹可有包块或局部刺激症状。包块位于前方，膀胱受到刺激，则有尿频、尿痛或排尿困难。包块位于后方，直肠受压则可见排便困难，腹泻或有里急后重感。

3. 体征　病人呈急性病容，体温达 39℃ 以上，心率增快，下腹部有肌紧张、压痛及反跳痛，肠鸣音减弱或消失。妇科检查：阴道充血，有大量脓性分泌物，穹隆明显触痛；宫颈充血、水肿，举痛明显，宫体稍大，较软，压痛，活动受限；输卵管压痛明显，有时扪及包块。有宫旁结缔组织炎时，下腹一侧或两侧可触及片状增厚，或两侧宫骶韧带高度水肿、增粗。有脓肿形成且位置较低时，穹隆或侧穹隆可扪及肿块且具波动感。

【诊断】

1. 病史以及临床表现有高热、腹痛、带下增多等。

2. 妇科检查有急性盆腔炎症体征。

3. 急性盆腔炎诊断标准如表 18－1。

表 18－1　急性盆腔炎诊断标准（2002 年美国 CDC 诊断标准）

基本标准（minimum criteria）
宫体压痛、附件区压痛
宫颈触痛
附加标准（additional criteria）
体温超过 38.3℃（口表）
宫颈或阴道异常黏液脓性分泌物
阴道分泌物生理盐水涂片见到白细胞
实验室证实宫颈淋病奈瑟菌或衣原体阳性
红细胞沉降率升高
C－反应蛋白升高
特异标准（specific criteria）
子宫内膜活检证实子宫内膜炎
阴道超声或磁共振检查显示充满液体的增粗的输卵管，伴或不伴有盆腔积液，输卵管卵巢肿块
腹腔镜检查发现输卵管炎

【实验室及其他检查】

血白细胞总数及中性粒细胞增高；血沉加快；宫腔分泌物或血培养可找到致病菌；B 超显像提示盆腔内有炎性渗出或炎性包块。

【鉴别诊断】

急性盆腔炎应与急性阑尾炎、输卵管妊娠流产或破裂、卵巢囊肿扭转或破裂等急腹症相鉴别。

1. 急性阑尾炎　一般无妇科感染病史，腹痛多由脐周开始，然后转移局限于右下腹，麦氏点压痛反跳痛明显，妇科检查盆腔正常。

2. 输卵管妊娠流产或破裂　有停经史，少量不规则阴道流血，体温一般不高，腹痛为突感下腹一侧撕裂样剧痛，内出血多时可致休克，后穹隆穿刺可抽到不凝固的血液，血白细胞及中性粒细胞不高，妊娠试验多为阳性。

3. 卵巢囊肿蒂扭转或破裂　突发一侧下腹剧痛，伴恶心呕吐，在子宫旁扪及张力较大之肿块，同侧子宫外触痛明显，或原有肿块消失或缩小。

【治疗】

一、治疗思路

联合、足量应用敏感抗生素彻底治疗，避免转为慢性。急性盆腔炎可配合中药治疗。

二、西医治疗

1. 一般治疗　卧床休息，并取半卧位以利炎症及脓液局限于盆腔低位。给予充分营养，纠正水及电解质紊乱。体质虚弱者可多次少量输血，高热时采用物理降温。避免不必要的妇科检查以免炎症扩散。

2. 抗生素治疗　根据药敏试验选用抗生素，在细菌培养结果不明或无培养条件时，则根据临床表现加以选用。由于急性盆腔炎的病原体多为需氧菌、厌氧菌及衣原体混合感染，故抗生素多采用联合用药。常用药有青霉素、第二代头孢菌素、第三代头孢菌素、庆大霉素、红霉素、磺胺类、甲硝唑、肾上腺皮质激素等。病情严重时需用广谱抗生素，给药途径以静脉滴注收效快。抗生素的应用要求达到足量，且须注意毒性反应。症状消失后继续给药两周以巩固疗效，力求彻底治愈，以免形成慢性盆腔炎。

青霉素对厌氧菌亦有效，治疗时用大剂量，按病情严重程度，每日 240 万 ~ 1000 万 IU 静脉滴注，病情缓解后可减至每日 120 万 ~ 40 万 IU，分 4 次肌肉注射。如对青霉素过敏，可选用红霉素每日 1.2g 静脉滴注，外加庆大霉素每日 16 万 ~ 32 万 IU，分 2 ~ 3 次静脉滴注或肌肉注射。甲硝唑对厌氧菌有广谱抗菌作用，临床已广为应用，可与对需氧菌有效的广谱抗生素配合。甲硝唑注射液 250ml 静脉滴注，每 8 小时 1 次，病情好转改口服。本药可通过胎盘及乳汁，故孕妇及哺乳期妇女慎用。

3. 手术治疗　以下情况可考虑手术治疗。

（1）经药物治疗无效：凡有脓肿形成，经药物治疗 48 ~ 72 小时，体温持续不降，病人中毒症状加重或肿块增大者。

（2）输卵管积脓或输卵管卵巢脓肿：经药物治疗病情好转，可继续控制炎症数日后行手术切除，手术应及时，以免发生脓肿破裂，或再次发作终难免手术。

（3）脓肿破裂：突然腹痛加剧，高热，寒战，恶心呕吐，腹胀拒按，或有中毒性休克表现，均应怀疑有脓肿破裂，需立即剖腹探查，并根据患者年龄、病灶范围决定手术方式。

三、中医治疗

（一）辨证论治

本病为感染湿热、湿毒之邪所致，故临床以热毒壅盛，湿毒瘀阻为多见。因属急性期，故治疗要贯彻“急则治标，缓则治本”的原则，高热阶段属实属热，治以清热解毒为主；热减或热退后，则以消癥散结化湿为法；若邪盛正衰，正不胜邪，出现阳衰阴竭之证，则以急救为先，宜中西医结合治疗。

1. 热毒壅盛

证候　高热恶寒，甚或寒战，头痛，下腹疼痛拒按，口干口苦，精神不振，恶心纳少，大便秘结，小便黄赤，带下量多，色黄如脓，秽臭；舌苔黄糙或黄腻，脉洪数或滑数。

治法　清热解毒，化瘀止痛。

方药　五味消毒饮（《医宗金鉴》）合大黄牡丹皮汤（《金匮要略》）加味。

银花　野菊花　蒲公英　紫花地丁　紫背天葵子　薏苡仁　栀子　败酱草　桃仁　延胡索　大黄　丹皮　桃仁　冬瓜仁　芒硝

若恶寒者，加荆芥、防风；腹胀者，加川楝子、赤芍、乳香、没药、香附行气止痛；带下多色黄者，加黄柏、连翘、败酱草以清热利湿止带；若热毒传人营分，出现神昏谵语，高热汗出，口渴欲饮，烦躁不宁，舌红绛，苔黄燥，脉弦细而数等气营同病之证者，治宜清营解毒，凉血养阴。方用清营汤加减：玄参、生地、麦冬、金银花、连翘、丹参、黄连、犀角（用水牛角代）、竹叶心。神昏谵语者，可以本方送服安宫牛黄丸或紫雪丹以芳香开窍。

2. 湿热瘀结

证候　下腹部疼痛拒按，或胀满，热势起伏，寒热往来，带下量多黄稠臭秽，经量增多，经期延长，淋漓不止，大便溏或燥结，小便短赤；舌红有斑点，苔黄厚，脉弦滑。

治法　清热利湿，活血消痛。

方药　仙方活命饮（《校注妇人良方》）。

金银花　甘草　赤芍　当归尾　乳香　没药　花粉　陈皮　防风　贝母　白芷　穿山甲　皂角刺

若大便秘涩者，加大黄、芒硝以通腑泻热；带下多加黄柏、椿根白皮清热利湿止带；腹胀者，加柴胡、枳实疏肝理气。

（二）其他治疗

1. 中药保留灌肠　紫花地丁、蒲公英、败酱草、白花蛇舌草、苦参各30g，浓煎100ml，保留灌肠，每日1次，10次为1疗程。

2. 针灸疗法　取中极、关元、归来、三阴交、足三里、肾俞穴，每次任选2~3穴，中等刺激，隔日1次。

慢性盆腔炎

慢性盆腔炎多为急性盆腔炎治疗不彻底，或患者体质较差，病程迁延演变所致；或无明显急性发作史，起病缓慢，病情反复所致。当机体抵抗力弱时，可有急性发作。

【病因病理】

一、西医病因病理

慢性盆腔炎有下列几种表现形式：

1. 慢性子宫内膜炎 产后、流产后、剖宫产后，或绝经后老年妇女，易受细菌感染，子宫内膜充血、水肿。

2. 慢性输卵管炎与输卵管积水 炎症大都为双侧性。输卵管管腔因黏膜粘连而阻塞，管壁增厚变硬，常与周围组织粘连。如伞及峡部粘连闭塞，则渗出液或脓肿被吸收后浆液性液体积聚于管腔内，从而形成输卵管积水。

3. 输卵管卵巢炎与输卵管囊肿 输卵管炎常可累及卵巢并发生粘连形成炎性肿块，若输卵管积液穿通卵巢，则可形成输卵管卵巢囊肿。

4. 慢性盆腔结缔组织炎 炎症蔓延至子宫骶骨韧带处，使纤维组织增生，变硬，使子宫固定，宫颈旁组织也增厚变硬，向外呈扇形扩散，直达盆壁，形成所谓的冰冻骨盆。

二、中医病因病机

经行产后，胞门未闭，风寒湿热之邪，或虫毒乘虚内侵，与冲任气血相搏结，蕴结于胞宫，反复进退，耗伤气血，虚实错杂，缠绵难愈。

1. 湿热瘀结 湿热之邪内侵，余邪未尽，正气未复，气血阻滞，湿热瘀血内结，缠绵日久不愈。

2. 气滞血瘀 七情内伤，脏气不宜，肝气郁结，或外感湿热之邪，余毒未清，滞留于冲任胞宫，气机不畅，瘀血内停，脉络不通。

3. 寒湿凝滞 素体阳虚，下焦失于温煦，水湿不化，寒湿内结，或寒湿之邪乘虚侵袭，与胞宫内余血浊液相结，凝结瘀滞。

4. 气虚血瘀 素体虚弱，或正气内伤，外邪侵袭，留注于冲任，血行不畅，瘀血停聚；或久病不愈，瘀血内结，日久耗伤，正气亏乏，致气虚血瘀证。

【临床表现】

1. 病史 有盆腔炎反复发作史，有生产、流产、妇科手术、经期不洁等病史，或邻近器官的炎症病变。

2. 症状

（1）全身症状：多不明显，有时可有低热，易感疲乏。如病程较长，部分患者可有神经衰弱症状，如精神不振、失眠等。当抵抗力差时，易有急性或亚急性发作。

（2）下腹痛及腰痛：由于慢性炎症形成的疤痕粘连以及盆腔充血，可引起下腹部坠胀、疼痛及腰骶部酸痛，有时伴肛门坠感。常在劳累、性交后、排便时及月经前后加剧。

（3）其他：由于盆腔瘀血，患者可有月经过多或紊乱，痛经，带下增多。输卵管粘连阻塞时可致不孕。

3. 体征 若为子宫内膜炎，子宫增大、有压痛；如为输卵管炎，则在子宫一侧或双侧触及增粗的输卵管，呈条索状，有轻压痛；如有输卵管积水或输卵管卵巢囊肿，则可在盆腔的一侧或双侧扪及囊性肿块；盆腔有结缔组织炎时，子宫常呈后位，活动受限或粘连固定，子宫一侧或双侧有片状增厚，压痛，子宫骶骨韧带增粗，变硬，有压痛。

【诊断】

1. 有急性盆腔炎病史。
2. 临床表现有反复下腹及腰骶酸痛，带下增多，或不孕等症。
3. 妇科检查有子宫后位，活动受限，双侧附件增厚、压痛，或有肿块。

【实验室及其他检查】

B超显像示盆腔有炎性包块；或子宫输卵管碘油造影示输卵管部分或完全堵塞，或呈油滴状集聚；或腹腔镜检有明显炎症、粘连。

【鉴别诊断】

1. 子宫内膜异位症 子宫内膜异位症体征可与慢性盆腔炎相似，有继发性、进行性加重的痛经，但妇科检查可在宫体后壁、宫骶韧带处扪及触痛性结节，B超及腹腔镜检查可资鉴别。

2. 盆腔淤血综合征 有长期慢性下腹疼痛，与盆腔炎表现相似，但体征及妇科检查无异常表现，有时宫颈色紫，或有举痛，宫旁附件有压痛，但无明显病灶，腹腔镜检可资鉴别。

【治疗】

一、治疗思路

慢性盆腔炎中西医结合治疗疗效可靠，抗生素多于经期给药，其他时间可口服中药，配合中药外敷、灌肠，可提高疗效。平时注意提高机体的免疫力，增强体质。

二、西医治疗

1. 药物治疗 对局部压痛明显，急性或亚急性发作者，可采用与治疗急性盆腔炎相同的抗生素药物。与此同时，加用α-糜蛋白酶5mg或玻璃酸酶1500U，肌肉注射，隔日1次，5~10次为1疗程；或用胎盘组织液2ml，肌肉注射，隔日1次，连用2~3个月。上法对炎症的消散、粘连软化及瘢痕的吸收可起一定作用。

2. 物理疗法 温热的良性刺激可促进盆腔局部血液循环，改善组织的营养状态，提高新陈代谢，以利炎症的吸收和消退。常用的有短波、超短波、离子透入（可加入各种药物如青霉素、链霉素等）、蜡疗等。

3. 手术治疗 经长期非手术治疗无效而症状明显或反复急性发作者，或已形成较大炎性包块者，可采用手术治疗。

三、中医治疗

（一）辨证论治

本病因湿热、湿毒之邪入侵，与气血互结，蕴积胞脉胞络，气血瘀滞，不通则痛，久则内结成癥，且具缠绵难愈、重伤正气的特点，故临床常见寒热错杂、虚实夹杂之证。因而治疗除内服药外，还应结合保留灌肠、中药热敷、理疗等方法，以提高疗效。

1. 湿热壅阻

证候　低热起伏，少腹隐痛，或腹痛拒按，带下增多，色黄黏稠或秽臭，尿赤便秘，口干欲饮；舌黯滞，苔黄腻，脉弦数。

治法　清热利湿，祛瘀散结。

方药　银甲丸（《王渭川妇科经验选》）。

银花　鳖甲　连翘　蒲公英　红藤　升麻　茵陈　大青叶　生蒲黄　桔梗　椿根皮　琥珀末　紫花地丁

若发热者，加柴胡、黄芩以清热；大便干结者，加桃仁、大黄泻热通腑。

2. 寒湿凝滞

证候　少腹冷痛，得温则舒或坠胀疼痛，月经后期，量少色黯有块，白带增多；舌略胖，色滞，苔白腻，脉沉迟。

治法　温经散寒，活血化瘀。

方药　少腹逐瘀汤（《医林改错》）。

小茴香　干姜　延胡索　没药　当归　川芎　肉桂　赤芍　蒲黄　五灵脂

白带增多者，加党参、白术、苡仁、椿根皮以益气除湿止带；炎性肿块者，加皂角刺、黄芪、三棱、莪术化瘀消癥。

3. 气滞血瘀

证候　少腹胀痛或刺痛，带下增多，经行腹痛，血块排出则痛减，经前乳胀，情志抑郁；舌黯滞，有瘀点或瘀斑，苔薄，脉弦弱。

治法　理气活血，消癥散结。

方药　膈下逐瘀汤（《医林改错》）。

当归　川芎　白芍　赤芍　桃仁　枳壳　延胡索　五灵脂　丹皮　乌药　香附　甘草

有痞块者，加皂角刺、三棱、莪术活血化瘀消痞；乳房胀痛甚者，加青皮、郁金、川楝、香附以疏肝理气。

4. 气虚血瘀

证候　下腹部疼痛结块，缠绵日久，痛连腰骶，经行加重，经血量多有块，带下量多精神不振，疲乏无力，食少纳呆；舌体黯红，有瘀点瘀斑，苔白，脉弦涩无力。

治法　益气健脾，化瘀散结。

方药　理冲汤（《医学衷中参西录》）。

生黄芪　党参　白术　山药　天花粉　知母　三棱　生鸡内金　莪术

若腹痛不减加白芍、延胡索、蜈蚣；腹泻去知母，重用白术；虚热未清加生地、天门冬；无腹部结块者少用三棱、莪术。

若久病及肾则肾气虚血瘀，症见少腹疼痛，绵绵不休，带下增多，腰脊酸楚，膝软乏力，白带量多，质稀，神疲，头晕目眩，神疲乏力，性淡漠；舌黯苔白，脉细软。治宜补肾活血，壮腰宽带，方选宽带汤（《傅青主女科》）：白术、巴戟天、补骨脂、人参、麦冬、杜仲、大熟地、肉苁蓉、白芍、当归、五味子、建莲子。

（二）其他治疗

1. 妇乐冲剂 每日2次，每次2包，连服1～3月。

2. 妇炎康 当归、丹参、赤芍、延胡索、川楝子、三棱、莪术、山药、芡实、土茯苓、香附。上药以蜜泛丸，每丸10g，每日3次，每次1丸，连服30日。

3. 中药热敷 乌头、艾叶、鸡血藤、防风、五加皮、红花、白芷、川椒、羌活、独活、皂角刺、透骨草、千年健。上药研细末，布包隔水蒸，热敷少腹，每日1～2次。

4. 中药保留灌肠 紫花地丁、野菊花、鸭跖草、鱼腥草、蒲公英，浓煎至100ml，保留灌肠，每日1次，10日为1疗程。

5. 康妇消炎栓 每日1次，每次1粒，纳肛内。

6. 针灸治疗

（1）体针：主穴取中极、关元、气海，配穴取八髎、三阴交、阴陵泉、子宫。

（2）耳针：取子宫、卵巢、内分泌、肾上腺、盆腔、交感穴，可用磁粒或王不留行籽贴压。

（3）隔姜艾灸法：主穴取气海、中极、归来，配穴取大肠俞、次髎。用艾绒做成直径1.5cm，高1.8cm，重约800mg的圆柱，置于0.4cm厚的鲜姜片上（姜片放在所取穴位上），点燃灸之，每穴灸3壮，每壮6～7分钟。

【预防】

加强卫生宣教，注意经期、孕期及产褥期卫生。提高妇科生殖道手术操作技术，严格遵守无菌操作规程，术后作好护理，预防感染。增强体质，提高机体抗病能力。积极彻底治愈急性盆腔炎，防止转为慢性。

【预后】

慢性盆腔炎治疗不彻底，长期迁延，常经久难愈，患者可合并盆腔瘀血综合征、不孕、盆腔炎性包块，严重者可出现自主神经功能失调症，如心烦、夜寐多梦等。

第五节 生殖器官结核

生殖器结核（genital tuberculosis）是由结核杆菌引起的女性生殖器官炎症，又称结核性盆腔炎。原发病灶大多是肺结核，其次是腹膜结核。潜伏期很长，多发生于肺部结核痊愈多年之后。结核杆菌主要通过血行播散，其次是腹腔内直接传播，少数由男性附睾结核经阴道上行感染。多见于20～40岁妇女，因本病病程缓慢，常无自觉症状，临床易被忽视。中医古籍无此病名，根据其症状、体征属于“闭经”、“月经过少”、“不孕”、“癥瘕”等范畴。

【病因病理】

一、西医病因病理

（一）病因

生殖器结核的感染途径尚不完全清楚，多继发于肺或腹膜等结核病灶，感染经血行传播及腹腔内直接蔓延。肠结核可通过淋巴传播至生殖器。首先累及输卵管，再蔓延至子宫内膜。

（二）病理

输卵管结核占女性生殖器结核的90%～100%，双侧性居多；子宫内膜结核常由输卵管结核蔓延而来，占生殖器结核的50%～80%；卵巢结核占20%～30%；宫颈结核占10%～20%。生殖器结核患者病理检查镜下可见类上皮细胞、郎罕氏多核巨细胞、干酪坏死和淋巴细胞浸润组成的病变。典型的结核结节，结构为中央有1～2个巨细胞，其核呈马蹄样排列，其外有一群梭形的类上皮细胞围绕，最外层有多量淋巴细胞浸润。

二、中医病因病机

中医认为本病的发病有内外两方面因素：一是痨虫感染，邪客冲任；二为内伤体虚，阴血亏损。内外因素可以互为因果，但正虚是发病的关键，阴虚为本病的病机特点。如素体或内伤致脾肺不足，肝肾阴虚，痨虫乘虚而入，伤津灼液，导致阴液亏损，而出现干咳咽燥、痰中带血，或疲乏食少、便溏，或骨蒸潮热、虚烦不眠等症。若治不及时，痨虫流注下焦，损伤冲任，侵蚀胞宫、胞脉，则可见月经过多，经期延长，胞脉结块；患病日久冲任乏源，经水干涸，而致月经过少或闭经、不孕。

【临床表现】

1. 病史　常有身体其他部位的结核如肺或腹膜等结核病史。

2. 症状　生殖器结核的临床表现很不一致，不少病人可无症状，有的病人则症状非常严重。

（1）月经失调：早期病人因子宫内膜充血及溃疡，可有月经过多，经期延长。至患病日久，子宫内膜已经遭受不同程度的破坏，可表现为月经稀少或闭经。

（2）下腹坠痛：由于盆腔的炎症和粘连，可有不同程度的下腹坠痛，在月经期尤为明显。

（3）不孕：由于输卵管黏膜破坏与粘连，常使管腔阻塞而不孕；即使有的管腔尚保持部分通畅，但黏膜纤毛破坏，输卵管僵硬，蠕动受限，丧失其运输功能，也不能受孕，故绝大多数病人为不孕。

（4）全身症状：如为活动期或病情严重时，可有全身症状，如午后潮热、盗汗、倦怠无力、食欲不振、消瘦等。

3. 体征 较多的病人因不孕行诊断性刮宫才发现患有子宫内膜结核，而无明显体征和其他自觉症状。较严重病人如有腹膜结核，检查时腹部有柔韧感或腹水征，形成包裹性积液时，可触及囊性肿块，边界不清，不活动，表面因有肠管粘连，叩之为空响。子宫一般活动较差，往往因周围有粘连使活动受限。如附件受累，在子宫两侧可触及大小不等及形状不规则的肿块，质硬，表面不平，呈结节或乳头状突起，或可触及钙化结节。

【诊断】

根据病史、临床症状及体征、妇科检查及其他辅助检查，大多可以确诊。

【实验室及其他检查】

1. 诊断性刮宫 是诊断子宫内膜结核最可靠的依据。时间应选择在经前1周或月经来潮6小时内行刮宫术。术前3日及术后4日应每日肌注链霉素0.75g，口服异烟肼0.3g，以预防刮宫引起结核病灶扩散。

2. 子宫输卵管碘油造影 如见宫腔狭窄，边缘不整齐，呈锯齿状；输卵管变细，或呈串珠状，或僵直状，皆为生殖器结核的典型改变，对诊断帮助大。

3. 宫颈活检 如疑子宫颈结核，行宫颈活检，可助诊断。

4. X线检查 胸部、消化道、泌尿系统及盆腔X线检查。

5. 腹腔镜检查 可以直接观察盆腔情况，并可取液作结核菌培养，或在病变处取材活检。

【鉴别诊断】

1. 慢性盆腔炎（非特异性） 慢性盆腔炎多有分娩、流产、急性盆腔炎的病史，月经量一般较多，闭经极为少见；而生殖器结核多为不孕，月经量减少甚至闭经，盆腔检查有时可触及结节。

2. 子宫内膜异位症 子宫内膜异位症常表现为痛经，月经过多，盆腔附件有粘连、增厚及结节等，应与本病相鉴别，通过诊刮及子宫输卵管碘油造影可帮助诊断。

3. 卵巢肿瘤 详见卵巢肿瘤章节。

4. 宫颈癌 宫颈结核可有乳头状增生或溃疡，与宫颈癌不易鉴别，作宫颈刮片及宫颈活检即可鉴别。

【治疗】

一、治疗思路

本病一旦确诊，必须坚持早期、联合、足量、规则和全程用药原则。急性病人，至少需休息3个月；慢性病人可从事部分工作和学习，但要注意劳逸结合，加强营养，适当参加体育活动，增强体质。

二、西医治疗

（一）抗结核药物治疗

1. 治疗原则　应遵循早期、联合、规律、适量、全程的原则。

2. 常用抗结核药物

（1）异烟肼（H）：300mg，每日1次，顿服，或每周2～3次，每次600～800mg。

（2）利福平（R）：每日450～600mg（体重小于50kg，用450mg），早饭前顿服，间歇疗法为每周2～3次，每次600～900mg。

（3）链霉素（S）：每日肌注0.75g（50岁以上或肾功能减退者可用0.5～0.75g）。

（4）乙胺丁醇（E）：每日口服0.75～1g，每周2～3次，每次1.5～2g。

（5）吡嗪酰胺（Z）：每日1.5～2g，分3次口服。

3. 治疗方案　既往多采用1.5～2年的长疗程治疗，目前推行链霉素、异烟肼、利福平、乙胺丁醇及吡嗪酰胺等药物联合治疗，疗程为6～9个月，疗效良好。

两阶段短疗程药物治疗：强化期为前2～3个月，巩固期为后4～6个月。①强化期两个月，每日链霉素、异烟肼、利福平、吡嗪酰胺4种药物联合应用，后4个月巩固期每日连续应用异烟肼、利福平（简称2SHRZ/4HR）；或巩固期每周3次间歇应用异烟肼、利福平（$2SHRZ/4H_3R_3$）。②强化期每日链霉素、异烟肼、利福平、吡嗪酰胺4种药物联合应用两个月，巩固期每日应用异烟肼、利福平、乙胺丁醇连续6个月（2SHRZ/6HRE）；或巩固期每周3次应用异烟肼、利福平、乙胺丁醇连续6个月（$2SHRZ/6H_3R_3E_3$）；也可采用全程间歇疗法，强化期两个月，每周3次联合应用链霉素、异烟肼、利福平、吡嗪酰胺，巩固期6个月，每周3次应用异烟肼、利福平、乙胺丁胺（$2S_3H_3R_3Z_3/6H_3R_3E_3$）；或采用$2SHRZE/6H_3R_3E_3$方案。第一方案可用于初次治疗的患者，第二方案多用于治疗失败或复发患者。如对以上方案中的链霉素耐药，可用乙胺丁醇代替。其他可选用方案如$2HRZ/7H_3R_3$或$3SHR/6H_2R_2$，多用于病情较轻的患者。以上各种方案，可根据病情选用。

（二）手术治疗

出现下列情况者应考虑手术治疗：①盆腔包块经药物治疗后缩小，但不能完全消退。②治疗无效或治疗后又复发者。③盆腔结核形成较大包块或较大包裹性积液者。④子宫内膜结核严重，内膜破坏广泛，药物治疗无效者。手术前后需应用抗结核药物治疗。一般行全子宫及双侧附件切除术，年轻妇女宜尽量保留卵巢及子宫。

三、中医治疗

（一）辨证论治

确诊本病之后，临床多按辨证与辨病相结合的原则论治。一般而论，本病虚证多而实证少，即使是火，也是虚火。临床上症见经量多少不一，或经期延长，或初潮较迟，或量少渐至闭经，皮肤干燥，咯血唾血，咳痰不爽，多属阴虚肺燥；症见经量少，渐至闭经，伴潮热心烦，咽干口燥，多属阴虚血燥。故治疗当以补虚培元、治痨杀虫为原则，以养阴清热为主，随证施治。

1. 阴虚肺燥

证候　月经量多少不一，或经期延长，或初潮较迟，或经量逐渐减少甚至闭经，不孕，皮肤干燥，咳血，咳痰不爽，气短，或喘促不安；舌红，少苔，脉细数。

治法　养阴清热，润肺止咳调经。

方药　百合固金汤（《医方集解》）。

生地　熟地　麦冬　百合　桔梗　贝母　玄参　当归　白芍　甘草

如咳血多，加白茅根、白及凉血止血。

2. 阴虚血燥

证候　月经由量少渐至闭经，不孕，潮热心烦，咽干口燥，甚则盗汗骨蒸，形体消瘦；舌质红，少苔，脉细数。

治法　滋阴清热，养血调经。

方药　两地汤（《傅青主女科》）加味。

生地　玄参　白芍　麦冬　阿胶　地骨皮　青蒿　鳖甲

【预防】

增强体质，做好卡介苗的接种，积极防治肺结核、淋巴结核和肠结核。诊断性刮宫时有炎症扩散的危险，故在术前3日、术后4日应每天肌肉注射链霉素1g治疗。

【预后】

生殖器结核如早期发现并及时正规抗结核治疗可以治愈。年轻患者，病情较轻，子宫内膜破坏不多，输卵管通畅，经治疗可以受孕。

第二十章　月经病

第一节　功能失调性子宫出血

功能失调性子宫出血（dysfunctional uterine bleeding，DUB）简称功血，是妇科常见病，属于异常子宫出血范畴（abnormal uterine bleeding，AUB）。是指由调节生殖的神经内分泌机制失常引起的异常子宫出血。通常分为排卵性和无排卵性两类，其中无排卵型功血（anovulatory dysfunctional uterine bleeding）约占85%病例，多发生于青春期及绝经过渡期妇女。根据功血表现，包括了中医学“月经先期”、“月经后期”、“月经先后无定期”、“月经过多”、“月经过少”、“经期延长”、“经间期出血”、“崩漏”病症。“崩漏”系指妇女在非行经期间阴道大量出血或持续淋漓不断者，前者称“崩中”或“经崩”，后者称“漏下”或“经漏”。是月经病中的疑难重证之一。有关崩漏的记载，始见于《素问·阴阳别论》和《金匮要略》。崩与漏在临床上可以互相转化，久崩不止，可致成漏，漏下不止，必将成崩。崩为漏之甚，漏为崩之渐，故临床统称崩漏。

【病因病理】

一、西医病因病理

（一）病因

当机体受到内部和外部各种因素如常见的有精神紧张、情绪变化、营养不良、代谢紊乱及环境、气候聚变等影响时，可通过大脑皮质和中枢神经系统引起下丘脑－垂体－卵巢轴功能调节或靶细胞效应异常导致月经失调。

（二）病理

1. 无排卵性功血

（1）不同时期功血病理变化：不同时期的功血其发病机理亦有异。无排卵性功血一般好发生在青春期和绝经过渡期，但也有发生在育龄期的。青春期下丘脑－垂体－卵巢轴激素间的反馈调节尚未成熟，大脑中枢对雌激素的正反馈调节存在缺陷，此时期垂体分泌FSH呈持续低水平，无促排卵性LH高峰形成，因而卵巢中虽有成批的卵泡发育，但无排卵；绝经过渡期妇女，由于卵巢功能不断衰退，卵巢对垂体促性腺激素的反应性低下，卵泡在发育过程中因退行性而不能排卵；育龄期妇女有时因应激等因素干扰也可发生无排卵。各种原因导致的无排卵均可引起子宫内膜受单一雌激素刺激而无黄体酮对抗发生雌激素突破出血

(breakthrough bleeding)。一为低水平雌激素维持在阈值水平，可见有间断性少量出血，内膜修复慢，出血时间延长；二为高水平雌激素维持在有效浓度，引起长时间的闭经，因缺乏孕激素的参与，子宫内膜厚而不牢固，易发生急性突破性出血，出血量汹涌。无排卵功血也可以由于雌激素撤退出血（withdrawal bleeding）而致，子宫内膜在单一雌激素的刺激下出现持续增生，这时可因一批卵泡闭锁导致雌激素水平下降，内膜失去激素支持而剥脱出血。

（2）子宫内膜出血的自限机制缺陷：无排卵性功血的异常子宫出血还与子宫内膜出血的自限机制缺陷有关，主要呈以下几种情况：①组织脆性增加：子宫出血是受雌、孕激素直接控制，当排卵受阻时卵巢则不能正常地产生孕激素，子宫内膜受单一雌激素的刺激而呈增生的状态，与此同时，却无致密坚固的间质支持，致使组织变脆，易自发溃破出血；②子宫内膜脱落不完全导致修复困难；③血管结构与功能异常：内膜中的血管不发生节段性收缩和松弛，子宫内膜不能同步脱落，致使一处修复，另一处又破裂出血；不规则的组织破损和多处血管断裂；又因螺旋小动脉的螺形收缩不力，造成流血时间长，流血量多且不易自止；④凝血与纤溶异常：多次组织的破损活化了纤溶酶，引起更多的纤维蛋白裂解，子宫内膜纤溶亢进，凝血功能缺陷；⑤血管舒张因子异常：增生期子宫内膜含血管舒张因子 PGE_2，在无排卵性功血中 PGE_2 含量更高，使血管扩张，出血增加。

2. 排卵性月经失调

排卵性月经失调（ovulatory menstrual dysfunction）较无排卵性功血少见，多发生于生育期妇女。患者有排卵，但黄体功能异常。常见有以下两种类型。

（1）黄体功能不足（luteal phase defect，LPD）：月经周期中有卵泡发育及排卵，但黄体期孕激素分泌不足或黄体过早衰退，导致子宫内膜分泌反应不良。

（2）子宫内膜不规则脱落（irregular shedding of endometrium）：在月经周期中，患者有排卵，黄体发育好，但萎缩过程延长，导致子宫内膜不规则脱落。

（三）子宫内膜病理改变

1. 无排卵性功血

根据血内雌激素含量和作用时间的长短以及子宫内膜对雌激素反应的敏感程度的不同，子宫内膜可出现不同程度的增生性变化，少数可呈萎缩性改变。

（1）子宫内膜增生症（endometrial hyperplasia）：根据国际妇科病理协会（ISGP，1987）分型如下：

①单纯型增生（simple hyperplasia）：因外观如瑞士干酪样，故又称瑞士干酪样增生。镜下特征是：腺体数目增多，腺体腔扩大，大小不一，腺上皮细胞为高柱状，排列呈复层或伪复层，无异型性。间质也有增生，将腺体分开。发展到子宫内膜腺癌的几率仅约1%。

②复杂型增生（complex hyperplasia）：子宫内膜腺体增生明显，拥挤，结构复杂，间质少，出现腺体与腺体相邻，形成“背靠背”现象。由于腺上皮细胞呈复层或伪复层排列，无异型性。腺体增生明显，使间质减少，约3%可发展为子宫内膜腺癌。

③不典型增生（atypical hyperplasia）：子宫内膜腺体高度增生，并具有细胞不典型。在单纯型或复杂型增生的基础上，腺上皮细胞增生，数目增多，呈复层或伪复层排列，细胞极

性紊乱，体积增大，核浆比例增加，间质少，形成“背靠背”现象。腺上皮细胞呈复层或伪复层排列，核大深染，呈分裂相，丝状分裂，胞头界限分明，有时腺上皮呈乳头状，向腺腔突出。如果腺上皮发生异型性改变时，称子宫内膜不典型增生，约1/3可发展为子宫内膜腺癌，子宫内膜不典型增生不属于功血范畴。

（2）增生期子宫内膜（proliferative phase endometrium）：此时子宫内膜所见与正常月经周期中的增生期内膜无区别，只是在月经周期后半期甚至月经期，仍表现为增生期形态。

（3）萎缩型子宫内膜（atrophic endometrium）：子宫内膜萎缩菲薄，腺体少而小，上皮细胞单层立方形或低柱状，腺腔狭小而直，间质少而致密，胶原纤维相对增多。

2. 有排卵性功血（排卵性月经失调）

（1）排卵性月经过多：子宫内膜于经前呈分泌反应，少数有高度分泌反应。

（2）黄体功能不全：由于孕激素分泌量少，内膜受孕激素的影响不足，不能产生正常的分泌反应，而且内膜的分泌反应往往不一致，有些在血管周围的内膜，孕激素水平较高，分泌反应接近正常，有些离血管较远的区域则分泌反应不良。

（3）子宫内膜脱落不全：黄体发育良好但萎缩过程延长。于月经期第5～6天，子宫内膜仍能见呈分泌反应的腺体，腺腔呈星形或梅花形，腺细胞透亮、核固缩，间质细胞大，间质中螺旋血管退化。有些区域内膜尚有出血，而另一些区域已有新的增生性内膜出现，可有残留的呈分泌反应的内膜。

（4）排卵期出血：子宫内膜呈早期分泌反应，部分可能有晚期增生期变化。

二、中医病因病机

无排卵性功血可参照“崩漏”范畴辨证论治，有排卵性功血归于“月经失调”范畴。故本节无排卵性功血参照“崩漏”的发病机理主要是冲任损伤，不能制约经血，胞宫蓄溢失常，经血非时而下。常见的病因有血热、肾虚、脾虚、血瘀等。

1. 血热　热伤冲任，迫血妄行。《傅青主女科》中有：“冲脉太热而血即沸，血崩之为病，正冲脉之太热也”，指出了血热致崩漏病的缘由。其中又有虚热、实热之分。

（1）虚热：素体阴虚，或久病、失血以致阴伤，阴虚水亏，虚火内炽，扰动血海，故经血非时妄行。血崩则阴愈亏，冲任更伤，以致崩漏病反复难愈。

（2）实热：素体阳盛，肝火易动；或素性抑郁，郁久化火；或感受热邪；或过服辛辣助阳之品，酿成实热。热扰冲任，扰动血海，迫经妄行，致成崩漏病。

2. 肾虚　先天不足，天癸初至，肾气不足；或因绝经前后肾气渐衰；或多产房劳，损伤肾气，以致封藏失职，冲任失摄，经血妄行。若偏于肾阴虚者，为元阴不足，虚火妄动，血不守舍；偏于肾阳虚者，为命门火衰，不能固摄冲任，而为崩漏。

3. 脾虚　素体脾虚，或忧思不解，或饮食劳倦，损伤脾气，气虚下陷，统摄无权，冲任不固，致成崩漏病。

4. 血瘀　经期产后，余血未尽，又感寒、热、湿邪，瘀血内阻，恶血不去，新血不得归经，发为崩漏。

综上所述，崩漏病因虽有血热、肾虚、脾虚、血瘀等，但由于损血耗气，日久均可以转化为气血诸虚或气阴两虚，或阴阳俱虚。无论病起何脏，“四脏相移，必归脾肾”，“五脏之伤，劳必伤肾”，以致肾脏受病。可见崩漏发病机理复杂，常是因果相干，气血同病，多脏受累。

【临床表现】

1. 病史 详细了解异常子宫出血的类型、发病时间、病程经过、流血前有无停经病史，及其以往的治疗情况。注意患者的年龄、月经史、婚姻、生育史、避孕措施、激素类药物的使用情况；既往是否患有肝病、血液病、甲状腺亢进或减退等。

2. 症状 本病以子宫出血为主要表现。

（1）无排卵性功血：多发于青春期及绝经过渡期妇女。本病的发病特点是不规则子宫出血。常表现为月经周期紊乱，经期长短不一，出血量不定，甚或大量出血。有时先有数周或数月停经，然后阴道流血，出血量通常较多；也可开始阴道不规则流血，量少淋漓不净；也有一开始表现类似正常月经的周期性出血。出血期间一般无腹痛或其他不适，出血量多或时间常时可继发贫血，大量出血可导致休克。

临床上根据出血的特点，将异常子宫出血分为：①月经过多（menorrhagia）：周期规则，但经期延长（>7 日）或经量过多（>80ml）；②经量过多（hypermenorrhea）：周期规则，经期正常，但经量过多；③子宫不规则过多出血（menometrorrhagia）：周期不规则，经期延长，经量过多；④子宫不规则出血（metrorrhagia）：周期不规则，经期可延长，经量不太多。

妇科检查子宫大小正常，出血时子宫较软。基础体温呈单相型；阴道脱落细胞涂片无排卵的周期性变化；宫颈黏液结晶呈羊齿状或不典型；经前或经期子宫内膜检查可见不同程度的增生期变化，无分泌期改变。

（2）排卵性功血：多发生于生育年龄的妇女。常分为排卵型月经过多、黄体功能不全、子宫内膜脱落不全、排卵期出血四种。

①排卵性月经过多：月经量多，周期正常。妇科检查无明显异常；基础体温呈双相型，阴道脱落细胞检查提示雌激素偏高；经前子宫内膜检查呈分泌反应或高度分泌反应。

②黄体功能不足：月经周期缩短，有时月经周期虽在正常范围内，但卵泡期延长、黄体期缩短，患者常伴不孕史或孕早期流产史。妇科检查无异常；基础体温呈双相，排卵后体温上升 9～10 日，子宫内膜呈分泌不良反应。

③子宫内膜不规规脱落：月经周期规律，但经期延长，可长达 9～10 日，经量不多或淋漓不止。妇科检查无异常发现；基础体温呈双相，但体温下降缓慢，往往在月经来潮后数日体温才下降。月经第 5～6 日，子宫内膜切片检查仍能见到呈分泌反应的内膜，出血坏死组织及新增生的内膜混杂。

（3）排卵期出血：表现为月经中期或在基础体温开始上升时出现少量阴道流血，时间 3～5 日。可伴有小腹部疼痛。妇科检查正常，子宫内膜检查可见呈早期分泌期或晚期增生期内膜改变。

3. 体征 功血患者通常无明显体征。由于雌激素刺激，妇科检查（出血患者应在严密消毒下进行）可见子宫较软，宫口松，有时子宫稍增大。

【实验室及其他检查】

1. 诊断性刮宫（dilation & curettage，D&C）　其作用一是止血，二是明确子宫内膜病理诊断。对年龄超过35岁，药物治疗无效或存在子宫内膜癌高危因素的异常子宫出血患者，应通过诊刮排除子宫内膜病变。施术时必须搔刮整个宫腔，并注意宫腔大小、形态，宫壁是否光滑，刮出物的性质和量。未婚患者，在激素等保守治疗无效或疑有器质病变情况下也应经患者或家属知情同意后考虑诊刮。为了确定排卵和黄体功能应在经前期或月经来潮6小时内诊刮；若怀疑子宫内膜脱落不全，应在月经来潮第5天诊刮；不规则阴道流血者可在消毒条件下随时进行诊刮。子宫内膜病理检查时可见增生期变化或增生过长，呈无分泌期状态。

2. B超检查　经阴道B超检查，了解子宫大小、形态、宫腔内有无赘生物，子宫内膜厚度等，除外多囊卵巢。

3. 宫腔镜检查　通过宫腔镜的直视，选择病变区域进行活检，诊断宫腔病变。

4. 基础体温测定　了解有无排卵及黄体功能。基础体温呈单相型提示无排卵；黄体功能不全时显示双相型，后期升高时间短约9～11日；子宫内膜脱落不全时虽呈双相型但下降缓慢。

5. 激素测定　经前测血孕二醇值，表现增生期水平为无排卵；测血催乳激素水平及甲状腺功能，排除其他内分泌疾病。

6. 妊娠试验　有性生活史者应行妊娠试验，以便排除妊娠及其妊娠相关性疾病。

7. 宫颈细胞学检查　用于排除宫颈癌及癌前病变。

8. 宫颈黏液结晶检查　经前出现羊齿状结晶提示无排卵。

9. 阴道脱落细胞涂片检查　表现为雌激素中、高度影响。

10. 血液测定　血红细胞计数、血细胞比容；凝血功能测定：如血常规、血小板计数、出凝血时间和凝血酶原时间、活化部分凝血酶原时间等，以利于了解贫血程度和排除血液系统病变。

【诊断】

一、辨病要点

（1）根据患者年龄、子宫出血情况以及妇科检查，排除器质性病变后可初步确定诊断。

（2）依据子宫内膜的病理组织检查、B超检查、基础体温测定、激素水平测定、宫颈黏液涂片、阴道细胞涂片等了解卵巢的排卵功能。

二、辨证要点

崩漏的主要临床表现是经血非时而下，其主证是出血，故辨证应根据出血的量、色、质变化，参合兼证及舌脉，辨其热、虚、瘀的不同。一般而言，经血非时暴下，血色鲜红或紫红，血质稠粘多属热；经血崩下非时，量多势急，继而淋漓不止，色淡质清，多属虚；经血非时而至，时来时止，或时闭时崩，或久漏不止色紫黑有块，多属瘀。

崩漏或以崩为主，或以漏为主，或崩与漏交替出现，或停经日久而忽然血大下者。崩为漏之甚，久漏不止，病势日进，即能成崩；漏为崩之渐，血崩日久，气血耗伤，可变成漏。所以崩漏虚证多而实证少、热证多而寒证少；久崩多虚，久漏多瘀；血势骤急多属气虚，淋漓不断多属血滞等。

此外，患者不同的年龄阶段亦是崩漏病辨证的重要参考依据。如青春期患者多属先天肾气不足，育龄期患者多见肝郁血热，绝经过渡期患者多因肝肾亏损或脾气虚弱。

【鉴别诊断】

妇女出现子宫出血原因很多，因此在诊断功能性子宫出血时必须排除生殖道局部病变或全身性疾病所导致的生殖道出血，尤其青春期少女的阴道或宫颈部恶性肿瘤，育龄妇女子宫黏膜下肌瘤和滋养细胞肿瘤，以及绝经过渡期、绝经期妇女子宫内膜癌所致出血最易误诊为功能性子宫出血，应特别注意鉴别。

1. 异常妊娠或妊娠并发症 如异位妊娠、流产、滋养细胞疾病、子宫复旧不良、胎盘残留、胎盘息肉等。

2. 生殖道肿瘤 如子宫内膜癌、子宫颈癌、滋养细胞肿瘤、子宫肌瘤、卵巢肿瘤等。

3. 生殖道感染 如急慢性子宫内膜炎，子宫肌炎等。

4. 性激素药物使用不当 如口服避孕药或口服其他激素类药引起的突破性或撤退性出血等。

5. 全身性疾病 如血液病、肝病、甲状腺功能亢进或低下、肾上腺功能失调等。

【治疗】

一、治疗思路

本病以月经周期紊乱为主，治疗以针对病因止血为先，最终以调整月经周期节律为目的。

二、西医治疗

功血的治疗原则是止血、调整周期，无排卵型功血促进排卵，排卵型功血促进黄体功能的恢复。青春期及生育期无排卵型功血以止血，调整周期，促排卵为主；绝经过渡期患者以止血，调整周期，减少经量，防止子宫内膜病变为原则。

一般治疗：贫血者应补充铁剂、维生素 C、蛋白质，严重贫血者需输血。流血时间长者，给予抗生素预防感染。出血期间应加强营养，避免过劳，保证充分休息。

药物治疗：是功血的一线治疗（first - line therapy）。常采用性激素止血和调整月经周期。出血期可辅用促进凝血和抗纤溶药物，促进止血。

（一）无排卵性功血

1. 止血 根据出血量选择合适的制剂和使用方法。对大量出血患者，应在 8 小时内明显见效，24～48小时内出血基本停止；若在96小时以上仍不止血，应考虑更改功血的诊断。

（1）联合用药：性激素联合用药的止血效果优于单一药物。对出血量不太多并有轻度贫血的青春期功血患者，在月经第1日即口服复方低剂量避孕药（combination low－dose oral contraceptive），共21日，停药7日，共28日为1周期。对急性大出血者，可以采用复方单项口服避孕药（combination monophasic oral contraceptive），每6～8小时1片，血止后，每3日递减1/3量直至维持量，（每日1片），共20日停药。也可在雌、孕激素联合的基础上，加用雄激素，达到加速止血的目的。常用的有三合激素（黄体酮12.5 mg，苯甲酸雌二醇1.25 mg，丙酸睾酮25 mg）2ml肌注，每8～12小时1次，血止后逐渐减至维持量（每3天1次），共20日停药。

（2）雌激素：应用大剂量雌激素可使子宫内膜迅速生长，短期内修复创面而止血，用于大量急性出血而有明显贫血的青春期功血者。可选用妊马雌酮（conjugated estrogen）2.5 mg，每6小时1次，血止后每3日递减1/3量直至维持量每日1.25mg，从血止日算起第20日停药；也可用己烯雌酚（stilbestrol）1～2mg，每6～8小时1次，血止后每3日递减1/3量，维持在每日1mg，至下次月经周期前2～3日即停药。大剂量口服雌激素时，患者常有胃肠道反应如恶心、呕吐、头晕、乏力等症状，可同时服用维生素B_1、B_6。如症状不能缓解，反应严重者，可改用苯甲酸雌二醇2～4mg肌注，每日1～2次，血止后减量每日1mg，维持22日。应用雌激素最后7～10日加用孕激素，可加甲羟孕酮（medroxyprogesterone acetate MPA）10mg，每日1次，停药后出血量会较多，一般于7日内血止。需要注意大剂量雌激素止血禁用于血液高凝或有血栓性疾病史的患者。

（3）孕激素：在体内有一定雌激素水平的患者，使用孕激素治疗，使增殖或增生的子宫内膜转变为分泌期内膜，在停药后内膜将全部脱落，形成月经样撤退性出血，然后在自身的雌激素影响下，使子宫内膜修复而止血，因此临床上又称“药物刮宫”。常用药物及剂量按临床出血量的多少而定；若为少量不断出血，可用黄体酮20mg肌注，每日1次，共3～5日。绝经过渡期患者配伍丙酸睾酮25～50mg肌注，每日1次，共3～5日出血量多的患者，炔诺酮（妇康尼）5mg、甲地孕酮（妇宁片）8mg或甲羟孕酮8mg，每4～6小时1次，用药3～4次后出血量明显减少，然后逐渐减量，第3日递减1/3量直至维持量，即炔诺酮每日为2.5mg，甲地孕酮4mg或甲羟孕酮4mg，持续用到血止后20日，停药后发生撤药性出血。用药期间若有突破性出血，可配伍应用己烯雌酚0.1mg，每日1次。出血量多者亦可口服短效避孕药，每日4次，每次1丸，血止后减至维持量，每日1丸，共20日停药。若服药仍不能按期止血者则应进一步查明原因。

（4）雄激素：雄激素有对抗雌激素、抑制子宫内膜生长，增加子宫肌肉及子宫血管张力的作用，从而改善盆腔出血，减少出血。常用药物丙酸睾酮25～50mg，每日1次，肌注，连续3～5日后改为每3日1次，1个月为1个疗程，连续2～3个疗程。本法适应于绝经过渡期出血不多者。

（5）其他：非甾体类抗炎药物和其他止血药物，如选用卡巴克洛、酚磺乙胺等减少微血管通透性，6－氨基己酸，对羧基苄氨、氨甲环酸等可抑制纤溶酶，有减少出血量的辅助作用，不能控制子宫内膜的剥脱过程，因此不能赖以止血。

2. 调整月经周期

（1）雌、孕激素序贯法：即人工周期，通过模拟自然周期中卵巢的内分泌变化，将雌孕激素序贯运用，使子宫内膜发生相应的变化，引起周期性的脱落。适宜青春期功血或生育期功血内源性雌激素水平较低者。自撤药性月经第5日始用药，生理替代全量是妊马雌酮1.25mg或雌二醇2mg，每晚1次，连服20日，在服用雌激素以后的10日加用甲羟孕酮，每日10mg，连续使用3个周期为1个疗程。若正常月经仍未建立，应重复上述序贯疗法。如果患者体内有一定的雌激素水平，则雌激素可采用半量或1/4量。

（2）雌、孕激素联合法：开始即用孕激素以限制雌激素的促内膜生长作用，使撤药性出血逐步减少，其中雌激素可以预防孕激素的突破性出血。适应于生育期功血内源性雌激素水平较高者或绝经过渡期功血。用口服避孕药自血止周期撤药性出血的第5日起每晚1次，连服3周，1周为撤药性出血的间隔，连续3个周期为1个疗程。停药后若仍未建立正常月经周期者，应重复上述联合疗法。

（3）后半周疗法：适应于青春期或绝经过渡期功血患者。可在月经周期后半周（撤药性出血的第16～25日）服用甲羟孕酮每日10mg，连用10日，连续3个周期为1个疗程。

（4）宫内孕激素释放系统：通过在宫内放置含黄体酮或炔诺酮的宫内节育器（levonorgestrel－releasing IUD），使孕激素在局部直接作用于子宫内膜，有减少经量的作用。在接触放置含左炔诺酮的宫内节育器12个月后，可使月经量减少97%。

3. 促进排卵 青春期功血患者经上述调整周期药物治疗几个疗程后，通过雌孕激素对中枢的反馈调节作用，部分患者可以恢复自发排卵。青春期一般不提倡使用促排卵药物，有生育要求的无排卵不孕患者，可根据病因采取促排卵方案。

（1）氯米芬：适用于有一定内源性雌激素水平的无排卵者，是最常用的促排卵药物。一般在月经第5天（或撤退性出血第5日）开始，每晚50mg～100mg，连用5日。诱发排卵成功率可达80%左右，多数服药在第1～3个月即出现排卵，若服药1个月左右仍无体温上升者则是无效；撤退出血后服用第2疗程或再继续服用1疗程。若2～3周期仍无效，则加大剂量，可达每日100mg，连服5天。作用机制可能是通过竞争性结合下丘脑细胞内的雌激素受体，以阻断内源性雌激素对下丘脑的副反馈作用，促进下丘脑分泌更多的GnRH及垂体促性腺激素。

（2）促性腺激素：适用于低促性腺激素及氯米芬排卵失败者。促卵泡发育的机制有：①尿促性腺素（human menopausal gonadotropin，HMG）；②尿促卵泡素，包括尿提取的FSH、纯化FSH、基因重组FSH。促成熟卵泡排卵的制剂为绒促性素（HCG）。常用HMG/HCG联合用药促排卵。HMG或FSH一般每日剂量75～150U，于撤药性出血3～5日开始，连续7～12日待优势卵泡达成熟标准时，再使用HCG5000～10000U促排卵。并发症为多胎和卵巢过度刺激综合征（ovarian hyperstimulation syndrome，OHSS）。

（3）促性腺激素释放激素（GnRH）：本药是天然十肽，利用其天然制品促排卵，是用脉冲皮下注射或静脉给药，适用于下丘脑性无排卵。

4. 手术治疗

（1）刮宫术：适宜于急性大出血或存在子宫内膜癌高危因素的功血患者。

（2）子宫内膜切除术（endometrectomy）：利用宫腔镜下金属套环、激光、滚动球电凝或热疗等方法，使子宫内膜组织凝固或坏死。适宜于经量多的绝经过渡期功血和激素治疗无效且无生育要求的生育期功血。术前一个月可给予口服达那唑600mg，每日1次以减少切除的组织量，增加手术安全性。治疗优点是创伤小，可减少月经量，部分患者可达到闭经目的。缺点是组织受到热效应破坏影响病理诊断。

（3）子宫切除术：对年龄较大、无生育要求者及久治不愈、反复发作、出血多、伴有严重贫血者，并了解所有治疗功血的可行方法后，可以由患者和家属知情选择接受子宫切除术。

（二）有排卵性功血

1. 黄体功能不全

（1）促进卵泡发育：针对其发生原因，促进卵泡发育和排卵。

①增生期使用低剂量雌激素：小剂量雌激素能协同FSH促进优势卵泡发育，可于月经第5日起每日服妊马雌酮0.625mg或17β雌二醇1mg，连续5～7日。

②氯米芬：可通过与内源性雌激素受体竞争性结合而促使垂体释放FSH和LH，达到促进卵泡发育的目的。可在月经第5日开始口服氯米芬50mg，每日1次，共5日。

（2）促进LH峰形成：在监测到卵泡成熟时，使用绒促性素（HCG）5000～10000U一次或分两次肌注，以加强月经中期LH排卵峰，达到不使黄体过早衰退和提高其分泌黄体酮的功能。

（3）黄体功能刺激疗法：在基础体温上升后开始，隔日肌注HCG 1000～2000U，共5次，可以使血浆黄体酮明显上升，延长黄体期。

（4）黄体功能替代疗法：一般选用天然黄体酮制剂，自排卵后开始每日肌内注射黄体酮10mg，共10～14日，以补充黄体酮分泌的不足。

（5）黄体功能不足合并高催乳素血症的治疗：使用溴隐亭每日2.5～5.0mg，可以使催乳素水平下降，并促进垂体分泌促性腺激素及增加卵巢雌、孕激素分泌，从而改善黄体功能。

2. 子宫内膜不规则脱落

（1）孕激素：通过调节下丘脑－垂体－卵巢轴的反馈功能，使黄体及时萎缩，内膜按时完整脱落。其采用方法主要是：自排卵后第1～2日或下次月经前10～14日开始，每日口服甲羟孕酮10mg，连服10日。有生育要求者可注射黄体酮注射液。无生育要求者，可单服口服避孕药，从月经周期第5日起，每日1片，连服22日作为1周期。

（2）绒促性素：用法同黄体功能不足，HCG有促进黄体功能的作用。

二、中医治疗

崩漏是中医妇科临床的疑难重症。历代医家对该病的治疗进行了精深的论述。为后世医家对崩漏的治疗提供了重要的参考依据。如明代方约之的《丹溪心法附余》就明确提出了塞流、澄源、复旧治崩大法，至今为临床治崩要法。

崩漏的主要临床表现是经血非时而下，故辨证当根据出血的时间、量、色、质及其全身兼证、参合舌脉、病发久暂，辨其虚、实、寒、热。一般而言，崩漏虚证多而实证少、热证多而寒证少；久崩多虚，久漏多瘀；血势骤急多属气虚，淋漓不断多属血滞等。此外，患者的不同年龄阶段亦是崩漏的重要参考，如青春期患者多属先天肾气不足，育龄期患者多见肝郁血热，绝经过渡期患者多因肝肾亏损或脾气虚弱。由于崩漏发病有缓急不同，出血有新旧之异，故治疗亦当本着"急则治其标、缓则治其本"的原则，灵活掌握"塞流"、"澄源"、"复旧"三法分步进行治疗。

塞流：即止血以固本。暴崩之际，急当止血防脱，常用固气摄血，收敛固涩止血，最根本的原则应视证型的寒、热、虚、实决定。虚者补而止之，实者泄而止之，寒者温而补之，热毒者清而止之，并非专事止涩所能获效。

澄源：是辨证求因，澄清本源之意，乃治疗崩漏的重要阶段。血止或病缓时仍需根据不同情况辨证论治，切忌一味温补，致犯虚虚实实。

复旧：乃为调理善后之治。视其气血之盛衰，脏腑之虚实，多从调理肝脾，益肾固本，本固血充则经水自调。

治崩三法，临床并不能截然分开，往往是塞流需澄源，复旧当固本。治崩宜升提固涩，不宜辛温；寒凉凝血之品亦当慎用；治漏宜养血理气，不可偏于固涩。青春期患者，重在补肾气、益冲任；育龄期患者重在疏肝养肝，调冲任；绝经过渡期患者重在滋肾调肝，扶脾固冲任。

（一）辨证论治

1. 无排卵性功血

（1）血热

①虚热

证候　经血非时突然而下，量多势急，或淋沥少许，血色鲜红而质稠，烦潮热，或小便黄少，或大便干结；苔薄黄，脉细数。

治法　滋阴清热，止血调经。

方药　保阴煎（《景岳全书》）合生脉散（《内外伤辨惑论》）加味。

生地　熟地　白芍　黄芩　黄柏　川断　山药　甘草　人参　麦冬　五味子　阿胶

若下血如崩者，加血余炭、棕榈炭；淋漓不断者加蒲黄、三七；心烦少寐者，加枣仁、夜交藤。

②实热

证候　经血非时大下或忽然暴下，或淋漓日久不断，色深红，质稠；口渴烦热，小便黄，大便干结；舌红，苔黄，脉洪数。

治法　清热凉血，止血调经。

方药　清热固经汤（《简明中医妇科学》）加减。

黄芩　焦栀子　生地　地骨皮　地榆　阿胶（烊化）　生藕节　陈棕炭　炙龟版　牡蛎粉　生甘草　沙参　麦冬

若心烦易怒，脉弦者，加柴胡、夏枯草清肝泻热，亦可选用清经散（《傅青主女科》）：熟地、地骨反、丹皮、青蒿、黄柏、白芍、茯苓。

（2）肾虚

①偏肾阳虚

证候　经来无期，经量或多或少，色淡质清，畏寒肢冷，面色晦黯，腰腿酸软，小便清长；舌质淡，苔薄白，脉沉细。

治法　温肾固冲，止血调经。

方药　右归丸（《景岳全书》）加味。

熟地　山药　山茱萸　枸杞子　杜仲　鹿角胶　制附子　肉桂　菟丝子　当归

若为青春期功血，则加紫河车、仙灵脾；若见浮肿、纳差、四肢欠温，则加茯苓、砂仁、炮姜，脾温肾；若出血量多，色黯红有块，小腹疼痛者，可酌加乳香、没药、五灵脂，温经活血、止血。

②偏肾阴虚

证候　经乱无期，出血量少，或淋漓不净，色鲜红，质黏稠，伴头晕耳鸣，腰膝酸软或心烦；舌质红，苔少，脉细数。

治法　滋肾养阴，调经止血。

方药　左归丸（《景岳全书》）合二至丸（《医方集解》）加减。

熟地　山药　枸杞　山茱萸　菟丝子　鹿角胶　龟板胶　女贞子　旱莲草。

若症见咽干、眩晕者，加夏枯草、牡蛎；若心阴不足，症见心烦，失眠者，加五味子、夜交藤养心安神。

（3）脾虚

证候　经血非时暴下，继而淋漓不止，色淡，质稀，倦懒言，面色㿠白，或肢体面目浮肿；舌淡，苔白，脉缓无力。

治法　补气摄血，固冲调经。

方药　固本止崩汤（《傅青主女科》）合举元煎（《景岳全书》）加味。

人参　黄芪　白术　熟地　炮姜　当归　炙甘草　升麻　乌贼骨　山药　大枣

若头晕，面色苍白，加首乌、白芍；心悸怔忡者，加炙远志、枣仁养心宁神，久漏不止，加荆芥炭、益母草。

（4）血瘀

证候　经血骤然而下或淋漓不断，或经闭数日又忽然暴下，色黯质稠，夹有血块，小腹胀痛，块下则减；舌紫黯，苔薄白，脉涩。

治法　活血化瘀，止血调经。

方药　四物汤（《和剂局方》）合失笑散（《和剂局方》）。

当归　川芎　熟地　白芍　蒲黄炭　五灵脂 。

若见口干苦，经血色红而量多者，加仙鹤草、地榆、夏枯草化瘀清热止血；若胁腹胀甚者，加香附、炒川楝子理气行滞；久漏不净者加益母草、蒲黄炭、三七粉，化瘀止血。

2. 排卵性功血（月经失调）

（1）子宫内膜修复延长（卵泡期出血）

①气虚

证候　经期延长，经水淋漓，量多，色淡，质稀；面色皖白，心悸气短，肢软无力，或小腹空坠；舌质淡，苔薄白，脉细弱。

治法　补气摄血，调经固冲。

方药　举元煎（《景岳全书》）。

人参　黄芪　白术　升麻　炙甘草

若腰部冷痛，加补骨脂、杜仲温肾助阳；若出血量多加阿胶珠（烊化）乌贼骨、煅龙骨、煅牡蛎，养血固经止血。

②虚热

证候　经来持续不断，淋漓10余日止，色鲜红，质稠；伴见两颧潮红，五心烦热，口咽干燥；舌红少苔，脉细数。

治法　滋阴清热，调经止血。

方药　两地汤（《傅青主女科》）。

生地　地骨皮　玄参　麦冬　阿胶（烊化）　白芍

若潮热甚者，加沙参、青蒿；气短乏力者，加太子参、生山药；若出血量多加女贞子旱莲草、地榆炭、仙鹤草养阴清热，固经止血。

③湿热蕴结

证候　经期延长，淋漓不净，量少，色黯，夹有黏液，质稠，有气味；伴见低热，小腹胀痛，白带偏多，小便短赤，大便粘滞；舌红苔黄腻，脉滑数。

治法　清热利湿，止血调经。

方药　固经丸（《医学入门》）。

炙龟甲　黄芩　黄柏　椿根皮　香附　白芍

若发热，小腹疼痛，经血黯红，臭秽，加败酱草、白花蛇舌草、蒲公英以清热解毒。若胸脘痞闷，恶心纳呆者，加藿香、佩兰芳香化浊，醒脾开胃。

④血瘀证

证候　经来不断，淋漓十余天方净，色黑，有块；伴见小腹疼痛，拒按，小便黄，大便干；舌质黯红，或有瘀斑，脉弦或涩。

治法　活血化瘀，调经止血。

方药　桃红四物汤（《医宗金鉴》）合失笑散（《和剂局方》）。

桃仁　红花　熟地　当归　川芎　白芍　炒蒲黄　炒五灵脂

若出血较多且有大血块加三七粉（冲服）；小腹冷痛者，加艾叶、炮姜；若心烦易怒，胸胁胀满者，加丹皮、炒栀仁，以清泻肝火，凉血止血。

（2）黄体功能不足

①脾气虚弱

证候 月经提前，量多，色淡，质稀；面色不华，精神怠倦，气短懒言，小腹空坠，食少纳差；舌淡，脉细弱无力。

治法 健脾益气，固冲调经。

方药 补中益气汤（《脾胃论》）。

党参 黄芪 白术 当归 陈皮 升麻 柴胡 炙甘草

若出血较多且少气懒言，小腹疼痛则加入茜草、益母草、三七粉益气化瘀止血。

②肾气不固

证候 月经先期，经量少，色暗淡，质稀薄；腰背酸痛，腿软，或夜尿频多；舌淡嫩，苔白润，脉细弱。

治法 补肾调冲。

方药 归肾丸（《景岳全书》）。

熟地 山药 山茱萸 当归 枸杞子 杜仲 菟丝子 茯苓

若小腹冷痛者，加艾叶炭、小茴香以温阳散寒；若兼五更泻者，去当归，加补骨脂、肉豆蔻温阳止泻；若腰膝冷痛加桑寄生、川断。

③阳盛血热

证候 月经提前，量多，经色鲜红或紫红，质稠，光亮；面红颧赤，心烦，口渴，小便短赤，大便干结；舌红苔黄，脉滑数有力。

治法 清热凉血，止血调经。

方药 清经散（《傅青主女科》）。

熟地 地骨皮 丹皮 青蒿 黄柏 白芍 茯苓

若小腹痛甚者，出血较多加丹参、仙鹤草、熟大黄炭、甘草。

④肝郁血热

证候 月经提前，量或多或少，经血排出不畅，色紫红有块，质稠；少腹胀痛，胸胁胀闷，口苦咽干；舌红苔黄，脉弦数。

治法 疏肝解郁，清热调经。

方药 丹栀逍遥散（《内科摘要》）加味。

丹皮 炒栀子 柴胡 当归 生白芍 白术 茯苓 甘草 薄荷 仙鹤草 茜草

若小腹痛甚者，加丹参、益母草；胸胁胀病者，加制香附、川楝子以增强疏肝理气之功。

⑤阴虚血热

证候 月经先期，量多或量少，色红，五心烦热，盗汗，心悸失眠，咽干口燥，入夜尤甚；舌红苔少，脉细数。

治法 滋阴清热，凉血固冲。

方药 两地汤（《傅青主女科》）合二至丸（《医方集解》）。

生地 地骨皮 玄参 麦冬 阿胶（烊化） 生白芍 女贞子 旱莲草

若兼头晕耳鸣者，加桑椹子、石决明以滋阴潜阳；夜寐不安者，加生龙骨、生牡蛎以重镇安神。

（3）黄体萎缩不全

①脾虚气弱

证候　月经过期不净，量少，色淡，质清稀；神疲肢软，面色皖白，头晕眼花，心悸失眠，纳少便溏；舌质淡，苔薄白，脉细弱。

治法　健脾益气，调经止血。

方药　归脾汤（《校注妇人良方》）。

白术　茯神　黄芪　龙眼肉　酸枣仁　人参　木香　当归　远志　炙甘草　大枣

若兼出血较多且少气懒言，小便频数加桑螵蛸、棕榈炭。

②湿热蕴结

证候　经血淋漓不净，量少，质稠，色黯黑，秽臭，伴腰腹胀痛，倦怠懒言，带下量多，色黄，小便黄，大便干；舌红，苔黄腻，脉濡数。

治法　清热利湿，调经止血。

方药　四妙丸（《成方便读》）。

苍术　黄柏　薏苡仁　牛膝

若腹痛腹胀甚者，加香附、川楝、赤芍；白带多，秽臭色黄者，加龙胆草、茵陈、土茯苓、败酱草；出血多加地榆炭、银花藤。

③气滞血瘀

证候　月经淋漓不净，量少，色黯有块，小腹疼痛拒按，瘀块排出后痛减；舌质紫黯，苔黄，脉弦涩。

治则　活血化瘀，调经止血。

方药　血府逐瘀汤（《医林改错》）。

当归　生地　桃仁　红花　枳壳　赤芍　柴胡　甘草　桔梗　川芎　牛膝。

小腹疼痛甚者，加益母草、五灵脂炭、蒲黄炭。

（4）排卵期出血（经间期出血）

①肾阴虚

证候　经间期出血，量少，色鲜红，质黏稠；腰骶酸软，头晕耳鸣，手足心热；舌红，少苔，脉细数。

治法　滋胃养阴，清热凉血，止血。

方药　两地汤（《傅青主女科》）合二至丸（《医方集解》）。

生地　地骨皮　玄参　白芍　麦冬　阿胶（烊化）　女贞子　旱莲草

②肾阳虚

证候　经间后期出血，量少，色淡红无血块；腰膝冷痛，尿频，大便溏；舌淡红，苔薄白，脉细。

治法　补肾助阳，益气止血。

方药　健固汤（《傅青主女科》）加味。

人参　茯苓　白术　巴戟天　薏苡仁　黄芪　甘草　菟丝子　川断

③湿热

证候　经间期出现点滴阴道流血，色黯红，质稠，可见白带中夹血，或赤白带下，腰骶酸楚；或下腹胀痛，小便短赤；舌质淡，苔黄腻，脉濡或滑数。

治法　清热利湿，调经止血。

方药　清肝止淋汤（《傅青主女科》）。

白芍　当归　生地　阿胶　丹皮　黄柏　牛膝　制香附　黑豆　红枣　甘草

若大便不爽，舌苔黄腻，则去当归、阿胶，加薏苡仁、茯苓；赤白带下者，加椿根白皮、侧柏叶。

④肝郁气滞

证候　经间期阴道出血，量多少不一，色黯红，质稠夹小块；躁烦易怒，胸胁胀满，小腹胀痛，口苦咽干；舌红，苔薄黄，脉弦数。

治法　疏肝清热，化瘀止血。

方药　丹栀逍遥散（《内科摘要》）。

丹皮　栀子　当归　赤芍　柴胡　白术　茯苓　甘草　煨姜　薄荷

若血中夹块者，加蒲黄、五灵脂、三七。

（二）其他治疗

1. 中药人工周期疗法　本病在于月经的期、量出现严重的紊乱，其的发病机理主要是冲任损伤，不能制约经血，胞宫蓄溢失常，经血非时而下。出血期急则治其标，血止之后，治疗重在调整月经周期。根据中医对月经周期阴阳消长，气血变化的关系，采取分段调治，达到肾（心）－冲任－胞宫之间功能平衡协调，恢复正常月经周期。当女性生殖功能成熟，进入稳定的月经周期，即可以出现规律的、周期性的子宫出血，一个月经周期分为行经、经后、经间、经前四期。

（1）行经期：每当行经期到来，提示上次月经周期结束，新的周期活动开始，阴阳消长的特点是重阳转阴，子宫排泄月经的过程即是祛旧生新的变化，此期以经血排泄通畅为主要的特点，因此治疗原则宜活血行滞调经，常选用五味调经散（《实用妇科方剂学》）加减：丹参、赤芍、五灵脂各 10～15g，艾叶 6～10g，益母草 15～30g，淮牛膝 10g，鸡血藤 15g，广郁金 10g。

行经期阴阳消长特点是重阳转阴。从行经开始，祛旧生新，新的周期活动开始，为进入经后期作准备阴长阳消阶段，阴长至重，引起转化活动，纠正不平衡状态，这就是经间排卵期，然后又进入阳长阴消的经前期，推动运动的发展，阳长至重，重阳必阴，又一次通过转化活动，再次纠正不平衡极度状态，这就是行经期，又一次开始新周期的运动，终而复始，循环往复，如环无端。

（2）经后期：经后期，从行经期结束，至经间期的一段时间，又称为经后期（即增生期），此时开始阴长阳消的变化，阴分的增长，奠定物质基础，推动月经周期的演变。

女子生殖之阴精，相当于卵泡、卵子，精（卵）在阴长的基础上发育成熟。阴长不仅通过血以养精，也可以促精之成熟，而且阴长亦有助于排卵。血、阴、精源于先天肝肾，得后天水谷之滋养，同时在演变滋长的运动过程中，为经后期必至重阴的物质基础。另一方面，经后期观察阴长的同时，务必注意阳消的特点。此期应时刻固护阴精，治宜滋阴养精，方取归芍地黄汤（《症因脉治》）加减：当归、白芍、淮山药、干地黄各10～15g，丹皮、茯苓、泽泻各10g，女贞子、墨旱莲各15g。

（3）经间期：经间期生理活动特点之一是絪缊乐育之气。这种血气活动，是生育所必需的，活动于下，上传及心肝以至于脑，呈兴奋性，在经间期有良好的排卵活动，其先决条件就在于阴分水平的具备与否。排卵必经过到重阴者，阴长到高峰已达生理极限的不平衡状态，必须通过转化，进行较剧烈的血气活动，排出卵子，临床可见带下色白透明、量多、质黏稠呈拉丝状，前人有锦丝带之称，即经间排卵期的拉丝状带下。阴道细胞涂片，雌激素水平呈高度影响，宫颈黏液结晶的检查，血雌二醇（E_2），亦呈高水平，足以证明重阴的生理特点。重阴必阳，即重阴转阳，是月经周期中一次极为重要的转化，完成排卵的任务。泻中有藏，动中有静，子宫之藏及冲任脉的功能，又与肾的封藏、脾的统摄有关，所以一般在排卵期的血气活动比较剧烈的情况下，未见出血等病证者，是脾肾的作用。此期治宜补肾、调血、通络，方用补肾促排卵汤（《实用妇科方剂学》）：当归、赤芍、白芍、川芎、丹参、丹皮、泽兰、续断各10g，茺蔚子15g，红花6g。

（4）经前期：经间排卵期后至行经期前的一段时间内，称为经前期。这一时期，出现阳长阴消，消中有长，阳长较快，重阳较长的生理变化。在经前期按西医学所观察的此时以孕激素为主，临床上可见基础体温上升呈高温相，使胞宫得以温养，也有助于受精卵在子宫内生长。

经前期的生理特点在于阳长为主，是建立在阴长至重前提下的与阴有着不可分割的关系，它是在阴长前提下所产生，即是在阴长精卵发育成熟，重阴必阳，排出卵子，分泌孕激素，开始阳长，故阳长赖阴，较之阴长赖阳尤为重要。阳长至重，依赖阴的基础。除了阳必赖阴，阴阳统一体的关系外，在排卵后，阳长也须赖气之支持；所谓重阳者，亦包括气在内。阳长的形式较快捷，波动少，与阴长形式有异，此与阳主动，性刚躁有关。此期治宜益肾养血助阳，方选毓麟珠（《景岳全书·新方八阵》）加减：党（人）参、炒白术、茯苓、白芍、当归、熟地各10～12g，川芎8～10g，菟丝子、鹿角霜各10～15g，炙甘草3～5g。

2. 针灸止血法 在患者手背第二、三指掌关节间向前一寸处的“断红”穴先针后灸，留针20分针，或灸百会穴、神厥、隐白穴。昏厥者，急刺人中、合谷、足三里、百会，或用耳针，针子宫、内分泌、皮质干，留针15至20分针，止血效果较好。

3. 中成药 用于功血出血期

（1）云南白药：口服，每日3次，每次2.5 g。用于本病出血较多。

（2）宫血宁胶囊：口服，每日3次，每次2粒。用于出血较多气血两虚者。

（3）血竭胶囊：口服，每日3次，每次4粒。用于本病出血夹瘀者。

（4）三七末：口服，每日2次，每次2～3g。用于本病出血夹瘀者。

（5）丽参注射液：20～30ml加入50%葡萄糖注射液40ml静推，或加入5%葡萄糖氯化钠注射液250ml，静脉滴注。用于功血出血较多者。

【预防与调护】

1. 注意调节情志，避免过度精神刺激。
2. 重视饮食调养，勿过食辛辣、生冷食品。
3. 注意经期卫生。
4. 搞好计划生育。
5. 早期治疗月经先期、月经量多、经期延长等月经失调疾病。
6. 出血期间免重体力劳动，必要时卧床休息。禁性生活。

【预后】

青春期无排卵期功血患者多数随年龄增长，“下丘脑－垂体－卵巢”轴功能逐渐发育成熟，经过适当治疗，最终可建立正常的排卵月经周期。少数患者病程长，治疗效果差则难以治愈，且易因某种诱因而复发。绝经过渡期功血相对而言病程较短，以止血治标为主，治疗效果较前者好。但需要排除恶性病变。生育期功血有部分患者可以自愈，大多可恢复和建立正常排卵周期。少数患者，子宫内膜增生过长可伴发不孕症。

第二节　闭　经

闭经（amenorrhea）通常有原发性闭经和继发性闭经两类。前者系指16岁女性第二性征已发育，但月经还未来潮者，或14岁尚无女性第二性征发育者。后者则指以往曾已建立月经周期，因某种病理性原因而月经停止持续时间相当于既往3个月经周期以上的总时间或月经停止6个月者。青春期前、妊娠期、哺乳期以及绝经后期出现的无月经均属生理性闭经，不属本章讨论的范畴。中医学早在《素问·阴阳别论》对闭经有所论述，称其为“女子不月”、“月事不来”、“血枯”，并记载了治疗妇科经闭的第一方即四乌贼骨一藘茹丸。

闭经不是一个独立疾病，而是许多疾病的临床表现。

【分类】

一、按病变部位分为子宫性、卵巢性、垂体性、下丘脑性闭经。

二、按促性腺激素水平分有高促性腺激素闭经、低促性腺闭经。前者指促性腺激素FSH ≥30IU/L的性腺功能低落者，提示病变环节在卵巢。后者指促性腺激素FSH和LH均 < 5IU/L的性腺功能低落者，提示病变环节在中枢（下丘脑或垂体）。

三、按闭经严重程度分有Ⅰ度闭经、Ⅱ度闭经。前者指卵巢具有分泌雌激素功能，体内有一定雌激素水平，用孕激素后有撤退性子宫出血。后者指卵巢分泌雌激素功能缺陷或停止，体内雌激素水平低落，用孕激素后不出现撤退性出血。

【病因病理】

一、西医病因病理

正常月经周期的建立有赖于下丘脑－垂体－卵巢轴的神经内分泌调节以及靶器官子宫内膜对性激素的周期性反应，其中任何一个环节发生障碍都有导致闭经的可能。

除此之外，全身性疾病如营养不良，慢性消耗性疾病如贫血、结核、糖尿病等可引致闭经。又如肾上腺皮质功能失调、甲状腺功能失调以及生活环境的骤然改变、精神因素刺激等亦可引发。

（一）子宫性闭经

发病的原因在于子宫，多因子宫内膜对卵巢激素不能产生正常的反应而致。通常有如下几种病理情况：

1. 先天性子宫缺陷 由于副中肾管严重发育不全或不发育，以致造成始基子宫或子宫缺如不能产生月经。常表现为原发性闭经。

2. 子宫内膜损伤 常因人工流产后、产后出血、或流产后出血、刮宫过度而造成子宫内膜损伤、宫腔粘连或闭锁而出现闭经。

3. 子宫内膜炎 结核性子宫内膜炎和其他因流产或产后感染所致的子宫内膜炎，由于子宫内膜遭受严重破坏而发生闭经。

4. 子宫切除后或子宫腔内放射治疗后 因生殖道疾病手术切除子宫无内膜存在，或子宫恶性肿瘤行腔内放疗破坏子宫内膜而闭经。

（二）卵巢性闭经

由于卵巢性激素水平低落，子宫内膜不发生周期性变化而致闭经。常见疾病有：

1. 先天性卵巢发育不全或缺如 卵巢未发育或仅呈条索状，无功能实体。临床有如下类型：①单纯性卵巢发育不全症（Swyer 综合征）；②性腺发育不全症（Turner 综合征）。

2. 卵巢功能早衰 妇女绝经期提前，40 岁前绝经，并伴绝经过渡期症状。可能由于自体免疫病引起，因有报道从患者血内曾测出对抗卵巢或促性腺激素甾体的抗体。

3. 卵巢切除或组织被破坏 由于双侧卵巢被手术切除或经放射治疗组织被破坏而致功能丧失，严重的卵巢炎症破坏了卵巢组织而导致闭经。

4. 卵巢功能性肿瘤 产生雄激素的睾丸母细胞瘤、卵巢门细胞瘤等，由于过量的雄激素抑制下丘脑－垂体－卵巢轴功能而闭经。分泌雌激素的卵泡母细胞瘤因持续分泌雌激素抑制排卵，使子宫内膜增生过长而闭经。

（三）垂体性闭经

主要病变在垂体。多由于垂体促性腺激素分泌失调而影响卵巢功能而导致闭经。主要疾病有：

1. 腺垂体功能减退　由于产后大出血、产后感染使腺垂体缺血坏死，垂体功能减退，促性腺激素分泌减少而致闭经。前者称为席汉综合征（Sheeham's Syndrome）。

2. 垂体肿瘤　位于蝶鞍内的腺垂体各种腺细胞可发生不同种类的垂体腺瘤，不同性质的肿瘤可出现不同症状，但都有闭经的表现，原因是肿瘤压迫分泌细胞，促使性腺激素分泌减少所致。如发生于成年妇女则表现为继发性闭经和不孕；青春期前发病常表现为原发性闭经。

（四）下丘脑性闭经

此类闭经是临床上最常见的一类闭经。其病因复杂，常见发病原因有：

1. 精神应激性　多由神经、精神因素扰乱中枢神经系统与丘脑下部的功能，使排卵功能障碍而致闭经。

2. 器质性疾病　如脑膜炎、脑炎、退行性损害、外伤或肿瘤、先天性缺陷以及放射治疗等物理因素引发闭经。

3. 营养不良或全身性消耗性疾病　如严重贫血、严重肺结核、不恰当减肥、神经性厌食等均可影响丘脑下部的促性腺激素释放激素与生长激素的合成与分泌，从而抑制促性腺激素，性腺功能减退而导致原发性闭经。

4. 其他内分泌功能异常　如肾上腺、甲状腺、胰腺等功能紊乱引起闭经。若甲状腺疾病时，可干扰正常 HP 轴 GnRH 释放节律，并经长反馈机转和 TRH－TSH 旁分泌作用使 GnH－PRL 分泌平衡，降低卵巢对 GnRH 的反应，抑制排卵和性激素生成。而肾上腺疾病时，因经长反馈和 CRH－ACTH 旁分泌机转干扰 GnRH－GnH 释放节律，抑制卵巢对 GnRH 的反应性，抑制排卵和性激素生成，并影响性征和性器官发育及功能。

二、中医病因病机

历代医家对闭经病因病机有较全面认识。《内经》指出闭经病因系“忧思郁结，损伤心脾”，“失血过多，房劳过度，肝血亏损”，“胞脉闭，心气不得通下”，“寒邪凝血”等。《金匮要略》则认为“因虚、积冷、结气”。《诸病源候论》认为本病病因由外伤风冷、寒邪所伤，内由房劳、脱血所致。《丹溪心法》提出“躯脂满经闭”病因为痰阻之说。《傅青主女科》则强调了闭经与肾水的关系，指出“经水出诸肾”，“经水早断，似乎肾水衰涸”，为后世医家从肾论治闭经提供了依据。综上所述，闭经病因不外虚实两类。虚者多因冲任空虚无血可下所致；实者多因冲任阻隔，经血不得下行所致。

1. 肝肾不足　素体肝肾不足，精亏血少；或早婚多产，房劳伤肾，肾经亏损，肝血耗伤，冲任不足，血海空虚，胞宫无血可下而致闭经。《景岳全书·妇人规》引薛立斋语云：“有因肾水亏不能生肝血而闭者”。

2. 气血虚弱　脾胃素虚，或饮食劳倦，或思虑伤脾，或大病久病，损伤气血，气血虚弱，化源不足，冲任空虚，胞宫无血可下而致闭经。《兰室秘藏》云：“妇人脾胃久虚，或形羸气血俱衰，而致经水断绝不行。”

3. 阴虚血燥　素体阴虚，或久病伤阴，或久病阴血亏耗，或过食辛辣香燥，灼伤营阴，致血海干涸，无血可下，故成经闭。如《景岳全书·妇人规》说："正因阴竭，所以血枯"。

4. 气滞血瘀 七情内伤，肝气郁结，气血瘀滞，冲任气机不畅，胞脉阻滞，经血不得下行致闭经。《万氏女科》："忧愁思虑，恼怒怨恨，气郁血滞而经不行"。此型多见于因精神因素影响丘脑下部及腺垂体功能所致的闭经。

5. 寒凝血瘀 经期、产时血室开放，风冷寒邪客于胞宫，或临经涉水，或内伤生冷，血为寒凝，胞脉阻隔，经水不得下行，故成经闭。如《妇人大全良方》云："寒气客于血室，以致血气凝滞"。也有因肾阳素虚，阴寒内盛，寒凝经脉，影响血的生化与运行发为闭经者。

6. 痰湿阻滞 素体阳虚，脾阳不振，运化失职，水湿内停，聚而成痰，痰湿阻滞，胞脉壅塞，经水不行；或因肥胖之体，脂膜壅塞胞宫，胞脉受阻，致经水不行。《女科切要》曰："肥白妇人，经闭而不通者，必是痰湿与脂膜壅塞之故"。此型可见于垂体功能减退、甲状腺机能不足引起内分泌失调所致闭经。

【临床表现】

1. 病史

（1）有严重产伤史，如难产、产后出血、产后感染等。

（2）接受过激素或放射治疗史。

（3）营养不良史和精神创伤史。

（4）有急慢性疾病史，如贫血、结核病、甲状腺病、糖尿病、颅脑外伤、垂体肿瘤等。

（5）有人工流产、刮宫史，或手术切除子宫、卵巢史。

（6）有严重盆腔感染史。

（7）滥用避孕药史。

（8）有长期哺乳史。

2. 症状 以闭经为主要临床症状。结合以上病史，除外其他疾病。

3. 体征 原发性闭经多为器质性病变所致，继发性闭经多由功能性病变引发。故应结合上述不同病史，出现的不同体征进行确定，必要时经特殊检查确诊。如结核病者，可伴有发热、盗汗、乏力、食欲不振、日渐消瘦等；糖尿病所致闭经，可见过度肥胖；慢性消耗性疾病所致闭经，多有精神萎靡不振、极度衰弱等。

【实验室及其他检查】

1. 子宫检查

（1）诊断性刮宫：适用于已婚妇女。用以了解宫腔大小、形态、宫颈管及宫腔有无粘连；子宫内膜活检，了解有无排卵，排除器质性病变，如结核性内膜炎等。

（2）子宫、输卵管碘油造影术：了解子宫形态、大小及输卵管情况，用以明确生殖系统发育情况，有无畸形、结核及宫腔粘连等情况。

（3）基础体温测定：呈双相曲线，提示卵巢有排卵或黄体生成。

（4）阴道脱落细胞学检查：角化细胞及伊红指数，呈周期性变化。

（5）宫颈黏液检查：多呈周期性变化。

（6）药物撤退试验：可选用孕激素试验，或雌、孕激素序贯试验，以了解内源性雌激素水平和子宫内膜功能。

（7）妇科检查：哺乳过久者，子宫萎缩而致继发性闭经，或先天无子宫，或子宫发育不良。外生殖器及第二性征发育良好，子宫偏小或仅有残迹，提示卵巢功能良好。子宫切除者，有病史可查。

2. 卵巢功能检查

（1）基础体温测定：呈双相变化，提示卵巢功能正常。呈单相型，或为先天性卵巢发育不全，或为多囊卵巢综合征。

（2）阴道脱落细胞检查：观察表、中、底层细胞的百分比，表层细胞的百分比越高，反映雌激素水平也越高。卵巢早衰患者的涂片出现不同程度的雌激素低落或持续雌激素轻度影响。

（3）血甾体激素测定：予血中雌二醇、孕酮及睾酮含量测定。若雌、孕激素浓度低，提示卵巢功能不正常或衰竭；若睾酮值高，提示有多囊卵巢综合征，或卵巢男性化肿瘤，或睾丸女性化等疾病的可能；若血雌激素水平低，而血促性腺激素增高，为无反应卵巢综合征。

（4）促性腺激素测定：特纳氏综合征者，尿中 FSH 量明显增高。多囊卵巢综合征者，LH 基值偏高，FSH 基值偏低，LH/FSH≥2.5 或可正常。

（5）垂体兴奋试验：LH 值显著上升，FSH 值轻度上升，提示有多囊卵巢综合征。

3. 垂体功能检查

（1）垂体功能减退症

①血常规：呈轻、中度贫血。

②血糖测定：空腹血糖值低。

③心电图：显示低电压，T 波平坦、倒置或双相。

④垂体－卵巢功能测定：雌激素值和促性腺素值均低。

⑤垂体－甲状腺功能测定：基础代谢率较低；血清 T_3、T_4 值低于正常；血清蛋白结合碘亦低于正常；甲状腺吸碘试验低于正常。

⑥垂体－肾上腺皮质功能测定：24 小时 17－酮类固醇及 17－羟皮质类固醇排泄量明显低于正常；ACTH 兴奋试验，显示延迟反应。

（2）垂体肿瘤

①X 线检查：通过头颅正侧位断层像、脑室造影、脑血管造影了解有无肿瘤、肿瘤大小以及有无浸润等。

②CT 扫描：可提高肿瘤的检出率。

③内分泌功能测定：包括垂体－性腺功能、垂体－甲状腺功能、垂体－肾上腺皮质功能检查，指数均低于正常。

4. 下丘脑检查 若为功能异常者：

（1）雌－孕激素试验多呈阴性。

（2）垂体功能检查 FSH、LH 比例失调，PRL 正常，E_2、P 降低。

（3）甲状腺、肾上腺功能测定均属正常。

（4）若为器质性疾病如脑膜炎、脑炎、退行性损害、外伤或肿瘤、先天性缺陷以及放射治疗所致闭经，应进行脑电图检查、脑脊液检查、脑室造影、脑血管造影及 CT 检查。

（5）疑有先天性畸形者，应进行染色体核型分析及分带检查。疑有闭经与甲状腺功能异常时测定 T_3、T_4、FSH。闭经与肾上腺功能有关时可作 17－酮类固醇、17－羟类固醇或血皮质醇测定。

【诊断】

一、辨病要点

诊断本病时首先应除外生理性闭经以及由副中肾管发育异常引起的下生殖道部分梗阻，如处女膜闭锁、阴道畸形等引起的经血不能排出体外（如中医所指的“五不女”中的“鼓”所致的假性闭经）。闭经的病因错综复杂，临证除重视病史、体格检查外，必须寻找引起闭经的原因，有目的有步骤地进行诊断，以指导治疗（图 20－1，20－2）。

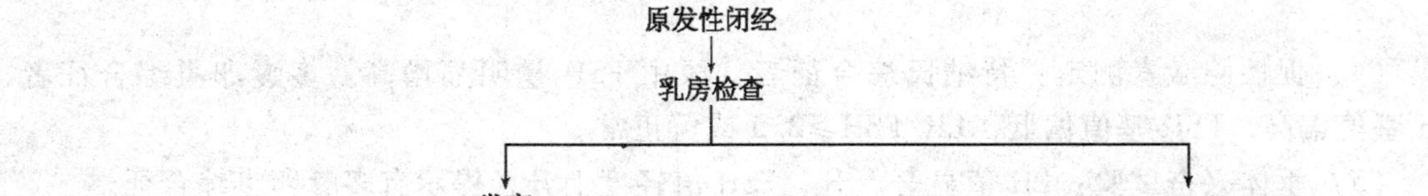

图 20－1　原发性闭经的诊断步骤

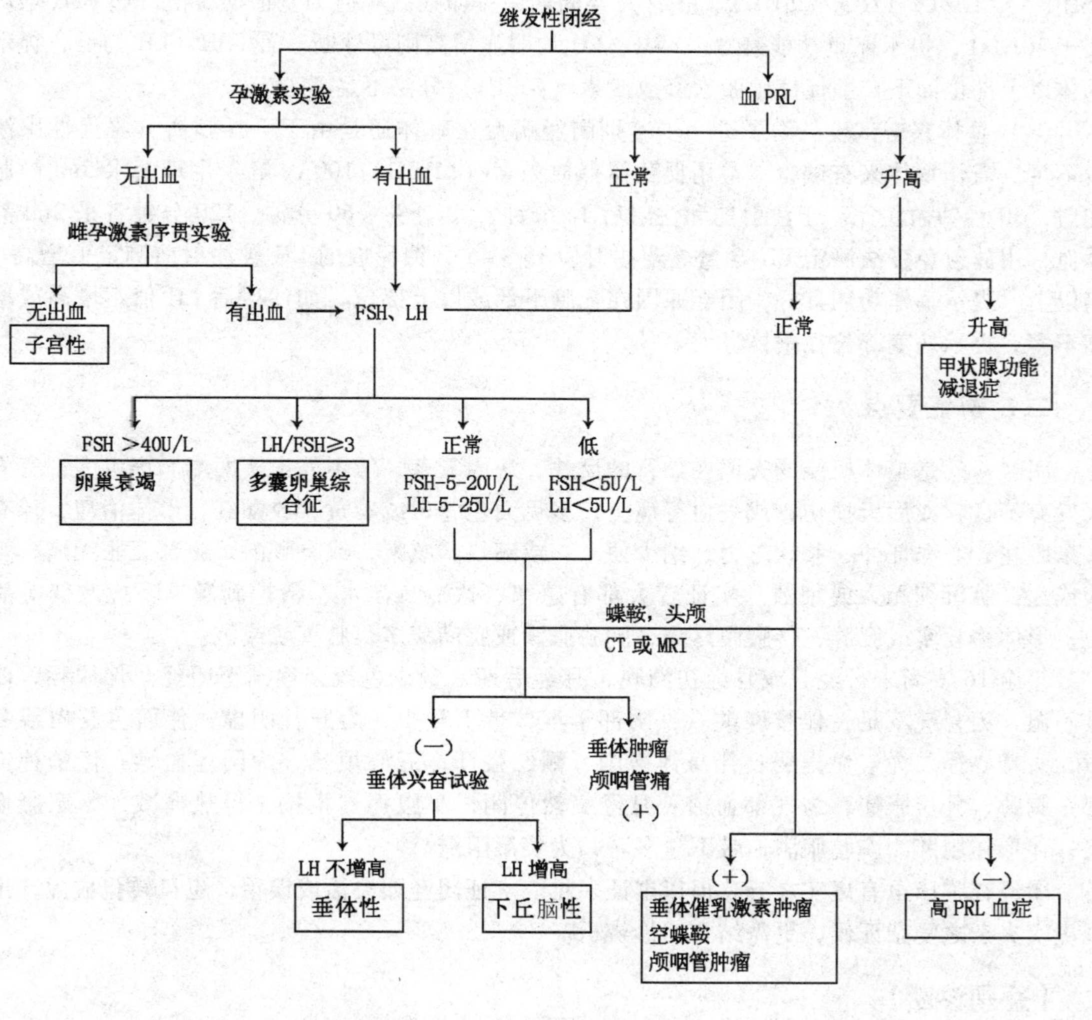

图 20－2　继发性闭经的诊断步骤

（1）孕激素撤退试验：常用黄体酮 20mg，每日 1 次，肌肉注射，共注射 3 日。或甲羟孕酮口服 5 日，每日 1 次，每次 10mg。停药后 3～7 日出现撤药影响（E_2＞146.8pmol/L），外源性孕激素使其发生分泌期变化，停药后内膜剥脱而出血。若无撤药性出血为阴性，说明患者体内雌激素水平低下，以致对孕激素无反应，应作雌激素试验。

（2）雌激素试验：已烯雌酚 1mg，每日 1 次，连服 20 日，或肌肉注射苯甲酸雌二醇 2mg，隔日 1 次，连用 5 次，继用黄体酮 20mg 肌肉注射，每日 1 次，共注射 3 日，停药后 3～7 日发生撤药性出血为阳性，提示子宫内膜功能正常，对甾体激素有反应，闭经是由内源性雌激素水平低落所致，应作进一步诊断检查。无撤药性出血为阴性反应，应重复一次雌激素试验。若仍无出血，提示子宫内膜有缺陷或被破坏，可诊断为子宫性闭经。

（3）促性腺激素试验：雌激素试验阳性提示患者体内雌激素水平低落。为确定原发病因在卵巢还是在垂体，需作垂体功能的检查。常用反射免疫法测定 FSH 和 LH，其正常范围

FSH 5～40IU/L，LH 5～25IU/L，正常月经周期中排卵期高峰值为基值的3倍。如FSH增高大于40IU/L，提示卵巢功能衰竭。FSH、LH均明显增高则可诊断。若FSH、LH均低，提示垂体以上部位即下丘脑促性腺激素释放激素（GnRH）分泌不足。

（4）垂体兴奋试验：为了进一步鉴别闭经病变在垂体还是由于下丘脑所分泌促性腺激素不足，需作垂体兴奋试验。常用促黄体释放激素（LHRH）100μg溶于生理盐水5ml静脉注射，30秒钟内注完。于注射前和注射后15分钟、30分钟、60分钟、120分钟各采2ml静脉血，用放射免疫法测定LH含量。若注射后15～45分钟释放的LH较注射前测定值增高3倍以上，提示垂体功能良好，闭经原因在丘脑下部或以上部位。如注射后LH值不增高或增高不多，提示病变部位在垂体。

二、辨证要点

闭经一病是整体机能的失调在妇科的反映，病因复杂，但不外虚实两端。虚者大都有先天发育不良，或后天损伤，或失血等病史，多见面色苍白或萎黄，或颧红，形体消瘦，伴有头晕眼花，心悸怔忡，肢软乏力，纳少便溏，或潮热，咳嗽，或有腰酸，腹部无胀无痛，舌淡或红，脉沉细无力或细数。实证者大都有感寒、饮冷、涉水、精神刺激、环境改变等病史，形体多壮实或肥胖，伴腰腹疼痛，胸胁胀满或脘满痰多，脉沉弦或沉。

年逾16岁尚未行经，或月经初潮晚，月经后期，量少色淡，逐渐至闭经，伴尿频，四肢不温，为肾气不足；伴腰膝酸软，阴部干涩，带下量少，为肝肾阴虚；伴面色苍白或萎黄，头晕心悸，为气血虚弱；伴身体瘦削，颧红盗汗，五心烦热，为阴虚血燥；伴精神抑郁，胸胁、乳房胀痛，为气郁血滞；月经突然停闭，小腹疼痛拒按，得热痛减，为寒凝血瘀；伴形体肥胖，胸脘胀满，带下量多者，为痰湿阻滞。

闭经在临床虽有虚实之分，但以虚证多见。实证闭经如失治或误治，也可转化成虚，出现虚实夹杂之复杂证候，更需结合四诊辨析。

【鉴别诊断】

1. 早期妊娠 除月经停闭外，常有晨起呕恶、倦怠、厌食、择食等妊娠反应。妇科检查子宫增大与停经月份相符合。尿妊娠试验阳性。亦可通过超声波检查以鉴别。

2. 闭经泌乳综合征 除闭经外，还有溢乳，并伴生殖器官萎缩，PRL增高。

【治疗】

一、治疗思路

闭经的治疗原则为早期诊断，早期治疗；一旦诊断清楚则采取改善全身健康情况和心理状态及针对病因治疗；相应的性激素替代治疗，调节下丘脑－垂体－卵巢轴的周期关系，恢复月经周期；对于继发性闭经要以预防为主；对一时性闭经如服避孕药后引起的闭经可短期观察。

二、一般治疗

合理的安排患者的工作、生活，避免精神紧张及过度劳累，加强营养，积极预防继发性闭经。对月经迟发、月经后期、月经量少采取中医治疗。

三、西医治疗

（一）病因治疗

对引起闭经的器质性病变如生殖道结核给予抗结核治疗；垂体或卵巢肿瘤在诊断明确后，根据肿瘤的部位、性质等情况确定方案，选择手术、放疗、化疗及其他综合措施；宫颈、宫腔粘连者可行扩宫腔分离粘连术并放置宫内节育器，并配合抗感染治疗。

（二）性激素替代治疗

1. 孕激素　适应于体内雌激素水平降低所引起的一般性闭经。常用黄体酮 20mg，肌肉注射，每日 1 次，连用 5 日；或甲羟孕酮 8 ~ 10mg，每日 1 次，口服，连用 5 日，停药后 2 ~7 日可出现撤退性出血。

2. 雌激素　适应于卵巢性闭经及某些性发育异常者。已烯雌酚 0.5 ~ 1.0mg，口服，每日 1 次，连服 20 日，第 21 日开始肌肉注射黄体酮 20mg，每日 1 次，连用 3 日，撤退性出血第 5 天重复使用此方法，连续 3 ~ 6 个周期。

3. 人工周期疗法　适用于卵巢性闭经及某些性发育异常者。已烯雌酚 0.5mg ，每日 1 次，连服 20 日，第 21 日开始肌肉注射黄体酮 20mg，每日 1 次，连用 3 日，撤退性出血第 5 天重复使用此方法，连续 3 ~ 6 个周期。

4. 雌、孕激素合并　适应于卵巢功能性肿瘤颗粒细胞瘤引起的闭经。口服避孕药，每晚 1 次，自月经第 5 日开始服用，连服 22 日停药，连续 3 ~ 6 个疗程。

（三）诱发排卵

卵巢发育不良和卵巢功能未衰竭，并要求生育的患者，可采用激素或类似物诱发排卵。

1. 垂体功能不全　采用尿促性腺激素 HMG，促进卵泡发育和成熟，分泌雌激素，卵泡成熟后再给予类似垂体黄体生成激素的绒毛膜促性腺激素 HCG，模拟正常排卵周期的 LH 高峰，从而使其破裂、排卵，并维持黄体的正常功能。

2. 性功能低下　卵巢和垂体有正常反应，丘脑下部功能有不足或不协调者，可用氯底酚胺（CC）50mg，口服，每晚 1 次，于月经第 5 日开始服用，共服用 5 日。促进丘脑下部促性腺激素释放激素的分泌，以纠正其功能并诱发排卵。

3. 丘脑下部功能不足　常致 LHRH 分泌不足，可采用 LHRH 脉冲式微量注射法诱发排卵。

（四）其他药物

溴隐亭的使用：用以治疗闭经溢乳综合征，以促进丘脑下部促泌乳素抑每次制因子的分泌，抑制泌乳素的合成与释放，恢复促性腺激素的分泌，诱发排卵。服药方法：每次1.25mg，口服，每日2次。若无明显反应即加量至2.5mg，每日2次，最大剂量不超过每日10mg，连续服用3~6个月或一年的时间。用药期间监测催乳素浓度以决定药量。

（五）手术治疗

如系垂体、卵巢或其他部位肿瘤所致闭经，应考虑手术治疗。

四、中医治疗

应根据其全身症状，结合病程及临床表现，分析其寒热虚实，分别采取补而通之、泻而通之的方法。此外还当分清它病与本病的关系，因它病而致本病者先治它病，病愈则经自调。

（一）辨证论治

1. 肝肾不足

证候　年满十六周岁尚未行经，或初潮较晚，月经量少，经期延后，渐至闭经，伴头晕耳鸣，腰腿酸软；舌质淡黄，苔少，脉沉细或细涩。

治法　滋肾柔肝，调补冲任。

方药　归肾丸（《景岳全书》）。

熟地　山药　山茱萸　茯苓　枸杞　杜仲　菟丝子　当归

加鸡血藤、何首乌 增强补肾养血通经之力。

若见潮热，五心烦热，骨蒸痨热等症状，则加知母、黄柏、地骨皮、青蒿。

2. 气血虚弱

证候　月经后期，量少，色淡，质稀，渐至闭经，或头晕眼花，心悸气短，神疲肢倦，或食欲不振，毛发不华；唇色淡红，苔薄白，脉沉缓或沉细。

治法　补气养血调经。

方药　人参养营汤（《太平惠民合剂局方》）。

人参　黄芪　白术　茯苓　远志　陈皮　五味子　当归　白芍　熟地　桂心　炙甘草

若因产后大出血所致的闭经（即席汉氏综合征）除见上述症状外，尚有神情淡漠，阴道干涩，毛发脱落，性欲减退，生殖器官萎缩减退，此乃精血亏败，肾气虚惫。可于上方加仙茅、仙灵脾、鹿角霜、紫河车，温补肾阳，填补精血，长期服用。

3. 阴虚血燥

证候　经血由少渐至闭经，五心烦热，潮热汗出，两颧潮红，或骨蒸劳热，或咳嗽，咯血；舌红，苔少，脉细数。

治法　养阴请热，凉血调经。

方药　加减一阴煎（《景岳全书》）。

生地　熟地　白芍　麦冬　知母　地骨皮　炙甘草

若虚烦潮热甚者，加青蒿、鳖甲；咳嗽咯血者，加五味子、百合、阿胶。如有结核病，应同时给予抗结核治疗。

4. 气滞血瘀

证候　月经数月不行，精神抑郁，烦躁易怒，胸胁胀满，少腹胀痛或拒按；舌边紫黯，或有瘀点，脉沉弦或沉涩。

治法　理气活血，祛瘀调经。

方药　血府逐瘀汤（《医林改错》）。

当归　川芎　生地　赤芍　桃仁　红花　柴胡　枳壳　桔梗　牛膝

若肝郁脾虚所致气滞血瘀者，可用逍遥散合四物汤加鸡血藤、茺蔚子。若偏于气滞，胸胁及少腹胀甚者，加莪术、青皮、木香理气行滞；若少腹疼痛拒按者，加姜黄、三棱、莪术。

5. 寒凝血瘀

证候　以往月经正常，突然经闭，数月不行，小腹疼痛拒按，得热痛减，四肢不温，或带下量多，色白；舌质淡或紫黯，或边有瘀点，脉沉涩。

治法　温经祛寒，活血化瘀。

方药　温经汤（《金匮要略》）。

吴茱萸　当归　白芍　川芎　人参　桂枝　阿胶（烊化）　生姜　甘草　半夏　牡丹皮　麦冬

若腹痛甚者，加乳香、没药；小腹冷痛甚者，加小茴香、艾叶。若因肾阳不足引起闭经，或四肢不温，白带清冷，腰膝酸软者，用右归丸（《景岳全书》）：熟地、山药、山茱萸、枸杞、菟丝子、鹿角霜、杜仲、当归、肉桂、制附子。

6. 痰湿阻滞

证候　月经停闭，胸胁胀满，呕恶痰多，神疲倦怠，或面浮肢肿，或带下量多，色白，质黏稠，大便溏；舌体胖嫩，苔腻，脉沉缓或滑。

治法　燥湿化痰，活血通经。

方药　苍附导痰丸（《叶天士女科诊治秘方》）。

茯苓　陈皮　法半夏　甘草　苍术　香附　南星　枳壳　生姜　神曲

酌加川芎、丹参、鸡血藤以养血通经。

（二）中成药

1. 大补阴丸　口服，每日3次，每次9g。用于肝肾不足证。

2. 十全大补丸　口服，每日3次，每次9g。用于气血亏虚证。

3. 知柏地黄丸　口服，每日3次，每次9g。用于阴虚血燥证 。

4. 大黄䗪虫丸　口服，每日3次，每次6g。用于气滞血瘀证。

5. 少腹逐瘀丸　口服，每日3次，每次6g。用于寒凝血瘀证。

6. 礞石滚痰丸　口服，每日3次，每次6g。用于痰湿阻滞证。

【预防】

积极治疗引起闭经的原发疾病，保持精神舒畅，注意劳逸结合，重视经期、产褥期卫生。注意计划生育，正确掌握口服避孕药的方法、药量。加强营养，增强体质。

【预后】

继发性闭经占闭经发病率的95%，病因繁杂，如不早期治疗，可导致不孕及早衰、早老、造成终身痛苦。若闭经时间不长，由情志、营养、生活等因素引起的功能性失调闭经，经上述治疗，预后多属良好。若病情重，时间长，则难以恢复正常月经周期。

【研究进展】

闭经是妇科临床常见病之一，病因复杂。妇女月经的形成、正常之潮汐，与人体的气血冲任、五脏功能息息相关，历代医家对闭经论述颇多。

西医对闭经的病因研究提出了多种观点：①环境改变、过度紧张或精神打击等造成的精神应激性闭经；②好发于25岁以下年轻女性的因减肥，体重骤然减轻兼伴神经性厌食症，也成为继发性闭经的主要致病因素（在临床占20%病例）；③近亲婚配或其他先天发育不全产生的染色体特别是性染色体的畸变（畸变率近50%）所致闭经难以治愈；④竞争性体育运动及其他形式的超负荷训练极易导致运动性闭经；⑤口服避孕药或肌内注射甲羟孕酮避孕针引起继发性闭经，但通常是可逆的；⑥临床表现为原发性闭经，性征发育缺如，伴嗅觉减退或丧失的无嗅觉综合征。

中医论治闭经，重在辨明虚实，或虚实夹杂的不同情况。近代发掘“经本于肾”的理论，逐渐认识到经闭虚证，肾虚为本。众医家进行相关研究，如马宝璋关于月经产生机理，阐述了“肾－天癸－冲任－胞宫”系统与下丘脑－垂体－卵巢轴功能的重要地位。廖玎玲对继发性闭经妇女临床观察，进一步探讨月经障碍“肾虚”与下丘脑功能紊乱有一定关系。20世纪80年代后期中医研究闭经领域拓展到对人工流产后闭经、闭经溢乳综合征的研究，席汉氏综合征以及专家们关注的高促性腺激素性闭经的研究，认为除与肝、气血有关外，肾虚是致病关键。

中医治疗闭经积累了丰富的经验，相对于西医疗法，副作用小且较巩固。大多从气血不足或肝、脾、肾三脏着手，平衡肾阴肾阳，调治命门火衰。尤其在调经的基础上，许多临床医家结合中药人工周期疗法，模仿月经周期进行治疗，颇有疗效，充分体现了从肾论治的原则。临床观察能明显增强垂体敏感性，改善E_2水平；同时又能直接增加FSH的释放和贮备能力，并降低LH基值，调整LH、FSH比值。闭经实证，多从化瘀入手。但近来大量临床资料表明，对于闭经治疗不能单纯注重补虚或化瘀两方面，应多角度辨证用药，多途径治疗。如常见的痰瘀胶结、相火过旺证型，分别采用温肾化痰兼活血化瘀，或滋阴降火、补肾化瘀的治疗大法。中医药治疗闭经研究目前中医妇科学术界引起关注的一个重要课题，在辨证基础上，多途径研究探讨中医药对下丘脑－垂体－卵巢轴的调节机理，并通过临床实践来不断提高疗效。

第三节　痛　经

经期及行经前后出现明显下腹部痉挛性疼痛、坠胀或腰酸痛等不适，影响生活和工作者，称为痛经（dysmenorrhea）。中医学称“经行腹痛”、“经期腹痛”、“经痛”等。痛经发病率据文献报道全球女性中有80%有不同程度痛经，其中约3/4影响工作。我国妇女的发病率约33.1%左右，其中占13.59%的女性出现严重影响工作的病态。

痛经仅发生在有排卵的月经周期，分为原发性和继发性两种，原发性痛经无盆腔器质性病变，常见于初潮后6个月至1年内或排卵周期建立初期，多为功能性痛经。继发性痛经是盆腔器质性疾病的结果，如子宫内膜异位症、盆腔炎或宫颈狭窄、宫内异物等所致的痛经。本节仅讨论原发性痛经。

【病因病理】

一、西医病因病理

1. 前列腺素释放增多　原发性痛经的产生与行经时子宫内膜释放前列腺素（PG）水平较高有关。研究表明痛经患者子宫内膜和月经血中 $PGF_{2\alpha}$ 含量较正常妇女明显升高，从而引起子宫痉挛性收缩而导致痛经。

2. 精神、神经因素的影响　内在或外来的精神刺激可使痛阈降低。思想焦虑、恐惧以及生化代谢物质均可通过中枢神经系统刺激盆腔神经纤维而引起疼痛。

二、中医病因病机

中医认为痛经主要由情志所伤、起居不慎或六淫等引起。并与体质因素、经期及其前后特殊的体内环境有一定关系。其病机主要因经期受到上述致病因素的影响，导致冲任气血运行不畅，子宫经血受阻，以致“不通则痛”；或冲任子宫失于濡养而“不荣而痛”。之所以随月经周期发作，是与经期前后特殊的生理环境变化有关。因为平时子宫藏精气而不泻，血海由空虚到满盈，变化缓慢，致病因素对冲任、子宫影响表现不明显。而经前、经期血海由满盈到溢泻，应以通为顺。若受致病因素影响，冲任子宫阻滞，则不通则痛；经血下泻必耗气伤血，冲任子宫失养则不荣而痛。痛经病位在冲任、子宫，变化在气血，表现为痛证。临床分类有虚实之别，虚证多为气血虚弱、肝肾亏损；实证多为气滞血瘀、寒湿凝滞或湿热下注等。

1. 气滞血瘀　素体抑郁，或情志不舒，肝郁气滞，血行不畅，冲任经脉受阻，胞中经血壅滞，不通则痛。《丹溪心法》云：“临行时腰腹疼痛，乃是郁滞，有瘀血。”

2. 寒湿凝滞　多因经期冒雨涉水感寒，嗜食寒凉，寒湿伤于下焦，客于胞中，经血为寒湿凝滞，溢泻不畅而致疼痛。

3. 湿热瘀阻　素体湿热内蕴，或经期产后摄生不慎感受湿热之邪，与血相搏，留注冲任，蕴结宫中，气血不畅，经前经期气血下注冲任，气机壅滞更甚，不通则痛。

4. 气血虚弱 素体气血不足，或大病久病之后，气血亏虚，经行之后，血海愈空，胞脉失养，而致疼痛。如《景岳全书》曰："凡妇人但遇经期则必作痛……是必素禀气血不足。"

5. 肝肾亏虚 素体虚弱，肝肾不足，或多产房劳，以致精亏血少，冲任不盛，经行之后，血海空虚，胞脉失养，不荣而痛。

【临床表现】

1. 病史 应注意患者年龄、发育状况、婚否、分娩史、月经史（有无周期性发作、持续时间、疼痛程度及发生时间等）和有无起居不慎、情志刺激、烦劳过度、经期感寒或过食生冷食物等。

2. 症状 下腹部疼痛是痛经的主要症状，多发生在经前或经期1~2天，呈阵发性绞痛、刺痛、灼痛、掣痛、隐痛、坠痛等，拒按或喜按，疼痛时间数小时至2~3天不等，随后逐渐减轻至消失。严重疼痛可牵涉至腰骶、外阴、肛门等部位，或伴有恶心、呕吐、坐卧不宁、面色苍白、冷汗淋漓、四肢厥冷等全身症状。

3. 体征 经前、经时或经后小腹疼痛，患者呈痛苦状，甚至捂腹而卧，或冷汗淋漓，四肢厥冷，或晕厥。腹部检查无肌紧张及反跳痛。

【实验室及其他检查】

1. 经血前列腺素测定 是目前临床一项主要的客观指标，一般 $PGF_{2\alpha}$ 指数异常升高。

2. 盆腔血流图检查 显示盆腔血流不畅。

3. 基础体温测定 呈双相曲线。

4. 妇科检查 盆腔生殖器一般无异常病变，偶见子宫发育不良、宫颈口狭小、宫颈管狭长或子宫过度倾曲。

5. B超检查 无异常。多数盆腔检查不满意者或未婚女子可采用此法。

【诊断】

一、辨病要点

伴随月经周期出现下腹部疼痛，严重者影响工作、学习和生活，妇科检查无阳性体征，临床上即可诊断。目前通过测定子宫内膜及经血中 $PGF_{2\alpha}$ 的含量，更有利于对痛经的诊断，并对痛经程度采取有效的治疗。

二、辨证要点

通常根据发病的时间、性质、部位以及其疼痛的程度，结合月经的周期、量、色、质以及兼症辨别其寒、热、虚、实。一般经前痛为实，经后痛为虚，经期痛有虚有实。通常疼痛剧烈拒按为实，隐隐作痛，喜揉喜按属虚。得热痛减为寒，得热痛甚为热。绞痛、冷痛者属寒，灼痛者属热。痛甚于胀，血块排出则痛减者为血瘀，胀甚于痛者为气滞。持续性疼痛者为血瘀，时痛时止者为气滞。痛在少腹多责肝，痛连腰骶多责肾。痛经有虚实之分，凡实痛者，因气血凝滞，胞脉受阻，不通则痛；虚痛者，乃气虚不足以运血，血虚不足载气，以致胞脉失养，虚而作痛。

【鉴别诊断】

1. 子宫内膜异位症　痛经特点虽随月经周期而发，经净症状逐渐消失，但呈进行性加重，多发生在30~40岁的妇女。妇科检查子宫多为后位，可于子宫直肠陷凹及子宫骶骨韧带处扪及单个或多个触痛性硬结或包块，月经期其结节稍增大。腹腔镜检查或直接活体组织检查能得以证实。

2. 慢性盆腔炎　平素腰骶部及小腹坠痛，劳累后加重。白带量多，有异味，月经提前，量多，甚至经期延长，妇科检查有慢性盆腔炎的体征。

3. 子宫肌瘤　以月经改变及子宫增大为主要症状，如月经周期缩短，经量增多，经期延长，甚或持续性不规则流血，下腹坠胀，腰背酸痛，白带多，以及因压迫邻近器官可出现尿频、尿急、便秘、里急后重、肾盂积水等，严重时合并不孕、贫血。妇科检查、超声波检查可发现子宫肌瘤体征。

4. 子宫内膜结核　曾有结核病史，有低热、盗汗、乏力、食欲不振等症状，有慢性盆腔炎史且久治不愈，或有不孕、月经稀少和闭经。实验室检查可见淋巴细胞增多，血沉加快。子宫内膜检查有典型结核结节。

5. 其他　生殖器发育异常，子宫过度倾曲，宫颈管狭窄、粘连等，经妇科检查均可确诊。

【治疗】

一、治疗思路

对于痛经的治疗本着“急则治其标，缓则治其本”的原则，经痛期间给予镇静、止痛、解痉。对青春期痛经患者应充实精神心理治疗，阐明月经是发育到性成熟的一种生理现象，解除恐惧及一切不必要的心理障碍。经前期及经期避免感寒受凉。体弱者注意加强营养和体格锻炼。

二、西医治疗

（一）一般治疗

注重精神心理治疗，明确月经期轻度不适是生理反应，在难以忍受的疼痛出现时可以行非麻醉性镇痛治疗，适当应用镇痛、镇静、解痉药。

（二）前列腺素合成酶抑制剂

通过抑制前列腺素合成酶，减少PG的产生，防止出现过强或痉挛性子宫收缩，以减轻或消除痛经。此类药物治疗80%有效。

1. 苯基丙酸类 如布洛芬（ibuprofen）400 mg，每日 3 ~ 4 次，或酮洛芬（ketoprofen）20 ~ 50mg，每日 3 ~ 4 次。

2. 灭酸类 如氟芬那酸（flufenamic acid）200mg，每日 3 次，或甲芬那酸（mefenamic acid）250mg，每日 3 次，均于月经来潮即开始服用，连续 2 ~ 3 日。

（三）口服避孕药疗法

通过抑制子宫内膜生长，减少月经量，抑制排卵，减少月经血中 PG，主要适用于要求避孕的痛经妇女。疗效可达 90% 以上。避孕药Ⅰ号（复方炔诺酮片）或Ⅱ号（复方甲地孕酮片），于月经周期第 5 日始，每晚口服 1 ~ 1.5 片，连服 22 日。治疗后第一个月痛经症状明显减轻，第二个月后效果更突出。

（四）其他

对于用上述方法治疗后效果仍不佳者，可于月经来潮时服用氢可酮（醋氢可待因，hydrocodone）或可待因（codeine）

三、中医治疗

根据通则不痛、荣则不痛、痛则不通的原理，重在调理气机。视其寒、热、虚、实之不同，分别采用温、补、攻、清之法。

（一）辨证论治

1. 气滞血瘀

证候 经前或经期下腹胀痛，拒按，经量少，色紫黯有块，块下痛减，伴胸胁、乳房作胀；舌质黯或边有瘀点，脉弦或弦滑。

治法 理气行滞，逐瘀止痛。

方药 膈下逐瘀汤（《医林改错》）。

当归 赤芍 川芎 桃仁 枳壳 延胡索 五灵脂 丹皮 香附 乌药 红花 甘草

若痛经伴有血块者，加莪术、山楂、血竭、益母草；若伴恶心呕吐者，为冲脉之气挟肝气上逆犯胃，加黄连、吴茱萸、生姜。

2. 寒湿凝滞

证候 经前或经期小腹冷痛，得热痛减，拒按，经量少，色黯有块，畏寒身痛，恶心呕吐；舌淡黯，苔白腻，脉沉紧。

治法 温经祛寒，活血止痛。

方药 少腹逐瘀汤（《医林改错》）。

小茴香 干姜 没药 当归 川芎 官桂 赤芍 延胡索 蒲黄 五灵脂 苍术 茯苓

若痛甚，面色苍白，手足厥冷，冷汗淋漓为寒凝子宫，阳气不达，宜加附子温阳暖宫，或改用温经汤加小茴香、艾叶，共奏温经暖宫，祛寒止痛之效果。

3. 湿热瘀阻

证候　经前或经期小腹胀痛或疼痛，灼热感，或痛连腰骶，或平时小腹疼痛，经前加剧，经血量多或经期延长，色黯红，质稠或夹较多黏液；带下量多，色黄质粘有臭味，或伴低热起伏，小便黄赤；舌红，苔黄腻，脉滑数。

治法　清热除湿，化瘀止痛。

方药　清热调血汤（《古今医鉴》）。

丹皮　黄连　生地　白芍　当归　川芎　红花　桃仁　延胡索　莪术　香附

若痛甚连及腰骶部加续断、狗脊、秦艽以清热除湿止痛，若经血量多或经期延长，酌加地榆、马齿苋、黄芩凉血止血；带下异常者，加黄柏、土茯苓、椿根皮除湿止带。

4. 气血虚弱

证候　经期或经净后小腹隐隐作痛，喜揉喜按，月经量少，色淡，质薄，神疲乏力，面色萎黄，或食欲不振；舌淡，苔薄，脉细弱。

治法　益气补血，活血止痛。

方药　八珍益母汤（《摄生秘剖》）。

当归　白芍　川芎　熟地　党参　茯苓　白术　甘草　益母草

若脾虚气弱者，加砂仁、佛手。亦可用十全大补汤（《太平惠民和剂局方》）。

5. 肝肾亏虚

证候　经后小腹隐痛，经来色淡，量少，腰膝酸软，头晕耳鸣；舌质淡红，脉沉细。

治法　滋肾养肝。

方药　调肝汤（《傅青主女科》）。

当归　白芍　山药　阿胶　山茱萸　巴戟天　甘草

若腰骶痛甚者，加杜仲、川断；少腹痛兼胸胁胀痛者，加川楝子、延胡；夜尿频数者，加益智仁。

五、中成药

1. 元胡止痛片　口服，每日3次，每次3片。用于痛经属气滞血瘀证。

2. 妇科调经片　口服，每日3次，每次2片。用于痛经属气滞血瘀证。

3. 八珍益母丸　口服，每日3次，每次1丸。用于痛经属气血虚弱证。

4. 归肾丸　口服，每日3次，每次1丸。用于痛经属肝肾亏虚证。

5. 参茸鹿胎丸　口服，每日3次，每次1丸。用于痛经属寒凝子宫证。

六、其他治疗

1. 针灸　常用穴位为关元、中极、三阴交。虚证用补法或针后加艾灸；实证用泻法。耳针可取内分泌、交感、子宫、肾、肝。

2. 热敷、火罐、泥疗、水疗、按摩等，视情况选用，均有一定止痛效果。

【预防】

注意精神、神志调养。青春期女子应消除经前恐惧心理，学习有关女性生理卫生知识。注意饮食、起居有常。经期多增强营养，补充维生素和矿物质。注意经期卫生及产后摄生保健。此外注意计划生育，节制房事。

【预后】

本病采取中西结合治疗，配合心理治疗，早期诊断，治疗及时，则效果满意。对于先天性子宫畸形和子宫过度屈曲者，则治疗效果欠佳，必要时可采取手术治疗。

第四节　代偿性月经

代偿性月经指与月经周期相似的周期性子宫外出血的一种疾病。出血的部位有鼻黏膜、胃、肠、膀胱、肺、乳腺、皮肤、外耳道、眼等部位，以鼻黏膜出血最多见，其次为胃，常伴有月经过少甚至无月经。好发于青春期女子。中医学将本病归入“经行吐衄”的范畴，其他还有“倒经”、“逆经”、“错经”之称，如《叶氏女科证治》中曰：“经不住下行，而从口中出，名曰逆经。”《本草纲目》云：“经期只吐血、衄血，或眼目出血者，是谓逆行。”

【病因病理】

一、西医病因病理

（一）病因

本病发病原因及机理目前尚不清楚，与血中雌激素含量减低有关。此外异位内膜受激素影响也发生周期性剥离出血。

（二）病理

目前认为因血中雌激素含量减低，血液中产生的类似优球蛋白样毒素，易使鼻、胃、肠、膀胱等黏膜血管扩张，脆性增强，易破裂出血；亦有人认为通过血流移植的异位内膜，如同子宫内膜一样，受体内雌、孕激素的影响发生周期性出血。其出血量或多或少。

二、中医病因病机

中医认为代偿性月经主要机理是血热气逆，冲任失调。

1. 肝经郁火　素性抑郁，郁久化火，或暴怒伤肝，肝热移于冲脉，当经前经期血海充盛，冲气甚旺，冲脉之气携肝气上行，横逆犯胃、犯肺而发为吐血、衄血。如《类证治裁》云：“按月倒经，血出鼻口，此由肝火上迫，不循常道。”

2. 胃热炽盛　平素过食辛辣、辛温、香燥之品，致胃火炽盛，血分蕴热，而冲脉隶于阳明，于经期血海满溢之时，胃热挟冲气上逆而为吐血、衄血。唐容川在《血证论》曰："血之归宿，在于血海，冲为血海，其脉上隶于阳明，未有冲气不逆上而血逆上者也。"

3. 肺肾阴虚 素体阴虚，虚火妄动，经行时冲气旺盛，冲气挟虚火上逆，灼伤血络而为吐血、衄血。如《沈氏女科辑要笺正》云："倒经一证，亦曰逆经，乃有升无降，倒行逆施，多由阴虚于下，阳反上冲。"

4. 血瘀 血瘀的形成或为肝郁气滞日久，血滞成瘀；或为肾阳不足，阳虚气化不利，瘀浊内阻，随冲任、厥少阴之经脉流注于口鼻部，形成本病。

【临床表现】

1. 病史 每逢月经来潮之际见某些部位有相应出血史。

2. 症状 鼻衄是临床最常见症状，呈周期性发作。月经来潮衄血量多时则月经量少，或鼻出血少时则经量多，亦有表现无月经，只有周期性鼻衄。除鼻衄外，有的人表现周期性咯血、吐衄、尿血、便血、眼耳出血、皮下紫斑等。若无月经表现者常伴全身不适或盆腔坠胀感，一旦代偿月经出现，上述症状即消失。

3. 体征 无其他器质性病变可究，生殖器发育尚可，偶见子宫发育欠佳。

【实验室及其他检查】

1. 实验室检查

通过血常规、出血及凝血时间、血小板计数及肝功能测定以排除血液系统疾病。

2. 辅助检查

如作鼻镜、胃镜、肠镜、膀胱镜检查等，并做活体组织病检除外恶性肿瘤。

【诊断】

一、辨病要点

出血呈周期性，其出血间隔时间一般为4周左右，这一特点是辨病的重要依据。同时即使无月经，一旦代偿性月经出现，周身不适及盆腔坠胀感等症状即消失。

二、辨证要点

本病是以经前或经期吐血、衄血或其他部位出血为特点，常伴有月经过少或无月经，主要为血热所致，有虚热和实热之别，偶有血瘀引发。临床辨证主要是根据出血的量、色、质及伴随症状、舌脉辨其虚实。若经前或经初吐血、衄血，量多色鲜红，质黏稠，为实热证；兼有心烦易怒，口苦咽干，胸胁胀痛，脉弦数，为肝经郁火；伴有口干咽燥，喜冷饮，口臭，便结，脉洪大，为胃热炽盛；若经期或经后吐血、衄血，量少，色红，质略稠，兼有头晕耳鸣，手足心热，脉细数，为虚热；如吐血、衄血，色紫黯，夹血块，色紫，脉涩，为瘀血内阻。

【鉴别诊断】

1. 鼻黏膜肿瘤 长期或间断性鼻衄，甚至出血不止，但无周期性。通过鼻镜或鼻腔脱落细胞检查或鼻腔黏膜活检可证实。

2. 鼻外伤 在外因下如机械性外伤、手术损伤或气压性损伤所致的突然鼻出血，无周期性表现，不难鉴别。

3. 鼻腔内炎症 如急性鼻炎、萎缩性鼻炎、干燥性鼻炎、过敏性鼻炎、鼻结核炎性反应也可致鼻衄，但与月经周期无关。结合病史及鼻镜检查可鉴别。

4. 血液病 出血与月经周期无关。化验血常规，出血及凝血时间，血小板或骨髓穿刺均见异常。

5. 肝硬化 偶有鼻衄，但患者有肝炎病史，常有肝脾肿大、血管蛛（蜘蛛痣），可有肝掌，肝功能测定异常。

【治疗】

一、治疗思路

代偿性月经患者，绝大多数鼻衄出血量较少，时间短暂，且能自止，故一般不需治疗。

若鼻衄血量多，甚则引发贫血或影响身体健康，则必用西医对症迅速止血，而后采用中医辨证治本。

二、西医治疗

（一）一般治疗

可采用临时急救止血法如：使头保持直立位，用手指紧捏两侧鼻翼，并进行深呼吸，指压时约5～10分钟；或用填塞物压迫出血部位，持续48小时左右，使破裂的血管形成血栓而达到止血，填塞物一般采用凡士林纱条；或以冰水浸湿的毛巾或冰袋敷患者前额或颈部，通过降温减少出血量。保持心情舒畅，饮食宜清淡。

（二）手术治疗

1. 烧灼法 患处黏膜麻醉后，用铬酸或硝酸银点于患处，将出血的血管封闭达到止血。术后用油剂滴鼻。

2. 黏膜下注射法 1%的普鲁卡因或0.5%利多卡因注射于鼻黏膜出血处，以压迫破裂的血管达到止血。

3. 硬化疗法 70%乙醇加普鲁卡因注射于鼻衄处的黏膜内。

4. 鼻中隔黏膜下剥离术 止血效果好，需依次不可同时进行两侧鼻黏膜剥离，以防鼻中隔穿孔。

（三）药物治疗

1. 激素疗法

（1）孕激素：甲地孕酮4mg，每日2次，连服22日，月经周期第5日始服，疗程5个月。

（2）雄激素：甲睾酮5～10mg，每日1次，连服22日；或丙酸睾酮25mg，肌注，1周2～3次，每周期总量为200～300mg。

2. 其他药物

（1）维生素K：每次2～4mg，每日2～3次，血量减少或血止立即停用。

（2）维生素C：每次100～300mg，每日3次。

三、中医治疗

本病的治疗，主要是本着“热者清之”、“逆者平之”的原则，以清热凉血降逆为主。实热者以苦寒清热为法，虚热者重在滋阴化燥，不可妄用苦寒攻下之品。瘀血性出血应当化瘀止血，宿血不去新血难安，故宜化瘀止血。病久且失血过多者，实证也可转为虚证，不可仍按实证施治，需随证论治。

（一）辨证论治

1. 实热

（1）肝经郁火

证候　经前或经期吐血、衄血，量较多，色鲜红，月经提前，量少，或月经不潮，心烦易怒，口苦咽干，胸胁胀痛，头晕耳鸣，尿黄便结；舌红苔黄，脉弦数。

治法　疏肝清热，降逆止血。

方药　清肝引经汤（《傅青主女科》）。

当归　白芍　生地　丹皮　栀子　黄芩　川楝子　茜草　白茅根　牛膝　甘草

（2）胃热炽盛

证候　经前或经期吐血，衄血，齿衄，量多，色红，质稠，月经量少或闭止不行，口干咽燥，喜冷饮，尿黄便结；舌红苔黄，脉洪大或滑数。

治法　清胃泻火，降逆止血。

方药　三黄四物汤（《医宗金鉴》）。

当归　白芍　川芎　生地　黄芩　黄连　大黄

若月经量少或闭止不行者，加三棱、莪术、丹参、桃仁、红花。

2. 肺肾阴虚

证候　若经期或经后吐血、衄血，量少，色红，质略稠，月经量少甚闭止不行，头晕耳鸣，手足心热，两颧潮红，干咳少痰，咽干口燥；舌红苔少或无苔，脉细数。

治法　滋阴润肺，降逆止血。

方药　顺经汤（《傅青主女科》）。

当归　熟地　白芍　丹皮　沙参　茯苓　黑芥穗

3. 血瘀

证候　经期吐血、衄血，量少或多，有血块，小腹时痛，口干不欲饮，肢体麻木，面色青紫，或口唇青紫；舌质紫黯或有瘀点、瘀斑，脉沉涩或沉弦。

治法　化瘀止血，引血下行。

方药　血府逐瘀汤（《医林改错》）。

桃仁　红花　当归　赤芍　生地　牛膝　柴胡　川芎　桔梗　枳壳　甘草

若血行不畅，腹痛剧烈者，加三棱、莪术、地龙、玄胡。

（二）中成药

1. 知柏地黄丸　口服，每次8粒，每日2次。适用阴虚火旺所致者。

2. 龙胆泻肝丸　口服，每次6粒，每日2~3次。适用肝火上逆所致者。

3. 失笑散　口服，每次8粒，每日3次。适用瘀血内阻所致者。

4. 四红丸　口服，每次1丸，每日2次，凉开水送服。适用血热妄行所致。

【预防】

注意摄生调护，如保持心情舒畅，避免焦躁情绪；饮食宜清淡，禁食辛辣香燥之品，尤其经前、经期更须注意。平时注意治本，以使疾病减少复发次数甚至完全解除症状。

【预后】

代偿性月经，病情轻者，一般不需治疗；病情重者，可因长期周期性出血过多而致贫血，或致不孕。因此，必须注意治疗。目前采用中西医结合治疗，部分患者甚至可完全解除症状。

第五节　多囊卵巢综合征

多囊卵巢综合征（polycystic ovarian syndrome，PCOS）又称 Stein – Leventhal 综合征，是以发病多因性、临床症状呈多态性为主要特征的一种内分泌综合征，大多患者表现体内雄激素过多和持续无排卵状态，是导致育龄女性月经紊乱最常见的原因之一。其发病原因迄今未明。患者临床症状可见月经稀发或闭经、不孕、多毛和肥胖等症状，双侧卵巢呈多囊样增大。根据其症状，中医学可归于“闭经”、“崩漏”、“癥瘕”等病证范畴，多发于围青春期到30岁左右的女性。

【病因病理】

一、西医病因病理

（一）病因

目前认为与精神因素、药物作用以及某些疾病等多种因素的综合影响，致使内分泌功能紊乱有关。

1. 下丘脑－垂体－卵巢轴的调节功能失调所致持续无排卵。由于长期不排卵，雌激素对垂体分泌促性腺激素的反馈作用呈稳定不变状态。雌激素的负反馈作用使 FSH 降至正常范围低值，正反馈作用时 LH 持续分泌呈高水平，也不形成 LH 峰。持续少量的 FSH 刺激以及 LH/FSH 比值上升，影响卵泡发育不能达到成熟，也不发生排卵，成为囊状闭锁。此时雌二醇、雌酮分泌增加。持续大量的 LH 分泌使间质中卵泡细胞增生，于是雌二醇产生减少，但雌激素前体、雄烯二酮和睾酮显著增多。持续性 LH 分泌过多还引起肾上腺分泌雄激素增加，过高水平的雄激素间接影响促性腺激素分泌，增高的雌酮作用于垂体水平增加 LH 的储备。由此造成 LH 大量释放，雄激素分泌异常的恶性循环。

2. 与胰岛素抵抗及高胰岛素血症相关。近年研究发现 40% ～60% PCOS 以肥胖为主患者，存在胰岛素抵抗及高胰岛素血症。过多胰岛素作用于卵泡膜细胞、颗粒细胞和间质细胞的相应受体，通过激活细胞内酶，启动卵泡发育成初级卵泡，同时局部雄激素大量分泌使卵泡凋亡增加抑制生长，致无优势卵泡形成。加之雄激素在外周的转化，使 LH 水平增高成为 PCOS 形成的重要原因 。

3. 与肾上腺皮质功能亢进相关。PCOS 患者 50% 合并 DHEA 及 DHEAS 升高，其原因可能有肾上腺中合成甾体激素的关键酶 $P450_C17_\alpha$，17，20 碳链酶功能异常，活性增加；肾上腺细胞对 ACTH 敏感性异常增高，功能相对亢进。

（二）病理

1. 卵巢的变化　双侧卵巢较正常增大约 2～5 倍，包膜增厚，包膜下隐约可见许多大小不等的囊性卵泡呈珍珠样。囊性卵泡由几层颗粒细胞或卵泡膜细胞覆盖，卵巢间质有时呈黄素化，但无排卵，也无黄体形成。

2. 子宫内膜变化　子宫内膜因雌激素水平不同而异。卵泡发育不良时，内膜呈增生期表现，当卵泡持续分泌少量或较大量雌激素时，可刺激内膜使其增生过长。更重要的是由于长期持续无排卵，仅有单一的雌激素作用，是子宫内膜癌的好发因素。

二、中医病因病机

本病的主要病因病机为肾虚、痰湿阻滞、肝经郁热、气滞血瘀所致。脏腑功能失常，气血失调，冲任二脉受损，胞脉不畅，血海蓄溢失常而发本病。

1. 肾虚　先天禀赋不足，肾气未盛，天癸不至，冲任失养，精血无从而生，血海难以充盈，导致闭经、月经稀少、不孕等症。

2. 痰湿阻滞　素体肥胖或过食膏粱厚味，或饮食失节，损伤脾胃，运化失职，痰湿内生，经脉受阻，冲任气血受阻，血海不得以满盈，故而月经闭止或失调；痰湿凝聚，脂膜壅塞，肺气不宣，日渐体胖多毛，卵巢增大而致病。

3. 肝郁化火　素性忧郁，情志不畅或郁怒伤肝，肝气郁结，疏泄失常，郁久化火，冲任失调，气血不和，致月经不行或失调、不孕，面部痤疮等症。

4. 气滞血瘀　七情内伤，肝气郁结，气机阻滞，经脉不畅，经血凝滞，或经期产后，余血未尽，久而成瘀，瘀血内阻，新血不生，瘀血稽留胞宫，胞脉阻滞，导致闭经、不孕、癥瘕等症。

【临床表现】

1. 病史 有闭经史，以继发性闭经为多；有不孕史。好发于青春期及育龄期妇女。

2. 症状

（1）月经不调：月经稀发，月经量少，闭经，功能失调性子宫出血等，但最终发展为闭经。

（2）多毛：毛发呈现男性分布区如唇周、胸、下腹正中等，阴毛粗浓而黑。

（3）肥胖：为一重要特征，肥胖呈渐进性，多始于青春期前后，但其脂肪分布及体态并无特异性。

（4）不孕：由于持续性无排卵而导致不孕，少数患者有偶发性排卵而可怀孕，若伴黄体不健则流产发生可能性大。

（5）黑棘皮症：为雄激素过多的体征，常在阴唇、颈背部、腋下、乳房下和腹股沟等处的皮肤出现灰褐色色素沉着，呈对称性，皮肤增厚，女性体型，呈中等程度肥胖，毛发显露，粗而黑，并伴有痤疮、脂溢或脱发，双侧卵巢增大，个别有阴蒂肥大症。

【实验室及其他检查】

1. 激素测定

（1）FSH、LH 测定：血清 FSH 基值偏低 LH 升高，使 LH/FSH≥2.5～3。

（2）血清睾酮、双氢睾酮、雄烯二酮：浓度增高，提示过多的雄激素主要来源于卵巢。硫酸脱氢表雄酮是肾上腺产生雄激素的标志物，多囊卵巢综合征时其浓度正常或增高。

（3）尿 17－酮类固醇：正常或轻度增高，正常时提示雄激素来自于卵巢，升高时提示肾上腺功能亢进。

（4）雌二醇：为正常值或稍增高，其水平恒定不变，无排卵前后升高现象。$E_1/E_2>1$。

（5）催乳素（PRL）：约有 25%～40% 患者高于 25ng/ml。

（6）胰岛素：空腹胰岛素亦增高。

2. 诊断性刮宫 子宫内膜呈现增生期或增生过长，无分泌期变化。35 岁以上的患者应常规行诊断性刮宫，以早期发现子宫内膜不典型增生或子宫内膜癌。

3. 盆腔充气造影或盆腔双重造影 双侧卵巢增大，大于子宫阴影的 1/4，但约有 1/3 病例卵巢大小在正常范围内。

4. B 超检查 声像图显示子宫小于正常，双侧卵巢均匀性增大，包膜回声增强，轮廓光滑，内部回声强弱不匀，可见多个大小不等的无回声区围绕卵巢边缘，或散在分布于卵巢内。

5. 腹腔镜检查 卵巢增大，包膜增厚，表面光滑，呈灰白色，有新生血管。腹腔镜下取卵巢组织送病检即可确诊，见包膜增厚，卵泡发育，但无排卵。

6. 基础体温测定 多呈现单相型。

7. 核磁共振、CT 有助于明确诊断。

8. 剖腹探查 可排除盆腔肿瘤。

【诊断】

一、辨病要点

根据其病史、年龄、临床表现即使没有扪及增大的卵巢，也应怀疑PCOS。为了明确诊断，可结合各项实验室检查和其他检查指标。典型的PCOS病例不难诊断，非典型病例应作全面的实验室检查和卵巢病理检查。

二、辨证要点

本病有虚实两类。虚者以肾虚为主，表现为月经后期，量少，稀发，渐至闭经，伴有腰膝酸软，头晕耳鸣，多毛，乳房发育差等症状。实者以肝郁化火、痰湿阻滞、气滞血瘀为多见。肝郁化火者，以胸胁、乳房胀满或伴溢乳，毛发浓密，面部痤疮，口干喜冷饮为特点；痰湿阻滞者多以胸闷泛恶，肢倦乏力，或喉间多痰，形体肥胖，多毛为特征；气滞血瘀者则以精神抑郁，胸胁胀满，或经行腹痛拒按，舌质紫黯，或边有瘀点为特征。

【鉴别诊断】

1. 卵巢男性化肿瘤 多为单侧实性肿瘤，具有进行性增大及短期内出现明显变化的特点。血中睾酮含量明显增高，但当血清睾酮值>6.9nmol/L时，可排除此类型肿瘤。当瘤体较小时难以区别，可行腹腔镜检查及卵巢组织病理检查。

2. 肾上腺皮质增生或肿瘤 当血清硫酸脱氢表雄酮（DHEA-S）值>18.2μmol/L时，应与肾上腺皮质增生或肿瘤相鉴别。肾上腺皮质增生患者对ACTH兴奋试验反应亢进，地塞米松抑制试验时抑制率≤0.70。肾上腺皮质肿瘤患者则对这两项试验反应均不明显。

3. 甲状腺功能亢进或低下 两者血中性激素结合蛋白（SHBG）水平相应地增高或降低，从而影响了E及T的代谢清除率，均导致雄激素的腺外转化率增高，雌激素水平增高并失去周期性变化，抑制了排卵，产生类似PCOS的表现，通过测定甲状腺素可以鉴别。

4. 高泌乳素血症伴发PCOS 除PCOS表现外，可伴双侧乳房溢乳，血中PRL及硫酸脱氢表雄酮水平升高。但经服溴隐亭治疗，在泌乳素下降的同时，硫酸脱氢表雄酮也随之降低。

【治疗】

一、治疗思路

本病的治疗在于早期诊断，早期治疗，防止发生子宫内膜癌。采取中西医结合治疗，主要达到恢复排卵性月经、受孕、改善症状。

二、西医治疗

（一）一般治疗

对肥胖的 PCOS 患者，应通过饮食控制、服用降代谢的减肥药，加强锻炼等以减轻体重，有利于降低胰岛素、睾酮、游离睾酮及雄烯二酮水平，努力使之恢复排卵，达到生育目的。

（二）药物治疗

1. 降低 LH 水平

（1）口服避孕药：常用口服短效避孕药，周期性服用。用药 6~12 个周期可抑制毛发生长和治疗痤疮。避孕药可使卵巢和肾上腺产生的雄激素降低。其中孕激素成分通过反馈作用抑制 LH 的异常高分泌，减少卵巢产生雄激素，而雌激素成分使性激素结合球蛋白浓度增加，导致游离睾酮减少。

（2）醋酸甲羟孕酮：使用方法为每日 20~40mg 口服，或长效制剂 150mg 肌注，每 6 周至 3 月 1 次。用于治疗多毛症。其可直接影响下丘脑－垂体轴，减少 GnRH 产生及促性腺激素的释放，导致雄激素及雌激素降低。

（3）促性腺激素释放激素激动剂（GnRH－a）：主要药物如诺雷德 3.6mg，达必佳 3.75mg，达菲林 3.75mg，月经周期第 2 日皮下注射，每 28 日 1 次。对有生育要求而难于控制的高 LH 水平患者适用。GnRH－a 可降调节垂体 Gn 分泌，从而减少卵巢合成雄激素。同时使用反加疗法即口服避孕药或雌激素，防止骨质丢失及其他激素降低引起的副反应。

2. 降低血雄激素水平

（1）糖皮质类固醇：常用地塞米松，每晚 0.25mg 口服，剂量不宜超过 0.5mg/d，以免过度抑制垂体－肾上腺轴功能。本方法可有效抑制脱氢表雄酮硫酸盐浓度。适用于 PCOS 雄激素过多为肾上腺来源或混合性来源者。

（2）酮康唑：使用方法 20mg，每日 1 次，可抑制类固醇形成酶的细胞色素，降低睾酮、游离睾酮及雄烯二酮水平。

（3）螺内酯：抗雄激素时剂量为每日 50~200mg，治疗多毛时需用药 6~9 个月。螺内酯是人工合成的 17－螺内酯甾类化合物，具有抑制卵巢和肾上腺合成雄激素，并在毛囊竞争雄激素受体的作用。若出现月经不规则者可与口服避孕药联合应用。

（4）醋酸环丙孕酮（CPA）：目前常用达因－35，每片含 CPA 2mg、炔雌醇 35μg，做周期疗法，即于出血第 1 日起，每日口服 1 片，连续 21 日，停药 7 日后重复，共 3~6 个月。本品可合成 17－羟孕酮衍生物，与睾酮和双氢睾酮竞争受体，并诱导肝酶加速血浆雄激素的代谢廓清，从而降低雄激素的生物效应。

3. 改善 PCOS 的胰岛素抵抗　二甲双胍为双胍类治疗非胰岛素依赖型糖尿病，通过降低血胰岛素，可纠正 PCOS 患者的高雄激素状态，改善卵巢排卵功能，提高促排卵治疗的效果。

4. 诱发排卵　由于 PCOS 患者诱发排卵时易发生卵巢过度刺激综合征，必须加强预防措施，主要包括：①HMG－HCG 不作为 PCOS 患者促排卵的首选方案；②多个卵泡达到成熟期或卵巢直径 >6cm 时，不加用 HCG。

（三）手术治疗

1. 腹腔镜手术　适用于严重 PCOS 对促排卵药物治疗无效者。在腹腔镜下电灼或激光穿刺孔，每侧卵巢打开 4 个孔为宜，既能获得 90% 排卵率和 70% 妊娠率，又能减少粘连形成。

2. 卵巢楔形切除术　剖腹探查后应先确定诊断，然后将双侧卵巢楔形切除 1/3，以降低雄激素水平，减轻多毛症状，提高妊娠率。

三、中医治疗

（一）辨证论治

1. 肾虚

证候　月经后期，量少，色淡，质稀，渐至闭经，不孕，伴头晕耳鸣，腰膝酸软，形寒肢冷，小便清长，大便不实，性欲淡漠，形体肥胖，多毛；舌淡，苔白，脉细无力。

治法　补肾填精，调补冲任。

方药　右归丸（《景岳全书》）。

熟地　山药　山茱萸　枸杞　鹿角胶　菟丝子　杜仲　当归　肉桂　制附子

若月经量多者，去附子、肉桂、当归温阳活血之品，酌加党参、黄芪、炮姜炭、艾叶、仙灵脾、巴戟天。

2. 痰湿阻滞

证候　月经量少，经行延后甚或闭经，婚久不孕，或带下量多，头晕头重，胸闷泛恶，四肢倦怠，形体肥胖，多毛，大便不实；苔白腻，脉滑或濡。

治法　燥湿除痰，理气行滞。

方药　苍附导痰丸（《叶天士女科诊治秘方》）合佛手散（《普济本事方》）。

茯苓　半夏　陈皮　甘草　苍术　香附　胆南星　枳壳　神曲　生姜　当归　川芎

若痰多湿盛，形体肥胖，多毛明显者，酌加山慈菇、穿山甲、皂角刺、石菖蒲以化痰通络；若小腹结块者，加昆布、海藻、夏枯草软坚散结。

3. 肝经郁热

证候　闭经，或月经稀发，量少，或先后无定期，崩漏，婚久不孕，毛发浓密，面部痤疮，经前乳房、胸胁胀痛，或有溢乳，口干喜冷饮，大便秘结；苔薄黄，脉弦数。

治法　疏肝解郁，清热泻火。

方药　丹栀逍遥散（《女科撮要》）。

丹皮　炒栀子　当归　白芍　柴胡　白术　茯苓　甘草

若大便秘结明显者，加生大黄，清热泻火，通腑；溢乳者，酌加牛膝、炒麦芽；胸胁、乳房胀甚者，加郁金、王不留行、路路通。

4. 气滞血瘀

证候　月经延后，或量少不畅，经行腹痛，拒按，或闭经，婚后不孕，精神抑郁，胸胁胀满；舌质暗紫，或舌边尖有瘀点，脉沉弦或沉涩。

治法　行气导滞，活血化瘀。

方药　膈下逐瘀汤（《医林改错》）。

当归　赤芍　川芎　桃仁　红花　枳壳　延胡索　五灵脂　丹皮　制香附　甘草

若心烦易怒者，酌加青皮、木香、柴胡以疏肝解郁，行气宽中；若腹内有癥块，则加三棱、莪术，活血化瘀，消癥块。

（二）中成药

1. 右归丸　口服，每次 8 粒，每日 2 次。适应于肾虚证。

2. 二陈丸　口服，每次 8 粒，每日 2 次。适应于痰湿阻滞证。

3. 龙胆泻肝丸　口服，每次 6 粒，每日 2 次。适应于肝经郁热证。

4. 血府逐瘀丸　口服，每次 8 粒，每日 2 次。适应于气滞血瘀证。

【预防】

1. 积极治疗月经不调，调整月经周期。
2. 对肥胖、多毛、痤疮患者要及早查出病因，早期治疗。
3. 避免不良精神刺激，不良的饮食习惯，适劳逸。

【预后】

多囊卵巢综合征通过上述各种治疗仅是切断其病理生理的不同环节，达到恢复排卵性月经，偶然受孕，减轻多毛、肥胖等症状，但均不能去除根本的病因。因此治疗的效果多为短暂的，相当部分的患者复发率高，为妇科之疑难病症。

第六节　经前期综合征

经前期综合征（premenstrual syndrome，PMS）是指妇女在行经前（黄体期）反复周期性出现影响日常生活和工作的躯体、精神以及行为方面改变的综合征，如烦躁易怒、精神紧张、神经过敏、头晕、头痛、失眠、乳房胀痛、浮肿、泄泻、身痛、发热、口舌糜烂、大便下血等症状，严重者影响生活质量，月经来潮后症状即自然消失。据统计，发生率为30% ~40%，严重者占5% ~10%。中医学无此专门病名，散在记载于“经行头痛”、“经行乳房胀痛”、“经行发热”、“经行身痛”、“经行泄泻”、“经行浮肿”等范畴。《中医妇科学》将本病称为“月经前后诸证”。

【病因病理】

一、西医病因病理

经前期综合征至目前尚无确切的病因，可能由于卵巢激素、中枢神经和自主神经系统失调综合作用有关。

1. 雌、孕激素比例失调　由于孕激素水平不足，雌激素相对过高引起。孕激素促进远端肾小管钠和水的排泄，雌激素则通过肾素－血管紧张素－醛固酮系统使水钠滞留。由于雌、孕激素比例失调，因而出现水肿、乳房胀痛、头痛、经前泄泻等。

2. β－内雌肽释放异常　β－内雌肽可抑制中枢神经系统，导致去甲肾上腺素或多巴胺的释放减少．从而导致经前期疲劳、烦躁或抑郁的精神症状。

3. 维生素 B_6 缺乏　维生素 B_6 可促进体内过多雌激素的廓清，增强脑的单胺基生物合成，调节情绪与行为。

4. 精神社会因素　与 PMS 的严重程度有动态关系。部分患者精神症状突出，当情绪紧张时则使原有症状加重。

二、中医病因病机

妇女行经之前，阴血下注冲任，血海充盈，而全身阴血相对不足，脏腑功能失调，气血失和，则出现一系列证候。月经以血为本，肝藏血，肾藏精，精化血，脾统血，主运化，是气血生化之源，因此月经的产生与肾、肝、脾的关系尤为密切。故肝、脾、肾功能失调，气血、经络受阻是导致月经前期紧张综合征的重要因素。临床常见的病因有：

1. 肝郁气滞　素禀抑郁，情志不舒，或恚怒伤肝，肝失条达，经期之际阴血下注血海，肝血不足，失于濡养，肝气不舒，气机壅阻，故出现胁肋、乳房胀痛，肝郁日久化火上扰清窍，可致经行头晕头痛、烦躁失眠；肝木侮脾土，脾失健运则经行腹泻。

2. 肝肾阴虚　素体阴虚，临行经之前，阴血更虚，阴虚水不涵木，木火上炎，则经行头痛头晕，烦躁失眠，经行发热，或口糜；热灼阴络，则经行便血等。

3. 脾肾阳虚　素体阳虚，脾失温煦，运化不健，则水湿停聚。泛于肌肤则为水肿，水湿下注则为经行泄泻；清阳不升，则清窍失养，以致经行头晕头痛，疲劳嗜睡。

4. 气血虚弱　素体亏虚，经期阴血下注，气血虚弱，经脉失养，经血运行不畅，故经行一身疼痛，或酸楚麻木；血虚生风，可致经行风疹块等。

5. 瘀血阻滞　经行、产后遇寒饮冷，血为寒凝，或跌仆外伤，瘀血阻滞脉中，经脉不通，故经行之际身痛，小腹疼痛；足厥阴肝经络胞而过，上循巅脑，经脉不通，则巅脑失养，因而头痛头昏。

【临床表现】

1. 病史　多见于 25～45 岁妇女，伴随月经周期性发作，症状出视在月经前 7～14 日，经前 2～3 日症状明显加重，月经来潮后症状明显减轻或消失。常因家庭不和睦或工作紧张诱发。

2. 症状 ①躯体症状：表现为头痛、乳房胀痛、腹部胀满、肢体浮肿、体重增加、运动协调功能减退；②精神症状：易怒、焦虑、抑郁、情绪不稳定、疲乏以及饮食、睡眠、性欲改变；③行为改变：思想不集中、工作效率低、意外事故倾向，易有犯罪行为或自杀意图。

3. 体征 每随月经周期见颜面及下肢凹陷性水肿，体重增加，或乳房胀痛，且有触痛性结节，或口腔黏膜溃疡，或见荨麻疹、痤疮。程度轻重不一，或可多症并存，月经干净后诸症渐消失。

【实验室及其他检查】

1. 辅助检查

（1）雌、孕激素测定：月经后半期孕酮水平低下或正常，雌二醇浓度偏高。雌二醇/黄体酮比值增高。

（2）催乳素测定：水平较高。测定时宜在醒后 3～4 小时抽血。

（3）阴道细胞学检查：角化细胞异常持久，提示雌激素水平增高，孕激素不足。

（4）宫颈黏液检查：黄体期涂片仍见宫颈黏液稀薄透明，延展性强，并见羊齿状结晶者，提示雌激素水平高。

（5）基础体温测定：大多为双相，但排卵后体温曲线上升缓慢且不规则，或上升日数短，说明黄体功能不全（亦有呈单相型）。

2. 其他检查

（1）体格检查：如血常规、尿常规、肝肾功能检查、血浆蛋白检查等，排除全身性疾病引起的水肿。

（2）妇科检查：无器质性病变。

【诊断】

一、辨病要点

根据患者年龄以及临床特征为周期性系列症状出现，即月经前 1－2 周症状出现，月经后症状减轻至消失，诊断基本准确。

二、辨证要点

本病见症多端，临床可根据各症的不同表现辨其寒热虚实。因其症状的出现均与月经周期相关，故当根据经前、经期、经后的生理特性，综合分析。

【鉴别诊断】

1. 周期性精神病 周期性精神病也随月经周期而发作，经净后自然缓解，但无水钠潴留症状。好发于 13～18 岁女性，常见部分病人发育迟缓，身材矮小，生殖器官发育不全，甚至闭经。脑电图可有轻度或中度异常等。发作时体温略升，心率快，手足冷而多汗，肢端轻度发绀，面部充血或苍白。其诱因多为精神因素所致。

2. 与水肿有关疾病

（1）心脏性水肿：有心脏病史；心脏扩大，心脏杂音以及肝肿大，颈静脉怒张的体征，水肿由下肢开始波及全身。与月经无关。

（2）肾病性水肿：有肾病史；尿常规可见尿蛋白、红细胞及管型等；伴血压升高，少尿症；晨起时可见颜面、眼睑水肿，渐渐发展至全身水肿。与月经无关。

（3）营养缺乏性水肿：由于低蛋白血症所致。经过高蛋白、高热量、高维生素等膳食调理，水肿即能迅速消退，与月经无关。

【治疗】

一、治疗思路

本病治疗原则以预防为主。但因本病的特点为周期性发作，与月经关系密切，故治疗也应根据发病的时间，按经期、经前、经后分别施治。一般以中医治疗为主，症状严重时以西药控制症状。

二、西医治疗

1. 一般治疗　重视心理治疗，应予心理安慰与疏导，使精神松弛，重新控制生活使病人消除恐惧、紧张的心理。调节生活状态，包括合理的饮食及营养，适当的身体锻炼，戒烟，限制盐和咖啡的摄入。

2. 药物治疗

（1）抗焦虑剂：适用于有明显焦虑的患者，阿普唑仑经前用药，起始可用 0.25 mg,，每日 2～3 次，逐渐递增，最大剂量为每日 4mg，一直用至月经来潮的第 2～3 日。

（2）抗忧郁剂：如氟西汀可选择地抑制中枢神经系统 5－羟色胺的再摄取。剂量 20mg，每日 1～2 次口服。明显缓解精神症状及行为改变，但对躯体症状疗效不佳。

（3）促性腺激素释放激素激动剂（GnRHa）：造成低促性腺激素、低雌激素状态，缓解症状。

（4）醛固酮受体拮抗剂：螺内酯口服 20～40mg，每日 2～3 次，不仅可拮抗醛固酮而利尿，减轻水潴留，而且对改善神经症状也有效。

（5）维生素 B_6：可调节自主神经系统与下丘脑－垂体－卵巢轴的作用，并抑制催乳激素的分泌与合成，每日口服 100mg 可改善症状。

（6）纠正水钠潴留：口服螺内酯 20mg，每日 3 次，因可拮抗醛固酮而利尿，适用于月经前体重增加明显（>1.5kg）者。

（7）镇静：轻者可口服谷维素 20mg，每日 3 次。重者，利眠宁 10mg，每日 2～3 次，口服；或甲丙氨酯 0.2～0.4g，每晚睡前服 1 次。

3. 补充矿物质及维生素　近年有人报道用碳酸锂治疗经前期紧张综合征。锂离子能改变神经的兴奋性，置换体内潴留的钠，具有除钠排水的利尿作用，对重症经前期紧张综合征病人有良好效果。于预期月经来潮前10日开始口服，碳酸锂0.3g，每日3次，月经来潮时停止。据报道所有病人服药后不再头痛，能促进睡眠，消除精神紧张及抑郁，乳房胀痛及腹部饱胀亦不复存在。维生素 B_6 每次10~20mg/次，口服，每日3次。于月经来潮后第10日服用。同时配服维生素A、E，有调节自主神经系统与下丘脑-垂体-卵巢轴的作用，并抑制催乳激素的分泌与合成，可改善症状。

4. 激素治疗 可用孕激素作替代治疗。自月经周期第14日开始，每日口服甲地孕酮4~

5. 溴隐亭 可降低泌乳素水平，减少乳房胀痛等。每次1.25~2.5mg，口服，每日1~2次，可使90%患者的症状消失。

三、中医治疗

根据月经病的治疗原则，审因论治，重在补肾、温脾、疏肝理气、祛瘀，使脏腑功能平衡，阴阳气血互济。

（一）辨证论治

1. 肝郁气滞

证候 经前乳房，乳头胀痛，胸闷胁胀，精神抑郁，头晕目眩，烦躁易怒，或少腹胀痛；舌质红或紫黯，脉弦。

治法 疏肝解郁，理气止痛。

方药 柴胡疏肝散（《景岳全书》）。

柴胡 枳壳 炙甘草 白芍 川芎 香附 陈皮

若乳房胀痛有结节者，加橘核、王不留行；胸胁胀满甚者，加川楝、郁金。若心烦易怒，口苦咽干，目赤，尿黄便干者，则为肝郁化热，治以舒肝清热，方用丹栀逍遥散（《女科撮要》）。

2. 肝肾阴虚

证候 经前、经期头晕头痛，烦躁失眠，口干不欲饮，烘热汗出，腰酸腿软，肢体麻木，口舌糜烂；舌红少苔，脉细数。

治法 滋肾养肝，清热降火。

方药 知柏地黄丸（《医宗金鉴》）。

熟地 山茱萸 山药 泽泻 茯苓 丹皮 知母 黄柏

若潮热汗出，加龟板，养阴潜阳，清热降火。

3. 脾肾阳虚

证候 经前、经期面目四肢浮肿，经行泄泻，腰腿酸软，身倦无力，形寒肢冷；舌淡，苔白滑，脉沉缓。

治则 健脾温肾。

方药 健固汤（《傅青主女科》）合四神丸（《校注妇人良方》）：

人参 茯苓 白术 巴戟天 薏苡仁 补骨脂 吴茱萸 肉豆蔻 五味子

4. 心脾气虚

证候　经行或经后发热，形寒，自汗，神疲肢软，少气懒言，心悸怔忡，失眠多梦，经行感冒，或发风疹；舌淡苔薄，脉弱无力。

治则　健脾升阳，益气固表。

方药　归脾汤（《校注妇人良方》）。

人参　黄芪　白术　茯神　酸枣仁　龙眼肉　木香　炙甘草　当归　远志　生姜　大枣

若经行风疹块，去龙眼肉、生姜，加生地、白蒺藜；经行感冒，去当归、龙眼肉、枣仁，加防风、荆芥。

5. 瘀血阻滞

证候　经前、经期身痛，腰膝关节酸痛，得热痛减，经行量少，色黯，或有血块，巅顶胀痛；舌红苔白，脉沉紧或沉涩。

治则　温经通络，活血散瘀。

方药　趁痛散（《校注妇人良方》）。

当归　黄芪　白术　炙甘草　肉桂　独活　牛膝　生姜　薤白

（二）中成药

1. 逍遥丸　口服，每次8粒，每日3次。适用于肝郁气滞型患者，经前1周开始服用。

2. 知柏地黄丸　口服，每次8粒，每日3次。适用于肝肾阴虚型患者，经后1~2日后开始服用，连服20日，连续服用3个月。杞菊地黄丸，服法同上，对肝肾阴虚，肝阳上亢之经行眩晕、经行头痛有持久疗效。

3. 济生肾气丸　口服，每次6粒，每日3次，适宜于脾肾阳虚型以水肿为主者。

4. 八珍丸、补中益气丸、归脾丸等　遵医嘱服用，适宜于气血虚弱型患者。

【预防】

1. 调情志　本病的发生多与精神因素有关，故除药物治疗外，还应重视心理治疗，尤其在经期，应保持情怀舒畅，使气血调和。

2. 饮食调节　经期、经前勿过食寒凉，以免损伤脾阳；亦勿食辛燥之品，以防伤阴。

3. 适寒温　经前、经期注意避免感受风寒或风热，勿居潮湿之地，勿冒雨涉水。

4. 劳逸结合　尤其在经期不宜过度消耗脑力或体力。注意经期宣教，防止伤气伤心，劳伤心脾。

【预后】

本病特点均伴随月经周期反复发作。病情轻者，不需药物治疗，每随经过后则自然消失；病情严重除影响工作和学习，如不治疗可导致月经不调、不孕等疾病，甚至精神失常，或导致家庭和社会的不安定。虽然目前尚无特效药物根治PMS，但中西医治疗本病对控制症状均有明显疗效，尤其中医中药临床疗效明显高于西药治疗，而且无副作用。大多数妇女约需2年（极个别甚至需治疗至绝经期）可望治愈。

第七节　围绝经期综合征

围绝经期是妇女由生育期过渡到老年期的一个过渡阶段，它包括绝经前期、绝经期和绝经后期。绝经指月经停止 12 个月，是每一个妇女生命进程中必然发生的生理过程，它提示卵巢功能衰退，生殖能力终止。以前曾用“更年期”来描述这一时期，1994 年 WHO 废弃“更年期”而采用“围绝经期”，围绝经期（perimenopausal period）指围绕绝经的一段时期，包括从接近绝经期出现与绝经有关的内分泌、生物学和临床特征起至最后一次月经后 1 年期间。围绝经期综合征是指妇女在绝经前后由于性激素减少所致的一系列躯体及精神心理症状。如月经紊乱、情志异常、潮热汗出、眩晕耳鸣、心悸失眠、浮肿便溏等。中医学无此病名，其症状于“年老血崩”、“老年经断复来”、“脏躁”、“百合病”等病证中可见散在记载，现《中医妇科学》教材将此归属于“经断前后诸证”范畴。

【病因病理】

一、西医病因病理

（一）病因

围绝经期最主要的病因是卵巢功能的衰退，卵巢渐趋停止排卵，雌激素分泌减少，促性腺激素分泌增多，黄体生成素仍保留在正常水平；绝经后，卵巢已不能分泌雌激素，但仍分泌雄激素，促性腺激素水平逐渐升高，黄体生成素升高；至老年期、雌激素稳定在低水平、促性腺激素略下降。此外，患者机体老化以及精神、神经和所处社会环境因素、心理创伤、家庭矛盾等因素亦可相互影响而导致发病。临床上绝经分为自然和人工绝经两大类，自然绝经是指卵巢内卵泡生理性耗竭而导致的月经闭绝；人工绝经则是由于手术切除或放射线损坏两侧卵巢而导致的绝经。人工绝经更容易诱发本病。

（二）病理

1. 卵巢变化　围绝经期的最早变化是卵巢功能衰退，表现为卵泡对 FSH 敏感性下降，对促性腺激素刺激的抵抗性逐渐增加，然后才表现为下丘脑和垂体功能退化。围绝经期后，卵巢体积缩小，卵巢皮质变薄，原始卵泡耗尽，不再排卵。

2. 性激素变化　由于卵巢功能衰退，雌激素分泌逐渐减少，绝经后妇女体内仅有低水平雌激素，以雌酮为主，来自肾上腺皮质的雄烯二酮经周围组织转化为雌酮。

（1）雌激素：围绝经期由于卵巢功能衰退，雌激素分泌减少。但在不同的阶段，雌激素水平的变化有差异。绝经过渡期早期雌激素水平呈波动状态，其原因是因 FSH 升高对卵泡过度刺激引起雌二醇分泌过多，导致雌激素水平高于正常增生期水平。在整个绝经过渡期雌激素水平不呈逐渐下降趋势，而只是在卵泡停止生长发育时，雌激素水平才下降。绝经后卵巢不再分泌雌激素，妇女体内低水平的雌激素主要是由来自肾上腺皮质以及来自卵巢的雄烯二酮经周围组织中芳香化酶转化的雌酮，转化的部位主要在肌肉和脂肪，肝、肾、脑等组织也可促使转化。雌酮在周围组织也与雌二醇互相转化，但与生育期妇女相反，雌酮（E_1）高于雌二醇（E_2），形成 $E_1/E_2>1$。

（2）孕酮：绝经过渡期卵巢尚有排卵功能，但因增生期延长，黄体功能不全，导致孕酮分泌减少。绝经后无黄体酮分泌。

（3）雄激素：绝经后雄激素来源于卵巢间质细胞及肾上腺，总体雄激素水平下降。其中雄烯二酮主要来源于肾上腺，量约为绝经前的一半。卵巢主要产生睾酮，由于升高的 LH 对卵巢间质细胞的刺激增加，使睾酮水平较绝经前增高。

3. 促性腺激素变化 绝经过渡期 FSH 水平升高，呈波动型，LH 仍可在正常范围，但 FSH/LH 仍 <1。绝经后由于雌激素水平下降，诱导下丘脑分泌促性腺激素释放激素增加，进而刺激垂体释放 FSH 和 LH 增加；同时，由于卵泡产生抑制素（inhibin）减少，使 FSH 和 LH 水平升高，其中 FSH 升高较 LH 更显著，FSH/LH >1，绝经后 2～3 年达最高水平，约持续 10 年，然后下降。围绝经期由于雌激素不足对下丘脑、垂体不能进行有效的负反馈，致使垂体分泌促性腺激素增加，绝经后 2～3 年达最高水平，至老年期才开始下降。

4. 催乳素变化 绝经过渡期由于雌激素具有肾上腺能耗竭剂的功能，可抑制下丘脑分泌催乳激素抑制因子（PIF），使催乳激素水平升高。绝经后由于雌激素水平下降，下丘脑分泌 PIF 增加，使催乳激素浓度降低。

由于雌激素具有肾上腺能耗竭剂的功能，可抑制下丘脑分泌催乳素抑制因子，从而使催乳素浓度升高。绝经后雌激素水平下降，下丘脑分泌 PIF 增加，致使催乳素浓度降低。

5. 促性腺激素释放激素 绝经后 GnRH 的分泌增加，与 LH 相平衡。

6. 抑制素 抑制素通过反馈抑制垂体 FSH 和 GnRH 对自身受体的升调节，使抑制素水平与 FSH 水平呈负相关。围绝经期妇女血抑制素浓度下降，较 E_2 下降早且明显，可能成为反映卵巢功能衰退敏感的指标。绝经后卵泡抑制素极低，而 FSH 升高。

二、中医病因病机

妇女进入围绝经期，肾气渐衰，天癸将竭，冲任二脉虚损，精血不足，气血失调，脏腑功能紊乱，肾阴阳失和而致。临床常见的为肾阴虚、肾阳虚、或肾阴阳两虚，故肾虚为致病之本，可以涉及他脏而发病。

1. 肾阴虚 素体阴虚或产乳过众，精血耗伤，天癸渐竭，肾阴亏虚。阴虚则阳失潜藏，或水不涵木可致肝阳上亢，水不济火则心肾不交，故肾阴虚临床多兼有肝肾阴虚，心肾不交。

2. 肾阳虚 月经将绝，肾气渐衰，命门火衰，虚寒内盛，脏腑失于温煦，冲任失养，以致经断前后诸症。临床常伴脾肾阳虚。

3. 肾阴阳两虚 肾为水火之宅，内藏元阴元阳。阴阳互根，故肾阳不足，日久阳损及阴；同样肾阴不足，日久也可阴损及阳，从而导致肾阴阳两虚之诸多症状。

【临床表现】

1. 病史 既往月经正常，出现月经紊乱伴有头晕耳鸣，烦躁易怒，心悸失眠，潮热汗出，情志异常等症状；或因手术或受放射线损害造成人工绝经而出现上述症状者。

2. 症状

（1）月经紊乱：是在绝经过渡期的常见症状。妇女在绝经前期无排卵性月经增加，月经周期不规则、持续时间长，月经量增加。

（2）与雌激素下降有关的症状

①血管舒缩症状：表现为潮热，这是雌激素下降的最有特征性的症状，发生情况是反复出现短暂的面部和颈部皮肤阵阵发红，伴有轰热，即而出汗，持续时间在1～3分钟之间，症状轻者每日发作数次，重者10余次或更多，常在夜间和应急状态时容易发作，这种血管功能不稳定现象可以持续1年或者长达5年，个别病例甚至更长。人工绝经者发生率高于自然绝经者，自然绝经的潮热发生率高于50%。

②精神神经症状：主要指记忆、情绪和认知功能。围绝经期妇女容易出现激动易怒、焦虑不安、情绪低落、抑郁寡言、多疑猜忌，不能自我控制等情绪症状。记忆力减退和注意力不集中也常常出现。

③泌尿生殖道症状：主要表现在泌尿生殖道萎缩症状，出现阴道干燥，性交困难，反复发生的阴道炎，排尿困难，尿急以及反复发生的尿路感染。尿道缩短，黏膜变薄，括约肌松弛，常有张力性尿失禁。

④心血管疾病：包括冠状动脉及脑血管病变。雌激素对女性心血管系统有保护作用，雌激素通过对脂代谢的良性作用改善心血管功能并抑制动脉粥样硬化，研究表明绝经后血胆固醇水平升高，各种脂蛋白增加，而高密度脂蛋白/低密度脂蛋白比率降低。绝经后妇女易发生动脉粥样硬化、心肌缺血、心肌梗死、高血压和脑出血，绝经后妇女冠心病发生率及并发心肌梗死的死亡率也随年龄而增加。

⑤骨矿含量改变及骨质疏松：雌激素具有保护骨矿含量的作用，是妇女一生维持骨矿含量的关键激素，其机制主要与雌激素对骨生成的直接作用以及对抗甲状旁腺的骨吸收作用有关。骨质疏松是指骨的骨矿含量减少，与骨基质的比例下降，导致骨易骨折。绝经后妇女雌激素下降，骨质吸收速度快于骨质生成，促使骨质丢失变疏松，围绝经期约25%妇女患有骨质疏松。骨质疏松可引起骨骼压缩、身材变矮，严重者可致骨折，常见于桡骨远端、股骨颈、椎体等部位。

3. 体征 月经紊乱渐至停止，白带减少，性欲降低，生殖器官及乳房萎缩。

【实验室及其他检查】

实验室根据检查所测数据有助于诊断。

1. FSH 值测定 绝经过渡期血 FSH＞10U/L，提示卵巢储备功能下降。FSH＞40U/L 提示卵巢功能衰竭。

2. 氯米芬兴奋试验 月经第5日起服用氯米芬，每日50mg，共5日，停药第1日测定血 FSH，若 FSH > 12U/L，提示卵巢储备功能下降。

3. 其他　阴道细胞学检查显示底层细胞明显减少。宫颈涂片或子宫内膜活检；妇科内、外生殖器官以及乳房的检查，以排除恶性病变。若合并有脂代谢异常，可行血脂检查胆固醇中 β 脂蛋白，前 β 脂蛋白比例增大。合并有骨代谢异常，胸闷等情况时可以进一步作心电图、X 线检查等项目。

【诊断】

一、辨病要点

根据临床表现和实验室检查和其他检查：①患者发病年龄在 45～55 岁之期，有月经紊乱史或人工绝经史。②有典型的自主神经系统失调症状，如潮热、汗出，情绪不稳定，失眠，多梦，易疲劳。

二、辨证要点

本病以肾虚为本，病理变化以肾阴阳平衡失调为主。临床辨证关键在于辨清阴阳属性。肾阴虚者必见腰膝酸软，头晕耳鸣，烘热汗出，潮热颧红等阴虚内热证；肾阳虚者，必见腰膝酸痛，畏寒肢冷，小便清长，大便稀溏等阳虚内寒证；阴阳诸虚者，则寒热错杂，阴阳两证同时并见．但亦可以出现偏于阴分或偏于阳分虚者，临证需详加分析。

【鉴别诊断】

围绝经期综合征症状几乎涉及全身各系统，主要与以下疾病鉴别：

1. 原发性高血压　家族有高血压史，多年来以高血压为主症，病程缓慢，发作期收缩压和舒张压同时升高，晚期常合并心、脑、肾损害。

2. 心绞痛　每劳累过度，情绪激动或饱餐等诱发胸骨后疼痛，甚至放射至左上肢，持续约 1～5 分钟，经休息或舌下含服硝酸甘油片后，症状得以缓解和控制。

3. 围绝经期精神病　进入围绝经期首次出现忧郁症，妄想症（如嫉妒妄想、被害妄想、疑病妄想等）和神经官能症。

4. 子宫肌瘤、子宫内膜癌　子宫肌瘤好发 30～50 岁之间的女性，子宫内膜癌多发生于 50 岁以上者。二者均可见不规则阴道出血，前者通过妇科检查和 B 超可行鉴别，后者通过诊刮病检可与围绝经期月经失调鉴别。

5. 尿道及膀胱炎　虽有尿频、尿急、尿痛，甚至尿失禁，但尿常规化验可见白细胞，尿培养有致病菌，经抗感染治疗能迅速缓解和消除症状。

6. 增生性关节炎　如脊柱、髋、膝等关节酸痛和发僵，且随年龄增长而加重。X 线检查，关节有骨质增生，或有骨刺，或关节间隙变窄等。

【治疗】

一、西医治疗

（一）一般治疗

1. 心理治疗 围绝经期精神神经症状可因个体素质差异而表现出神经类型不稳定状态，若因某种激惹精神状态加剧症状，影响其工作和生活时可选用适量的镇静药以助睡眠，如夜晚服用艾司唑仑2.5mg；谷维素有助于调节自主神经功能，口服20mg，每日3次。绝经后还应增加日晒时间，摄入足量蛋白质及含钙丰富食物，坚持体格锻炼。

2. 激素替代治疗（HRT）

（1）雌激素：天然雌激素主要包括雌酮、雌二醇和二者各自的结合型以及妊马雌酮。合成雌激素主要包括炔雌醇、炔雌醚以及尼尔雌醇。常用的制剂有：①妊马雌酮：为天然雌激素，剂量为每日口服0.625mg~1.25mg。②微粒化雌二醇（micronized estradiol）；是天然雌激素，每日口服lmg~2mg。③7-甲异炔诺酮（tibolone）：其在体内可与雌、孕及雄激素受体结合，故具有这三种激素弱的活性，每日或隔日口服2.5mg。④尼尔雌醇：为长效雌三醇衍生物。每半月服1~2mg或每月服2~5mg。

（2）孕激素制剂：最常用的是甲羟孕酮，每日口服2.5~5mg。其他药物有炔诺酮（norethisterone），每日口服5mg，炔诺孕酮（norgestrel），每日口服0.15mg，微粒化孕酮（micronized progesterone），每日口服100~300mg。

●用药途径及方案

1）口服：主要优点是血药浓度稳定，改善血脂。但对肝脏有一定损害，还可刺激产生肾素底物及凝血因子。口服法方案有如下：①雌激素+周期性孕激素：雌激素每周期应用21~25日，后12~14日加用孕激素，每周期停用6~8日。模拟自然月经周期，可预测撤药性出血。②雌激素+连续性孕激素：每日同时口服雌激素及孕激素。不发生撤药性出血，但可发生不规则淋沥出血。适用于绝经多年的妇女。③无对抗单一雌激素治疗：适用于子宫已切除的妇女。

2）胃肠道外途径：可以解除潮热，防止骨质疏松。①经阴道给药：妊马雌酮0.3~0.625mg，每周2~7次；17β雌二醇（即诺坤复）1.0mg，每周1~3次。主要用于治疗下泌尿生殖道局部低雌激素症状。②经皮肤给药：包括皮肤贴膜及涂胶，主要药物为17β雌二醇，每周使用1~2次。可提供恒定的雌激素水平，方法简便。③皮下埋植：皮下埋植剂的主要成分为雌二醇，作用维持3~6个月，需要停药时难以去除是其缺点。

用药时间 ①短期给药：为了解除围绝经期症状，待症状消失后即可停药；②长期给药：用于防治骨质疏松主张至少持续5~10年以上。

●副作用

1）子宫出血：HRT时的异常出血，多为突破性出血所致，但必须高度重视，查明原因，必要时作诊断性刮宫以排除子宫内膜病变。

2）应用性激素容易导致的副反应：①应用雌激素若剂量过大时容易出现乳房胀、白带多、头痛、水肿、色素沉着等，应酌情减量，或改用雌三醇。②应用孕激素可以导致抑郁、易怒、乳房痛和浮肿，患者常不易耐受。③应用雄激素可以出现高血脂、动脉粥样硬化、血栓栓塞性疾病危险，大量应用出现体重增加、多毛及痤疮，口服时影响肝功能。

3）子宫内膜癌：单一雌激素的长期应用，可使子宫内膜异常增生和子宫内膜癌危险性增加，此种危险性依赖于用药持续时间长短及用药剂量的大小。目前对有子宫者强调雌孕激素联合使用，可降低风险。

4）乳癌：有流行病学研究资料表明，采用雌激素替代治疗少于5年者，并不增加乳癌危险性；长期用药10～15年，是否导致乳癌的危险性尚无定论。

3. 非激素类药物

（1）维生素D：适用于围绝经期妇女缺少户外活动者，每日口服400～500U，与钙剂合用有利于钙的吸收完全。

（2）钙剂：可减缓骨质丢失，如氨基酸螯合钙胶囊，每日口服1粒（含1g）。

（3）降钙素（calcitonin）：是作用很强的骨吸收抑制剂，用于骨质疏松症。有效制剂为鲑降钙素（salmoncalcitonin）。用法100U肌内或皮下注射，每日或隔日1次，2周后改为50U，皮下注射，每月2～3次。

（4）双磷酸盐类（biphosphates）：可抑制破骨细胞，有较强的抗骨吸收作用，用于骨质疏松症。常用氯甲双磷酸盐（clodronate），每日口服400～800mg，间断或连续服用。

二、中医治疗

（一）辨证论治

1. 肾阴虚

证候　月经紊乱，经色鲜红，量或多或少；头晕耳鸣，心烦易怒，潮热汗出，五心烦热，腰膝痠软，皮肤瘙痒或如蚁行，阴道干涩，尿少色黄；舌红少苔，脉细数。

治法　滋肾养阴，佐以潜阳。

方药　左归饮（《景岳全书》）。

熟地　山药　枸杞　山萸肉　茯苓　炙甘草

若见经断前后腰膝痠软，头晕头痛，烦躁易怒，双目干涩等，治宜滋肾柔肝、育阴潜阳，方用本方合二至丸加龟板。

若症见心悸怔忡，失眠多梦，健忘，甚或情志失常等心肾不交证时，治宜滋肾育阴、宁心安神。方用六味地黄丸（《小儿药证直决》）合黄连阿胶汤（《金匮要略》）加减：熟地、山药、山萸肉、茯苓、泽泻、丹皮、黄连、阿胶、五味子、莲子心、百合、炙远志。

2. 肾阳虚

证候　月经紊乱，或崩中漏下，或闭经，白带清冷；精神萎靡，形寒肢冷，面色晦黯；舌淡，苔薄，脉沉细无力。

治法　温肾扶阳。

方药　右归丸（《景岳全书》）。

熟地　山药　山萸肉　枸杞　鹿角胶（烊化）　菟丝子　杜仲　当归　肉桂　制附子

若便溏者去当归，加肉豆蔻（煨）温涩止泻；浮肿者，加茯苓、泽泻；或合理中丸（《伤寒论》）党参、白术、炙甘草、干姜。

若月经量多，崩中漏下者，加补骨脂、赤石脂、鹿角霜，以温阳固冲止血。

3. 肾阴阳两虚

症状　绝经前后，头晕耳鸣，健忘，乍寒乍热，颜面烘热，汗出恶风，腰背冷痛，月经紊乱或闭经；舌质淡，苔薄白，脉沉细。

治法　益阴扶阳。

方药　二仙汤（《中医方剂临床手册》）合二至丸（《医方集解》）。

仙茅　仙灵脾　白芍　巴戟　黄柏　知母

若偏阴虚加熟地，偏阳虚加鹿角胶。

（二）中成药

1. 更年安片　口服，每次4片，每日3次，空腹服。适用于肾阴虚者。

2. 甲蓉片　口服，每次3～5片，每日3次，空腹服。适用于肾阳虚者。

3. 天王补心丸　口服，每次6g，每日2次，口服。用于心肾不交之患者。

4. 杞菊地黄丸　口服，每次6g，每日2次，口服。用于阴虚阳亢者。

（三）针灸治疗

1. **毫针**　针用补法，酌情用灸。主穴：关元、三阴交、肾俞。阳虚配气海、命门、复溜；阴虚配然谷、阴谷、复溜。

2. **耳针**　主穴：子宫、卵巢、肝俞、神明、肾俞、膏肓俞、百会、血海、三阴交等。每次选用3～4穴，每日或隔日1次，留针30～60分钟，亦可用耳穴埋针法。

【预防与调护】

围绝经期是妇女一生必然度过的一个过程，也是不以人的意志为转移的生理过程。因此围绝经期妇女应建立良好的心态对待这一生理过程，掌握必要的围绝经期保健知识，保持心情舒畅，注意劳逸结合，使阴阳气血平和。尚需注意饮食有节，加强营养，增加蛋白质、维生素、钙等的摄入。维持适度的性生活。定期作咨询“妇女围绝经期门诊”和必要的妇科检查，以便及时治疗和预防器质性病变。

【预后】

围绝经期妇女约1/3能通过神经内分泌的自我调节达到新的平衡而无自觉症状。因此进入围绝经期时期的妇女必须对这一生理过渡有正确的认识，达到自我调节的目的。2/3的妇女则可出现一系列性激素减少所致的症状，通过上述一系列调治，可以达到控制症状和减轻症状，预后较好。

第八节　绝经后出血

绝经期妇女月经停止一年或一年以上者被称为是绝经。绝经后又出现阴道流血者则称为绝经后出血（Postmenopa Usal Bleeding）。中医学称为“年老经水复行”，或“妇人经断复来”。古医籍对本病的记载不多，《女科百问·第十一问》、《傅青主女科·产后篇》及《医宗金鉴·妇科心法要诀》等医籍有所记录。

若因生殖器官恶性病变所致者，预后不良，应及时发现，采取相应的措施。

【病因病理】

一、西医病因病理

（一）病因

绝经后出血为一种临床症状，发病原因多种，发病率呈逐年上升趋势。至目前为止，大抵原因或为内分泌紊乱以及生殖道炎症，或因子宫、卵巢良恶性肿瘤所致。归纳为良、恶性两类病因。

（二）病理生理

1. 生殖器恶性肿瘤　绝经后子宫出血，不论从发病率和症状的严重程度，首先应排除肿瘤的因素。目前文献报道由恶性肿瘤引起的绝经后出血发病率为15%左右。一般来说，患者年龄越大，绝经期限及出血期越长，恶性肿瘤可能性越大。常见的有子宫内膜腺癌、宫颈癌、子宫肉瘤、卵巢恶性肿瘤等。由于肿瘤组织坏死脱落，或侵蚀破坏盆腔周围组织的血管而致出血。此外，外阴癌、尿道癌、阴道癌、输卵管癌等均可引起绝经后出血，临床不容忽视。

2. 生殖器良性肿瘤　子宫肌瘤，常见的黏膜下肌瘤合并炎症，或合并子宫内膜增生等原因而引起出血；卵巢良性肿瘤刺激周围间质细胞使之变为类似泡膜细胞而产生雌激素及雄烯二酮而导致绝经后出血。

3. 生殖器炎性病变　如老年性阴道炎、滴虫性阴道炎、宫颈炎、宫颈息肉、宫内异物引起的子宫内膜炎等。绝经后妇女由于雌激素水平低落，阴道黏膜变薄，血管趋于表浅，因此极易受细菌感染，使黏膜血管受损而引起出血。

4. 内分泌紊乱　绝经后妇女由于卵巢生理功能衰退，所分泌的雌激素水平低落，以致不能使子宫内膜增生，从而不发生撤退性出血，因而月经停止。但绝经后妇女肾上腺皮质及卵巢间质仍可分泌雄激素转化为雌酮，持续刺激对子宫内膜有积蓄作用，同样使子宫内膜出现增生变化，当体内雌激素波动时则可出现不定期的撤退出血，此为内源性雌激素变化所引起的绝经后出血。近年来绝经后妇女使用雌激素、孕激素治疗围绝经期综合征的人数增多，当绝经后妇女接受这种外源性雌激素治疗后，体内其雌激素水平达到一定量时在停药后或减量后可出现子宫内膜撤退性出血，称外源性雌激素变化出血。

二、中医病因病机

古代医籍无本病病名的记载，但其临床症状却有描述，散见于“年老血崩”、“年老经断复来”等病证中。宋·齐仲甫《女科百问·第十一问》：“妇人卦数已尽，经水当止，而复行者，何也?”此乃“七七则卦数已终 ...... 或劳伤过度，喜怒不时，经脉虚衰之余，又为邪气攻冲，所以当止而不止也。”认为是过劳和情志所致。清代箫慎斋在《妇科经纶》中记载：“女子以血为主，七七则卦数已终，终则经水绝。冲、任虚衰，天癸绝，而地道不通，而无子。或劳伤过度，喜怒不时，经脉衰微之际，又为邪气攻冲，则当止不止而复下。”综上所述，本病主要机理是肾气衰竭，天癸竭尽，冲任脉虚，以致胞宫失养，封藏失职，而致经断复来。亦可因脏腑功能失调，气血失常，阴阳虚损所致。常见的原因有：

1. 肾阴虚 房劳伤肾，肾阴亏损，相火内炽，损伤络脉，迫血外泄，而致经断复来。

2. 肝郁化火 肝司血海，若素性抑郁，郁而化火，绝经后妇女本身精血亏虚，肝失濡养，肝火妄动，热扰血海，迫血妄行，而致经断复行。

3. 脾虚湿盛 素体脾虚，运化失常，或经行产后摄生不慎，湿滞化热，湿热下注，带脉受损，任脉不固，逼血妄行，经断复来

4. 湿毒瘀结 素体虚弱，或多产房劳，或经期、产后不洁，摄生不慎，湿毒秽浊之邪留滞侵及胞宫、胞脉，日久瘀结，恶血不祛，新血不得归经，溢于胞外故致经断复来。

【临床表现】

1. 病史 有早婚、多产、或情志所伤史，注意询问既往月经情况，绝经年龄，绝经后有无白带增多及有无异臭味，有无性交出血史或曾服用雌激素类药物，本人或家族有恶性肿瘤病史。

2. 症状 自然绝经 1 年后发生阴道不规则出血，或接触性出血，量少，持续 1~2 天净。部分患者白带增多，呈血性或脓血样，有臭味，或伴有乳房胀痛，下腹部坠胀、疼痛，下腹部包块，低热等。如出血反复发作，或经久不止，或伴腹胀，消瘦等要注意恶性病变。

3. 妇科检查 可见外阴阴道萎缩，或外阴溃疡、尿道肉阜、阴道溃疡、阴道炎、血性分泌物；宫颈、宫体小于正常子宫；或宫颈糜烂、外翻，宫颈息肉；或子宫增大，下腹部一侧发现包块。

【实验室及其他检查】

1. 宫颈刮片细胞学检查 是首选简单而易行的早期诊断宫颈癌的方法。若发现异常细胞（TBS 中 ASC 及其以上，或巴氏染色Ⅲ级或Ⅲ级以上）应立即行阴道镜检查。

2. 阴道镜检查 疑有宫颈病变，肉眼及细胞学检查不能肯定时可行阴道镜检查。

3. 经腹或经阴道 B 超或 CT 或 MRI 检查 均有助于诊断。超声及影像学检查对盆腔小型病变发现优于一般妇科检查，便于发现邻近器官的异常情况。

4. 诊断性刮宫 有下列情况者应行诊刮：反复阴道流血；妇科检查发现子宫增大，附

件有肿块，B 超检查子宫内膜增厚在 1cm 以上。有高血压、糖尿病、肥胖等合并症。

5. 阴道分泌物检查　是否有滴虫、假丝酵母菌感染等。

6. 内分泌检查　血促性腺激素 FSH、LH、卵巢 E_2 及 P（雌激素和孕激素）。若绝经后妇女 FSH、LH 水平低落而雌激素增高时需进一步查明原因。应排除有卵巢功能性肿瘤的存在。

7. 宫腔镜检查　有助于了解宫腔病变。

【诊断】

一、辨病要点

根据其病史与临床表现、体征，以及实验室等检查以辨病。一般年龄愈大，出血时间愈长，反复发作，下腹部肿块增长速度快，伴腹水、恶病质或红细胞沉降率异常增快者，恶性病变的可能性较大。

二、辨证要点

本病主要表现为绝经后出血，但因其出血是发生在“任脉虚，太冲脉衰少，天癸竭”后，故出血量一般都不多，因此，辨出血的色及伴随证候是辨本病属虚、属实的关键。如见血色淡，质稀者多属脾虚；色红，质稠者多属肾阴虚；色红，夹有白带，质黏稠，有味者多属湿热；色黯，夹有杂色带下，恶臭者多属湿毒。兼症见神疲乏力，情志抑郁，脉弦无力者，多病在肝、脾；腰膝酸软，五心烦热，脉细数者，病在肾；外阴瘙痒，口苦咽干，舌质黯，苔黄腻者，多因湿热。

本病有虚证、有实证，也有虚实夹杂之候，当以出血的量、色、质、气味及全身症状综合分析，同时参考各种检查结果，辨明属良性或恶性。

【鉴别诊断】

1. 宫颈癌　阴道不规则出血，常为接触性出血，或见血性带下，量时多时少，也可大量出血；严重者可见下腹胀痛，腰痛，一侧或两侧下腹痉挛性疼痛；妇科检查见宫颈糜烂严重或呈菜花样改变；需行宫颈刮片细胞学检查，阴道镜检查。

2. 宫颈炎　表现为宫颈糜烂或息肉时均可见接触性出血，宫颈刮片细胞学检查示：巴氏Ⅰ～Ⅱ级。

3. 宫颈结核　表现为阴道不规则出血，伴白带增多，局部见多个溃疡，甚至呈菜花样赘生物。

4. 子宫肉瘤或子宫内膜癌　子宫出血反复量多，子宫增大无压痛等症。

除上述外还需与尿血、便血相鉴别。

【治疗】

一、治疗思路

治疗首分良性恶性，良性者当以固摄冲任为大法，或补虚或攻邪，或扶正祛邪；恶性病变者应采用多种方法（包括手术、放疗、化疗）的综合治疗，以迅速控制病变，达到根治的目的。

二、西医治疗

1. 若出血原因属体内雌激素波动而引起可采取如下治疗：

（1）出血多时可给以止血药止血；

（2）出血量大而反复出血者，在严格消毒下行诊刮术止血；

（3）由于外源性雌激素所致出血者应立即停药。

2. 良性器质性疾病引起的出血应针对病因进行治疗。

（1）治疗各种阴道炎症（参照细菌性阴道炎、滴虫性阴道炎、阴道假丝酵母菌病、老年性阴道炎）。

（2）宫颈息肉或黏膜下子宫肌瘤行手术摘除术。

3. 恶性肿瘤所致出血则确诊后进行手术切除（参见第二十一章女性生殖器官肿瘤）。

三、中医治疗

本病病因以虚为本、治疗上则应遵循“虚者补之”的原则。但最根本的治疗原则是审因论治。

（一）辨证论治

1. 肾阴虚

证候　经断复行，量少，色红，质稠，腰膝酸软，潮热盗汗，头晕耳鸣，口咽干燥；舌质偏红，苔少，脉细数。

治法　滋阴清热，安冲止血。

方药　知柏地黄丸（《医宗金鉴》）加味。

知母　黄柏　熟地　山药　山萸　丹皮　泽泻　茯苓　阿胶　龟板

若心烦急躁者，加炒栀子、郁金以疏肝清热；若头晕耳鸣频发者，加杞菊地黄丸平肝潜阳；若烦躁失眠加钩藤、夜交藤、合欢皮宁心安神。

2. 肝郁化火

证候　绝经后经断复行，量少，色红，质黏稠；胁肋胀痛，烦躁易怒，阴中灼热而痛，分泌物色黄；舌红，苔薄黄，脉细弦。

治法　疏肝泄热，固冲止血。

方药　龙胆泻肝汤（《医宗金鉴》）加味。

龙胆草　栀子　黄芩　生地　泽泻　柴胡　赤芍　车前子　当归　甘草　白术　薏苡仁　生黄芪　荆芥炭

3. 湿热下注

证候　经断复来，色红或紫红，量较多，平时带下色黄有味，外阴及阴道瘙痒，口苦咽干，或小便短黄；大便不爽，疲惫无力，纳谷不馨，小便黄少；舌质偏红，苔黄腻，脉滑数。

治法　清热利湿，止血凉血。

方药　易黄汤（《傅青主女科》）加味。

山药　芡实　黄柏　车前子　白果　黄芩　泽泻　茯苓　阿胶　侧柏叶　大小蓟

若兼有心烦急躁者，加栀子以疏肝清热。并可配合外洗和阴道纳药。

4. 湿毒瘀结

证候　经断复来，量少，淋漓不断，夹有赤白带下，恶臭；小腹疼痛，低热起伏，形体消瘦；舌质黯，边有瘀点，苔白腻，脉细数。

治法　利湿解毒，化瘀散结。

方药　萆薢渗湿汤（《疡科心得集》）合桂枝茯苓丸（《金匮要略》）加味。

萆薢　薏苡仁　黄柏　赤茯苓　丹皮　泽泻　通草　滑石　桂枝　丹皮　赤芍　桃仁　生黄芪　三七

若带下恶臭明显者，加败酱草、白花蛇舌草以清热解毒；若下腹包块，疼痛拒按者，加三棱、莪术以化瘀消癥活血止痛。此型宜及早发现尽快确定治疗方案。

（二）中成药

1. 知柏地黄丸　口服，每次 9g，每日 2 次。用于肾阴虚或虚热证出血。

2. 逍遥丸　口服，每次 9g，每日 2 次。用于脾虚肝郁型出血者。

3. 桂枝茯苓胶囊　口服，每次 4 片，每日 3 次。用于瘀热证出血。

4. 云南白药　口服，每次 2.5g，每日 3 次。用于各种原因所致绝经后出血。

【预防与调护】

加强精神治疗，进行卫生宣传，认识绝经期是一正常生理过程，解除患者的顾虑，保持情绪安定。注意劳逸结合，锻炼身体，增强体质，愉快地度过绝经期。应定期做妇科检查及宫颈涂片、B 超等检查，及早发现其他器质性病变。一旦发现绝经后出血要及时就医。

【预后】

绝经后出血是绝经期妇女的一种常见病证它可以由多种原因引起，一般可分为良性和恶性病因两大类。若为良性病因应及时找出病因，对症治疗，每获良效。特别是因体内雌激素水平波动而引起的出血，往往采取中医治疗，通过调节肾阴、肾阳，达到阴阳平衡而获愈。由恶性病因而引起的绝经期出血，及时采取中西医结合治疗的办法。

第二十一章 女性生殖器官肿瘤

女性生殖器官肿瘤是妇科常见病。可发生于女性生殖器官的各个部位，但以子宫及卵巢为多见，并有良性与恶性之分，良性肿瘤以子宫肌瘤及卵巢囊肿为多，恶性肿瘤以宫颈癌、子宫内膜癌、卵巢癌为多，其次为外阴癌及阴道癌，输卵管癌最少见，其中卵巢癌死亡率最高。主要治疗方法有手术、放疗、化疗、免疫及中西医结合等综合治疗，而中西医结合治疗在提高临床疗效、改善患者生活质量（quality of life，QOL）及减轻放、化疗毒副反应方面均具有积极作用。

第一节　外阴肿瘤

外阴良性肿瘤

一般较少见，主要有平滑肌瘤、纤维瘤、脂肪瘤、乳头瘤、汗腺瘤等。

1. 平滑肌瘤　平滑肌瘤（leiomyoma）来源于外阴平滑肌、毛囊立毛肌或血管平滑肌。多见于生育年龄，位于大阴唇、阴蒂，或小阴唇。质地硬，表面光滑，突出于皮肤表面。镜下见束状排列平滑肌与胶原纤维囊交错，形成漩涡状结构，可伴退行性变。治疗原则为有蒂肌瘤局部切除或深部肌瘤摘除。

2. 纤维瘤　纤维瘤（fibroma）由增生纤维细胞组成。病因不明。位于大阴唇，大小不一，呈皮下硬结或形成有蒂实质包块，表面可发生溃疡感染。瘤体切面为灰白色实质，镜下可见盘绕或波浪状胶质及成纤维细胞。肿瘤恶变少见。治疗原则为沿肿瘤根部切除。

3. 脂肪瘤　脂肪瘤（lipoma）为外阴正常脂肪样组织形成的良性肿瘤。病因未明。生于阴唇、阴阜或脂肪较多的外阴部位，瘤体局部隆起，触之柔软。镜下为成熟脂肪细胞及纤维组织。常无明显的结缔组织包膜，当纤维组织占优势时，则称为纤维脂肪瘤。脂肪瘤生长缓慢，发生率低，恶变率也小。治疗需手术切除。

4. 乳头瘤　乳头瘤（papilloma）常见围绝经期和绝经后妇女，好发于大阴唇、阴阜或肛周，呈乳头状或菜花状，有短蒂，生长慢，一般不大，偶可达直径 4～5cm 大小或更大。乳头表面溃破后可出血或感染。病因不清，多由于局部慢性刺激或病毒感染致外阴皮肤或黏膜上皮增生。镜下为增生的复层扁平上皮覆盖指状疏松纤维基质。表皮增厚以棘细胞层和基底细胞层为主。约 2%～3% 可发生恶变。治疗应手术切除。术时作冷冻切片，若证实有恶变，应作较广泛的外阴切除。

5. 汗腺腺瘤　汗腺腺瘤（hidradenoma）是由汗腺管畸形、外阴汗腺阻塞扩大或上皮增生所致。主要生于大阴唇，边界清楚，隆起于皮肤表面，大多较小（＜1cm），质地不一，单发或多发。镜下可见分泌活跃、细胞质呈嗜酸性的大细胞，结构呈乳突状或腺瘤性，应注意与腺癌鉴别。一般为良性，极少恶变。治疗原则为先做活组织检查，确诊后再行局部切除。

外阴恶性肿瘤

外阴恶性肿瘤（vulvar malignant tumor）约占女性全身恶性肿瘤的1%，占女性生殖道恶性肿瘤的3%～5%，常见于60岁以上妇女，以鳞状细胞癌最常见。其主要分类：

1. 上皮性　鳞状细胞癌、基底细胞癌，疣状癌，腺癌（前庭大腺癌）。
2. 恶性黑色瘤。
3. 外阴肉瘤（平滑肌肉瘤，横纹肌肉瘤）。
4. 其他（如淋巴肉瘤等）。早期常因仅有外阴痒，结节或赘生物而易被忽视或因治疗不当延误病情。

【病因病理】

一、西医病因病理

（一）外阴上皮内瘤变

外阴上皮内瘤变（vulvar intraepithelial neoplasia，VIN）是一组外阴病变的病理学诊断名称。包括外阴鳞状上皮内瘤变及外阴非鳞状上皮内瘤变（paget′s 病及非浸润性黑色素瘤），多发生于45岁左右妇女。VIN较少发展为浸润癌，但60岁以上或伴有免疫抑制的年轻患者可能转变为浸润癌。本病的确切病因尚不清。目前发现VIN者80%伴有人乳头瘤病毒（human papilloma virus，HPV）（16型）感染。其他危险因素有性传播疾病、肛门－生殖道瘤变、免疫抑制及吸烟。细胞病理学改变可见病毒蛋白在细胞核周形成晕圈，细胞膜增厚以及核融合。这些改变多发生在病变的表层细胞。病理学诊断与分级：

1. 外阴鳞状上皮内瘤变　分3级：VIN Ⅰ：即轻度不典型增生。VIN Ⅱ：即中度不典型增生。VIN Ⅲ：即重度不典型增生和原位癌。
2. 外阴非鳞状上皮内瘤变　主要指 paget′s 病，其病理特征为基底层见大而不规则的圆形、卵圆形或多边形细胞，细胞质空而透亮，核大小、形态、染色不一（paget′s 细胞），表皮基膜完整。

（二）外阴鳞状细胞癌（Vulvar squamous cell carcinoma）

病因尚不清，可能与以下因素相关：

1. 人乳头瘤病毒（HPV16、18、31等多见）或单纯疱疹病毒Ⅱ型或巨细胞病毒感染；
2. 外阴营养不良发展为外阴癌的危险为5%～10%，二者间有一定相关性；
3. 其他因素如淋巴肉芽肿湿疣、梅毒及不良性生活亦可能有关。以高分化鳞癌多见。

大体见外阴结节、肿块或伴溃疡，周围皮肤可增厚及色素改变。镜下见大量角化癌珠和细胞间桥。

（三）外阴恶性黑色素瘤（vulvar malignant melanoma）

多与色素痣经常受摩擦刺激有关。恶性程度高。镜下见瘤细胞呈圆形、多边形或菱形；核异型多见；瘤细胞与间质无界限；细胞内黑色素颗粒分布不均匀。

（四）外阴基底细胞癌（vulvar basal cell carcinoma）

原因尚不明了。来源于表皮中原始基底细胞或毛囊。异型的基底细胞密集排列成柱状或花边状，伸入真皮内，细胞浓染，核大，有核分裂相。

二、中医病因病机

主要病因为外受湿热，或过食辛辣；或内伤七情，或房劳所伤，脏腑功能失调，致湿热下注，郁火内蕴，甚蕴而成毒；或寒邪凝滞，或脾虚痰滞，毒邪凝聚；或肝肾亏损，经虚不荣而发为本病。

1. 湿热下注 外感湿热之邪，流注下焦，或情志抑郁，郁而化火，夹湿循肝经下注，阻滞经脉，湿热凝结阴部为患，甚则蕴积成毒。

2. 寒凝血瘀 外感寒邪，客于肝经，或中焦虚寒，命门火衰，阴寒内生，致寒凝血瘀，凝滞为毒。

3. 脾虚痰滞 过食膏粱厚味，损伤脾胃，脾虚生湿生痰，痰浊流注下焦为病，甚则诸邪相聚成毒。

4. 肝肾不足 素体肾虚或房劳不节，致肝肾不足。肝脉绕阴器，肾开窍于二阴，经虚不荣而为病。

【临床表现】

1. 症状 外阴上皮内瘤变（VIN）的症状无特异性，主要表现为外阴瘙痒，皮肤破损，溃疡，烧灼感等。外阴鳞状细胞癌多见于60岁以上老年妇女，其症状主要为不易治愈的外阴瘙痒、外阴结节或肿块。若继发感染，可出现脓性排液。外阴恶性黑色素瘤，多见于成年妇女，高发年龄为60~70岁，其症状主要为外阴结节，出血，瘙痒或疼痛。

2. 体征 外阴上皮内瘤变（VIN）的体征：表现为丘疹或斑点，单个或多个，分散或融合，外观呈灰白或粉红色；少数为略高出表面的色素沉着。外阴鳞状细胞癌的体征：癌灶可生长在外阴的任何部位，最常见于大阴唇。早期见局部丘疹、结节或小溃疡；晚期为不规则肿块，或有溃破，或呈乳头样肿瘤。若已转移至腹股沟淋巴结，则可扪及一侧或双侧腹股沟淋巴结增大。外阴恶性黑色素瘤的体征：多见于小阴唇、阴蒂，病灶稍隆起，有色素沉着，结节状或表面有溃疡。

【实验室及其他检查】

1. 细胞学检查　病灶有糜烂，溃疡，或色素沉着者可作细胞学涂片或印片。

2. 病理组织学检查　若病变范围大，肉眼未见明显癌变区，可用1%甲苯胺盐涂染后用1%乳酸脱色，在蓝染部位做活组织检查。有明显癌灶，可直接取材活检；疑有恶性黑色素瘤者，应作好手术准备，先作肿块切除，切除范围，须达痣周围至少2cm及深达筋膜上，以防切除不全或潜在恶性扩散，冰冻病理确诊后即行手术。

3. 其他　CT、MRI、B超、膀胱镜、直肠镜检查有助于诊断。

【转移途径】

可直接浸润癌灶邻近组织，或经区域淋巴转移，晚期可以血行播散。

1. 局部转移　常见部位为大小阴唇及阴蒂，或沿皮肤及邻近黏膜，直接浸润尿道、阴道、肛门，晚期可累及膀胱、直肠。

2. 淋巴转移　外阴淋巴管丰富，两侧又互交成网，癌灶多沿同侧淋巴管转移。早期先汇入浅腹股沟淋巴结，再通过深腹股沟淋巴结进入盆腔淋巴结组。若癌灶累及尿道、阴道、直肠、膀胱、可直接进入盆腔淋巴结（图21－1）。

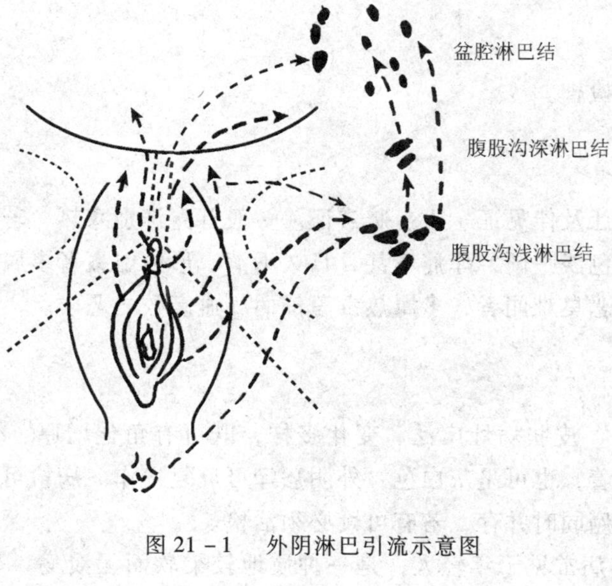

图21－1　外阴淋巴引流示意图

3. 血行播散　晚期经血行播散，多见肺、骨等。

【外阴癌临床分期】

见表21－1。

表21－1　外阴癌分期（FIGO，2000）

0期	原位癌（浸润前癌）
Ⅰ期	肿瘤局限于外阴或外阴和会阴，肿瘤最大直径≤2cm
Ⅰa	肿瘤直径≤2cm伴间质浸润≤1.0mm
Ⅰb	肿瘤直径≤2cm伴间质浸润＞1.0mm
Ⅱ期	肿瘤局限于外阴或外阴和会阴，肿瘤直径＞2cm
Ⅲ期	肿瘤浸润尿道下段，或阴道，或肛门
Ⅳa期	肿瘤浸润膀胱黏膜，或直肠黏膜，或尿道上段黏膜，或固定于骨盆
Ⅳb期	任何远处转移，包括盆腔淋巴结转移

注：浸润深度指肿瘤临近最表浅真皮乳头的表皮－间质连接处至浸润最深点。

【诊断】

一、辨病要点

主要依据病理学检查。

二、辨证要点

主要根据局部病灶及伴见证、舌、脉辨证。一般首先辨别寒热，若病灶色红灼痛，甚或脓水淋沥多属实热；色淡坚硬，痒痛不甚，日久不消，形体虚羸者多属虚寒；疮疡溃腐，久不收敛，脓水淋漓，恶臭难闻者，多属热毒蕴郁而气血衰败之恶候。

【鉴别诊断】

1. 外阴营养不良　皮肤病灶广泛、变化多样，既可有角化增厚、变硬，也可呈萎缩样改变，既可有色素沉着，也可呈灰白色，外阴瘙痒可反复发作。病检可确诊。外阴湿疣、外阴营养不良可与外阴癌同时并存，若有可疑必须活检。

2. 外阴湿疣　本病常见于年轻人，是一种质地较柔软而无溃疡、呈乳头状向外生长的肿块，有时带蒂，病理检查可发现“空泡细胞”。

【治疗】

一、治疗思路

本病以手术治疗为主，术式趋向于个体化，在考虑治愈患者的基础上，减少手术损伤，尽可能多些保留正常组织和维持器官的生理功能。但应注意首次切除的边缘一定要足够。术后辅以放疗、化疗及中医辨证论治。

二、西医治疗

(一)外阴上皮内瘤变

1. 外阴鳞状上皮内瘤变 VIN Ⅰ:(1)药物治疗:5%氟尿嘧啶(5-Fu)软膏,病灶局部涂抹,每日1次。(2)激光治疗。VIN Ⅱ~Ⅲ:手术治疗,行较广的外阴病灶切除(病灶边缘0.5~1.0cm)或单纯外阴切除。

2. 外阴非鳞状上皮内瘤变 paget′s病肿瘤细胞多超越肉眼所见病灶边缘,且偶有发生浸润者。治疗宜行较广泛局部病灶切除或单纯外阴切除。若出现浸润或合并汗腺癌时,需作外阴根治术和双侧腹股沟淋巴结清扫术。

(二)外阴恶性肿瘤

1. 手术治疗

(1)0期:单纯外阴切除。

(2)Ⅰ期:外阴广泛切除及病灶同侧或双侧腹股沟淋巴结清扫,外阴广泛切除及双侧腹股沟淋巴切除术——适用于癌灶位于外阴中部者。

(3)Ⅱ期:外阴广泛切除及双侧腹股沟、盆腔淋巴结清扫术。

(4)Ⅲ期:同Ⅱ期或加尿道前部切除与肛门皮肤切除。

(5)Ⅳ期:外阴广泛切除、直肠下段和肛管切除、人工肛门形成术及双侧腹股沟、盆腔淋巴结切除术。

2. 放疗 外阴癌放疗指征:

(1)不能手术或手术风险大,癌灶不可能切净或切除困难者。

(2)晚期病例先行放疗,待癌灶缩小后,行较保守手术。

(3)复发可能性大,如淋巴结阳性、手术切端癌残留、病灶靠近尿道及直肠近端者(为了保留这些部位,又要彻底切除病灶),可加用放疗。

外阴癌中,鳞状细胞虽对放射线敏感,但外阴正常组织却对放射线耐受性弱,故常难以达到最佳治疗放射剂量。因此放疗在外阴癌的治疗中常作为辅助手段。恶性黑色素瘤对放疗不敏感,应相对禁忌。

3. 化学药物治疗 化疗对外阴癌疗效不理想,因此,化疗仅用于较晚期癌或复发癌的综合治疗手段。常用药物有:阿霉素(ADM)或表柔比星(EADM)或博莱霉素、平阳霉素(PYM)、顺铂(PDD)、5-FU和氮芥(MBA)。常采用静脉注射或局部动脉灌注。

三、中医治疗

(一)外阴上皮内瘤变

外阴上皮内瘤变的辨证应注重阴器局部的改变,再参合全身症状分别论治。治疗以清利湿热为主。

1. 辨证论治

（1）湿热蕴结

证候　阴户溃烂，瘙痒，灼痛，口干心烦，小便淋涩，便秘；舌质红，苔黄腻，脉滑数。

治法　清热利湿，解毒化瘀。

方药　萆薢渗湿汤（《疡科心得集》）加味。

萆薢　薏苡仁　黄柏　赤茯苓　丹皮　泽泻　通草　滑石　蒲公英　紫花地丁

局部痛甚者加乳香、没药；湿热证重者用龙胆泻肝汤（《兰室秘藏》）。

（2）寒邪凝滞

证候　阴户溃烂，或瘙痒，或有疹点，色灰白或淡红，神疲畏寒，纳谷不香；舌质淡，脉细。

治法　温阳补血，散寒通滞。

方药　阳和汤（《外科全生集》）。

熟地　鹿角胶　炮姜炭　肉桂　麻黄　白芥子　甘草

（3）脾虚痰阻

证候　外阴破损，或有瘙痒，伴四肢无力，形体肥胖，纳呆，胸脘痞闷，面色萎黄；舌淡，苔白腻，脉虚缓。

治法　健脾益气，化痰利湿。

方药　参苓白术散（《和剂局方》）合二陈汤（《和剂局方》）加减。

人参　白术　扁豆　茯苓　甘草　淮山药　薏苡仁　桔梗　砂仁　陈皮　法半夏　茯苓　甘草　银花　菖蒲　夏枯草。

（4）肝肾不足

证候　外阴瘙痒，破损，或有疹点，烧灼感，腰膝酸软，头晕目眩，五心烦热；舌红，少苔，脉细数。

治法　滋补肝肾。

方药　六味地黄汤（《小儿药证直诀》）加味。

熟地　山茱萸　淮山药　泽泻　丹皮　茯苓　蒲公英　连翘

2. 外治法

（1）黄芩洗方　当归、黄芩、川芎、大黄、枯矾、黄连、雄黄。煎水洗疮，每日3次。

（2）板蓝根30g，木贼草30g，香附30g，煎水外洗患部。

（3）鸦胆子仁捣烂敷贴，用胶布固定，3日换药1次。

（二）外阴恶性肿瘤

外阴恶性肿瘤患者术前、术后，或晚期，或年龄大而不适宜手术者，可配合中药治疗，参考外阴上皮内瘤变的处理，以扶正祛邪为主，期望提高生存质量。对放、化疗的副反应处理可参照宫颈癌（第二十一章第二节宫颈癌治疗部分）及卵巢肿瘤（第二十一章第六节卵巢肿瘤治疗部分）。

【预防与调护】

应注意保持外阴清洁，避免长期慢性刺激；对表现为外阴瘙痒、外阴新生物并有溃疡、渗液及出血者提高警惕，及时进行病理检查；对外阴色素痣者，局部应减少刺激（包括不宜活检）；如有外阴纤维瘤者应手术切除为好。

【预后与随访】

预后与癌灶大小、部位、癌瘤的分化程度有无淋巴结转移及治疗的选用有关。外阴癌的总5年生存率为75%，Ⅰ期及Ⅱ期的纠正5年生存率为90%，淋巴结阴性者，5年生存率为96%，若阳性则为66%。如果单侧淋巴结只有一只阳性，其生存率为94%，2只阳性生存率仅为80%。基底细胞癌术后预后较好。外阴黑色素瘤预后不良。在治疗完成后应定期随访至少18年。

第二节　宫颈癌

宫颈癌（cervical cancer）是最常见的妇女恶性肿瘤之一。在欧美国家，宫颈癌在妇科恶性肿瘤中已退居第二、三位，但在我国仍居首位，并在地理分布上主要集中在中部地区，山区多于平原。宫颈癌的发病年龄呈双峰状，35～39岁和60～64岁高发。近40年由于宫颈细胞学筛查的普及使宫颈癌得以早期发现、早期诊断及早期治疗，生存率明显提高，发病率及死亡率已明显下降。根据宫颈癌的主要临床表现，其相当于中医的“五色带”、“癥瘕”、“恶疮”、“阴疮”、“崩漏”等证。

【病因病理】

一、西医病因病理

（一）病因

宫颈癌的病因尚未明确，根据流行病学研究认为与以下几种因素相关。

1. 早年性生活、性生活不洁或紊乱、经期及产褥期卫生不良、多产等。

2. 病毒感染　人乳头瘤病毒（HPV）是宫颈癌主要危险因素。其中HPV16、18、31、33等，主要导致CINⅡ、Ⅲ及宫颈癌发生，其中宫颈鳞癌中以HPV16检出率最高，腺癌则以HPV18为最高，HPV16/18型感染者病变进展危险性增高。

3. 感染衣原体、人巨细胞病毒、单纯疱疹病毒Ⅱ型者。配偶有性病史或配偶患阴茎癌者。

4. 其他　长期口服避孕药者（≥8年），有吸烟史者。

（二）病理

宫颈浸润癌（invasive carcinoma of cervix uteri）的主要病理类型：

1. 鳞状细胞癌（squamous cell carcinoma） 占宫颈癌 80% ~85%，其病理诊断要点为具有鳞状上皮分化（即角化）、细胞间桥却无腺体分化或黏液分泌。大部分源于鳞柱上皮交接移行带区的不典型增生上皮或原位癌。老年妇女宫颈癌也可位于颈管内。

（1）巨检：镜下早期浸润癌及早期宫颈浸润癌，肉眼观无明显异常，类似于宫颈糜烂。随病变进一步发展，可分以下 4 型。

外生型；最常见，癌灶向外生长呈息肉，乳头成菜花样，组织脆，易出血。癌瘤体积较大时，常累及阴道，较少浸润宫颈深层组织及宫旁组织。

内生型：癌灶浸润宫颈深部组织及子宫峡部。宫颈表面常光滑或仅有轻度糜烂，宫颈扩张，肥大呈桶状，质硬；常累及宫旁组织。

溃疡型：以上两型癌组织，因感染坏死，脱落后形成溃疡或空洞，状似火山口，一般为晚期。

颈管型：癌灶位于宫颈管内，常侵入宫颈及子宫下段供血层或转移至盆腔淋巴结。

（2）显微镜检

①镜下早期浸润癌：又称微小浸润癌（MIVCs），在原位癌基础上镜检见小滴状，指状癌细胞团突破基膜，浸润间质，浸润深度≤5mm，宽度≤7mm。

②宫颈浸润癌：指癌灶浸润间质范围超过了镜下早期浸润癌，多呈网状或团块状浸润间质。依据细胞分化程度分 3 级，Ⅰ级：即高分化鳞癌（角化性大细胞型），分化较好，大细胞，有明显角化珠形成，可见细胞间桥，少或无不正常核分裂（<2/HPF）；Ⅱ级：中分化鳞癌（非角性大细胞型），大细胞，少或无角化珠，细胞间桥不明显，核分裂较多（2 ~4/HPF）；Ⅲ级：低分化鳞癌（小细胞型），多为未分化小细胞，无角化珠及细胞间桥，核分裂多见（>4/HPF），常需作免疫组化（如细胞角蛋白等）及电镜检查确诊。

2. 腺癌 随着诊断技术的提高（在常规 HE 染色中增加黏液染色，主要为 AB/PAS）腺癌在宫颈癌中所占比例有所上升，约占 15%。

（1）巨检：大体形态与宫颈鳞癌相似。来自宫颈管内，浸润管壁，或从颈管内向宫颈外口突出生长；常可侵犯宫旁组织；病灶向宫颈管内生长时，宫颈管形可膨大如桶状。

（2）显微镜检：组织学类型主要为 3 种：

①黏液腺癌：最常见。来源于宫颈黏膜柱状黏液细胞，镜下见腺体结构，腺上皮细胞增生呈多层，细胞低矮，异型性明显，可见核分裂相，细胞内含黏液。

②宫颈恶性腺瘤：又称微偏腺癌（MDC），属高分化宫颈内膜腺癌。与正常的宫颈内膜上皮和腺体难以区别，腺上皮细胞无异型性，但癌性腺体多，大小不一，形态多变，常见点状突起伸入宫颈间质深层。

③宫颈腺鳞癌：最少见，占宫颈癌 3% ~5%。是由储备细胞同时向腺癌及鳞状上皮不典型增生鳞癌发展而成。癌组织中含有腺癌及鳞癌两种成分。

二、中医病因病机

本病的发生，内因七情郁结，气滞血瘀；外因湿热、湿毒内浸，滞留胞中，邪毒积聚，损伤任带及五脏而发病。

1. 肝郁化火　妇人忧愁思虑，肝郁气滞，郁而化火，或肝旺侮土，脾失运化，水湿内停，蕴而化热，损伤任带，发为本病。

2. 肝肾阴虚　素体阴虚，或久病失养或年老，致肝肾不足，阴虚失守，虚火妄动，冲任不固，或复感湿热之邪，伤及任带，发为本病。

3. 湿热瘀毒　脾虚生湿，遏而化热；或摄生不慎，或经期、产后胞脉空虚，湿热瘀毒之邪乘虚直犯阴器胞宫。

4. 脾肾阳虚　久病及肾，或素体肾阳不足，命门火衰，肾阳不能温煦脾土，脾肾阳虚，湿毒之邪乘虚直袭阴器、胞宫。

总之，本病以正虚冲任失调为本，湿热瘀毒凝聚为标，正虚邪实。

【组织发生和发展】

1. 宫颈组织学的特殊性　宫颈上皮是由宫颈阴道鳞状上皮和宫颈管柱状上皮组成。

（1）宫颈阴道部鳞状上皮：由深至浅分为基底带、中间带和浅表带。基底带由基底细胞和旁基底细胞组成。基底细胞为储备细胞，无明显细胞增殖表现。但在某些因素刺激下可增生为不典型鳞状细胞或分化为成熟鳞状细胞，但不向柱状细胞分化。旁基底细胞为增生活跃的细胞，偶见核分裂相。中间带与浅表带为完全不增生的分化细胞，细胞渐趋死亡。

（2）宫颈管柱状上皮：柱状上皮为分化良好细胞，而柱状上皮下细胞为储备细胞，具有分化或增生潜能。关于柱状上皮下储备细胞有两种不同见解：①直接来源于柱状细胞。②来源于宫颈鳞状上皮的基底细胞。

（3）移行带（transformation zone）及其形成：宫颈鳞状上皮与柱状上皮交接部称为鳞－柱状交接部或鳞－柱交接。依据其形态发生学的变化又可分为原始鳞－柱状交接部和生理鳞－柱状交接部。

胎儿期来源于泌尿生殖窦的鳞状上皮向上生长，至宫颈外口与宫颈管柱状上皮相邻，形成原始鳞－柱状交接部。此交接部随体内雌激素水平等因素变化而变动，新生儿期、幼儿期、青春期、生育期特别是妊娠期及绝经后均有雌激素水平的变化而使其变化。这种随体内雌激素水平变化而移动的鳞柱状交界称为生理性鳞－柱交接部。在原始鳞－柱状交接部和生理性鳞－柱状交接部之间的区域称移行带区。

在移行带区形成过程中，其表面被覆的柱状上皮逐渐被鳞状上皮所替代。替代的机制有：①鳞状上皮化生：当鳞－柱交界位于宫颈阴道部时，暴露于阴道的柱状上皮受阴道酸性影响，柱状上皮下未分化储备细胞（reserve cell）开始增生，并逐渐转化为鳞状上皮，随之柱状上皮脱落，而被覆层鳞状细胞的替代，此过程称鳞状上皮化生（squamous metaplasia）。化生的鳞状上皮偶可分化为成熟的角化细胞，但一般均为大小形态一致，形圆而核大的未成熟鳞状细胞，无明显表、中、底3层之分，也无核深染、异型或异常分裂相。化生的鳞状上皮既不同于宫颈阴道部的正常鳞状上皮，镜检能见到二者间的分界线，又不同于不典型增生，因而不应混淆。宫颈管腺上皮也可鳞化而形成鳞化腺体。②鳞状上皮化：宫颈阴道部鳞状上皮直接长入柱状上皮与其基膜之间，直至柱状上皮完全脱落而被鳞状上皮替代，称鳞状上皮化（squamous epithelization），多见于宫颈糜烂愈合过程中。愈合后的上皮与宫颈阴道部的鳞状上皮无区别。

移形带区成熟的化生鳞状上皮对致癌物的刺激相对不敏感。但未成熟的化生鳞状上皮代谢活跃，在一些物质（如精子、精液组蛋白和 HPV 等）的刺激下可形成 CIN。

2. 宫颈上皮内瘤变 目前认为宫颈癌的发生、发展是一个由量变到质变，由渐变到突变的过程。宫颈上皮内瘤变（cervical intraepithelial neoplasia，CIN）是与宫颈浸润癌密切相关的一组癌前病变，它反映宫颈癌发生发展中的连续过程。这个过程并非是单向的病理生理学发展过程，而是具有两种不同的生物学行为。一种由病毒诱发的病变，其很少发展为浸润癌，常自行消退；另一种则为多因素（包括病毒）诱发的病变，具有癌变潜能，可能发展为浸润癌。CIN 分为 3 级：Ⅰ级：即轻度不典型增生。上皮下 1/3 层细胞核增大，核质比例略增，核染色稍深，核分裂相少，细胞极性存在。Ⅱ级：即中度不典型增生。上皮下 1/3 ~ 2/3 层细胞核明显增大，核质比例增加，核深染，核分裂相较多，细胞数量明显增多，细胞极性尚存。Ⅲ级：即重度不典型增生和原位癌。病变细胞几乎或全部占据上皮全层，细胞核异常增大，核质比例显著增大，核形不规则，染色较深，核分裂相增多，细胞拥挤，排列紊乱，无极性。一般级别越高，发展为浸润癌的机会越多；级别越低，自然消退的机会也越多。HPV 感染型别是影响 CIN 转归的重要因素之一，HPV6、11 等型别多引起 CIN Ⅰ病变，多数可消退或逆转，HPV16、18 属高危因素，有促癌作用，多数感染 HPV16、18 相关的 CIN 均进展为浸润癌。

【转移途径】

主要为直接蔓延及淋巴转移，血行转移极少。

1. 直接蔓延 最常见。癌组织局部浸润，向邻近器官及组织扩散。向下侵及阴道壁，向上经宫颈管累及宫腔；癌灶向两侧蔓延可及主韧带及阴道旁组织甚至盆壁；晚期则可累及前后之膀胱或直肠，形成癌性膀胱阴道瘘或直肠阴道瘘。当癌灶压迫侵及输尿管时，可引起输尿管阻塞及肾积水。

2. 淋巴转移 癌灶局部浸润后累及淋巴管，形成瘤栓，瘤栓可随淋巴引流而进入局部淋巴结，从而在淋巴管内扩散。宫颈癌淋巴转移分为一级组（包括宫颈旁、闭孔、髂内、髂外淋巴结）；二级组（包括髂总、腹股沟深浅、腹主动脉旁淋巴结）。

3. 血行转移 非常少见。晚期可转至肺、肝或脊柱等。

【分期】

采用国际妇产科联盟（FIGO，2000）临床分期（表 21-2，图 21-2）。

表 21－2　宫颈癌临床分期（FIGO，2000）

期别	肿瘤范围
0 期	原位癌（浸润前癌）
Ⅰ期	癌灶局限于宫颈（包括累及宫体）
I_{A}	肉眼未见癌灶，仅在显微镜下可见浸润癌。
I_{A1}	间质浸润深度≤3mm，宽度≤7mm
I_{A2}	间质浸润深度＞3 mm 至≤5mm，宽度≤7mm
I_{B}	临床可见癌灶局限于宫颈，或显微镜下可见病变＞I_{A2}
I_{B1}	临床癌灶最大直径≤4cm
I_{B2}	临床癌灶最大直径＞4cm
Ⅱ期	癌灶已超出宫颈，但未达盆壁。癌累及阴道，但未达阴道下 1/3
II_{A}	无宫旁浸润
II_{B}	有宫旁浸润
Ⅲ期	癌肿扩散盆壁和（或）累及阴道下 1/3，导致肾盂积水或无功能肾
III_{A}	癌累及阴道下 1/3，但未达盆腔
III_{B}	癌已达盆壁，或有肾盂积水或无功能肾
IV_{A}	癌播散超出真骨盆或癌浸润膀胱黏膜或直肠黏膜
IV_{B}	远处转移

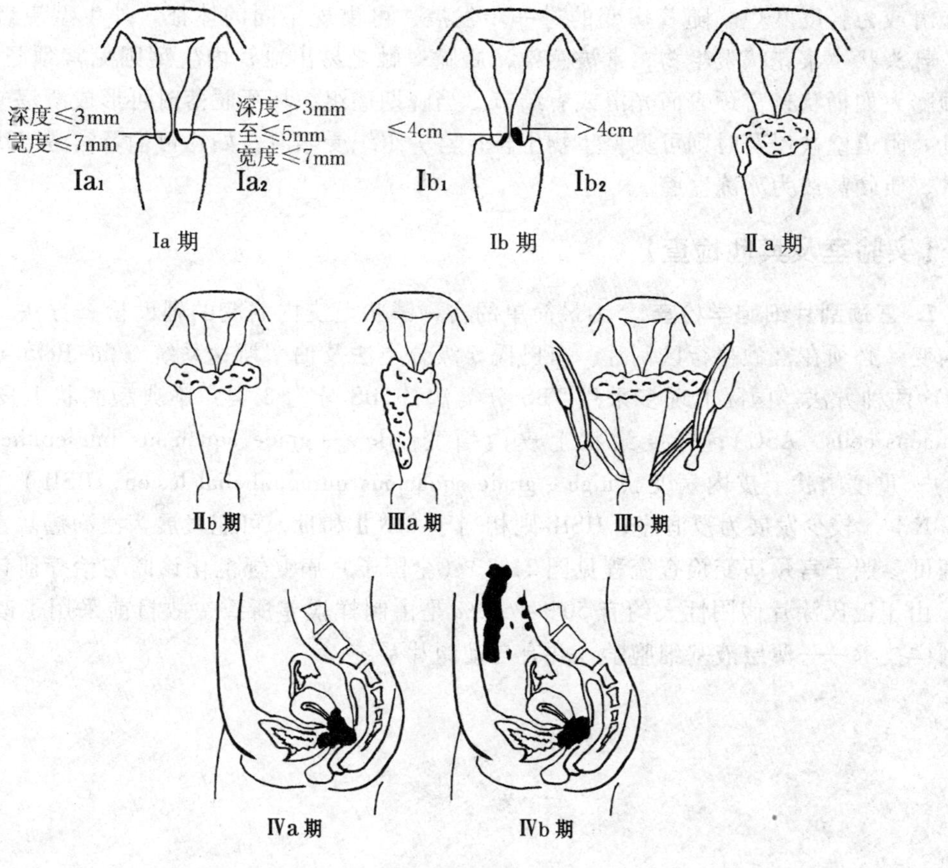

图 21－2　宫颈癌临床分期示意图

【临床表现】

1. 病史 早婚、早产、多产、性生活紊乱。

2. 症状 早期宫颈癌常无症状及明显体征，宫颈可光滑或与慢性宫颈炎无差异。随着病情发展可出现以下症状及体征。

（1）阴道流血：早期多为接触性出血；后期则为不规则阴道出血。出血量多少主要取决于病灶大小及侵及间质内血管情况；晚期若侵及大血管也可造成大出血。年轻患者有时可表现为经期延长，月经量多；老年患者常见绝经后又出现不规则阴道出血。一般外生型癌出血较早，量多；内生型癌则出血较晚。

（2）阴道排液：多数有阴道排液量增多，白色或血性，稀薄如水样或米泔状，有腥臭。晚期因癌组织破溃，组织坏死，继发感染等有大量脓性或米汤样恶臭白带。

（3）晚期症状：根据癌灶所侵及部位的不同而有不同的继发症状。邻近组织器官及神经受累时，可出现尿频、尿急、大便秘结、里急后重、下肢肿痛等；癌肿压迫或侵及输尿管时，可导致输尿管梗阻、肾盂积水，最后引起尿毒症。

3. 体征 宫颈原位癌，镜下早期浸润癌及极早期宫颈浸润癌，局部均无明显改变，宫颈光滑或为轻度糜烂。随着病变的进一步发展，可出现不同的体征。外生型患者可有息肉状、乳头状、菜花状赘生物，常被感染，质脆，触之易出血；内生型则见宫颈肥大，质硬，宫颈膨大如桶状，宫颈表面光滑或有结节。当晚期癌组织坏死脱落时可形成溃疡或空洞并有恶臭。阴道壁被侵及时则可见赘生物生长；宫旁组织受累时，妇检可扪及宫旁组织增厚、结节状、质硬甚或为冰冻盆腔。

【实验室及其他检查】

1. 宫颈刮片细胞学检查 为最简单的宫颈鳞状上皮内瘤变的辅助检查方法，可发现早期病变。必须在宫颈移行区刮片。有巴氏5级分类法及伯塞斯达系统（the Bethesda systern，TBS）两种方法。国际上现多采用TBS分类法，TBS分为3类：不典型鳞状上皮（atypical squamous cells，ASC）；轻度鳞状上皮内瘤变（low - grade squamous intraepithelial lesion，LSIl）；重度鳞状上皮内病变（high - grade squamous intraepithelial lesion，HSIL）。LSIL相当于CINⅠ，较少发展为浸润癌；HSIL则相当于CINⅡ和Ⅲ，可能发展为浸润癌。宫颈刮片后处理可参照子宫颈病变检查流程见图21 -3（全国子宫病变规范化诊断与治疗研讨会，2000年）由于巴氏涂片假阴性大约有50% ~60%是由制样误差所致，故目前采用了改良的细胞学制样技术——薄层液基细胞学，并有自动阅片系统。

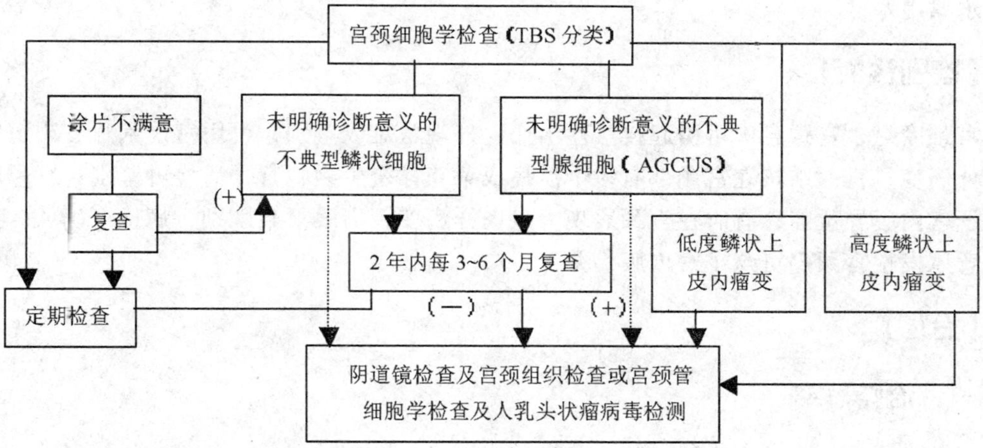

图 21－3　宫颈病变的细胞学检查

（虚线箭头表示也可不进行此项检查）

2. 碘试验　正常宫颈阴道鳞状上皮因富含糖原，故遇碘呈棕色或褐色，未被染色说明该处上皮缺乏糖原，可为炎性或有其他病变区。由此确定活检取材部位可提高检出率。

3. 阴道镜检查　可了解病变区血管情况。注意宫颈移行带区内无血管的醋酸白色上皮（Acetowhite epithelium）、毛细血管形成的极细红点、异形血管以及由血管网围绕的镶嵌白色或黄色的上皮块。在这些区域活检，可提高诊断准确性。对阴道镜不能了解的宫颈管处，应刮取宫颈管内组织（endocervical curdttage，ECC）或用宫颈管刷取材。

4. 宫颈活组织检查　为确诊宫颈上皮内瘤变及宫颈癌最可靠方法。任何肉眼可见病灶均应作单点或多点活检。如无明显病灶，可选宫颈移行带区 3、6、9、12 点处活检，或在碘试验不染色区取材，或在阴道镜下取材。

5. 宫颈锥切　宫颈刮片多次阳性，而宫颈活检阴性；或活检为原位癌需确认者，均应行宫颈锥切术并送病检。宫颈标本组织应作连续病理切片（24～36 张），并在 48 小时报结果。目前国内很多采用阴道镜下多点活检及宫颈勺搔刮代替宫颈锥切活检。

宫颈癌一旦被病理确认，则应作血、尿常规，肝肾功能检查，X 线胸片检查，静脉肾盂造影，较晚期患者尚应作膀胱镜及直肠镜检查，以利临床分期。还可根据具体情况选作钡剂灌肠，淋巴管造影、CT、MRI、超声等检查。

【诊断】

一、辨病要点

根据临床表现，体征及实验室检查，可诊断本病，确诊依赖病理检查。

二、辨证要点

带下量多，色白无臭属虚；带下量多，色质异常而有臭气为实。白带属脾虚、肾虚；黄带、赤带属阴虚或阴虚夹湿。赤白带或少量出血属湿热；杂色带或出血量多属湿毒；带下质稀如水属虚寒。

【鉴别诊断】

宫颈糜烂、宫颈息肉可引起接触性出血，外观常难以鉴别，可用宫颈刮片、阴道镜下活检除外癌变；宫颈结核在宫颈部有多个溃疡成菜花样赘生物，宫颈活检可鉴别；宫颈乳头状瘤、子宫内膜异位症，有时在宫颈表现为息肉样病变，肉眼很难区别，病检可确认。此外尚应注意原发性宫颈癌可与子宫内膜癌并存。

【治疗】

一、治疗思路

本病治疗方案的制定依据年龄、一般情况、病灶范围、有无合并症等。一般以手术治疗为主，必须重视方案的个性化及首次治疗。中医治疗应在辨证的基础上，根据病情的不同时期处理好扶正与祛邪的关系，早期以祛邪为主，中晚期以扶正为主。

二、西医治疗

根据临床分期、年龄、全身情况（有无内外科合并症），结合医院技术及设备条件综合考虑。

（一）宫颈上皮内瘤样病变（癌前病变）即 CIN。

CINⅠ（LSIL）：对无明显病灶，且可随访者可先按炎症处理，2～3月后复查宫颈刮片细胞学检查，必要时再次活检。对病灶范围小、局限的可采用冷冻治疗；病灶范围大、扩展至阴道（片状或卫星状），或累及腺体者可采用激光治疗，且病灶切除深度应达黏膜下6～7mm，以便排除浸润癌。CINⅡ：可用冷冻治疗；对病灶范围大者可行激光治疗或宫颈锥形切除病灶。CINⅢ：无生育要求者行全子宫切除术，可保留卵巢。年轻、希望生育者可行宫颈锥形切除术，术后密切随访。

（二）宫颈浸润癌

1. 手术　$Ⅰ_{α1}$期：选用经腹筋膜全子宫切除术，可保留正常卵巢。要求保留生育者行宫颈锥切术。

$Ⅰ_{a2}$期：广泛子宫切除术，卵巢正常者应予保留。淋巴管有瘤栓则行盆腔淋巴结清除术。

Ⅰb～Ⅱa期 广泛子宫切除术及盆腔淋巴结清除术。

2. 放射治疗　适合各期患者，但主要用于晚期或无法手术者。分腔内照射及体外照射。腔内照射：采用后装治疗机，放射源为^{137}铯（^{137}Cs），^{192}铱（^{192}Ir）等，主要用于控制局部原发病灶。体外照射：多用直线加速器、^{60}钴（$^{60}C_o$）等，主要治疗宫颈旁及盆腔淋巴结转移灶。一般早期病例选用腔内照射为主，体外照射为辅；晚期则以体外照射为主，腔内为辅。

手术及放疗联合：术前放疗：局部病灶较大时，先放疗，待癌灶缩小后再行手术。术后放疗主要用于术后有盆腔淋巴结转移，宫旁转移或阴道有残留癌灶者。

3. 化疗　适用于较晚期局部大病灶及复发患者的手术前及放疗前的综合治疗。鳞癌选用 BVP 方案（博莱霉素、长春新碱，顺铂）和 BIP 方案（博来霉素、异环磷酰胺与顺铂）。治疗腺癌有：PM 方案（顺铂与丝裂霉素）与 FIP 方案（氟尿嘧啶、异环磷酰胺与顺铂）。用药途径可采用静脉或介入治疗（超选择性动脉灌注化疗）。

三、中医治疗

中医治疗采用标本兼治，攻补兼施，全身与局部治疗相结合的原则。全身治疗以辨证论治为主，以改善全身功能为主要目的，在配合手术及放、化疗时能起到独特的作用。局部治疗是中医治疗宫颈癌的主要特色。

（一）辨证论治

1. 肝郁化火

证候　胸胁胀痛，心烦易怒，全身窜痛，口苦咽干，白带偏多，阴道流血夹有瘀块；舌暗，苔白或微黄，脉弦。

治法　疏肝理气，解毒散结。

方药　丹栀逍遥散（《女科撮要》）加味。

丹皮　栀子　当归　白芍　柴胡　白术　茯苓　甘草　半支莲　白花蛇舌草

赤带不止加芡实、茜草炭；神疲乏力加党参、黄芪。

2. 肝肾阴虚

证候　头晕耳鸣，五心烦热，便秘尿赤，有时阴道流血，赤白带下，其味恶臭；舌质红，苔黄白，脉弦细或细弱。

治法　滋补肝肾，解毒清热。

方药　知柏地黄丸（《医宗金鉴》）合二至丸（《医方集解》）加味。

知母　黄柏　山萸肉　山药　生地　茯苓　泽泻　丹皮　女贞子　旱莲草　半支莲　紫背天葵子

赤带不止加大蓟、小蓟；大便秘结加瓜蒌仁、生大黄。

3. 脾肾阳虚

证候　带下量多，质稀薄、秽臭不重，阴道出血量多；舌质淡，边见齿印，苔薄，脉沉细无力。

治法　健脾温肾，化湿止带。

方药　真武汤（《伤寒论》）合完带汤（《傅青主女科》）加味。

附子　茯苓　白术　白芍　生姜　甘草　山药　党参　苍术　车前子　陈皮　柴胡　荆芥穗　半支莲　补骨脂　覆盆子

小便不利加泽泻；出血不止加茜草、炮姜、艾叶。

4. 湿热瘀毒

证候　少腹胀痛，口苦而干，赤白带下，时有腥臭，尿黄便干；舌质红，苔黄腻，脉滑数。

治法　清热利湿，解毒化瘀散结。

方药　黄连解毒汤（《外台秘要》）加味。

黄连　黄柏　黄芩　栀子　土茯苓　半支莲　龙葵　山慈姑　莪术

便秘者加大黄；出血多去莪术，加侧柏叶、生地榆；小腹疼痛加乳香、没药。

（二）应用放疗的副反应

中医认为应属火毒之邪。若伤及肠络，主要症见大便次数增多、里急后重，大便呈黏冻状，甚者便血，舌淡边尖略红或红，苔薄黄腻，脉细数，则治以清热凉血，敛阴止泻，药用生地榆、槐花、仙鹤草、马齿苋、败酱草、白头翁、椿根皮、乌梅、秦皮。可配合艾灸神阙穴、足三里穴。晚期直肠反应症见大便出血、色鲜红，但下而不爽，或夹粘冻，里急后重，肛门疼痛，口干舌燥，面色萎黄，神疲乏力，舌苔薄色滞，脉细弱，治以益气摄血，解毒祛瘀，药用黄芪、党参、升麻、柴胡、三七粉、桔梗、阿胶、茯苓、焦山楂、乌梅炭、山药、银花炭。

若白细胞下降，症见头晕目眩，神疲乏力，面色萎黄或灰滞，纳呆，小便清长，大便不实，舌淡不华，苔薄，脉细弱，治宜益气养血之剂，药用生黄芪、太子参、北沙参、鸡血藤、阿胶、女贞子、枸杞子、菟丝子、升麻、当归、山萸肉等。若症见头晕目眩，腰膝酸软，心烦易怒，尿黄，便秘，夜寝不安，口干不欲饮，舌红，少苔或光剥，脉细数，治以滋阴清热，益气养血，方用六味地黄汤合当归养血汤。

（三）局部用药

1. 三品方（《难治妇产科病的良方妙法》）　白砒、明矾煅制后加雄黄、没药、麝香适量混合制压成“三品”饼、杆型，紫外线消毒后供宫颈局部外用。辅助药为双紫粉、鹤酱粉。双紫粉由紫草、紫花地丁、草河车、黄柏、旱莲草，共研细末。鹤酱油粉由仙鹤草、败酱草、银花、黄柏、苦参、冰片，共研细末而成。均经高压消毒后供外用。适用于宫颈鳞状上皮原位癌及宫颈鳞状上皮癌Ⅰa期。

2. 麝胆栓　药物组成为麝香、枯矾、雄黄、猪胆汁、冰片、硼砂、青黛、白花蛇舌草、茵陈、黄柏、百部、蓖麻油等，制成栓剂，阴道给药，每晚1粒，10次为1疗程。本药具有清热解毒，软坚化腐，收敛生肌，止血止痛功效。适用于中、晚期宫颈癌。

【预防与调护】

1. 加强性知识教育，提倡晚婚，杜绝性紊乱。
2. 积极治疗宫颈糜烂及慢性宫颈炎。
3. 育龄妇女应每1~2年定期进行防癌检查1次。

【预后和随访】

5年生存率：Ⅰ>85%，Ⅱ期50%，Ⅲ期25%，Ⅳ期5%。随访：出院后第1年内，第

1个月行第1次随访，以后每隔2~3个月复查1次。出院后第2年内每3~6个月复查1次。出院后第3~5年，每半年复查1次。第6年开始每年复查1次。随访内容除临床检查外，应定期进行胸透和血常规检查。必须向患者强调随访的重要性。

【宫颈癌合并妊娠】

少见，约2000例妊娠中1例合并宫颈癌；宫颈癌中约3%合并妊娠。

1. 诊断　妊娠期阴道出血，首先应除外产科因素出血，妇检对宫颈有可疑病变时可行宫颈刮片、阴道镜检，必要时在阴道镜下行宫颈活检以明确诊断。注意点：①由于受妊娠时高雌激素的影响，宫颈鳞-柱交接部外移，其基底细胞增生活跃，可出现类似原位癌病变；一般产后6周恢复，不必处理；②由于宫颈上皮基底细胞增生活跃，其脱落细胞可见核大深染现象，应注意鉴别。

2. 处理　根据宫颈癌分期及妊娠时限采用手术或放疗。原则上早期病变宜手术治疗，中晚期宜放疗。妊娠早、中期应及时治疗母体癌肿为主，妊娠24周后则可延后至孕32~34周行剖宫产后，再行治疗。妊娠20周，若为Ⅰa或Ⅰb期，其迫切需要继续妊娠者，可延至胎儿成熟。I_{a_1}期可经阴道分娩，I_{a_2}以剖宫产为宜，剖宫产时可同时或产后行子宫全切或子宫根治术。

第三节　子宫肌瘤

子宫肌瘤（myoma of uterus）是女性生殖器官中最常见的一种良性肿瘤，也是人体中最常见的肿瘤之一，主要由子宫平滑肌细胞增生而成。其间有少量纤维结缔组织，但并非是肌瘤的基本组成部分，故又称为子宫平滑肌瘤（leiomyoma of uterus）。子宫肌瘤多见于30~50岁之间的妇女，以40~50岁发生率最高，占51.2%~60%，20岁以下少见，绝经后肌瘤可逐渐萎缩。子宫肌瘤的发生率较难统计，很多患者因无症状或因肌瘤较小，临床上难以发现。据尸检统计，35岁以上妇女患子宫肌瘤约20%，而临床统计发生率仅为4%~11%。中医学现将本病归属"石瘕"、"癥瘕"，但因其症状、体征不同，部分病例因出血较多或淋漓不净，又可归属崩漏为病。

【病因病理】

一、西医病因病理

（一）病因

确切病因尚不清楚，根据肌瘤好发于生育年龄及绝经后肌瘤能萎缩或消失，提示与女性性激素高度相关。

1. 遗传因素　细胞遗传学研究显示25%~50%子宫肌瘤存在细胞遗传学的异常，包括12号和17号染色体长臂片段相互换位，12号染色体长臂重排、7号染色体长臂部分缺失或三体异常等。

2. 雌激素作用 雌激素是肌瘤生成的主要因素，生物检测证实肌瘤组织中雌二醇转化为雌酮的效应明显降低；而肌瘤组织中雌激素受体数目明显高于周边肌组织，故认为肌瘤组织局部对雌激素的高敏性是其发生发展的重要因素之一。

3. 孕激素作用 研究证实肌瘤组织中存在孕激素受体，通过孕激素作用，调节肌瘤的有丝分裂活动，增加体细胞突变、刺激肌瘤生长，因而也是肌瘤形成的重要因素。

（二）分类

1. 按肌瘤生长部位分为宫体肌瘤（90%）、宫颈肌瘤（10%）。

2. 按肌瘤发展过程中与子宫肌壁的关系分为3类（图21－4）：

（1）肌壁间肌瘤（intramural myoma）：肌瘤位于子宫肌壁间，约占60%～70%。

（2）浆膜下肌瘤（subserous myoma）：肌瘤向子宫浆膜生长，突于子宫表面，约占20%。瘤体若继续向浆膜面生长，可形成瘤体，与子宫间以蒂相连。若血供不足而变性坏死，或蒂扭转断裂，则可形成游离肌瘤或寄生于邻近器官。肌瘤若位于宫体两侧壁且向宫旁生长突入阔韧带两层间，则称为阔韧带肌瘤。

（3）黏膜下肌瘤（submucous myoma）：肌瘤向宫腔方向生长，突于宫腔，且表面覆着黏膜层。约占10%～15%。肌瘤常为单个。当形成带蒂黏膜下肌瘤时，因受宫缩影响，可被挤出宫腔而突于阴道。

子宫肌瘤多个，各种类型的肌瘤并存，称为多发性子宫肌瘤。

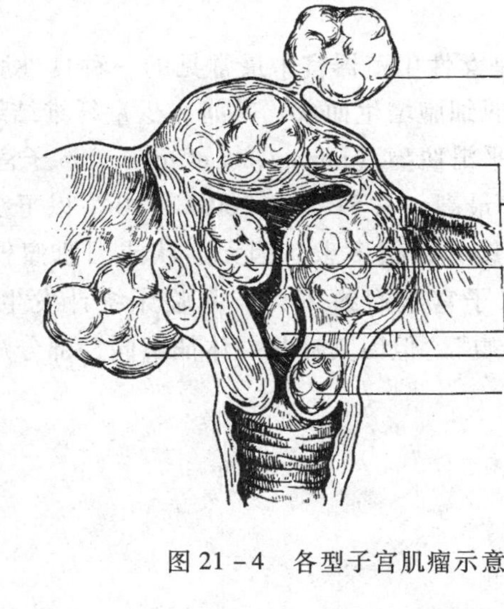

图21－4 各型子宫肌瘤示意图

（三）病理

1. 巨检 实质性球形，单个或多个，大小不一，肌瘤长大或多个融合时则呈不规则状。肌瘤质地较子宫肌硬，压迫周围肌壁纤维形成假膜；与正常肌壁间有一层疏松网状间隙，内有血管；肌瘤表面色淡，光泽，切面呈灰白色，可见漩涡状或编织状结构。

2. 镜检　肌瘤主要由梭形平滑肌细胞和不等量纤维结缔组织构成。肌细胞大小较一致，排列成漩涡状，杆状核。

3. 肌瘤变性　指肌瘤因供血不足而出现的退行性变或恶变。

（1）玻璃样变（hyaline degeneration）：又称透明变性，最常见。肌瘤组织部分水肿变软，剖面漩涡状结构消失，代之以均匀透明样物质。镜下见病变区肌细胞消失，变为均匀透明无结构区，或有区域变性及坏死。

（2）囊性变（cystic degeneration）：继玻璃样变后坏死，液化而形成多个囊腔，其间有结缔组织相隔，亦可融合成大囊腔。腔内含清亮无色液体，凝固后呈胶冻状。镜下见囊腔为玻璃样变的肌瘤组织，内壁无上皮。

（3）红色样变（red degeneration）：多发生于妊娠期或产褥期。可能系肌瘤内小血管退行性变引起血栓及溶血所致，为肌瘤一种特殊类型坏死。患者临床可见有急性腹痛、发热、查体见肌瘤迅速增大，压痛等。切面为暗红色，如半熟牛肉，有腥臭味，质软，漩涡状结构消失。镜下见组织高度水肿，假包膜内大静脉及瘤体内小静脉血栓形成，广泛出血伴溶血，肌细胞浆淡染，轮廓不清，肌细胞减少，细胞核常溶解消失，可见较多脂肪小球沉积。

（4）肉瘤样变（sarcomatous change）：发病率约为0.4%～0.8%，多见于40～50岁妇女。常发生于肌壁间肌瘤，临床可见肌瘤迅速增大伴阴道流血。肉瘤样变后质软脆，切面呈灰黄色，细腻，似生鱼肉片状，边界不清。镜下见平滑肌细胞增生，排列紊乱，异型性。

（5）其他：脂肪变性，钙化及继发感染。（多见于黏膜下肌瘤脱出宫口或阴道口者。浆膜下肌瘤感染，见于血源性或邻近器官感染蔓延而发生）。

二、中医病因病机

本病乃因郁怒伤肝，肝郁气滞，气滞血瘀，瘀血内阻；或经期、产时、产后摄生不慎，风寒湿诸邪乘虚而入；或脾肾阳虚，运化无力，痰湿内生，均可导致湿、痰、郁、瘀等聚结胞宫，发为本病。

1. 气滞血瘀　情志不遂，肝失疏泄，气机不畅，或暴怒伤肝，肝郁气滞，血行受阻，瘀留胞宫，日久益增而为癥。

2. 寒湿凝滞　因产时、产后、寒湿之邪乘虚入侵胞脉；经期冒雨涉水，过食生冷，致气血凝滞，瘀阻胞宫，日久渐增而成癥。

3. 痰湿瘀阻　饮食不节，嗜食肥甘生痰之品，或肝郁犯脾，脾失健运，痰浊内生，痰停气滞，甚则血行受阻，脉络壅塞，痰浊与气血博结，聚于胞宫而为癥。

4. 湿热夹瘀　经行、产后胞脉空虚，湿热之邪乘虚而入，或脾失健运，湿由内生，湿邪下流，郁于下焦，日久化热。湿热之邪易阻气机，致瘀血内生，湿热瘀血互结，窒塞经脉，聚于胞宫，日渐增大，发为本病。

5. 阴虚血热　痰浊瘀血积聚胞宫，壅塞经脉，崩漏反复，营阴耗损，阴虚内热，热伤冲任，崩漏不愈。

【临床表现】

一、症状

1. 月经异常 为最常见症状，表现为月经量多，经期延长，或不规则阴道出血。常见于大的肌壁间肌瘤或黏膜下肌瘤者。与肌瘤造成宫腔增大，影响子宫收缩有关。黏膜下肌瘤伴坏死感染时可见持续不规则阴道出血或血性脓性排液。

2. 下腹包块 若子宫肌瘤大于3个月妊娠子宫大小时，患者自己可扪及下腹正中，有一实性、不活动、无压痛包块。常见于浆膜下（子宫底部或多发型）肌瘤患者。

3. 压迫症状 肌瘤位于前壁下段可压迫膀胱引起尿频、尿急；位于宫颈部肌瘤可引起排尿困难、尿潴留；子宫后壁肌瘤可压迫直肠可引起下腹坠胀不适、便秘等。

4. 其他 黏膜下肌瘤可引起阴道排液增多或有血性分泌物。浆膜下肌瘤蒂扭转时可有急性腹痛，肌瘤红色样变时有剧烈腹痛伴发热。长期月经量多可引发继发性贫血。肌瘤改变输卵管位置或造成输卵管梗阻或黏膜下肌瘤影响孕卵着床，可引起不孕，约为25%～40%；肌壁间肌瘤可造成流产。

二、体征

肌瘤大于3个月妊娠子宫大小时，可在下腹部扪及实质性不规则肿块。妇科检查子宫增大，表面不规则单个或多个结节或包块状突起，或触及单个球形肿块与子宫相连（浆膜下肌瘤），质硬；或宫颈口扩张，可见红色、实质、光滑包块位于宫颈管内，或脱出于宫口位于阴道内，伴感染时可有坏死，出血或脓性分泌物（黏膜下肌瘤）。

【诊断】

一、辨病要点

根据患者年龄、临床表现及妇科检查，结合B超子宫肌瘤声像图，即可对子宫肌瘤做出诊断。

二、辨证要点

本病应在辨病的基础上进行辨证，有很多患者无明显临床表现，但从总体上及结合病因学来讲，瘀血是本病的主要因素。故临床可见很多患者表现为经量多，有块、色紫、经期延长，下腹疼痛，部位不移，舌质紫黯或见瘀斑，舌下静脉增粗等。

【鉴别诊断】

1. 妊娠 有停经史，早孕反应，尿HCG及B超可鉴别。

2. 卵巢肿瘤 一般无月经改变，B超可鉴别，难以鉴别时可在腹腔镜下明确。

3. 子宫腺肌病 有继发性、渐进性痛经病史，子宫多呈均匀增大，但很少超过3个月妊娠大小，质硬，亦可有经量增多等症状。B超检查可鉴别。

4. 子宫肥大症 多发生于经产妇，其子宫增大一般不超过 2 个月妊娠大小，外形规则、均匀、无结节，宫腔形态正常，B 超有助于诊断。

5. 盆腔炎性包块 子宫附件炎性包块与子宫紧密粘连，尤其是输卵管结核，有时也需与子宫肌瘤相鉴别。盆腔炎性包块往往有急性或亚急性生殖道感染史。妇检以双侧性肿块为多，固定且压痛，质地较肌瘤软，B 超检查有助于鉴别。

【治疗】

一、治疗思路

本病的治疗应根据患者年龄、生育要求、症状、肌瘤的大小等情况全面考虑。中医治疗在辨证基础上结合活血化瘀为基本大法。对于肌瘤小于 10 周妊娠子宫大小、无症状的患者，尤其是近绝经期妇女，可每 3～6 个月复查 1 次，注意有无症状出现，子宫是否增大，须定期妇检及 B 超检查。

二、西医治疗

（一）药物治疗

增大子宫似妊娠子宫 2 个月大小以内，症状不明显或较轻，近绝经年龄及全身情况不能适应手术者可予药物对症治疗。

1. 雄激素 可对抗雌激素，使子宫内膜萎缩，直接作用于子宫使肌层及血管的平滑肌收缩，减少出血，近绝经者可提前绝经。丙酸睾酮 25mg 肌注，每 5 日 1 次，经期每日 25mg，共 3 次，每月总量一般不超过 300mg。

2. 促性腺激素－释放激素类似物（GnRH－a） 可抑制垂体卵巢的功能，有效地降低雌激素水平，达到缓解症状并抑制肌瘤生长使其萎缩。适用于治疗小肌瘤（≤2 个月妊娠子宫大小）、经量增多或周期缩短、绝经过渡期患者。亮丙瑞林（Leuprorelin）3.75mg/支，每 4 周皮下注射一次，使用 3～6 个月。使用后患者经量减少或闭经，贫血逐渐纠正，肌瘤也缩小，但停药后又逐渐增大至原来大小。副反应为围绝经期综合征症状，如潮热、出汗、阴道干燥等。GnRH－a 制剂不宜长期持续使用，长期应用可使雌激素缺乏导致骨质疏松。

3. 米非司酮（Mifepristone，Ru486） 初步研究提示，Ru486 可能有直接抑制平滑肌瘤及子宫肌层细胞生长作用。每日 1.25mg～25mg，从月经第 1～3 日开始服用，连服 3 个月。

（二）介入治疗

子宫肌瘤的血管介入治疗是通过在双侧子宫动脉内注入栓塞剂使肌瘤血管床被永久栓塞从而达到治疗目的。其适应证与手术治疗指征基本相同，以及拒绝手术，要求保留子宫和生育功能者；保守治疗（包括药物治疗及肌瘤切除术）无效或复发者；体弱或合并严重内科病如糖尿病等不能耐受手术者；巨大子宫肌瘤子宫切除前的栓塞治疗目的为了减少术中出血。禁忌证：妊娠；怀疑子宫平滑肌肉瘤者；与卵巢（附件）肿块无法鉴别者；带细蒂的浆膜下肌瘤、阔韧带肌瘤及游离的子宫肌瘤；子宫动静脉瘘；多种造影剂过敏史；严重凝血机制异常。

此技术成功率高，并具有创伤小，可以保留子宫功能及正常生育能力的特点；术后并发症发生率低，主要有卵巢功能衰竭而导致闭经、感染。

（三）手术治疗

对于肌瘤大于10周妊娠子宫大小或症状明显致继发性贫血者，可采用手术治疗。

1. 肌瘤摘除术 适于≤40岁妇女，有生育要求或者虽无生育要求，但不愿切除子宫者。浆膜下肌瘤可经腹或在腹腔镜下切除；黏膜下肌瘤可经阴道或宫腔镜摘除。

2. 子宫切除术 凡肌瘤大于3个月妊娠子宫或肌瘤虽不大但症状明显，流血量多而致继发性贫血，经药物治疗无效，肌瘤有恶变可能等均可行次全或全子宫切除术。卵巢外观正常可保留双侧卵巢。术前应行宫颈刮片细胞学检查、内膜活检或诊刮病检以除外子宫恶性病变，必要时可手术中行冷冻切片组织学检查。

三、中医治疗

活血化瘀虽为本病的大法，但仍应辨证与辨病相结合，在月经中期、后期以益气活血化瘀、软坚散结为主，月经期视经、量、色、质，结合其症状辨证论治，多为益气止血、祛瘀止血、清热止血等法。

（一）辨证论治

1. 气滞血瘀

证候　精神抑郁，经前乳房胀痛，胸胁胀闷，或心烦易怒，腹有癥瘕，小腹胀痛或有刺痛；舌苔薄，舌边有瘀点或瘀斑，软坚散结。

治法　温阳散寒，活血化瘀，软坚散结。

方药　膈下逐瘀汤（《医林改错》）。

当归　川芎　赤芍　桃仁　红花　枳壳　延胡索　五灵脂　丹皮　乌药　制香附　甘草

若乳房胀痛者，加郁金、橘核络、八月札、路路通；血瘀重者，加三棱、莪术、夏枯草、瓦楞子。

2. 寒湿凝滞

证候　月经后期，量少色黯有块，或量多色黯，经期延长，下腹冷痛喜温，四末不温，带多色白清稀，大便不坚；舌质淡紫，苔薄白而润，脉沉紧。

治法　温经散寒，活血消癥。

方药　少腹逐瘀汤（《医林改错》）加味。

肉桂　小茴香　干姜　当归　川芎　元胡　制没药　蒲黄　五灵脂　赤芍　艾叶　刘寄奴　吴茱萸

若带多如水，加苍术；若血瘀重，加三棱、莪术、水蛭、桃仁；若经量过多，可用《金匮》温经汤，炮姜易生姜，加益母草、香附炭。

3. 痰湿瘀阻

证候　月经后期，经少不畅，或量多有块，色紫黯，或夹有黏稠白带，下腹胀满，脘痞多痰，体形肥胖；舌质胖紫，苔白腻，脉沉滑。

治法　化痰理气，活血消癥。

方药　开郁二陈汤（《万氏妇人科》）加减。

半夏　陈皮　茯苓　青皮　香附　川芎　莪术　木香　槟榔　甘草　苍术　丹参　水蛭

若食欲不振，加山楂、内金以助运消癥；若痰湿眩晕，加天麻、石菖蒲以化湿清窍；若大便溏薄，加炒薏苡、炒白术以健脾上泻；若带下量多，加海浮石、制南星、海螵蛸以化痰止带；经量过多可用四物汤合二陈汤（《太平惠民和剂局方》）加香附炭、益母草、党参、白术、仙鹤草、阿胶珠等药物治疗，以健脾化痰，和血止血。

4. 湿热夹瘀

证候　经行量多色红，有血块，经期延长，下腹疼痛，腰骶酸痛下坠，时有发热，带下量多，色黄，秽臭；舌红，苔黄腻，脉滑数。

方法　清热利湿，活血消癥。

方药　清宫消癥汤（经验方）。

半支莲　白花蛇舌草　皂角刺　夏枯草　败酱草　石见穿　紫草　莪术　三棱　桃仁　赤芍　丹参

若下腹疼痛较重，加制乳香、没药；带下量多，加贯众、土茯苓；发热不退，加蒲公英、紫花地丁、马齿苋；经量过多时去莪术、三棱、桃仁、赤芍，加贯众炭、地榆、槐花、侧柏、马齿苋。

5. 阴虚内热

证候　经行量不多，偶尔崩下，经色黯红，头晕心悸，腰酸，口干咽燥，大便干结；舌红，苔薄，脉细数。

治法　养阴清热，凉血止血。

方药　清海丸（《傅青主女科》）

熟地　山萸肉　山药　丹皮　五味子　麦冬　白术　白芍　龙骨　桑叶　地骨皮　玄参　沙参　石斛

若出血多者，加大小蓟、槐花、旱莲草、荷叶炭；头晕腰酸者，加女贞子、枸杞子、龟板。

（二）中成药

桂枝茯苓胶囊　饭后口服，每次2粒，每日3次，3个月为1个疗程，经期停服。具有活血化瘀，缓消癥块之功效。适用于见有瘀血症状的小型多发或单发的肌壁间肌瘤及其他类型肌瘤控制症状者服用。

【预防与调护】

子宫肌瘤为妇科常见病，多发于中年妇女，因此30～50岁妇女应注意妇科普查，有肌瘤者应慎用性激素制剂。绝经后肌瘤继续增大者应注意发生恶变可能。

【预后】

子宫肌瘤属良性肿瘤，行全子宫切除及介入治疗后预后良好。行肌瘤摘除术或药物均有复发或使已缩小的肌瘤再次增大可能。

第四节　子宫体癌

子宫体癌（carcinoma of the corpus uteri）又称子宫内膜癌（endometrial carcinoma），指发生于子宫内膜的一组上皮恶性肿瘤。以来源于子宫内膜腺体的腺癌最常见，故又称子宫内膜腺癌（endometrial adenocarcinoma）。属女性生殖道常见的三大恶性肿瘤之一，占女性全身恶性肿瘤7%，占女性生殖道恶性肿瘤20%～30%。本病发生可自生殖年龄到绝经后，以50～69岁为发病高峰年龄，绝经后妇女占70%～75%，围绝经期妇女占15%～20%，40岁以下仅占5%～10%。本病近年发生有上升趋势，特别是工业发达国家，上升更为明显。根据子宫内膜癌的主要临床表现，其相当于中医的“癥瘕”、“五色带”、“崩漏”等证。

【病因病理】

一、西医病因病理

（一）病因

子宫体癌的确切病因尚不清，根据流行病学及实验研究证实与以下因素相关。

1. 体质性因素　肥胖（体重超过15%，发病危险增加3倍），未孕或不育（发病危险增加2倍），晚育、52岁以后绝经（发病危险增加2.4倍）。

2. 疾病因素　如糖尿病、高血压、多囊卵巢综合征、女性化卵巢肿瘤，无排卵性功血及子宫内膜增生。

3. 外源性雌激素的应用　如雌激素的替代疗法。乳癌术后应用他莫昔芬等。

4. 遗传及其他因素　患者近亲中有患癌症者高达12%～28%；子宫内膜癌患者有多发癌及重复癌的倾向（同时合并结肠癌、乳癌、卵巢癌）。

（二）病理

子宫内膜来源于苗勒管上皮，故内膜癌类似于上皮腺癌结构。少数也可形成由苗勒管分化的其他组织类型，表现为不同的病理组织学形态，因而癌类型的命名按病理组织学类型为准。

1. 巨检　各类型的内膜癌肉眼观无明显差异。大体可分为局灶型和弥散型。局灶型：癌组织局限于子宫内膜的一个区域，多位于子宫底部或角部，后壁多于前壁。肿瘤呈结节状或息肉状突入宫腔，可伴有肌层浸润。弥散型：癌组织可遍及整个宫内膜，使宫内膜弥漫增厚或呈不规则的息肉状、菜花状向宫腔内生长。癌组织灰白质脆，易坏死、脱落与感染。癌组织向肌层浸润、深浅不一。

2. 镜检及病理类型

（1）内膜样腺癌：约占80%，腺体显著增多，上皮复层，并形成筛孔状结构。癌细胞异型明显，核大呈多形性改变、深染，分裂相多。分化差的腺癌腺体少，腺结构消失，成实性癌块。

国际妇产科联盟（FIGO，1988）提出内膜样癌组织3级分类法：Ⅰ级（高分化腺癌）：非鳞状或桑椹状实性生长区域≤5%；Ⅱ级（中分化腺癌）：非鳞状或桑椹状实性生长区域占6%～50%；Ⅲ级（低分化腺癌）：非鳞状或桑椹状实性生长区域>50%。

（2）腺癌伴鳞状上皮分化：腺癌组织中含有鳞状上皮成分。良性为腺角化癌，恶性为鳞腺癌，介于二者之间称腺癌伴鳞状上皮不典型增生。

（3）浆液性腺癌：又称子宫乳头状浆液性腺癌（UPSC），约占10%。癌细胞异型性明显，多为不规则复层排列，呈乳头状或簇状生长，核异型性较大，1/3可伴砂粒体。其恶性程度高，易有深肌层浸润，腹腔及远处播散，预后极差。

（4）透明细胞癌：约占4%，依据癌细胞的形态特点命名，极少见。其细胞质丰富且透明，核呈异型性，或靴钉及立方状，多呈实性片状，腺管样或乳头状排列，恶性程度高且易转移。

二、中医病因病机

本病致病主要是痰浊湿热瘀毒，蕴结胞宫，阻塞经脉，损伤冲任，日久成积，暗耗气血，败损脏腑。

1. 痰湿结聚 素体脾虚，水湿内蕴，蕴湿成痰，流注下焦、胞宫，聚而成癥。

2. 湿热瘀毒 素体湿盛或肝旺脾虚水湿运化失职，蕴而化热，积之成毒，湿热邪毒互结，流注胞宫。

3. 肝肾阴虚 素体阴虚，或年老肾亏，阴虚内热，积热成毒，热毒内浸，下注胞宫。

4. 脾肾阳虚 素体亏损，肾阳虚弱，脾失健运，水湿停聚，阳气不足，血脉涩滞，痰瘀互结，聚以胞宫。

【转移途径】

多数发展缓慢，能较长时间局限于宫内而不扩散，转移也较晚。部分特殊病理类型可进展快。主要转移途径为直接蔓延、淋巴转移，晚期也可血行转移，一般较少见。

1. 直接转移 病灶沿子宫内蔓延生长，向上沿宫角可及输卵管，向下可及宫颈管、阴道。若癌瘤向肌壁浸润，则可穿透子宫肌壁累及子宫浆膜层，延至输卵管、卵巢，并种植于盆腹膜、子宫直肠陷窝及大网膜。

2. 淋巴结转移 为子宫内膜癌主要转移途径。当癌肿累及宫颈（或子宫峡部）、深肌层或癌肿恶性程度高，分化不良时易早期发生淋巴转移。转移途径与癌肿部位有关：子宫底部癌灶常沿阔韧带上部的淋巴管网，经骨盆漏斗韧带转移至卵巢，或向上至腹主动脉旁淋巴结。宫角或前壁上部病灶可沿圆韧带淋巴管转移至腹股沟淋巴结。子宫下段病灶或已累及子宫颈，其转移途径与宫颈癌相同，可累及宫旁、闭孔、髂内外、髂总淋巴结。子宫后壁癌灶可经宫骶韧带转移至直肠淋巴结，前壁癌灶可扩散至膀胱淋巴结，内膜癌可经淋巴管逆行引流累及阴道前壁。（见图 21－5）

3. 晚期患者可经血转移至全身器官，常见部位为肺、肝、骨等。

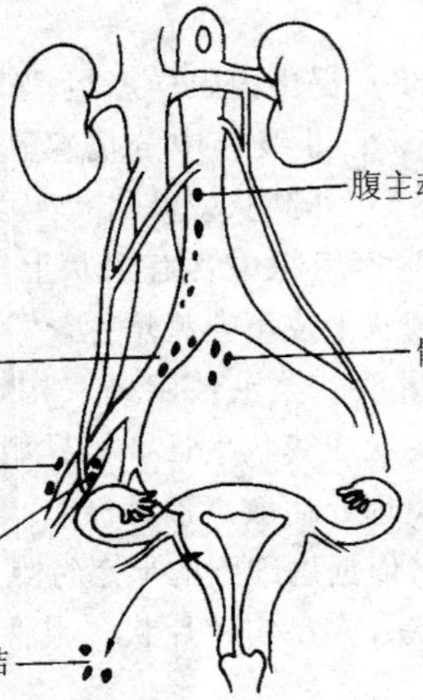

图 21－5　子宫体癌淋巴转移示意图

【临床分期】

（见表 21－3）

表 21－3　临床分期诊断标准（FIGO，1971）

0 期	腺瘤样增生或原位癌（不列入治疗效果统计）
Ⅰ期	癌局限于宫体
Ⅰa	宫腔长度≤8cm
Ⅰb	宫腔长度＞8cm 根据组织学分类：Ⅰa 及Ⅰb 期又分为 3 个亚期：G1：高分化腺癌；G2：中分化腺癌；G3 未分化腺癌
Ⅱ期	癌已侵犯宫颈
Ⅲ期	癌播散于子宫以外盆腔内（阴道或宫旁组织可能受累），但未超过真骨盆
Ⅳ期	癌超出真骨盆或侵犯膀胱黏膜或直肠黏膜，或有盆腔以外的播散
Ⅳa	癌侵犯附近器官，如直肠、膀胱
Ⅳb	癌有远处转移

【手术病理分期】

（见表 21－4）

表 21－4　子宫体癌手术－病理分期（FIGO，2000）

Ⅰ期	癌局限于宫体
$Ⅰ_A$ 期	癌局限在子宫内膜
$Ⅰ_B$ 期	侵犯肌层≤1/2
$Ⅰ_C$ 期	侵犯肌层＞1/2
Ⅱ期	癌扩散至宫颈，但未超越子宫
$Ⅱ_A$ 期	仅累及宫颈管腺体
$Ⅱ_B$ 期	浸润宫颈间质
Ⅲ期	癌局部或（和）区域转移
$Ⅲ_A$ 期	癌浸润至浆膜或（和）附件，或腹水含癌细胞，或腹腔冲洗液阳性
$Ⅲ_B$ 期	癌扩散至阴道
$Ⅲ_C$ 期	癌转移至盆腔和（或）主动脉旁淋巴结
$Ⅳ_A$ 期	癌浸润膀胱黏膜和（或）直肠黏膜
$Ⅳ_B$ 期	远处转移（不包括阴道、盆腔黏膜、附件以及腹主动脉旁淋巴结转移，但包括腹腔内其他淋巴结转移）

【临床表现】

1. 症状

（1）阴道出血：绝经后的阴道出血，约占 65%～70%，围绝经期的月经紊乱、40 岁以下女性月经过多或阴道异常出血。

（2）异常阴道排液：约占 25%，多因癌灶渗液或感染坏死，表现为血性液体或浆液性分泌物，恶臭，多伴有异常阴道出血。

（3）下腹疼痛：宫腔积血或积脓时可刺激子宫不规则宫缩，或浸润及宫旁组织、淋巴结缔组织压迫神经而引起疼痛。

2. 体征　早期妇检无明显异常，部分患者有子宫增大，质软。晚期子宫增大明显，合并宫腔积脓可有明显触痛；双附件包块，子宫硬不活动及宫旁组织增厚；偶可见宫颈管内癌组织脱出。全身衰竭、贫血及转移灶相关体征。

【实验室检查】

1. 细胞学检查　宫颈刮片、阴道后穹隆涂片及宫颈管吸片取材做细胞学检查，但其阳性率低故临床价值不高。

2. B 超检查　经阴道 B 超在辅助诊断子宫内膜病变方面具有一定价值。可了解子宫大小、宫腔形状、宫腔内有无赘生物、子宫内膜厚度、肌层有无浸润及深度，为临床诊断及病理取材提供参考。据报道，绝经后妇女经阴道测定萎缩性子宫内膜平均厚度为 3.4 ± 1.2mm，内膜癌者为 18.2 ±6.2mm，并认为绝经后其内膜厚度＜5mm，可不做诊刮。

3. 宫腔镜　可直接观察宫腔及宫颈管内有无癌灶，并可在直视下取材活检以减少漏诊。

4. 病理组织学检查　是了解病理类型，细胞分化程度的唯一方法。但组织标本的采取方法是影响病理检查结果的重要环节。常用方法有二种：①分段诊刮：是最常见及最有价值的方法，通过分段诊刮，能辨别是子宫内膜癌还是宫颈管腺癌；也可明确子宫内膜癌是否浸及宫颈管。但临床医师必须严格操作，防止宫腔及宫颈管刮出物流失及混染。②子宫内膜活检：若B超确定宫腔内有明显病变，可作宫腔内活检以明确诊断。

5. 其他 MRI、CT、淋巴造影等检查及血清 CA_{125} 测定可协助诊断病变范围，子宫内膜癌播散者血清 CA_{125} 明显升高。

【诊断】

1. 除根据病史、症状和体征外，最后确诊需根据分段刮宫病理检查结果。可参考下列诊断步骤进行（美国妇科肿瘤医师学会，GOG，1998）。有下述因素应视为高危人群，若有症状可立即进行分段诊刮，组织进行病理检查。

（1）肥胖、不育、未产、延迟绝经（52岁后）。

（2）有与垂体功能失调相关的病症如糖尿病、高血压。

（3）有与雌激素增高有关的妇科病症如多囊卵巢综合征、卵巢颗粒细胞瘤，有子宫内膜增生或不典型增生史和子宫肌瘤不规则出血。

（4）有使用外源性雌激素史。

（5）有癌家族史、多发癌和重复癌倾向（乳腺癌、卵巢癌）。

（6）阴道出血见于：①绝经后阴道出血；②围绝经期月经紊乱。

（7）有阴道不正常排液，可为浆液性或血性分泌物。

（8）下腹疼痛，可由宫腔积脓、积液或肿瘤扩散所致。

（9）早期盆腔检查多正常，晚期可有子宫增大、盆腔肿块。

（10）阴道B超检查有以下发现：①绝经后妇女子宫内膜厚度 $<5mm$，属于正常范围，$>5mm$ 应进一步检查排除子宫内膜病变；②内膜增厚，边缘不规则，进而肿瘤侵入肌层，宫腔内见实质的回声区，边缘不规则；子宫可呈萎缩或正常大小，中晚期子宫增大；③彩色多普勒显示混杂的斑点状或棒状血流信号，流速高、方向不定。呈低阻抗血流频谱。

（11）分段诊刮为确诊或排除子宫内膜癌的重要方法。

（12）宫腔镜检查：可直接观察，直视下取材，减少对早期癌的漏诊（宜用于反复阴道出血、B超及诊刮阴性者）。

（13）癌血清标记物检查：CA_{125} 可升高。

【鉴别诊断】

1. 围绝经期功能性子宫出血 以月经紊乱，经量增多为主要表现。妇检无明显异常，应行分段诊刮活组织检查。

2. 老年性子宫内膜炎及阴道炎 子宫内膜炎可表现为阴道少量持续出血，伴下腹隐痛及其他感染症状，抗感染治疗有效。老年性阴道炎亦可有少量阴道分泌物，但按炎症处理效果较佳。必要时行诊刮以除外子宫内膜癌。

3. 子宫黏膜下肌瘤或内膜息肉 有月经过多或经期延长症状，可选用B超、宫腔镜及分段诊刮确诊。

4. 宫颈管癌、子宫肉瘤及输卵管癌　均可有阴道排液增多，或不规则出血；宫颈管癌因癌灶位于宫颈管内，宫颈管变粗、硬或呈桶状。子宫肉瘤一般有子宫增大、质软。输卵管癌主要表现为阴道排液、阴道出血、下腹隐痛。分段诊刮及B超检查可协助鉴别。

【治疗】

一、治疗思路

一般根据患者全身情况（年龄及有无内科合并症），癌变累及范围及恶性程度来综合考虑，确定治疗方案。早期以手术切除为主，晚期选用放疗、手术、药物及中医辨证论治等综合治疗。应充分发挥中医扶正祛邪的优势。

二、西医治疗

（一）手术治疗

为首选方法，通过手术可以了解病变的范围、与预后相关因素，术后需采取的相应措施。

1. 临床Ⅰ期　术式为筋膜外子宫切除及双侧附件切除术及选择性盆腔淋巴结及腹主动脉旁淋巴结切除术。根据术中发现及冷冻切片结果，如子宫无肌层浸润，且细胞分化为G1者；高分化腺癌无肌层浸润（IaG1）者，均可不做淋巴结清扫（取样）术。有下列情况者原则上均应行淋巴清扫（取样）术：特殊病理类型如乳头状浆液性腺癌、透明细胞癌、鳞形细胞癌、未分化癌等；子宫内膜样腺癌G3；肌层浸润深度≥1/2；癌灶累及宫腔面积超过50%或有子宫及峡部受累；其中子宫内膜乳头浆液性癌由于其恶性程度高，又有早期淋巴及盆腹腔转移的特点，其临床Ⅰ期手术范围同卵巢癌。

2. 临床Ⅱ期　术式选用经腹广泛子宫及双附件切除术，盆腔淋巴结及腹主动脉旁淋巴结清扫（或取样）。

（二）放射治疗

1. 放射治疗方法及放射源　方法有腔内及体外照射两种。腔内照射多用后装腔内照射，高能放射源为^{60}钴（^{60}Cobalt）或^{192}铱（^{192}Iridium）。体外照射常用^{60}Co或直线加速器。

2. 术前放疗　可缩小癌灶，创造手术条件或消除隐匿的转移灶，降低术中癌肿播散危险，预防复发，提高生存率。适应证：可疑癌瘤侵犯肌层；Ⅱ期宫颈转移或Ⅲ期阴道受累者；细胞分化不良手术前行腔内放疗。晚期癌患者先行体外照射及腔内照射，大剂量照射后一般需间隔1～6周后手术。

3. 术后放疗　用于手术无法切除的病灶、盆腔及阴道残留或可疑转移癌区，可以弥补手术范围不足；减少术后复发、提高生存率。适应证：累及宫颈；侵犯子宫肌层1/2以上；细胞分化不良，病理分级Ⅱ级以上；腺鳞癌、透明细胞癌、乳头状腺癌；病变超出子宫；切缘癌细胞阳性者。

4. 单纯放疗　适用于高龄、有严重内科合并症、无法手术或晚期患者。

（三）药物治疗

1. 孕激素及抗雌激素制剂治疗 多用于晚期癌或复发癌，孕激素受体（PR）阳性者有效率可达80%。孕激素以高效、大剂量、长期应用为宜（应用12周以上方可评定疗效）。

2. 甲羟孕酮 又称甲孕酮或安宫黄体酮每次400mg，每周1次；或已酸孕酮每次500mg，肌注，每周2次。

3. 抗雌激素制剂 他莫昔芬（tamoxifen）为非甾体类抗雌激素药物，亦有弱雌激素作用。常用剂量为每日20～40mg，可先用他莫昔芬2周使PR含量上升后再用孕激素，或与孕激素同用。

（四）化疗

主要为晚期或复发癌综合治疗措施之一，也用于对术后有复发高危因素者以减少盆腔外复发。联合化疗方案有CA：环磷酸酰胺（CTX）＋阿霉素（ADM）；PAE：顺铂（PDD）＋阿霉素（ADM）＋依托泊苷（VP16）等。晚期患者治疗应以综合治疗为主。一般首选放疗或经放疗后手术，术后再予补充化疗及激素治疗。

二、中医治疗

（一）辨证要点

本病以阴道出血异常特别是绝经后阴道出血为主症。经血色红，伴眩晕耳鸣，五心烦热，舌红少苔脉细数者，为肝肾阴虚；伴带下色黄如脓，口干口苦，舌红苔黄腻，脉滑数者为湿热瘀毒；伴带下量多，质稀，形体肥胖，舌略胖脉濡滑者，为痰湿结聚；伴形寒畏冷，腰膝酸软，倦怠乏力，舌胖，脉沉细无力者，为脾肾阳虚。

（二）辨证论治

1. 湿热瘀毒

证候　阴道流血，色紫黑质稠，带下不断且量多，色黄如脓，或赤白相混，并伴恶臭，胸闷腹痛，腰酸疼痛，口干咽苦，烦热纳呆，便秘或溏泄，小便赤或涩痛不利；舌质红，苔黄腻，脉滑数或弦数。

治法　清热解毒，活血化瘀。

方药　黄连解毒汤（《外台秘要》）加味。

黄连　黄芩　黄柏　栀子　土茯苓　薏苡仁　丹皮　赤芍　半支莲　白花蛇舌草

若出血量多加侧柏叶、生地榆；小腹疼痛加乳香、没药；便秘加生大黄。

2. 痰湿结聚

证候　阴道流血，淋漓不尽，色暗红，质粘，带下甚多，或黄白相间，质粘，形体肥胖，嗜睡乏力，纳呆便溏；舌略胖，苔薄白，脉濡滑。

治法　化湿涤痰，软坚散结

方药　苍附导痰丸（《叶天士女科诊治秘方》）加味。

茯苓　半夏　陈皮　甘草　苍术　香附　南星　枳壳　生姜　神曲　半支莲　夏枯草　海藻　昆布

若乏力加党参、黄芪；阴道出血量多加仙鹤草、茜草；小腹疼痛者加没药、乳香。

3. 肝肾阴虚

证候　阴道流血，淋漓不尽，色红或紫暗，赤白带下伴臭味，眩晕耳鸣，颧红咽干，五心烦热，腰酸腿痛；舌质红，少苔，脉细数或弦细。

治法　滋阴降火，清热解毒。

方药　知柏地黄丸（《医宗金鉴》）加味。

熟地　山药　山茱萸　茯苓　泽泻　丹皮　黄柏　知母　白花蛇舌草　半支莲　椿根皮　甘草

若阴道出血不止加旱莲草、仙鹤草、小蓟；若小腹疼痛加五灵脂、蒲黄。

4. 脾肾阳虚

证候　阴道流血，淋漓不尽，带下量多，质稀秽臭不甚，腰膝酸软，头晕目眩，倦怠乏力，形寒畏冷，小便清长，纳呆，便溏；舌胖，边有齿印，苔薄，脉沉细无力。

治法　温肾健脾，益气化瘀。

方药　固冲汤（《医学衷中参西录》）合肾气丸（《金匮要略》）加味。

黄芪　白术　煅龙骨　煅牡蛎　山茱萸　白芍　海螵蛸　茜草根　棕榈炭　五倍子　三七　熟地　山药　山茱萸　茯苓　泽泻　丹皮　附子　肉桂

若痰湿甚，加苍术、法半夏；若小便不利加车前子。

（二）放、化疗的副反应处理

可参见第二十一章第二节宫颈癌及第二十一章第六节卵巢肿瘤。

【预防调护】

普及防癌知识，定期体检，重视绝经后妇女阴道出血和围绝经期妇女月经紊乱的诊治，有不规则出血妇女特别是40岁以上者，应进行诊刮，明确诊断；规范雌激素制剂应用；对有高危因素人群应密切随访及监测。

【预后及随访】

子宫内膜癌生长、转移较慢，如能早期诊断及治疗，预后较好。临床Ⅰ～Ⅳ期5年生存率分别为75%、51%、30%及10.6%。自1989年手术－病理分期应用于临床，且术后采用更为规范的综合治疗后，5年生存率分别为$Ⅰ_b$期94%、Ⅰc期87%、Ⅱ期84%、Ⅲ期40%～60%。治疗后应定期随访，75%～95%复发在术后2～3年内。一般术后2～3年内每个月随访1次，3年后每6个月1次，5年后每年1次。95%复发者可经临床检查、阴道细胞学涂片检查及血清CA_{125}检查能及时发现。

第五节　子宫肉瘤

子宫肉瘤（sarcoma of uterus）是一种极少见的女性生殖器官肿瘤，但恶性程度极高，约占子宫恶性肿瘤2%～4%，占生殖道恶性肿瘤1%。多见于40～60岁妇女，发病年龄与肉瘤病理类型相关。

【分类】

1. 按同源及异源性组织分类，来源于子宫正常组织（平滑肌、内膜间质、血管等）属同源性；来源于子宫以外其他组织（骨、软骨、横纹肌等）属异源性；若两者均有则为混合性。再有恶性苗勒管混合肉瘤，恶性淋巴瘤，未分化肉瘤等共5大类。

2. 据美国妇科肿瘤医师学会（GOG）简化分类

（1）子宫平滑肌肉瘤（leiomyosarcoma）：占子宫肉瘤45%，可原发于子宫肌壁及血管的平滑肌，或继发于肌瘤。

（2）子宫内膜间质肉瘤（endometrial stromal sarcoma）：占10%～23%，源于子宫内膜间质细胞，分为低度恶性及高度恶性2类，多见于绝经后妇女。

（3）混合性同源性苗勒氏管肉瘤（癌肉瘤 carcinosarcoma）：少见，含腺癌及肉瘤两种成分，发病年龄21～84岁。

（4）混合型异源性苗勒管肉瘤（恶性中胚叶多形性腺瘤 malignant mesodermal mixed trmor）：包含癌及肉瘤两种成分，但肉瘤为子宫异源成分（横纹肌、软骨等），包括黏液脂肪肉瘤，恶性程度高，多见于绝经后妇女。

（5）其他：以横纹肌肉瘤较常见。异源性子宫肉瘤常发生于宫颈及阴道，多数在50岁以上；葡萄状肉瘤多见于幼女生殖道，恶性程度极高。

【转移途径】

血行播散、直接蔓延及淋巴转移三种，但以前二种为主，远处转移以肺、肝为多。部分淋巴转移（多为混合性苗勒管肉瘤）。

【临床表现】

1. 症状

（1）阴道不规则出血：多表现为持续出血，量不等，或大量出血。

（2）腹痛：肉瘤生长快，子宫迅速增大或瘤内出血、坏死、子宫肌壁破裂导致急性腹痛。

（3）腹部包块：患者常诉下腹部包块迅速增大。

（4）压迫症状及其他：当肿瘤压迫直肠、膀胱时，可出现相关脏器被压迫症状。晚期可出现恶病质、宫颈肉瘤或肿瘤自宫腔脱垂至阴道内常有大量恶臭分泌物。

2. 体征　子宫增大，外形不规则，质软；宫颈口有息肉或肌瘤样肿块，呈紫红血，极易出血；伴感染时有坏死及脓性分泌物。晚期肉瘤可累及盆侧壁，使子宫固定，并可转移至肠管及腹腔，但腹水少见。

【诊断】

本病术前诊断困难。当患者为围绝经期妇女或幼女阴道出血或宫颈赘生物、子宫肌瘤迅速增大伴疼痛、绝经后肌瘤反增大者均应引起注意。分段诊刮是有效的辅助诊断方法。但因子宫肉瘤组织复杂，若刮出组织太少易诊为腺癌。有时因取材不当仅刮出坏死组织而可发生误诊或漏诊。若肉瘤尚未侵及内膜，则刮出物不能发现。因此，诊刮也有其局限性。B 超及 CT 检查可协助诊断。最后确诊仍依赖病理组织学检查。各类型肉瘤病理诊断标准如下：

1. 子宫平滑肌肉瘤　巨检：肿瘤为弥散性生长，与周围组织无明显分界，切面灰黄，质软脆。镜检：平滑肌细胞增生，大小不一，排列紊乱，核异型性，深染，核分裂相≥5/10 HPF。

2. 子宫内膜间质肉瘤　巨检：肿瘤呈息肉样突向宫腔生长，亦可侵入肌层。镜检：低度恶性时内膜间质细胞侵入肌层肌束间，细胞浆少，细胞无明显异型性，核分裂相≤3/10 HPF，细胞周围有网状纤维围绕。高度恶性者瘤细胞明显增生，腺体减少、消失，瘤细胞致密，圆形或纺锤状，核大，核分裂相一般 >10 个/10 HPF，细胞异型程度不一。

3. 混合型苗勒管肉瘤　镜下见腺癌，横纹肌母细胞，骨肉瘤、脂肪瘤等成分。

【临床分期】

按国际抗癌协会（UICC）分期

Ⅰ期：肿瘤局限于宫体。

Ⅱ期：肿瘤浸润至宫颈或子宫浆膜肌层。

Ⅲ期：肿瘤累及子宫外或盆腔内器官。

Ⅳ期：有上腹部或远处脏器转移。

【鉴别诊断】

应注意与特殊类型的子宫平滑肌瘤鉴别。主要根据镜检有其与肌瘤不同的组织学特点。与子宫体癌、宫颈癌的鉴别以病检为依据。

【治疗】

本病以手术为主，辅以化疗及放疗，配合中医辨证论治。

一、西医治疗

（一）手术治疗

应根据不同病理类型及期别选择术式。平滑肌肉瘤因易侵及周围组织及血管，常伴有盆腔淋巴转移，术后易复发。故行广泛性或次广泛子宫切除术、双附件切除及腹膜后淋巴结清扫为宜，术后辅以化疗，并作腹腔冲洗液检查。低度恶性子宫内膜间质肉瘤可行次广泛子宫及双附件切除。恶性混合性苗勒管瘤应同时作大网膜切除。子宫全切术后方诊断为肉瘤者，术后应及时再手术或加用放疗及化疗。

（二）化疗与放疗

化疗为综合治疗方法之一，平滑肌肉瘤敏感性较恶性苗勒管多形性腺瘤及子宫内膜间质肉瘤为高，对肺转移治疗效果好于盆腹腔及肝转移。常用方案：VAC 方案：长春新碱 1～1.5mg/m^2 静脉注射第一天；放线菌素 D 每日 300～500μg，静脉滴注，连用 5 日；环磷酰胺每日 5～7mg/kg，静脉注射，连用 5 日。隔 3～4 周重复用药 1 次，共 6～8 疗程。IP 方案：异环磷酰胺 7.5g/m^2（每日 1.5g，共 5 日），加用美司钠减少毒性反应，顺铂 50～100mg/m^2，1 次静脉用药。BVP 方案：博来霉素、长春新碱、顺铂联合用药。CVAD 方案：环磷酰胺、长春新碱、阿霉素、达卡巴嗪。

放疗其敏感性依次为子宫内膜间质肉瘤、恶性苗勒管多形性腺瘤，高度恶性循环性平滑肌肉瘤最差。预防及治疗盆腔局部复发有一定作用。一般可用于子宫内膜间质肉瘤术前照射，宫颈葡萄状肉瘤根治前或术后行阴道腔内照射，对晚期患者可用放疗行姑息体外照射。

（三）内分泌治疗

低度恶性子宫内膜间质肉瘤雌孕激素受体含量较高，对孕激素治疗有较好反应，可选用甲羟孕酮或甲地孕酮，宜大剂量、高效为原则。

二、中医治疗

1. 辨证论治 参见第二十一章第四节子宫内膜癌中医治疗。

2. 对放、化疗的副反应处理 参见第二十一章第二节宫颈癌及第二十一章第六节卵巢肿瘤中放化疗副作用的处理。

【预后】

复发率高，预后差，5 年生存率 20%～60%。预后与肉瘤类型、恶性程度、分期、有无血管、淋巴转移、手术范围及治疗方法的选择等有关。

第六节　卵巢肿瘤

卵巢肿瘤是女性生殖器常见肿瘤。是妇科三大恶性肿瘤之一。其发病率近年上升。死亡率也位居妇科恶性肿瘤首位，5 年生存率仅在 25%～30%。中医学将此病归为“肠覃”、“癥瘕”病症之中，多因气滞、痰浊、瘀血、湿热之邪停留机体所致。

【组织学分类】

卵巢肿瘤的分类目前仍按（WHO，1973）制定的组织学分类法（表21－5）。

表21－5 卵巢肿瘤组织学分类（WHO，1973年，部分内容）

- 卵巢肿瘤
  - 体腔上皮来源的肿瘤
    - 浆液性肿瘤
    - 黏液性肿瘤
    - 子宫内膜样肿瘤
    - 透明细胞瘤（中肾样瘤）
    - 勃勒纳瘤
    - 混合性上皮瘤
    - 未分化癌
    - （以上均分为）良性、交界性（低度恶性潜能）、恶性
  - 性索间质肿瘤
    - 颗粒细胞－间质细胞肿瘤
      - 颗粒细胞瘤
      - 卵泡膜细胞瘤－纤维瘤
        - 卵泡膜细胞瘤
        - 纤维瘤
    - 支持细胞－间质细胞肿瘤（睾丸母细胞瘤）
    - 两性母细胞瘤
  - 生殖细胞肿瘤
    - 无性细胞瘤
    - 内胚窦瘤
    - 胚胎癌
    - 多胚瘤
    - 绒毛膜癌
    - 畸胎瘤
      - 成熟型
        - 实性
        - 囊性
          - 皮样囊肿（成熟囊性畸胎瘤）
          - 皮样囊肿恶变
      - 未成熟型
      - 单胚性和高度特异性型
        - 卵巢甲状腺肿
        - 类癌
    - 混合型
  - 转移性肿瘤

1. 体腔上皮来源的肿瘤 占原发性卵巢肿瘤50%～70%，其恶性类型占卵巢恶性肿瘤的85%～90%。来源于卵巢表面的生化上皮，生化上皮又来自原始的体腔上皮，故具有分化为各种苗勒上皮的潜能。若向输卵管上皮分化则为浆液性肿瘤；向宫颈黏膜分化则为黏液性肿瘤；向子宫内膜分化则为子宫内膜样肿瘤。

2. 性索间质肿瘤 约占卵巢肿瘤5%。性索间质来源于原始体腔的间叶组织，可向男女两性分化。性索向上皮分化形成颗粒细胞瘤或支持细胞瘤；向间质分化形成卵泡膜细胞瘤或间质细胞瘤。此类肿瘤常有内分泌功能，故又称功能性卵巢肿瘤。

3. 生殖细胞肿瘤 占卵巢肿瘤 20% ~30%。生殖细胞来源于生殖腺以外的内胚叶组织，在其发生、移行及发育中，均可发生变异而形成肿瘤。生殖细胞具有发生多种组织的潜能。未分化者为无性细胞瘤，胚胎多能者为胚胎癌，向胚胎结构分化为畸胎瘤，向胚外结构分化为内胚窦瘤、绒毛膜癌。

4. 转移性肿瘤 占卵巢肿瘤的 5% ~10%。其原发部位多在胃肠道，乳腺及生殖器官。

WHO 分级标准主要依据组织结构，并参照细胞分化程度分 3 级：①分化 1 级：为高度分化；②分化 2 级：为中度分化；③分化 3 级：为低度分化。组织学分级对预后的影响较组织学类型更重要，低度分化预后最差。

【病因病理】

一、西医病因病理

（一）病因

病因至今不清，主要与生育状况、遗传或基因变化有关。

1. 内分泌因素 未孕者、生育少者卵巢癌发病危险性增高；首次妊娠年龄早、早年绝经及使用口服避孕药者其卵巢癌发病危险降低；乳腺癌或子宫内膜癌合并功能性肿瘤机会高于一般妇女 2 倍。上述均为激素依赖性肿瘤。

2. 遗传及家族因素 遗传基因因素已被认为是特殊病因相关因素。家族性卵巢癌占全部卵巢癌 5%。

3. 环境因素 工业发达国家卵巢癌发病率高，可能与饮食结构（胆固醇含量高）有关。

（二）病理及组织学分级

1. 卵巢上皮性肿瘤（epithelial ovarian tumor） 发病年龄多为 30 ~60 岁。分为良性、交界恶性和恶性。交界恶性肿瘤是指上皮细胞增生活跃及核异型，表现为上皮细胞层次增加，但无间质浸润，是一种低度潜在恶性肿瘤、生长缓慢，转移率低，复发迟。

（1）浆液性囊腺瘤（serous cystadenoma）：约占卵巢良性肿瘤的 25%。多为单侧，球形，大小不等，表面光滑，囊性，壁薄，囊内充满淡黄色清澈液体。有单纯性及乳头状两型，前者多为单房，囊壁光滑；后者常为多房，内见乳头，偶向囊外生长。镜下见囊壁为纤维结缔组织，内为单层柱状上皮，乳头分支较粗，间质内见砂粒体。

交界性浆液性囊腺瘤（borderline serous cystadenoma）：中等大小，多为双侧，乳头状生长在囊内较少，多向囊外生长。镜下见乳头分支纤细而密，上皮复层不超出 3 层，细胞核轻度异型，核分裂相 <1/1HPF，无间质浸润。5 年生存率达 90% 以上。

浆液性囊腺癌（serous cystadenocarcinoma）：最常见的卵巢恶性肿瘤，约占 40% ~50%。多为双侧，体积较大，半实质性。表面光滑，灰白色，结节状或分叶状，或有乳头状增生，切面为多房，腔内充满乳头，质脆，出血、环死。镜下见囊壁上皮明显增生，复层排列，一般在 4 ~5 层以上。癌细胞为立方形或柱状，细胞异型明显，并向间质浸润。5 年生存率仅为 20% ~30%。

（2）黏液性囊腺瘤（mucinous cystadenoma）：占卵巢良性肿瘤的20%。多为单侧，圆形或卵圆形，体积较大，表面光滑，灰白色。切面常为多房，囊腔内充满胶冻样黏液，含粘蛋白和糖蛋白。囊内很少有乳头生长。镜下见囊壁为纤维结缔组织，内衬单层柱状上皮，分泌黏液；可见杯状细胞及嗜银细胞。恶变率为5%～10%。粘液囊腺瘤2%～5%可自行破裂，瘤细胞种植于腹膜后可继续生长并分泌黏液，在腹膜表面形成胶冻样黏液团块，称腹膜黏液瘤（myxoma pertonei）。其外观酷似卵巢癌转移，但多限于腹膜表面生长，不浸润脏器实质，瘤细胞呈良性，分泌旺盛，很少见细胞异型及核分裂。

交界恶性黏液性囊腺瘤（borderline mucinous cystadenoma）：较大，多为单侧，表面光滑，常为多房。切面见囊壁增厚，由实质区及乳头状形成，乳头细小、质软。镜下见上皮不超过3层，细胞轻度异型，核大深染，有少量核分裂，增生上皮向腔内突出形成短粗的乳头，无间质浸润。

黏液性囊腺癌（mucinous csytadenocarcinoma）：占卵巢恶性肿瘤的10%，体大，多为单侧，囊壁可见乳头或实质区，切面为囊实性，囊液混浊或血性。镜下见腺体密集，间质较少，腺上皮超过3层，细胞明显异型，有间质浸润。5年存活率为40%～50%。

（3）卵巢内膜样肿瘤（endometrioid tumor）：良性瘤较少见。为单房，表面光滑，在组织学上与子宫内膜相似，囊壁衬以单层柱状上皮。囊内被覆扁平上皮，间质内可有含铁血黄素的吞噬细胞。交界恶性瘤极少。卵巢子宫内膜样癌（endometrioid carcinoma）：占原发性卵巢恶性肿瘤的10%～24%，多为单侧，体积中等，囊性或实性，有乳头生长，囊液多为血性。镜下特点与子宫内膜癌极相似，多为高化分腺癌或腺棘皮癌，常合并有子宫内膜癌，而且难以鉴别何为原发或继发。5年存活率为40%～50%。

2. 卵巢生殖细胞肿瘤（ovarian germ cell tumor）　为来源于生殖细胞的一组卵巢肿瘤，其中仅成熟畸胎瘤为良性，其他类型均为恶性，恶性程度除单纯型无性细胞瘤外均高，预后差。本病发病率仅次于上皮性肿瘤，且好发于青少年及儿童，青春前发病率占60%～90%，绝经后仅占4%。

（1）畸胎瘤（teratoma）：由多胚层组织结构组成的肿瘤，偶见含一个胚层成分。肿瘤组织多数成熟，少数未成熟，多为囊性，少数为实性。

①成熟畸胎瘤（mature teratoma）：属良性肿瘤，又称皮样囊肿（dermoid cyst），是最常见的卵巢肿瘤，占卵巢肿瘤的10%～20%，占生殖细胞肿瘤的85%～97%，占畸胎瘤的95%以上。可发生于任何年龄，但以20～40岁为多。多为单侧，双侧仅占10%～17%。中等大，呈圆形或卵圆形，表面光滑、壁薄质韧。多为单房，腔内充满油脂及毛发，有时见牙齿或骨。镜下见瘤壁囊腔内层为复层扁平上皮，壁上常见小丘样隆起突向腔内。肿瘤可含外、中、内胚层组织。若向单一胚层分化，称高度特异性畸胎瘤，如卵巢甲状腺肿（struma ovarii），可分泌甲状腺素。成熟囊性畸胎瘤恶变率为2%～4%，多见于绝经后妇女，任何一种组织成分均可恶变而形成各种恶性肿瘤。“头节”的上皮易恶变，形成鳞状细胞癌，其扩散方式主要为直接浸润和腹膜种植，预后较差，5年存活率为15%～31%。

②未成熟畸胎瘤（immature teratoma）：系恶性肿瘤，含2～3胚层，占卵巢畸胎瘤1%～3%。肿瘤由分化程度不等的未成熟胚胎组织组成，主要为原始神经组织，多为实性，可

有囊性区域。肿瘤的恶性程度决定于未成熟组织所占比例、分化程度及神经上皮含量而定。多见于年轻患者，平均为11～19岁。未成熟肿瘤组织有向成熟转化的特点，即恶性成熟的逆转现象。本病复发及转移均高，5年生存率仅20%左右。

③无性细胞瘤（dysgeminoma）：为中度恶性的实性肿瘤，占卵巢恶性肿瘤的5%。主要发生于青春期及育龄妇女，单侧为多，且右侧多于左侧。肿瘤中等大，呈圆形或椭圆形，实性，触之如橡皮样，表面光滑或分叶状，切面为淡棕色。镜下见圆形或多角形大细胞，核大，细胞质丰富，瘤细胞呈片状或条索状排列，有少量纤维组织相隔，间质中常有淋巴细胞浸润。对放疗极敏感。纯无性细胞瘤的5年存活率为90%。混合型（含绒癌，内胚窦成分）预后差。

④内胚窦瘤（endodermal sinus tumor）：来源于胚外结构卵黄囊，又名卵黄囊瘤（yolk sac tumor）。少见。多发生于儿童及青少年。瘤体较大，多为单侧、圆形或卵圆形。切面部分囊性，组织质脆，多为出血坏死区，呈灰红或灰黄色，易破裂。镜下见疏松网状和内皮窦样结构。瘤细胞扁平、立方、柱状或多角形，能产生甲胎蛋白（AFP）。患者血清中AFP浓度与肿瘤消长有关，可为诊断及评估疗效的重要标志物。本肿瘤生长迅速，易早期转移，故预后差，90%在1年内复发，多数在2年内死亡，5年生存率为13%。

3. 卵巢性索间质肿瘤（ovarian sex cord stromal tumor） 来源于原始性腺中的性索及间质组织，占卵巢恶性肿瘤的5%～8%。

（1）颗粒细胞－间质细胞瘤（granulosa stromal cell tumor）：系性索的颗粒细胞及间质的衍生成分如成纤维细胞及卵泡膜细胞组成。

①颗粒细胞瘤（granulosa cell tumor）：为低度恶性肿瘤，约占卵巢肿瘤的3%～6%，为功能性肿瘤中最常见的，可发生于任何年龄，高峰在45～55岁。因肿瘤能分泌雌激素，故青春期前患者可出现性早熟，育龄期患者可出现月经紊乱；绝经后可出现不规则阴道出血，并常可合并子宫内膜增生过长，甚至发生腺癌。肿瘤多为单侧，大小不一，圆形或椭圆形，呈分叶状，表面光滑，实性或部分囊性；切面组织脆而软，伴出血坏死灶。镜下见颗粒细胞绕成小圆形囊腔，菊花样排列，即Call－Exner小体。瘤细胞呈小多边形，偶呈圆形或圆柱形，细胞质伊红或中性，细胞膜界限不清，核圆，核膜清楚。5年生存率为80%以上，远期复发率高，应长期随访。

②卵泡膜细胞瘤（theca cell tumor）：多为良性肿瘤，占卵巢肿瘤的0.5%～1%，约有2%～5%为恶性者。为具有分泌雌激素的卵巢实性肿瘤。常与颗粒细胞瘤合并存在（以颗粒细胞瘤成分为主时称颗粒－卵泡膜细胞瘤，以卵泡膜细胞成分为主时则称为卵泡膜－颗粒细胞瘤）。多为单侧，大小不等，圆形或卵圆性，也有分叶状。表面被覆有光泽、薄的纤维包膜。切面实性，灰白色。镜下瘤细胞短梭形，细胞质富含脂质，细胞交错排列呈漩涡状。瘤细胞团为结缔组织分隔。常合并子宫内膜增生过长，甚至子宫内膜癌。

③纤维瘤：较常见的良性肿瘤，占卵巢肿瘤的2%～5%，多见于中年妇女。肿瘤多为单侧中等大小，表面光滑或结节状，切面灰白色、实性、坚硬。镜下见由梭形瘤细胞组成，呈编织状排列。偶有患者伴腹水或胸腔积液，称梅格斯综合征（Meigs syndrome），腹水经淋巴或横膈至胸腔，右侧横膈淋巴丰富，故右侧胸腔积液多见。手术切除病灶后，胸腔积液腹

水也自行消失。

（2）支持细胞－间质细胞瘤（sertoli－interstitial cell tumor）：又称睾丸母细胞瘤（androblastoma），罕见，多发生在40岁以下妇女。以单侧为主，形小，可局限在卵巢门区或皮质区，实性，表面光滑而滑润，有时呈分叶状，切面灰白色伴囊性变，囊内壁光滑，含血性浆液或黏液。镜下见不同分化程度的支持细胞及间质细胞。高分化者属良性，中、低分化为恶性，具有男性化作用；少数无内分泌功能呈现女性化，雌激素由瘤细胞直接分泌或由雄激素转化而来。10%～30%呈恶性行为，2年内转移或复发。5年存活率为70%～90%。

4. 卵巢转移性肿瘤　人体内的任何部位原发性癌均有可能转移至卵巢，常见原发性癌有乳腺、肠、胃、生殖道、泌尿道等癌。库肯勃瘤（krukenberg tumor）即印戒细胞癌（singnet cell carcinoma），是一特殊的转移性腺癌，原发部位为胃肠道，中等大小，为双侧性，多保持原卵巢形状或呈肾形。一般无粘连，切面实性，胶质样，多伴腹水。镜下见典型的印戒细胞，能产生黏液，周围是结缔组织或黏液瘤性间质。预后极差。

二、中医病因病机

卵巢肿瘤多因脏腑虚损，正气内虚或七情郁结，或脾虚不运，水湿内聚，蕴而成痰，湿痰瘀互结，或蕴积成毒，积久成癥。

1. 痰湿聚积　寒温失调，饮食不节；或肝气郁闷，木不达土，脾失健运，痰湿内停，阻滞冲任，任脉不畅，日久生积，发为癥瘕。

2. 气血瘀滞　平素情志不和，多怒久郁，肝失疏泄，气机不畅；或寒湿凝滞，冲任瘀阻；或久病不愈，脏腑虚弱，气行无力等均可致血行不畅，日久必瘀，蕴结冲任胞脉，积久成癥。

3. 湿热郁毒　素体湿盛或肝旺脾虚，水湿运化失职，蕴湿化热，积之成毒，湿毒热邪内结，气机失常，湿热郁毒，聚而成癥。

4. 气阴两亏　痰湿瘀阻，蕴而成毒，聚而成癥，日久暗耗正气精血，损伤阴阳，致气阴两亏。

癥瘕形成后，又可进一步影响气血运行及津液的输布，使脉络瘀阻，水湿凝聚，使癥瘕与痰湿瘀滞互为因果，从而使本病胶着难愈；若病变进一步发展，正气渐亏，难以抗邪，邪毒可流窜深伏于脏腑经络之中，初期伤气，继而耗及阴血，而致气阴两虚，最终阴阳离决而死亡。

【转移途径】

1. 主要通过直接蔓延及腹腔种植为主，瘤细胞可直接侵犯包膜，累及邻近器官，并广泛种植于盆腹膜及大网膜、横膈、肝表面。

2. 淋巴道也是主要转移途径，有3种方式：①沿卵巢血管经卵巢淋巴管向上到腹主动脉旁淋巴结；②沿卵巢门淋巴管达髂内、髂外淋巴结，经髂总至腹主动脉旁淋巴结；③偶也有沿圆韧带入髂外及腹股沟淋巴结。横膈为转移的好发部位，尤以右膈下淋巴丛密集，故最易侵犯。

3. 血行转移少见，晚期可转移到肺、胸膜及肝（图 21－6）。

【临床表现】

1. 卵巢良性肿瘤 早期瘤体较小，一般无症状，发展缓慢，偶在妇检时发现。当肿瘤增大至中等大时，感腹胀或腹部扪及肿块，边界清楚。妇检在子宫一侧或双侧触及球状肿块，多为囊性，表面光滑、活动佳。若肿瘤继续长大充满盆、腹腔时可出现压迫症状，如尿频、便秘、气急、心悸等。腹部膨隆，包块活动受限，叩诊无移动性浊音。

2. 卵巢恶性肿瘤 早期无症状，常在其他原因作妇检时发现。一旦有症状主要为腹胀、腹部肿块及腹水，症状的轻重主要取决于：①肿瘤的大小、位置及侵犯邻近器官的程度；②肿瘤的组织学类型；③有无并发症。晚期可表现消瘦、严重贫血等恶病质征象。妇检在阴道后穹隆触及盆腔内硬结节，肿块多为双侧，实性或半实性，表面不平，不活动，常伴腹水。或可在锁骨上或腹股沟触及肿大淋巴结。

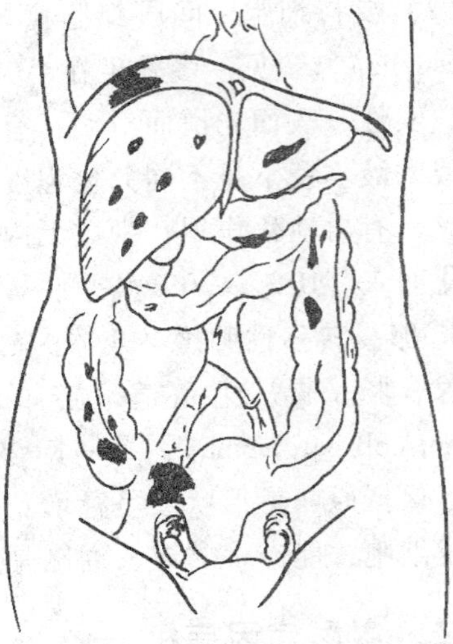

图 21－6 卵巢癌盆腹腔内播散示意图

【实验室及其他检查】

1. B 超检查 超声检查可清晰显示盆腔器官及病变的图像，根据所测卵巢大小、形态、血流和血管分布可早期发现卵巢病变。卵巢癌经阴道超声（TVS）图像特点为实性或囊实性，分隔厚、囊腔内或表面乳头状、双侧性，伴有腹水和无光泽的肠袢等。直径 <1cm 的实性肿瘤 B 超难以测出。通过彩超，能测定卵巢及其新生组织血流变化，有助于诊断。

2. 放射学检查 胸腹部摄片、胃肠摄片、肾图、静脉肾盂造影等检查可协助诊断卵巢癌转移状况。CT 及 MRI 可显示肿块定位，鉴别良、恶性肿瘤，并显示脏器，淋巴结有无转移。MRI 检查软组织对比优于 CT，可准确定位。

3. 腹水穿刺 离心浓缩涂片找肿瘤细胞。

4. 腹腔镜检查 可明确诊断。对卵巢癌患者可作临床分期。可取腹水或组织学诊断。

5. 肿瘤标志物 目前尚无任何一种肿瘤标志物（tumor marker）为某一独特肿瘤专有，各种类型卵巢肿瘤可具有相对较特殊标志物；可用于辅助诊断及病情监测，临床上倾向于几种标志物联合检测。

（1）CA_{125}：80% 以上卵巢上皮癌水平升高，93% 卵巢癌患者血清 CA_{125} 水平与卵巢癌的进展或消退相关。多数晚期卵巢上皮癌 CA_{125} >400u/ml。CA_{125} 目前一种有效的筛查卵巢癌并监测疗效的无创性检查方法。血清 CA_{125} 正常值为 35u/ml。

（2）AFP：是卵巢内胚窦瘤极为理想的标记物。对未成熟畸胎瘤、混合性无性细胞瘤中含卵黄囊成分者有协助诊断意义。血清正常值为 20～25ng/ml。

（3）HCG：对卵巢绒毛膜癌是较好的标志物。

（4）CEA：原发性黏液性卵巢癌及胃肠道卵巢转移癌可升高。

（5）性激素：颗粒细胞瘤、卵泡膜细胞瘤产生较高水平雌激素。浆液性、黏液性或勃勒纳瘤有时也可分泌一定量的雌激素。

6. 病理组织学检查 卵巢恶性肿瘤的确认必须经病理组织学检查。并可区分为不同类型。

【诊断】

临床分期：根据临床表现及实验室检查基本上可诊断本病，最终确认仍需依赖病理组织学检查。关于恶性卵巢肿瘤，临床上还需对其进行分期，用于估计预后及比较疗效（表21-6）。

表21-6 原发性卵巢恶性肿瘤的手术病理分期（FIGO，2000）

Ⅰ期	肿瘤局限于卵巢
Ⅰa	肿瘤局限于一侧卵巢，包膜完整，表面无肿瘤，腹水或腹腔冲洗液中不含恶性细胞
Ⅰb	肿瘤局限于两侧卵巢，包膜完整，表面无肿瘤，腹水或腹腔冲洗液中不含恶性细胞
Ⅰc	肿瘤局限于单侧或双侧卵巢，伴有以下任何一项者：包膜破裂、卵巢表面有肿瘤，腹水或腹腔冲洗液中含恶性细胞
Ⅱ期	肿瘤累及一侧或双侧卵巢，伴盆腔内转移
Ⅱa	肿瘤蔓延和/或转移到子宫和/或输卵管
Ⅱb	肿瘤蔓延到其他盆腔组织
Ⅱc	Ⅱa或Ⅱb病变，但腹水或冲洗液中含恶性细胞
Ⅲ期	一侧或双侧卵巢肿瘤，伴镜检证实盆腔外有腹腔转移和/或区域淋巴结转移。肝表面转移为Ⅲ期
Ⅲa	显微镜下证实的盆腔外的腹腔转移
Ⅲb	腹腔转移灶直径≤2cm
Ⅲc	腹腔转移灶直径>2cm和/或区域淋巴结转移
Ⅳ期	远处转移，除外腹腔转移。（胸腔积液有癌细胞，肝实质转移）

注：Ⅰc及Ⅱc如细胞学阳性，应注明是腹水还是腹腔冲洗液；如包膜破裂，应注明是自然破裂或手术操作时破裂。

【鉴别诊断】

1. 卵巢良肿瘤与恶性肿瘤鉴别（表21-7）。

表21-7 卵巢良肿瘤与恶性肿瘤鉴别

鉴别内容	良性肿瘤	恶性肿瘤
病史	病程长，逐渐增大	病程短，迅速增大
体征	单侧多，活动，囊性，表面光滑，通常无腹水	双侧多，固定，实性或半实半囊，表面结节不平，常伴腹水，多为血性，可能查到癌细胞

鉴别内容	良性肿瘤	恶性肿瘤
一般情况	良好	逐渐出现恶病质
B 超	为液性暗区，可有间隔光带，边缘清晰	液性暗区内有杂乱光团、光点、肿块界限不清

2. 卵巢良性肿瘤的鉴别诊断

（1）卵巢瘤样病变（ovarian tumor like condition）：滤泡囊肿和黄体囊肿最常见。多为单侧，直径 <5cm，壁薄，暂可观察或口服避孕药，2～3 个月内自行消失，若持续存在或长大，应考虑为卵巢肿瘤。

（2）输卵管卵巢囊肿：为炎性囊肿，有盆腔炎史、不孕史、两侧附件有囊性肿块，但边界不清，活动受限。

（3）子宫肌瘤：浆膜下肌瘤易与卵巢肿瘤混淆。但妇检子宫肌瘤质地硬，随子宫活动，有时有月经异常。探针检查子宫方向大小、B 型超声检查有助诊断。

3. 卵巢恶性肿瘤的鉴别诊断

（1）盆腔子宫内膜异位症：进行性痛经、月经过多等。异位症形成的囊肿与周围脏器子宫、乙状结肠、阔韧带紧密粘连，包块固定，可通过 B 超、腹腔镜鉴别。必要时剖腹探查。

（2）结核性腹膜炎：年轻、不孕病人多见。有肺结核史、消瘦、乏力、低热、盗汗、月经稀少或闭经。盆腔包块界限不清，不规则，固定。B 超可协助诊断。必要时剖腹探查。

（3）生殖道以外肿瘤：需与腹膜后肿瘤、直肠癌、乙状结肠癌等鉴别。腹膜后肿瘤位置较深固定，通过输尿管造影，X 线摄片有助于鉴别。肠癌多有相应的消化道症状，B 超、钡剂灌肠、直肠镜检、乙状结肠镜检有助于鉴别。

【并发症】

1. 蒂扭转 属妇科常见急腹症，约 10% 卵巢肿瘤并发蒂扭转。易发于瘤蒂长，活动度大，中等大小、中心偏于一侧的肿瘤。往往在患者体位突然改变时发生蒂扭转。卵巢肿瘤的蒂由骨盆漏斗韧带、卵巢固有韧带及输卵管组成。当发生急性扭转后，静脉回流受阻，瘤内极度充血或血管破裂瘤内出血，导致瘤体迅速增大，甚至可发生坏死，致破裂和继发感染。其典型症状为突然发生一侧下腹剧痛，常伴恶心呕吐甚至休克，系腹膜牵引或绞窄引起。妇检可扪及肿块张力较大，压痛，以瘤蒂处最为明显，并有肌紧张。有时扭转自行复位，腹痛随之缓解。蒂扭转一旦确诊，应尽早剖腹手术。术时应注意在蒂根下方钳夹，将肿瘤和扭转的瘤蒂一并切除，钳夹前不可回复扭转，以防栓塞脱落。

2. 破裂 卵巢肿瘤破裂发生率约 3%，分为外伤性和自发性两种。外伤性破裂常因腹部受重压、分娩、性交、妇检及穿刺等引起；自发性破裂常因肿瘤生长过速所致，恶性时可因肿瘤浸润性生长穿壁所致。症状的轻重取决于破裂口的大小、囊液的性质及流入腹腔的量。轻者仅感腹痛，重者可剧烈腹痛，恶心呕吐，有时导致内出血、腹膜炎及休克。查体可见腹部压痛、腹肌紧张、有腹水征，原有肿块摸不到或扪及缩小低张的肿块。疑有肿瘤破裂应立即剖腹探查．术中应尽量吸净囊液，并涂片行细胞学检查，清洗腹腔及盆腔，注意裂口处有无恶变，切除标本送病理学检查。

3. 感染　较少见，多因肿瘤扭转或破裂后引起。临床表现为发热、腹痛、肿块及腹部压痛、腹肌紧张及白细胞升高等。治疗应先抗感染后手术切除病灶。若短期内不能控制感染者宜立即手术。

4. 恶变　卵巢良性肿瘤可恶变，恶变早期一般无症状。若肿瘤生长迅速，尤其是双侧性者，应疑恶变，须尽早手术。

【治疗】

一、良性肿瘤

一经确诊，即行手术治疗，除疑为卵巢瘤样病变，可作短期观察；手术范围根据年龄、生育要求及对侧卵巢情况决定。术后可行中医辨证论治。

（一）西医治疗

以手术治疗为主。年轻病人行肿瘤剥除术，或患侧附件切除术，双侧良性肿瘤也应力争行囊肿剥除术。围绝经期妇女行子宫切除术加患侧附件切除术。55 岁以上妇女可行双侧附件加子宫切除术。术中须完整切除肿瘤，避免囊内容物污染腹腔。若肿瘤过大，则可保护好周围组织后穿刺放液，缩小瘤体后取出。切下标本剖视检查有无乳头等，必要时冰冻切片检查。

（二）中医治疗

良性肿瘤早期一般无或仅有轻微症状，往往在体检时被发现，随病程进展，若肿瘤增大可出现腹痛、腹胀、阴道出血等症状。

1. 辨证论治

（1）气滞血瘀

证候　胸胁胀痛，烦躁易怒，面色晦黯无泽，口苦咽干，形体消瘦，肌肤甲错，下腹胀痛，有肿块；舌质紫暗或见瘀斑或瘀点，脉沉细或涩。

治法　理气活血，软坚散结。

方药　血府逐瘀汤（《医林改错》）加味。

当归　生地　桃仁　红花　枳壳　赤芍　柴胡　桔梗　川芎　牛膝　甘草　三棱　莪术　水蛭

（2）痰湿瘀阻

证候　身困无力，形体肥胖或水肿，胸腹满闷，月经失调，白带增多，下腹肿块；舌体胖大，苔白腻，脉沉或滑。

治法　化痰行气，软坚散结。

方药　苍附导痰汤（《叶天士女科诊治秘方》）加味。

苍术　香附　陈皮　半夏　茯苓　胆南星　枳壳　生姜　神曲　海藻　鳖甲　莪术　三棱　水蛭

2. 针灸治疗

取中极、关元、天枢、三阴交穴，平补平泻。

二、恶性肿瘤

恶性肿瘤一经查出其治疗是手术为主，并强调首次手术的重要性，辅以化疗、放疗及中西医结合等其他综合治疗。在中西医结合的综合治疗中，特别是对中、晚期患者中医治疗应注意顾全整体及纠正患者的脏腑、气血等诸多失衡，并且强调治病求本，此对维护患者的生活质量（QOL）可发挥较大作用。

（一）西医治疗

1. 手术　疑为恶性肿瘤者，应尽早剖腹探查。先吸取腹水或腹腔冲洗液做细胞学检查；然后全面探查盆腹腔，甚至探查腹腔后淋巴结等。根据探查及冰冻切片病理检查结果，决定肿瘤分期及手术范围。对晚期病例也应尽量完成手术缩瘤治疗。手术范围：

（1）早期患者：（Ⅰ期）应行全子宫及双侧附件切除术，同时行大网膜切除术、阑尾切除，盆腔及腹主动脉旁淋巴结清扫术。晚期患者（Ⅱ期及其以上）可行肿瘤细胞减灭术（cytoreductive surgery），即尽量切除原发病灶及转移灶，使肿瘤残余灶直径≤1cm，必要时切除部分肠曲行结肠造瘘、切除胆囊或脾等，可同时行腹膜后淋巴结清扫术（包括腹主动脉旁及各组盆腔淋巴结）。

（2）年轻患者符合下列情形时可考虑保留对侧卵巢：①Ⅰa肿瘤分化高；肿瘤为交界恶性或低度恶性；②术中剖视对侧卵巢未发现肿瘤；③术后有条件严密随访。

（3）由于生殖细胞肿瘤多为年轻患者，肿瘤单侧，又对化疗敏感，故仅切除患侧卵巢，保留子宫及对侧卵巢。

2. 化学药物治疗　为主要的辅助治疗手段。卵巢恶性肿瘤对化疗敏感，即使已广泛转移也能取得一定疗效，可用于预防复发；术后有残留癌灶者可缓解症状延长存活期；对暂无法施行手术的晚期患者，也有一定效果，为手术创造有利条件。

常用药物：（1）铂类：顺铂和卡铂。（2）烷化剂：环磷酰胺、异环磷酰胺、塞替哌和美法仑等。（3）抗代谢类：氟尿嘧啶。（4）抗生素类：放线菌素D、博来霉素、平阳霉素等。（5）抗肿瘤植物类：长春新碱、紫杉醇等。目前多以铂类为主的联合化疗方案（表21－8）。

表21－8　卵巢恶性肿瘤常用联合化疗方案

方案	药物	剂量及方法	疗程间隔	适应证
1. PC	顺铂（P）	50mg/m^2 静脉1次	3～4周	上皮性癌
	环磷酰胺（C）	500mg/m^2 静脉1次		

方案	药物	剂量及方法	疗程间隔	适应证
2. TP	紫杉醇（T）	135 mg/m² （或 175 mg/m²）静滴1次，3小时滴完	3～4周	上皮性癌
	顺铂（P）	50～70mg/m² 静滴1次		
3. VAC	长春新碱（V）	1.5mg/m² 静注/每周1次	4周	生殖细胞肿瘤
	放线菌素D（A）	300μg/m²/d×5日静注		
	环磷酰胺（C）	150～250mg/m²/d×5日静注		
4. BVP	博来霉素（B）	15mg/m² 静注，第1日	3～4周	内胚窦瘤
	长春新碱（V）	2mg/m² 静注第1日		
	顺铂（P）	20mg/m²×5日静滴		
5. BEP	博来霉素（B）	10 mg/m²/d 静注，第1、3日	4周	上皮性癌及生殖细胞肿瘤
	依托泊苷（E）	100 mg/m²/d×5日静滴		
	顺铂（P）	20 mg/m²/d×5日静滴		

腹腔内化疗具有提高腹腔内药物浓度，增加了肿瘤与药物的接触面及时间，有利于杀灭癌细胞；血浆药物浓度低，毒副反应轻；有效地控制腹水。腹腔内化疗主要用于对全身化疗后微小残有病灶（即显微镜下病灶或最大残有肿瘤≤5mm者）进行补充化疗；对于术后完全缓解的高分化肿瘤进行巩固性治疗；对晚期尤其是合并腹水病人进行首次治疗。将顺铂50～100mg/L置于生理盐水2000ml中，缓慢滴入腹腔，同时行静脉水化，使每小时尿量达100ml，静脉滴注硫代硫酸钠，4g/L，以减轻肾毒性反应。每3周重复疗程。通常应用6～8疗程化疗后，应行二次探查术（second-look laparotomy），二探术可评估疗效，早期发现复发。并判断化疗效果及指导日后的治疗均有意义。治疗中应行 CA_{125} 检测，以监测化疗效果。

经导管动脉灌注化疗（transcatheter arterial infusion chemotherapy，TAIC）及经导管动脉栓塞化疗（transcatheter arterial chemoem bolization，TACE）两种方法，配合其他疗法综合运用，疗效更佳。

3. 放射治疗　为手术和化疗的辅助治疗。主要应用于手术化疗后的巩固治疗及晚期病例的挽救性治疗。无性细胞瘤对放疗最敏感，颗粒细胞瘤中度敏感，上皮性癌也有一定敏感性。放疗主要应用 ^{60}Co 或直线加速器作体外照射，适用于残余灶直径＜2cm，无腹水，无肝、肾转移。照射范围包括全腹及盆腔，肝、肾区应予保护，盆腔放射量40～50GY（4000～5000rad），上腹部20～30GY（2000～3000rad），疗程30～40天。内照射是指腹腔内灌注放射性核素，常用 ^{32}P，^{32}P 剂量一般为370～555MBq（10～15mCi），置于300～500ml生理盐水中，缓慢注入腹腔，^{32}P 注完后，应嘱患者多转动身体，以利 ^{32}P 均匀分布在腹腔内。腹腔内有粘连时禁用。

4. 免疫疗法　是一种很有希望的辅助治疗。近代基因重组各种集落刺激因子（CSF）如G-CSF，GM-L（IL-3）可使外周血各种成分增加。在CSF支持下减轻化疗中白细胞下降程度；减少合并感染及抗生素使用；并可使化疗剂量适当增加，提高疗效。腹腔注射干扰素（IFN）可作为卵巢癌经常规治疗后微小残癌的巩固性治疗。IFN 联合 DDP 的腹腔化疗对治疗复发或难治性卵巢癌腹水有较好的疗效。IL－2 常被联合 LAK 细胞用于控制癌性胸腹水，有较好的疗效。

（三）中医治疗

恶性肿瘤早期一般无或仅有轻微症状，往往在体检时被发现，随病程进展，可出现腹痛、腹胀、腹块、腹水、阴道出血等症，病情复杂，但多表现为正虚、邪实之证候。邪实多为气滞、血瘀、痰凝、毒聚之候；正虚多见神疲乏力、头晕、纳呆、腰酸、盗汗之气阴两亏之象。总之，本病早期以实证为主，而中晚期病人，特别是经手术、放化疗治疗后病人，多表现为虚证。治疗以软坚消癥，扶正祛邪为原则。

1. 辨证论治

（1）痰湿聚积

证候　腹胀胃满，时有恶心，面虚浮肿，身倦乏力，腹部包块；舌质暗淡，苔白腻，脉滑。

治法　健脾利湿，化痰软坚。

方药　香砂六君子汤（《医方集解》合苍附导痰丸（《叶天士女科诊治秘方》）加减。

党参　茯苓　陈皮　甘草　砂仁　木香　半夏　苍术　胆南星　枳壳　山慈菇　夏枯草　海藻　猪苓

若小便不利加车前子、泽泻；腹胀甚加厚朴。

（2）气血瘀滞

证候　形体消瘦，肌肤甲错，腹部包块，坚硬固定，腹胀腹痛，神疲乏力，面色无华，二便不畅，尿少色黄；舌暗紫有瘀斑，脉细涩或弦细。

治法　行气活血，软坚消积。

方药　乌药汤（《兰室秘藏》）合血府逐瘀汤（《医林改错》）加味。

乌药　香附　木香　甘草　当归　桃仁　红花　枳壳　赤芍　柴胡　桔梗　川芎　牛膝　生地　莪术　三棱　龙葵　鳖甲

若伴气虚加党参、黄芪；纳呆加生麦芽、生山楂；口干加天花粉、枸杞子、女贞子。

（3）湿热郁毒

证候　腹胀有块，伴腹水，口干苦不欲饮，大便干燥，尿黄灼热，阴道不规则出血；舌质黯，脉弦滑或滑数。

治法　清热利湿，解毒散结。

方药　解毒四物汤（《医林改错》）加减。

连翘　葛根　柴胡　枳壳　红花　桃仁　甘草　龙葵　半支莲　鳖甲　大腹皮　土茯苓　白花蛇舌草

纳呆者加麦芽、神曲；小便不利加泽泻、瞿麦、车前子。

（4）气阴两亏

证候　神疲乏力；短气懒言，口干欲饮，颧红，五心烦热，纳呆，大便干结，小便黄；

舌红少苔，脉细数。

治法　益气养血，滋阴清热。

方药　生脉饮（《内外伤辨惑论》）合二至丸（《医方集解》）加味。

人参　麦冬　五味子　女贞子　旱莲草　生地　玄参　黄芪　地骨皮　芦根　大黄

2. 放化疗副反应处理

（1）化疗后出现全身症状，如头晕、神疲乏力、纳呆、失眠、口干等属中医气阴两虚、肝肾不足之证，可予益气养阴滋补肝肾剂，如人参或西洋参、黄芪、党参或太子参、五味子、麦冬、生地、旱莲草、女贞子、何首乌、枸杞子、山茱萸。

如出现消化系统反应，如纳呆、恶心呕吐、腹痛腹泻等属脾胃失和之象，治予健脾和胃，降逆止呕为法。选用党参、白术、茯苓、陈皮、半夏、太子参、焦三仙、鸡内金、砂仁、藿香、佩兰、竹茹、代赭石等。也可配合针灸足三里、脾俞、胃俞、内关等穴位。

出现骨髓抑制治疗以健脾补肾为主，若以白细胞为主时，主要表现为气虚证，治以补气为主，可选用黄芪、沙参、黄柏、女贞子、枸杞子、菟丝子、鸡血藤、紫河车、山萸肉、仙灵脾等；若以红细胞减少为主时，可选用黄芪、党参、当归、龙眼肉、枸杞、大枣、熟地、阿胶、龟板胶、鹿角胶、紫河车等；若以血小板下降为主则多表现为气阴两虚或阴虚血热或气不摄血而见出血诸证，可选用女贞子、山茱萸、生地、大枣、紫河车、生黄芪、龟板胶、鸡血藤、花生衣等。

化疗期间出现口腔溃疡可服用沙参、生地、麦冬、知母、甘草等。或用儿茶、五倍子等量煎水漱口，每 2 ~ 4 小时 1 次，漱毕撒冰硼散或锡类散。

（2）放疗不良反应的中医治疗：参照第二十一章第二节宫颈癌。

【预防与调护】

卵巢恶性肿瘤由于病因不清，难以预防。但若能采取积极措施，特别是高危人群，可望早期诊治，改善预后。

1. 开展卫生宣教，饮食宜高蛋白、富含维生素 A、忌高胆固醇食物。高危妇女宜服避孕药预防。

2. 30 岁以上妇女每年行妇科检查，高危人群则应每半年行妇科检查，同时可行 B 超检查、AFP 及 CA_{125} 检查；对于乳癌、胃肠癌等患者治疗后，必须严密随访、定期妇科检查，以监测其有无卵巢转移。

【预后随访】

卵巢癌易复发，5 年生存率只有 30%。预后与分期组织学分类及分级、患者年龄及治疗方式有关。其中以分期最为关键，期别越早预后越好。Ⅰ期局限于包膜内，5 年生存率达 90%。若囊外有赘生物，腹腔冲洗液找到癌细胞则降至 68%。低度恶性肿瘤疗效较恶性程度高者为佳。细胞分化敏感者，疗效较好。手术的彻底性也是影响预后的重要因素。老年患者因免疫力低，预后差于年轻人。

由于卵巢癌易于复发，故应长期随访及监测，若有复发应及时争取行再次缩瘤术。一般术后1年内每月1次；术后2年每3月1次；术后3～5年视病情4～6月1次；5年以后每年1次。监测内容主要为临床症状、体征、全身及盆腔检查（包括三合诊），B超或每年作1次阴道细胞学检查。必要时作CT或MRI检查。肿瘤标志物测定可选用某项。对产生激素的肿瘤应测雌、孕激素。

第七节　输卵管肿瘤

输卵管良性肿瘤较少见，其组织类型繁多，而以腺瘤样瘤相对多见。由于肿瘤体积小，无症状，术前难以诊断，预后良好。输卵管恶性肿瘤分原发及继发两种。绝大多数为继发，占输卵管恶性肿瘤的80%～90%，原发灶多位于宫体和卵巢，少数由宫颈癌，直肠癌或乳癌转移所致。转移途径主要为直接蔓延及淋巴转移。原发性输卵管癌（primary carcinoma of fallopian tube）是少见的女性生殖道恶性肿瘤，约占妇科恶性肿瘤的0.5%。多发生于绝经后，平均年龄为52岁。中医学无此病名，按其临床表现，散见于“癥瘕”、“带下病”等范畴。本节重点讨论原发性输卵管癌，其症状、体征及治疗取决于原发灶，预后多不良。

【病因病理】

病因不明。70%患者有慢性输卵管炎，50%有不孕史。但慢性输卵管炎多见，输卵管癌却罕见，因此，炎症可能是诱因之一，但并非唯一诱因。本病单侧居多，好发于壶腹部，病灶起自输卵管黏膜。早期呈结节状增大，病程逐渐进展，输卵管增粗形如腊肠。切面见输卵管管腔扩大，壁薄，内为乳头状或菜花状赘生物。伞端有时封闭，内含血性液体，外观似输卵管积水。镜下为腺癌，根据癌细胞分化程度及组织结构分3级：Ⅰ级为乳头型，恶性程度低；Ⅱ级为乳头腺泡型，恶性程度高；Ⅲ级为腺泡髓样型，恶性程度最高。

中医病因病机参见第二十一章第六节卵巢肿瘤。

【转移途径】

癌细胞可经开放的伞端直接种植于盆腹腔；可经髂部、腰部及主动脉旁淋巴结转移，也常见转移至大网膜。由于子宫、卵巢与输卵管间有密切的淋巴管连通，故也常被累及；经血液循环可转移至肺及阴道等。

【临床分期】

目前尚无统一国际分期，输卵管癌在转移途径上与卵巢癌相同，治疗方法及预后则与卵巢癌相似。FIGO于2000年输卵管癌手术－病理分期与卵巢癌FIGO（1986年）公布的分期法相似。

【临床表现】

早期一般无症状。临床上常表现为阴道排液、腹痛、盆腔肿块，称输卵管癌“三联症”。阴道排液为最常见，表现为排出浆液性水样液体，有时为血性，量或多或少，呈间歇性，一般无臭味。若癌灶坏死或侵及血管时，可出现阴道出血。腹痛多发生于患侧，为钝痛，以后逐渐缓解。部分患者可扪及下腹肿块，大小不一，表面光滑。妇检可触及肿块，位于子宫一侧或后方，活动受限或固定。输卵管癌出现腹水较少见，一般腹水呈现淡黄色，有时呈血性。

【实验室及其他检查】

1. 阴道细胞学检查　涂片中见不典型腺上皮纤毛细胞，提示有输卵管癌可能。

2. 分段诊刮　若排除宫颈癌和子宫内膜癌则应高度怀疑为输卵管癌。

3. 腹腔镜检查　输卵管增粗，外观输卵管积水呈茄子状，有时可见赘生物。

4. B 超检查　可确定肿块部位、大小、性质及有无腹水等。

【诊断与鉴别诊断】

术前诊断较困难，由于输卵管位于盆腔内，难以检查，症状又不明显，故常被误诊。若对本病有所认识及警觉，应用各种辅助手段，可望提高本病的术前诊断率。

输卵管癌应与卵巢肿瘤、附件炎性包块、子宫内膜癌等鉴别。

【治疗】

以手术为主，辅以化疗、放疗的综合治疗。首次治疗应强调彻底性及计划性。手术范围包括全子宫，双侧附件大网膜切除术。若癌灶已扩散至盆、腹腔，则按卵巢癌手术原则治疗。术后辅以化疗及放疗，由于输卵管癌孕激素受体多较高，目前也可应用长效孕激素与化疗配合治疗。

中医治疗参见第二十一章第六节卵巢肿瘤。

【预后】

5 年存活率为 40%。预后与临床分期密切相关。

第二十二章 妊娠滋养细胞疾病

妊娠滋养细胞疾病（gestational trophoblastic disease，GTD）是一组来源于胎盘绒毛膜滋养细胞的疾病，包括葡萄胎、侵蚀性葡萄胎、绒毛膜癌（简称绒癌）和胎盘部位滋养细胞肿瘤，后三者又统称为妊娠滋养细胞肿瘤（gestational trophoblastic tumor，GTT）。一般认为这几种疾病之间有一定联系，葡萄胎可发展为侵蚀性葡萄胎；而绒癌和胎盘部位滋养细胞肿瘤可发生于葡萄胎、足月妊娠、流产或异位妊娠后；滋养细胞肿瘤绝大部分继发于妊娠，极少数来源于卵巢或睾丸生殖细胞者，称为非妊娠性绒癌，不属本章讨论范围。

第一节 葡萄胎

葡萄胎是指妊娠后胎盘绒毛滋养细胞异常增生，终末绒毛转变成水泡，水泡间相连成串，形如葡萄状而得名，亦称水泡状胎块（hydatidiform mole），分为完全性葡萄胎（complete hydatidiform mole）和部分性葡萄胎（partial hydatidiform mole）两类。其病变局限于宫腔内，不侵入肌层或转移至远处。其发生率在不同国家地区间有很大差别，我国有报道300多万妇女葡萄胎平均发病率为0.8‰，妊娠次数与葡萄胎数之比为1238:1，以35～40岁后的妇女怀孕时发病机会较多。患过1次和2次葡萄胎者，再次葡萄胎的发病率分别为1%～3%和15%～20%。本病在隋代巢元方《诸病源候论》中称为“鬼胎”；《胎产心法》称之为“伪胎”。

【病因病理】

一、西医病因病理

（一）病因

葡萄胎的确切病因迄今不清楚。有胚胎早期死亡、病毒感染、卵巢功能失调、细胞遗传异常及免疫机制失调等假说，但这些假说都只能解释部分现象。病因学中年龄是一显著相关因素，年龄大于40岁者葡萄胎发生率比年轻妇女高10倍。近年通过细胞遗传学的研究发现，葡萄胎的发生与卵子或精子的异常受精有关。对染色质和染色体的研究发现，绝大多数葡萄胎的滋养细胞为性染色体阳性，染色体多为二倍体46XX。滋养细胞也有认为是次级卵母细胞在受精时分裂出第二极体，此极体通过内在复制的结果，即第二极体的染色体为单倍体“n”，经内在复制后成为双倍体“2n”，值得进一步研究。

（二）病理

1. 大体观察

（1）完全性葡萄胎：子宫膨大，宫腔内被大小不等之水泡所充满，直径自数毫米至3cm，水泡壁薄透亮，内含黏性液体，绒毛干梗将无数水泡相连成串，水泡间空隙充满血液及凝血块。

（2）部分性葡萄胎：除不等量的水泡外，可见正常的绒毛。常并见发育不良的胚胎或胎儿组织。

2. 组织学特点

（1）滋养细胞呈不同程度增生。

（2）绒毛间质水肿，体积增大。

（3）间质内胎源性血管消失或仅有极稀少的无功能血管。

滋养细胞增生是葡萄胎最重要的组织学特征，不少学者据此分级，以预测葡萄胎的预后。

3. 卵巢黄素化囊肿（theca lutein ovarian cyst） 其发生率为30%～50%，常双侧发生，大小不等，可小至需经镜检分辨，大到直径20cm以上。囊肿表面光滑，色黄，壁薄，内衬2～3层黄素化细胞，切面多房，囊液清亮。其发生主要是由于滋养细胞显著增生，产生大量绒毛膜促性腺激素（HCG），刺激卵巢卵泡内膜细胞使之发生黄素化而致。

二、中医病因病机

本病病因病机为血瘀胞宫。主要发病机理多由先天禀赋异常，或素体虚弱、七情郁结、湿浊凝滞致冲任失调，或孕后感染邪毒，损伤胎元，以致精血虽凝而终不成形，化为瘀血，留滞胞宫，遂为鬼胎。

1. 气血虚弱 素体虚弱，气血不足，孕后胎失所载所养，冲任、胞宫壅瘀，发为鬼胎。

2. 气滞血瘀 素性抑郁，孕后情志不遂，肝郁气滞，血与气结，冲任不畅，瘀血结聚胞中而为鬼胎。

3. 寒湿郁结 孕妇久居湿地，或贪凉饮冷，寒湿客于冲任，气血凝滞胞宫，发为本病。

4. 痰浊凝滞 孕妇素体肥胖，或恣食厚味，或脾虚不运，湿聚成痰，痰浊内停，冲任不畅，痰浊气血凝滞胞中伤胎，引发鬼胎。

【临床表现】

1. 病史 97%的患者有停经史，停经时间多为8～12周。

2. 症状

（1）阴道流血：多数表现为不规则阴道流血，量时多时少，时断时续，或出现反复大出血，有时可伴见葡萄样水泡状组织排出。

（2）下腹痛：葡萄胎增长迅速，当子宫急速膨大时可引起下腹胀痛，葡萄胎间歇性阴道出血前常伴阵阵下腹隐痛。

（3）子宫异常增大变软：由于绒毛水肿及宫腔积血，约2/3的葡萄胎患者的子宫大于相应的正常妊娠月份，且质地极软。1/3患者的子宫大小与停经月份相符。小于停经月份的只占少数，可能是因水泡退行性变，停止发展的缘故。

（4）妊娠呕吐及妊高征征象：葡萄胎时出现妊娠呕吐较正常妊娠为早，持续时间长，且症状严重。少数患者孕24周前出现高血压、蛋白尿、水肿等妊高征征象，子宫增大迅速者尤易发生。1/4患者可发展为先兆子痫。

（5）甲状腺功能亢进现象：约10%的葡萄胎患者可出现轻度的甲亢现象，但突眼者少见，葡萄胎清除后，症状可迅速消除。

（6）贫血与感染：多因反复出血或突然大出血而致不同程度的贫血。可因急性大失血而发生休克。患者可因阴道出血、宫颈口开放、贫血等致抵抗力降低，细菌从阴道上行侵袭造成内生殖器官感染，甚至全身感染。

3. 体征

（1）子宫大小与停经月份不相符，多数大于停经月份，质软，听不到胎心或胎动，也摸不到胎体。

（2）在双侧附件处，多数可摸到大小不等、活动的囊性肿物，即卵巢黄素化囊肿。注意检查时不要用力挤压子宫，特别是对子宫增长速度快的患者，避免将水泡挤入血液循环，引起广泛性肺栓塞，甚至可导致即刻死亡。部分性葡萄胎可有完全性葡萄胎的大多数症状，但程度较轻。子宫大小与停经月份多数相符或小于停经月份，一般无腹痛，呕吐较轻，多无妊高征征象，通常不发生卵巢黄素化囊肿。

【实验室及其他检查】

1. 绒毛膜促性腺激素（HCG）测定

葡萄胎时因滋养细胞高度增生，产生大量的HCG，血清中HCG浓度通常大大高于正常妊娠月份的相应值。葡萄胎时血β-HCG超过100kIU/L，常高达1500kIU/L～2000kIU/L，且持续不降。若葡萄胎因绒毛退化，HCG水平也可能低下，多见于部分性葡萄胎。鉴别诊断困难时，可连续测定HCG或结合超声检查。

2. 超声检查

为目前最常用而又比较准确的诊断方法，应用最多的有下列两种：

（1）B超检查：子宫内呈“落雪状”影像，是完全性葡萄胎的典型表现。部分性葡萄胎在上述影像中还可见胎囊或胎儿。

（2）超声多普勒探测胎心：正常妊娠最早在孕6周时可探测到胎心，孕12周后阳性率达100%，在葡萄胎则只能探测到子宫血流杂音。

【诊断】

一、辨病要点

根据停经后有不规则阴道流血，较严重的妊娠呕吐，子宫异常增大变软，子宫在5个月妊娠大小时尚摸不到胎体，听不到胎心、胎动，应疑诊为葡萄胎。如果伴有妊高征征象或甲亢现象，则更有助于诊断。若阴道有水泡状组织排出，葡萄胎的诊断基本成立。诊断有疑问时需结合上述辅助检查以确诊。

二、辨证要点

本病以妊娠后腹部异常增大，阴道反复流血或夹有水泡状胎块为主症。主要是由于血瘀胞宫所致，其瘀可因气滞、寒湿、痰浊等而致。而出血日久又可致气血两虚。故临床要以阴道出血的量、色、质，结合全身症状和舌脉作为辨证依据。

【鉴别诊断】

1. 先兆流产　先兆流产与葡萄胎均有停经后阴道出血。前者子宫大小与孕月相符，HCG 值在正常妊娠范围内或偏低，早期妊娠 B 超检查可见胎囊、胎心。

2. 双胎妊娠　双胎妊娠子宫大于停经月份，早孕反应较重，且 HCG 值亦可偏高，常易误诊为葡萄胎。但双胎妊娠一般无阴道流血，B 超检查可见 2 个胎囊及胎儿。

3. 羊水过多　亦可出现子宫大于停经月份，但无阴道流血，且 HCG 水平正常。B 超检查可以确诊。

【治疗】

葡萄胎的处理包括葡萄胎组织的清除、并发症的处理、恶性变的预防及术后调理、随访等。葡萄胎一经明确诊断，应及时清除宫腔内容物。但若有严重并发症时，如重度贫血、甲亢、高血压综合征、心力衰竭等，则应先处理并发症，待情况好转后再处理葡萄胎。

一、西医治疗

1. 清除宫腔内容物　一般采用吸刮术，吸管宜尽量选用大号，以免吸出物堵住管腔而影响操作。为预防术中大出血，术前应做好输液、备血准备。手术中当子宫颈管充分扩大和大部分葡萄胎组织排出后可静脉点滴缩宫素（5～10U 加于 250ml 葡萄糖液中，每分钟 15～30 滴）以加强子宫收缩，减少出血，但不宜在手术开始时使用，以免因子宫收缩将滋养细胞挤压入子宫壁血窦内，增加转移或肺栓塞的机会。子宫大于妊娠 12 周或术中感到一次刮净有困难时，一般应在 1 周后再刮宫 1 次。所有清除物均需送病理检查。

2. 子宫切除术　40 岁以上的妇女患葡萄胎后发生恶变者较年轻妇女高 4～6 倍，故对于 40 岁以上、有高危因素（①HCG＞100，000IU/L；②子宫明显大于停经月份；③卵巢黄素化囊肿直径＞6cm；④年龄＞40 岁；⑤重复葡萄胎）、无生育要求者可行全子宫切除术，保留双侧卵巢，术后需定期随访。若子宫超过孕 14 周大小应考虑先吸出葡萄胎组织再切除子宫。但切除子宫并不能防止子宫外转移的发生，仅能去除葡萄胎侵入子宫肌层的危险。

3. 卵巢黄素化囊肿的处理　黄素化囊肿多在葡萄胎排出后 2～3 个月内自然萎缩消失，故一般不必处理。即使发生扭转，亦可在腹腔镜直视下由腹壁穿刺抽取囊液，不但安全可靠，而且还可观察扭转的囊肿是否松解和自然复位，通过观察卵巢颜色的变化可知道其是否恢复血运。若因扭转时间较久，确实血运无法恢复，需行患侧附件切除术。

4. 合并妊娠高血压病的处理　约有 10% 的葡萄胎病人合并有高血压、浮肿和蛋白尿等妊娠高血压病的症状，偶可见发生子痫。处理时既不能急于清宫，又不能等症状好转再处理，需具体对待。如症状严重时，需先按妊娠高血压病处理，并积极做好手术准备，待病人症状稍有好转时，再行清宫手术。

5. 预防性化疗 葡萄胎虽是良性疾患，但仍有潜在的恶性变。约有15%～20%的葡萄胎有恶性变的可能。对有高危因素和随访有困难的患者，或病理报告为滋养细胞高度增生或伴有不典型增生者，宜在葡萄胎排空后行预防性化疗。预防性化疗一般选用甲氨蝶呤、5－氟尿嘧啶或放线菌素－D单一药物化疗一个疗程。

6. 随访 正常情况下，葡萄胎排空后，血清HCG稳定下降，首次降至正常的时间大约为9周，最长不超过14周。葡萄胎完全排空后3个月，HCG持续阳性者称为持续性葡萄胎（persistent mole）或持续性滋养细胞疾病（persistent trophoblastic disease）。定期随访可早期发现持续性或转移性滋养细胞疾病。随访包括：①HCG定量测定，于葡萄胎清除后每周1次直至正常。随后3个月内仍每周复查1次，以后3个月每2周1次，然后每月1次，持续半年。如第二年未怀孕，可每半年1次，共随访2年。或可采用国外推荐的方法：在葡萄胎排空后每周1次直至HCG正常后3周，以后每月1次直至HCG正常后6个月。②应注意月经是否规则，有无阴道异常流血、咳嗽、咯血及其他转移灶症状，并作妇科检查，一定间隔时间作盆腔B超检查，必要时X线胸片也应重复进行。

葡萄胎随访期间必须严格避孕1年，首选避孕套，一般不用宫内节育器，以免穿孔或混淆子宫出血的原因。目前认为口服避孕药可作为葡萄胎随访期间的避孕方法。

二、中医治疗

中医治疗以下胎祛瘀益母为原则，佐以调补气血，以善其后。

（一）分型论治

1. 气血虚弱

证候 孕后阴道不规则流血，色淡，质稀，腹大异常，时有腹部隐痛，神疲乏力，头晕眼花，心悸失眠，面色苍白；舌淡，脉细弱。

治法 益气养血，活血下胎。

方药 救母丹（《傅主青女科》）加味。

人参 当归 川芎 益母草 赤石脂 荆芥（炒黑） 枳壳 牛膝

2. 气滞血瘀

证候 孕后阴道不规则流血，量或多或少，色紫黯有块，腹大异常，时有腹部胀痛，拒按，胸胁胀满，烦躁易怒；舌紫黯或有瘀点，脉涩或沉弦。

治法 理气活血，祛瘀下胎。

方药 荡鬼汤（《傅青主女科》）。

人参 当归 大黄 川牛膝 雷丸 红花 丹皮 枳壳 厚朴 桃仁

3. 寒湿郁结

证候 孕后阴道不规则流血，量少，色紫黯有块，腹大异常，小腹冷痛，形寒肢冷；苔白腻，脉沉紧。

治法　散寒除湿，逐水下胎。

方药　脱花煎（《景岳全书》）加味。

当归　肉桂　川芎　牛膝　红花　车前子　吴茱萸　芫花

4. 痰浊凝滞

证候　孕后阴道不规则流血，量少色黯，腹大异常，形体肥胖，胸胁满闷，呕恶痰多；舌淡，苔腻，脉滑。

治法　化痰除湿，行气下胎。

方药　平胃散（《太平惠民和剂局方》）加味。

苍术　厚朴　陈皮　甘草　芒硝　枳壳

（二）中成药

1. 益母草流浸膏　每次10ml，每日3次，用于血瘀胞宫或清宫术后。

2. 慈航丸　每次9g，每日2次。

【预防与调护】

1. 舒畅情志，消除紧张与忧虑。
2. 葡萄胎排空后，定期随诊。
3. 注意外阴清洁。

【预后】

完全性葡萄胎具有局部侵犯和远处转移的潜在危险，研究证实葡萄胎排空后，发生子宫局部侵蚀和/或远处转移的发生率分别为15%及4%，而高危病例较低危病例的发生率约高10倍。少数持续性葡萄胎患者经过一定时期可自行转为正常，但多数在不久HCG浓度又上升，可确定已发生恶变。部分性葡萄胎仅4%发展为持续性葡萄胎，一般不发生转移。

第二节　侵蚀性葡萄胎

侵蚀性葡萄胎（invasive mole）指葡萄胎组织侵入子宫肌层局部引起组织破坏，或并发子宫外转移者。侵蚀性葡萄胎具有恶性肿瘤行为，但恶性程度不高，多数仅造成局部侵蚀，少数并发远处转移。侵蚀性葡萄胎来自良性葡萄胎，多数在葡萄胎清除后6个月内发生，也有在未排出前即恶变者。侵蚀性葡萄胎的绒毛可侵入子宫肌层或血管，或两者俱有，起初为局部蔓延，水泡样组织侵人子宫肌层深部，有时完全穿透子宫壁，引起腹腔内大出血，并可扩展进人阔韧带或腹腔形成肿块。半数以上病例可随血运转移至肺、阴道、宫旁甚至脑部。根据本病的临床特点，其属于中医“鬼胎”、“癥瘕”等疾病范畴。

【病因病理】

一、西医病因病理

（一）病因

原因迄今不明，可能与下列因素有关。

1. 母体免疫力降低 即排斥异体细胞的能力降低，如年龄较大者多考虑与此因素有关。

2. 葡萄胎滋养细胞的侵蚀能力增强 表现为子宫快速增大，HCG 高水平，滋养细胞高度增生等。

（二）病理

大体可见子宫肌壁内有水泡状组织。镜检时有绒毛结构（或绒毛阴影）、滋养细胞增生和分化不良。可分为三型，Ⅰ型：肉眼见大量水泡，形态似葡萄，但已侵入子宫肌层或血窦，很少出血坏死。Ⅱ型：肉眼见少量或中等量水泡，滋养细胞中度增生，部分细胞分化不良，组织有出血坏死。Ⅲ型：肿瘤全部为坏死组织和血块，肉眼仔细观察才能见到少数水泡，个别仅在显微镜下找到残存肿大的绒毛，滋养细胞高度增生并分化不良，形态上极似绒癌。

二、中医病因病机

主要机理是鬼胎排出后，瘀毒未尽，蕴结胞宫，损伤冲任，或日久成积，侵蚀脏腑，腐肉败血，而成本病。

1. 瘀毒蕴结 鬼胎排出后，瘀毒未尽，蕴结胞宫，损伤冲任、胞脉胞络而致。

2. 邪毒蕴肺 瘀毒蕴结胞宫，稽留不去，循经走窜，邪蕴肺脏。

3. 气血两亏 瘀毒留恋日久，或冲任、胞宫损伤，阴道出血不止，以致气血两亏。

4. 肝肾亏虚 瘀毒久恋，易化燥伤阴，阴虚则内热，热扰冲任，迫血妄行，致阴血不足，肝肾亏虚。

【临床表现】

1. 病史 侵蚀性葡萄胎多数发生在葡萄胎排空后 6 个月之内，若发生在葡萄胎排空后半年至 1 年内则约有一半为侵蚀性葡萄胎。

2. 症状与体征

（1）原发灶表现：最主要症状是阴道不规则流血，出血量多少不定。子宫复旧延迟，葡萄胎排空后 4～6 周子宫未恢复到正常大小，黄素化囊肿持续存在。若病灶穿破子宫浆膜层时，则表现为腹痛及腹腔内出血症状。

（2）转移灶表现：其症状、体征视转移部位而异。最常见部位是肺，其次是阴道、宫旁，脑转移较少见。在肺转移早期，胸片显示肺野外带单个或多个半透明小圆形阴影为其特点，晚期病例所见与绒癌相似。阴道转移灶表现为紫蓝色结节，溃破后大量出血。脑转移的典型病例出现头痛、呕吐、抽搐、偏瘫及昏迷，一旦发生，致死率高。

【实验室及其他检查】

1. HCG 连续测定　葡萄胎排空后 9 周以上或子宫切除术 8 周以上，血及尿 HCG 仍持续高于正常水平，或曾一度降至正常而又再次升高，已排除葡萄胎残留或再次妊娠，可诊断为侵蚀性葡萄胎。在怀疑有脑转移时，可作脑脊液 HCG 测定。

2. B 超检查　子宫壁显示局灶性或弥漫性强光点或光团与暗区相间的蜂窝样病灶。难与绒癌相鉴别。

3. 病理学检查　在子宫肌层或子宫外转移的切片中，见到绒毛结构或绒毛蜕变痕迹，即可明确诊断。若原发病灶与转移病灶诊断不一致，只要任一标本中有绒毛结构，应诊断为本病。

4. CT、X 线胸部摄片检查　侵蚀性葡萄胎以肺转移发生机会最多。CT 或 X 线胸片检查可见转移病灶，观察其动态变化对判断病情的发展变化意义重大。

5. 子宫碘油造影　若侵蚀性葡萄胎局限于子宫，则造影片上可见宫腔充盈缺损，或造影剂进入子宫壁肌层、血管。有时可见到蜂窝样阴影，具有诊断价值。

6. 宫腔镜　可直视宫腔内病变。

7. 腹腔镜　可直视腹腔内转移病灶及进行活组织检查。

8. 盆腔动脉造影　除用于诊断外，还可协助决定手术范围，判定化疗效果等。在侵蚀性葡萄胎（或绒癌）中常见的表现为：①患侧子宫动脉屈曲，延长，并增粗，子宫肌壁血管丰富，病灶部位出现多血管区。②弓形动脉不经过子宫壁血管网，而直接和肌壁间动静脉瘘形成的血窦相通。③肌壁血窦中有时可见有圆形或半圆形和边缘锐利的充盈缺损。④静脉期提前出现。⑤病变区造影剂排空延缓。此外，若侵蚀性葡萄胎在肌壁中有较多的水泡状组织侵入时，则造影片中可见造影剂环布水泡组织周围而形成蜂窝状阴影，有助于区别侵蚀性葡萄胎和绒癌。

【诊断】

一、辨病要点

根据葡萄胎排空后半年内出现典型的临床表现或转移灶症状，结合辅助诊断方法，临床诊断可确立。

二、辨证要点

本病是以鬼胎排出后，阴道出血不止为主症。或伴小腹疼痛拒按，或腹部可扪及包块，舌暗红，脉弦涩者，为瘀毒蕴结；咳嗽，咯血，胸闷作痛，舌红苔黄，脉数者，为邪毒蕴肺；心悸怔忡，疲乏无力，面色萎黄无华，形体消瘦，舌淡，脉细弱者，为气血两亏；腰膝酸软，五心烦热，舌红少苔，脉细数者，为肝肾两虚。

【鉴别诊断】

1. 葡萄胎残留 葡萄胎排出后，有不规则阴道出血，子宫大而软，血及尿中HCG仍较高，首先应排除残存葡萄胎。可行刮宫术，如刮出葡萄胎组织，术后血或尿HCG很快转为正常，子宫出血停止，且恢复正常大小，则可诊断为葡萄胎残留。

2. 较大的卵巢黄素化囊肿尚未萎缩 盆腔检查可摸到双侧卵巢肿大，血及尿HCG均在低水平而未见上升，阴道出血亦不常见。B超检查可协助诊断。

3. 肺、脑等转移病灶与肺、脑等原发疾病的鉴别 主要依据病史、临床表现、妇科检查及血和尿HCG的测定相鉴别。

【治疗】

本病一经确诊，首选化学药物治疗，可辅以手术及放射治疗。在化疗或放疗的同时，或手术后，配合中医辨证论治。

一、西医治疗

参见（本章第三节绒毛膜癌）内容处理。

二、中医治疗

（一）辨证论治

1. 瘀毒蕴结

证候 鬼胎排出后阴道出血淋漓不断，或突然下血量多，腹痛拒按，或发热，或少腹扪及包块；恶心呕吐，口干舌燥，胸闷不适，食少纳呆，大便秘结，小便短赤；舌暗红或紫黯，苔黄，脉弦数或弦涩。

治法 清热解毒，活血化瘀。

方药 解毒散结汤（经验方）

野菊花 蒲公英 马齿苋 丹皮 紫草 三棱 莪术 大黄 半支莲 山慈菇 七叶一枝花

2. 邪毒蕴肺

证候 阴道流血不止，色红质稠，发热，咳嗽，咯血或痰中带血，胸闷作痛；舌红苔黄，脉数。

治法 清热解毒，凉血散结，润肺止咳。

方药 清肺解毒散结汤（经验方）。

金银花 连翘 鱼腥草 薏苡仁 瓜蒌仁 川贝母 沙参 生地 麦冬 丹皮 桃仁 山慈菇 白茅根 生甘草

3. 气血两亏

证候 阴道出血不止，色淡红，质稀薄，心悸怔忡，神疲乏力，纳少便溏，面色萎黄或无华，形体消瘦；舌淡苔白，脉细弱。

治法　益气养血，扶正祛邪。

方药　圣愈汤（《兰室秘藏》）加味。

人参　黄芪　当归　川芎　熟地　白芍　阿胶　白术　半支莲　白花蛇舌草

4. 肝肾亏虚

证候　阴道出血淋漓不净，量少，色鲜红，头晕目眩，双目干涩，口干咽燥，腰膝酸软，手足心热，午后潮热，大便秘结；舌红无苔或少苔，脉细数。

治法　滋肾养肝，清热解毒。

方药　六味地黄丸（《小儿药证直诀》）加味。

熟地　山茱萸　山药　丹皮　茯苓　泽泻　生地　紫草　白花蛇舌草

（二）中成药

1. 犀黄丸　口服，每次3g，每日2次。形气尚实者为宜。

2. 人参补膏　口服，每次10g，每日2次。用于本病术后、化疗、放疗后的气血两虚证。

3. 肝肾康糖浆　每次10ml，每日3次。用于肝肾亏虚证。

【预防与调护】

1. 葡萄胎排空后，加强随访（参见本章第三节绒毛膜癌）相关内容，定期检查HCG及胸部X线摄片，以便早期发现和治疗。

2. 本病与妊娠有关，因此要做好计划生育工作，减少计划外妊娠。

3. 在应用化学药物时，应严格掌握用药方法、药物副作用及其处理方法。

4. 治疗期间加强营养，积极治疗并发症。

【预后】

侵蚀性葡萄胎除病理分型中的Ⅲ型常发展为绒癌外，Ⅰ型、Ⅱ型预后较好，多数可以获得完全治愈，个别病例死于脑转移。

第三节　绒毛膜癌

妊娠性绒毛膜癌（choriocarcinoma）是一种继发于正常或异常妊娠后的高度恶性的滋养细胞肿瘤。绒癌多数发生在育龄妇女，少数发生在绝经后，其中约50%继发于葡萄胎，25%继发于流产，22.5%继发于足月妊娠，2.5%继发于异位妊娠。根据本病的临床特点，其属于中医“癥瘕”等疾病范畴。

【病因病理】

一、西医病因病理

（一）病因

参见本章第二节侵蚀性葡萄胎病因。

（二）病理

1. 大体观察 绒癌绝大多数原发于子宫体，最常见于胎盘着床部位，极少数原发于输卵管、子宫颈、阔韧带等部位。子宫绒癌可形成单个或多个宫壁肿瘤，直径0.5～5cm不等，多数呈结节状，浅表者可为息肉状，表面呈紫色而切面为暗红色，常伴出血、坏死及感染，质软脆，极易出血。肿瘤可侵犯宫壁，突入宫腔或突出于浆膜层。卵巢也可形成黄素化囊肿。

2. 镜下检查 肿瘤实质细胞由郎罕细胞、中间型细胞和合体细胞所构成，与一般癌肿有很大区别，其特点有三：①三种滋养细胞恶性增生，可见原有细胞层次及器官样序列，但排列紊乱，异型明显，均可有核分裂。②瘤细胞缺乏伴生间质，也没有固有的血管。③连续切片也找不到绒毛及其蜕变的“鬼影”结构。

（三）转移

绒癌主要经血行播散发生远处转移，转移早而广泛，最常见转移部位是肺（80%）、依次为阴道（30%）、脑（10%）、肝（10%）。子宫原发癌与转移癌在病理上无明显差别。

二、中医病因病机

参见本章第二节侵蚀性葡萄胎相关内容。

【临床表现】

1. 病史

有葡萄胎、流产、足月产或异位妊娠病史。有葡萄胎排空史者，排出在1年以后发生恶变者，多为绒癌。有流产或足月产史者，先行妊娠至绒癌发病的时间在3个月以内者占44%，1年以内者为67.2%，1年及1年以上者为32.8%。

2. 症状

（1）阴道流血：产后或流产后，尤其在葡萄胎排空后，出现持续的阴道不规则流血，量多少不定。有时月经正常一段时间后发生闭经，然后阴道出血。

（2）失血性贫血：因阴道长期出血而致贫血，出现面色苍白，心慌，气短，乏力等症状，有时因大量出血而致休克。

（3）腹痛：癌组织侵及子宫壁或子宫腔积血引起下腹胀痛，也可因癌组织穿破子宫或脏器转移灶破裂而致急性腹痛。

（4）感染：因贫血致患者抵抗力下降，或宫内肿瘤出血、坏死，极易发生宫内感染。可出现体温升高、蛋白尿及血白细胞计数上升等现象。

（5）转移症状：因转移部位不同而症状各异。阴道转移灶多在阴道前壁，呈紫蓝色结节，转移瘤破溃时，可发生阴道大出血；肺转移时可出现胸痛、咳嗽、咯血及呼吸困难，少数可引起急性肺梗塞，这些症状常呈急性发作，也可呈慢性持续状态；肝转移时预后不良，可出现上腹部或肝区疼痛，破溃时可出现严重的内出血和休克；消化道转移时可出现便血；泌尿道转移时可出现血尿等；任何一处转移的严重出血即可致病人死亡，但最常见的死因是脑转移。脑转移时预后凶险，脑转移的形成分为三个时期：①瘤栓期，表现为一过性脑缺血症状，如猝然跌倒、暂时性失语、失明等；②脑瘤期，出现头痛、喷射样呕吐、偏瘫、抽搐、昏迷；③脑疝期，因脑瘤增大和周围组织出血、水肿，使颅内压升高，脑疝形成，压迫生命中枢导致死亡。其他转移常有脾、肾、骨等。

3．体征

子宫增大，柔软，形状不规则；阴道内见到紫蓝色结节，有酱油色和特臭的分泌物。有时可在盆腔双侧触及肿大的卵巢黄素化囊肿。如癌组织穿破子宫壁进入阔韧带内，则在盆腔一侧可摸到肿物。发生远处转移时则有相应的体征。

【实验室及其他检查】

1. HCG 测定　是诊断绒癌的最重要手段。一般说来，葡萄胎排空后 9 周以上或流产、足月产、异位妊娠后 4 周以上，血 β－HCG 仍持续高水平，或曾经下降后又上升，已排除妊娠物残留，结合临床表现可诊断绒癌。当血 β－HCG：脑脊液 β－HCG 小于 20:1 时，有脑转移的可能。

2. 病理诊断　参阅病理部分。

3. 彩色多普勒超声检查　出现绒癌所致的低阻抗血流丰富信号。

4. 其他　参见本章第二节侵蚀性葡萄胎辅助检查。

【诊断】

一、辨病要点

凡流产、分娩、异位妊娠后 4 周以上出现症状或转移灶，并有 HCG 升高者，可诊断为绒癌。葡萄胎排空后 1 年以上发病者，临床可诊断为绒癌；半年至 1 年内发病者则侵蚀性葡萄胎和绒癌均有可能，需经组织学检查鉴别。

二、辨证要点

参见本章第二节侵蚀性葡萄胎内容。

【鉴别诊断】

1. 妊娠物残留　不全流产或残存葡萄胎亦可有阴道持续性不规则出血，血或尿 HCG 测定亦可不正常，但含量不会太高。通过刮宫术和病理检查可区别。

2. 侵蚀性葡萄胎　两者均可有葡萄胎排空史，症状、体征和血及尿 HCG 含量增高等基本相同，主要区别是标本中是否有绒毛结构。有绒毛结构者诊断为侵蚀性葡萄胎，反之为绒癌。此外，葡萄胎排空后在 6 个月以内发生恶变者，多为侵蚀性葡萄胎；在 1 年以上发生恶变者，基本上为绒癌。绒癌还常继发于流产或足月产或异位妊娠之后，而侵蚀性葡萄胎完全来源于葡萄胎。

【临床分期与预后评分】

目前国内外绒癌的分期较多，我国现在普遍采用的是在北京协和医院分期的基础上修改的 FIGO 分期（2000 年）见表 22－1。

绒癌的预后评分 FIGO 在原 WHO 基础上，对不明确或不完善的内容适当修改，如表 22－2。总分≤6 分者为低危，≥7 分者为高危。例如绒癌肺转移患者，预后评分为 8 分，诊断描述应为：绒癌（Ⅲ:8）。这种新的改良评分更准确反映实际情况，更有利于治疗方案的选择及预后的评价。

表 22－1　FIGO 分期（2000 年）

Ⅰ期	病变局限于子宫
Ⅱ期	病变超出子宫，但局限于生殖系统
Ⅲ期	病变累及肺，伴或不伴随生殖系统受累
Ⅳ期	所有其他部位转移

表 22－2　改良 FIGO 预后评分系统（FIGO，2000）

预后因素	0 分	1 分	2 分	4 分
年龄（岁）	＜40	≥40		
先行妊娠	葡萄胎	流产	足月产	
病程（月）	＜4	4～＜7	7～＜13	≥13
治疗前血 HCG(IU/L)	$<10^3$	$10^3\sim<10^4$	$10^4\sim<10^5$	$\geq10^5$
肿瘤最大直径（cm）		3～＜5	≥5	
转移部位	肺	脾、肾	消化道、肝	肝、脑
转移灶数目		1～4	5～8	＞8
以前化疗失败			单药	2 或 2 种以上药物联合化疗

【治疗】

一、治疗思路

治疗原则以化疗为主，手术和放疗为辅。但手术治疗在控制出血、感染等并发症及切除残存或耐药病灶方面仍占重要地位。化疗前要作出正确的临床分期和预后评分，配合中医药辨证论治，可增强疗效，减轻化疗副反应。

二、西医治疗

（一）化疗

1. 常用药物　甲氨蝶呤（MTX）、放线菌素 D（Act－D）或国产更生霉素（KSM）、5

-氟尿嘧啶（5-FU）、环磷酰胺（CTX）、长春新碱（VCR）、依托泊苷（VP-16）等。

2. 用药原则　Ⅰ期低危病例常用单一药物治疗（表22-3），Ⅰ期高危病例和Ⅱ~Ⅲ期病例宜用联合化疗（表22-4），Ⅳ期病例则用强烈联合化疗，如EMA-CO方案（表22-5）。对耐药复发病例的化疗方案主要有：PVB（顺铂、长春新碱、博莱霉素），BEP（博莱霉素、依托泊苷、顺铂），VIP（依托泊苷、异环磷酰胺、顺铂或卡铂）等。

表22-3　常用的单一化疗药物及其用法

药物	剂量及用法
①MTX	0.4mg/kg·d肌内注射，连续5日，每2周重复1次
②Act-D或KSM	8~10μg/kg·d静脉滴注，连续8~10日，每2周重复1次
③5-FU	28~30mg/kg·d静脉滴注，连续8~10日，每2周重复1次
④VP-16	200mg/m²kg·d口服，连续5日，每2周重复1次
⑤MTX +CF（亚叶酸钙）	
MTX	1mg/kg·d肌内注射，第1，3，5，7日
CF	0.1mg/kg·d肌内注射，第2，4，6，8日
	每2周重复1次

表22-4　联合化疗方案及其用法

方案	剂量及用法
①5-FU + KSM	
5-FU	26~28mg/kg·d静脉滴注，连续8日
KSM	6μg/kg·d静脉滴注，连续8日
	每3周重复1次
②ACM	
Act-D	400μg静脉滴注，第1，4，7，10，13日
CTX	400mg静脉注射，第2，5，8，11，14日
MTX	20mg静脉注射，第3，6，9，12，15日
	每4周重复1次

表22-5　强烈联合化疗（EMA-CO）方案及其用法

方案	剂量及用法
第一部分EMA	
第1日 VP-16	100mg/m² 静脉滴注
Act-D	0.5mg静脉注射
MTX	100mg/m² 静脉注射
MTX	200mg/m² 静脉滴注12小时
第2日 VP-16	100mg/m² 静脉滴注
Act-D	0.5mg静脉注射
CF	15mg肌内注射（从静脉注射MTX开始算起24小时后给药，每12小时1次，共2次）
第3日 CF	15mg肌内注射，每12小时1次，共2次
第4~7日 休息日	
第二部分CO	
第8日 VCR	1mg/m² 静脉注射
CTX	600mg/m² 静脉滴注

3. 疗效判定 在每一疗程结束后，每周测定一次血 β－HCG，在每个疗程结束后 18 日内，血 β－HCG 下降至少 1 个对数称为有效。并结合妇科检查、B 超、胸片、CT 等检查。

4. 副反应 以造血功能障碍为主，其次为消化道反应，肝功能损害也常见，严重者可致死，治疗过程中应注意防治。脱发常见，停药后可逐渐恢复。

5. 停药指征 化疗需坚持到症状及体征消失，HCG 每周测定 1 次，连续 3 次正常，再巩固 2～3 个疗程方可停药。随访 5 年无复发者称为治愈。

（二）手术

病变在子宫，化疗无效或病灶穿孔出血者可切除子宫。手术范围主张行全子宫或次广泛子宫切除术。有生育要求者尽可能不切子宫，以保留生育功能；育龄妇女必须切除子宫时，应考虑保留卵巢。

（三）放疗

主要用于脑转移和肺部耐药病灶的治疗。

（四）随访

治疗结束后应严密随访 5 年，第 1 年每月随访 1 次，第 2～3 年每 3 个月随访 1 次，第 4～5 年每年随访 1 次。随访内容同葡萄胎，随访期间严格避孕。

（三）中医治疗

参见本章第二节侵蚀性葡萄胎内容。

【预后】

绒癌的死亡率已由过去的 90% 下降为现在的 20% 左右，其中多数死于脑转移。保留了卵巢和子宫的年轻患者在治愈后可正常妊娠及分娩，其子代生长和发育均无异常。

第四节　胎盘部位滋养细胞肿瘤

胎盘部位滋养细胞肿瘤（placental site trophoblastic tumor，PSTT）是一种起源于胎盘种植部位的特殊的滋养细胞肿瘤。曾称为合体滋养细胞疾病、不典型绒毛膜癌等。大多呈良性临床经过，一般不发生转移，多数预后良好。亦属于中医“癥瘕”等疾病范畴。

【病因病理】

一、西医病因病理

（一）病因

PSTT 是一种罕见的妊娠滋养细胞疾病，其病因不十分明了。好发于生育期妇女，约 50% 病人有自发性流产或水泡状胎块史，还有子宫增大，尿妊娠试验阳性，从而易误诊成妊娠。血清 HCG 水平较低或并不升高，还可伴有肾病综合征，有时卵巢出现持续性黄素化囊肿。中、晚期 PSTT 患者可出现贫血或恶病质，可以有肺、阴道、脑和盆腔等转移灶症状。

（二）病理

1. 大体观察　子宫增大，肿瘤位于胎盘种植部位，呈结节状，大小不等，可突向宫腔或浆膜层。剖面可见肿瘤组织明显侵入子宫肌层，边界不清，呈黄褐色或黄色，质地稍软或中等硬度，小灶区域的出血坏死较多见。肿块一般局限于子宫体，但也可累及子宫颈、阔韧带、输卵管和卵巢。子宫全层也可被肿瘤侵蚀穿破。

2. 镜下检查　无绒毛结构，几乎完全由中间型滋养细胞（intermediate trophoblast）构成，细胞多呈圆形、多角形或梭形，细胞质丰富，有异染性，核分裂较少。肿瘤细胞呈单一或片状侵入子宫肌纤维之间，仅有灶性坏死和出血。肿瘤细胞分泌低水平的 HCG 和人胎盘生乳素（HPL）。

二、中医病因病机

参见本章第二节侵蚀性葡萄胎相关内容。

【临床表现】

1. 病史　一般继发于足月产、流产或葡萄胎后，偶尔合并活胎妊娠。

2. 症状

（1）阴道流血：表现为不规则阴道流血或月经量增多。

（2）腹痛：瘤细胞浸润肌层导致子宫穿孔，可有急腹痛。

（3）其他：有时闭经，常伴贫血、水肿，少数病例（仅少数病例发生子宫外转移）以转移症状为首发症状。一旦发生转移，预后不良。

3. 体征　子宫常呈不规则或均匀增大。

【实验室及其他检查】

1. 血 β－HCG 测定　多数阴性或轻度升高。

2. 血 HPL 测定　为轻度升高。

3. 病理检查　一般通过刮宫标本可作出组织学诊断。但要全面准确地判断瘤细胞侵入的深度和范围则需子宫标本。

4. 其他 参见本章第二节侵蚀性葡萄胎内容。

【诊断】

一、辨病要点

本病发生于正常妊娠、流产或葡萄胎后，其临床特点除一般滋养细胞肿瘤的表现外，常并发肾病综合征，妊娠试验仅1/3阳性。

二、辨证要点

参见本章第二节侵蚀性葡萄胎内容。

【鉴别诊断】

与绒癌鉴别。主要通过病理检查鉴别。绒癌病灶肉眼下以大量出血坏死为特征，病灶不规则，瘤质较松脆。而PSTT质地较软，切面呈斑点状出血。镜检绒癌细胞异型性大，三种滋养细胞共存，但以郎罕细胞增生为主，核分裂相多，而PSTT仅有中间型滋养细胞一种成分。

【治疗】

一、治疗思路

以手术治疗为主，同时结合化疗和中医治疗，疗效较好。但如发生转移，则化疗效果较差。

二、西医治疗

1. 手术 PSTT对化疗药物不敏感，且血HCG测定缺乏敏感性，不利于观察疗效。故手术是首选的治疗方法。手术范围为全子宫及双侧附件切除术，年轻妇女应保留卵巢。疑有淋巴结转移者可加做盆腔淋巴结清扫术。

2. 化疗 适用于手术后的辅助治疗，首选EMA－CO方案联合化疗。对于年轻、无子宫外转移、要求保留生育功能者，可用锐性刮匙反复刮宫，清除宫腔内全部病灶后，给予化疗。但需严密观察随访，发现异常则及时手术治疗。

3. 放疗 适用于单个转移瘤或局部复发病变。

【随访】

随访内容同绒癌，由于PSTT的HCG水平不高，故临床表现和影像学检查在随访中相对更重要。

【预后】

PSTT的生物学行为各异，总的5年生存率是80%。先行妊娠至临床诊断间隔时间大于2年者预后不良；难治性或转移性PSTT预后极坏；核分裂率高者预后差。

第二十三章　子宫内膜异位症及子宫腺肌病

子宫内膜异位症（endometriosis）是指子宫内膜组织（腺体和间质）出现在子宫黏膜以外的部位时引起的疾病。临床上绝大多数病变出现在盆腔内生殖器官和其邻近器官的腹膜面，故常称盆腔子宫内膜异位症。其中以侵犯卵巢者最常见，约占80%。子宫内膜亦可出现和生长在子宫肌层，称子宫腺肌病（adenomyosis）。两者亦可合并存在，但它们在组织发生学方面不同，予分节介绍。

第一节　子宫内膜异位症

子宫内膜异位症的发病率近年明显增高，是目前常见妇科疾病之一。在妇科剖腹手术中约5%～15%患者发现有此病；因不孕而行腹腔镜检查中，约12%～48%有内膜异位症存在。本病多发生于育龄妇女，初潮前无发病者，绝经后或切除卵巢后异位内膜组织可逐渐萎缩吸收，妊娠或使用性激素抑制卵巢功能可暂时阻止此病的发展，故子宫内膜异位症的发病与卵巢的周期性变化有关。中医无此病名记载，但此症状及体征属“痛经”、“癥瘕”、“月经不调”、“不孕症”的范畴。

【病因病理】

一、西医病因病理

（一）病因

子宫内膜异位症为良性病变，但具有类似恶性肿瘤的远处转移和种植生长能力。其发病机制尚未完全阐明，目前有下列学说：

1. 子宫内膜种植学说　Sampson（1921）最早提出，经期时经血中所含内膜腺上皮和间质细胞可随经血逆流，经输卵管进入腹腔，种植于卵巢和邻近的盆腔腹膜，并生长和蔓延形成子宫内膜异位症。先天性阴道闭锁或宫颈狭窄等经血潴留患者常并发本病。剖宫取胎术后腹壁切口或分娩后会阴切口出现子宫异位内膜症，也都支持该学说。此外，动物实验亦证实其经血直接流入腹腔可在盆腔内形成典型的子宫内膜异位症，故目前此学说已为人们所公认。

2. 淋巴及静脉播散学说　不少学者通过光镜检查在盆腔淋巴管和淋巴结、盆腔静脉中发现有子宫内膜组织，故认为远离盆腔部位的器官发生的子宫内膜异位症可能是通过淋巴或静脉播散的结果，因而提出子宫内膜可通过淋巴或静脉播散的学说。

3. 体腔上皮化生学说 卵巢表面上皮、盆腔腹膜都是由胚胎期具有高度化生潜能的体腔上皮分化而来。在反复受到经血、慢性炎症或持续卵巢激素刺激后，均可被激活而衍化为子宫内膜样组织，以致形成子宫内膜异位症。此学说迄今尚无充分的临床或实验依据。

4. 免疫学说 有研究表明，在内膜异位症患者血清中 IgG 及抗子宫内膜自身抗体较对照组显著增加，其子宫内膜中的 IgG 及补体 C_3 沉积率亦高于正常妇女，故认为内膜异位症可能与患者自身免疫力异常有关。另有认为免疫功能正常时，血中的单核细胞可以抑制子宫内膜细胞的异位种植和生长，同时腹腔中活化的巨噬细胞、自然杀伤细胞（NK 细胞）则可将残留的子宫内膜细胞破坏和清除，而在本病患者中，可能由于外周血单核细胞功能改变，反将刺激子宫内膜细胞在异位种植和生长，同时腹腔中的巨噬细胞、NK 细胞及细胞毒性 T 淋巴细胞的细胞毒作用又被抑制，不足以将逆流至腹腔内的内膜细胞杀灭而发生子宫内膜异位症。故认为子宫内膜异位症既有体液免疫的改变，也有细胞免疫的异常。

目前有关子宫内膜异位症发病机制的学说甚多，但尚无一种可以解释全部内膜异位症的发生，因而有可能不同部位的内膜异位症有不同的发病机制，各种学说可以相互补充。

（二）病理

子宫内膜异位症的主要病理变化为异位内膜随卵巢激素的变化而发生周期性出血，伴有周围纤维组织增生和粘连形成，以致在病变区出现紫褐色斑点或小泡，最后发展为大小不等的紫蓝色实质结节或包块，但病变可因发生部位和程度不同而有所差异。

1. 巨检

（1）卵巢：卵巢子宫内膜异位症最多见，约占 80%。病变早期在卵巢表面及皮层中可见紫褐色斑点或小泡，因异位内膜反复出血而形成卵巢子宫内膜异位囊肿。囊肿直径多在 5～6cm 以下，但也可达 25cm 左右，内含暗褐色黏糊状陈旧血，状似巧克力液体故又称卵巢巧克力囊肿。经期时囊肿内出血内压增高，囊壁可出现小裂隙，并有少量血液渗漏至卵巢表面，引起的腹膜局部炎性反应和组织纤维化，使卵巢与其邻近的组织器官紧密粘连，并固定在盆腔内不能活动。这是卵巢子宫内膜异位囊肿临床特征之一，可借此与其他出血性卵巢囊肿相鉴别。

（2）宫骶韧带、直肠子宫陷凹和子宫后壁下段：这些部位处于盆腔后部较低或最低处，与经血中的内膜碎屑接触机会最多，为内膜异位症的好发部位。早期局部有散在紫褐色出血点或颗粒状散在结节。随病变发展，子宫后壁与直肠前壁粘连，直肠子宫陷凹变浅甚至消失，严重者异位内膜向直肠阴道隔发展并形成包块，可向阴道后穹隆或直肠腔凸出。

（3）宫颈：内膜异位累及宫颈者较少。病灶可位于表浅的黏膜面或深部间质内。浅表者宫颈表面可见暗红色或紫蓝色小颗粒。深部病灶在宫颈剖面可见紫蓝色小点或含陈旧血液的小囊腔。

（4）输卵管：偶可在其管壁浆膜层见到紫褐色斑点或小结节。输卵管常与其周围病变组织粘连，甚至因扭曲而影响其蠕动，但管腔多通畅。

（5）腹膜：腹腔镜检查，在盆腔内见到典型的色素沉着子宫内膜异位病灶及无色素的早期子宫内膜异位腹膜病灶，有白色混浊腹膜灶、火焰状红色灶、腺样息肉灶和卵巢下粘连等。

2. 镜下检查　在病灶中可见到子宫内膜上皮、内膜腺体或腺样结构、内膜间质及出血。但异位内膜反复出血后，上述典型的组织结构可能被破坏而难以发现，以致出现临床和镜下病理所见不一致的现象，即临床表现极典型。但内膜异位的组织病理特征极少。由于内膜异位的出血是来自间质内血管，而不是来自腺上皮或腺体，故在镜检时能找到少量内膜间质细胞即可确诊本病。若临床表现和手术时肉眼所见病理改变十分典型，即使镜检下仅能在卵巢的囊壁中发现红细胞或含铁血黄素的巨噬细胞等出血证据，亦应视为子宫内膜异位症。据报道无色素早期子宫内膜异位病灶镜下病检时，一般可见到典型的异位内膜组织。异位内膜虽可随卵巢周期变化而有增生和分泌改变，但其改变不一定与子宫内膜同步，且往往仅表现为增生期改变，此可能与异位内膜周围组织纤维化以致血供不足有关。内膜异位症一般极少发生恶变。

二、中医病因病机

子宫内膜异位症属中医的血瘀证。多由外邪入侵，情志内伤，素体因素或手术损伤等原因，导致机体脏腑功能失调，冲任损伤，气血失和，血液离经，瘀血形成，留结于下腹而发病。瘀血阻滞，脉络不通，则见痛经；瘀积日久，形成癥瘕；瘀血阻滞胞脉，两精不能结合，以致不孕；瘀血不去，新血不能归经，因而月经量多或经期延长。总之，本病的关键在于瘀，而导致瘀血形成的原因，又有虚实寒热的不同。

1. 气滞血瘀　多因平素抑郁或恚怒伤肝，使肝郁气滞，气机不畅，冲任失和，以致经脉瘀阻。

2. 寒凝血瘀　多于经期产后，血室正开，余血未净，摄生不慎，感受寒邪，血遇寒则凝，导致寒凝血瘀。

3. 湿热瘀结　素体脾虚，水湿内停，蕴久化热；或肝郁脾虚，湿热内生；或经期产后，胞脉空虚，感受湿热之邪。湿热稽留于冲任，蕴结于胞宫胞脉，阻滞气血运行，导致血瘀。

4. 痰瘀互结　素体脾虚痰盛，或饮食不节，劳倦过度，思虑过极，损伤脾气，脾虚生湿，湿聚成痰，痰湿下注冲任胞脉，阻碍血行，导致痰瘀互结。

5. 气虚血瘀　饮食不节，思虑过极，劳倦过度，或大病久病，损伤脾气，气虚运血无力，血行迟滞，冲任瘀阻。

6. 肾虚血瘀　先天不足，或后天损伤，大病久病，房劳多产，损伤肾气。肾阳不足则阴寒内盛，冲任虚寒，血失温煦推动而致血瘀；肾阴不足，虚火内生，内热灼血亦可致瘀；而肾水不足，不能涵水，则肝失调达，疏泄失常，气血不和而致冲任瘀阻。

【临床分期】

子宫内膜异位症的分期方案甚多。1985 年美国生殖学会（AFS）提出修正的子宫内膜异位症分期法（表 23－1），有利于评估疾病严重程度及选择治疗方案，能准确比较和评价各种不同疗法的优劣。此分期法需经腹腔镜检查或剖腹探查确诊，并要求详细观察和记录内膜异位病灶部位、数目、大小、深度和粘连程度，最后以评分法表达。修正后的 AFS 分期法见表 23－1。

表 23－1　子宫内膜异位症的分期（修正后的 AFS 分期法）表

部位	病灶大小			质地	粘连范围		
	<1cm	1~3cm	>3cm		<1/3 包入	1/3~2/3 包入	>2/3 包入
腹膜							
浅	1	2	4				
深	2	4	6				
卵巢							
右浅	1	2	4	薄膜	1	2	4
右深	4	16	20	致密	4	8	16
左浅	1	2	4	薄膜	1	2	4
左深	4	16	20	致密	4	8	16
输卵管							
右				薄膜	1	2	4
				致密	4	8	16
左				薄膜	1	2	4
				致密	4	8	16
直肠子宫陷凹封闭					部分 4	全部 40	

①若输卵管伞全部包入应为 16 分。

②此分期法将内膜异位症分四期：Ⅰ期（微型）1~5 分；Ⅱ期（轻型）6~15 分；Ⅲ期（中型）16~40 分；Ⅳ期（重型）>40 分。

【临床表现】

一、症状

因人而异，且可因病变部位不同而出现不同症状，约 20% 患者无明显不适。

1. 痛经和持续下腹痛　痛经是子宫内膜异位症的典型症状，其特点为继发性痛经、进行性加剧。疼痛多位于下腹部及腰骶部，可放射至阴道、会阴、肛门或大腿。常于经前 1~2 日开始，经期第一天最剧，经净后消失。也有周期性腹痛与月经不同步而出现在月经干净后。疼痛的程度与病灶大小不一定成正比，较大的卵巢子宫内膜异位囊肿可能疼痛较轻，而散在的盆腔腹膜小结节病灶反可导致剧烈痛经。少数晚期患者诉长期下腹痛，经期更剧。

2. 月经失调　15%~30% 患者表现为经量增多、经期延长或经前点滴出血。可能与卵巢无排卵、黄体功能不足或同时合并有子宫腺肌病或子宫肌瘤有关。

3. 不孕　约有 40% 患者不孕。可能为：

（1）黄体期功能不足：内膜异位症患者卵泡和黄体细胞上的 LH 受体数量较正常妇女为少，以致黄体期黄体分泌不足而影响受孕。

（2）未破卵泡黄素化综合征：为卵巢无排卵，但卵泡细胞出现黄素化，而无受孕可能。

（3）自身免疫反应：患者体内 B 淋巴细胞所产生的抗子宫内膜抗体，可干扰受精卵的输送和着床，腹腔内巨噬细胞增多亦可吞噬精子和干扰卵细胞的分裂从而致不孕。

（4）盆腔内器官和组织广泛粘连和输卵管蠕动减弱，影响卵子的排出、摄取和受精卵的运行所致。

4. 性交痛　病变累及直肠子宫陷凹、宫骶韧带、或子宫后倾固定的患者，性交时由于宫颈受到碰撞及子宫的收缩和向上提升，可引起疼痛，且以经前更为明显。

5. 其他　因异位内膜侵犯部位不同，患者可出现腹痛、腹泻、便秘或尿痛、尿频，甚则有周期性血便、血尿。此外，身体其他任何部位有内膜异位种植和生长时，均可在病变部位出现周期性疼痛、出血或块物增大。

当卵巢子宫内膜异位囊肿破裂时，陈旧的暗黑色黏稠血液流入腹腔可引起突发性剧烈腹痛，伴恶心、呕吐和肛门坠胀。疼痛多发生在经期前后或经期。

二、体征

巨大的卵巢子宫内膜异位囊肿可在腹部扪及囊块和囊肿破裂时可出现腹膜刺激征。典型的盆腔子宫内膜异位症在盆腔检查时，可发现子宫多后倾固定，直肠子宫陷凹、宫骶韧带或子宫后壁下段等处扪及触痛性结节，于宫旁一侧或双侧附件区扪到与子宫相连的囊性偏实不活动包块，可有轻压痛。若病变累及直肠阴道隔，可在阴道后穹隆部扪及或看到隆起的紫蓝色斑点、小结节或包块。

【实验室及其他检查】

1. B超检查　可确定卵巢子宫内膜异位囊肿的位置、大小和形状，偶能发现盆腔检查时未能扪及的包块。B超显示卵巢内膜异位囊肿壁较厚，且粗糙不平，与周围脏器特别是与子宫粘连较紧。囊肿内容物呈囊性、混合性或实性，但以囊性最多见。由于囊肿的回声图像并无特异性，故不能单纯根据B超图像确诊。

2. CA_{125}值测定　内膜异位症患者血清CA_{125}值可升高，但一般不超过200U/ml。CA_{125}测定还可用于监测内膜异位症病变活动情况及疗效。但无法单独利用此测定值将卵巢癌与子宫内膜异位症加以鉴别。

3. 腹腔镜检查　是目前诊断内膜异位症的最佳方法，特别是经盆腔和B超检查均无阳性发现的不育或腹痛患者更是唯一的手段，在腹腔镜下对可疑病变处进行活检可确诊为子宫内膜异位症，并可确定其临床分期。

【诊断】

一、辨病要点

凡育龄妇女有继发性、进行性痛经和不孕史，盆腔检查时扪及触痛性结节或子宫旁有不活动的囊性包块，即可初步诊断为子宫内膜异位症。但临床确诊尚需腹腔镜检查和活组织病检。

二、辨证要点

本病以痛经、癥瘕、月经不调、不孕为主症，病因瘀血所致，故病性属实或虚实夹杂。辨证中必须根据其临证表现，痛经发生的时间、性质、部位、伴随症状及体征，辨别寒热虚实。属实者痛经发生在经前、经期，疼痛剧烈，拒按；虚实夹杂者，则痛在经期，经后痛势稍减；因寒而瘀者，为冷痛、绞痛，得热痛减；因热致瘀者，为灼痛，喜冷恶热，得热痛增；因气滞者，胀坠作痛，血瘀甚者，则为刺痛；同时，气滞或寒凝血瘀者，经量不多，色紫黯，有血块；因热或湿热而瘀者，月经量多，色红或深红，质稠或有血块。痰瘀互结者月经量少，色淡质黏或夹血块；气虚血瘀者，月经量多或少，色淡质稀，或夹血块；肾虚血瘀者，月经量少，色淡黯，质稀。

【鉴别诊断】

1. 卵巢恶性肿瘤　盆腔包块增大迅速，腹痛、腹胀为持续性，患者全身情况差。检查除扪及盆腔包块外，常伴有腹水。B超显示肿瘤包块以实性或混合性居多，形态多不规则。诊断不明确时应行剖腹探查。

2. 盆腔炎性包块　多有急性盆腔感染和反复感染发作史，腹痛不仅限于经期，平时亦有腹部隐痛，且可伴有发热。抗感染治疗有效。

3. 子宫腺肌病　痛经症状与子宫内膜异位症相似，甚至更剧烈。子宫多呈对称性增大，且质地较正常子宫硬。经期检查子宫压痛明显。应注意此病亦可与子宫内膜异位症合并存在。

【治疗】

一、治疗思路

治疗目的在于祛除病灶、减轻症状、促进妊娠、预防复发。原则上症状轻微者采用期待疗法；有生育要求且轻度患者先行中西药物治疗，病变较重者行保守性手术；无生育要求的重症患者可采取保留卵巢功能手术辅以中西药物治疗；症状和病变均为严重的无生育要求患者可考虑根治性手术。子宫内膜异位症在总的治疗原则下，亦强调治疗的个体化，需考虑到病人的年龄、症状、部位及浸润深度以及生育状况和需求。

二、西医治疗

（一）期待疗法

适用于病变、症状轻微患者，一般可每数月随访一次。若经期有轻微疼痛时，可试给前列腺素合成酶抑制剂如吲哚美辛、萘普生、布洛芬或双氯芬酸钠等对症治疗。希望生育的患者，应作有关不孕的各项检查，特别是在腹腔镜检查下行输卵管美蓝液通液试验，必要时解除输卵管粘连扭曲，以促使尽早受孕。一旦妊娠，病变组织多坏死、萎缩，分娩后症状可缓解，甚至病变完全消失，且不再复发。期待疗法期间，若患者症状和体征加剧时，应改用其他较积极的治疗方法。

（二）药物治疗

由于妊娠和闭经可避免发生痛经和经血逆流，并能导致异位内膜萎缩退化，故采用性激素治疗导致患者较长时间闭经已成为临床上治疗内膜异位症的常用药物疗法。但对较大的卵巢内膜异位囊肿及卵巢包块性质尚未确定者则不宜用性激素治疗。目前临床上采用的性激素疗法如下：

1. 短效避孕药　避孕药为高效孕激素和小量炔雌醇的复合片，连续周期服用，可使子宫内膜和异位内膜萎缩，导致痛经缓解和经量减少。服法与一般短效口服避孕药相同。此疗法适用于有痛经症状，但暂无生育要求的轻度内膜异位症患者。

2. 高效孕激素　高效孕激素抑制垂体促性腺激素的释放和直接作用于子宫内膜和异位内膜，导致内膜萎缩和闭经。甲羟孕酮每日 20～50mg，连续 6 个月；或醋酸炔诺酮，每日 5mg，连续 6 个月；或用羟孕酮 250mg，肌注，每 2 周 1 次，共 6 个月。副反应有不规则点滴出血、乳房胀、体重增加等。若有点滴出血时，可每日加服妊马雌酮 0.625mg 或己烯雌酚 0.5mg 以抑制突破性出血。一般停药数月后，月经恢复正常，痛经缓解，受孕率增加。

3. 达那唑　能阻断垂体促性腺激素的合成和释放，直接抑制卵巢甾体激素的合成，以及有可能与靶器官性激素受体相结合，使子宫内膜萎缩，导致患者短暂闭经，称假绝经疗法。用法为 200mg，每日 2～3 次，从月经第 1 日开始，持续用药 6 个月。若痛经不缓解或不出现闭经时，可加大剂量至 200mg 每日 4 次。药物副反应有体重增加、乳房缩小、痤疮、皮脂增加、多毛、声音改变、头痛、潮热、性欲减退、肌痛性痉挛等，但其发生率低，症状多不严重，患者一般能耐受。药物大部分在肝内代谢，有肝功能损害者不宜服用。用药期间，肝转氨酶显著升高时应停药，停药后即可迅速恢复正常。达那唑适用于轻度或中度子宫内膜异位症但痛经明显或要求生育的患者。一般在停药后 4～6 周月经恢复，治疗后可提高受孕率，但此时内膜仍不健全，可待月经恢复正常 2 次后再考虑受孕为宜。

4. 孕三烯酮　有抗孕激素和抗雌激素作用，用于治疗内膜异位症的疗效和副反应与达那唑相同，但副反应较低。用法为每周 2 次，每次 2.5mg，月经第 1 日开始服药，连续用药 6 个月。

5. 促性腺激素释放激素激动剂（GnRH－a）　能耗尽垂体 GnRH 受体，使垂体分泌的促性腺激素减少，从而导致卵巢分泌的激素下降，出现暂时性绝经，此疗法又称为“药物性卵巢切除”。常用药物为亮丙瑞林缓释剂或戈舍瑞林缓释剂。用法为月经第 1 日皮下注射亮丙瑞林 3.75mg 或皮下注射戈舍瑞林 3.6mg，以后每隔 28 日再注射 1 次，共 3～6 次。用药第 2 个月后可达到闭经，可缓解痛经症状和提高受孕率。副反应主要为雌激素过低所引起的潮热、阴道干燥、性欲减退及骨质丢失等绝经症状。如用药达 3 个月以上，给予反相加疗法，即同时给予妊马雌酮 0.625mg 加甲羟孕酮 2mg，每日 1 次，以防止骨质丢失。

（三）手术治疗

手术可经腹腔镜或剖腹直视下进行。

1. 保留生育功能手术 适用于年轻有生育要求的患者，特别是采用药物治疗无效者。手术范围为尽量切净或灼除内膜异位灶，但保留子宫和双侧、一侧或至少部分卵巢。

2. 保留卵巢功能手术 将盆腔内病灶及子宫予以切除，以杜绝子宫内膜再经输卵管逆流种植和蔓延的可能性，但要保留至少一侧卵巢或部分卵巢以维持患者卵巢功能。少数患者在术后仍有复发。

3. 根治性手术 即将子宫、双侧附件及盆腔内所有内膜异位病灶予以切除。当卵巢切除后，即使体内残留部分异位内膜灶，亦将逐渐自行萎缩退化以至消失。

4. 药物与手术联合治疗 手术治疗前可先用药物治疗2～3个月以使内膜异位灶缩小、软化，从而有可能适当缩小手术范围和有利于手术操作。术后亦可给予药物治疗2～3个月以使残留的内膜异位灶萎缩退化，从而降低术后复发率。但迄今并无证据说明手术前后加用药物可提高受孕率。

5. 其他特殊治疗 对仅表现为不孕而无其他不适的极轻度内膜异位症患者，无论药物或手术治疗并不能提高其受孕率，因而有人主张对此类患者可先试给予氯米芬治疗2～3个月。无效时氯米芬加宫腔内人工授精，仍无效时给予促性腺激素刺激排卵或同时加宫腔内人工授精；最后再采用体外授精和胚胎移植术。

三、中医治疗

本病的病机是瘀血内停，故治疗原则以活血化瘀为主。因本病发生与月经周期有关，治疗时尚需结合月经周期的不同体质分别论治。一般经前以调气祛瘀为主；经期以活血祛瘀，理气止痛为主；经后以益气补肾、活血化瘀为主。

（一）分证论治

1. 气滞血瘀

证候 经前、经行下腹胀痛、拒按，前后阴坠胀欲便，经血紫黯有块，块去痛减，腹中积块，固定不移，伴胸闷乳胀；舌紫黯有瘀点，脉弦涩。

治法 理气活血，化瘀止痛。

方药 膈下逐瘀汤(《医林改错》)。

当归 川芎 赤芍 桃仁 红花 枳壳 延胡索 五灵脂 丹皮 乌药 香附 甘草

若肛门坠胀、便结者加大黄化瘀通腑；前阴坠胀加柴胡、川楝子以理气行滞；盆腔肿块加皂角刺、三棱、莪术、穿山甲、血竭以化瘀消癥；经量多夹块加炒蒲黄、槐花、茜草根以化瘀止血；疼痛剧烈加全蝎、地鳖虫、三棱、莪术以活血通络止痛。

2. 寒凝血瘀

证候 下腹结块，经前或经行小腹冷痛，喜温畏寒，疼痛拒按，得热痛减，经量少，色紫黯，或经血淋漓不净，形寒肢冷，面色苍白。舌紫黯苔薄白，脉沉紧。

治法 温经散寒，活血祛瘀。

方药 少腹逐瘀汤(《医林改错》) 加味。

小茴香 干姜 肉桂 当归 川芎 赤芍 没药 蒲黄 五灵脂 延胡索 三棱 莪术

若恶心呕吐加吴茱萸、半夏以温中止呕；腹泻加肉豆蔻、藿香、白术；腹痛甚，肢冷汗出加川椒、制川乌、制草乌以温经活血；阳虚内寒加人参、熟附子、仙灵脾。

3. 湿热瘀结

证候　下腹结块，平时小腹隐痛，经期加重，灼痛难忍，拒按，得热痛增，月经量多，色红或深红，质粘，带下量多，色黄质粘味臭，或伴低热绵绵，或经行发热；舌质紫黯，舌边尖有瘀斑、瘀点，苔黄腻，脉濡数或滑数。

治法　清热利湿，活血祛瘀。

方药　清热调血汤(《古今医鉴》）加味。

丹皮　黄连　当归　川芎　生地　赤芍　红花　桃仁　莪术　香附　延胡索　黄柏　红藤　薏苡仁　三棱

若月经量多者，经期去三棱、莪术破血之品，加茜草炭、生地榆以凉血止血。

4. 痰瘀互结

证候　下腹结块，婚久不孕，经前经期小腹挚痛，疼痛剧烈，拒按，平时形体肥胖，头晕沉重，胸闷纳呆，呕恶痰多，带下量多，色白质黏，无味；舌黯，或舌边尖有瘀斑、瘀点，苔白滑或白腻，脉细。

治法　化痰散结，活血逐瘀。

方药　丹溪痰湿方(《丹溪心法》）合桃红四物汤（《医宗金鉴》）加味。

苍术　白术　半夏　茯苓　滑石　香附　川芎　当归　桃仁　红花　熟地　白芍　海藻　昆布　贝母　三棱　莪术　水蛭　荔枝核　夏枯草

若婚久不孕，输卵管不通者，加路路通、穿山甲以通络助孕。

5. 气虚血瘀

证候　经前或经后腹痛，喜按喜温，经色淡质稀，或婚久不孕，面色少华，神疲乏力，大便不实；舌淡黯边有齿痕，苔薄白，脉细无力。

治法　益气化瘀。

方药　理冲汤(《医学衷中参西录》)。

黄芪　党参　白术　山药　花粉　知母　三棱　莪术　生鸡内金

腹痛甚加艾叶、小茴香、附片、干姜以温经止痛；血虚加鸡血藤以养血活血。

5. 肾虚血瘀

证候　经行或经后腹痛，痛引腰骶，月经先后不定期，经行量少，色淡黯质稀，或有血块，不孕或易流产，伴头晕耳鸣，腰膝酸软；舌黯滞或有瘀点，苔薄白，脉沉细而涩。

治法　益肾调经、活血祛瘀。

方药　归肾丸(《景岳全书》）和桃红四物汤（《医宗金鉴》）加味。

熟地　山药　山茱萸　茯苓　当归　枸杞　杜仲　菟丝子　桃仁　红花　川芎　赤芍　延胡索　三七

若偏阳虚加仙茅、补骨脂、艾叶、肉桂；偏肾阴虚加地骨皮、鳖甲。

【预防与调护】

1. 防止经血逆流 及时手术治疗先天性生殖道畸形或炎症引起的经血潴留，以免经血逆流入腹腔。经期一般不做盆腔检查，若有必要，应避免重力挤压子宫。

2. 避免手术操作所引起的子宫内膜种植 凡进入宫腔内的经腹手术，均注意保护好子宫切口周围术野，以防宫腔内容物溢入腹腔和腹壁切口；缝合子宫壁时，应避免缝针穿透子宫内膜层。经前及经期禁作各种输卵管通畅试验，以免将子宫内膜推注入腹腔。宫颈及阴道手术应在月经干净后3~7日内进行，以免下次月经来潮时脱落的子宫内膜种植在尚未愈合的手术创面。人工流产负压吸宫术时，吸管应缓慢拔出，否则宫腔内外压差过大，宫腔内血液和内膜有可能随负压而被吸入腹腔内。

3. 药物避孕 长期服用避孕药抑制排卵，可促使子宫内膜萎缩和经量减少，降低经血及内膜碎屑逆流至腹腔的机会。

第二节　子宫腺肌病

当子宫内膜腺体及间质侵入子宫肌层时，称为子宫腺肌病。在子宫切除标本的切片中，发现10%~47%的子宫肌层中有子宫内膜组织。本病多发生于30~50岁经产妇，约有半数患者同时合并子宫肌瘤，15%患者合并子宫内膜异位症。绝经后症状缓解，病灶萎缩消失。根据其临床表现，子宫腺肌病属中医“痛经”、“癥瘕”、“月经不调”等范畴。

【病因】

多次妊娠和分娩时子宫壁的创伤和慢性宫内膜炎可能是导致此病的主要原因。或由于高雌激素的刺激使基底层子宫内膜侵入肌层。此外，子宫内膜碎片经血管或淋巴管扩散可能是导致深肌层内孤立病灶的原因。

【病理】

子宫多呈均匀增大，一般不超过12周妊娠子宫大小。子宫内病灶有弥漫型及局限型两种，一般为弥漫性生长，且多累及后壁。剖面可见其肌层明显增厚且硬，无肌瘤时所见到的那种明显且规则的漩涡状结构，仅在肌壁中见到粗厚的肌纤维带和微囊腔，腔中偶可见陈旧血液。少数子宫内膜在子宫肌层中呈局限性生长形成结节或团块，类似肌壁间肌瘤，称子宫腺肌瘤（adenomyoma）。腺肌瘤不同于肌瘤之处在于其周围无包膜存在，故与四周的肌层无明显分界，因而难以将其自肌层剥出。镜检见肌层内有呈岛状分布的子宫内膜腺体与间质。由于异位内膜细胞属基底层内膜，对卵巢激素，特别是对孕激素不敏感，故异位腺体常处于增生期，仅偶尔见到局部区域有分泌期改变。

1. 大体观察 子宫内病灶多为弥漫性生长，子宫呈均匀增大，一般不超过12周妊娠子宫大小。多累及后壁，故后壁常较前壁厚。剖面可见其肌层明显增厚且硬，无规则的漩涡状结构，仅在肌壁中见到粗厚的肌纤维带和微囊腔，腔中偶可见陈旧血液。

2. 镜下检查　见肌层内有呈岛状分布的子宫内膜腺体与间质。异位腺体常处于增生期，仅偶尔见到局部区域有分泌期改变。

【临床表现及诊断】

约30%患者无任何临床症状。凡30岁以上的经产妇，出现经量增多、经期延长以及逐年加剧的进行性痛经，检查时子宫呈均匀性增大或有局限性结节隆起，质硬而有压痛，经期压痛尤为显著时，应首先考虑为子宫腺肌病。B超检查可在肌层中见到种植内膜所引起的不规则回声增强。

【治疗】

1. 西医治疗　治疗应视患者症状和年龄而定。若在给予吲哚美辛、萘普生或布洛芬对症治疗后症状可缓解，或患者已近绝经期时，可采用保守治疗。若患者长期有剧烈痛经则应行全子宫切除术，卵巢是否保留取决于患者年龄和卵巢有无病变。高效孕激素和假孕疗法对此病无效。有人认为达那唑和GnRH－a制剂均能导致人工绝经和缓解症状，但是否能抑制异位内膜继续生长，则仍有待临床证实。

2. 中医治疗　中医对子宫腺肌病可与子宫内膜异位症按同一疾病进行辨证论治，认为这两种疾病的病因病机相似，故治疗时可参见子宫内膜异位症。

第二十四章 女性生殖器官损伤性疾病与发育异常

女性生殖器官损伤性疾病（trauma diseases of female genital organs）是指维持女性生殖器官在盆腔内正常位置的盆底肌肉、筋膜及子宫韧带，由于损伤、松弛导致支撑功能薄弱，引起子宫及其相邻的膀胱、直肠发生向下移位。临床上分别称之为子宫脱垂、阴道前壁脱垂和阴道后壁脱垂。当女性生殖器官因损伤而与其相邻的泌尿道或肠道相通时，则形成尿瘘或粪瘘。

女性生殖器官在胚胎期发育形成过程中，若受到某些内在或外来因素干扰，均可致发育异常，且常合并泌尿系统畸形。女性生殖器官发育异常，可发生于某一个原始器官（即始基），如性腺、副中肾管、泌尿生殖窦或外生殖器，亦可同时发生于多个原始器官。其表现形式可能是某一原始器官发育不全，亦可能是在分化演变过程中发育受阻，或因受某种干扰而形成女性生殖器官畸形。

第一节　阴道脱垂

阴道脱垂包括阴道前壁（膀胱、尿道）脱垂和阴道后壁（直肠、肠）脱垂。二者可单独存在，也常并存。中医称本病为“阴挺”、“子肠不收”、“阴菌”。阴道后壁脱垂较阴道前壁脱垂少见。

阴道前壁脱垂

【病因病理】

一、西医病因病理

病因主要为分娩损伤和产后过早参加体力劳动。膀胱底部和尿道紧贴阴道前壁，阴道前壁主要由耻骨膀胱宫颈筋膜和泌尿生殖膈的深筋膜支持。阴道周围的筋膜向上与围绕宫颈的筋膜连接并与主韧带会合。宫颈两侧的膀胱宫颈韧带对维持膀胱的正常位置发挥重要作用。分娩时上述韧带、筋膜和肌肉撕裂，产褥期又过早参加体力劳动，使阴道支持组织未能恢复正常，膀胱及其紧邻的阴道前壁上 2/3 段向下膨出，形成膀胱脱垂（cystocele）。若支持尿道的膀胱宫颈筋膜受损严重，尿道紧邻的阴道前壁下 1/3 段以尿道外口为固定点向后旋转和下降，形成尿道脱垂（urethrocele）。

二、中医病因病机

参见本章第二节子宫脱垂。

【临床表现】

1. 病史　常有滞产、助产、难产、经产或会阴撕裂等病史。

2. 症状　轻者无症状。重者自述有块物自阴道脱出，伴下坠感及腰酸。阴道“块物”于久立、剧烈活动后或腹压增加时增大，卧床休息后缩小。膀胱膨出时，尿道膀胱后角变锐，常有排尿不尽或困难而致残余尿存在或尿潴留，易发生尿路感染。重度膀胱脱垂多伴有尿道脱垂，此时，尿道膀胱后角消失，在大笑、咳嗽、用力屏气等增加腹压时有尿液溢出，称张力性尿失禁（stress incontinence）。

3. 体征　阴道口松弛常伴有陈旧性会阴裂伤。阴道前壁呈球状膨出，触之柔软，黏膜变薄透亮，皱襞消失。屏气时，脱垂的阴道前壁更加明显。根据检查时阴道前壁脱垂的程度，临床上分为3度。

Ⅰ度：脱垂的膀胱随同阴道前壁向下突出，仍位于阴道内。

Ⅱ度：部分阴道前壁显露于阴道口外。

Ⅲ度：阴道前壁全部脱出至阴道口外（图24－1）。

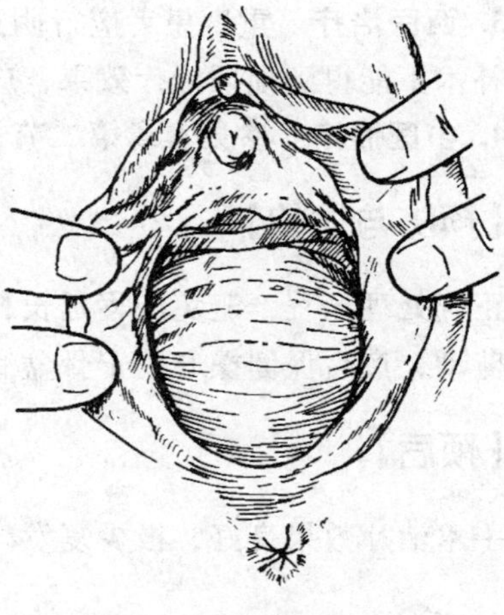

图24－1　阴道前壁脱垂

【实验室及其他检查】

1. 妇科检查　检查脱垂程度。

2. 张力性尿失禁检查

（1）金属导尿管检查：导尿管插入尿道后，将导尿管转向后方，可触及脱垂的膀胱内有导尿管。

（2）指压试验：嘱患者不解小便，取膀胱截石位，令患者咳嗽或向下屏气，注意观察有无尿液溢出。如有尿溢出，检查者用食、中两指分别轻压尿道两侧，再嘱患者咳嗽，若不见尿液溢出，为试验阳性。

注意阴道前壁脱垂或膀胱脱垂并不一定合并张力性尿失禁，有张力性尿失禁者不一定有阴道前壁脱垂或膀胱脱垂。

【诊断】

一、辨病要点

根据病史、临床表现及妇科检查即可诊断。还应查清近尿道外口处阴道前壁有无尿道脱垂，即行张力性尿失禁检查。

二、辨证要点

参见本章第二节子宫脱垂。

【鉴别诊断】

应与阴道前壁囊肿相鉴别，阴道前壁囊肿导尿时阴道前壁的肿物内不能触及导尿管。

【治疗】

1. 治疗思路 轻者无需治疗，但应注意劳逸结合，加强营养，也可用中药治疗。重者宜手术治疗，术后辅以中药治疗。

2. 一般治疗

（1）缩肛运动 每次10～15分钟，每日2次，对恢复组织功能有一定作用。

（2）有自觉症状但因其他慢性疾病不宜手术者，可置子宫托缓解症状，需夜间取出，日间放置，以免异物长期压迫引起尿瘘、粪瘘。

3. 西医治疗 重度患者应行阴道前壁修补术，合并张力性尿失禁者，如果单纯阴道前壁修补术不能得到预期治疗效果，应同时行膀胱颈悬吊手术。

4. 中医治疗 参见本章第二节子宫脱垂。

【预防与调护】

正确处理产程，避免产程延长；减少产伤，若有产伤应及时修补；产后避免过早参加重体力劳动；产后保健操有助于骨盆底肌肉及筋膜张力的恢复。

【预后】

手术治疗效果良好，极少复发。

阴道后壁脱垂

【病因病理】

1. 西医病因病理 阴道分娩时损伤是主要原因。当第二产程延长时，直肠阴道间筋膜以及耻骨尾骨肌纤维由于长期受压而过度伸展或撕裂，导致直肠前壁似一盲袋凸向阴道后壁，即为伴直肠脱垂（rectocele）的阴道后壁脱垂（图24－2）。长期便秘，排便时用力向下屏气以及年迈体衰可加剧其脱垂程度。如损伤发生在较高处的耻骨尾骨肌纤维，可引起子宫直肠陷凹疝，疝囊内往往有肠管，故又名肠脱垂（enterocele）。重者在肠脱垂时多伴有重度子宫脱垂。

2. 中医病因病机 本病的发生多由气虚下陷，带脉失约，冲任虚损；或多产、难产、产时用力过度，产后过早参加重体力劳动，或房事不节等，损伤胞络及肾气，使胞宫失于提摄所致。

【临床表现】

1. 病史　多有阴道分娩损伤，长期便秘或某些手术如痔切除、瘘切除修补术等病史。

2. 症状　轻者多无症状，重者可有下坠感，腰酸及排便困难，有时需用手指推压脱垂的阴道后壁方能排便。

3. 体征　检查可见阴道后壁黏膜呈球状物脱垂，阴道松弛。屏气时肿物增大。肛诊时指端向前可进入凸向阴道的盲袋内。患者多伴有陈旧性会阴撕裂伤。临床分度：与阴道前壁脱垂相似（图 24－2）。

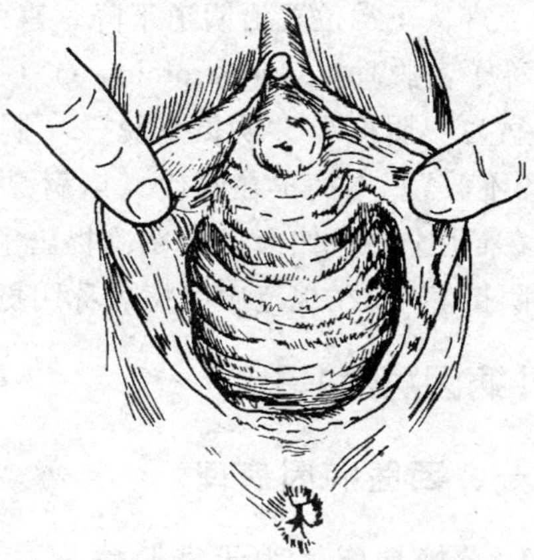

图 24－2　阴道后壁脱垂

【诊断】

1. 辨病要点　见阴道后壁呈球形脱垂，肛诊时手指可伸入脱垂部即可确诊。

2. 辨证要点　本病以阴道后壁脱垂于阴户之外为主症。多为虚证。气虚者气馁神疲，小腹下坠；肾虚者腰酸腿软，小便频数。

【治疗】

1. 治疗思路　轻者不需治疗，重者可配合手术治疗及中药治疗。如有感染者用抗生素治疗。

2. 一般治疗　患者可配合做提肛锻炼，加强营养，注意休息，避免剧烈活动及提重物，注意外阴卫生。

3. 西医治疗　有症状的直肠脱垂常伴会阴陈旧性裂伤，应做阴道后壁加会阴修补术。重者多伴有阴道前壁脱垂，应行阴道前后壁及会阴修补术。

4. 中医治疗　以《内经》“虚者补之，陷者举之”为治疗大法，以益气升提，补肾固脱为主。可参见本章第二节子宫脱垂。

【预防与调护】

同阴道前壁脱垂。

【预后】

手术治疗效果良好，极少复发。

第二节　子宫脱垂

子宫从正常位置沿阴道下降，宫颈外口达坐骨棘水平以下，甚至子宫全部脱出于阴道口外，称子宫脱垂（uterine prolapse）（图 24－3）。子宫脱垂常伴有阴道前、后壁脱垂。中医称本病为“阴挺”、“阴挺下脱”、“阴脱”、“阴蕈”、“阴菌”等。因多发生在产后，故又称“产肠不收”。本病早在隋代《诸病源候论·卷四十》中就列有“阴挺出下脱候”及有关论述。《景岳全书·妇人规》明确提出了阴挺的定义：“妇人阴中突出如菌如芝，或挺出数寸，谓之阴挺。”现在规范中医病名称阴挺。

【病因病理】

一、西医病因病理

1. 分娩损伤　为子宫脱垂最主要的病因。滞产、第二产程延长、难产、助产术等使盆底肌、筋膜以及子宫韧带均过度延伸，张力降低，甚至出现撕裂。当上述组织在产后未恢复正常时，产妇过早参加体力活动，特别是重体力劳动，此时过高的腹压可将子宫轴与阴道轴仍相一致的未复旧子宫推向阴道而发生脱垂。多次分娩也是子宫脱垂的病因。

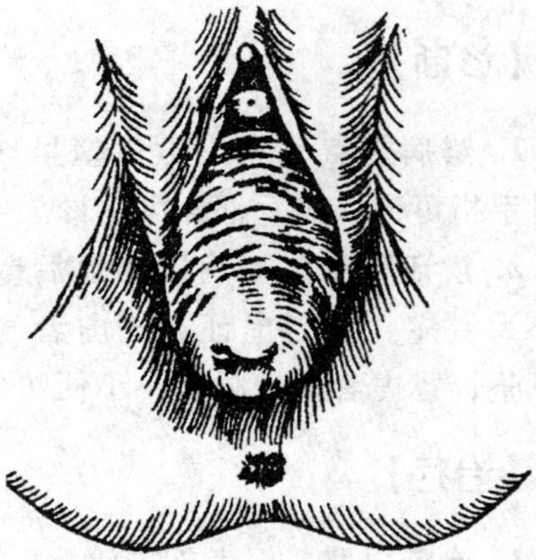

图 24－3　子宫脱垂

2. 长期腹压增加　慢性咳嗽、长期排便困难、经常超重负荷（肩挑、长期站立、举重、蹲位）、腹部巨大肿瘤、大量腹水等均使腹内压力增加，迫使子宫向下移位。

3. 盆底组织发育不良或退行性变　子宫脱垂偶见于未产妇，甚至处女，其主要原因为先天性盆底组织发育不良。老年妇女盆底组织萎缩退化而薄弱，容易发生子宫脱垂；营养不良引起支持子宫的组织薄弱可导致子宫脱垂。

二、中医病因病机

主要机理是冲任不固，带脉提摄无力。

1. 气虚　素体虚弱，中气不足；临盆过早、难产、产程过长，或分娩时用力太过，或产后过早操劳持重，或久嗽不愈，或便秘努责，损伤中气；气虚下陷，固摄无权，带脉系胞无力，以致子宫下垂。

2. 肾虚　先天不足，或房劳多产，或年老体弱，肾气亏虚，冲任不固，带脉系胞无力，以致子宫下垂。

3. 湿热　湿热并非导致子宫脱垂的直接原因，而是阴挺于外，摩擦损伤，感受湿热；或肝经郁火，脾虚生湿，湿热下注，浸淫阴部，溃烂成疮。

【临床表现】

1. 病史　多有滞产、第二产程延长、难产、助产术史，以及长期腹压增加、体弱、营养不良、产后过早从事体力劳动等。

2. 症状　轻度患者一般无不适，中度以上患者常有不同程度的腰骶部疼痛或下坠感；站立过久、劳累后或腹压增加时症状明显，卧床休息后减轻。重度子宫脱垂者，常伴有排尿排便困难，或便秘，或遗尿，或存在残余尿及张力性尿失禁，易并发膀胱炎。脱出的块状物即使休息后也不能自行回缩，通常需用手推送才能将其还纳至阴道内，甚至经手也难以回纳。脱出在外的子宫及阴道黏膜长期与衣裤摩擦导致宫颈、阴道壁溃疡，甚至出血，继发感染时，有脓血分泌物渗出。

3. 体征　不能还纳的子宫脱垂常伴有直肠、膀胱脱垂，阴道黏膜多增厚，宫颈肥大并延长。

根据检查时患者平卧用力向下屏气时子宫下降的程度，我国将子宫脱垂分为3度（图24－4）。

Ⅰ度：轻型：宫颈外口距处女膜缘<4cm，但未达处女膜缘；重型：宫颈外口已达处女膜缘，但未超出该缘，在阴道口可见到宫颈。

Ⅱ度：轻型：宫颈已脱出阴道口，但宫体仍在阴道内；重型：宫颈及部分宫体已脱出于阴道口。

Ⅲ度：宫颈及宫体全部脱出至阴道口外。

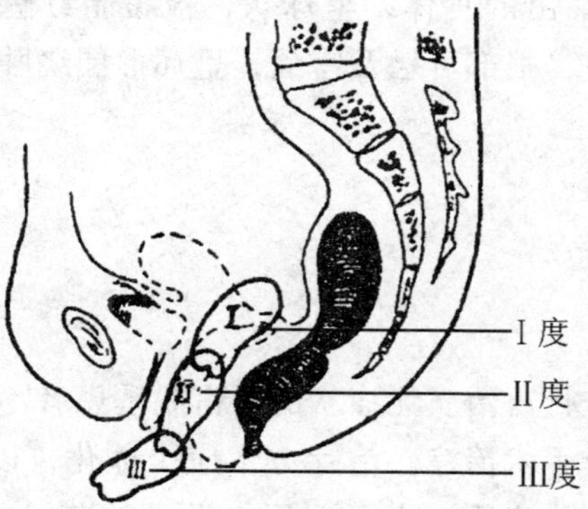

图24－4　子宫脱垂分度

【实验室及其他检查】

1. 细胞学检查　宫颈刮片或宫颈活体组织检查，了解有无炎症性变形细胞、间变的上皮细胞，甚至恶性细胞。特别是宫颈糜烂或溃疡的患者，应除外恶性变。

2. 妇科检查　嘱病人向下屏气，当腹压增加时观察有无子宫颈下垂。若无宫颈脱出阴道外口，则用手指深入阴道触及宫颈，测出宫颈至处女膜缘的距离，如<4cm即有可能为子宫脱垂，并检查子宫脱垂的程度。

【诊断】

一、辨病要点

根据病史和检查不难确诊。妇科检查时应首先判断子宫脱垂的程度，同时了解有无阴道前、后壁脱垂、会阴撕裂及其程度。此外，还应注意有无张力性尿失禁。

二、辨证要点

本病多为虚证，主症为子宫下脱。临床伴有小腹下坠，四肢无力，神疲气馁，属气虚；伴腰酸膝软，腹坠，小便频数，属肾虚；若脱垂的子宫颈表面溃烂，带下淋漓者，为兼加湿热。

【鉴别诊断】

1. 阴道壁肿块 肿块位于阴道壁，界限清楚，位置固定，不能移动。

2. 子宫黏膜下肌瘤或宫颈肌瘤 患者有月经过多病史。检查时可见红色、质硬之肿块，表面看不到宫颈口，但在其周围或一侧可扪及被扩张变薄的宫颈边缘。

3. 宫颈延长 单纯宫颈延长可通过触诊鉴别。妇科检查时，阴道前后壁无脱垂，阴道内宫颈虽长，但宫体在盆腔内，向下屏气并不移位。用子宫探针探测宫颈外口至宫颈内口的距离即可确诊。

4. 子宫内翻 阴道内见翻出的宫体，呈球状，被覆暗红色绒样子宫内膜，无宫颈口，仔细检查可见两侧输卵管开口，根部可触及宫颈，呈环形围绕肿物，三合诊检查时扪不到正常宫体。

【治疗】

一、治疗思路

合并张力性尿失禁者需进行矫治。无症状的子宫脱垂患者不需治疗。有症状者根据脱垂的程度不同，采用保守治疗或手术治疗。治疗方案应个体化，以安全、简单、有效为原则。Ⅰ度及Ⅱ度患者可首先考虑保守疗法，主要运用中医药治疗，或同时配合佩戴合适的子宫托；Ⅱ度、Ⅲ度重型患者保守治疗效果欠佳，以手术治疗为主。若身体状况较差，不适宜直接采取手术治疗者，应先考虑运用中医药方法辨证论治，调整机体，增强体质，视患者体质恢复情况择期手术。

二、一般治疗

增强体质，加强营养，适当休息，避免重体力劳动，保持大便通畅，积极治疗慢性咳嗽等，消除增加腹压的各种因素。加强盆底肌肉锻炼可改善张力性尿失禁的症状。

三、西医治疗

（一）保守治疗

子宫托是一种支持子宫和阴道壁并使其维持在阴道内而不脱出的工具。常用的有喇叭形、环形和球形3种，适用于不同程度的子宫脱垂和阴道前后壁脱垂。但重度子宫脱垂伴盆底肌明显萎缩以及宫颈或阴道壁有炎症和溃疡者均不宜使用，经期和妊娠期停用。现介绍喇叭形子宫托的使用方法。

1. 放托　洗手后蹲下使两腿分开，一手拿托柄，使托盘呈倾斜位进入阴道口内，然后将托柄边向内推、边向前旋转，直至托盘达宫颈。放托后，托柄弯度超前，对正耻骨弓后面。

2. 取托　用手指捏住托柄，上、下、左、右轻轻晃动，待负压消除后，向后外方向牵拉，即可自阴道内滑出。

注意事项：①在放置子宫托之前阴道应有一定水平的雌激素作用。绝经后妇女可在应用子宫托前4~6周规则应用阴道雌激素霜剂，并最好在放托过程中长期使用。②应选择大小适宜的子宫托，第一次使用应在医师指导下放置。③一般白天使用，晚上取出，洗净备用。若久置不取，可发生子宫托嵌顿，严重者引起尿瘘或粪瘘。④使用后每3个月复查1次。

（二）手术疗法

治疗目的是消除症状，修复缺陷的盆底支持组织。可根据患者年龄、生育要求及全身健康情况，选择下列不同手术。

1. 阴道前后壁修补术　适用于Ⅰ、Ⅱ度阴道前、后壁脱垂者。

2. 阴道前后壁修补术加主韧带缩短及宫颈部分切除术　又称Manchester手术，适用于年龄较轻、宫颈延长、希望保留子宫的Ⅱ、Ⅲ度子宫脱垂伴阴道前、后壁脱垂患者。

3. 经阴道子宫全切除及阴道前后壁修补术　适用于Ⅱ、Ⅲ度子宫脱垂伴阴道前、后壁脱垂，年龄较大，无生育要求的患者。

4. 阴道纵隔形成术　又称Le Fort手术。系将阴道前后壁各切除相等大小的黏膜瓣，然后将前后壁剥离创面相对缝合以封闭大部分阴道，术后失去性交功能，故适用于年老体弱不能耐受较大手术，不需保留性交功能的患者。

5. 子宫悬吊术　可采用缩短圆韧带，或利用一些生物材料制成各种吊带，通过腹腔镜把吊带一端缝于子宫，另一端固定于骶前组织，达到悬吊子宫和阴道的目的。

四、中医治疗

治疗应根据“虚者补之，陷者举之，脱者固之”的原则，以益气升提，补肾固脱为主。气虚者着重益气升提；肾虚者补肾固涩；虚中夹湿热者，先清利湿热以治标，继则升提固涩治其本。

（一）辨证论治

1. 气虚

证候　阴中有块状物突出，劳则加剧，平卧则回纳，小腹下坠，神倦乏力，少气懒言，或面色无华；舌淡，苔薄，脉缓弱。

治法　补益中气，升阳举陷。

方药　补中益气汤（《脾胃论》）加味。

人参　黄芪　白术　甘草　当归　陈皮　升麻　柴胡　续断　金樱子　杜仲

若气虚子宫脱垂较重者，重用黄芪、党参，其中黄芪可用至30～90g；形寒怕冷者，加附子、肉桂；带下量多，色白质稀者，加山药、芡实、茯苓、桑螵蛸；小便频数加益智仁、乌药、桑螵蛸；阴中痛加白芍、郁金、川楝子。

2. 肾虚

证候　阴中有物脱出或脱出于阴道口外，久脱不复，腰酸腿软，小便频数，夜间尤甚，小腹下坠，头晕耳鸣；舌质淡，苔薄，脉沉弱。

治法　补肾固脱，益气升提。

方药　大补元煎（《景岳全书》）加味。

人参　山药　熟地　杜仲　当归　山茱萸　枸杞子　炙甘草　黄芪

若带下增多、色白质稀者，加金樱子、芡实、牡蛎收敛止带。

3. 湿热

证候　阴中有物脱出于阴道口外，表面红肿疼痛，甚或溃疡渗液，色黄秽臭；舌略红，苔黄腻，脉弦数。

治法　清热利湿。

方药　龙胆泻肝汤（《医宗金鉴》）合五味消毒饮（《医宗金鉴》）。

龙胆草　山栀子　黄芩　车前子　木通（可用通草代）　泽泻　生地　当归　柴胡　甘草　银花　野菊花　蒲公英　紫花地丁　紫背天葵子

（二）中成药

1. 补中益气丸　口服，每次9g，每日2次。适应于气虚型子宫脱垂。

2. 十全大补丸　口服，每次9g，每日2次。适应于气血不足所致的子宫脱垂。

3. 龙胆泻肝丸　口服，每次9g，每日2次。适应于气虚兼夹湿热所致的子宫脱垂。

（三）针灸治疗

温针疗法，取关元、肾俞、足三里、三阴交等穴位，用毫针刺入，点燃艾条，温灼针身和针刺穴位，时间以病人耐受程度和病势轻重而定。

【预防与调护】

提倡晚婚晚育，防止生育过多，过密；严密观察并正确处理产程，提高助产技术，保护好会阴，必要时行会阴后侧切开术，避免滞产和第二产程延长，对头盆不称者应及早行剖宫产终止妊娠；重视产后摄生，禁止产后过早参加重体力劳动；积极治疗慢性咳嗽、习惯性便秘；加强营养，增强体质，提倡做产后保健操。

【预后】

一般来讲，治疗效果良好。对于病情较重而又因身体虚弱不适宜手术治疗者，非手术疗法根治较为不易，治疗期间或治疗后若持重或过劳等易致复发。

第三节　生殖道瘘

生殖道瘘是指由于各种原因导致生殖道与其邻近器官间形成异常通道。临床上以尿瘘最常见，其次为粪瘘，两者可同时存在。此外，还有子宫腹壁瘘，但极罕见。本节只介绍尿瘘和粪瘘。

尿　瘘

尿瘘（urinary fistula）指生殖道与泌尿道之间有异常通道，尿液自阴道排出，患者无法自控。又称泌尿生殖瘘（urogenital fistula）。根据尿瘘发生的部位，分为膀胱阴道瘘、膀胱宫颈瘘、尿道阴道瘘、膀胱尿道阴道瘘、膀胱宫颈阴道瘘、输尿管阴道瘘等（图 24－5）。可有两种或多种类型同时并存。临床上以膀胱阴道瘘最多见。中医称本病为“产后小便失禁”、“产后遗尿”。

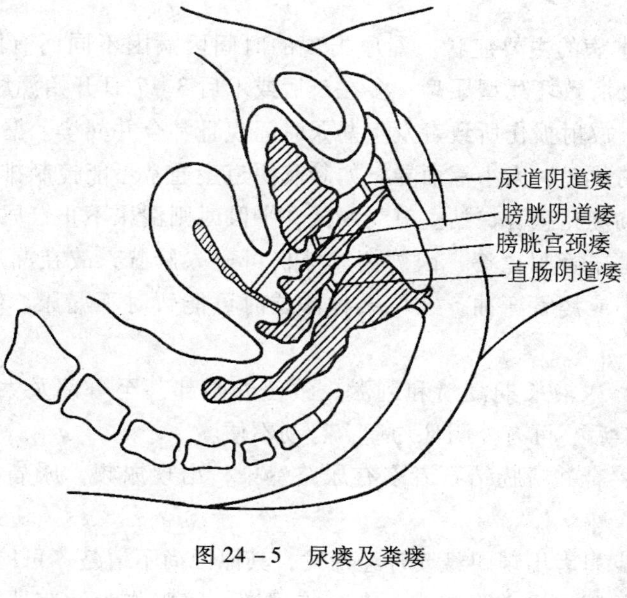

图 24－5　尿瘘及粪瘘

【病因病理】

一、西医病因病理

以分娩损伤和妇科手术损伤为主。

1. 产伤 多发生在经济、医疗条件落后的地区。产伤引起的尿瘘均因难产处理不当所致，有坏死型和创伤型两种。由于骨盆狭窄、胎儿过大或胎位异常致头盆不称，产程过长，阴道前壁、膀胱、尿道长时间被胎先露部压迫，以致局部组织缺血、坏死、脱落而形成的尿瘘称坏死型尿瘘；创伤型尿瘘是产科助产手术或剖宫产手术时操作不规范直接损伤所致。

2. 妇科手术损伤 经腹手术和经阴道手术损伤均有可能导致尿瘘。通常是由于手术时组织粘连误伤输尿管，或常规全子宫切除术时未注意输卵管走行而误伤，均可导致输尿管阴道瘘。若术中误伤膀胱造成膀胱阴道瘘。

3. 其他 膀胱结核、放射治疗后、晚期生殖泌尿道肿瘤、宫旁或尿道旁注射硬化剂、长期安放子宫托、膀胱结石，以及先天性输尿管口异位畸形等均能导致尿瘘，但临床上少见。

二、中医病因病机

多因难产、滞产，胎压膀胱过久，使膀胱受压处气血郁瘀过久而破溃；或接生不慎，或手术直接损伤膀胱，膀胱失约，小便失禁。

【临床表现】

1. 病史 询问有无难产、手术助产、困难的妇科手术或会阴部严重的外伤史等。

2. 症状

（1）漏尿：是本病的主要症状。漏尿出现的时间因病因不同而有区别。分娩时压迫及手术时组织剥离过度所致坏死型尿瘘，多在产后或术后 3～7 日开始漏尿；手术直接损伤者，术后立即开始漏尿；放射损伤所致者发生漏尿时间晚且常合并粪瘘。漏尿的表现形式，常因患者的体位、瘘孔的位置、大小等而异。如膀胱阴道瘘通常不能控制排尿，尿液均由阴道流出；但较高位的膀胱瘘孔患者在站立时无漏尿，平卧时则漏尿不止；尿道阴道瘘仅在膀胱充盈时才漏尿；一侧输尿管阴道瘘，因健侧尿液仍可进入膀胱，故在漏尿同时仍有自控性排尿；膀胱内瘘孔极小或瘘管弯曲，在取某种体位时可能暂时不漏尿，但变更体位后出现漏尿。

（2）外阴皮炎：尿液长期浸渍和刺激，致使外阴部甚至臀部及大腿内侧常出现皮炎，范围较大，继发感染后，可有外阴部灼痛，行动不便。

（3）尿路感染：合并膀胱结石者多有尿路感染，出现尿频、尿痛、尿急及下腹不适等症状。

（4）闭经：不少患者出现闭经或月经稀发，其原因尚不清楚，可能与精神创伤有关。

（5）复杂巨大的膀胱尿道阴道瘘：有些将尿道、膀胱作为性交器官，导致膀胱慢性炎症，出现尿路刺激症状。炎症向上蔓延至输尿管或肾脏，可有腰痛、肾区叩击痛等。

【妇科检查及其他辅助检查】

1. 妇科检查　仔细检查，明确瘘孔的部位、大小及其周围瘢痕情况，还应了解阴道有无狭窄，尿道是否通畅，以及膀胱容积大小等。

2. 亚甲蓝试验　目的在于鉴别膀胱阴道瘘、膀胱宫颈瘘或输尿管阴道瘘，并可协助辨认位置不明的极小瘘孔。将200ml的亚甲蓝稀释液经尿道注入膀胱，若见到有蓝色液体自阴道壁小孔溢出者为膀胱阴道瘘，自宫颈外口流出者为膀胱宫颈瘘，若阴道内为清亮尿液则属输尿管阴道瘘。

3. 靛胭脂试验　若亚甲蓝试验瘘孔流出清亮液，可经静脉推注靛胭脂5ml，10分钟内见漏孔流出蓝色液体，为输尿管阴道瘘。

4. 膀胱镜、输尿管镜检查　膀胱镜可了解膀胱内情况，有无炎症、结石、憩室，特别是瘘孔位置、大小、数目等。必要时行双侧输尿管逆行插管或行输尿管镜检查，可明确输尿管漏的部位。

5. 肾显像　可了解双侧肾功能和上尿路通畅情况，若初步诊断为输尿管阴道瘘，肾显像显示一侧肾功能减退和尿路排泄迟缓，即表明输尿管瘘位于该侧。

6. 排泄性尿路造影　在限制饮水12小时及充分的肠道准备下，静脉注入76%泛影葡胺20ml，分别于注射后5、15、30、45分钟摄片，以了解双侧肾功能及输尿管有无异常，用于诊断输尿管阴道瘘、结核性尿瘘和先天性输尿管异位。

【诊断】

一、辨病要点

患者有产伤、妇科手术史等，漏尿为其主要症状，再结合相关的辅助检查即可确诊。

二、辨证要点

重在观察小便排出情况。一般来说，尿液中常挟有血丝，伴阴中疼痛，小便自遗。

【鉴别诊断】

1. 输尿管开口异位　也有漏尿。但本病为先天性泌尿道畸形，输尿管开口多位于尿道、阴道、子宫、宫颈、前庭处。单侧多见。多伴有重肾或双输尿管。临床特点为持续性漏尿同时有正常的分次排尿。靛胭脂试验可明确异位输尿管口。

2. 张力性尿失禁　腹压增加时（咳嗽、笑、喷嚏、举重物）尿液不能控制，平时无漏尿症状，检查无漏孔存在。

3. 充盈性尿失禁　严重的尿潴留、脊髓马尾病变等导致排尿障碍，但无漏孔存在。

【治疗】

一、治疗思路

手术修补为主要治疗方法。分娩或妇科手术后1周内发生的膀胱阴道瘘及输尿管瘘孔小者，可考虑中西医非手术疗法，以期自然愈合。年老体弱不能耐受手术者，可使用尿收集器保守治疗。

二、西医治疗

主要为手术治疗。

1. 手术时间的选择 器械损伤导致新鲜清洁瘘孔可立即手术修补。坏死型尿瘘或伴感染瘘孔应等3~6个月，待炎症消失、瘢痕软化、局部血供恢复正常后再行手术。瘘管修补失败后至少应等待3个月后再行手术。膀胱内有结石伴感染者，应在控制炎症后行取石和修补术。凡月经定期来潮者，以月经干净后3~7日内手术为宜。

2. 手术途径的选择 应根据瘘孔类型和部位选择不同途径。绝大多数膀胱阴道瘘和尿道阴道瘘可经阴道手术，输尿管阴道瘘多采取经腹途径。

3. 术前准备 术前3~5日用1∶5000高锰酸钾溶液坐浴；有外阴湿疹者在坐浴后局部涂擦氧化锌软膏，待痊愈后再行手术；绝经或闭经患者，术前口服雌激素制剂半月，以促进阴道上皮增生，利于伤口愈合；常规尿液检查，有尿路感染者应先控制感染，再行手术；术前数小时开始应用抗生素预防感染；必要时术前给予地塞米松，以促使瘢痕软化。

4. 术后护理 是手术能否成功的重要环节。术后留置导尿管或耻骨上膀胱造瘘7~14日，保证膀胱引流通畅。术后每日进液量不应<3000ml，增加尿量以冲洗膀胱。外阴部应每日擦洗，便后清洁外阴。应用抗生素直至导尿管拔除。已服用雌激素制剂者，术后继续服用1个月。术后3个月禁止性生活。再次妊娠者原则上应行剖宫产。

三、中医治疗

可参见第十七章第三节产后排尿异常。

【预防与调护】

加强围生期保健。仔细观察产程，正确处理异常分娩；农村应取缔家庭接生，避免产伤；经阴道手术助产时，术前先导尿，小心使用手术器械；对产程长、膀胱及阴道受压过久、疑有损伤者，产后应留置导尿管持续开放10~14日；正确指导子宫托的应用；正确使用放射源；进行妇科手术时，应明确解剖关系，仔细操作，避免发生泌尿系损伤。估计粘连严重或行根治术者，术前应插入输尿管导管。若术中发现有损伤输尿管或膀胱者，应及时修补以防尿瘘的形成。

【预后】

一般手术治疗效果良好。因癌灶浸润造成的瘘管，很难手术治愈。

粪　瘘

粪瘘（fecal fistula）是指肠道与生殖道之间有异常通道，导致粪便自阴道排出。多为直肠阴道瘘。中医称本病为“产后遗粪”、“漏粪”。

【病因病理】

1. 西医病因病理　分娩时胎头压迫阴道后壁及直肠过久，以致局部缺血坏死，是形成粪瘘的主要原因；会阴Ⅲ度撕裂，修补后直肠未愈合，或会阴撕裂后缝线穿透直肠黏膜未被发现，也可导致直肠阴道瘘；长期安放子宫托未取、晚期癌瘤破溃或放疗不当、异物的直接穿透伤均可引起本病的发生。此外，新生儿先天性直肠阴道瘘常合并肛门闭锁。

2. 中医病因病机　多因难产等使胎头或其他原因压迫肠道过久，使局部气血瘀滞破溃；或接生不慎，或手术等直接损伤，致使大便不循肠道反随破口进入阴道而成粪瘘。

【临床表现】

主要表现为阴道漏粪和排气，瘘孔大者，成形粪便可经阴道排出，稀便时持续外流，无法控制。若瘘孔小，粪便成形时阴道内可无粪便污染，但阴道内不时出现阵发性排气现象，粪便溏薄时则由阴道流出。

【妇科检查及其他辅助检查】

1. 妇科检查　检查时注意阴道后壁瘘孔的大小、位置。

2. 探针检查　极小的瘘孔妇科检查时往往仅在阴道后壁见到一鲜红肉芽组织，从此处插入探针，另一手指伸入直肠，手指接触到探针即可确诊。

3. 亚甲蓝试验　直肠内注入亚甲蓝液，阴道内置干纱布，如干纱布染有蓝色，则说明有瘘孔存在。

4. 钡剂灌肠　用于诊断小肠或结肠阴道瘘。

【诊断】

根据临床表现及妇科检查大的瘘孔可证实，小的瘘孔通过上述辅助检查可确诊。

【治疗】

1. 治疗思路　均需进行手术修补。分娩或手术时发生的损伤应立即修补；压迫坏死造成的粪瘘，应等待 3～6 个月炎症完全消退后方可手术。先天性粪瘘应在 15 岁左右月经来潮后再行手术，过早手术可引起阴道狭窄。

2. 手术治疗　术前 3 日少渣饮食，口服诺氟沙星或链霉素、庆大霉素、甲硝唑 3 日控制肠道细菌，每日用 1∶5000 高锰酸钾液坐浴 1～2 次。手术前晚及手术当日晨行清洁灌肠。术后 4～5 日控制饮食及不排便，少渣饮食 4 日，口服阿片全碱 10mg，每日 3～4 次，连服 3～4日。术后保持局部清洁，每日擦洗会阴 2 次。术后第 5 日口服缓泻剂，使患者逐渐恢复正常排便。通常于排便后拆线。

【预防】

避免第二产程延长；分娩时注意保护会阴，避免会阴Ⅲ度撕裂，缝合后常规肛查，发现有缝线穿透直肠黏膜立即拆除重缝；避免长期放置子宫托不取出；生殖道癌肿放射治疗时，应掌握放射剂量和操作技术。

第四节　女性生殖器官的发育与发育异常

女性生殖器官的发育

一、生殖腺的发生

胚胎第 3～4 周时，在卵黄囊内胚层内，出现许多个较体细胞大的生殖细胞，称原始生殖细胞。胚胎第 4～5 周，体腔背面肠系膜基底部两侧各出现 2 个由体腔上皮增生所形成的纵行隆起，称为泌尿生殖嵴。嵴的外侧隆起为中肾，内侧隆起为生殖嵴。约在胚胎第 4～6 周末，原始生殖细胞沿肠系膜迁移到生殖嵴，并被性索包围，形成原始生殖腺。原始生殖腺具有向睾丸或卵巢分化的双向潜能，如无睾丸决定因子存在，在胚胎第 8 周时，原始生殖腺即分化为卵巢，直到胚胎 4 个月时才出现始基卵泡，随发育过程卵巢由生殖嵴下降到盆腔内的正常位置。

二、生殖管道的发生

生殖嵴外侧的中肾有两对纵形管道，一为中肾管，为男性生殖管道始基；另一为副中肾管，为女性生殖管道始基。当生殖腺发育为卵巢后，中肾管退化，两侧副中肾管的头段形成两侧输卵管，两侧中段和尾段开始并合，构成子宫及阴道上段。初并合时保持有中隔，使之分为两个腔，约在胎儿 12 周末中隔消失，成为单一内腔。副中肾管最尾端与泌尿生殖窦相连，并同时分裂增殖，形成一实质圆柱状体称阴道板。随后阴道板由上向下穿通，形成阴道腔。阴道腔与尿生殖窦之间有一层薄膜为处女膜（图 24－6）。

三、外生殖器的形成

胚胎初期的泄殖腔分化为后方的直肠与前方的尿生殖窦。尿生殖窦两侧隆起为泌尿生殖褶，褶的前方左右相会合处呈结节状隆起，称为生殖结节，以后长大称初阴；褶外侧隆起为左右阴唇、阴囊隆起。若生殖腺为卵巢，约在第 12 周末生殖结节发育成阴蒂，两侧的尿生殖褶不合并，形成小阴唇，左右阴唇阴囊隆起发育成大阴唇。尿生殖沟扩展，并与尿生殖窦下段共同形成阴道前庭。

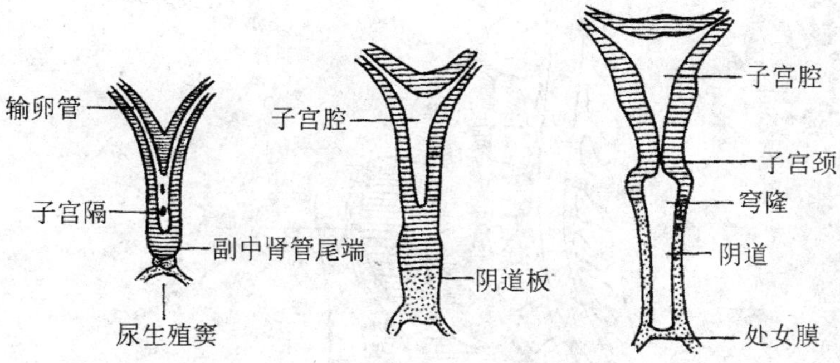

图 24－6　子宫和阴道的形成

女性生殖器官发育异常

女性生殖器官在胚胎期发育形成过程中，若受到某些内在或外来因素干扰，均可导致发育异常，且常合并泌尿系统畸形。常见的生殖器官发育异常有：①正常管道形成受阻所致异常，包括处女膜闭锁、阴道横隔和纵隔、无阴道、阴道闭锁、子宫颈闭锁；②副中肾管衍化物发育不全所致异常，包括无子宫、无阴道、痕迹子宫、子宫发育不良、单角子宫、始基子宫、输卵管发育异常；③副中肾管衍化物融合障碍所致异常，包括双子宫、双角子宫、鞍状子宫和纵隔子宫等。

女性生殖器官发育异常很少在青春期前发现。患者常是在青春期因原发性闭经、腹痛或婚后因性生活困难、流产或早产就医时被确诊。

一、处女膜闭锁

【病因病理】

1. 病因　是最常见的女阴发育缺陷，为尿生殖窦上皮未能贯穿前庭部所致。中医称本病为“鼓”，即明·万全《广嗣经要·择配篇》所指五不女之一，“一曰螺，阴户外纹如螺蛳样，旋入内……三曰鼓花头，绷急似无孔”。

2. 病理　由于处女膜闭锁，青春期始，经血无法排出，致阴道积血，逐渐发展为子宫积血、输卵管积血，甚至腹腔积血，但因一般输卵管伞端多因积血而粘连闭锁，故经血进入腹腔者较少见。

【临床表现】

常见原发性闭经，伴周期性下腹坠痛，呈进行性加剧。阴道积血压迫直肠、膀胱，出现肛门或阴道部胀痛。检查可见阴道出口为膜状膨出，表面呈紫蓝色，肛查可扪及阴道膨隆，向直肠凸出（图 24－7）。如扪及盆腔肿块，用手按压此包块时，可见处女膜向外膨隆更明显，应考虑子宫及双输卵管积血。

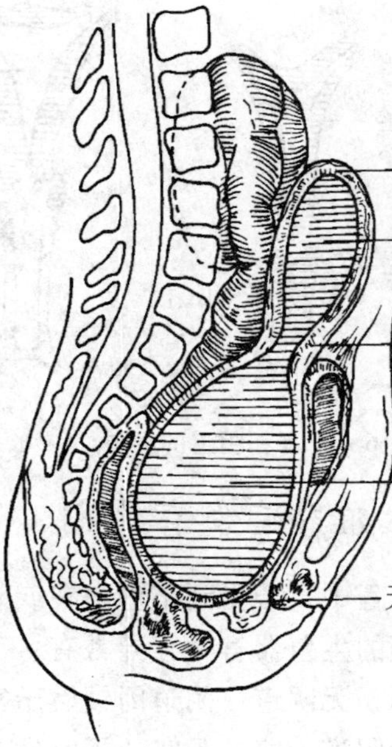

图 24－7　处女膜闭锁并发阴道和宫腔积血
（矢状面）

【诊断】

根据患者症状、妇科检查所见，结合处女膜膨隆处穿刺抽出褐色不凝积血或 B 型超声检查发现子宫及阴道内有积液即可确诊。

【治疗】

（一）治疗思路

以手术治疗为主，术后辅以中药活血化瘀。

（二）西医治疗

1. 幼女时，无症状者暂不处理。如有阴道分泌物潴留应将处女膜切开。

2. 确诊后应即在骶麻下手术。先用粗针穿刺处女膜正中膨隆部，抽出褐色积血后，将处女膜作“X”形切开，边引流积血，边切除多余的处女膜瓣，使切口呈圆形，再用肠线缝合切口边缘黏膜，以保持引流通畅和防止创缘粘连。术后给予抗感染药物。

（三）中医治疗

临床上分以下两型辨证论治。

1. 气滞血瘀

证候　处女膜手术后，阴道流血长期不止，量时多时少，色紫暗有块，腹痛拒按，胸腹胀痛；舌紫黯，舌边尖有瘀点瘀斑，脉沉弦。

治法 化瘀止血。

方药 生化汤（《傅青主女科》）加味。

当归 川芎 桃仁 炮姜 炙甘草 童便 炒蒲黄 益母草 三七粉 延胡索 川楝子

2. 肝肾不足

证候 术后阴道流血或多或少，色淡，质清稀，小腹隐痛，喜按喜温，腰酸腿软，头晕耳鸣，小便清长；舌淡黯，苔少，脉沉细。

治法 补肾养血，调肝缓痛。

方药 调肝汤（《傅青主女科》）加味。

山药 阿胶 当归 白芍 山茱萸 巴戟天 川续断 桑寄生 香附 甘草

二、阴道发育异常

（一）先天性无阴道（congenital absence of vagina）

因双侧副中肾管发育不全，或双侧副中肾管尾端发育不良所致。几乎都合并无子宫，或只有始基子宫。45% ~50%伴泌尿道异常，10%伴脊椎异常。一般均有正常的卵巢功能及第二性征。本病属中医“纹”、“石女”的范围，为“五不女”之一，《广嗣经要·择配篇》：“二曰纹，阴户小如箸头大，只可通，难交合，名曰石女。”

【临床表现】

常表现为原发性闭经及性生活困难。婚后不孕，少数有发育正常子宫者因宫腔积血出现周期性腹痛。妇科检查可见外阴和第二性征发育正常，但无阴道口，或仅在前庭后部见一浅凹陷，偶见约2cm的短浅阴道盲端。肛腹诊和盆腔B型超声检查无子宫。有子宫及输卵管积血者肛腹诊扪及子宫增大及附件肿块，B型超声检查可见子宫及输卵管内有积液。

【诊断】

根据临床表现，结合B型超声、腹腔镜检查即可确诊。泌尿系造影可确诊有无合并泌尿系畸形。

【鉴别诊断】

1. 完全型雄激素不敏感综合征 为X连锁隐性遗传病，染色体核型为46XY，且阴毛、腋毛极少，血睾酮升高。

2. 阴道横隔 多伴有发育良好的子宫，横隔左侧多见一小孔。

【治疗】

1. 治疗思路 手术治疗为主，术后抗炎治疗，辅以中药理气活血。

2. 西医治疗 对希望结婚的患者，可行人工阴道成形术，手术可在婚前半年左右进行。

有短浅阴道者可先采用机械扩张法，即用由小到大的阴道模型局部加压扩张，以逐渐加深阴道长度，直至能满足性生活要求为止。一般是夜间放置，日间取出，以便于日间工作和生活。若有子宫且因宫腔积血出现周期性腹痛者，月经初潮时即行人工阴道成形术，同时引流宫腔积血并将人工阴道与子宫相连，以保存子宫生育功能。无法保留子宫者应予切除。

3. 中医治疗 参见第二十四章第四节女性生殖器官发育与发育异常。

（二）阴道闭锁（atresia of vagina）

系尿生殖窦未参与形成阴道下段所致。中医称此病为“纹”，又称“石女”。

【临床表现】

闭锁多位于阴道下段，长约2～3cm，其上多为正常阴道。症状与处女膜闭锁相似，检查除处女膜无孔外，不向外膨出，色泽正常。肛查扪及向直肠凸出的阴道积血包块，其位置较处女膜闭锁高。

【诊断】

根据临床症状与体征一般即可确诊。

【治疗】

1. 治疗思路 应尽早手术治疗，术后辅以中药活血止痛。

2. 西医治疗 术时先切开闭锁段阴道并游离阴道积血下段的阴道黏膜，再切开积血包块，积血排净后，利用已游离的阴道黏膜覆盖创面。术后定期扩张阴道以防挛缩。

3. 中医治疗 可见第二十四章第四节女性生殖器官发育与发育异常的治疗。

（三）阴道横隔（transverse vaginal septum）

为两侧副中肾管会合后的尾瑞与尿生殖窦相接处未贯通或部分贯通所致。横隔可位于阴道内任何部位，但以上、中段交界处为多见，其厚度约为1cm。完全性横隔较少见。中医称本病为“螺”。

【临床表现】

1. 完全性阴道横隔 无论横隔部位高低均为初潮后经血潴留在横隔之上，症状同处女膜闭锁。

2. 不完全性阴道横隔 横隔上孔较大，横隔部位较高者，不影响经血引流及性生活而无症状；孔小经血引流不畅，日久可造成感染或子宫内膜异位症。横隔部位低者影响性生活。阴道分娩时影响胎先露下降。妇科检查见阴道较短或仅见盲端，横隔中部可见小孔。肛查可扪及宫颈及宫体。

【诊断】

根据临床表现及妇科检查即可确诊。

【治疗】

1. 治疗思路　手术治疗为主，术后辅以中药治疗。

2. 西医治疗　将横隔放射状切开，切除横隔，缝合止血。术后短期放置阴道模型以防挛缩。分娩时横隔薄者，当先露下降将隔伸展极薄时切开，胎儿即能经阴道娩出；横隔厚者应行剖宫产。以后再处理横隔。

3. 中医治疗　可见第二十四章第四节女性生殖器官发育与发育异常。

（四）阴道纵隔（longitudinal vaginal septum）

为双侧副中肾管会合后，其中隔未消失或未完全消失所致。阴道纵隔分为完全和不完全两种。偶见斜隔。

【临床表现】

阴道完全纵隔者无症状，性生活及阴道分娩不受影响。不全纵隔者可出现性交困难或不适，临产后先露下降受阻。阴道斜隔者可有痛经。妇科检查可见阴道被一纵形黏膜壁分成左右两条纵行通道，黏膜壁上端近宫颈，完全纵隔下端达阴道口，不全纵隔未达阴道口。完全纵隔常合并双宫颈、双子宫，纵隔可位于阴道正中，呈两个大小相同的管道；或偏于一侧，形成大小不等的两个阴道。阴道斜隔有双宫颈、双子宫，隔膜源于两宫颈间，斜形附于阴道侧壁，斜隔与宫颈间留有空间，经血可潴留其间形成囊状肿块。有时斜隔可有小孔与另一侧阴道相通。

【诊断】

根据临床表现及妇科检查即可确诊。

【治疗】

1. 西医治疗　阴道纵隔无症状者不必治疗，影响性生活则行纵隔切除术。临产后阻碍胎先露下降者将纵隔中部切开，有活动性出血者分娩后缝合止血。阴道斜隔者行斜隔切除术并引流积血。

2. 中医治疗　可参见第二十四章第四节女性生殖器官发育与发育异常。

三、子宫发育异常

（一）子宫未发育或发育不良

【病因病理】

在胚胎第10～12周形成宫体、宫颈及宫腔的过程中，受内外因素影响，发育停止或融合不全，形成各种类型的畸形发育。各种子宫发育异常多合并不同程度的阴道发育异常。

1. 先天性无子宫 两侧副中肾管中段和尾段未融合，常合并无阴道。但卵巢发育正常。

2. 始基子宫 又称痕迹子宫。两侧副中肾管会合后不久即停止发育所致，子宫极小，仅1～3cm长，无宫腔。

3. 子宫发育不良 又称幼稚子宫。为副中肾管会合后短时期内即停止发育所致。子宫较正常小，宫颈呈圆锥形，相对较长。

中医认为本病多属先天肾中精气不足。其中子宫发育不良，主要为脏腑、气血、冲任虚损所致，主要源之于肾虚，肾气不足，冲任失调，精血亏虚，胞宫失养，宫体发育不良。

【临床表现】

先天性无子宫或实体性的始基子宫无症状，常因青春期后无月经就诊时检查才发现。有宫腔和内膜的始基子宫，若宫腔闭锁或无阴道者可因经血倒流出现周期性腹痛。幼稚子宫月经稀少，或初潮延迟，伴痛经。检查可见子宫体小，宫颈相对较长，宫体与宫颈之比为1∶1或2∶3。子宫可极度前屈或后屈。

【诊断】

根据临床表现及妇科检查即可确诊。必要时作B型超声检查或碘油造影。

【治疗】

1. 治疗思路 先天性无子宫及实体性的始基子宫不予治疗。对幼稚子宫者宜及早采用中西医方法治疗。

2. 西医治疗 有周期性腹痛或宫腔积血的始基子宫手术切除。幼稚子宫主张小剂量雌激素加孕激素序贯周期治疗。一般可自月经第5日开始每晚口服已烯雌酚0.25mg或0.625mg妊马雌酮，连服20日；第16日始服甲羟孕酮4mg，每日2次，连用5日，共服4～6个周期。

3. 中医治疗 对子宫发育不良患者可用中药辨证治疗。

（1）肝肾不足

证候　月经初潮延迟，量少，色淡质稀，经期延后，经行腹绵绵隐痛，喜按，婚后不孕，头晕耳鸣，腰膝酸软，脱发；舌质淡，苔薄，脉沉细。

治法　补肾填精，养血调经。

方药　四二五合方（《刘奉五妇科经验》）。

当归　白芍　熟地　川芎　仙茅　仙灵脾　车前子　菟丝子　枸杞子　覆盆子　五味子

牛膝

（2）肝郁气滞

证候　月经量少，经前乳房及小腹胀痛，胸胁胀满，喜叹息，婚后不孕，心烦易怒，二便正常；舌质红，苔少，脉弦。

治法　疏肝理气，补肾调经。

方药　调经种玉汤（《万氏妇人科》）加味。

当归身　川芎　熟地　香附　白芍　茯苓　陈皮　吴茱萸　丹皮　延胡索　菟丝子　桑寄生　郁金

（二）子宫发育畸形

【病因病理】

1. 双子宫　两侧副中肾管完全未融合，各自发育，形成双子宫，双子宫颈，阴道也完全分开，两个子宫下段及宫颈间有结缔组织隔开，左右侧子宫各有单一的输卵管和卵巢。亦有双子宫，单阴道，或阴道内有一纵隔或斜隔。

2. 双角子宫和鞍状子宫　因宫底部融合不全而呈双角称双角子宫。轻度者仅宫底部稍下陷形似鞍状，称鞍状子宫。

3. 纵隔子宫　双侧副中肾管融合后，中隔吸收受阻所致。可分为完全纵隔（宫底至宫颈内口甚至外口有一纵隔）和不全纵隔（纵隔中止于宫颈内口之上）。

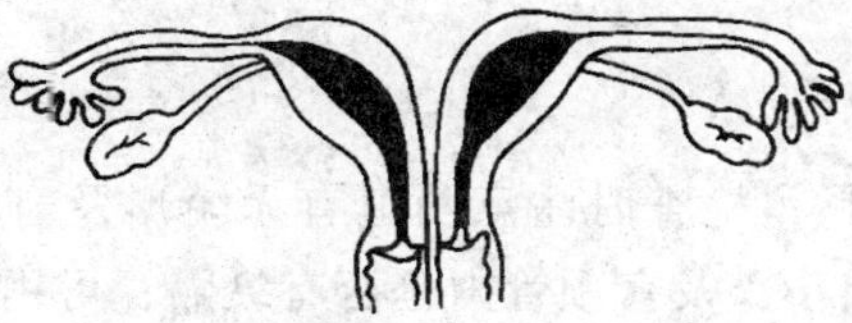

双子宫双阴道

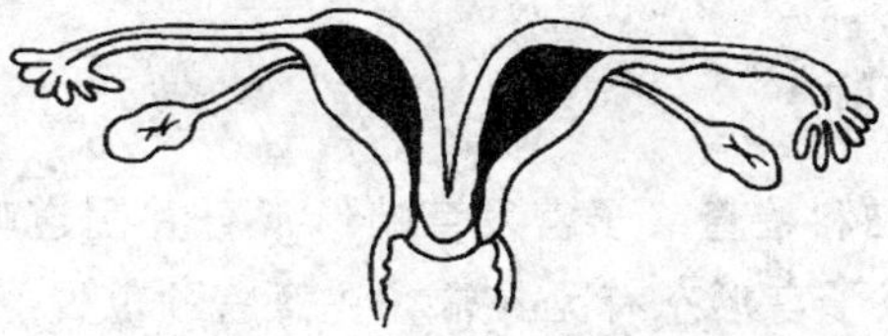

双子宫单阴道

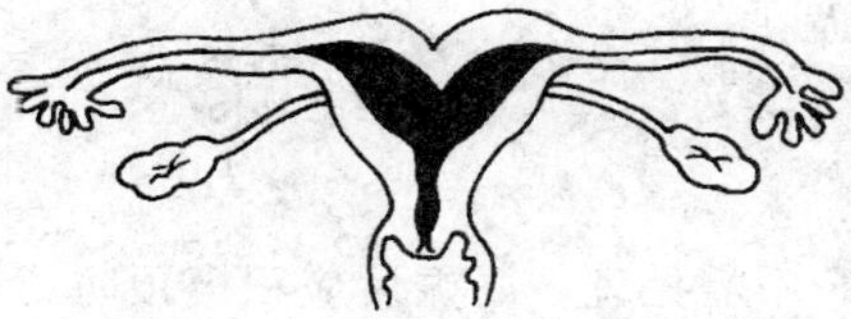

双角子宫

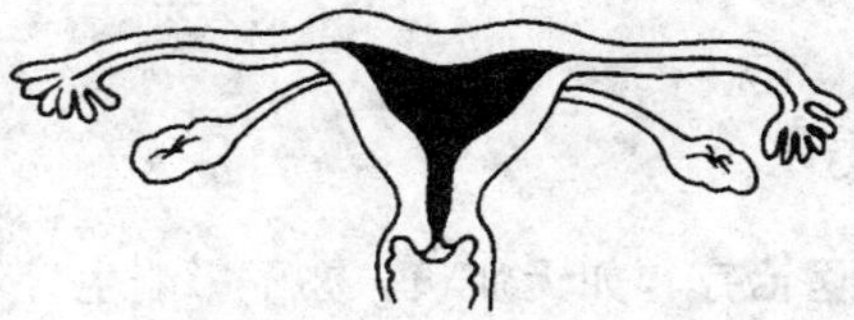

鞍状子宫

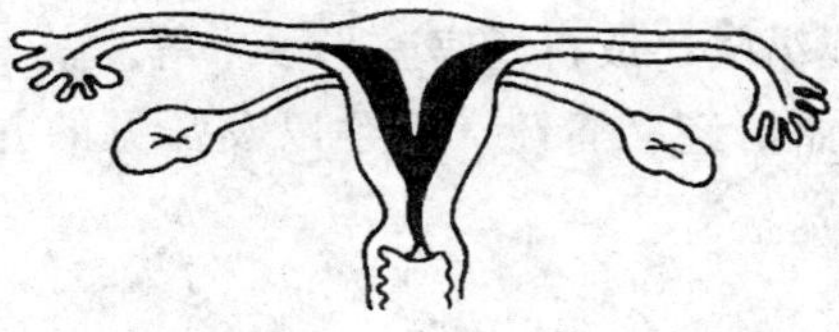

不全纵隔子宫

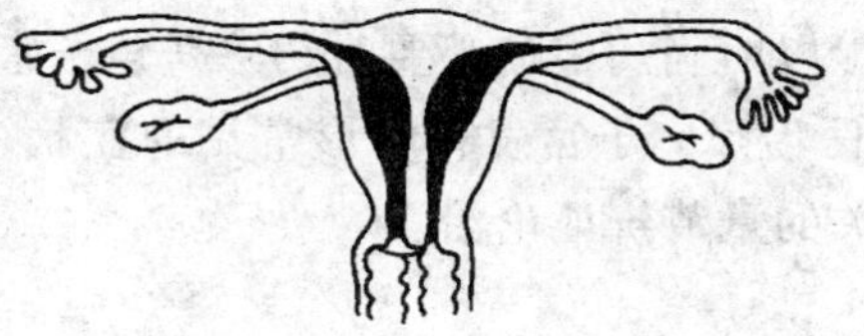

完全纵隔子宫

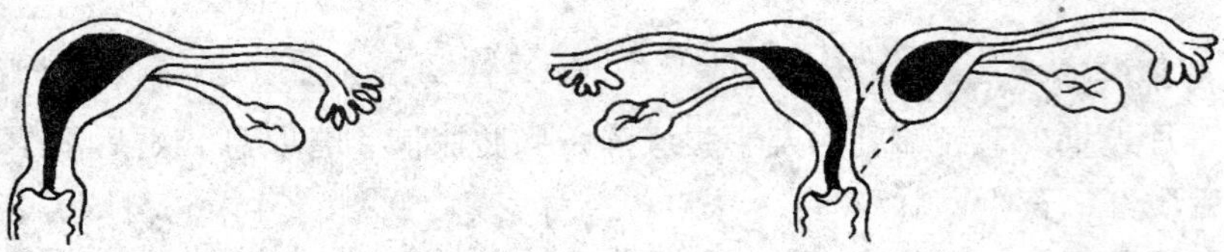

图 24－8　子宫发育畸形

4. 单角子宫及残角子宫　仅一侧副中肾管发育成子宫、输卵管，另一侧副中肾管不发育，称为单角子宫。若另一侧副中肾管中下段发育缺陷则形成残角子宫，可伴有该侧泌尿道发育畸形。

【临床表现】

因子宫发育异常的不同类型有各自不同的临床特征（图 24－8）。

1. 双子宫　无任何自觉症状，常偶然发现，或月经量多，或经期延长。早期人流时可能误刮未孕侧子宫，以致胚胎漏刮。胎位异常及剖宫产率增加。

2. 双角子宫或鞍状子宫　早期妊娠出血。易发生胎位异常，臀位居多。

3. 纵隔子宫　不孕者较多，易发生早产、流产、胎位不正及胎盘滞留。

4. 单角子宫及残角子宫　单角子宫易发生早产及流产，胎盘早剥。残角子宫内膜有功能时，多有痛经或发展成子宫内膜异位症，也可发生残角子宫妊娠破裂形成宫外孕。

【诊断】

1. 妇科检查　子宫发育畸形常合并阴道畸形，检查时注意阴道有无畸形及有无纵隔残迹；注意子宫形态有无异常，注意宫颈位置、大小，及宫颈管内是否有纵隔；可用探针查宫腔内有无纵隔。

2. 辅助检查　借助 B 型超声检查及碘油造影可确诊。必要时考虑腹腔镜检查及泌尿系造影。

【治疗】

1. 西医治疗　如无症状，亦不影响生育者，不需处理。妊娠后应积极预防流产或早产，临产后严密观察产程，根据胎位及宫缩情况、产程进展选择分娩方式，必要时剖宫产。若由阴道分娩，应注意胎盘剥离是否顺利，预防产后出血。不孕患者按不孕检查步骤，可应用子宫碘油造影以明确病因，必要时切除残角子宫或纵隔，或行子宫整形手术等。

2. 中医治疗　子宫发育畸形常见的症状，如闭经、痛经、不孕以及常见的并发症等均可参见有关的章节辨证论治。

第五节　两性畸形

两性畸形是指具有男、女两性性器官的患者，是先天性生殖器发育畸形的一种特殊类型。中医称阴蒂过长者为角，又名角花或角花头。

【病因】

外生殖器出现两性畸形，均是由于胚胎或胎儿在宫腔内接受了过高或不足量的雄激素刺激，导致胚胎期性分化异常所致。

【临床表现】

临床分真、假两性畸形。

1. 真两性畸形（true hermaphroditism）　患者体内有睾丸和卵巢两种性腺同时存在称为真两性畸形。最罕见。两种性腺组织可分别位于两侧，也可二者混合为一（即卵睾），染色体核型多为46XX，其次为46XX/46XY嵌合型，少数为46XY。检查外生殖器多为混合型，可以男性为主或以女性为主，但往往具有能勃起的阴茎，乳房均为女性型。体内同时有雌激素和雄激素。核型为46XX者，体内雌激素水平可达正常男性的两倍。因患婴出生时阴茎较大，多按男婴抚育。若能及早确诊则以女婴抚育为宜。个别有子宫的患者在切除睾丸组织后，可有月经来潮及正常生育能力。

2. 假两性畸形　患者体内只有男性或女性一种性腺，但生殖器和其他体态同时有两性特征者为假两性畸形。

（1）女性假两性畸形：性腺为卵巢，染色体核型为46XX，但外生殖器部分男性化。常见有下列两种：

①先天性肾上腺皮质增生（congenital adrenal hgperplasia CAH）：又称肾上腺生殖综合征（adrenogenital syndrome）。为常染色体隐性遗传性疾病，是女性假两性畸形的最常见类型。系胎儿肾上腺皮质合成皮质酮或氢化可的松的酶缺乏（如21-羟化酶，11β-羟化酶，3β-羟类固醇脱氢酶），不能将17α-羟孕酮羟化为氢化可的松或不能将黄体酮转化为皮质酮，故其前质积聚，并向雄激素转化，产生大量雄激素，使女婴有男性化表现。女婴出生时即有阴蒂肥大，两侧阴唇融合似阴囊。随着婴儿长大，男性化日益明显，2~4岁即出现阴毛及腋毛，骨骺早期闭合，身材矮，出现痤疮，声音改变，青春期因内生殖器受抑制而出现乳房不发育、原发性闭经和婚后的不孕。

②孕妇于妊娠早期服用具有雄激素作用的药物：人工合成孕激素、达那唑或甲睾酮等都有不同程度的雄激素作用，若用于妊娠早期保胎或服药过程中同时受孕，均可导致女胎外生殖器男性化，类似先天性肾上腺皮质增生所致畸形，但程度轻，且在出生后男性化不再加剧，至青春期月经来潮，可有正常生育。妊娠12周后接受此类药物治疗，仅使阴蒂肥大。

（2）男性假两性畸形（male pesudohermaphroditism）：患者为男性性腺，但具有部分或全部女性表型者，称为男性假两性畸形。

①雄激素不敏感综合征（androgen insensitivity syndrome）：此病系 X 连锁隐性遗传，常在同一家族中发生。它是由于外阴组织中缺少 5α－还原酶，不能使睾酮转化为二氢睾酮，或因缺乏二氢睾酮受体，因而不能表达雄激素作用所致。根据外阴组织对雄激素不敏感程度可分为完全型和不完全型两种。

i. 完全型雄激素不敏感综合征：曾称为睾丸女性化综合征（testicular feminization syndrome）。染色体核型为 46XY，但出生时表型完全为女性。由于体内睾酮能通过芳香化酶转化为雌激素，至青春期乳房发育丰满，但乳晕较苍白，乳头小，无阴毛、腋毛，阴道为盲端，较短浅，无子宫。两侧睾丸大小正常，位于腹腔内或腹股沟，偶在大阴唇内扪及。

ii. 不完全型雄激素不敏感综合征：患者较完全型少见，其染色体核型为 46XY，外阴多有两性畸形，表现为阴蒂肥大，或短小阴茎，阴唇部分融合，阴道极短或仅有浅凹陷。至青春期可出现阴毛、腋毛增多和阴蒂继续增大等男性改变。

②混合型性腺发育不全（mixed gonadal dysgenesis）：染色体为含有 45X 与另一含有至少一个 Y 的嵌合型，以 45X/46XY 多见。混合型系指性腺的发育一侧为异常睾丸，另一侧为未分化的条索状痕迹。患者外阴部分男性化，表现为阴蒂增大，外阴不同程度融合，尿道下裂。睾丸侧有输精管，未分化性腺侧有输卵管、发育不良的子宫和阴道，不少患者有 Turner 综合征的躯体特征。出生时多以女婴抚育，但青春期往往出现男性化，女性化者极少。若出现女性化时，应考虑性腺肿瘤分泌的雌激素所致。

③单纯型性腺发育不全（pure gonadal dysgenesis）：染色体核型为 46XY，但性腺未能分化为睾丸而呈索状，无男性激素分泌，副中肾管亦未退化，表型为女性，但身体较高大，有发育不良的子宫、输卵管，青春期乳房及毛发发育差，无月经来潮。

【诊断】

1. 病史 询问患者母亲孕早期有无服用高效孕酮或达那唑类药物史，家族中有无类似畸形史，并详细体检。

2. 体格检查 注意阴茎大小，尿道口的位置，有无阴道和子宫，肛腹诊扪及子宫说明多系女性假两性畸形，应除外真两性畸形的可能。

3. 辅助检查

（1）实验室检查：染色体核型为 46XX，血雌激素呈低值，血雄激素呈高值，尿 17－酮类固醇及 17－羟类固醇均呈高值者，为先天性肾上腺皮质增生。染色体核型为 46XY，血 FSH 值正常，LH 值升高，血睾酮在正常值范围，雌激素高于正常男性，但低于正常女性值者，为雄激素不敏感综合征。

（2）性腺活检：对真两性畸形往往需通过腹腔镜或剖腹探查取性腺活检，方能最后确诊。

【治疗】

一、治疗思路

诊断明确后应根据患者原社会性别，本人愿望及畸形程度予以矫治。原则上无论何种两性畸形除外生殖器阴茎发育良好者外，均以按女性抚育为妥。

二、西医治疗

1. 先天性肾上腺皮质增生　出生后即应开始并终身给予可的松类药物，以抑制垂体促肾上腺皮质激素的过量分泌和防止外阴进一步男性化及骨骺提前闭合，还可促进女性生殖器官发育，月经来潮。肥大的阴蒂应部分切除。外阴部有融合畸形者，予以手术矫治。

2. 雄激素不敏感综合征　无论完全型或不完全型均以按女性抚育为宜。完全性患者可待其青春期发育成熟后切除双侧睾丸以防恶变，术后长期给予雌激素以维持女性第二性征。不完全型患者有外生殖器男性化畸形，应提前作整形术并切除双侧睾丸。阴道过短有碍性生活者可行阴道成形术。

3. 其他男性假两性畸形　混合型性腺发育不全或单纯型性腺发育不全患者的染色体核型中含有 XY 者，在确诊后应尽早切除未分化性腺。

4. 真两性畸形　性别的确定主要取决于外生殖器的功能状态，应将不需要的性腺部分切除，保留与其性别相适应的性腺。

第二十五章 不孕症

夫妇同居两年以上，有正常性生活，未避孕而未受孕者，称不孕症（infertility）。婚后未避孕从未妊娠者称原发性不孕；曾有过妊娠而后未避孕连续两年未再孕者称为继发性不孕。世界卫生组织［1995］编印的《不育夫妇标准检查与诊断手册》中不孕症临床标准定为1年。据1989年资料统计，婚后初孕率一年为87.7%，两年为94.6%。不孕症的发病率约占育龄夫妇8%～17%，原发性不孕发生率高于继发性不孕。“不孕”之病名，早在《素问·骨空论》中有云：“督脉者……此生病……其女子不孕”。前人将原发性不孕称为“全不产”，将继发性不孕称为“断绪”或“断续”。

【病因】

一、西医病因

目前认为，阻碍受孕的因素与女方和男方均有关系，女方因素占60%，男方因素占30%，男女双方因素约占10%左右。

（一）女性不孕病因

以排卵障碍和输卵管因素居多。

1. 排卵障碍 这一因素约占女性不孕因素25%。各种因素引起卵巢功能紊乱导致持续无排卵。主要有：

（1）下丘脑－垂体－卵巢轴功能紊乱：包括下丘脑性无排卵、垂体功能障碍引起无排卵。

（2）卵巢疾患：先天性卵巢发育不全、多囊卵巢综合征、卵巢早衰、卵巢功能性肿瘤、卵巢对促性腺激素不敏感综合征等。

（3）内分泌代谢方面的疾病：甲状腺及肾上腺皮质功能亢进或低下，重症糖尿病等影响卵巢功能，导致不排卵。

（4）全身性疾病：慢性消耗性疾患，重度营养不良，过度肥胖或饮食中缺乏维生素特别是维生素E、A、B，可影响卵巢功能，导致排卵障碍。

2. 输卵管因素 占女性不孕因素30%左右。慢性输卵管炎（淋菌、结核菌、沙眼衣原体等）引起伞端闭锁或输卵管黏膜破坏时输卵管闭塞，导致不孕。另外先天性输卵管发育不全（输卵管内膜纤毛运动及管壁蠕动功能丧失等）、输卵管畸形、盆腔粘连也可导致不孕。

3. 子宫因素 子宫发育不良、子宫畸形、子宫黏膜下肌瘤、子宫内膜炎、内膜结核、内膜息肉、宫腔粘连等均可影响受精卵着床，导致不孕。

4. 宫颈因素　宫颈黏液异常、宫颈炎、宫颈肌瘤、宫颈免疫学功能异常，影响精子通过，均可造成不孕。

5. 阴道、会阴因素　会阴、阴道发育异常、炎症以及瘢痕均可造成不孕。

（二）男性不育病因

主要是生精障碍与输精障碍。

1. 精液异常　性功能正常，先天性或后天性原因所致精液异常，表现为少精、无精、精子发育停滞、畸精率高或精液液化不全。

2. 性功能异常　外生殖器官发育不良或阳痿、早泄、不射精、逆行射精等使精子不能正常排入阴道内，均可造成男性不育。

3. 免疫因素　在男性生殖道免疫屏障被破坏的条件下，精子、精浆在体内产生对抗自身精子的抗体，即抗精子抗体（antisperm antibody，AsAb）使射出的精液产生自身凝集而不能穿过宫颈黏液。

（三）男女双方因素

1. 缺乏性生活的基本知识。

2. 男女双方盼子心切造成的精神过于紧张。

3. 免疫因素：研究认为两种免疫情况影响受孕：①同种免疫：精子、精浆或受精卵是抗原物质，被阴道或子宫内膜吸收后，通过免疫反应产生抗体物质，使精子与卵子不能结合或受精卵不能着床。②自身免疫：研究认为不孕妇女血清中存在透明带自身抗体，与透明带起反应后可阻止精子穿透卵子，因而影响受精。

二、中医病因病机

中医学认为，肾气盛，天癸成熟，并使任脉流通，冲脉气盛，作用于子宫、冲任，使之气血调和，男女适时交合，两精相搏，则胎孕乃成。若肾气虚衰，损及天癸，冲任失调，气血失和，均能影响胎孕之形成。“五不女”中先天性的生理缺陷如螺、纹、鼓、角、脉而致的不孕，则非药物所能奏效。

1. 肾虚　肾藏精，精化气，肾中精气的盛衰主宰着人体的生长、发育与生殖，并主宰肾－天癸－冲任－胞宫生殖轴功能协调。若先天肾气不足，或房事不节，久病伤肾，肾气暗耗，则冲任虚衰，胞脉失养，不能摄精成孕；若肾阳不足，命门火衰，冲任失于温煦，不能摄精成孕；若肾阴不足，精血亏损，胞失滋润，甚或阴虚火旺，血海蕴热，冲任失调，均不能摄精成孕，发为不孕症。

2. 肝郁　若肝血不足，肝失所养，肝气郁滞；或七情所伤，情志抑郁，暴怒伤肝；或肝郁化火，郁热内蕴，均可导致疏泄失常，气血不调，冲任失和，胞宫不能摄精成孕。若肝郁克脾，化源不足，冲任血少，亦难以受孕。

3. 瘀血阻滞　情志内伤，气机不畅，血随气结；或经期、产后，余血未净，胞宫空虚，寒、热、湿邪及外伤均可致瘀滞冲任；或房事不节亦可致瘀，胞宫、胞脉阻滞不通导致不孕。

4. 痰湿内阻 寒湿外侵，困扰脾胃；劳倦内伤，脾胃气弱，健运失司，水湿内停；或肾虚气化失司，痰湿内生，流注下焦，滞于冲任，壅阻胞宫，不能摄精成孕。

【临床表现】

1. 病史 注意结婚年龄、不孕时间、健康状况、性生活情况、月经史、既往生育史（如足月分娩、人工流产、中孕引产、异位妊娠等）。注意有无痛经史与性交痛，有无生殖器感染史，是否采取避孕措施，有无结核史、内分泌病变史以及腹部手术史。

2. 症状 不同原因引起的不孕者伴有不同的症状。如排卵功能障碍引起者，常伴有月经紊乱、闭经、多毛、肥胖等。生殖器官病变引起不孕症者，又因病变部位不同而症状不一。如输卵管炎引起者，有些伴有下腹痛、白带增多等；子宫内膜异位症引起者，常伴有痛经，经量过多；或经期延长，性交痛；宫腔粘连引起者常伴有周期性下腹痛，闭经或经量少；免疫性不孕症患者可无症状。

3. 体征 因致病原因不同，体征各异。如输卵管炎症引起者，妇科检查可见有附件增厚、压痛；子宫内膜异位症者，妇科检查后穹隆可触及触痛结节；子宫肌瘤者，可伴有子宫增大；多囊卵巢综合征者常伴有痤疮、多毛、肥胖，或扪及增大的卵巢等（详见有关章节）；闭经泌乳综合征者可见病人肥胖，溢乳；促性腺激素不足者可见阴毛和腋毛缺如；特纳综合征表现为身材矮小，第二性征发育不良，蹼项、盾胸、后发际低、肘外翻等。

【实验室及其他检查】

通过男女双方全面检查找出原因，是不孕症的诊治关键。

一、男方检查

询问既往有无慢性病史，如结核，腮腺炎等；了解性生活情况，有无性交困难。检查外生殖器发育情况，有无畸形或病变，重点是精液检查。注意精液量、精子数量、活动度、畸形率、精浆微量元素、酶含量等。正常精液量为2～6ml，平均为3～4ml；pH值为7.0～7.8；在室温中放置5～30分钟内液化；精子密度为（20～200）$\times 10^6$/ml。WHO的正常精液指标：射精量≥2.0ml，精子浓度≥20×10^6个/ml，总精子数≥40×10^6个，向前运动精子（a+b级）≥50%，正常形态≥30%，≥75%活精，低于以上指标为异常。

二、女方检查

（一）询问病史

初诊时应详细询问与不孕有关的病史。

（二）体格检查

注意检查第二性征及内外生殖器的发育情况，有无畸形、炎症、包块及乳房泌乳等。

（三）特殊检查

1. 卵巢功能检查 基础体温（BBT）测定、宫颈黏液结晶（CM）检查、阴道细胞学检查、子宫内膜活组织检查或诊断性刮宫、动态女性激素测定、连续B超监测卵泡发育等。

2. 输卵管通畅检查 常用输卵管通液术、B超下输卵管通液术、X线下子宫输卵管造影或输卵管介入造影。

3. 免疫因素检测 如抗精子抗体、抗透明带抗体、抗子宫内膜抗体、抗卵巢抗体、抗绒毛膜抗体、封闭抗体和细胞毒抗体等。

4. 性交后精子穿透力试验 检测精子穿过宫颈黏液的能力和精子活动力等。

5. B超检查 可以诊断盆腔肿瘤、子宫病变，还可监测卵泡发育及排卵情况，子宫内膜反应情况等。

6. 宫腔镜检查 了解宫腔内膜情况，能发现宫腔粘连、黏膜下肌瘤等。

7. 腹腔镜检查 直视子宫、附件情况，有无粘连、输卵管扭曲和盆腔内子宫内膜异位症的病灶。

8. X线检查 在疑有垂体瘤时（如高泌乳血症）可作蝶鞍分层摄片或CT检查。

9. 夫妇染色体核型分析。

【诊断】

一、辨病要点

育龄妇女，夫妇同居2年，配偶生殖功能正常，未采取避孕措施而未曾妊娠者，可诊断为不孕症。婚后从来未妊娠者为原发性不孕；曾经有过妊娠，但近2年来未再受孕者为继发性不孕。

二、辨证要点

要全面详细采集四诊资料，包括患者年龄、月经、带下、婚产、性生活及避孕情况，将所得资料加以综合分析，重点审脏腑、冲任、胞宫之病位；辨气血、寒热、虚实之变化；还要辨病理因素痰湿与瘀血。一般来说，如初潮推迟，月经一贯后期量少，伴有腰酸腿软者，多属肾虚；如月经前后无定期，经行不畅，伴胸胁、乳房胀痛，情志郁郁不乐者，多属肝郁证；小腹作痛，经量偏少者，多属瘀血阻滞；形体肥胖，多属痰湿内阻。

【鉴别诊断】

本病的鉴别诊断，与其他疾患不同。由于涉及的病因十分复杂，故凡涉及可能影响整个生殖及性腺－内分泌轴的各种疾患，都与本病有关，明确诊断这些疾患可为诊断本病提供依据。

【治疗】

一、治疗思路

引起不孕症的原因复杂，应当寻找病因，针对病因治疗。中西医结合治疗可提高本病的治愈率。

二、一般治疗

1. 受孕知识宣教 掌握性知识，学会预测排卵，选择适当日期（排卵日或排卵前1～2日或排卵24小时内）性交，可增加受孕机会。性交次数应适度，不能过频或过稀。

2. 矫正不良生活习惯 戒烟，不酗酒。

3. 精神疗法 男女双方因不孕而过度思想紧张可影响精子的产生、排卵和输卵管功能，因此应解除思想顾虑。

4. 增强体质 强壮体质，增进健康有利于不孕症病人恢复生育能力。

三、西医治疗

1. 生殖器先天异常的处理 无孔处女膜、阴道横隔及阴道瘢痕狭窄应手术治疗；轻度子宫发育不良者可作人工周期治疗。

2. 生殖道局部疾病的治疗

（1）严重的宫颈糜烂或宫颈炎致分泌物多而黏稠者，可作局部上药或激光、微波、冷冻等治疗。

（2）宫颈息肉、肌瘤、子宫黏膜下肌瘤、子宫内膜息肉、子宫纵隔可作相应的切除或切开手术。

3. 输卵管阻塞的治疗

（1）输卵管内注射药液：当输卵管轻度粘连或闭塞时，可由子宫颈向子宫腔、输卵管内注射药物（方法与输卵管通液术同），使药物和输卵管病灶直接接触，并通过注射时的一定压力分离粘连。注射药物常用庆大霉素4万U，地塞米松磷酸钠注射液5mg，溶于20ml生理盐水中，在150mmHg压力下，以每分钟1ml速度缓慢经输卵管通液导管推注。自月经干净3～5日起，隔日1次或每周2次，直到排卵期前。可用2～3个周期。

（2）输卵管成形术：经子宫、输卵管造影明确输卵管阻塞部位，可考虑输卵管成形术。近年来采用显微外科手术，使用无创伤器械，减少了输卵管的损伤，提高了输卵管成形术的成功率。

（3）输卵管导管扩通术：在透视下或超声观察下，经阴道、宫颈、子宫，向输卵管内插入同轴导管导丝，借助导丝的作用将阻塞的输卵管扩通；或通过向插入输卵管的导管内注药，借助药液的作用将输卵管扩通。手术时间为月经干净3～5日内。

4. 诱发排卵与健全黄体功能的治疗

（1）氯米芬（clomiphene）：为临床首选促排卵药，适于体内有一定雌激素水平者。从月经周期第 3～5 日起，每日口服 50mg，连服 5 日，3 个周期为 1 疗程。若无排卵可增加剂量至 100～150mg/日，排卵率高达 80%，但受孕率仅为 30%～40%。治疗 6 个周期仍无排卵者应进一步检查不孕原因。

（2）尿促性素（HMG）：为高效促排卵剂，每支含 LH 与 FSH 各 75U。自月经第 6 日开始，每日 1 支，肌肉注射，共 7 日。用药过程需观察宫颈黏液，测血雌激素水平及 B 超监视卵泡发育，一旦卵泡发育成熟即停用 HMG。停药后 24～36 小时，加用绒促性素 5000～10000U 肌注，促进排卵及黄体形成。

（3）绒促性素（HCG）：具有类似 LH 作用，常与氯米芬合用。即于氯米芬停药后 7 日加用 2000～5000U 肌注。

（4）氯米芬与 HMG 合并使用：于月经周期第 5 日起，每日口服 50～100mg 氯米芬，连续 5 日，从周期第 7～9 日加用 HMG，每日肌注 1～2 支。当 1～2 个主导卵泡发育至 18mm 时肌注绒促性素 5000～10000U。这种方法可降低 HMG 用量，降低花费和减少卵巢过度刺激的发生。

（5）黄体生成激素释放激素（LHRH）脉冲疗法：适用于下丘脑性无排卵。采用微泵脉冲式静脉注射，脉冲间隔为 90 分钟。小剂量，每脉冲 1～5μg 较佳，排卵率为 91.4%，妊娠率为 85.8%；大剂量，每脉冲 10～20μg，排卵率为 93.8%，妊娠率为 40.6%。用药 17～20 日。

（6）溴隐亭：能抑制垂体分泌催乳激素，适用于无排卵伴有高催乳激素血症者。从小剂量（每日 1.25mg）开始，若无反应，1 周后改为 2.5mg，口服，每日 2 次。一般连续用药 3～4 周时血催乳素降至正常，多可排卵（排卵率为 75%～80%，妊娠率为 60%）。

（7）补充黄体激素：月经期第 15 日开始，每日肌注绒促性素 1000～2000U；或于月经周期 20 日开始，肌注黄体酮，每次 10～20mg，每日 1 次，连用 5 日。

5. 改善宫颈黏液　于月经周期第 5 日起，口服戊酸雌二醇 1～2mg，连服 10 日，使宫颈黏液稀薄，有利于精子穿过。

6. 免疫性不孕的治疗

（1）避孕套疗法：如因免疫因素引起不孕者，应用避孕套半年或以上，暂避免精子与女方生殖器接触，以减少女方体内的抗精子抗体浓度。在女方血清内精子抗体效价降低或消失时于排卵期不再用避孕套，使在未形成抗体前达到受孕目的。此法约 1/3 可获得妊娠。

（2）皮质类固醇疗法：皮质类固醇有抗炎及免疫抑制作用，临床亦可用于治疗免疫失调病。男女都可用以对抗抗精子抗体，抑制免疫反应。可在排卵前 2 周用泼尼松 5mg，每日 3 次，亦有用 ACTH 者。

（3）子宫内人工授精：对宫颈黏液中存在抗精子抗体者，可从男方精子中分离出高活力的精子，进行宫内人工授精。

7. 人工授精（IUI）　人工授精分为配偶间人工授精（AIH）和非配偶间人工授精（AID）。AIH 用于丈夫患性功能障碍或女方阴道狭窄等原因致性交困难者；AID 用于丈夫患无精症，或精液异常影响生育及患遗传病者。在排卵期前后，将新鲜的或冷冻的精液注入阴道穹隆、宫颈管内及宫颈周围，术后卧床 20 分钟，每个周期授精 1～3 次。

8. 体外受精、胚胎移植（IVF－ET） IVF－ET也称“试管婴儿”，是指从女性卵巢内取出成熟的卵子，和精子在体外受精发育，再移植至母体子宫内发育成胎儿的方法。主要指征为：输卵管疾患引起的不孕症如输卵管阻塞或切除，或输卵管周围粘连，子宫内膜异位等而丧失正常功能；免疫因素和病因不明的不孕症；少精症引起的不孕。男性生育所需精子数目至少为 20×10^9/L，而体外受精为 50×10^6/L。

9. 配子输卵管内移植（GIFT） GIFT是指将卵子和处理过的精子放人输卵管壶腹部受精的方法。其条件是患者至少有一侧输卵管是通畅的，适应于不明原因的不孕症；各种精液缺陷所致的不孕；IVF－ET失败者；只有一侧输卵管及对侧卵巢。

四、中医治疗

以补肾气、益精血、养冲任、调月经为总原则，并辨证施治。如《石室秘录·子嗣论》中指出：“胞胎冷者温之，脾胃寒者暖之，带脉急者缓之，肝气郁者开之，痰气盛者消之，肝火旺者平之，肾水衰者补之，任虚病者除之，膀胱气化不行者助肾气，气血虚不能摄胎者益其气血，则女子无子者亦可有子，而不可徒治其胞脉也。”

（一）辨证论治

1. 肾虚

（1）肾气虚

证候　婚久不孕，月经不调，经量或多或少，头晕耳鸣，腰痛腿软，精神疲倦，小便清长；舌淡，苔薄，脉沉细，两尺尤甚。

治法　补肾益气，填精益髓。

方药　毓麟珠（《景岳全书》）。

人参　白术　茯苓　芍药　川芎　炙甘草　当归　熟地　菟丝子　鹿角霜　杜仲　川椒

（2）肾阳虚

证候　婚久不孕，月经后期，量少色淡，甚则闭经，平时白带量多，腰痛如折，腹冷肢寒，性欲淡漠，小便频数或不禁，面色晦黯；舌淡，苔白滑，脉沉细或迟或沉迟无力。

治法　温肾助阳，化湿固精。

方药　温胞饮（《傅青主女科》）。

巴戟天　补骨脂　菟丝子　肉桂　附子　杜仲　白术　山药　芡实　人参

若寒客胞中，致宫寒不孕者，症见月经后期，小腹冷痛，畏寒肢冷，面色青白，脉沉紧，方用艾附暖宫丸（《沈氏尊生书》）：艾叶、香附、当归、续断、吴茱萸、川芎、白芍、黄芪、生地黄、肉桂。

（3）肾阴虚

证候　婚久不孕，月经延期，量少色淡，头晕耳鸣，腰酸腿软，眼花心悸，皮肤不润，面色萎黄；舌淡，苔少，脉沉细。

治法　滋肾养血，调补冲任。

方药　养精种玉汤（《傅青主女科》）。

熟地　当归　白芍　山萸肉

若血虚伤阴，阴虚内热者，症见月经先期，量少，色红，腰酸腿软，手足心热，甚则潮热盗汗，口燥咽干，颧赤唇红，舌红而干，脉细数。治宜养阴清热。方用清血养阴汤（《妇科临床手册》）：生地、丹皮、白芍、玄参、黄柏、女贞子、旱莲草。若兼有潮热者，酌加知母、青蒿、龟板、鳖甲等以滋阴而清虚热。

2. 肝郁

证候　婚久不孕，月经前后不定，经前乳房胀痛，经血夹块，胸胁不舒，小腹胀痛，精神抑郁，或烦躁易怒；舌红，苔薄，脉弦。

治法　舒肝解郁，养血理脾。

方药　开郁种玉汤（《傅青主女科》）。

当归　白芍　白术　茯苓　丹皮　香附　花粉

若见乳胀有结块者，加王不留行、路路通、橘核破气行滞；乳房胀痛灼热者，加蒲公英清热泻肝；如梦多寐差，加炒酸枣仁、夜交藤宁心安神。

3. 瘀血阻滞

证候　多年不孕，月经后期，经量多少不一，色紫夹块，经行腹痛，少腹作痛不舒，或腰骶疼痛拒按；舌紫黯，或舌边有瘀点，脉弦涩。

治法　活血化瘀，温经通络。

方药　少腹逐瘀汤（《医林改错》）。

小茴香　干姜　肉桂　当归　川芎　没药　蒲黄　五灵脂　延胡索　赤芍

若血瘀日久化热者，症见小腹灼痛，拒按，月经量多，色红，质粘有块，舌红，苔黄，脉滑数。治宜消热解毒，活血化瘀。方用血府逐瘀汤（《医林改错》）加味：当归、生地、桃仁、红花、枳壳、赤芍、柴胡、甘草、桔梗、川芎、牛膝、红藤、败酱草、薏苡仁、金银花。

若兼血虚者，伴头昏眼花，心悸少寐。治宜养血活血。方用调经种玉汤（《万氏妇人科》）：当归、川芎、熟地、香附、白芍、茯苓、陈皮、吴茱萸、丹皮、延胡索。

4. 痰湿内阻

证候　婚久不孕，形体肥胖，经行后期，甚或闭经，带下量多，色白黏无臭，头晕心悸，胸闷泛恶，面色㿠白；苔白腻，脉滑。

治法　燥湿化痰，调理冲任。

方药　苍附导痰丸（《叶氏女科证治》）。

茯苓　法半夏　陈皮　甘草　苍术　香附　胆南星　枳壳　生姜　神曲

若胸闷气短者，酌加瓜蒌、南星、石菖蒲宽胸利气以化痰湿；经量过多者，黄芪加量，酌加续断补气益肾以固冲任；心悸者，酌加远志以祛痰宁心；月经后期或经闭者，酌加鹿角胶、仙灵脾、巴戟天以补益冲任；痰瘀互结成瘕者，加昆布、海藻、石菖蒲、三棱、莪术，软坚化痰消瘕。

（二）中成药

1. 五子补肾丸 每次9粒，每日3次。适应于肾阳虚证。

2. 定坤丹 每次1丸，每日3次。适应于肾虚精亏证。

3. 香砂六君子丸 每次1~2丸，每日2~3次。适应于气虚证。

4. 乌鸡白凤丸 每次1丸，每日3次。适应于虚热证。

5. 艾附暖宫丸 每次1丸，每日3次。适应于宫寒证。

6. 逍遥丸 每次9粒，每日3次。适用于肝郁血虚证。

【预防】

提倡婚前检查，以预先发现先天性生殖器畸形，对于可纠正者婚前即应进行治疗。婚后如暂无生育愿望或计划，应采取避孕措施，尽量避免人工流产，以防发生生殖系统炎症导致继发不孕。患结核、阑尾炎或急性淋菌性生殖道感染时应积极治疗，以免造成输卵管或子宫内膜感染。

【预后】

本病预后尚未形成统一认识，一般认为，功能性不孕疗效较好，器质性病变所致的不孕疗效较差。如治疗的过程越长，年龄越大，受孕的可能性也减少。

第二十六章 盆腔瘀血综合征

盆腔静脉瘀血综合征（Pelvic Congestion Syndrome）又称卵巢静脉综合征（Ovarian Vein Syndrome）是引起妇科盆腔疼痛的重要原因之一。多见于30～50岁的经产妇女，以慢性下腹部疼痛、腰骶疼痛、极度疲乏为主症的一种妇科常见难治疾病，因其症状涉及广泛，而患者自觉症状与客观检查常不相符合，在体征上常与慢性盆腔炎相混淆，故此类患者常被误诊为慢性盆腔炎或慢性附件炎而久治不愈。

1949年，Tayor根据105例患者的临床表现及手术所见，结合文献对前人在这方面的研究资料进行分析、综合，用“盆腔血管的瘀血和充血”为题，对盆腔瘀血综合征的病因学、病理学、病理生理、临床表现及预防、治疗等方面加以阐述，认为盆腔瘀血综合征是独特的疾病。1958年以来，通过盆腔静脉造影，证明这些患者的盆腔静脉充盈、扩张及血流明显缓慢，更加支持盆腔瘀血引起此种独特疾病的概念。

中医学暂无此病名，据其临床表现和体征，可归属于“腹痛”、“痛经”、“带下”等病证范畴，与《金匮要略·妇人杂病脉证并治》所云“妇人腹中诸痛”、“妇人腹中病”；《证治要诀·妇人门》所述“经事来而腹痛，不来腹亦痛，皆血不调故也”有相似之处。

【病因病机】

一、西医病因病理

女性盆腔循环在解剖学、循环动力学和力学方面的因素，是容易形成盆腔瘀血的原因。任何使盆腔静脉血液流出盆腔不畅或受阻的因素，均可以导致盆腔静脉瘀血。

1. 解剖学因素　女性盆腔循环的特点主要是静脉数量增多和构造薄弱。一般是两条或两条以上的静脉伴随一条同名动脉，有较多的吻合支及静脉丛，血流缓慢，在子宫、输卵管、卵巢静脉之间有许多吻合支，在输卵管系膜内，有子宫静脉和卵巢静脉的吻合支，并形成环状的静脉循环，再与外侧的卵巢静脉丛吻合。起源于盆腔脏器黏膜、肌层及其浆膜下的静脉丛，汇集成两支以上的静脉，流向粗大的髂内静脉。盆腔静脉数量上的增多是为了适应盆腔静脉流动缓慢的需要。

盆腔静脉较身体其他部位的静脉壁薄，缺乏筋膜组成的外鞘，没有弹性，大多没有瓣膜，且一些经产妇的瓣膜功能常不全。穿行在盆腔疏松的结缔组织中，且女性盆腔静脉血容量多，故容易引起盆腔内、外生殖器、膀胱、直肠及肛门周围静脉瘀血，造成血管迂曲、扩张、瘀血。同时合并外阴、宫颈，下腹静脉曲张。另外膀胱、直肠、生殖器三个系统静脉彼此相通，任何一个系统发生障碍，均可以影响到另外两个系统。

2. 体质因素　有些患者因体质因素，其血管壁组织显著薄弱，弹力纤维少，弹性差，容易形成静脉血瘀滞。

3. 力学因素 因早婚早育者，在其生殖器未完全成熟时负担过重，或房事不节，孕产频繁都容易产生盆腔静脉瘀血，因大量雌激素和孕激素的影响，再加上子宫周围静脉的压迫，可引起子宫周围静脉扩张。长期站立或久坐体位，由于子宫体的重力作用及膀胱充盈使子宫体向后移位，也可影响盆腔静脉的流出。习惯仰卧睡眠者，盆腔大部分静脉的位置均低于下腔静脉，不利于盆腔静脉血液流出盆腔。习惯性便秘则影响到直肠静脉的回流，而直肠、子宫、阴道静脉互相吻合，痔丛充血必然引起子宫阴道静脉丛充血。子宫后倾时，卵巢丛血管随子宫体下降弯曲在骶凹的两侧，以致使静脉处于瘀血状态。另外阔韧带裂伤使组织薄弱，缺乏弹性，缺乏固有血管外鞘的静脉更会失去支持，而形成静脉曲张，还使子宫向后倒倾。

4. 输卵管结扎术 由于输卵管的血供为双重供应，动脉源于子宫动脉的输卵管支及峡支，漏斗部由卵巢动脉的伞支分布而来，两者之间相互吻合，而静脉一部分入卵巢丛，一部分入宫颈阴道丛，这样就形成了输卵管动脉与静脉走向不同的特点。在输卵管结扎的过程中，如果损伤了输卵管系膜静脉或局部病变，使血供的平衡关系受到了破坏，就会影响盆腔静脉循环动力学的改变。使系膜内血管网血液循环受阻，造成静脉血管曲张。

5. 自主神经功能紊乱 容易疲劳，腰痛，性感不快等，并发生失眠、抑郁、癔症与盆腔静脉瘀血关系密切，因此，自主神经调节功能失去平衡而导致盆腔局部静脉瘀血。

6. 其他因素 子宫肌瘤、慢性盆腔炎（尤其是输卵管卵巢囊肿者）、哺乳期闭经、中重度宫颈糜烂者、子宫内膜异位症、经前期和妊娠期及围绝经期的雌激素水平波动，均引起盆腔静脉瘀血而形成本病。

由于以上几种因素，使一部分解剖结构薄弱的盆腔静脉在功能上发生变化，影响血流运行，形成瘀血、水肿，长久则组织缺氧而导致结缔组织增生或纤维化，再通过神经血管之间相互影响，波及整个生殖器和乳房，而表现为临床一系列症候群。由于瘀血而引起的局部组织及相关器官的水肿，开始是暂时性的、可逆性的，持续多年或反复加重后，则可以发生永久性变化。

大体病理所见为外阴静脉充盈以致曲张，阴道黏膜紫蓝着色，宫颈肥大、水肿，颈管黏膜常呈外翻性糜烂，周围有黏膜紫蓝着色，有时可在宫颈后唇看到充盈的小静脉，宫颈分泌物很多。手术所见，绝大多数患者子宫后倒在骶凹中，表面呈紫蓝色瘀血或黄棕色瘀血斑点及浆膜下水肿，可看到充盈、曲张的子宫静脉，两侧卵巢静脉丛像一堆蚯蚓状弯曲在后倒的宫体侧方，可能一侧较另一侧更重些，有时像静脉瘤一样异常粗大。输卵管系膜内的静脉也较正常明显增粗、充盈，直径可达0.8～1.0cm，有的呈静脉瘤样。把子宫搬成前位后，有可能在两侧阔韧带后叶凹陷处看到腹膜裂伤，少数裂伤像睁大的眼裂一样，裂伤可以向内延伸到骶骨韧带使骶韧带像缺如一样。有的裂伤较小，但后叶腹膜菲薄，可见充盈、曲张的子宫静脉从裂伤处隆起膨出。通常不超过10分钟，就可以看到搬成前位的子宫已由蓝紫色恢复到正常的淡红色。镜下子宫内膜间质水肿，静脉充盈、扩张。卵巢一般较大、充血，导致乳房胀痛。遇到有阔韧带裂伤及三度子宫后倾者，子宫直肠陷凹内可有30ml～80ml不等的淡蓝色浆液性液体。

二、中医病因病机

此病在中医医籍中尚没有相应的病名，但对它的症状的论述却多处可见，如隋代巢元方《诸病源候论》认为“小腹痛者，此由胞络之间宿有风冷搏击血气，停结小腹，因风虚发动与血相击故痛。”宋代陈自明《妇人大全良方》认为“妇人腹中瘀血者，有月经痞涩不通，或产后余秽未尽，因而乘风取凉，为风冷所乘，血得冷则成瘀血也。”但均与血瘀有关。瘀血留滞冲任胞宫，气血运行不畅，不通则痛。中医学认为本病的发生多因情志所伤，起居不慎，多产房劳，或六淫为害。临床常见有气滞血瘀、寒湿凝滞、气虚血瘀、肝肾亏损等原因，致使冲任瘀阻，盆腔气血运行不畅，脉络不通而为病。总之本病虚实夹杂，本虚标实。瘀血的形成，常与以下因素有关：

1. 气滞血瘀　内伤七情，肝气郁滞，血行不畅，冲任胞宫气血郁阻而成本病。

2. 寒湿凝滞　经期产后，摄生不慎，寒湿留连冲任胞宫、胞脉胞络气血运行不畅，凝滞而成本病。

3. 气虚血瘀　早婚、房劳、多产或素体虚弱以致精气亏损，血运无力则气血涩滞不畅，冲任胞宫失于濡润而生本病。

4. 肝肾亏虚　素体虚弱，久病或过劳等因素，损伤冲任，肝肾不足，经脉失养，气血运行不畅，停滞而成本病。

【临床表现】

1. 病史　具有多产史，产伤史，绝育手术史。可能存在前述的导致血液流出盆腔受阻或不畅的病因或体质差等。

2. 症状

（1）盆腔不适，下腹部坠胀痛：盆腔内有坠胀感，严重时两侧下腹疼痛，通常一侧较重。偶尔表现为阵发性疼痛，并可同时累及两侧及两下肢，尤其是大腿根部及髋部酸痛无力。疼痛与体位有关，如站、蹲或屈曲过久，盆腔静脉压力持续升高，可以导致瘀血，症状加重；反之则使盆腔静脉压力降低，如平卧、抬高腿部及臀部、胸膝卧位时，症状可以减轻。

（2）低位腰痛：其疼痛位置相当于腰骶部，常与下腹疼痛同时出现，经前期久站、劳累、性交后加重。

（3）性感不快：性交的时候有不同程度的疼痛，多为深部性交痛，同时次日下腹疼痛、腰痛、白带增多等症状加重，故对性生活厌烦。其原因是触动了瘀血的宫颈、后穹隆，牵动了整个子宫甚至瘀血的卵巢。性交时引起盆腔急性充血和瘀血，从而使症状加重。

（4）月经改变：通常是月经量多，周期延长似功能性子宫出血，但部分患者月经反而减少。

（5）痛经：半数以上患者有此症状。特点是月经前数日即出现下腹疼痛，腰骶部痛或盆腔内坠痛，有的还逐渐转为痉挛性疼痛，到月经来的前 1 日或第 1 日最严重，月经第 2 日后明显减轻。

（6）白带过多：为白色透明的黏液或水样分泌物，是盆腔瘀血、宫颈肥大和腺体增生、阴道壁血管通透性增高所致。

（7）乳房疼痛及肿胀：月经来潮前或经期出现，可以扪及乳房硬结，经尽后症状减轻或消失。

（8）外阴或阴道肿胀、坠痛：外阴和尿道内肿胀坠痛，或有外阴烧灼、瘙痒感。外阴可表现为着色，阴唇肿胀或肥大，以致某种程度的静脉充盈、怒张或曲张。

（9）膀胱和尿道症状：尿频，尿痛或血尿，但是尿常规正常。膀胱镜检查仅发现膀胱三角区静脉充盈和水肿。有时会有痔疮出血、直肠坠痛，一般多在经前期出现。

（10）极度疲劳：患者整天感到疲劳，甚至不能完成日常工作。

（11）自主神经功能紊乱：常感到心悸，胸闷，气短，嗳气，心烦，容易激动，多梦，头痛，关节痛。或精神忧郁，好哭流泪，腹胀，排气不畅，眼球胀等表现。

3. 体征

（1）腹部检查：阔韧带静脉曲张及盆腔静脉曲张，腹部检查仅在耻骨联合上或两侧下腹有深压痛，且无恒定压痛点，即使在患者感到最痛的部位，也无肌紧张、反跳痛。

（2）妇科检查：病情严重者可见大阴唇静脉异常充盈甚至扩张，阴道壁和宫颈后唇可见充盈曲张的小静脉。宫颈糜烂、肥大，呈蓝紫色，子宫后位，触动宫颈及后穹隆或把子宫复位的时候即发生盆腔、腰骶部剧痛，附件区增厚，压痛明显，有饱满感，但没有炎性条索状增厚组织。有时可触及稍大及压痛的卵巢，故极易误诊为慢性附件炎。在阔韧带处轻扪，可触觉一大团柔软如丝绸感的肿物，按压时，里外手指可以互相碰触，两指间仿佛无物，放开又复胀满，无明显压痛。肿物表面光滑，如遇血栓形成，则一经按压到血栓即有剧痛，并感到有硬结点，即为典型的瘀血症。盆腔的瘀血以阴道两侧为著，三合诊或肛诊可以扪及如阔韧带肿物同样的柔软静脉曲张团。有时采用仰卧位，抬高臀部作扪诊，触之静脉团明显缩小或消失。

（3）乳房检查：发现所谓的乳房硬结，只是乳头下方弥漫性肿大的乳腺组织，不是炎症或肿瘤，多有不同程度的触痛。

【实验室及其他检查】

1. 盆腔血流图 采用 XL－1 型血流图仪及 XDH－2 型心电仪。分别测定两侧盆腔血流图形（即耻骨旁、尾骨导连），其图形可分为正常及不正常图形。此病异常波形占 63.6%，与正常的盆腔血流图形有统计学上的显著差异。经治 50% 患者降至 14.3%，所以可以认为这个检查是诊断参考指标。此法操作简单，无痛苦，可以反复随诊。

2. 盆腔静脉造影 子宫与卵巢静脉的动态表现和静脉血液流出盆腔的时间延长，造影剂廓清时间 >20 秒时有诊断价值。选择性血管造影术是最可靠的诊断方法。盆腔充血的静脉造影特征包括：卵巢静脉最宽处直径大于 10 毫米（正常小于 5 毫米），子宫静脉充血扩张，卵巢静脉丛中度或重度充血，外阴和/或大腿静脉曲张充盈。对盆腔静脉瘀血者行卵巢静脉栓塞治疗可以有效缓解症状。

3. 腹腔镜检查 盆腔静脉增粗、迂回、曲张、卷曲，或见阔韧带裂伤。无明显盆腔炎症及子宫内膜异位病灶。

【诊断】

一、辨病要点

育龄妇女出现上述病史、临床症状和体征，特别是无感染史，自觉症状与客观检查所见不相符，既往按慢性附件炎所进行的各种治疗均收效不大，甚至毫无效果即可做出正确诊断。诊断困难者，要借助上述检查。

二、辨证要点

小腹胀痛、拒按，或得热痛减，经前加剧，性交疼痛，月经量少紫黯，腰骶胀痛，心烦易怒，胸闷乳胀，舌黯有瘀斑，苔薄白，脉弦涩者多为气滞血瘀；如小腹冷痛，得热则减，按之痛甚，经行加剧，经期延后，量少，色黯有血块，白带量多清稀，性交不快，畏寒肢冷，脉沉紧者多为寒湿凝滞；如少腹隐隐作痛，阴道肛门坠痛，性交或行经前加剧，带下绵绵，色白清稀，头晕乏力，面色萎黄，舌边有齿印瘀点，脉细涩者多为气虚血瘀；如小腹绵绵作痛，空坠不温，性欲减退，月经量时多时少，腰骶疼痛，五心烦热，头晕耳鸣，舌红，苔薄少，脉细弱者多为肝肾亏损。

【鉴别诊断】

1. 子宫内膜异位症　有明显的渐进性加剧痛经史及症状，妇科检查宫颈后上方或骶骨韧带处扪及 1 个或数个质硬、触痛明显的结节，腹腔镜检查可肉眼直接看到异位病灶。

2. 慢性盆腔炎　妇科检查双侧附件明显增厚、触痛、压痛，子宫活动差，甚至盆腔出现冰冻样改变（表 26－1）。

表 26－1　盆腔瘀血综合征与慢性盆腔炎的鉴别诊断

疾病	盆腔瘀血综合征	慢性盆腔炎
生育史	多与多产史及产后盆腔静脉复旧不良有关	不育史
炎症病史	无盆腔感染史	有急性盆腔炎史及慢性盆腔炎反复发作史
下腹痛	与体位有一定关系	与月经周期有关
宫颈、阴道及下肢静脉曲张	并发	少见
附件肿块	一般无。严重时可以扪及。但无固定粘连感	盆腔内明显粘连，或有具体肿块，质硬，不易变形，有明显界限。
体位实验	阳性	阴性
盆腔静脉造影	明显曲张瘀血	不明显

3. 功能失调性子宫出血　与本病都有月经过多，但功能失调性子宫出血没有明显的盆腔阳性体征，一般可通过各种测定卵巢功能的方法相鉴别。而本病盆腔瘀血体征阳性。

4. 严重的子宫后屈后倾　可有腰骶下腹坠痛不适，双合诊除子宫后屈后倾外，无其他盆腔静脉瘀血症状。

5. 腰部纤维组织化 病因不明。寒冷、潮湿、疲劳，过度活动精神创伤等可诱发腰骶部僵硬感，弯腰困难，常于清晨发作。活动、热敷、用药后症状可减轻。无白带增多、月经增多，双合诊阴性。

【治疗】

一、西医治疗

（一）药物疗法

1. 镇痛剂 如吲哚美辛，口服，每次25mg，根据需要每日2~4次，可迅速控制疼痛症状。疼痛消失后停药。

2. 阿司匹林 口服，每次0.3g，每日2~4次。痛止停药。

3. 甲氯芬那酸 口服，每次250mg，每日2~4次。痛止停药。

（二）手术治疗

适用于症状严重，保守治疗无效者。

1. 近绝经期患者，可行经腹全子宫及附件切除术。

2. 阔韧带裂伤造成的重症年轻患者，可经腹行圆韧带悬吊术、阔韧带筋膜修补术、直肠子宫陷凹闭合术、或子宫骶韧带缩短术及输卵管结扎术。

一、中医治疗

（一）辨证论治

1. 气滞血瘀

证候 小腹胀痛、拒按，或得热痛减，经前加剧，性交疼痛，月经量少，色紫黯有块，涩滞不畅，腰骶胀痛，心烦易怒，情绪不宁，胸闷不适，乳胁胀痛；舌黯有瘀斑，苔薄白，脉弦涩。

治法 理气活血，化瘀止痛。

方药 膈下逐瘀汤（《医林改错》）加味。

当归 川芎 赤芍 桃仁 红花 枳壳 延胡索 五灵脂 丹皮 乌药 制香附 甘草 郁金 皂角刺

若小腹坠痛，带下色黄异味者加车前草、龙胆草；若情志不畅，胸闷加郁金、香附；心烦易怒者，加钩藤、柴胡。

2. 寒湿凝滞

证候 小腹冷痛，得热则减，按之痛甚，经行加剧，经期延后，量少，色黯有血块，白带量多，清冷质稀，性交不快，畏寒肢冷，腰酸背痛；苔白，脉沉紧。

治法 散寒除湿，理气止痛。

方药　少腹逐瘀汤（《医林改错》）加味。

小茴香　干姜　延胡索　没药　当归　川芎　肉桂　赤芍　蒲黄　五灵脂　苍术　茯苓

若腰痛明显加杜仲、桑寄生、地龙；若白带色白量多者加椿根皮。

3. 气虚血瘀

证候　少腹隐隐作痛，外阴肿胀，阴道肛门坠痛不已，性交或行经前加剧，月经量少，夹有小块，带下绵绵，色白清稀，腰骶坠痛，头晕目眩，神疲乏力，面色萎黄，大便稀溏，小便清长；舌体胖大，边有齿印瘀点，苔薄白，脉细涩。

治法　益气养血，活血化瘀。

方药　加减苁蓉菟丝子丸（《中医妇科治疗学》）。

肉苁蓉　菟丝子　覆盆子　枸杞子　熟地　当归　桑寄生

若腰痛甚，加杜仲、川断；下腹痛甚，加玄胡、佛手；气短神疲，加党参、升麻、黄芪；性欲明显减退，加巴戟天、仙茅。

4. 肝肾亏损

证候　小腹绵绵作痛，空坠不温，性欲减退，月经不调，量时多时少，腰骶疼痛，五心烦热，头晕耳鸣，神疲乏力，小便灼热；舌红，苔薄少，脉细弱。

治法　补益肝肾，调经止痛。

方药　调肝汤（《傅青主女科》）。

山药　阿胶　当归　白芍　山茱萸　巴戟天　甘草

腰痛加杜仲、狗脊补肾壮腰；胁肋疼痛加郁金、乌药解郁止痛。

（二）中成药

1. **桂枝茯苓胶囊**　口服，每次 4 片，每日 3 次。用于本病血瘀证。
2. **妇科千金片**　口服，每次 5 片，每日 3 次。用于瘀热证。
3. **艾附暖宫丸**　口服，每次 9 粒，每日 3 次。用于寒湿凝滞证。
4. **越鞠丸**　口服，每次 6 ~ 9g，每日 3 次。用于痰瘀凝滞证。

（三）针灸治疗

1. 毫针治疗

取穴：中极、关元、三阴交、太冲、合谷。

手法：重刺激用泻法，实证、寒证加灸，留针 15 分钟。

2. 耳针治疗

取穴：子宫、交感、皮质下、内分泌、肾。

手法：刺后留针 20 ~ 30 分钟，留针期间可间隔作慢而有力的顺向捻转。

【预防与调护】

做好预防是减少本病发病的重要措施。故应大力宣传妇女五期保健，节育避孕，加强体质锻炼，注意劳逸结合，及时治疗生殖器官炎性病变，避免产伤。

【预后】

本病一般病程较长,缠绵难愈。但若及时发现,治疗得当,或采取综合治疗则预后较好。

第二十七章　妇女保健

妇女保健是我国卫生保健事业的一个重要组成部分。其工作主要是根据妇女各个时期的生理特点，运用医学科学技术，采取直接和相关的防治措施、管理方法，保障妇女的生命安全和健康。1994 年 WHO 提出"生殖健康"新概念，其具体内涵为：人们能享受负责、满意和安全的性生活，不必担心传染疾病和意外妊娠，人们能根据自己意愿决定是否生育、何时生育及生育间隔。妇女能够安全地通过妊娠和分娩，妊娠结局是成功的。婴儿存活并健康成长，夫妇能够知情选择和获得安全、有效和可接受的节育方法。

第一节　青春期保健

从月经初潮至生殖器官发育成熟时期为青春期。这一时期身体及生殖器官发育迅速，第二性征形成，开始出现月经。故应对青春期少女讲解生理卫生知识，使其了解月经生理和经期卫生，以预防妇科疾病。青春期是身体发育的重要时期，需要的营养物质较多，因此应注意膳食的营养成分，提供足够的热量，但不能暴饮暴食，也不能为减肥而过分节食。加强体育运动，以增强体质。青春期也是智力发育，世界观形成和信念确定的重要时期，性意识开始萌发，自我意识增强，伙伴关系密切及好奇心、模仿性强等等，我们应针对她们的心理特点，注意方式，正确引导。中医学认为青春期肾气初盛，天癸方至，任通冲盛，胞宫、胞脉发育成熟，第二性征逐渐明显，月经初潮。

第二节　围生期保健

围生期保健（perinatal health care）是在近代围生医学（perinatal medicine）发展的基础上建立的现代孕产期保健。它包括一次妊娠从妊娠前、妊娠期、分娩期、产褥期（哺乳期）、新生儿期为孕母和胎婴儿的健康所进行的一系列保健措施。

一、孕前期保健

孕前期保健的目的主要是选择最佳受孕时机。妊娠前应积极调整心态保持情志舒畅，戒除不良嗜好。积极治疗对妊娠有影响的疾病，适应妊娠时再受孕。避免接触毒物及放射线。

二、孕期保健

早孕期是胚胎、胎儿分化发育阶段，各种生物、生理、化学等因素的干预，容易导致胎儿致畸或发生流产。孕早期应进行遗传咨询，注意防病防畸。孕中期是胎儿生长发育较快时期，此期胎盘已形成，已不易发生流产，此阶段重点是仔细检查早孕期各种影响因素对胎儿是否有损伤，在孕中期进行产前诊断，对高龄孕妇及疑有畸形或遗传病的胎儿进一步做产前宫内诊断，开始预防孕晚期并发症的发生。孕中期应加强营养适当补充铁、钙剂，监测胎儿生长发育的各种指标。预防妊娠并发症如妊高征等，预防及治疗生殖道感染，做好高危妊娠的各项筛查工作。孕晚期是胎儿生长发育最快，胎儿体重明显增加。此时应均衡补充营养（主要是热量、蛋白质、维生素、微量元素、矿物质等），定期检测胎儿生长发育的各种指标，防治妊娠并发症。监测胎盘功能，及早发现和及时纠正胎儿宫内缺氧。

中医学认为妇女孕期阴血下聚养胎，故常阴血不足而气有余，机体自身易出现阴阳平衡失调。故孕期摄生应调饮食，忌辛辣刺激或寒凉之品，慎起居，忌久卧不动或过劳伤身，畅情志，使血气流通，百脉和畅，胎气宁谧。

三、产时保健

产时保健是指分娩时的保健，此期是整个妊娠安全的关键，应提倡住院分娩，高危孕妇并要提前入院。产时保健重点是“五防、一加强”。“五防”是指：①防感染；②防滞产；③防产伤；④防出血；⑤防窒息。“一加强”是指加强对高危妊娠的产时监护和产程处理。

中医学在产时保健有“六字真言”，即“睡、忍痛、慢临盆”。

四、产褥期、哺乳期保健

产褥期、哺乳期是产妇全身及产道逐渐复原和乳腺分泌旺盛时期，应保持外阴清洁，进行乳房护理，预防乳腺炎；注意休息，避免重体力劳动，以防子宫脱垂；调节饮食，应进高热量、高蛋白食物；禁止性生活。哺乳期是指产妇用自已乳汁喂养婴儿时期，约为10个月。为了保护母婴健康，降低乳幼儿死亡率，国际上已将保护、促进和支持母乳喂养作为妇幼卫生工作的重要内容。

中医学认为妇女新产之后，阴血骤虚，营卫不固，抵抗力下降，易感受外邪而发病。因此产褥期应寒温适宜，以防感邪；劳逸适度，以防阴挺下脱；调节饮食，以防损伤脾胃；调和情志，以防乳汁分泌不畅；保持会阴清洁，以防邪毒感染。哺乳期应保持乳房清洁，按需哺乳，保持乳量，要避免伐伤脾胃及精神刺激，积极预防乳络瘀积成痈。

第三节　围绝经期及绝经后妇女保健

围绝经期是指妇女从接近绝经时出现与绝经有关的内分泌、生物学和临床特征时至绝经1年内的期间。

一、围绝经期保健

围绝经期保健总的目标是延长妇女最大体能、最适精神状态和社会活性；尽可能早发现任何常见的慢性疾病，包括高血压、心脏病、糖尿病、癌症等；并帮助围绝经妇女顺利度过绝经期。全面病史及体格检查应每 5 年进行 1 次，每年进行妇科防癌为中心的普查普治及乳房和骨盆检查、阴道细胞学检查等。指导合理膳食，重视蛋白质、维生素及微量元素的摄入。保持心情愉快。适当进行体育运动。补充钙剂，以防骨质疏松。

二、绝经后妇女保健

绝经后至进入老年期仍有 10 多年的时间，此期体内雌激素水平进一步下降，临床主要见有萎缩性变化，主要表现为阴道黏膜萎缩、继发阴道炎、瘙痒、性交困难和阴道缩窄。尿道和膀胱黏膜萎缩，易见尿道炎发生；骨质疏松，易发生骨折；冠状动脉粥样硬化性心脏病发生率增高。此期的保健重点，应防止骨质疏松、心血管疾病的发生；定期行妇科及全身检查，防癌仍是重点；减轻因雌激素水平下降引起的泌尿生殖器官萎缩所致的影响，预防炎症的发生。在医生的指导下进行激素替代治疗。总之，绝经并非人体衰老的信号，而是开始进行保健的信号。

中医学认为围绝经期肾气渐衰，天癸将竭，冲任二脉虚损，人体阴衰阳盛，阴阳失调。因此，围绝经期的调护应修身养性，调畅情志；劳逸结合，锻炼有常；饮食清淡，合理营养；起居有常，慎适寒温。

第四节　妇女保健统计指标

1. 妇女保健效果统计指标举例

（1）孕产妇死亡率 $=\dfrac{\text{年内孕产妇死亡数}}{\text{年内孕产妇数}}\times 10\text{万}/10\text{万}$

（2）早期新生儿死亡率 $=\dfrac{\text{出生后 1 周内新生儿死亡数}}{\text{期内活产数}}\times 1000‰$

（3）围生儿死亡率 $=\dfrac{\text{孕 28 足周以上死胎、死产}+7\text{ 日内新生儿死亡数}}{\text{孕 28 足周以上死胎、死产}+\text{活产数}}\times 1000‰$

2. 孕产妇保健工作统计指标举例

（1）住院率 $=\dfrac{\text{住院分娩产妇数}}{\text{期内产妇数}}\times 100\%$

（2）产前检查率 $=\dfrac{\text{产前检查孕妇数}}{\text{期内孕妇数}}\times 100\%$

（3）产后访视率 $=\dfrac{\text{产后访视产妇数}}{\text{期内产妇数}}\times 100\%$

3. 产科工作质量统计指标举例

（1）妊娠高血压综合征发病率 $=\frac{\text{期内患妊高征产妇数}}{\text{期内产妇数}}\times 100\%$

（2）产后出血率 $=\frac{\text{期内产后出血数}}{\text{期内产妇数}}\times 100\%$

（3）产褥感染率 $=\frac{\text{期内产褥感染数}}{\text{期内产妇数}}\times 100\%$

（4）会阴破裂率 $=\frac{\text{会阴破裂数}}{\text{期内产妇数}}\times 100\%$

4. 妇女病防治工作指标举例

（1）妇女病普查率 $=\frac{\text{实查人数}}{\text{应查人数}}\times 100\%$

（2）妇女病患病率 $=\frac{\text{患病人数}}{\text{检查人数}}\times 10\text{ 万}/10\text{ 万}$

（3）妇女病治愈率 $=\frac{\text{已治愈例数}}{\text{治疗例数}}\times 100\%$

5. 计划生育统计指标举例

（1）人口出生率 $=\frac{\text{同年出生人数}}{\text{同年平均人口数}}\times 1000‰$

（2）计划生育率 $=\frac{\text{符合计划生育要求的活胎数}}{\text{同年活产总数}}\times 100\%$

（3）人口死亡率 $=\frac{\text{某地同年死亡人数}}{\text{某地同年平均人数}}\times 1000‰$

第二十八章 计划生育

计划生育即有计划地控制生育。实行计划生育，控制人口数量，提高人口素质，是关系到国家繁荣富强、民族兴旺发达的根本大计，是我国必须长期坚持的一项基本国策，计划生育的基本内容包括：

晚婚：法定年龄推迟3年以上结婚为晚婚，以初步奠定好学习和工作的基础。

晚育：法定年龄推迟3年以上生育为晚育。晚育可使夫妇双方适应婚后生活，并为生育做好充分的精神和物质准备。

节育：提倡一对夫妇只生育一个孩子，并及时了解及确定采取节育的方式和方法，以便生育后得以落实。

优生优育：通过计划生育工作，避免先天性缺陷代代相传，防止后天因素影响后天发育。

第一节 避孕

避孕是指采用科学的方法，使妇女暂时不受孕。

一、工具避孕法

工具避孕法是利用器具防止精液泄入阴道；或阻止泄入阴道内的精子进入子宫腔；或改变子宫腔内的环境，以实现避孕目的的方法。目前常用的避孕工具有以下几种。

（一）宫内节育器

宫内节育器是一种安全、有效、经济、简便的避孕工具，因取出后不影响生育而深受妇女欢迎。目前临床上常用的节育器有不锈钢单环、麻花环、混合环、带铜的“V”形和“T”形环及塑料节育花等。近年来在节育器上绕铜丝或加入孕激素以提高避孕效果。

1. 适应证 已婚育龄妇女，愿意选用而无禁忌证者均可放置。

2. 禁忌证

（1）放置节育器前，必须排除妊娠的存在。如已发现妊娠者，应先终止妊娠。

（2）生殖器官炎症如急性盆腔炎、阴道炎、重度宫颈糜烂等。

（3）月经紊乱近3个月，月经过多，月经频发或不规则阴道流血，重度痛经等。

（4）生殖器肿瘤、子宫颈口过松、重度子宫脱垂等。

（5）严重的全身性疾患，如心力衰竭、重度贫血等。

（6）严重的出血性疾患。

3. 放置时间

（1）月经干净后 3 ~ 7 日。

（2）人工流产术后，其经过顺利且宫腔在 10cm 以内，无感染或出血倾向者。

（3）自然流产转经后。

（4）足月产及中期引产后 3 个月或剖宫产术后半年。

4. 宫内节育器的选择与消毒

（1）选择

①金属环：宫腔深度 5.5 ~ 6.5cm 者用小号（外径 18mm），6.6 ~ 7.5cm 者用中号（外径 20mm），7.6 ~ 8.5cm 者用大号（外径 22mm），大于 8.5cm 用特大号（外径 24mm）。宫腔小于 5.5cm 者不宜放置。

②节育花：宫腔深度在 7cm 以上者用 28 型，7cm 以下或哺乳期用 29 型。

③"T"形节育器：宫腔深度在 7cm 以上者用 28 型，7cm 以下用 29 型。

④"V"形节育器：宫腔深度在 6.6cm 以上者用大号，6.5cm 以下用小号。

（2）消毒：金属环可煮沸或高压消毒，或用 75% 乙醇浸泡 30 分钟以上；带有尼龙尾丝或塑料节育器、混合型节育器，可用 75% 乙醇或 1‰苯扎溴铵浸泡 30 分钟以上，或 2.5% 碘酊浸泡 5 ~ 10 分钟；硅胶类与带铜节育器，最好于当天使用前以 75% 乙醇浸泡 30 分钟，时间不宜过长，以免发生变质。凡浸泡消毒的节育器，于使用前均需用无菌水冲洗。

5. 术前准备

（1）详细询问有关病史：如月经史、孕产史、避孕史，以排除有无禁忌证等。

（2）妇科检查：了解生殖器的基本情况。

（3）全身一般检查：心、肺、血压等。

（4）实验室检查：阴道分泌物清洁度、滴虫霉菌检查、血红蛋白；可疑妊娠者应做妊娠实验等。

（5）术前测体温：若体温高于 37.5℃不宜放置。

（6）三天内有性交史者不宜放置。

6. 放置方法

（1）受术者排空膀胱后取膀胱截石位，常规消毒外阴、阴道后铺孔巾，并作双合诊，仔细复查子宫位置、大小、倾屈度及附件情况。

（2）用窥器扩张阴道后暴露宫颈，消毒阴道、宫颈和宫颈口（2.5% 碘酊，75% 乙醇）。

（3）以宫颈钳夹住宫颈前唇，稍向外牵拉，使子宫呈水平位。用探针沿宫腔方向探测宫腔大小，并据此选择不同大小和形态的节育环。

（4）将节育器放于放置器上，轻轻送到宫底，然后轻轻退出放置器。如放置带尼龙丝的节育器，则应将悬丝部置于下端，并留 1.5 ~ 2cm 尾丝在宫颈口外，多余部分剪去，取下宫颈钳和阴道窥器。

7. 注意事项

（1）严格无菌操作，以防感染。

（2）节育器要一次放至宫底部，不可扭动放置器。

（3）哺乳期子宫小而软，易穿孔，操作必须轻柔。

（4）术后休息3日，1周内免重体力劳动，2周内忌性交及盆浴。

（5）定期随访，一般在术后第1、3、6、12月各随访1次，以后每年随访1次，特殊情况应予随时复诊。

8. 节育器的取出和换置

（1）放置期限：不锈钢金属节育器可放置20年；塑料或硅胶节育器可放置3~5年；带铜节育器可放置3~5年；有铜套时可放置10~15年；带黄体酮或吲哚美辛的节育器一般只能放置1年。

（2）取器指征：放置年限已到需要更换者；计划再生育；宫内节育器并发症较重，治疗无效者；宫内节育器变形或异位者；要求改用其他避孕措施或节育者；已绝经半年以上，或丧偶、离婚者；有感染化脓、嵌顿等并发症者。

（3）取器时间：月经干净后3~7日，或绝经后半年至1年为宜；如因为癌变，则可随时取出；带器妊娠者，与终止妊娠时同时取出。疑有感染者术前、术后应予抗生素治疗。

（4）取器方法

①有尾丝者，用止血钳夹住尾丝后轻轻牵引取出。

②无尾丝者，其方法的前三步与放置方法相同，然后用子宫探针测知节育器位置，再将环取钩呈水平位送达宫腔底部节育器所在的位置，旋转90度，钩住节育器下缘轻轻拉出。

（5）更换节育器：取出旧节育器后，可立即放置新的，或待下次月经干净后再放置。

（二）阴道隔膜

阴道隔膜俗称子宫帽，由女方掌握，适于每次性交时使用。

1. 禁忌证　有盆底损伤性疾患如子宫脱垂、膀胱或直肠膨出以及阴道炎、子宫颈重度糜烂等不宜使用。

2. 选择方法　按阴道隔膜弹簧外缘间直径的大小，可分为55、60、65、70、75、80mm六种，常用的为65、70或75号。

3. 使用方法

（1）用前由医师用手测量耻骨联合至后穹隆的距离，以供选择相应号码阴道隔膜时参考。

（2）放置时在隔膜边缘涂以避孕药膏。

（3）取半卧或半蹲或两腿对称分开，使用者一手分开大阴唇，另一手拇指、食指把隔膜捏成长形，凸面向宫颈，沿阴道后壁送至后穹隆，再把隔膜外缘推至耻骨后方，使宫颈被盖住。

（4）性交后8~12小时取出，洗净擦干后扑以滑石粉收藏备用。

（三）阴茎套

阴茎套也称避孕套，由男方掌握，适于每次性交时使用。因具有防止性传播疾病的传染作用，故应用甚广。

1. 阴茎套型号 通常分为大、中、小三号，直径分别为35、33、31mm。

2. 使用方法 使用前选择合适阴茎套型号，吹气检查证实确无漏孔，排除贮精囊内空气后，将其套在阴茎上。排精后阴茎尚未软缩时，捏住套口和阴茎一起取出。注意每次性交时均应更换新的阴茎套。

二、药物避孕法

（一）适应证

凡身体健康、愿意避孕且月经基本正常的育龄妇女均可使用。

（二）禁忌证

1. 严重高血压、糖尿病、肝肾疾病及甲状腺功能亢进者不宜应用。
2. 血栓性疾病、充血性心力衰竭、血液病及哺乳期不宜应用。
3. 子宫肌瘤、恶性肿瘤或乳房内有肿块者不宜应用。

（三）药物种类及使用方法

1. 短效避孕药 适用于长期同居的夫妇，有效率为99%以上，常用的有以下几种。

（1）口服避孕药1号（复方炔诺酮片）：每片含炔诺酮0.625mg和炔雌醇0.035mg。

（2）口服避孕药2号（复方甲地孕酮片）：每片甲地孕酮1mg和炔雌醇0.035mg。

（3）复方18－炔诺孕酮：每片含18－炔诺孕酮0.3mg和炔雌醇0.03mg。

（4）口服避孕药0号：每片甲地孕酮0.5mg和炔诺酮0.3mg及炔雌醇0.035mg。

上述药物均在月经周期的第5日起每晚服1片，连服22日。如漏服，应在24小时内补服。一般停药后1～3日月经来潮，服药当月能避孕。如停药7日后月经未来者，次日起开始服下一周期药。连续3个月经周期停药后月经不来者应停药，改用其他方法避孕。

2. 探亲避孕药 适于两地分居的夫妇探亲时服用，且不受经期限制。

（1）甲地孕酮（探亲1号）：每片含甲地孕酮2mg，于探亲当日中午服1片，当晚开始，每晚1片，探亲结束之次晨加服1片。

（2）炔诺酮（探亲避孕片）：每片含炔诺酮5mg，于探亲当晚开始服用，每晚1片，探亲1个月者，连服14片后接短效避孕药至探亲结束。

（3）53号避孕药：每片含双炔失碳酯7.5mg。每次性交后立即服1片，第一次性交后次日晨应加服1片。

（4）18－炔诺孕酮：每片含18－炔诺孕酮3mg。于探亲同居前1～2日开始服，每日1片，连续14～15日。如需继续避孕，可接服短效避孕药。

3. 长效口服避孕药

（1）复方18－炔诺孕酮：每片含复方18－炔诺孕酮12mg、炔雌醚3mg。月经来潮第5日中午服第1片，隔20日服第2片，以后每隔28日服1片，头3个月每次加服长效雌激素

（内含炔雌醚 0.3mg）1 片。

（2）复方炔雌醚：每片含炔雌醚 3.3mg、氯地孕酮 15mg。月经来潮第 5 日服 1 片，隔 20 日服第 2 片，以后每隔 30 日再服 1 片。

（3）复方 16－次甲基氯地孕酮：每片含炔雌醚 3mg、16－甲基氯地孕酮 10mg。服用方法同复方炔雌醚。

（4）三合一片：每片含炔雌醚 2mg、地孕酮 6mg、18－炔诺孕酮 6mg。月经来潮第 5 日服 1 片，第 10 日服第 2 片，以后按第一次服药日期每月服 1 片。每次服药时需与抗副反应片同服。

4. 长效注射避孕药

（1）避孕针 1 号：每支含己酸孕酮 250mg、戊酸雌二醇 5mg。月经来潮第 5 日肌内注射 2 支或第 5 日和第 12 日各肌肉注射 1 支，以后每次月经第 10～12 日肌肉注射 1 支。多数人在注射后第 10～16 日月经来潮，如未来月经可相隔 28 日注射 1 次。

（2）复方庚炔诺酮避孕针 1 号：每支含炔诺酮庚酸酯 80mg、戊酸雌二醇 5mg。用法同避孕针 1 号。

（3）复方甲地孕酮避孕针：每支含甲地孕酮 25mg、雌二醇 3.5mg。月经来潮第 5 日和第 12 日各肌肉注射 1 支，以后每个月经周期的第 12 日注射 1 支。

5. 紧急避孕药 用于没有防护的性生活后的紧急补救，以预防非意愿妊娠发生，减少人工流产。

（1）复方 18－炔诺孕酮（雌、孕激素复方配伍）：在无防护的性交后 72 小时内服用。剂量：炔雌醇 0.1mg 加炔诺酮 10mg，1 次口服，12 小时后同样剂量再服 1 次。

（2）单纯孕激素左旋 18－炔诺孕酮：在无防护的性交后 72 小时内服用。剂量：左旋 18－炔诺酮 0.75mg，1 次口服，12 小时后再服 1 片（0.75mg）。

6. 阴道局部用避孕药

（1）避孕药膜：内含有杀精子主药烷苯聚氧醇 50mg。因其不干扰内分泌，故不影响月经周期与阴道生理，有效率达 95% 以上。性交前，取一张药膜对折两次成原来的 1/4，或者揉成松软团块，用食指将其推送入阴道深处，待 3～5 分钟药膜溶解后再性交。少数妇女偶可出现白带增多，局部轻度灼热感及外阴瘙痒等症状，可参照带下病外用中药治疗即可消失，一般不影响使用。

（2）避孕药片：每片含苯基聚乙二醇醚 60mg，性交前塞入阴道深处，待 5～10 分钟后性交。

（3）避孕药膏：每 100g 药膏含醋酸苯汞 90mg、对羟基苯甲酸乙酯 50mg。使用时，将药膏 10g 挤入专用的注入器内，性交前取仰卧位，将注入器缓缓插入阴道深部再后退少许，在退至相当于宫颈附近时推药，然后将注入器边推边退出阴道。

7. 皮下埋植避孕法 适用于大多数育龄妇女，放置 1 次可避孕 5～8 年，有效率在 99.5% 以上。

（1）国产Ⅰ型：每套为 6 根硅橡胶囊，每根长 3.4cm，直径 2.4cm，每根含左旋 18－炔诺酮 36mg，总量为 216mg。

（2）国产Ⅱ型：每套为2根硅橡胶棒，每根长4.4cm，直径2.4cm，每根含左旋18－炔诺酮75mg，总量为150mg。

放置方法：于月经周期的7日以内在上臂内侧作皮下扇形插入。如在使用过程中希望生育，可随时取出，生育力迅速恢复。放置后凡能引起肝酶活跃的药物如巴比妥、利福平等禁用，因能降低血药水平而影响避孕效果。

（四）药物副反应及治疗

1. 类早孕反应 少数人服药后出现类早孕反应，如恶心、头晕、乏力、食欲不振、呕吐等，轻者2～3个月能自然消失或减轻，重者可给以下处理：

（1）西医治疗

①抗副反应片：（每片含奋乃静0.5～5mg，咖啡因30mg，维生素$B_6$30mg，颠茄8mg，溴化钾50mg等），每晚临睡时服，1片/次。

②维生素B_6：每次10mg，每日3次。

③维生素C：每次100mg，每日3次。

（2）中医治疗：可参见妊娠剧吐进行治疗。

2. 闭经 除外妊娠后的闭经。

（1）西医治疗

①黄体酮：肌注，每次20mg，每日1次，连续使用3天，以达到撤退性出血的目的。

②连续闭经3个周期以上应停药，采取其他方法避孕。

（2）中医治疗：可参照闭经治疗。

3. 过敏反应 个别妇女注射避孕针后可出现过敏反应。因此每次注射避孕针后应观察15分钟左右，无异常反应方可离去。如有过敏反应者应停药，采用其他方法避孕。

4. 月经不调 常见周期缩短、经期延长、经量增多或减少。

（1）西医治疗

①适当增加服药天数可使周期延长。

②经血量多者、经期延长者可服止血药。如维生素K_3，肌肉注射，每次8mg，每日3次；6－氨基己酸，肌肉注射，每次0.5g，每日3次。

③经量少者可加用炔雌醇1～2片，连续2个月。

（2）中医治疗：可参见第二十章第一节功能失调性子宫出血进行治疗。

5. 突破性出血 是短效口服避孕药常见的症状，指按正常规定服药，没有漏服或错服情况下发生阴道出血。

（1）月经前半周期出血且量不多者，每晚加服炔雌醇1片，与避孕药片同时服到第22日后停药；出血多者则每晚加服炔雌醇2片。

（2）月经后半周期出血量不多者，每晚加服避孕药1片，连续服至22日；出血量多如月经或出血已近月经期者，可停止服药，将此次出血作月经处理，在出血的第5日开始重新服药。

（3）对连续2个周期发生出血者，可采用预防性加药，于每次出血前2日加服炔雌醇片或避孕药至第22日，一般需连续加服一个月经周期。

（五）注意事项

1. 避孕药片的主要成分在糖衣上，应将药瓶置阴凉、干燥处保存，以免失效。
2. 按时服药，漏服应于次日补服。
3. 定期检查乳房，如发现有肿块应停止用药。
4. 用药期间应注意其他药物对避孕药避孕效果的影响以及避孕药对其他药效的影响。
5. 停用长效药时，最后一次服药后，应改用短效药1~2月作为过渡，以免发生月经不调。
6. 哺乳期妇女宜在产后6~8个月后开始服药，以免使乳汁减少。

三、其他避孕法

（一）安全期避孕法

卵子自卵巢排出后可生存1~2日，而受精能力最强时间是排卵后24小时内，精子进入女性生殖道内可存活2~3日。因此排卵前后4~5日内为易孕期，其余的时间不易受孕，故被视为安全期。采用在安全期内进行性生活而达到避孕目的，称为安全期避孕法。由于其单靠避开易受孕期性生活而不用其他药具避孕，故又称自然避孕法。

采用安全期避孕应先确定排卵日期，可根据基础体温测量、观察宫颈黏液分泌或通过月经周期规律来推算。多数妇女月经周期为28~30日，预期在下次月经前14日排卵，排卵日及其前5日和后4日以外的时间即为安全期。由于妇女的排卵过程可受情绪、健康状况或外界环境等因素的影响而推迟或提前，还可能发生额外排卵。因此，安全期避孕法并不十分可靠，失败率达20%。

（二）体外排精避孕

即在性交达到高潮即将射精时，阴茎迅速自阴道退出，在体外射精，避免精液进入阴道，从而达到避孕目的。此法虽简便，但必须在夫妻双方密切配合下才能使用，而且由于射精前，尿道分泌液中含有精子，故这种方法亦并非十分有效。

（三）免疫避孕法

从20世纪60年代后期免疫避孕在国际上受到很大重视。在人类生殖系统中有许多特异性蛋白质，具有免疫性，称为生殖抗原。许多此类抗原引起的免疫反应能使生殖功能受到抑制。免疫避孕就是根据上述原理，试图从生殖抗原中筛选、制备出一些合适的抗原，发展为安全、有效的避孕疫苗，以达到控制生育的目的，但出于对安全性等问题的考虑，目前尚在试验阶段。

四、输卵管绝育及复通术

（一）输卵管结扎术

1. 适应证

（1）已婚妇女，夫妇双方自愿绝育者。

（2）由于疾病因素，不宜生育者。

2. 禁忌证

（1）感染：如全身性急性感染性疾病、急慢性盆腔炎、腹壁皮肤感染等。

（2）身体虚弱不能胜任手术者。

（3）严重的神经官能症或对绝育手术有顾虑者。

（4）24 小时内体温两次高于 37.5℃者。

3. 手术时间

（1）非妊娠期以月经干净 3～7 日为宜，产后、流产后其月经尚未复潮时必须排除妊娠后施行。

（2）人工流产或取环术后立即进行。

（3）剖宫取胎及其他腹部手术时同时进行。

（4）正常分娩或中孕引产后 3 日内。

4. 术前准备

（1）术前做好思想工作与咨询，常规体检及妇科检查。

（2）检查血常规及出血凝血时间、尿常规，必要时需做肝肾功能检查、胸透及其他相关检查。

（3）术野备皮，行普鲁卡因皮试。

5. 手术步骤与方法

（1）排空小便后取低头仰卧位，腹部皮肤常规消毒，铺无菌巾，采用 0.5%～1% 普鲁卡因局部浸润麻醉。

（2）切开皮肤，在耻骨联合上两横指处做切口，产后选择在宫底下两横指。横行或纵行切开 2～3cm，逐层切开腹壁进入腹腔。

（3）寻找输卵管，常用的方法有三种。

①指板法：先用一食指进入腹腔扪及输卵管并置其峡部，另一手执指板贴食指送入腹腔，板夹达指尖夹住输卵管，食指与指板同时一起移至输卵管壶腹部，取出输卵管。适应于前位子宫。

②钳夹法：用卵圆钳伸入腹腔，沿膀胱顶至子宫前壁，探明子宫大小及位置，卵圆钳依至子宫角处，再向子宫侧壁外张开卵圆钳，轻夹输卵管并逐渐提至切口处，有时取出的是圆韧带或卵巢韧带，输卵管就在其附近，不必重新钳取。常用于后位子宫及腹壁肥厚者。

③钩取法：子宫后位钩取输卵管较为有利。将输卵管钩按卵圆钳方式进入腹腔，达到宫底后把钩转向一侧子宫角下方，钩端朝前方上提输卵管。

（4）结扎输卵管：多采用抽心包埋法。即于输卵管峡部背面无血管区浆膜下注射普鲁卡因或生理盐水；切开该处浆膜层，剥出输卵管并剪除 2cm 长；两断端用 4 号丝线结扎，再以 0 号丝线连续缝合浆膜层；将输卵管近端包埋于浆膜内，远端游离于浆膜外；检查无出血则将输卵管送回腹腔。同法结扎对侧输卵管。

（5）逐层关闭腹腔。

6. 注意事项

（1）手术应熟练，做到稳、准、轻、快，避免粗暴操作。

（2）进入腹腔时避免损伤膀胱与肠管。

（3）提取输卵管时勿损伤输卵管系膜。

（4）术后注意体温、伤口情况，术后 4 日拆线。

（二）输卵管粘堵术

输卵管粘堵术是经阴道、宫颈、宫腔向输卵管注入以苯酚糊为主的化学粘合剂，造成输卵管粘堵而达到永久性绝育的目的。

1. 适应证　同输卵管结扎术。

2. 禁忌证

（1）内外生殖器畸形、炎症及肿瘤患者。

（2）各种疾病的急性期，术前 24 小时有 2 次体温超过 37.5℃，或全身情况不良不能耐受手术者。

（3）癫痫、严重神经官能症者。

（4）过敏体质。

3. 手术时间

（1）未孕者月经干净 3～7 日。

（2）带环者可与取环同时手术。

（3）产后满 4 个月以上或哺乳期未来月经除外妊娠者。

（4）人流、自然流产及中期引产者，正常转经后。

4. 术前准备　预热无菌注射用生理盐水与体温温度相近，复方苯酚糊剂加热至 70℃以便抽吸和推注，病人术前半小时口服阿托品 0.6mg。

5. 手术步骤及方法

（1）体位及消毒同放环术。

（2）用探针探宫腔深度及倾曲度、形态及子宫位置，选用合适的金属套管。

（3）将塑料管插入套管内，做深度记号，并通过宫颈送入宫腔，达宫底后滑入宫角，固定位置后试将塑料导管向前推，送入输卵管宫腔开口并插入 0.5cm。

（4）向塑料管注入生理盐水，如无阻力且宫颈口无液体流出说明塑料管已进入输卵管口，向塑料管注入复方苯酚糊剂，注入总量为塑料管含量（事先测量已知）加上 0.12ml。先缓慢推入 0.1ml，退出塑料导管 0.3cm 再推注 0.02ml。

（5）取出套管及导管，观察并记录导管插入深度及药物有无外溢情况。对侧同法操作。

（6）二侧注完后休息片刻即行 X 线盆腔平片，以观察药物注入输卵管的长度。

6. 注意事项

（1）双侧输卵管药液显影长度约在 2cm 以上，可判断为绝育成功。

（2）1 月内禁性生活。

（3）如 X 线检查一侧成功，应于次日补做或 3 个月后碘油造影确诊。

（4）术后阴道内可有黄色分泌物流出，不必处理。

（三）输卵管节育术并发症的诊断与防治

1. 输卵管结扎术后综合征

（1）诊断要点

①结扎术后，下腹疼痛，腰痛。

②月经不调，或白带增多。

③性交不适。

④妇科检查及体查无明显病变。

（2）预防

①应注意手术适应证及禁忌证，生殖器官炎症需治疗后施术。

②手术操作要轻柔、准确。

③做好手术者的解释工作，消除思想紧张。

（3）处理

①西医对症处理：索米痛片，每次 0.5g，每日 2 次；谷维素，每次 30mg，每日 3 次。

②中医治疗：据其表现，多属中医“腹痛”“月经不调”等病证范畴，常因术后气滞血瘀所致，可选用下述验方治疗。

归芍活血汤：益母草 12g，当归 10g，赤芍 10g，川芎 6g，丹参 12g，元胡 10g，牛膝 10g，桂枝 10g，川楝子 10g

有热者加黄柏 10g，败酱草 12g，蒲公英 12g；有寒者加附子 6g，干姜 10g，小茴香 10g；气虚者加黄芪 15g，党参 15g，白术 15g；气滞者加柴胡 6g，香附 6g，枳壳 10g；腰痛者加川断 10g，桑寄生 10g，杜仲 10g。水煎，每日 1 剂，分 2 次分服。主治输卵管结扎术后综合征。

加味四物汤：桃仁 12g，制香附 12g，红花 10g，当归 30g，赤芍 30g，丹参 30g，穿山甲 15g，生地 20g。

若小腹灼痛、刺痛，带下色黄者加黄柏 10g，虎杖 10g，车前子 10g；少腹冷痛，痛连腰胁，胸闷不舒者加佛手 10g，郁金 10g，柴胡 6g；小腹冷痛，畏寒肢冷，舌有瘀斑瘀点者加干姜 6g，肉桂 3g，元胡 10g；精神萎靡，头昏，面色黄白者加党参 12g，黄芪 12g；腹部胀痛，大便干结者加枳实 10g，大黄 10g。水煎，每日 1 剂，分 2 次服。同时将药渣装入布袋，置腹痛处热敷 20～30 分钟，每日 1～2 次，10 次为 1 疗程。主治输卵管结扎术后腹痛。

2. 感染

（1）诊断要点

①结扎术后发热、头痛、全身不适。

②小腹疼痛、白带增多。

③腹部压痛。

④血常规检查，白细胞总数及中性粒细胞增高。

（2）预防

①术前处理好体内原有感染病灶，杜绝内源性感染。

②严格遵守无菌操作规程，杜绝外源性感染。

（3）处理：参见第十九章第四节盆腔炎进行治疗。

（四）输卵管复通术

是指输卵管结扎术后要求恢复生育能力所行的输卵管吻合术。由于国内绝育手术大多采用抽心包埋法或双折结扎切除术，故再通术主要采用输卵管对端吻合术。其成功率达80%以上，妊娠率为74%，宫外孕发生率约为4%。如采用显微手术，其手术的精密度提高，组织对合更准确，又采用无损伤缝线，使手术成功率大大提高。

1. 适应证　已行输卵管结扎绝育的妇女，由于子女伤亡、婚姻变化等因素要求再生育，年龄在37岁以下，子宫和卵巢功能正常者。

2. 禁忌证

（1）严重附件炎，较大输卵管积水。

（2）严重的心、肺、肝、肾疾患及各种疾病的急性期。

3. 手术时间　月经干净后3～7日。

4. 术前准备

（1）询问上次绝育的手术方式及有无感染等情况，讲明本次手术成功率，今后妊娠易患宫外孕的情况。

（2）丈夫精液检查。

（3）可行子宫输卵管碘油造影了解输卵管堵塞部位及近端情况，有条件者腹腔镜检查了解内生殖器情况。

（4）术前抗生素治疗及阴道冲洗3日以防感染。

5. 麻醉　硬膜外麻醉。

6. 手术步骤

（1）常规消毒术野皮肤，取脐耻之间做手术切口。

（2）打开腹腔：可参见第三十章第四节经腹输卵管卵巢切除术。

（3）检查输卵管：一般阻断部位在输卵管峡部，检查周围有无粘连及影响范围，伞端外观是否正常，如有粘连应用剪刀锐性分离。

（4）检查闭锁近端、远端情况：切除闭锁处，用两手指夹子宫狭部宫颈处，经宫底注入稀释美蓝液，可清楚见到输卵管近侧阻塞部位，在其近侧约2～3cm处垂直切断管腔，在瘢痕远端稍外处垂直切断，将两者之间瘢痕组织充分切除。向远端注入生理盐水，证实输卵管远端通畅。

（5）缝合

①两端相等或近乎相等时，在系膜侧输卵管6点处管腔内膜进针，穿透部分肌层，再从对侧管口肌层进针，穿透黏膜层，自腔内穿出，打结。以同样的方法依次缝合12点、9点、3点处，但不打结，待最后顺序打结。第二层浆肌层，仍由6点开始，然后12点、9点、3点。此层缝合每针立即打结。输卵管系膜裂口间断缝合。

②吻合峡部与壶腹部：如两侧管口直径差距不超过2～3倍时，峡部针距缩小而壶腹部间距放大，各侧距离应相等，缝合对合良好。缝合方法基本同上。

③吻合壶腹部与壶腹部：此情况较少，其缝合方法同上，由于管腔大小近似，第一层为全肌层、黏膜层，第二层为浆膜层，一般缝合6～8针。

（6）关闭腹腔：清点器械、纱布等物，对数后，逐层关闭腹腔。

7. 注意事项

（1）对输卵管组织细心保护，尽量少用器械夹持输卵管，而用手把持，以减少组织创伤和疤痕形成。

（2）不用纱布揩血，不断用生理盐水或平衡液1000ml加肝素5000U冲洗输卵管断端，用大盐水垫吸去冲洗液而不能吸头直接吸引输卵管。

（3）行断端吻合时，两断端宜切成斜面来使吻合口管径增宽，尽量保留输卵管使其长度至少在5cm以上。

8. 术后处理

（1）术后应用抗生素治疗5～7日拆线。

（2）术后行输卵管通液术，第1次在术后第2日，第2次在月经来潮后，第3次在术后3个月，也可行造影术。

（3）术后禁房事1个月，避孕2个月。

9. 中医治疗 可参见第二十五章不孕症辨证施治。

第二节 人工流产

人工流产是指用人工方法终止早期妊娠，可通过人工流产负压吸引术、药物流产和人流钳刮术达到目的，是避孕失败的补救措施。

一、人流负压吸引术

（一）适应证

1. 妊娠10周内要求终止妊娠而无禁忌证者。
2. 妊娠10周内因某种疾病而不宜继续妊娠者。

（二）禁忌证

1. 生殖器官急性炎症，如阴道炎、宫颈炎、盆腔炎等（治疗后方可手术）。

2. 各种疾病的急性期，或严重的全身性疾病不能耐受手术者。

3. 妊娠剧吐酸中毒尚未纠正者。

4. 术前相隔 4 小时两次体温在 37.5℃以上者。

（三）术前准备

同放置宫内节育器。

（四）手术步骤与方法

1. 前两步与放置宫内节育器相同。

2. 探针深测宫腔深度和子宫屈向。

3. 扩张宫颈管，扩张的宫颈应比吸管直径大一号，即若选用 6 号吸管，宫颈则应扩至 7 号。

4. 吸管的选择，孕 6 周以下用 5 号吸管，孕 7 周以下选 6 号吸管，孕 7 ~ 8 周可选用 6 或 7 号吸管，孕 8 ~ 9 周选 7 号吸管，孕 9 ~ 10 周用 7 或 8 号吸管，孕 10 周以上用 8 号吸管。

5. 吸宫，将吸管接上胶管和负压瓶，并将吸管送入子宫底后稍退少许，负压在 300 ~ 500 mmHg，吸管由宫底向宫口方向往返抽动并同时按一定方向转动，使能吸到宫腔各壁。吸宫干净的征象是：子宫壁变粗糙，子宫收缩使吸管抽动时有紧涩感，宫颈口有血性泡沫排出，无子宫活动性出血。

6. 吸宫完毕再测宫腔深度，并用小号刮匙或小号吸管清扫子宫两角以防吸宫不全。

7. 检查吸出物有无绒毛及胚胎组织，与妊娠月份是否相符。有异常情况时应送病理检查。

8. 擦净阴道血性物，检查宫口无活动性出血后，取下宫颈钳及阴道窥器。

（五）注意事项

1. 术前常规检查吸引器是负压才能使用，术中严格无菌操作且动作轻柔，吸管经宫颈时注意勿带负压。

2. 凡哺乳期子宫，一年内有剖宫产史而疑瘢痕愈合不佳、子宫过度前屈或后屈、短期（6 个月）有两次人流史、生殖器畸形合并妊娠、子宫肌瘤合并妊娠等高危人流均应收住院手术。

3. 对有感染可能者，应给磺胺类或其他抗生素以预防感染。

4. 术后观察 2 小时，如无异常方可离院。2 周内或阴道出血未净者禁止盆浴，一个月内禁止性生活以免感染；阴道出血多或持续 10 日以上，伴有发热、腹痛者应随时就诊。

（六）人工流产并发症的诊断与防治

1. 人流综合征

（1）诊断要点

①头晕、恶心、呕吐、面色苍白及出冷汗，甚至晕厥。

②心跳过缓，每分钟少于 60 次，心律不齐，血压下降。

③多在吸引术中或结束时发生。

（2）预防：手术动作轻柔；扩张宫颈缓慢；负压不宜过高，特别是宫腔已收缩后；勿过度、多次吸引或吸刮；精神过度紧张者术前给止痛措施；心脏病及原心率偏慢者术前给予阿托品 0.5mg。

（3）处理

①发生在手术结束时且不重者可平卧，待其自然恢复后再起床；反应较重，心率在每分钟 50 次以下者应静脉注射阿托品 0.5mg，并吸氧。

②取人中、承浆穴，用 30 号 1 寸长毫针以 15 度角斜刺进针，患者感到酸、麻、胀时，接通电麻仪（穗卫Ⅰ型）。承浆穴接正极，人中穴接负极。电流大小一般以患者酸、麻、胀感能忍受为度。诱导 15～30 分钟，吸宫时适当加大电流量，待组织吸出后停止通电，手术结束后取针。可防治人工流产综合征。

③耳穴压丸法：将白芥子贴压在双耳子宫穴上。配穴为神门、内分泌。贴压后嘱患者用双手的拇、食指分别间断轻压穴位，15～20 分钟后即可施术。可预防人工流产综合征。

2. 子宫穿孔

（1）诊断要点

①宫腔深度超过应有深度，且无到底感。

②吸引过程中突感阻力消失或有突破感，同时吸管进入而无到底的感觉。

③腹痛剧烈，或有内脏牵拉感，严重时可有出汗、面色苍白、血压下降。

④内出血或腹膜刺激征象。

⑤吸出物或夹出物系宫腔以外的组织，如脂肪、肠管或输卵管等。

⑥双合诊时子宫穿孔局部有明显压痛。

（2）预防：术前详细了解病史；严格遵守操作规程；术中操作轻巧、细致，严禁强行推入或粗暴操作；高危人流对象扩张宫颈并注射宫缩剂，吸宫时正确掌握和调整负压；宫腔收缩后要换小管再吸；避免在宫腔内做大幅度转动。

（3）处理

①保守疗法：凡子宫穿孔较小（探针或小号吸管造成），且在穿孔后无吸引操作，受术者症状很轻，宫腔内容物已清除干净，无内出血症状者，可保守治疗；若在胚胎未吸出前发生上述穿孔，可换有经验的医师避开穿孔部位，完成吸宫术后，再行保守治疗。卧床休息。缩宫素，肌注，每次 10U，每日 2～3 次；麦角新碱，肌注，每次 0.2～0.4mg，每日 3 次。严密观察手术者血压、脉搏、体温及有无腹痛、腹胀、恶心、呕吐、内出血等征象。上述治疗进行 1 周后无明显异常征象即保守治疗成功；若出现内出血或内脏损伤征象应及早剖腹探查。

②剖腹探查：凡子宫穿孔较大（扩张器、大吸管或卵圆钳等造成），在宫腔外行负压吸引术治疗。破口不大、新鲜、整齐、无感染者宜用肠线间断缝合破口；开腹后吸宫或剖宫清除胚胎产物后缝合破口；不再生育者缝合破口后可行输卵管绝育术；破口大，不整齐，有多处穿孔，或已有感染，不愿再生育者，可行子宫全切或次全切术。开腹探查应注意有无其他脏器的损伤特别是肠管的损伤，并根据具体情况行修补术或其他处理。

3. 人流不全

（1）诊断要点

①人流术后阴道储蓄或间断出血超过 10 日，或出血量大于月经量，夹有黑色血块或烂肉样组织。

②人流术后腰酸腹痛，有下坠感，常在阵发性腹痛后阴道出血增加，或夹有血块。

③妇科检查 子宫体软，较正常稍大，宫颈口松弛，甚至可见残留组织。

④人工流产术后 2 周，尿绒促性素阳性，或血 β－绒促性素未降至正常水平。

⑤B 超检查：宫腔内有组织物残留。

（2）预防：提高人工流产技术操作水平；子宫过度屈曲者，可将子宫向阴道口牵引，使子宫变为中位，以利于手术进行；术后应检查吸出物是否符合孕周，胚胎组织及其附属物是否齐全。

（3）处理

①西医治疗：流血不多者可先用 2～3 天抗生素，并服中药治疗；流血多应立即清宫，术后用抗生素和宫缩剂；不全流产伴有大出血、失血性休克时，应先行休克抢救，情况好转时再进行刮宫；伴有急性感染应将大块胎盘组织轻轻夹出，同时应用大量抗生素控制感染后再行刮宫；所有宫腔刮出物均送病理检查。

②辨证论治：中医认为本病多因机械性刺激及瘀血未净，使脉络受损，或局部气血失和，导致胞脉瘀阻，迫血外溢而成。

●肝郁血热

证候　人流术后阴道流血，量时多时少，色鲜红或紫黯，质黏稠夹块，小腹隐痛，坠胀，性情抑郁；舌红，苔薄黄，脉弦数而滑。

治法　清热解郁，凉血止血。

方药　舒郁清肝饮（《中医妇科治疗学》）加味。

柴胡　当归　白芍　白术　山栀仁　丹皮　黄芩　郁金　香附　甘草　生地　地榆　侧柏叶　蒲黄　三七

●阴虚血热

证候　人流术后，阴道流血量多，或淋漓不净，色鲜红质薄，或夹深红色血块，小腹隐痛，腰酸膝软，心烦不寐；舌红，苔少，脉细数。

治法　滋阴清热，止血固冲。

方药　两地汤（《傅青主女科》）合二至丸（《医方集解》）加味。

生地　玄参　白芍　麦冬　阿胶　地骨皮　炒地榆　蒲黄　茜草根　甘草

●气虚

证候　人流术后阴道流血，量多，色淡红，小腹空坠，神疲乏力，纳食不香；舌淡，苔薄白，脉细缓沉弱。

治法　补气摄血固冲。

方药　补中益气汤（《脾胃论》）加味。

人参　黄芪　当归　陈皮　升麻　柴胡　白术　甘草　茜草根　乌贼骨

③单方验方

完胞饮：党参30g，炒白术30g，益母草30g，茯苓12g，桃仁12g，白芍12g，生黄芪15g，水煎，每日1剂，分2次服。用于人流术后组织残留及阴道流血淋漓不尽者。

逐瘀汤：当归尾15g，川芎15g，赤芍15g，桃仁15g，红花15g，丹参30g，益母草30g，丹皮10g，牛膝10g，香附10g，炮山甲10g，蒲黄10g。气虚者加黄芪15g，党参15g；血热者加炒栀子10g，地榆炭30g；阴虚者加旱莲草30g，阿胶10g；腹痛者加元胡10g，五灵脂10g。水煎，每日1剂，分2次温服。适用于人流术后出血因血瘀所致者。

4. 宫腔或宫颈内口粘连

（1）诊断要点

①人流术后闭经或月经过少，伴周期性下腹胀痛，肛门坠胀感。

②妇科检查 子宫稍大，压痛明显，宫颈举痛，附件压痛，探针探查宫腔时不能顺利进入，或进入后引流出暗紫色血液。

③继发不育或反复流产或早产。

④子宫碘油造影，宫腔有狭窄或充盈缺损或根本无法显影。

⑤宫腔镜检查，可直接观察到粘连部位、形态及萎缩内膜的面积。

（2）预防：正确选用吸管，避免负压过高；吸管进入宫颈口不带负压；疑感染时，及早使用抗生素预防感染。

（3）处理

①西医治疗

宫颈内口粘连：用探针深入颈管，慢慢分离并探入宫腔，即可见暗红色黏稠经血流出，积血流净后再用宫颈扩张器至7～8号。

宫腔粘连：用探针或4号扩张器伸入宫腔后左右横向摆动，分离宫腔粘连，或在宫腔镜直视下分离粘连，粘连分离后可放置宫内节育器一枚，并于分离日开始口服己烯雌酚片，每次1mg，连续20日停药，待下次月经来的第6日起同法使用一周期。分离术后需用抗生素预防感染。

②辨证论治：本病的发病系胞宫受伤，冲任受损，经脉阻滞，导致血瘀。

证候　人流术后月经量少，色深红，质稠，小腹疼痛，坠胀拒按，腰背酸胀；舌暗紫，苔薄白，脉弦涩。

治法　活血化瘀，益气补肾。

方药　补肾化瘀汤（《武汉医学院附二院》）。

当归　赤芍　川芎　红花　丹参　鸡血藤　党参　锁阳　炙甘草

若小腹痛剧者，加桃仁、乌药；腰痛者，加续断、枸杞子；寒盛者，加附子。

5. 人流术后感染

（1）诊断要点

①人流术后2周内出现下腹疼痛、发热、腰痛、阴道分泌物混浊等症状。

②外周血白细胞增高 中性粒细胞增加。

③妇科检查：宫体压痛，稍大而软；双侧附件增厚，或有包块，压痛明显。

(2) 预防：严格掌握适应证，有炎症者需抗感染治疗后人流；注意手术中无菌操作；术后注意外阴部卫生，禁性交。

(3) 治疗

①西医治疗：广谱抗生素，静脉注射或肌内注射给药，疗程至少1周，甲硝唑，每次0.2g，每日4次。

②辨证论治：中医认为本症系由手术时邪毒乘虚侵入胞中而致。

证候　人流术后高热，寒战，小腹疼痛拒按，阴道流血或多或少，舌紫黯如败酱，气味臭秽，烦躁，口渴喜冷饮，尿少色黄或赤短，大便燥结；舌红，苔黄或干燥，脉弦数有力。

治法　清热解毒，凉血化瘀。

方药　五味消毒饮（《医宗金鉴》）合失笑散（《太平惠民和剂局方》）加减。

银花　野菊花　蒲公英　紫花地丁　紫背天葵子　五灵脂　蒲黄　丹皮　赤芍　鱼腥草　益母草

6. 人流术后闭经

(1) 诊断要点

①人流术后月经3月未来潮。

②人流术后闭经而非漏吸及再孕所致。

③妇科检查无异常。

④内分泌检查卵巢功能正常。

(2) 预防：手术操作轻柔，负压适度；子宫收缩后应调换小号吸管；避免反复多次粗暴刮宫。

(3) 治疗：参见第二十章第二节闭经治疗。

二、药物流产

（一）米非司酮配伍前列腺素类药物法

1. 适应证

(1) 正常宫内妊娠，孕龄7周以内，自愿要求药物终止妊娠的健康育龄妇女。

(2) 高危人流对象。

(3) 对手术流产有恐惧心理者。

2. 禁忌证

(1) 肾上腺疾病或内分泌有关的肿瘤，糖尿病，肝肾功能异常，血液病和血栓性疾患患者。

(2) 心血管系统疾病，青光眼，胃肠功能紊乱，哮喘，高血压（血压在150/100 mmHg以上）贫血（血红蛋白低于95g/L）患者。

(3) 过敏体质者。

(4) 带器妊娠或疑宫外孕者。

(5) 妊娠剧吐。

（6）生殖器官急性炎症。

（7）长期服用下列药物：利福平、异烟肼、抗抑郁药、西咪替丁、前列腺素抑制剂（阿司匹林、吲哚美辛等）、巴比妥类药物。

（8）距医疗单位较远而不能及时就诊者。

3. 给药方法

（1）用药前准备。

①给用药对象讲清服药方法、疗效及副反应。

②排除用药禁忌证及妊娠确诊。

（2）用药方法及观察

①用药方法：米非司酮＋卡孕栓：空腹或进食2小时后口服米非司酮，每次25mg，每日2次，连服3日，每次服药后禁食2小时；服完药次日至医院于阴道后穹隆放置卡孕栓1枚（1mg），卧床休息1小时，在院观察6小时。米非司酮＋前列醇：米非司酮的服法同上，用药第3日晨空腹口服前列醇0.4mg。

②用药后观察血压、脉搏、腹泻次数、腹痛程度、阴道出血时间、出血量及有无胚囊排出等。

③胚囊排出后阴道出血不多，1小时后可回家休息。阴道活动性出血随诊。

④在医院观察6小时胚囊仍未排出，可回家观察。如有胚囊排出，应于次日复诊，交医生检查。如有大出血随诊。

⑤用药第8日尚无胚囊排出，应行B超检查，如药物流产失败者应行人工流产术。

⑥胚囊已排出，但阴道流血多于正常月经，或30日仍未干净者应到医院就诊。

4. 效果评价

（1）完全流产：用药8日内自行排出完整胚囊，或虽未见胚囊排出但B超检查宫内已无胚囊，或尿妊免试验转为阴性，子宫亦恢复正常，阴道流血自行停止。

（2）不全流产：虽有胚囊排出，但因出血量多或延期不尽而行清宫术，术后刮出物病理检查为绒毛者。

（3）失败：用药8日后胚囊仍未排出，子宫继续增大，妊免试验持续阳性，B超检查宫内可见胚囊，而行人工负压吸引术者。

（二）卡孕栓配伍丙酸睾酮法

1. 适应证 高危人流对象，孕龄8～12周，正常宫内妊娠的健康育龄妇女。

2. 禁忌证 同前（一）米非司酮配伍前列腺素类药物禁忌证之（2）～（7）。

3. 给药方法

（1）丙酸睾酮：肌注，100mg/次，每日1次，连续3日。

（2）卡孕栓：于第四日晨阴道后穹隆放卡孕栓1枚（1mg），每2～3小时1次，连续5次，如不到第5次胚胎已排出则不再上药。

（3）复方地芬诺酯：每次2片，每日1次。

4. 注意事项

（1）用药后观察同米非司酮配伍前列腺素类药物。

（2）放药后48小时胚囊未排出为失败，改用负压吸引终止妊娠。

第三节　中期妊娠引产术

孕16～24周以上要求终止妊娠的手术称中期妊娠引产术，常用的有下述三种。

一、依沙啶尔羊膜腔内注射引产

（一）适应证

1. 妊娠16～24周要求终止妊娠而无禁忌证者。
2. 因某种疾病不宜继续妊娠者。

（二）禁忌证

1. 各种疾病的急性阶段。
2. 有急慢性肝肾疾病及肝肾功能不良者。
3. 生殖器官急性炎症。
4. 穿刺部位皮肤感染或子宫壁上有疤痕者。
5. 术前24小时内两次体温在37.5℃以上者。

（三）术前准备

1. 住院引产，详细询问病史。
2. 测血压、脉搏、体温，进行全身及妇科检查，注意有无盆腔肿瘤、子宫肌瘤、子宫畸形及宫颈发育异常等。
3. 检查血、尿常规，白带常规，出、凝血时间，血小板和肝肾功能。
4. 必要时作B超检查确定胎盘位置。
5. 腹部及会阴部备皮。

（四）手术步骤与方法

1. 排空膀胱　孕妇排空膀胱，取膀胱截石位，皮肤常规消毒，铺无菌孔巾。

2. 穿刺点选择　将子宫固定在下腹部正中，于子宫底下三横指中线上或中线两侧选择囊性感最明显的部位作穿刺点。

3. 羊膜腔穿刺　用20～21号有针芯的腰椎穿刺针，从选择好的穿刺点垂直刺入，一般经过三个抵抗（即皮肤、肌鞘、子宫壁）后有落空感，即进入羊膜腔内，拔出针芯即有羊水溢出。

4. 注药 将吸有50～100mg依沙啶尔液的注射器与穿刺针相连，先回抽少许羊水证实针头确在羊膜腔内，再将药液推入，推药过程中再回抽羊水一次。

5. 拔出穿刺针 注完药液后往回抽少量羊水再注入，以洗净注射器内药液；插入针蕊迅速拔针，穿刺点盖无菌纱布并压迫2～3分钟。

6. 注药后观察与处理

(1) 定时测体温、脉搏、血压。

(2) 规律宫缩后应严密监护孕妇状态、宫缩强度及宫颈口开大情况，按常规消毒接生。

(3) 引产后常规检查宫颈、阴道有无裂伤，胎盘娩出后是否完整。如有异常，可行缝合术或清宫术对症处理。

(4) 术后酌用抗生素，常规给宫缩药。

(五) 注意事项

1. 稀释药品应用注射用水，勿用生理盐水。
2. 术后2周内禁盆浴，1月内禁性交。
3. 指导避孕，1月后复查。

二、卡孕栓引产

(一) 适应证

1. 妊娠14～24周之内要求终止妊娠者。
2. 无前列腺素禁忌证。
3. 水囊引产失败者。
4. 妊娠中期合并胎死宫内、慢性肾炎、妊高征、羊水过少、宫内感染等需立即结束妊娠者。

(二) 禁忌证

1. 心血管系统疾病、青光眼、胃肠功能紊乱、哮喘等。
2. 生殖器官急性炎症，尤其是阴道炎和宫颈炎。
3. 严重过敏体质者。
4. 妊娠期间有反复阴道出血者。

(三) 术前准备

同依沙啶尔羊膜腔内注射引产术。

(四) 手术步骤与方法

1. 术前1日消毒后，将一次性宫颈扩张棒或消毒导尿管双折后插入宫颈管，用纱布填塞阴道。

2. 次晨消毒后将卡孕栓 1mg 放入阴道，取出纱布及宫颈扩张物，并卧床半小时。

3. 上药同时口服地芬诺酯 2 片，并每 3 小时给卡孕栓 1mg 当已建立规则宫缩且宫口开大 2～3cm 以上即不再给药。

4. 密切观察产妇一般情况、副反应的发生、产程进展情况。

5. 胎盘娩出处理同依沙啶尔引产术。

三、水囊引产

（一）适应证

1. 妊娠 14～24 周，要求终止妊娠而无禁忌证者。
2. 因某种疾病不宜继续妊娠者。
3. 不宜用依沙啶尔或卡孕栓引产者。

（二）禁忌证

1. 生殖器官急性炎症。
2. 有剖宫产史或子宫上有疤痕者。
3. 妊娠期间有反复阴道出血者。
4. 严重高血压、心脏病或血液病。
5. 各种疾病的急性阶段。
6. 术前 24 小时内两次体温在 37.5℃以上者。

（三）术前准备

1. 同人工流产吸引术。

2. 检查血、尿常规，白带常规，出、凝血时间，血小板和肝肾功能。

3. 术前 1 日阴道冲洗并放置甲硝唑 1 片。

4. 备好水囊，用 18 号导尿管插入双层避孕套内，排出套内及夹层的空气，用丝线将避孕套结扎于导尿管上，检查有无漏气后高压消毒备用，用前抽出套内空气并夹住导尿管末端。

（四）手术步骤与方法

1. 排空膀胱，取膀胱截石位，皮肤常规消毒，铺无菌孔巾。

2. 常规消毒宫颈，用宫颈钳夹住宫颈前唇，将水囊自宫口徐徐插入宫腔，至结扎线部位进入宫口内。

3. 经导尿管向水囊注入生理盐水 300～500ml。

4. 用丝线结扎导尿管末端，并将导尿管折叠放于穹隆部，阴道内填塞纱布 2 块，以防脱出。

5. 水囊放置后的观察与处理

（1）定时测体温、脉搏，观察宫缩，注意有无阴道内排液及流血。

（2）24 小时后，先排空囊内液体再取出水囊。

（3）密切观察产程进展，消毒条件下娩出胎儿及胎盘。

（4）注意胎盘完整，检查阴道及宫颈有无损伤。

（五）注意事项

1. 放置水囊时勿触碰阴道壁，水囊末端掉出阴道口外，切忌送回阴道。

2. 水囊放置后不宜过多活动，防止脱出。

3. 如宫缩强、出血多和有感染现象应提早取出水囊。

4. 流产后酌给抗生素防治感染，常规用宫缩剂。

5. 流产后 2 周禁盆浴，1 月内禁性交。

四、中药在中期妊娠引产中的应用

中医学认为，若欲堕胎，当以行气活血，利窍动胎之剂，扰损冲任及胎元气血，使胎无以为系，以致堕胎。各种中期妊娠引产方法合并下述中药内服，可促进残留组织排出，提高引产效果。

1. 加减桃红四物汤：生地、赤芍、川芎、桃仁、红花、贯众、牛膝、黄芩、黄柏、益母草、夏枯草、蒲黄。水煎，每日 1 剂，分 2 次服。适应于引产术前、术后，连服 4 ~ 5 日。

2. 二丹桃仁生化汤：当归、丹参、桃仁、丹皮、蒲黄、川芎、五灵脂、炮姜、益母草、炙甘草。水煎，每日 1 剂，分 2 次服。于引产术后第 1 日开始服本方，连服 5 日。

五、中期妊娠引产并发症的诊断与防治

（一）引产感染

1. 诊断要点

（1）高热，寒战，全身不适。严重者可出现血压下降，脉搏细速，面色苍白，出冷汗，四肢厥冷，表情淡漠或昏迷等感染性休克体征。

（2）腹痛，阴道分泌物增多，脓性，混浊，有味。

（3）妇科检查：阴道内脓性分泌物，子宫压痛。

（4）血常规检查：白细胞总数及中性粒细胞明显增高。

2. 预防

（1）严格掌握手术适应证与禁忌证，出现感染征象应及时取出水囊。

（2）严格无菌手术操作规程。

（3）破水后 8 小时仍未分娩，应用其他辅助引产措施，并积极预防感染。

3. 处理

（1）西医治疗：感染发生在引产后，可参照急性盆腔炎进行治疗；如感染发生在流产前，则应静脉给大量抗生素和激素以控制感染和抗休克，与此同时决定引产或手术方式。

①手术：子宫大小 4 个月左右，宫口已开大一指以上或已破水时采用。

②卡孕栓引产：妊娠月份较大，宫口已开或已破水者适用。

③取胎术：妊娠月份大于4个月，宫口未开而对卡孕栓不敏感，感染又不能控制者。

（2）中医治疗：参见人流术后感染。

（二）子宫破裂及宫颈阴道断裂伤

1. 子宫破裂

（1）子宫破裂前有强烈的宫缩与宫缩痛，患者难以忍受，破裂后症状反而减轻，并相继出现内出血及阴道出血，或发生休克症状。

（2）腹部检查：压痛，反跳痛，宫缩消失。

（3）阴道检查：胎先露上升或消失，通过宫口常可触及破裂的部位，局部压痛明显。

（4）引产者多有多胎经产、子宫发育畸形、子宫剖开史等病史。

2. 宫颈阴道段裂伤

（1）胎儿，胎盘娩出后阴道内仍有鲜红色血液流出，或阴道口有紫暗色组织脱出。

（2）阴道检查可见宫颈管前壁或后壁有裂伤。

3. 引产损伤的预防

（1）严格掌握禁忌证。

（2）宫缩过程要及时处理，有破裂先兆时，可用哌替啶、吲哚美辛、阿托品等以缓解宫内压力，防止裂伤发生。

4. 处理

（1）及时缝合裂伤。

（2）子宫破裂及时剖腹探查。

（3）失血较多并休克时，应采用扩容、输血等抗休克综合征法。

（4）术后用抗生素防治感染。

（三）胎盘残留

1. 诊断要点

（1）流产后检查胎盘有缺损，阴道有活动性出血。

（2）流产后产褥期突然阴道大出血，妇科检查子宫软，宫复不好，宫颈口松弛，刮出物肉眼或病理检查有胎盘组织。

2. 预防 正确处理第三产程，勿过早或强力干扰胎盘娩出。

3. 处理

（1）凡胎盘残留或大面积胎膜残留，应及时行清宫术。

（2）胎盘滞留或粘连，应在消毒下行徒手剥离术。

（3）少量残留而无阴道出血者，可用宫缩剂对症处理，如有阴道活动性出血则应清宫。

（4）产褥期发现有胎盘残留应及时清宫并送活体组织检查。

（5）术后常规用宫缩剂及抗生素防治感染。

第四节　计划生育措施的选择与并发症处理

为保证计划生育国策更有效的贯彻，必须将有关节育知识向全国范围内每个家庭作更广泛深入的宣传。另一方面，计划生育专职干部和妇产科医务人员要在充分掌握各种节育措施、绝育或补救办法的同时，根据不同年龄、身体状况、文化程度、居住地区、医疗设备等不同情况来考虑，指导其选择最适宜的节育方法，从而达到节育的目的。

一、新婚夫妇

考虑其短期避孕要求及避孕对今后妊娠可能发生的影响，一般不选用宫内节育器避孕，而多采用其他工具避孕法或药物避孕。如采用药物避孕，则在计划妊娠前3～6个月时停药，改用其他方法避孕。

二、有一个子女的夫妇

应采取各种长期避孕措施，如放置宫内节育器，服用各种长短效避孕药等，一般不做绝育术。

三、有两个或多个子女的夫妇

可采用各种避孕措施，最好行绝育术。

四、产后和哺乳期的妇女

因卵巢功能低下多有闭经，为不影响其内分泌功能，不宜选用药物避孕，而多采取工具避孕法。

五、围绝经期妇女

仍有可能排卵，必须坚持避孕。最好选用工具避孕或阴道局部用避孕药，不宜采用甾体激素类避孕药或重新放置宫内节育器等避孕措施。

六、计划生育措施并发症及处理

（一）宫内节育器的并发症及处理

1. 宫内节育器嵌顿　指节育器部分或全部嵌入子宫内膜、子宫肌层，甚或其尖端突出于子宫浆膜下层。

（1）诊断要点：下腹坠痛，经治疗后无好转；不规则阴道流血；取环时发生困难；B超检查呈环嵌顿反应；子宫碘油造影显像嵌顿。

（2）预防：放置节育器时动作轻柔，节育器型号选择适宜，勿过大。

（3）处理：嵌于子宫内膜者，先用刮匙刮除内膜再取器；累及浅肌层者，可自宫颈口钳住节育器轻轻外拉，如为金属单环或麻花环可用取环钩钩住环下缘，牵出环丝；自一侧近端剪断，牵拉另一端，轻轻将环丝抽出；嵌入子宫肌壁深层或浆膜下者，定位后开腹取出。

2. 子宫穿孔　即放、取节育器时，手术器械穿破子宫进入腹腔，或可能将节育器直接放入腹腔。

（1）诊断要点：术中发生急性腹痛；探针在宫腔内未探及节育器；宫腔深度大于术前测量的大小；腹部透视时可见节育器距宫腔甚远；B超检查示节育器位于子宫腔以外。

（2）预防：严格遵守操作规程，手术动作熟练轻柔；哺乳期子宫壁软薄者可先注缩宫素，在子宫收缩状态下放置。

（3）处理：已穿孔并有急腹症表现者，立即手术，修补子宫，取出节育器；事后确诊者，根据情况行穹隆切开术、腹腔镜下或开腹手术取出节育器。

3. 盆腔炎　指放节育器后近期或远期发生盆腔炎或盆腔脓肿。

（1）诊断要点：有放、取节育器史。临床症状及体征均同盆腔炎。

（2）预防：注意节育器及操作器具的消毒灭菌，严格遵守手术无菌操作规程；术中节育器及器械勿接触外阴、阴道壁而直接进入宫腔；阴道炎、宫颈炎患者，须治疗后方可放置；原有盆腔炎者为放置禁忌证；经期注意个人卫生，勿行性生活、盆浴及游泳。

（3）治疗：并发感染或化脓性感染者同盆腔炎中西医治疗。

（二）药物避孕并发症及治疗

参见本章第一节中药物避孕法、药物不良反应及治疗内容。

（三）输卵管绝育术并发症的诊断与防治

参见本章第一节避孕。

（四）人工流产并发症的诊断与防治

参见本章第二节人工流产。

第二十九章 妇产科常用特殊检查

第一节 阴道分泌物检查

阴道分泌物（vaginal discharga）是女性生殖系统分泌的液体，俗称“白带”。主要来自大小阴唇、阴道黏膜的渗出液，前庭大腺、宫颈腺体的分泌液，阴道脱落细胞，少量来自子宫腔及输卵管液。常用于诊断女性生殖系统炎症、肿瘤及雌激素水平的判断。

阴道分泌物标本采集前24小时内禁止性交、盆浴、阴道灌洗及局部用药等，以免影响检验结果。受检者取膀胱截石位，用阴道窥器暴露阴道。取材所用的刮板、吸管或棉拭子必须消毒干燥，不粘有任何化学物质或润滑剂。取材根据不同的检查目的而取自不同的部位。一般采用生理盐水浸湿的棉拭子自阴道侧壁或阴道后穹隆、宫颈管口等处取材，制备成生理盐水涂片直接观察阴道分泌物，或制备成薄涂片，经固定、染色后进行肿瘤细胞或病原微生物检查。

一、正常阴道分泌物

（一）外观

正常阴道分泌物为色白或无色透明、无臭、粘而不稠、其量适度的液体，其量和质的变化受雌激素的影响及与生殖器官充血情况有关。近排卵期量多，清澈透明、稀薄，排卵后量减少并变为混浊黏稠，行经前量又增加。妊娠期白带量较多。

（二）pH值

正常阴道分泌物呈酸性，pH4～4.5。

二、异常阴道分泌物

（一）外观

1. 大量无色透明黏性白带 常见与应用雌激素药物后及卵巢颗粒细胞瘤。

2. 脓性白带 黄色或绿色有臭味，多为滴虫或化脓性细菌感染引起；泡沫状脓性白带，常见于滴虫性阴道炎；其他脓性白带常见于慢性宫颈炎、老年性阴道炎、子宫内膜炎、宫腔积脓、阴道异物等。

3. 豆腐渣样白带　豆腐渣样或凝乳状小碎块，常见于外阴阴道假丝酵母菌病。

4. 血性白带　白带内混有血液，血量多少不定，有特殊臭味。对这类白带应警惕恶性肿瘤的可能，如宫颈癌、宫体癌等。而宫颈息肉、子宫黏膜下肌瘤、老年性阴道炎、重度慢性宫颈炎和宫内节育器的副作用也可引起血性白带。

（二）pH 值

pH 值增高，见于各种阴道炎，以及幼女和绝经后的妇女。

三、阴道清洁度检查

（一）检查方法

取阴道分泌物与 1 滴生理盐水混合涂片，在高倍镜下观察涂片中阴道杆菌、上皮细胞、白细胞（或脓细胞）及其他杂菌的数量，进行阴道清洁度的判断。

（二）结果判断

可分为以下四度（表 29 – 1）：

表 29 – 1　阴道清洁度结果判别

清洁度	阴道杆菌	杂菌	上皮细胞	白细胞或脓细胞	临床意义
Ⅰ	+ + + +	–	+ + + +	0 ~ 5/HP	正常
Ⅱ	+ +	–	+ +	5 ~ 15/HP	正常
Ⅲ	–	+ +	–	15 ~ 30/HP	提示有炎症
Ⅳ	–	+ + + +	–	> 30/HP	常为严重炎症

（三）临床意义

1. 与病原体侵袭等因素有关　阴道炎时，病原体或寄生虫消耗了上皮细胞的糖原，阻碍阴道杆菌的酵解作用，阴道 pH 值上升，阴道杆菌逐渐减少或消失，导致病原体大量繁殖，使清洁变差。单纯清洁度不佳而未发现病原微生物者，为非特异性阴道炎。当清洁度为Ⅲ ~ Ⅳ度时，常可同时发现病原微生物，提示存在感染引起的阴道炎。

2. 与卵巢功能有关　排卵前期雌激素渐增，阴道上皮增生，糖原增多，阴道杆菌随之繁殖，pH 值下降则杂菌消失，阴道趋于清洁。当卵巢功能不足、雌激素减低、阴道上皮增生较差时，可见到阴道杆菌减少，易感染杂菌，导致阴道不清洁。

四、病原微生物检查

（一）阴道毛滴虫

阴道毛滴虫是寄生在阴道的致病性原虫，虫体呈梨形，约为白细胞的 2 ~ 3 倍，前端有 4 根前鞭毛，可引起滴虫性阴道炎。常用的检查方法有简便易行的直接涂片法；若多次涂片未能发现滴虫时，可做培养法。

1. 直接涂片法 加温生理盐水 1 小滴于玻片上，于阴道后穹隆处取少许分泌物混于生理盐水中，立即置于高倍光镜下，可见呈波状运动而且移动位置的滴虫。

2. 培养法 阴道毛滴虫能在人工培养基中生长。若疑为滴虫感染患者，而阴道分泌物经直接涂片法检查阴性时，可用培养法检查，其阳性率可达 98%。但本法操作复杂，不宜常规应用。

（二）假丝酵母菌

假丝酵母菌是真菌，为条件致病菌。当阴道内糖原增加、酸度增高、局部细胞免疫力下降，而导致外阴阴道假丝酵母菌病。常用的检查方法为直接涂片法；若有症状而多次直接涂片法均为阴性，可用培养法。

1. 直接涂片法 加温生理盐水 1 小滴于玻片上，取少许阴道分泌物混于其中，在低倍镜下可见到白色假丝酵母菌的卵圆形孢子和假菌丝，高倍镜下见单个或成群呈卵圆形、无色透明的孢子，常为芽生或多个连成链状、分枝状；如涂片行革兰染色油镜观察，可见到卵圆形革兰阳性孢子或出芽细胞相连的假菌丝，成链状及分枝状。本法简便易行，为临床常用方法。

2. 培养法 将分泌物接种于真菌培养基进行分离培养，根据培养特征、形态，以及菌落涂片镜下见到的假菌丝和芽生孢子进行诊断。培养法阳性率高，可分离出感染的菌株。但操作复杂而临床少用。

（三）加德纳尔菌

加德纳尔菌为革兰染色阴性或染色不定的小杆菌，是正常寄生在阴道的细菌，当菌群失调时，阴道内乳酸杆菌减少而其他细菌大量繁殖，主要有加德纳尔菌、动弯杆菌及其它厌氧菌，导致细菌性阴道病。细菌性阴道病的实验室诊断依据为：

1. 阴道 pH 值 pH 值 >4.5（pH 多为 $5.0 \sim 5.5$）。

2. 胺臭味试验 取阴道分泌物少许放在玻片上，加入 10% 氢氧化钾 1 ~ 2 滴，产生一种烂鱼肉样腥臭气味即为阳性。

3. 线索细胞 取少许分泌物放在玻片上，加一滴生理盐水混合，置于高倍光镜下见到 $>20\%$ 的线索细胞。线索细胞即阴道脱落的表层细胞，于细胞边缘贴附大量颗粒状物即加德纳尔菌，细胞边缘不清。

4. 乳酸杆菌 无乳酸杆菌，或每个高倍光镜下 <5。

标本采集时应注意取自阴道侧壁的分泌物，而不应取自宫颈管和阴道后穹隆处。

（四）淋病奈瑟菌

淋病奈瑟菌（简称淋菌）为革兰染色阴性菌，其对柱状上皮和移行上皮有亲和力，极易侵犯并隐匿在女性泌尿生殖道而引起感染，导致淋病的发生。目前，淋菌的检查方法有涂片法、培养法、免疫荧光检查及淋菌快速诊断法。

1. 涂片法 将宫颈表面的脓液拭去，用棉拭子插入宫颈管 1cm 深处旋转一周取出涂片，经革兰染色后油镜检查，可见肾形，成对排列，凹面相对，存在于中性粒细胞胞质内，或散在于白细胞之外的革兰阴性双球菌。可作为淋病的初步诊断依据。但该法敏感性差，易漏诊，结果仅供参考。

2. 培养法　淋球菌培养是诊断淋病的重要手段。常用的培养基是巧克力琼脂或琼脂。培养基中含有抗生素，可选择性的抑制其它细菌。本法对女性患者阳性检出率高。但取材是培养成功与否的关键，深度要够，要插入宫颈管 1cm 深处，转动并停留 10～30 秒。该法是 WHO 推荐的筛查淋病病人的唯一方法。

3. 直接荧光素标记抗体染色法　将淋球菌抗血清用荧光素标记，当遇到待测标本的淋球菌时，抗体与抗原发生反应，在荧光显微镜下可见到发苹果绿色荧光的双球菌。该法简便、快速，且对死菌也可呈现阳性，但特异性欠佳，且要求特殊设备。

4. 其它　建立了各种特异性高、敏感性强、简便快速的非放射性标记的检测系统，成为淋球菌及其抗药性检查的重要方法，如多种检测淋球菌的基因探针。此外，运用 PCR 技术也可达到特异、敏感、快速的检测。

（五）沙眼衣原体

沙眼衣原体是一类原核细胞型微生物，是常见的性传播疾病的病原体。衣原体的大小，介于细菌与病毒之间，必须在宿主细胞内寄生，可在细胞质内形成包涵体，只感染黏膜柱状上皮及移行上皮，故取材最好是黏膜表层的柱状细胞。目前，临床上对沙眼衣原体的检查，标本取自子宫颈管分泌物的拭子或刮片。方法常用单层细胞分离培养和酶免疫或直接荧光素标记抗体法，而血清学和细胞学检查法的敏感性较差。

1. 培养分离法　最常用的是经防线菌酮处理的单层 McCoy。衣原体进入细胞后，在 2～3 天进行增殖。增殖的衣原体可用碘染色，瑞－吉氏染色或荧光素标记抗体染色等方法检查出来。本法是检测衣原体的最敏感、最可靠的方法。但方法复杂，费时费钱，临床已很少应用。

2. 细胞学检查　取宫颈管分泌物涂片，经染色后检查衣原体的包涵体是最简单的方法。脓性分泌物涂片用碘液或吉氏染色检查，由于细胞内的包涵体含糖原，经碘染色后可显棕褐色，细胞的其它成分呈黄色；经吉氏染色的原体包涵体呈红色，始体包涵体染暗蓝色。宿主细胞核可挤至边缘。油镜下凡于上皮细胞内找到上述包涵体即为阳性。本法操作简便，但特异性和敏感性较差，阳性率较低，应结合分泌物或尿中多形核白细胞的量进行诊断。

3. 抗体的检测

（1）酶免疫反应（EIA）：是用酶标试验检查病人标本中的衣原体抗原。将标本采集后立即放入有标本运送液的试管中送检其敏感较高，特异性强，阳性预期值基本可靠。

（2）直接荧光素标记抗体检测（DFA）：是非培养方法中应用最多的检测方法之一。在标本中存在衣原体时，荧光素标记抗体就和标本中的衣原体结合，在洗掉没有结合的抗体之后，置荧光显微镜下镜检时，阳性标本中的衣原体发出苹果绿色荧光。此法操作简单、特异性高，在检测子宫内膜和输卵管等部位的标本时较培养法敏感。DFA 的不足是辨认衣原体或背景荧光时结果易受主观因素的影响，因而需要有经验的实验室技术人员操作。

4. PCR 法 是直接从分泌物中检测出衣原体脱氧核糖核酸（DNA）并将标本中数目有限的目标 DNA 或 RNA 序列扩增上百万倍，可为衣原体感染提供快速、特异敏感诊断依据。

（六）解脲支原体

解脲支原体是一类存在于泌尿生殖道的原核细胞微生物。可引起阴道炎、宫颈炎、盆腔炎、不孕症及流产等疾病。目前的检测标本取自子宫颈管分泌物的拭子或刮片，方法有直接镜检法、分离培养法等。

1. 直接镜检法 取涂片经姬姆萨染色在镜下可见淡紫色环形、球形或小杆状支原体。该法较为简便，但临床意义不大，即使阳性，亦需作分离培养。

2. 分离培养法 把标本直接分离接种于支原体鉴别培养基和增菌培养于一组含有指示剂（酚红）和尿素或精氨酸或葡萄糖的培养基中观察其分解反应。当支原体在培养基中生长并分解尿素或精氨酸或葡萄糖时，可使培养基 pH 改变，使酚红指示剂变色时，就应将标本传代于琼脂鉴别培养基中，以获得纯培养。如尿素分解支原体内有尿素酶，可分解尿素产氨，使培养基呈碱性，颜色由黄变红。分离培养实验是诊断支原体感染的唯一可靠方法。

（七）梅毒螺旋体

梅毒螺旋体是梅毒的病原体，主要通过性交传播。临床常用的检验方法有暗视野显微镜检查、梅毒血清学检查等。梅毒血清学检查包括非梅毒螺旋体抗原血清试验，是梅毒常规筛查方法，若为阳性，应做定量试验，最好能做梅毒螺旋体抗原血清试验，测定血清特异性抗体。

1. 暗视野显微镜检查 在一期和二期梅毒病人的皮损处取少许渗出液作涂片，在暗视野显微镜下检查，如见纤细螺旋体，长为 6～16μm，有 8～14 个螺旋体，运动缓慢且有规律，并围绕轴旋转，前后移行，或全身弯曲如蛇行，或伸缩移动者，即可报告阳性。

2. 梅毒血清学检查

（1）类脂质抗原类试验（非梅毒螺旋体抗原血清试验）：人体感染梅毒螺旋体后，经过一段时间，血清中产生一定数量的抗类脂质抗原的非特异性反应素，可用各种免疫学方法检测，作为梅毒的诊断筛选试验。包括性病研究实验室试验（VDRL）、不加热血清反应素试验（USR）、快速血浆反应素环状卡片试验（RPR）。这些方法简便易行，报告快速，并有一定的敏感性和特异性，可用于标本的初筛以及作为疗效观察、随访的指标。

（2）密螺旋体抗原类试验（梅毒螺旋体抗原血清试验）：人体感染梅毒螺旋体后，经过一段时间，血清中产生抗密螺旋体抗原的特异性免疫球蛋白，可以用免疫荧光方法检查。目前，荧光密螺旋体抗体吸收试验（FTA－ABS）被认为是权威性的方法。此外，梅毒螺旋体血球凝集试验（TPHA），是以梅毒螺旋体作为抗原的间接血球凝集试验。TPHA 具有敏感性高、特异性强，是梅毒较好的确证试验。

3. 聚合酶链反应（PCR）技术 近年来以开展此项技术能检测患者的全血标本、羊水、病灶渗出物、分泌物或活检组织。

（八）单纯疱疹病毒

是引起生殖器疱疹的一种病毒，属于疱疹病毒的一种。生殖器疱疹的病原体90%为HSV－Ⅱ型。临床常用的检测方法为取病损处分泌物涂片进行细胞学检查、病毒分离培养和鉴定、血清学试验。

1. 细胞学检查　病损细胞中存在病毒，用无菌棉拭子擦拭水疱至破或溃疡底部，采集有细胞的组织液，涂荧光素标记的Ⅱ型单克隆抗体或用瑞氏或姬姆萨染色，镜下可见多核原细胞内有病毒包涵体有助于诊断。

2. 组织培养法　Ⅱ型疱疹病毒是活细胞内寄生物，常用人胚肾细胞培养进行病毒分离和免疫荧光法鉴定。用结核菌素注射器、25或26号针头抽取成熟的水疱疱液，注入病毒运送培养基小瓶中。也可刺破小疱，用无菌棉拭子取材，或去除表面物质后用无菌拭子擦拭溃疡底部，将拭子剪入病毒运送小瓶中送检。细胞感染出现典型病变时细胞数目增加，细胞变圆，呈折射状或局灶性坏死。免疫荧光检查，病毒阳性，细胞呈苹果绿色；病毒阴性，细胞呈橙红色。该法较为敏感，如细胞出现典型病变，则报告HSV可疑；如单克隆抗体免疫荧光检查阳性，则病原学诊断确定。水疱疹液病毒培养的阳性率约为90%、脓疱液70%～80%、痂皮25%。

3. 血清学诊断法　特异性抗体（抗HSV抗体）具有中和相应病毒（HSV）的活力。用维持液将病毒悬液作10倍稀释，选择适当稀释度范围（该范围内能出现明显病变与不出现病包）做病变法滴定。中和指数1～9为阴性、10～49为可疑、50以上为阳性。中和试验常用于诊断单纯疱疹病毒的原发感染，对恢复期和复发期生殖器疱疹的诊断无意义。检查同一病人双份血清，如果早期血清为阴性，后期阳性或强阳性，即可认为是新感染病例。

（九）人乳头瘤病毒

人乳头瘤病毒是一种去氧核糖核酸病毒，常寄生于细胞核内，引起女性生殖道感染，导致尖锐湿疣。其检测可采用病毒培养、分泌物涂片普通光镜检测。HE染色可见核周空晕，“气球样”病毒感染空泡细胞，但阳性率很低。目前常采用ABC法以兔抗HPV为一抗，生物素标记的羊抗兔IgG为二抗，检测病毒抗原。或采用病毒相应型的寡核苷酸探针，与阴道分泌物中提取的DNA进行斑点杂交或夹心杂交进行检测。此外，去宫颈刮片或先用生理盐水浸湿的棉签从阴道或宫颈外口取分泌物和细胞送检，采用PCA技术可检测极微量的HPV。

（十）人巨细胞病毒

是先天感染的病原体。一次感染后终生潜伏于体内，在机体免疫力低下时病毒激活，可表现为三细胞病毒感染。孕期胎儿中枢神经系统受到侵犯可致畸形。常用宫颈拭子采取分泌物送检。实验室诊断方法有酶联免疫吸附实验检测孕妇血清巨细胞病毒IgG、IgM；孕妇宫颈脱落细胞或尿液涂片行Giemsa染色后，在光镜下检测脱离的细胞核内嗜酸性或嗜碱性颗粒，见到巨大细胞包涵体，这种特异细胞称猫头鹰眼细胞，具有诊断价值；DNA分子杂交技术检测巨细胞病毒DNA，此法简便、快速、敏感；PCR技术扩增巨细胞病毒DNA，短时间内获满意结果。

第二节 宫颈黏液检查

（一）来源

宫颈黏液是宫颈腺体的分泌物。正常育龄妇女在卵巢性激素的影响下，宫颈黏液的理化性状有周期性变化。月经前和增殖早期黏液量最少；排卵期在体内雌激素增加的影响下，宫颈黏液分泌量增多，含水量增加，宫颈黏液稀薄、透明，黏液拉丝度可达10cm以上；排卵后在孕激素作用下，宫颈黏液分泌量减少，变为浑浊、黏稠，黏液拉丝度仅为1～2cm。

（二）采集标本的方法

取膀胱截石位，用阴道窥器暴露宫颈，先观察宫颈黏液性状，然后用棉球拭净宫颈及阴道穹隆的分泌物。用干燥长钳伸入宫颈管内1cm夹取黏液，并将黏液蘸取在玻片上，用针头将黏液垂直上挑，拉成丝状，观察其最大长度，或直接分开夹取黏液的钳柄，观察其拉丝长度。将置于玻片上的黏液，干燥后在低倍光镜下观察。

（三）宫颈黏液评分法

1. 宫颈黏液结晶检查 在月经周期的第8～10日，涂片上开始出现结晶，排卵期体内雌激素水平达高峰，涂片上出现典型的羊齿状结晶。排卵后结晶逐渐减少，约至22日结晶就不再出现。结晶的多少及羊齿状的完整与否，提示体内雌激素水平。孕激素则抑制羊齿状结晶的形成，出现排列成行的椭圆体。宫颈黏液结晶的分类与周期变化如图29－1。

（1）Ⅰ型：典型羊齿状结晶，主梗直而粗硬，分支密而长。

（2）Ⅱ型：类似Ⅰ型但主梗弯曲较软，分支少而短，似树枝着雪后的形态。

（3）Ⅲ型：不典型结晶，其特点为树枝形象较模糊，分支少而稀疏，呈离散状态。

（4）Ⅳ型：主要为椭圆体或梭形体，顺同一方向排列成行，比白细胞稍窄，透光度大。

正常月经周期中，宫颈黏液中羊齿状结晶的出现与消失，有一定的规律性，一般在月经第7日左右出现Ⅲ型结晶，随着体内雌激素水平的逐渐升高，转变为Ⅱ型，至排卵期见典型的Ⅰ型结晶，排卵后又转为Ⅱ型，以至Ⅲ型，约在月经周期的22日转为椭圆体。宫颈黏液检查应结合月经周期观察其动态变化，只作1次检查，临床意义不大。一般于月经第8～9日、12～14日、17～19日及22～23日，各取标本，观察其变化。

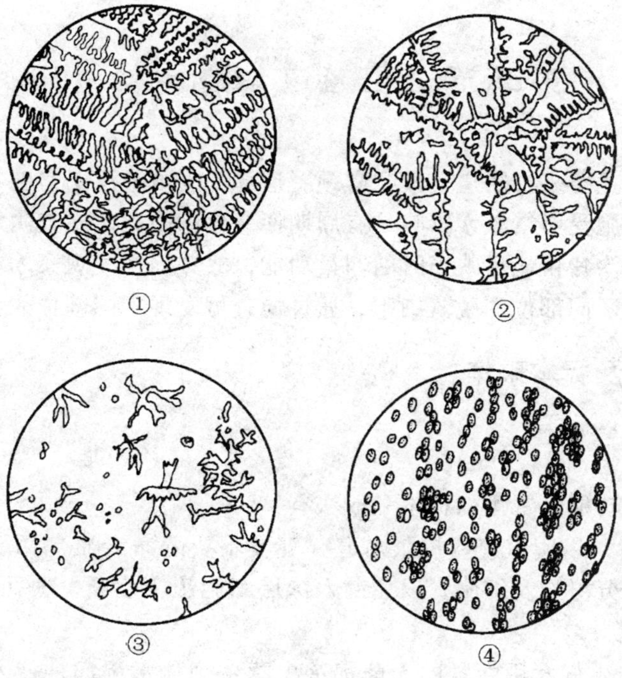

①Ⅰ型（++++）：典型结晶　②Ⅱ型（++）：较典型结晶　③Ⅲ型（+）：不典型结晶　④Ⅳ型（-）：椭圆体

图 29-1　宫颈黏液结晶

2. 宫颈黏液拉丝试验　排卵期宫颈黏液可拉到 7～10cm 以上而不断，排卵后黏液变稠，即无拉丝现象。与宫颈黏液结晶检查结合，作为了解卵巢功能的简便方法。

（四）临床应用

1. 预测排卵期　用以指导避孕及受孕。

2. 诊断妊娠　若月经过期，宫颈黏液检查出现椭圆体持续 2 周以上，可能为妊娠；若出现羊齿状结晶，则提示为月经失调而非妊娠。

3. 估计早孕预后　早孕时涂片若见不到典型结晶，提示孕激素不足，有发展为先兆流产的可能。

4. 鉴别闭经类型　闭经患者若宫颈黏液出现正常周期性变化，提示卵巢功能好，闭经原因在子宫；若无周期性变化，则闭经原因在卵巢或卵巢以上的部位。

5. 诊断功能失调性子宫出血　了解有无排卵。功血患者在无流血时应定期检查宫颈黏液，若流血前或流血当日见到羊齿状结晶提示无排卵。

第三节　生殖道细胞学检查

生殖道脱落细胞主要来自阴道上段和宫颈阴道部，也可来源于宫腔、输卵管、卵巢及腹腔上皮。阴道上皮细胞受卵巢激素影响具有周期性变化。因此，检查阴道脱落细胞可反映体内激素水平，但一次涂片仅能反映当时的卵巢功能，故必须连续观察才能正确掌握卵巢的动态变化。此外，取自不同部位的脱落细胞，通过检查可发现不同部位的肿瘤。

一、涂片种类及标本采集

（一）阴道涂片

主要是了解卵巢功能。常用的标本采取法有：

1. 阴道侧壁刮片　以阴道窥器扩张阴道（窥器不要蘸润滑油）用干燥木刮板在阴道侧壁上1/3处轻轻刮取分泌物及细胞，以免混入深层细胞影响诊断，薄而均匀的涂于玻片上，置于95%乙醇内固定。

2. 棉签采集　未婚妇女用卷紧的无菌棉签先蘸生理盐水湿润，伸入阴道侧壁上1/3处涂抹，取出棉签，横放玻片上向一个方向滚涂，置于95%乙醇内固定。

（二）宫颈刮片

是筛查早期宫颈癌的重要方法。

1. 宫颈刮板刮取法　取材应在宫颈外口鳞柱状上皮交接处，用干棉球轻轻拭净表面黏液，以宫颈外口为圆心，用木制小脚刮板轻刮一周，避免损伤组织出血影响检查结果。

2. 宫颈双取器取材法　将双取器顶端的毛刷送入宫颈管内，带有毛刷的菱形架的斜面贴于宫颈外口表面，转动一周，取出双取器，将套管上移，菱形架和毛刷成一直线，在玻片上涂抹。使用宫颈双取器可同时采取鳞柱状上皮交接处及宫颈管上皮两处的标本。

（三）宫颈管吸片

为了解宫颈管内情况，先将宫颈管表面分泌物拭净，以吸管轻轻放入宫颈管口内，吸取颈管分泌物，制成涂片；也可用浸湿的生理盐水棉签伸入宫颈管口内，轻旋一周取出做涂片。

（四）宫腔吸片

疑有宫腔内恶性病变者采用此法。先做妇科检查，明确子宫大小及位置。常规消毒外阴、阴道及宫颈。将塑料管轻轻放入宫底部，上下左右移动吸取标本并制成涂片。取出吸管时停止抽动，以免将宫颈管内容物吸入。

（五）局部印片

用清洁玻片直接贴按病灶处做印片，经固定、染色、镜检。细胞学染色方法有多种，常用的是巴氏染色。此法既可用于检查雌激素水平，又可查找癌细胞。

二、正常阴道脱落细胞的形态特征

（一）鳞状上皮细胞

阴道及宫颈阴道部上皮细胞分为表层、中层及底层，其生长与成熟受卵巢雌激素影响。女性一生中不同时期及月经周期中不同时间，各层细胞比例均不相同。细胞由底层向表层逐渐成熟。鳞状细胞的成熟过程是：细胞由小逐渐变大；细胞形态由圆变为舟形、多边形；胞浆染色由蓝染变为粉染；胞浆由厚变薄；胞核由小变大，由疏松变为致密（图 29－2）。

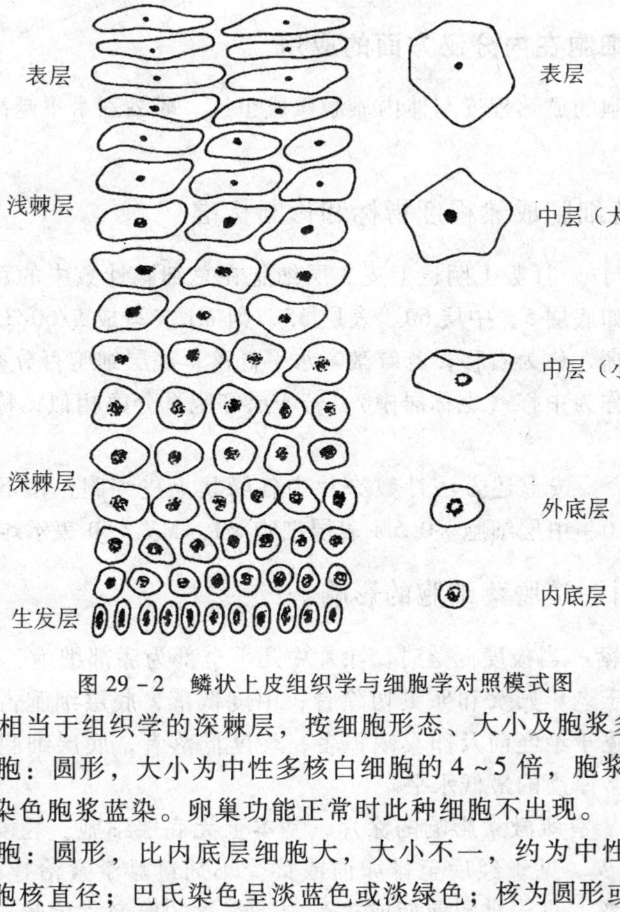

图 29－2 鳞状上皮组织学与细胞学对照模式图

1. 底层细胞 相当于组织学的深棘层，按细胞形态、大小及胞浆多少可分为：

（1）内底层细胞：圆形，大小为中性多核白细胞的 4～5 倍，胞浆幅缘约与胞核直径相等，圆形核，巴氏染色胞浆蓝染。卵巢功能正常时此种细胞不出现。

（2）外底层细胞：圆形，比内底层细胞大，大小不一，约为中性多核白细胞的 8～10 倍，胞浆幅缘大于胞核直径；巴氏染色呈淡蓝色或淡绿色；核为圆形或椭圆形，染色质细而疏松，核膜清楚。

2. 中层细胞 相当于组织学的浅棘层，是由底层逐渐向表层发育的移行层。接近底层者细胞呈舟状；接近表层者细胞大小与形状接近表层细胞。胞浆巴氏染色淡蓝；核为圆形或卵圆形，染色质疏松为网状。

3. 表层细胞 相当于组织学的表层，细胞大，为多边形，胞浆薄，透明；胞浆粉染或淡蓝，核小固缩。核固缩是鳞状细胞成熟的最后阶段。

（二）柱状上皮细胞

柱状上皮细胞分为宫颈黏膜细胞及子宫内膜细胞。

1. 宫颈黏膜细胞 有黏液细胞和带纤毛细胞两种。在宫颈刮片或宫颈管吸片中均可见。

（1）黏液细胞呈高柱状或立方状，核在底部，呈圆形或卵圆形，染色质分布均匀，胞浆易分解而留下裸核。

（2）带纤毛细胞呈立方状或矮柱状，带有纤毛，核为圆形或卵圆形，位于细胞底部。

2. 子宫内膜细胞 为低柱状，较宫颈黏膜细胞小，约为中性多核白细胞的1～3倍。核为圆形，核大小、形状一致，多成堆出现，胞浆少，边界不清。

三、阴道脱落细胞在内分泌方面的应用

阴道鳞状上皮细胞的成熟程度与体内雌激素成正比。雌激素水平越高，阴道上皮细胞分化越成熟。

（一）阴道脱落细胞成熟程度指标和诊断标准

1. 成熟指数（MI） 计数上阴道上皮3层细胞在总细胞计数中的百分率。按底层、中层、表层顺序写出，如底层5、中层60、表层35，则MI应写成5/60/35。若雌激素水平增高，表层细胞百分率高，称为右移；若雌激素水平低落，底层细胞百分率高，称为左移；若中层细胞百分率高，称为中移（也称居中）；若3层细胞百分率相似，称为展开（也称分散型）。

2. 成熟值（MV） 按上述方法计数涂片中各鳞状上皮细胞，按下列公式计算得出数值。MV = 底层细胞 ×0 + 中层细胞 ×0.5 + 表层细胞 ×1。MV <50表示雌激素水平低落。

（二）性激素对阴道脱落细胞的影响

1. 雌激素水平低落 当极度低落时，涂片中几乎全部为底部细胞，阴道上皮严重萎缩。胞核较小、深染，见于老年妇女和卵巢切除者；中度低落，底层细胞占20%～40%，并有白细胞和少量黏液，见于绝经前及卵巢缺损者；轻度低落者，底层细胞占20%以下。是雌激素维持阴道上皮正常厚度的最低水平。

2. 雌激素的影响 有雌激素影响的涂片，基本上无底层细胞。轻度影响时，表层细胞占20%以下，白细胞少。见于经后至排卵前或接受小剂量雌激素治疗的患者；中度影响，表层细胞占20%～60%。见于排卵前期或接受中等剂量的雌激素治疗；高度影响，表层细胞占60%以上。见于排卵期或接受大剂量雌激素治疗的患者；当表层细胞占90%以上，或持续在60%～70%，为雌激素过高的表现。见于卵巢颗粒细胞癌、子宫内膜囊状增生、子宫肌瘤、卵泡膜细胞癌等。

（三）性成熟期阴道脱落细胞的周期性变化

青春期之后，随着卵巢发育成熟，阴道上皮细胞在月经周期内呈周期性变化。

1. 行经期 月经周期第1～5日。涂片中可见大量红细胞及成团脱落的子宫内膜细胞，伴有白细胞和黏液。经末期卵泡开始发育，雌激素轻度影响，表层前细胞增多。

2. 卵泡期 周期第5～13日。卵泡发育至成熟，由于雌激素影响，表层前细胞发展为表层细胞并增多。阴道杆菌和黏液增多，白细胞和杂菌减少，背景较清晰。

3. 排卵期 周期第14～16日。雌激素高度影响，全部为表层细胞。表层细胞占50%～70%。涂片背景清晰，胞质鲜艳多彩，可见大量阴道杆菌及蛋清样黏液。

4. 黄体期 周期第16～24日。受黄体影响，孕激素增多，表层细胞减少，主要是中层细胞。细胞聚集成堆，边缘卷折，黏液变稠，白细胞和杂菌增多，阴道杆菌减少。

5. 经前期 周期第25～28日，黄体萎缩，雌、孕激素下降，可无表层细胞，涂片中上皮细胞破碎，聚集成堆，边缘不清，易见裸核和碎屑，白细胞和杂菌大量出现，阴道杆菌裂解、黏液黏稠。

（四）妊娠期阴道脱落细胞的表现

妊娠期在高水平雌激素的作用后，孕激素引起尚未完全角化的表层细胞与中层细胞脱屑。同时有糖原沉积和阴道pH降低，使阴道抵抗外来感染的能力增强。

（五）阴道脱落细胞检查的临床应用

可了解卵巢功能状况和雌激素的水平，以指导闭经、功能失调性子宫出血、不孕症等疾病的诊断与治疗。

1. 闭经 涂片检查见有正常周期性变化，提示闭经原因在子宫及其以下的部位。涂片中见中层和底层细胞，表层细胞极少或无，无周期性变化，若FSH升高，提示病变在卵巢（年轻妇女）。涂片表示不同程度雌激素低落，或雌激素轻度影响，而FSH、LH均低，提示闭经原因在垂体或下丘脑。

2. 功血

（1）无排卵性功血：一般涂片表现中、高度雌激素影响，但也有较长期处于低、中度雌激素影响。雌激素水平升高时MI右移显著，当雌激素水平下降时，出现阴道流血。

（2）有排卵性功血：涂片表现周期性变化，MI右移明显，中期出现高度雌激素影响，但排卵后，细胞堆积和皱褶较差或持续时间短。

四、阴道细胞学在妇科肿瘤中的应用

（一）癌细胞的特征

主要表现在细胞核、细胞及细胞间关系的改变（图29－3）。

1. 细胞核的改变 核增大，核浆比例失常，核大小不等，形态各异，核圆形、卵圆形，

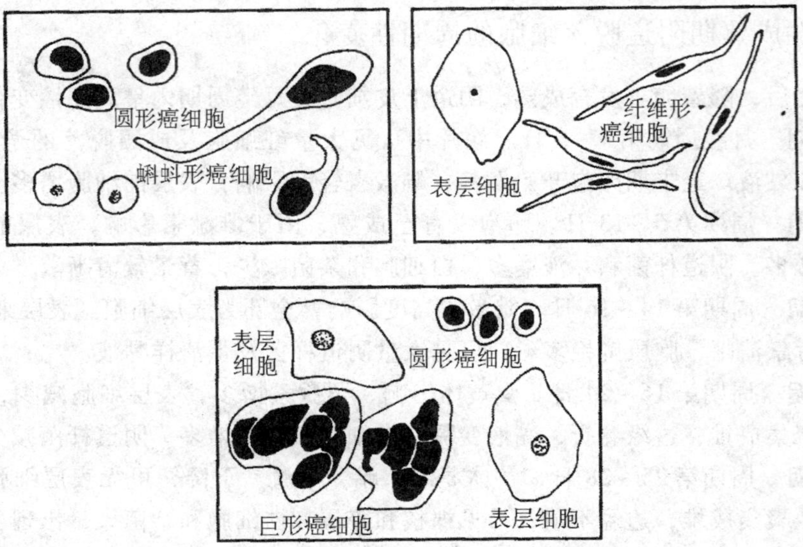

图 29－3　鳞状细胞癌各型癌细胞示意图

核深染且染色质分布不均。呈颗粒粗或团块状，因核分裂异常，可见双核及多核。

2. 细胞改变　细胞大小不等，形态各异，胞浆减少。

3. 细胞间关系改变　癌细胞可单独或成群出现，排列紊乱。早期癌涂片背景干净清晰，晚期癌涂片背景较脏，见成片坏死细胞、红细胞及白细胞等。

（二）阴道细胞涂片中癌细胞分类

1. 鳞状细胞癌

（1）细胞核的改变：核增大且大小不一致，呈不规则圆形、卵圆形或畸形，核深染，核膜增厚，不规则，可见双核或多核，甚至裸核。

（2）细胞浆的改变：胞浆量减少，染色为蓝色、粉色或橘红色；细胞变性时，胞浆可见空泡，或胞膜模糊，或为裸核；胞浆内有时出现吞噬现象。

（3）细胞形态的改变：大多数癌细胞体积大，甚至比浅层细胞还大，称为巨型瘤细胞；也有少数癌细胞较小，称为小型癌细胞。癌细胞形态多异，可出现纤维状、蝌蚪状及其他奇形怪状。

（4）细胞间关系的改变：癌细胞可以单个或成群出现，排列紊乱。早期癌涂片背景多清晰，洁净；晚期癌则可见成片坏死细胞、红细胞或多核白细胞。

2. 宫颈腺癌

（1）高分化细胞：细胞增大，高柱状，成群出现，边界清楚，排列成花瓣状或乳头状或为散在的单个细胞；胞浆蓝染，有时可见空泡；核圆形或卵圆形，偏心，深染，常见巨大核仁；核膜增厚，染色质粗。

（2）低分化细胞：细胞成团脱落，排列紊乱，互相重叠；胞浆少，边界不清楚，或融合成片；核大小不一致，深染，偏心，可见大核仁。

3. 子宫内膜腺癌　细胞较正常子宫内膜细胞增大，边界不清，胞浆少，细胞排列紊乱，有重叠，单个子宫内膜腺癌细胞为圆形或卵圆形，高分化的腺癌细胞仍可保持其柱状形态；胞浆蓝染，可见小空泡，也可见到大空泡将核挤到一边；核为卵圆型，单核，偶见双核或多核，深染，染色质分布不匀，颗粒粗，核偏心，多为小核仁。核的大小及核仁大小与数目多少，与癌细胞的分化程度有关。分化差的癌细胞核增大明显，深染，并可见大核仁。

五、阴道细胞学诊断的报告形式

报告形式主要为分级诊断及描述性诊断两种。

（一）分级诊断

我国多采用分级诊断。临床常用巴氏5级分类法，其诊断标准如下：

Ⅰ级：正常。为正常阴道细胞的涂片。

Ⅱ级：炎症。细胞核普遍增大，淡染或有双核。有时炎症改变较重，染色质较多者，需要复查。

Ⅲ级：可疑癌。主要是核异质，表现为核大深染，核形不规则或双核。

Ⅳ级：高度可疑癌。细胞有恶性特征，但在涂片中数量较少。

Ⅴ级：癌。具有典型的恶性细胞特征且量多。

（二）描述性诊断

为了使宫颈/阴道细胞学的诊断报告与组织病理学术语一致，使细胞学报告与临床处理密切结合，1988年美国制定阴道细胞学TBS（The Betheda system）命名系统。国际癌症协会于1991年对宫颈/阴道细胞学的诊断报告正式采用了TBS分类法。近年我国也逐渐推广TBS分类法。TBS描述诊断的细胞病理学诊断报告中包括：为临床医师提供有关标本（涂片）质量的信息、病变的描述、细胞病理学诊断及处理的建议。TBS描述诊断的主要内容包括：

1. 感染　有无真菌、细菌、原虫、病毒等感染。可诊断滴虫、念珠菌阴道炎；细菌性阴道炎；衣原体感染；单纯性疱疹病毒或巨细胞病毒感染；以及人乳头瘤病毒（HPV）感染等。

2. 反应性和修复性改变　如炎症（包括萎缩性阴道炎）或宫内节育器引起的上皮细胞反应性改变，以及放疗后的反应性改变。

3. 上皮细胞异常

（1）鳞状上皮细胞异常：①不典型鳞状上皮细胞，性质待定。②低度鳞状上皮内病变：包括HPV感染；鳞状上皮轻度不典型增生；宫颈上皮内瘤样变Ⅰ级。③高度鳞状上皮内瘤样变：包括鳞状上皮中度和重度不典型增生及原位癌；宫颈上皮内瘤样变Ⅱ级和Ⅲ级。④鳞状上皮细胞癌。

（2）腺上皮细胞异常：①绝经后出现的良性子宫内膜细胞。②不典型腺上皮细胞，性质待定。③宫颈腺癌。④子宫内膜腺癌。⑤宫外腺癌。⑥腺癌，性质及来源待定。

4. 其他恶性肿瘤细胞　近年来，计算机辅助细胞检测系统，利用电脑及神经网络软件对涂片进行自动扫描、读片、自动筛查，最后由细胞学专职人员做出最后诊断。克服直接显微镜下读片，视觉疲劳造成漏诊。

第四节　基础体温测定

基础体温（basal body temperature，BBT）是机体处于最基本情况下的体温。反映机体在静息状态下的能量代谢水平。

1. 原理

在月经周期中随不同时期雌、孕激素分泌量的不同，基础体温呈周期性变化。在月经后及卵泡期基础体温较低，排卵后因卵巢有黄体形成，产生的孕酮有致热作用，孕酮作用于下丘脑体温调节中枢，使体温上升0.3～0.5℃，一直持续到经前1～2日或月经第1日，体温又降至原来水平。因此，正常月经周期，将每日测得的基础体温连线则成双相曲线（图29－4）。若无排卵，基础体温无上升改变而呈单相曲线。正常排卵妇女体温升高后应持续12～14日。

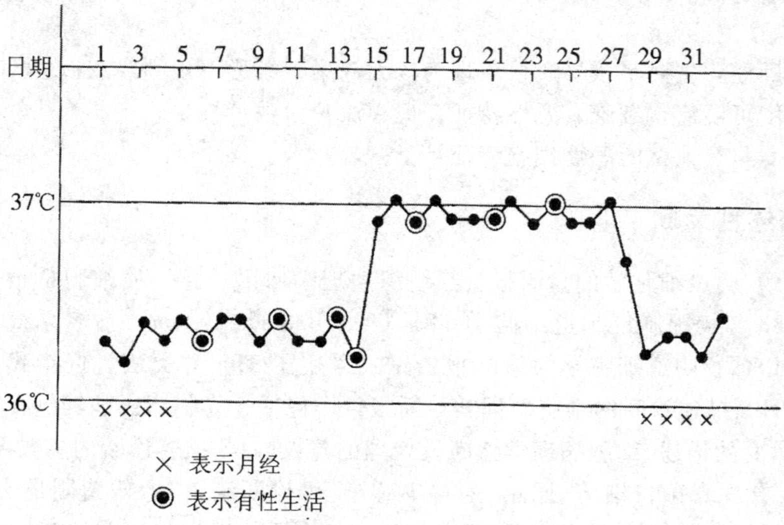

图29－4　双相基础体温

2. 测定方法

每晚睡前将体温表水银柱甩至36℃以下，并放在伸手可取的地方。次日清晨醒后，不讲话，不活动，将体温表放于舌下，测口腔温度5分钟。每日测量时间最好固定。将测得的结果逐日记录于基础体温单上，连成曲线。并将生活中有关情况如月经期、性生活、失眠、感冒等可影响体温的因素及所用的治疗都记录体温单上。一般需连续测量，至少3个周期以上。

3. 临床应用

（1）指导避孕与受孕：育龄期妇女，排卵期在下次月经来潮前的14日左右。基础体温上升4日后可以肯定排卵，此时至月经来潮前的10天称安全期。基础体温上升前后2～3日是排卵期的范围，易受孕称易孕期。因此可指导避孕及受孕。

（2）协助诊断妊娠：妊娠后由于妊娠黄体的作用，雌、孕激素水平增高，基础体温于排卵后持续升高，基础体温上升持续 3 周以上，则提示有妊娠可能。

（3）协助诊断月经失调：基础体温可反映排卵功能。无排卵性功血者基础体温为单相。排卵性月经失调，以基础体温上升持续时间、体温高低、下降方式，来推断黄体功能状态。若黄体期短于 11 日，属黄体过早萎缩；若持续时间虽正常，但体温上升幅度 <0.3℃，可能是黄体发育不良，孕酮分泌不足；若基础体温虽为双相，但下降缓慢，可能是黄体萎缩过程延长，导致子宫内膜不规则脱落。经药物治疗后也可用基础体温监测和判定疗效。

（4）检查不孕原因：测量基础体温可了解卵巢功能、有无排卵及黄体功能。

（5）诊断闭经：如基础体温为双相，闭经的病变在子宫；基础体温为单相，闭经的病变部位可能在卵巢或垂体、下丘脑。

第五节　女性内分泌激素测定

女性内分泌系统激素包括下丘脑、垂体和卵巢等分泌的激素，有垂体促性腺激素释放激素（GnRH）；垂体促性腺激素，包括促卵泡激素（FSH）及黄体生成激素（LH）；垂体泌乳素（PRL）；胎盘合体滋养细胞产生的绒毛膜促性腺激素（HCG）及胎盘泌乳素（HPL）；雌激素（E），包括雌酮（E_1）、雌二醇（E_2）及雌三醇（E_3），孕激素包括孕酮（P）及其代谢产物孕二醇，睾酮（T）等。

一、促性腺激素测定

腺垂体（垂体前叶）在下丘脑促性腺激素释放激素的控制下分泌促性腺激素，包括促卵泡激素（FSH）和黄体生成激素（LH）。

（一）测定方法

利用 FSH 和 LH 的放免药盒测定，标记抗原为 ^{125}I FSH 和 ^{125}I LH，分别匹配各自的标准品及相应抗体，可对血浆、血清或尿标本等进行测定。

（二）参考值

各实验室应有自己的正常值，下列的 FSH 及 LH 值仅供参考，见表 29-2、29-3。

表 29-2　血 FSH 正常范围（U/L）

测定时间	正常范围
青春期前	≤5
成年女性基础值	5～20
成年女性峰值	10～40
绝经后	>40

* FSH 峰值约为基础值 2 倍。

表 29－3 血 LH 正常范围（U/L）

测定时间	正常范围
卵泡期	5～30
排卵期	75～100
黄体期	3～30
绝经期	30～130

（三）临床应用

1. 有助于鉴别闭经的原因 FSH 和 LH 低于正常，提示闭经的原因在垂体或下丘脑。LH 明显上升，病变在下丘脑。LH 不升高，病变在垂体。FSH 和 LH 高于正常，病变在卵巢。

2. 测定 LH 峰值 可以估计排卵时间和了解排卵情况。

3. 测定 LH/FSH 比值 如比值 >3，提示多囊卵巢综合征。

4. 诊断性早熟 真性性早熟由促性腺激素分泌增多引起，FSH、LH 呈周期性变化。假性性早熟 FSH、LH 水平较低，且无周期性变化。

二、垂体催乳素（PRL）测定

PRL 为垂体分泌的蛋白激素，其水平于睡眠、进食、哺乳、性交、应激等情况下有升高，也受某些药物影响。测定时应尽量避免上述因素的干扰，以上午 10 时取血测定的结果最稳定。判断结果时也必须考虑上述可能造成影响的因素。

（一）正常值

见表 29－4。

表 29－4 血 PRL 的生理参考值

测定时间	正常范围（mmol/L）
非妊娠期	<1.14
妊娠早期	<3.64
妊娠中期	<7.28
妊娠晚期	<18.20

（二）临床应用

1. 闭经、不孕及月经失调者测定 PRL，以除外高催乳素血症。

2. 垂体肿瘤伴 PRL 异常增高时，要考虑有否垂体催乳激素瘤。

3. PRL 水平升高还见于性早熟、原发性甲状腺功能低下、卵巢早衰、黄体功能欠佳、长期哺乳、神经精神刺激、药物作用如氯丙嗪、避孕药、大量雌激素、利血平等；PRL 水平降低多见于垂体功能减退、单纯性催乳激素分泌缺乏症。

三、雌激素测定

雌激素主要由卵巢、胎盘产生，少量由肾上腺分泌，可从血、尿和羊水中测出。雌激素(E)包括雌酮(E_1)、雌二醇(E_2)和雌三醇(E_3)，其中 E_2 的活性最强，是卵巢产生的主要性激素，对维持女性的第二性征及生理有重要作用。绝经后妇女则以 E_1 为主，主要来自肾上腺皮质分泌的雄烯二酮，在外周转化为 E_1。E_3 为 E_1 及 E_2 的代谢产物，孕期主要来源于胎盘，含量很高，测定 E_3 可以反映胎儿－胎盘单位的功能状态。雌激素在肝脏灭活及代谢，通过肾脏由尿液排出。

(一) 正常值

见表 29－5、表 29－6、表 29－7。

表 29－5　血 E_1 生理参考值

测定时间	正常范围 (pmol/L)
青春前期	62.9～162.8
卵泡期	125.0～377.4
排卵期	125.0～377.4
黄体期	125.0～377.4
绝经后	－

表 29－6　血 E_2 生理参考值

测定时间	正常范围 (pmol/L)
青春前期	18.35～110.10
卵泡期	91.75～275.25
排卵期	734.0～2202.0
黄体期	367.0～1101.0
绝经后	18.35～91.75

表 29－7　血 E_3 生理参考值

测定时间（孕周）	正常范围 (μmol/L)
33～	26.34 ± 5.00
35～	35.26 ± 7.95
37～	45.28 ± 7.95
39～	53.85 ± 11.45
41～	56.39 ± 11.00
43～	47.23 ± 13.64

（二）临床应用

1. 监测卵巢功能 测定血 E_2 或 24 小时尿 E 水平。

（1）判断闭经原因：①雌激素水平符合正常的周期变化，表明卵泡发育正常，应考虑为子宫性闭经。②雌激素水平水平偏低，闭经可能由于原发或继发卵巢功能低下或受药物的抑制，也可见于下丘脑、垂体功能失调，高催乳素血症等。

（2）诊断无排卵：雌激素无周期性变化，常见于无排卵性功能失调性子宫出血、多囊卵巢综合征、某些绝经后的子宫出血等。

（3）监测卵泡发育：使用药物促排卵时，需严密监测卵泡的发育。测定血 E_2 是重要的监测指标之一。

（4）其他：性早熟或卵巢功能性肿瘤时，雌激素水平可高于生理参考值。肝病或肾上腺皮质增生等可以影响雌激素的灭活、排泄或增加其生成及转化，也可导致雌激素水平异常升高。

2. 监测胎儿－胎盘单位的功能 应连续动态地观察 E_3 的变化。孕 36 周后尿 E_3 排出量连续多次均 <37nmol/24h 尿或骤减 30% ~40% 以上，提示胎盘功能减退；E_3 <22.2nmol/24h 尿或骤减 50% 以上，表明胎盘功能显著减退。

四、孕激素测定

孕激素（孕酮，P）主要由卵巢、胎盘和肾上腺皮质产生，可从血、尿中测出。在月经周期中，P 的含量在卵泡期极低，排卵后水平迅速上升，月经前 4 日逐渐下降到卵泡期水平。妊娠时 P 的含量随时间增加而稳定上升，在妊娠早期，其主要来自卵巢黄体，在妊娠中晚期则主要来自胎盘。

（一）正常值

见表 29－8。

表 29－8 血 P 生理参考值

测定时间	正常范围（nmol/L）
卵泡期	<3.18
黄体期	15.9 ~63.6
妊娠早期	63.6 ~95.4
妊娠中期	159 ~318
妊娠晚期	318 ~1272
绝经后	<3.18

（二）临床应用

1. 监测排卵 血 P >15.6nmol/L 提示有排卵，必要时需配合 B 超观察，以除外未破裂卵泡黄素化综合征。使用促排卵药物时，可用血 P 观察促排卵效果。原发或继发性闭经、无排卵性月经或无排卵性功能失调性子宫出血、多囊卵巢综合征、口服避孕药、长期使用 GnRH 激动剂均可使 P 水平下降。

2. 了解黄体的功能　黄体期血 P 水平低于生理值，提示黄体功能不足，月经来潮 4～5 日仍高于生理水平，提示黄体萎缩不全。

3. 观察胎盘功能　自妊娠第 7 周始，胎盘分泌 P 的数量超过卵巢黄体。妊娠期胎盘功能减退时，血 P 水平下降。

4. 判断异常妊娠　异位妊娠时，血 P 水平较低，如 P＞78.0nmol/L（25ng/ml），基本可除外异位妊娠。若单次血 P≤15.6nmol/L（5ng/ml），提示死胎。先兆流产患者，若血 P 有下降趋势，有发生流产的可能。

五、雄激素测定

（一）正常值

见表 29－9。

表 29－9　血睾酮（T）正常范围

测定时间	正常范围（nmol/L）
卵泡期	＜1.4
排卵期	＜2.1
黄体期	＜1.7
绝经后	＜1.2

（二）临床应用

1. 卵巢男性化肿瘤，血 T 明显升高。

2. 鉴别两性畸形，男性假两性畸形和真两性畸形，血 T 水平在男性正常范围内；女性假两性畸形，血 T 水平在女性正常范围内。

3. 评价多囊卵巢综合征的治疗效果，若多囊卵巢综合征患者治疗前血 T 水平高者，治疗后应下降。可作为评价疗效的指标之一。

4. 肾上腺皮质增生或肿瘤时，血 T 水平异常升高。

5. 女性多毛症患者，血 T 水平正常时，多考虑毛囊对雄激素敏感所致。

六、人绒毛膜促性腺激素测定

合体滋养细胞产生 HCG，少数情况下肺、肾上腺及肝脏肿瘤也可产生 HCG。近年发现垂体也分泌 HCG，血中 HCG 波动与 LH 脉冲平行。受精卵着床后，即排卵后的第 6 日受精卵滋养层形成时开始产生 HCG，约 1 日后血浆能测到 HCG，以后每 1.7～2 日上升 1 倍，在排卵后 14 日约达到 100U/L，妊娠 8～10 周达高峰（50000～10000U/L），以后迅速下降，在妊娠中期和晚期，仅为峰时的10%（10000～20000U/L）左右。HCG分子中的α链与LH中的α链有相同结构，为避免交叉反应，临床常测定β－HCG浓度。

（一）正常值

见表29－10。

表29－10 不同时期血清β－HCG浓度

期别	范围（U/L）
非妊娠妇女	<3.1（μg/L）
孕7～10天	>5.0
孕30天	>100
孕40天	>2000
滋养细胞疾病	>100000

（二）临床应用

1. 诊断早期妊娠 血HCG定量免疫测定<3.1μg/L时为妊娠阴性，尿浓度>25U/L为妊娠阳性。用于早早孕诊断，迅速、简便、价廉。

早早孕诊断试纸方便、快捷，可检出尿液HCG的最低量为25U/L。将标有MAX的一端插入尿液（晨尿更佳）中，尿液不得越过MAX线，1～5分钟观察结果，10分钟后结果无效。白色显示区呈两条红色线则为阳性，提示妊娠。反应线可因HCG浓度不同呈现出颜色深浅变化。若试纸上端无红线出现，表示试纸失效或测试方法失败。利用斑点免疫层析法原理制成的反应卡在妇产科门诊中也广泛使用，可按说明操作并判断。

2. 异位妊娠 血尿HCG维持在低水平，间隔2～3日测定无成倍上升，应怀疑异位妊娠。

3. 滋养细胞肿瘤的诊断和监测

（1）葡萄胎和侵蚀性葡萄胎：血浓度经常>100kU/L，且子宫达到或超过12周妊娠大小，HCG维持高水平不下降，提示葡萄胎。在葡萄胎清除后，HCG应呈大幅度下降，且在清除后的16周应为阴性；若下降缓慢或下降后又上升，或16周末转阴者，排除宫腔内残留组织则可能为侵蚀性葡萄胎。HCG是侵蚀性葡萄胎疗效监测的最主要指标。HCG下降与治疗有效呈一致性。

（2）绒毛膜癌：HCG是绒毛膜癌诊断和活性滋养细胞监测惟一实验室指标，HCG下降与治疗有效性一致，尿HCG<50U/L及血HCG<3.1μg/L为阴性标准，治疗后临床症状消失，HCG每周检查1次，连续3次阴性者可视为近期治愈。

4. 性早熟和肿瘤 最常见的是下丘脑或松果体胚细胞的绒毛膜瘤或肝胚细胞瘤以及卵巢无性细胞瘤、未成熟畸胎瘤分泌HCG导致性早熟，血浆甲胎蛋白升高是胚细胞瘤的标志。分泌HCG的肿瘤尚见于肠癌、肝癌、肺癌、卵巢腺癌、胰腺癌、胃癌，在成年妇女引起月经紊乱，因此成年妇女突然发生月经紊乱伴HCG升高时应考虑到上述肿瘤分泌。

七、人胎盘生乳素测定

HPL是与胎儿生长发育有关的重要激素，由胎盘合体滋养细胞产生、贮存及释放。HPL与人生长激素（HGH）有共同的抗原决定簇，呈部分交叉免疫反应，与PRL无交叉反应。HPL自妊娠第5周时即能从孕妇血中测出。随妊娠进展HPL水平逐渐升高，于孕39～40周时高峰，产后迅速下降。

（一）正常值

见表29－11。

表29－11　不同时期血HPL正常范围

期别	范围（mg/L）
非孕期	<0.5
孕22周	1.0～3.8
孕30周	2.8～5.8
孕40周	4.8～12.0

（二）临床应用

1. 监测胎盘功能　娠35周后，多次测定血清HPL值均<4mg/L或突然下降50%以上，提示胎盘功能减退。

2. 糖尿病合并妊娠　HPL水平与胎盘大小成正比，如糖尿病合并妊娠时胎儿较大，胎盘也大，HPL值可能偏高。但临床应用时还应配合其他监测指标综合分析，以提高判断的准确性。

第六节　女性生殖器官活组织检查

一、外阴、阴道活组织检查

（一）适应证

1. 确定外阴白色病变的类型及排出恶变者。
2. 外阴部赘生物或久治不愈的溃疡，以明确诊断及排除恶变者。
3. 外阴特异性感染，如结核、尖锐湿疣、阿米巴等。
4. 阴道赘生物、阴道溃疡灶。

（二）禁忌证

1. 外阴急性化脓性感染。

2. 月经期。

3. 疑恶性黑色素瘤。

4. 阴道炎、宫颈炎、盆腔炎。

（三）方法

取膀胱截石位，常规消毒，铺无菌孔巾。于取材处用1%利多卡因行浸润麻醉，小赘生物可自蒂部剪下或用活体钳钳夹，局部压迫止血，病变面积大者行约1×0.5㎝梭形切口。切口以丝线缝合1～2针，覆以无菌纱布，4～5日拆线。标本固定于10%甲醛溶液中，送病理检查。

（四）注意事项

切除病灶范围要包括病灶外围的部分正常皮肤，并注意切除皮肤的全层及皮下组织。

二、宫颈活组织检查

宫颈活组织检查是取部分宫颈组织作病理学检查，以确定病变性质。临床上分为钳取法、宫颈管搔刮术及宫颈锥形切除术。

（一）钳取法

1. 适应证 宫颈溃疡、接触性出血或有赘生物；宫颈脱落细胞检查巴氏Ⅲ级及以上；疑有宫颈癌或慢性特异性炎症，需要明确诊断者。

2. 方法 有单点及多点取材两种。单点取材用于诊断为宫颈癌的病理类型或浸润程度；可疑宫颈癌者可选用多点取材。

（1）患者取膀胱截石位，窥器暴露宫颈并以消毒。

（2）用活检钳在宫颈外口柱状上皮与鳞状上皮交接处取材，多点取材者可选3、6、9、12点，并且将标本分别以10%甲醛固定，注明部位。

（3）为提高取材的准确性，可在阴道镜指导下或应用荧光诊断仪发现可疑病变区，或在宫颈阴道部涂以复方碘溶液，选择不着色区取材。钳取的组织要有一定的深度，含足够的间质。

（4）取材后宫颈创面填塞带尾无菌纱布以压迫止血，12～24小时取出。

3. 注意事项

（1）因各种原因引起的阴道炎，应治疗后再取活检。

（2）妊娠期不宜做活检，以免引起流产、早产。避免在月经来潮前1周内行活检，以防止感染。

（二）宫颈管搔刮术

以确定宫颈管内有无病变或是否以侵犯宫颈管。宫颈活检与宫颈管搔刮术同时进行，可早期发现宫颈上皮内瘤样变及早期宫颈癌。

宫颈管搔刮术是用细小刮匙伸入宫颈管全面搔刮1～2周，所得组织送病理检查。也可使用宫颈管刷取代替宫颈刮匙。

（三）宫颈锥形切除术

1. 适应证

（1）宫颈脱落细胞检查多次见到恶性细胞，而宫颈多处活检及分段刮宫均未发现病灶。

（2）宫颈活检为原位癌或镜下早期浸润癌，而临床可疑为浸润癌，为明确病变累及程度及手术范围。

（3）宫颈锥切术作为宫颈上皮内瘤样变或重度糜烂患者的治疗手段。

2. 方法

（1）腰麻或硬膜外麻醉下，患者取膀胱截石位，消毒外阴、阴道铺无菌巾。导尿后，窥器暴露宫颈并消毒宫颈、阴道及宫颈管。

（2）以宫颈钳钳夹宫颈前唇向外牵引，扩张宫颈管并做宫颈管搔刮术。在病灶外或碘不着色区外0.5㎝处做环形切口，斜向宫颈管并深入1～2.5㎝，锥形切除宫颈组织。

（3）切下标本的12点处做一标志，以10%甲醛固定，送病理检查。

（4）次日行子宫切除者，可行宫颈管前后唇缝合以止血。若暂时或不需子宫切除者，行宫颈成形术或荷包缝合术，术毕探察宫颈管。

（5）术后置尿管24小时，持续开放。

3. 注意事项

（1）用于治疗者，应在月经净后3～7日内进行。术后6周探察宫颈管有无狭窄，2月内禁性生活。

（2）锥切术最好选在子宫切除术的前24～48小时进行，以免感染影响以后的手术。

（3）用于诊断者，不宜用电刀、激光刀，以免破坏边缘组织，影响诊断。

三、子宫内膜活组织检查

（一）子宫内膜活组织检查

子宫内膜活组织检查可间接反映卵巢功能，直接反映子宫内膜病变；判断子宫发育程度及有无宫颈管及宫腔粘连，故为妇科临床常用的诊断与鉴别诊断的检查方法。

1. 适应证　①月经失调的类型；②检查不孕症的症因；③异常阴道出血或绝经后出血，需排除子宫内膜器质性病变。

2. 禁忌证　①急性亚急性生殖道炎症；②可疑妊娠；③急性严重全身性疾病；④手术前体温>37.5℃者。

3. 取材时间及部位

（1）了解卵巢功能：闭经如能排除妊娠则随时可取；采取可靠的避孕措施者可在月经期前1～2日取，一般多在月经来潮12小时内取，自子宫腔前、后壁各取一条内膜。

（2）功能失调性子宫出血：如疑为子宫膜增生症，应于月经前1～2日或月经来潮24

小时内取材，疑为子宫内膜剥脱不全时，则应于月经第5~7日取材。

(3) 原发性不孕：应在月经来潮前1~2日取材，如分泌相良好，提示有排卵，如内膜仍呈增生期改变，则提示无排卵。

(4) 疑有子宫内膜结核：应在经前1周或月经来潮12小时内诊刮，诊刮前3日及术后3日每日肌内注射链霉素0.75g及异烟肼0.3g口服，以防诊刮引起结核病灶扩散。

(5) 疑有子宫内膜癌：随时可取，除宫体外，还应注意自宫底取材。

4. 方法

(1) 排尿后取膀胱截石位，查明子宫大小及方位。常规消毒外阴，铺孔巾。窥器暴露宫颈，碘酒、酒精消毒宫颈及宫颈管外口。

(2) 以宫颈钳夹持宫颈前唇或后唇，用探针测量宫颈管及宫腔深度。

(3) 使用专用活检钳，以取到适量子宫内膜组织为标准。也可以小刮匙代替，将刮匙送达宫底部，自上而下沿宫壁刮取（避免来回刮），夹出组织，置于无菌纱布上，再取另一条。术毕，取下子宫颈钳，收集全部组织固定于10%甲醛溶液中送检。检查申请单注明末次月经时间。

（二）诊断性刮宫

诊断性刮宫简称诊刮，是诊断宫腔疾病重要方法之一，其目的是刮取宫腔内容物做病理检查协助诊断。若疑有宫颈管病变时，则需进行宫颈管及宫腔分步刮取组织，称分段诊刮。

1. 适应证

(1) 子宫异常出血或阴道排液，须诊断和排除子宫内膜癌、宫颈管癌者。

(2) 月经失调，需了解子宫内膜变化及其对性激素的反应。

(3) 不孕症，需了解有无排卵者。

(4) 疑有子宫内膜结核者。

(5) 因宫腔内有组织残留或功血长期多量出血时，不仅起诊断作用，还有治疗作用。

2. 禁忌证

滴虫、真菌或细菌感染的急性阴道炎、宫颈炎、急性或非急性盆腔炎。

3. 方法

(1)、(2) 同上“子宫内膜活组织检查方法(1)、(2)”。

(3) 阴道后穹隆处置盐水纱布一块，以刮匙顺序刮取宫腔内组织，特别注意刮宫底及宫角处。取下纱布上的全部组织装瓶、固定、标记后送病理检查。查看无活动性出血，术毕。

(4) 疑有宫颈管病变或排除子宫内膜癌，应做分段刮宫。先不要探查宫腔深度，以免将宫颈管组织带入宫腔混淆诊断。先以小刮匙自宫颈内口至外口顺序刮1周，刮取宫颈管组织后再探查宫腔深度并刮取子宫内膜。刮出物分别装瓶、固定，送病理检查。

4. 注意事项

(1) 不孕症或功血患者，应选择月经前或月经来潮12小时内进行，以便判断有无排卵或黄体功能不良。

（2）不规则阴道出血或异常出血疑为癌变者随时可行诊刮，刮出物肉眼观察高度怀疑为癌组织时，不应继续刮宫，以防出血及癌组织扩散。若肉眼观察未见明显癌组织时，应全面刮宫，以获得诊断依据和达到治疗效果。

（3）双子宫或双角子宫，应将两处的子宫内膜刮净，以免漏诊与术后出血。

（4）出血、子宫穿孔、感染，术后宫腔粘连是刮宫的并发症，应注意避免。

第七节　输卵管通畅检查

输卵管通畅检查主要目的是明确输卵管是否通畅，了解子宫和输卵管腔的形态及输卵管的阻塞部位。常用方法有输卵管通气术、输卵管通液术、子宫输卵管造影术。其中输卵管通气术因有发生气栓的潜在危险，且准确率仅为45%～50%，故临床已少用。近来已普遍采用腹腔镜直视下输卵管通液检查、宫腔镜下经输卵管口插管通液试验和腹腔镜联合检查等方法。

一、输卵管通液术

输卵管通液术是测定输卵管是否通畅的一种方法，并有一定的治疗作用。

（一）适应证

1. 原发或继发性不孕，男方精液正常，疑有输卵管阻塞者。
2. 检验和评价输卵管绝育术、输卵管再通术或输卵管成形术的效果。
3. 对输卵管粘膜轻度粘连有疏通作用；输卵管再通术后经宫腔注药液，可防止吻合口处粘连，以保证手术效果。

（二）禁忌证

1. 内、外生殖器急性炎症或慢性盆腔炎急性发作者。
2. 月经期或有不规则阴道出血者。
3. 严重的全身性疾病，不能耐受手术者。
4. 疑有妊娠者。
5. 手术前体温 >37.5℃者。

（三）术前准备

1. 宜在月经干净后3～7日内进行，术前3日禁止性生活。
2. 可于术前半小时肌内注射阿托品0.5mg解痉。
3. 术前排空膀胱。

（四）方法

1. 器械 阴道窥器、宫颈钳、长弯钳、宫颈导管、20ml 注射器、简单压力表、Y 型接管及橡皮管。

2. 操作步骤

（1）排尿后取膀胱截石位。常规消毒外阴、阴道，铺巾。妇检了解子宫位置、大小。用窥器暴露阴道、宫颈并消毒，宫颈钳钳夹宫颈前唇，沿宫腔方向置入宫颈导管，并使其与宫颈外口紧密相贴。

（2）将宫颈导管与压力表、注射器用 Y 型接管相连。压力表应高于接管水平，以免注射液进入压力表。

（3）注射器内装有 20ml 无菌生理盐水或抗生素溶液（内含庆大霉素 8 万单位、地塞米松 5mg、透明质酸酶 1500u、注射用水 20ml）缓慢推入，压力不可超过 21.3kPa（160mmHg），若输卵管阻塞，注入 4～5ml 时，患者即感到下腹胀痛，此时压力表见压力持续上升不见下降。若输卵管通畅，注完液体均无不适，停止注射后压力迅速自行下降，表示所注液体已顺利进入腹腔。反复试验，情况均同。也可不用压力表，直接用注射器向宫颈导管内推注。凡经缓慢注入 20ml 液体无阻力又无不适感者，提示输卵管通畅；若注液有阻力，感下腹部胀痛者，或停止注液后液体反流至注射器内，表示输卵管阻塞；若再经加压注射又能推进者，说明原有轻度粘连被分离。

（4）术毕取出宫颈导管、阴道窥器。

（五）注意事项

1. 使用的液体温度应接近体温为宜，以免过冷刺激输卵管发生痉挛。
2. 注射时须将宫颈导管紧贴宫颈外口，以免液体外漏。
3. 术后 2 周内禁性交及盆浴，酌情使用抗生素。

二、子宫输卵管造影

将造影剂注入子宫腔及输卵管使之显影，以了解子宫、输卵管内腔的情况，协助诊断子宫内膜息肉、肿瘤、畸形、宫腔粘连、宫颈内口松弛症、盆腔慢性炎症，以及判断输卵管阻塞的部位。

（一）适应证

1. 不孕症 以确定阻塞部位，达到诊断及观察输卵管通畅术后的效果。

2. 原因不明的习惯性流产 了解子宫颈内口有否松弛或子宫畸形。

3. 了解阴道狭窄以上情况 或疑有子宫黏膜下肌瘤、内膜息肉、子宫发育异常。

（二）禁忌证

1. 生殖器官有急性或亚急性炎症者。

2. 急性或严重的全身性疾病，不能耐受手术者。

3. 产后、流产后或刮宫术后6周内。

4. 停经不能排除妊娠者。

5. 过敏体质或碘过敏者。

（三）术前准备

1. 造影时间　宜在月经干净后3～7天进行；为确定子宫颈内口松弛者，应在排卵后进行。

2. 造影剂种类　有碘化油和碘水剂两种：40%碘化油显影清楚，刺激性小。但碘油吸收慢可引起异物反应性肉芽肿；用多量进入静脉，可引起油栓。76%复方泛影葡胺，用量为10～20ml，临床上较多用。

3. 碘过敏试验　每次造影前必须询问有无服碘过敏史和做碘过敏试验。常用静脉试验，30%泛影葡胺1ml加生理盐水2ml，静脉注射，严密观察10分钟，出现心慌、颊黏膜水肿、恶心、呕吐、荨麻疹为阳性。

（四）操作步骤

1. 排尿后取膀胱截石位，外阴、阴道常规消毒，铺无菌孔巾，查清子宫大小及位置。

2. 用阴道窥器暴露宫颈，并消毒宫颈及穹隆部。

3. 将造影剂充盈导管，驱出管内的液体及气体。

4. 钳夹固定宫颈前唇，用子宫探针探查子宫方向及宫腔深度后，插入金属导管或双腔管，双腔管气囊要进入宫颈内口，囊内注入3ml空气；用金属导管者，应顶紧橡皮塞，固定导管位置，防止造影剂漏出。

5. 在荧光透视下徐徐注入造影剂，观察其进入子宫及流经输卵管的情况并摄片。用碘油造影者，24小时后再摄盆腔平片，观察腹腔内有无游离的碘化油；如用碘水剂造影因其流动及吸收快，应在首次摄片后10～20分钟再摄第二张片。

（五）结果判断

1. 正常图像　宫腔呈倒置的三角形，双侧输卵管影细长、柔软，24小时后盆腔平片可见造影剂弥散于盆腔内。

2. 输卵管积水　输卵管远端扩张，碘油呈散珠状积聚其中，24小时后依然不变，盆腔平片无造影剂弥散。

3. 子宫、输卵管结核　宫颈管呈锯齿状不平，宫腔变形或缩小，存在粘连时显示不规则的充盈缺损，输卵管内腔形态不规则，僵直，呈棒状或串珠状。

4. 子宫黏膜下肌瘤或内膜息肉　宫腔内有充盈缺损。

5. 子宫畸形　单角子宫、双角子宫、纵隔子宫或双子宫等。

6. 子宫颈内口松弛症　内口增宽和峡部缺陷。

（六）注意事项

1. 造影前将造影剂充盈子宫颈导管时，应将导管头向上，以便驱除管内空气，避免气泡进入宫腔造成充盈缺损，引起误诊。

2. 子宫颈导管与子宫颈外口必须紧贴，以免造影剂倒流入阴道，影响诊断。

3. 注射造影剂时切勿用力过大，推进过速，以免引起病变的输卵管的损伤。

4. 在透视下如发现造影剂进入异常通道（疑进入血管或淋巴管）或患者发生咳嗽，应立即停止注射并取出导管，置患者于头低足高位，严密观察。

5. 造影后两周内禁性交及盆浴，同时用抗生素，预防感染。

三、妇科内镜输卵管通畅检查

随着妇科内镜的普遍采用，为输卵管通畅检查提供了更为准确的新方法，包括腹腔镜直视下输卵管通液检查、宫腔镜下经输卵管口插管通液试验和腹腔镜下联合检查等方法，其中腹腔镜直视下输卵管通液检查准确率达 90% ~95%。但由于内镜手术对器械要求较高，且整体手术操作较繁，仍是创伤性手术等，故并不推荐作为常规检查方法，通常对不孕、不育患者行内镜检查时例行输卵管通液（加美蓝染液）检查。内镜检查操作步骤见本章第十二节妇科内镜检查的相关内容。其他注意事项同上。

第八节　常用穿刺检查

一、腹腔穿刺术

（一）适应证

1. 明确腹腔积液的性质。

2. 鉴别贴近腹壁的肿物性质。

3. 腹水过多时，可通过腹腔穿刺放出腹腔液，并可向腹腔内注射药物行腹腔内化疗。

（二）方法

1. 排尿后取半卧位或侧卧位。取脐与髂前上棘连线中外 1/3 交界处为穿刺点。

2. 常规消毒术野，铺无菌孔巾，以 1% 利多卡因作局部浸润麻醉。将腰穿针自穿刺点垂直刺入，进入腹腔有落空感，拔去针芯，即有液体溢出，连接注射器按送检项目抽取。

3. 若须持续放液作为持续引流或减压者，可用腹腔穿刺器。选好适宜的套管与导管，在穿刺点行局麻下切开皮肤、筋膜，用穿刺器刺入，拔去针芯，，再由套管插入导管，使液体缓慢流出并收取送检。取下套管，将导管连接于引流瓶。导管放置时间以病情而定。

4. 穿刺送检者，取液后即拔出穿刺针，局部覆以无菌纱布。穿刺引流者须缝合伤口并固定导管。

（三）注意事项

1. 腹腔积液少、移动性浊音阴性，或疑有腹腔广泛粘连者不宜行腹腔穿刺。

2. 腹腔积液量多者，在放液过程中应注意患者的血压、脉搏、呼吸，控制放液速度及放液量。

3. 抽出的穿刺液应观察其性状（颜色、混浊度、黏稠度）并送常规化验及细胞学检查，疑炎性腹水者，应做细菌培养及药敏试验。

二、经阴道后穹隆穿刺术

子宫直肠陷凹是体腔最低的位置，盆、腹腔液体最易积聚于此，亦为盆腔病变最易累积的部位。通过阴道后穹隆穿刺，吸取标本，可协助明确诊断。

（一）适应证

1. 明确子宫直肠陷凹积液性质，或贴近后穹隆的肿块性质。

2. 超声介导下经后穹隆穿刺取卵。

3. 超声引导下行卵巢子宫内膜异位囊肿或输卵管妊娠部位给药。

（二）方法

1. 排尿或导尿后，取膀胱截石位，外阴、阴道常规消毒，铺无菌巾，阴道窥器暴露宫颈及阴道穹隆，再次消毒阴道及宫颈，用宫颈钳钳夹宫颈后唇向前牵拉，充分暴露阴道后穹隆。

2. 用18号腰椎穿刺针接10ml注射器，于宫颈后唇与阴道后壁之间，取与宫颈平行而向后的方向刺入约2～3㎝，有落空感后抽吸（图29－5）。若为肿块，则于最突出或囊性感最明显的部位穿刺。

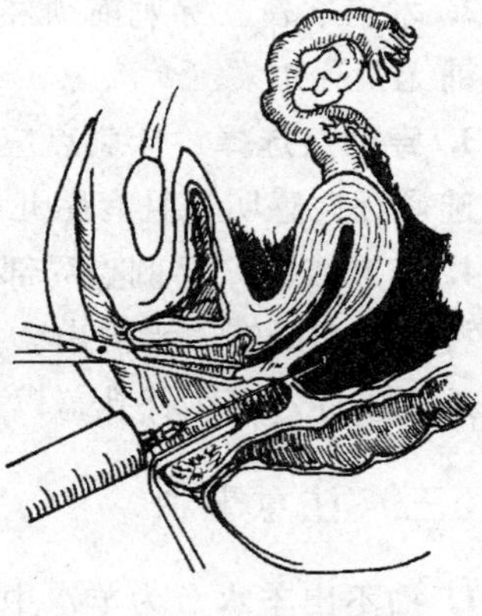

图29－5　经阴道后穹隆穿刺术

3. 抽吸完毕，拔针。若穿刺点有渗血可用无菌纱布填塞压迫止血，待血止后取出纱布及阴道窥器。

（三）注意事项

1. 吸取标本肉眼观察及送检（项目基本同腹腔穿刺）。

2. 吸取为鲜血，放置4～5分钟，血凝者为血管内血液，应改变穿刺部位、方向、深度；若放置6分钟血不凝，则为腹腔内出血；若抽出液淡红色，稀薄、微混浊或脓液，多为盆腔炎症渗出液。

3. 穿刺时注意进针方向、深度，避免伤及子宫或直肠。疑有肠管与子宫后壁粘连时，禁止使用后穹隆穿刺术。

三、经腹羊膜腔穿刺术

（一）适应证

1. 中期妊娠药物引产 参见第二十八章计划生育。

2. 产前诊断 如性连锁遗传病携带者，以确定胎儿性别时；高龄孕妇易发生染色体异常；前胎为先天愚型或有家族史者；孕妇有常染色体异常、先天代谢障碍、酶系统障碍的家族史者；前胎为神经管缺陷或此次孕期血清甲胎蛋白值明显高与正常妊娠者。

3. 胎儿成熟度 高危妊娠者终止妊娠前需了解胎儿成熟度，结合胎盘功能测定，选择分娩的有利时机。

4. 母儿血型不合 需检查羊水中血型及胆红素。

5. 有无宫内感染 检查胎儿有无宫内感染。

（二）方法

1. 穿刺时间 诊断出生缺陷或确定胎儿性别，应选在妊娠 16～20 周进行。为测定胎儿成熟度及疑为母儿血型不合，应在孕末期进行。

2. 术前准备 穿刺前须经 B 超检查，确定胎盘位置。排尿后，平卧，腹部皮肤常规消毒，铺无菌孔巾。

3. 穿刺点选择 穿刺点应避开胎盘。一般可选在宫底下 2 横指、腹壁最隆起部位的两侧，选择囊性感明显且有胎儿肢体浮动的一侧。

4. 穿刺步骤 穿刺点局部浸润麻醉，以 7 号或 9 号腰穿针垂直刺入腹壁，当有落空感时，拔出针芯既有羊水溢出。抽吸所需羊水量或注射所需给予的药物后，将针芯插入穿刺针内，迅速拔针。穿刺针孔盖以消毒纱块，加压片刻后胶布固定。

（三）注意事项

1. 抽不出羊水 为羊水中有形成分阻塞针孔，用有针芯的穿刺针可避免。若因穿刺方向不对或近针深度不够，可调整穿刺方向与深度。若羊水过少，不宜勉强穿刺以免损伤胎儿。

2. 抽出血液 出血可来自腹壁、子宫壁、胎盘或刺伤胎儿血管，应立即拔针并压迫穿刺点，腹带加压包扎。同时听取胎心率，确定胎心率正常则可等待一周后再穿刺。羊水混有多量血液，胎心率改变明显，应尽早终止妊娠。

第九节　羊水检查

羊水检查是经羊膜腔穿刺取羊水进行羊水分析的出生前的一种诊断方法。早在 50 年代初已用于检查母儿血型不合的妊娠，其后开始应用羊水细胞的性染色体判断胎儿性别。进而开展羊水细胞培养行染色体核型分析。1970 年又用羊水细胞培养进行酶的分析。此外，还用羊水作各项生化测定。总之，羊水是一个可以较直接反映胎儿各项功能的介质，随着各项检查技术的提高，羊水检查将为临床提供更多的胎儿资料。

（一）适应证

1. 宫内胎儿成熟度的判定　处理高危妊娠需引产，在引产前需了解胎儿成熟度，以选择分娩的有利时机。

2. 超声波检查疑有神经管缺陷等胎儿畸形或母体血中甲胎蛋白异常高值。

3. 母亲孕期有某些病原体感染，如风疹病毒、巨细胞病毒或弓形虫感染。

4. 细胞遗传学检查（染色体分析）及先天性代谢异常的产前诊断　夫妇任何一方有染色体异常分娩史；35 岁以上的高龄孕妇易发生胎儿染色体异常；夫妇一方是某种基因病患者或曾生育过某一基因病患儿的孕妇；胎儿诊断怀疑先天性代谢异常。

5. 疑为母儿血型不合的诊断。

（二）检查方法

经腹壁羊膜穿刺术，参见第二十九章 第八节中经腹壁羊膜腔穿刺术。

（三）临床应用

1. 胎儿成熟度的检查

（1）胎儿肺成熟度的检查

①卵磷脂与鞘磷脂比值（L/S）测定：胎儿肺泡Ⅱ型上皮细胞分泌的可使肺泡表面张力减低的表面活性物质，有助于预防新生儿呼吸窘迫综合征（respiratory distress syndrome, RDS）的发生。肺泡表面活性物质的主要成分是磷脂，羊水中 L/S 比值可用以判断胎儿能否在体外生活的成熟度。妊娠 34 周前卵磷脂与鞘磷脂含量相似，但于妊娠 35 周开始卵磷脂迅速合成，至 37 周达高峰，羊水中的含量随之急剧增多，但鞘磷脂含量在全孕期无明显变化，导致羊水中 L/S 比值不断增高。测定 L/S 比值可了解胎儿肺成熟情况，若羊水中 L/S 比值 ≥2 时，提示胎儿肺已成熟；L/S 比值 <1.5，提示胎儿肺尚未成熟，新生儿呼吸窘迫综合征的发生率约为 73%；当 L/S 比值在 1.5~1.9 为临界值，新生儿约 50% 可能发生 RDS。糖尿病孕妇的羊水中 L/S 比值达 2.0 时仍有较多新生儿发生 RDS，应 ≥3.0 时始表示胎儿肺成熟。高危妊娠需提前终止妊娠者，应测定羊水中 L/S 比值。

②羊水震荡试验（泡沫试验）：此法简单快速，无须复杂设备仪器，基层医疗机构即可开展，是间接估量羊水中磷脂的一种方法。其原理是取羊水上清液经强力震荡后，试管液面上出现的泡沫物为不饱和磷脂酰胆碱族物质，可被乙醇消除。本法用不同稀释度的羊水加入等量乙醇，消耗乙醇越多，表示羊水中的磷脂类物质含量越多。操作方法是取两支试管，每管中加入 95% 乙醇 lml。第一试管内放人羊水上清液 lml；第二试管内放人羊水上清液 0.75ml 和生理盐水 0.25ml，经垂直强力震荡 15~20 秒后，静置 15 分钟观察结果。若两试管液面均有完整泡沫环为阳性，表示 L/S≥2，提示胎儿肺成熟；若仅第一试管液面有完整

泡沫环为临界值。表示 1.5 < L/S < 2；若两试管均无泡沫环为阴性，表示 L/S < 1.49，提示胎儿肺未成熟。

③磷脂酰甘油（phosphatidyl glycerol，PG）的测定：PG 占肺泡表面活性物质中总磷脂的 10%。但它的出现极具特异性，测定阳性时不会发生 RDS，但可有假阳性结果。妊娠 35 周后会突然出现，代表胎儿肺已成熟，以后继续增长至分娩。PG 测定判断胎儿肺成熟度优于 L/S 比值法，糖尿病时，即使 L/S 值 >2 而未出现 PG，则胎儿肺部仍未成熟。

（2）胎儿肾成熟度的检查：羊水中所含肌酐来自胎儿尿液，故测定羊水肌酐含量可了解胎儿肾成熟情况。取羊水上清液，利用肌酐能与苦味酸反应出现红色，故可用分光光度计比色，测得肌酐值，其准确率约为 90%。羊水中肌酐含量与孕龄关系密切。自妊娠中期羊水中肌酐值开始逐渐升高，于妊娠 34 周起迅速上升，妊娠 37 周以后 ≥176.8μmol/L（2mg/dl），故将羊水肌酐值 ≥176.8μmol/L 定为胎儿肾成熟值；132.6 ~ 175.9μmol/L（1.5 ~ 1.99mg/dl）为临界值；<132.5μmol/L（<1.5mg/dl）为肾胎儿未成熟值。

（3）胎儿肝成熟度的检查：通过测定羊水胆红素含量了解胎儿肝成熟度。随着胎肝逐渐成熟，羊水中结合型胆红素逐渐增多，未结合型胆红素逐渐减少，至妊娠晚期羊水胆红素值近于 0，需用分光光度计在 450nm 处的吸光度差测定（以 △OD450 表示），羊水胆红素值与孕龄关系密切，妊娠 36 周前 △OD450 > 0.02 者居多。妊娠 37 周及以后多为 < 0.02。故将羊水中胆红素 △OD450 < 0.02 定为胎儿肝成熟值；0.02 ~ 0.04 为临界值；>0.04 为胎儿肝未成熟值。

（4）胎儿皮肤成熟度的检查：随妊娠周数增加，胎儿皮脂腺逐渐成熟，通过测算羊水中含脂肪细胞的出现率了解胎儿皮肤成熟程度。测定方法是取羊水沉渣混悬液滴在玻片上，加 0.1% 硫酸尼罗蓝液 1 滴混匀，加盖玻片置 2 ~ 3 分钟后，在火焰上徐徐加热（50℃ ~ 60℃），然后置光镜下观察，含脂肪细胞呈橘黄色，其他细胞呈蓝色。在镜下数 200 个细胞，计算其中含橘黄色细胞（脂肪细胞）的百分数。亦可用苏丹Ⅲ染色，使脂肪细胞染成橘黄色，再用 0.5L 美蓝溶液复染，使其他细胞染成蓝色。若仅用 0.5‰美蓝溶液染色，含脂肪细胞不着色，而其他细胞蓝染。妊娠 37 周前含脂肪细胞常 <20%，妊娠 38 周后含脂肪细胞常 >20%，故以 20% 为胎儿皮肤成熟值；10% ~ 20% 为临界值；<10% 提示胎儿皮肤未成熟值。

2. 细胞遗传学及先天性代谢异常的检查 多在妊娠中期进行。

（1）染色体异常：通过羊水细胞培养作染色体核型分析，以诊断染色体（常染色体及性染色体）数目或结构异常。较常见的常染色体异常有先天愚型（21 - 三体）；性染色体异常有先天性卵巢发育不全综合征（turner's syndrome）等。为测定胎儿有无伴性遗传性疾病，可通过羊水细胞培养得到染色体核型，如无条件培养也可直接浓集羊水细胞做核型分析，此法已使 21 - 三体等染色体异常的新生儿出生率明显下降。

（2）先天性代谢异常：经羊水细胞培养作某些酶的测定，以诊断因遗传基因突变引起的某种蛋白质或酶的异常或缺陷。如测定氨基已糖酶 A 活力以诊断由类脂物质蓄积引起的黑蒙性家族痴呆病；测定半乳糖 - 1 - 磷酸盐尿苷酰转移酶可诊断半乳糖血症等。

（3）基因病：从羊水细胞提取胎儿 DNA，针对某一基因作直接或间接分析或检测。近年已能应用合成DNA化学、重组DNA技术及分子克隆化等研究的相互结合作遗传病的基因诊断。1979年已成功地用于诊断血红蛋白结构基因缺失的疾病，如地中海贫血、血红蛋白-H等病。用限制性内切酶及DNA杂交的方法，成功地诊断核苷酸突变造成的遗传病，如镰形红细胞贫血、苯丙酮尿症。目前国内能进行产前诊断的遗传病有地中海贫血、苯丙酮尿症、甲型-乙型血友病、假性肥大型肌营养不良等。

3. 羊水上清液的生化测定

(1) 羊水中甲胎蛋白的测定：目前主要采用对羊水中甲胎蛋白（AFP）含量的测定，诊断胎儿开放性神经管缺陷，如无脑儿或脊柱裂。AFP主要在胎儿卵黄囊、肝脏合成，部分来自胃肠道、肾脏及羊膜绒毛细胞，羊水中浓度为胎内的1/150~1/200。开放性神经管畸形因脑组织或脊髓外露，羊水中AFP值常比正常值高10倍。此外死胎、先天性食管闭锁、十二指肠闭锁、脐膨出、先天性肾病综合征、严重Rh血型不合妊娠等也可升高。羊水中AFP值在孕12~14周达高峰，为40μg/ml，以后逐渐下降，至足月时几乎测不出。通常正常妊娠8~24周时羊水AFP值为20~48μg/ml。

(2) 羊水雌三醇（E_3）的测定：羊水中的雌三醇值与孕妇尿雌三醇值呈良好相关，能准确地反映胎儿胎盘单位的功能状态及估计异常胎儿的预后，如胎儿为无脑儿、21-三体、甲状腺功能低下、母儿血型不合等，羊水E_3值很低。正常妊娠羊水E_3值随孕周增加而变化。羊水雌三醇值于妊娠24周前很低，25周起逐渐增多，33周前约为122μg/ml，33周时约为384μg/ml，37周后增加迅速。至妊娠40周时约为847μg/ml，羊水中雌三醇值低于100μg/ml时，胎儿预后不良。

4. 胎儿血型预测 适用于可疑ABO血型不合的孕妇。于晚期妊娠抽取羊水检查其中血型物质，以预测胎儿血型。但约20%孕妇为非分泌型，羊水中无血型物质。当明确胎儿与母体血型相同或胎儿为O型，不会发生新生儿溶血。若诊断为ABO血型不合，则应做好围生期监测与出生后新生儿的抢救准备。

5. 检测宫内感染 孕妇有风疹病毒等感染时，可测羊水中特异免疫球蛋白。如羊水中白细胞介素-6升高，可能存在亚临床的宫内感染，可导致流产或早产。

6. 协助诊断胎膜早破 对可疑胎膜早破者，可用石蕊试纸测试阴道内排液的pH。胎膜早破时因羊水偏碱性，pH值应>7。也可取阴道后穹隆处液体一滴置于玻片上，烘干后在光镜下检查，胎膜早破时可见羊齿植物叶状结晶及少许毳毛。

第十节 妇科肿瘤标志物检查

肿瘤标志物是肿瘤细胞异常表达所产生的蛋白抗原或生物活性物质，可在肿瘤患者的组织、血液或体液及排泄物中检测出，有助于肿瘤诊断、鉴别诊断及监测。

一、相关抗原及胚胎抗原

（一）癌抗原125（cancer antigen 125，CA_{125}）

1. 检测方法及正常值 CA_{125}检测方法多选用放射免疫测定方法（RIA）和酶联免疫法（ELISA）。可使用标准试剂盒。常用血清检测阈值为35KU/L。

2. 临床意义 CA_{125}在胚胎时期的体腔上皮及羊膜有阳性表达，一般表达水平低并且有一定的时限。在多数卵巢浆液性囊腺癌表达阳性，一般阳性准确率可达80%以上。CA_{125}是目前世界上应用最广泛的卵巢上皮样肿瘤标志物，在临床上广泛应用于鉴别诊断盆腔肿块，检测治疗后病情进展，以及判断预后等。特别在监测疗效相当敏感。有效的手术切除及成功的化疗后，血浆CA_{125}水平明显下降，血浆CA_{125}持续高水平预示术后肿瘤残留、肿瘤复发或恶化。CA_{125}水平高低可反映肿瘤大小，但血浆CA_{125}降至正常水平却不能排除直径小于1cm的肿瘤存在。血浆CA_{125}的水平在治疗后明显下降者，如在治疗开始后CA_{125}下降30%，或在3个月内CA_{125}下降至正常值，则可视为有效。若经治疗后CA_{125}水平持续升高或一度降至正常水平随后复升，复发转移几率明显上升。一般认为，CA_{125}持续>35KU/L，在2~4个月内肿瘤复发危险性最大，复发率可达92.3%，即使在二次探查时未能发现肿瘤，而很可能在腹膜后淋巴结群和腹股沟淋巴结已有转移。

CA_{125}对宫颈腺癌及子宫内膜癌的诊断也有一定敏感性，对原发性腺癌，其敏感度约为40%~60%，而对腺癌的复发诊断，敏感性可达60%~80%。对子宫内膜癌来说，CA_{125}的测定值还与疾病的分期有关。当CA_{125}水平>40KU/L时，有90%的可能肿瘤已侵及子宫浆肌层。

在子宫异位症患者血液CA_{125}浓度增高，但一般很少超过200KU/L。

（二）NB70/K

1. 检测方法及正常值 NB70/K测定多选用单克隆抗体RIA法，正常血清检测阈值为50AU/ml。

2. 临床意义 NB70/K是用人卵巢癌相关抗原制备出的单克隆抗体，对卵巢上皮性肿瘤敏感性可达70%。50%早期卵巢癌患者血中可检出。实验证明，NB70/K与CA_{125}的抗原决定簇不同，NB70/K对黏液性囊腺瘤也可表达阳性，因此在临床应用中可互补检测，提高肿瘤检出率，特别对卵巢癌患者早期诊断有益。

（三）糖链抗原19-9（carbohydrate antigen 19-9，CA19-9）

1. 检测方法及正常值 CA19-9测定方法有单抗或双抗RIA法，血清正常值为37Uarb/ml。

2. 临床意义 CA_{19-9}是由直肠癌细胞系相关抗原制备的单克隆抗体，除对消化道肿瘤如胰腺癌、结肠直肠癌、胃癌及肝癌有标志作用外，对卵巢上皮性肿瘤也有约50%的阳性表达，卵巢黏液性囊腺癌阳性表达率可达76%，而浆液性肿瘤则为27%。子宫内膜癌及宫颈管腺癌也可阳性。

（四）甲胎蛋白（alpha fetoprotein，AFP）

1. 检测方法及正常值 甲胎蛋白是由胚胎肝细胞及卵黄囊产生的一种糖蛋白，通常应用 RIA 或 ELISA 方法检测，检测阈值为 10～20ng/ml。

2. 临床意义 AFP 是属于胚胎期的蛋白产物，但在出生后部分器官恶性病变时可以恢复合成 AFP 的能力，如肝癌细胞和卵巢的生殖细胞肿瘤都可有分泌 AFP 的能力。在卵巢生殖细胞肿瘤中，相当的一部分类型肿瘤 AFP 水平明显升高。例如卵黄囊瘤（内胚窦瘤）是原始生殖细胞向卵黄囊分化形成的一种肿瘤，其血浆 AFP 水平常 >1000ng/ml，卵巢胚胎性癌和未成熟畸胎瘤血浆 AFP 水平也可升高，部分也可 >1000ng/ml。上述肿瘤患者经手术及化疗后，血浆 AFP 可转阴或消失，若 AFP 持续一年保持阴性，患者在长期临床观察中多无复发；若 AFP 升高，即使临床上无症状，也可能有隐性复发或转移，应严密随访，及时治疗。因此，AFP 对卵巢恶性生殖细胞肿瘤尤其是内胚窦瘤的诊断及监视有较高价值。

（五）癌胚抗原（carcinoembryonic antigen，CEA）

1. 检测方法及正常值 CEA 检测方法多采用 RIA 和 ELISA 测定法。血浆正常阈值因测定方法不同而不同，一般在 2.5～20ng/ml。在测定时应设定正常曲线，一般认为，CEA >5ng/ml 可视为异常。

2. 临床意义 CEA 属于一种肿瘤胚胎抗原，属糖蛋白，胎儿胃肠道及某些组织细胞有合成 CEA 的能力，出生后血含量甚微。多种恶性肿瘤如直肠癌、胃癌、乳腺癌、宫颈癌、子宫内膜癌、卵巢上皮性癌、阴道及外阴癌等均可表达阳性，因此 CEA 对肿瘤类别无特异性标志功能。在妇科恶性肿瘤中，卵巢黏液性囊腺癌 CEA 阳性率最高，其次为 Brenner 瘤，子宫内膜样癌及透明细胞癌也有相当 CEA 表达水平；浆液性肿瘤阳性率相对较低。肿瘤的恶性程度不同，其 CEA 阳性率也不同。实验室检测结果，卵巢黏液性良性肿瘤 CEA 阳性率为 15%，交界性肿瘤为 80%，而恶性肿瘤可为 100%。50% 的卵巢癌患者血浆 CEA 水平持续升高，尤其黏液性低分化癌最为明显。血浆水平持续升高的患者常发展为复发性卵巢肿瘤，且生存时间短。借助 CEA 测定手段，动态监测跟踪各种妇科肿瘤的病情变化和观察治疗效果有较高临床价值。

（六）鳞状细胞癌抗原（squamous cell carcinoma antigen，SCCA）

1. 检测方法和正常值 SCCA 通用的测定方法为 RIA 和 ELISA，也可采用化学发光方法，其敏感度可大大提高。血浆中 SCCA 正常阈值为 2ng/L。

2. 临床意义 SCCA 是从子宫颈鳞状上皮细胞癌分离制备得到的一种肿瘤糖蛋白相关抗原，其分子量为 48000。SCCA 对绝大多数鳞状上皮细胞癌均有较高特异性。70% 以上的宫颈鳞癌患者血浆 SCCA 升高，而宫颈腺癌仅有 15% 左右升高，对外阴及阴道鳞状上皮细胞癌敏感性为 40%～50%。SCCA 的血浆水平与宫颈鳞癌患者的病情进展及临床分期有关，若肿瘤明显侵及淋巴结，SCCA 明显升高。当患者接受彻底治疗痊愈后 SCCA 水平持续下降。SC-

CA 还可作为宫颈癌患者疗效评定的指标之一，当化疗后 SCCA 持续上升，提示对此化疗药物不敏感，应更换化疗方案或改用其他治疗方法。SCCA 对复发癌的预示敏感性可达 65% ~ 85%，而且在影像学方法确定前 3 个月，SCCA 水平就开始持续升高。因此，SCCA 对肿瘤患者有判断预后，监测病情发展的作用。

二、雌、孕激素受体测定

受体是靶细胞上能与激素特异性结合的分子，其主要功能为识别激素信号并与它特异性结合，然后将激素信息传递至细胞内的特定部位，从而影响细胞的代谢过程或对基因表达进行调控。因此，受体是决定细胞能否对激素信号产生应答的关键因素。

（一）测定的原理

受体是具有特殊生物活性的蛋白质，在与激素结合时具有 4 个基本特征：①专一性（特异性）：激素能与其特异性受体结合是因为双方在分子构型与构象方面严格匹配，故受体只能与其特异性激素结合，与其他激素不能结合或结合力很弱。②高亲和力：受体对特异性激素的亲和力高于其他结合蛋白。③可饱和性：由于受体在细胞中数量少，故与其特异性激素的结合表现为可饱和性。④可逆性：受体与激素的结合为非共价键结合，受体激素复合物能可逆地分解为激素与游离受体。受体测定的基本原理是根据上述特征，采用各种标记激素（如放射性核素、酶或荧光等作标记）与待测样品中的受体在一定条件下进行特异性结合，然后用适宜技术分离和测定激素与受体复合物的量或分布部位。

（二）测定的方法

受体测定技术很多，如细胞学、生物化学、组织化学、免疫学与分子生物学等技术都可用于检测受体。目前雌、孕激素受体（estrogen receptor，ER；progesterone receptor，PR）多采用单克隆抗体免疫染色测定。

（三）正常值

若从细胞或组织匀浆进行测定，其定量参考值：ER 为 20pmol/ml，PR 为 50pmol/ml。

（四）临床应用

受体的含量及对特异性激素的亲和力受许多因素的影响，如遗传、细胞分化与激素调节等，其中激素对受体的特异性调节有重要的生理意义。凡激素使受体数量增加或亲和性增加的称为升调节（up - regulation），如 E_2 对 ER 与 PR 均为升调节。凡激素使受体数量或亲和性减少的称为降调节（down - regulation），如 P 对 ER 与 PR 都是降调节。

1. 了解妇产科疾病的病因与发病机制

正常的月经周期中，子宫内膜 ER 与 PR 呈周期性变化。在增生期由于 E_2 的升调节作用，ER 与 PR 含量逐渐增加，至增生晚期达高峰；在分泌期由于孕激素的降调节作用，ER 与 PR 均下降。

子宫内膜增生过长时，出现 ER 与 PR 的降调节障碍。在不同类型的子宫内膜增生过长中，孕激素对类固醇激素受体降调节的障碍程度不同。外源性孕激素治疗后，腺囊型与腺瘤型增生过长的子宫内膜中 ER 不下降，非典型增生过长的子宫内膜中 ER 与 PR 均不下降。

子宫内膜异位症患者的原位子宫内膜 ER 与 PR 含量及周期性变化与正常妇女相同，而异位子宫内膜的 ER 与 PR 含量均低于原位内膜组织。异位内膜的 ER 可呈与原位内膜相似的周期性变化，或持续较低水平周期变化不明显。异位内膜的 PR 含量的周期性变化与原位内膜不同步，分泌期高于增生期。不同部位的异位内膜组织 PR 含量不同，一般来说，阴道与腹膜的异位内膜组织的 PR 高于卵巢异位内膜组织。类固醇激素受体研究结果说明异位内膜与原位内膜的类固醇激素调节作用不同，尤其是孕激素的调节作用不同于正常子宫内膜。

2. 指导妇科恶性肿瘤的激素治疗及预后估计

近年来许多研究资料表明，妇科恶性肿瘤组织中 ER 与 PR 阳性（ER +、PR +）者，分化较好，激素治疗有效，病人预后亦较好。子宫内膜癌组织的 ER、PR 含量与肿瘤的分级、临床分期、细胞分化及患者预后有关。分化好的内膜癌通常 ER +、PR +，生存期长的通常 PR +，期别晚的、未分化的内膜癌组织中通常 PR –，因此 ER + 与 PR + 者预后较好，生存期较长，而 PR – 者则预后不佳。

正常子宫颈组织的 ER、PR 含量低于子宫内膜，子宫颈 ER 与 PR 含量在周期中变化不明显。不少学者报道子宫颈癌组织的 ER、PR 阳性率与肿瘤的病理分型与癌细胞分化程度有关，即腺癌的 ER 阳性率高于鳞癌，高分化鳞癌的 ER 与 PR 阳性率高于低分化鳞癌。近年来研究还表明，子宫颈癌组织 ER + 与 PR + 者预后较好，生存期一般较 ER – 与 PR – 者长。

正常卵巢的黄体及皮质中有丰富的 PR，但 ER 含量很低，恶性卵巢肿瘤的 ER 阳性率高于正常卵巢及卵巢良性肿瘤。高分化的卵巢癌组织中 ER、PR 含量高于低分化的卵巢肿瘤，浆液性卵巢癌生存期与 ER 水平有关。卵巢肿瘤的 ER、PR 测定可作为综合估计病人预后的一种指标。

3. 筛选抗类固醇激素

在筛选人工合成的抗激素时，受体结合试验常作为筛选的指标。抗雌（孕）激素与靶器官的受体有很高的亲和力，通过与受体竞争性结合，阻断雌（孕）激素的作用。

米非司酮具有抗孕激素作用，它是在靶细胞水平竞争性地抑制孕酮，对子宫内膜 PR 的亲和力比孕酮强 5 倍，已成功地用于终止早孕。他莫昔芬是抗雌激素药物，能竞争性地抑制雌激素与 ER 结合而发挥其抗雌激素作用，已广泛应用于雌激素依赖性肿瘤的治疗，如乳腺癌、子宫内膜癌、子宫内膜异位症、子宫平滑肌瘤等。

三、妇科肿瘤相关的癌基因和肿瘤抑制基因

1. Myc 基因

Myc 基因属于原癌基因，其核苷酸编码含有 DNA 结合蛋白的基因组分，参与细胞增殖、分化及凋亡的调控，特别在细胞周期 G_0 期过渡到 G_1 期的调控过程，所以认为 Myc 基因是细胞周期的正性调节基因。Myc 基因的改变往往是扩增或重排所致。在卵巢恶性肿瘤，宫颈癌和子宫内膜癌等妇科恶性肿瘤可发现现有 Myc 基因的异常表达。Myc 基因的过度表达在

卵巢肿瘤患者中占约20%，多发生在浆液性肿瘤。而30%的宫颈癌有Myc基因过度表达。表达量可高于正常2～40倍。Myc基因的异常扩增意味着患者预后极差。

2. Ras 基因

作为原癌基因类的ras基因家族（N－ras，K－ras和H－ras）对某些动物和人类恶性肿瘤的发生、发展起重要作用。在宫颈癌患者中均可发现有三种ras基因的异常突变，子宫内膜癌仅发现K－ras基因突变。而部分卵巢癌患者可有K－ras和N－ras的突变，但至今未发现与H－ras基因突变有关联。有研究表明20%～35.5%的卵巢恶性肿瘤有K－ras基因的突变，其中多见于浆液性肿瘤，K－ras的过度表达往往提示病情已进入晚期或有淋巴或有淋巴结转移。因此认为K－ras可以作为判断卵巢恶性肿瘤患者预后的指标之一。宫颈癌ras基因异常发生率为40%～100%不等，在ras基因异常的宫颈癌患者中，70%患者同时伴有Myc基因的扩增或过度表达。提示这两种基因共同影响宫颈癌的预后。

3. C－erbB$_2$ 基因

C－erbB$_2$基因也称neu或HER$_2$基因，其核苷酸编码含有185KDa膜转运糖蛋白。卵巢癌和子宫内膜癌的发生也与C－erbB$_2$密切相关。据报道，20%～30%的卵巢肿瘤患者有erbB$_2$基因的异常表达，并预示预后不佳；10～20%的子宫内膜癌患者过度表达erbB$_2$。一些初步研究表明，erbB$_2$的过度表达与不良预后相关。通过组织化学方法可较容易地检测到细胞及其间质中erbB$_2$阳性蛋白抗原。

4. P53 基因

P53是当今研究最为广泛的人类肿瘤抑制基因。P53基因全长20Kb，位于17号染色体短臂。P53蛋白与DNA多聚酶结合，可使复制起始复合物失活，此外，P53蛋白含有一段转录活性氨基酸残基，可将肿瘤的抑制效应通过激活其他抑制基因得以表现。

P53基因的异常包括点突变、等位片段丢失、重排及缺乏等方式。出于这些变化，使其丧失与DNA多聚酶结合的能力，当DNA受损后，由于P53缺陷，使细胞不能从过度复制状态解脱出来，更不能得以修复改变，进而导致恶性肿瘤细胞过度增殖。50%卵巢恶性肿瘤有P53基因的缺陷，在各期卵巢恶性肿瘤中均发现有P53异常突变，这种突变在晚期患者中远远高于早期患者，提示预后不良。已知P53与细胞DNA损伤修复及导向凋亡有关。当HPVs基因产物如HPV16和HPV18与P53蛋白结合后能使后者迅速失活，这在病毒类癌基因表达的宫颈癌尤为明显。在子宫内膜癌患者中，20%样本有P53的过度表达。P53突变导致该基因的过度表达，这种异常过度表达往往与子宫内膜癌临床分期、组织分级、肌层侵蚀度密切相关。

5. 其他肿瘤抑制基因

另一种肿瘤抑制基因nm23主要针对肿瘤转移，也称肿瘤转移抑制基因，其基因产物为核苷酸二磷酸激酶（NDPK）。NDPK通过信号转导，影响微管的组合和去组合，并且通过影响G蛋白的信号传递，最终控制细胞增殖和蛋白结合GDP的磷酸化过程。nm23的表达水平与卵巢恶性肿瘤的转移侵蚀性密切相关，为负相关关系。erbB$_2$基因过度表达可使nm23基因失活，nm23表达受抑制的结果则伴随卵巢癌淋巴结转移和远处转移。

第十一节　影像检查

现代科技的飞速发展给传统的影像学注入巨大活力，超声检查以其对人体损伤小，可重复性、实时、诊断准确而广泛应用于妇产科领域，其他影像学检查如 X 线，计算机体层成像（CT），磁共振成像（MRI），放射免疫定位检查妇产科领域重要检测方法。

一、超声检查

妇产科常用的超声检查途径为经腹及经阴道两种。

（一）B 型超声检查

B 型超声检查是应用二维超声诊断仪，在荧光屏上以强弱不等的光点、光团、光带或光环，显示探头所在部位脏器或病灶的断面形态及其与周围器官的关系，并可作实时动态观察和照相。

1. 经腹部 B 型超声检查　选用弧阵探头和线阵探头，常用频率为 3.5MHz。检查前适度充盈膀胱，形成良好的“透声窗”，便于观察盆腔内脏器和病变。探测时患者取仰卧位，暴露下腹部，检查区皮肤涂耦合剂。检查者手持探头以均匀适度的压力滑行探测观察。根据需要做纵断、横断和斜断等多断层面扫查。

2. 经阴道 B 型超声检查　选用高频探头（5～7.5MHz），可获得高分辨率图像。检查前，探头需常规消毒，套上一次性使用的橡胶套（常用避孕套），套内外涂耦合剂。患者需排空膀胱，取膀胱截石位，将探头轻柔地放入患者阴道内，根据探头与监视器的方向标记，把握探头的扫描方向。经阴道 B 型超声检查，患者不必充盈膀胱，操作简单易行，无创无痛，尤其对急诊、肥胖患者或盆腔深部器官的观察，阴道超声效果更佳。而对超出盆腔的肿物，无法获得完整图像。无性生活史者不宜选用。

（二）彩色多普勒超声检查

彩色多普勒和频谱多普勒同属于脉冲波多普勒，它是一种面积显像技术，在同一面积内有很多的声束发射和被接收回来。利用靶识别技术经过计算机的编码，朝向探头编码为红色，背离探头编码为蓝色，构成一幅血流显像图。而频谱多普勒的曲线纵向表示血流的方向，朝向探头的血流显示在基线之上，背离探头的血流曲线显示在基线之下。在妇产科领域中，用于评估血管收缩期和舒张期血流状态的常用三个指数为阻力指数（RI）、搏动指数（PI）和收缩期、舒张期比值（S/D）。彩色超声探头也包括腹部和阴道探头。患者受检前的准备以及体位与 B 型超声检查相同。

（三）三维超声检查

三维超声检查（3 - dimension ultrasonography imaging，3 - DUI）可显示出超声的立体图

像，构成立体图像的方法有数种，目前应用的仪器多为在二维图像的基础上利用计算机进行三维重建。即用探头对脏器进行各种轴向的扫查，将二维图像加以存储然后由计算机合成立体图像，有静态三维超声和动态三维超声两种。静态三维影像以空间分辨力为主，动态三维影像以时间分辨力为主，目前尚未达到实时三维图像，三维超声诊断法对心脏、大血管等许多脏器在方位观察上有突出的优越性。

（四）超声检查在产科领域的应用

1. B 型超声检查 可通过 B 型超声测定胎儿发育是否正常，有无胎儿畸形，可测定胎盘位置、胎盘成熟度及羊水量。

（1）早期妊娠：妊娠时子宫随停经周数相应增大。妊娠 5 周时可见妊娠囊图像见圆形光环，中间为羊水呈无回声区；妊娠 6 周时妊娠囊检出率达 100%。妊娠 5～6 周可见心管搏动。妊娠 6～7 周，妊娠囊内出现强光团，是胚芽的早期图像。妊娠 8 周初具人形，可测量从头至臀的数值，即头臀径，以估计胎儿的孕周，即孕周 = 头臀径 + 6.5，或查表知相应孕周。

（2）中晚期妊娠

①胎儿主要生长径线测量：胎头表现为边界完整、清晰的圆形强回声光环，并可见大脑半球中线回声以及脑组织暗区。测量垂直于中线的最大径线即为双顶径（BPD），该值于妊娠 31 周前平均每周增长 3mm，妊娠 31～36 周平均每周增长 1.5mm，妊娠 36 周后平均每周增长 1mm。若双顶径≥8.5cm，提示胎儿成熟。在妊娠中、晚期，胎儿脊柱、四肢、胸廓、心脏、腹部及脐带均明显显示，可发现有无异常。根据胎儿生长的各种参数，如双顶径、头围、腹围、股骨长以及各参数间的比例关系，连续动态观察，其值低于正常，或推算出的体重小于孕周的第 10 百分位数，即可诊断胎儿宫内发育迟缓（IUGR）。根据胎头、脊柱及双下肢的位置可确定胎产式、胎先露及胎位。

②估计胎儿体重：是判断胎儿成熟度是一项重要指标。超声估测胎儿体重的方法有多种，如 AC 预测法，BPD 与 AC 联合预测法，FL 与 AC 联合预测法，上述方法均可根据所获数据，直接查专用图表即可查到胎儿体重。现以 BPD 与 AC 联合预测法为例，通过查表可知胎儿体重。很多超声仪器中带有根据多参数（AC，BPD，FL）来推算胎儿体重的公式，操作者仅需将有关参数的测量值输入，即可得到胎儿体重值，十分方便亦较准确。多数作者利用 BPD 与孕周之间的极显著相关性来测算，可通过下列方式：胎儿体重（g）= 900 × BPD（cm）- 5200，但要注意无论采用何项参数均可能有 ±15% 的差异。

③胎盘定位：妊娠 12 周后，胎盘轮廓清楚，显示为一轮廓清晰的半月形弥漫光点区，通常位于子宫的前壁、后壁和侧壁。胎盘位置的判定对临床有指导意义。如行羊膜穿刺术时可避免损伤胎盘和脐带，判断前置胎盘和胎盘早剥等。随着孕周增长，胎盘逐渐发育成熟。根据胎盘的绒毛板、胎盘实质和胎盘基底层 3 部分结构变化进一步将胎盘成熟过程进行分级：0 级为未成熟，多见于中孕期；Ⅰ级为开始趋向成熟，多见于孕 29～36 周；Ⅱ级为成熟期，多见于 36 周以后；Ⅲ级为胎盘已成熟并趋向老化，多见于 38 周以后。也有少数Ⅲ级胎盘出现在 36 周前。反之，也有Ⅰ级胎盘出现在 36 周者。因此，从胎盘分级判断胎儿成熟

度时，还需结合其他参数及临床资料，做出综合分析。目前国内常用的胎盘钙化分度是：Ⅰ度：胎盘切面见强光点；Ⅱ度：胎盘切面见强光带；Ⅲ度：胎盘切面见强光圈（或光环）。

④探测羊水量：羊水呈无回声的暗区、清亮。妊娠晚期，羊水中有胎脂，表现为稀疏的点状回声漂浮。妊娠早、中期羊水量相对较多，为清亮的无回声区，至妊娠晚期羊水量逐渐减少。单一最大羊水暗区垂直深度＞7cm 时为羊水过多；＜3cm 为羊水过少。若用羊水指数法，则为测量四个象限的最大羊水深度相加之和，如＞20cm 为羊水过多；＜8cm 为羊水过少。

⑤确定胎儿性别：妊娠 28 周后能准确辨认胎儿性别。男性胎儿阴囊呈两对称椭圆形中等回声，阴茎呈小三角形回声；女性胎儿在会阴部见大阴唇呈三条平行的短小回声带。

（3）异常妊娠

①葡萄胎：典型的完全性葡萄胎的声像特点是子宫增大，多数大于孕周；宫腔内无胎儿及其附属物；宫腔内充满弥漫分布的蜂窝状大小不等的无回声区，其间可见边缘不整、境界不清的无回声区，是合并宫内出血图像。当伴有卵巢黄素囊肿时，可在子宫一侧或两侧探到大小不等的单房或多房的无回声区。

②鉴别胎儿是否存活：若胚胎停止发育则妊娠囊变形，不随孕周增大反而缩小；胎芽枯萎，超声探查原有胎心者，复诊时胎心搏动消失。胎死宫内的声像图为胎体萎缩。胎儿轮廓不清，可见颅骨重叠，无胎心及胎动，脊柱变形，肋骨排列紊乱，胎儿颅内、腹内结构不清，羊水暗区减少等。

③判断异位妊娠：宫腔内无妊娠囊，附件区探及边界不十分清楚、形状不规则的包块。若在包块内探及圆形妊娠囊，其内有胚芽或心管搏动，则能在流产或破裂前得到确诊。若已流产或破裂时，直肠子宫陷凹或腹腔内可见液性暗区。

④判断前置胎盘：检查前孕妇需充盈膀胱，胎盘组织声影部分或全部覆盖宫颈内口。

⑤判断胎盘早剥：胎盘与子宫肌壁间出现形状不规则的强回声或无回声区。

⑥探测多胎妊娠：显示两个或多个胎头光环，两条或多条脊椎像或心脏搏动像。

（4）探测胎儿畸形

①脑积水：双顶径与头围明显大于孕周，头体比例失调，头围大于腹围；侧脑室与颅中线的距离大于颅骨与颅中线距离的 1/2；颅中线偏移，颅内大部为液性暗区。

②无脑儿：在胎儿颈部上方探不到胎头光环；胎头轮廓可呈半月形弧形光带；眼眶部位可探及软组织回声，似青蛙眼；常伴羊水过多或脊柱裂。

③脊柱裂：超声扫查脊柱时，应注意脊柱的连续性与生理性弯曲。开放性脊柱裂可见两排串珠状回声，但不对称，或一排不整齐，或串珠样回声形状不规则，不清晰或中断。纵切时，脊柱裂部位呈不规则“八”字型，横切呈“V”字型。

④多囊肾：多为双侧，肾体积明显增大，外形不规则呈多囊状，肾实质内见多个大小不等的蜂窝状无回声区，常看不清正常结构，可合并羊水过少，膀胱不显示。另一种多囊肾为弥漫性小囊，肉眼看不清，B 超不能显示，显微镜下方能作出诊断。

2. 彩色多普勒超声检查

（1）母体血流：子宫动脉血流是评价子宫胎盘血循环的一项良好指标。在妊娠早期，子宫动脉的血流与非孕期相同，呈高阻力低舒张期血流型。从妊娠14～18周开始逐渐演变成低阻力并伴有丰富舒张期血流。子宫动脉的RI、PI和S/D仍均随孕周的增加而减低，具有明显相关性。无论是单胎或双胎妊娠胎盘侧的子宫动脉的血流在整个孕期均较对侧丰富。此外还可测定卵巢和滋养层血流。

（2）胎儿血流：目前医生可以对胎儿脐带、大脑中动脉、主动脉及肾动脉等进行监测。尤其是测定脐带血流变化已成为常规检查手段。在正常妊娠期间，脐动脉血流的RI、P1和S/D与妊娠周数密切相关。在判断胎儿宫内是否缺氧时，脐动脉血流波形具有重要意义，若脐动脉血流舒张末期血流消失进而出现舒张期血流逆流，提示胎儿处于濒危状态。

（3）胎儿心脏超声：彩色多普勒可以从胚胎时期原始心管一直监测到分娩前的胎儿心脏，一般认为妊娠24周后是对胎儿进行超声心动监测图像较清晰。

3. 三维超声检查 利用最新标准的三维超声设备，观察胎儿发育，诊断胎儿异常。操作者使用三维超声扫描技术，通过更便于人眼分辨的多平面图，得到更自然和完整的影像。成像系统利用根据原始影像数据（而不是数学模式）产生的容量图扫查待查的胎儿结构。容量图既可平面显示，也可透彻显示，产生的影像与原形逼真，微细结构高度清晰。3－DUI有助于检出胎儿唇裂、腭裂、脑畸形、耳朵和颅骨异常，还可检出心脏异常。专家建议3－DUI限用于高危畸形诊断。

（五）超声检查在妇科领域的应用

1. B型超声检查

（1）子宫肌瘤：是妇科最常见的良性肿瘤，其声像图为子宫体积增大，形态不规则，肌瘤常为低回声、等回声或中强回声。目前腹部超声能分辨直径0.5cm子宫前壁肌瘤，并可对肌瘤进行较精确定位。肌壁间肌瘤可挤向宫腔，使子宫内膜移位或变形；黏膜下肌瘤子宫可见增大，轮廓光滑，但肌瘤突向宫腔内，子宫内膜被肌瘤压迫及推移。浆膜下肌瘤则突出于浆膜下。

（2）子宫腺肌病和腺肌瘤：子宫腺肌病的声像特点是子宫均匀性增大，子宫断面回声不均，有低回声和强回声区；子宫腺肌瘤时子宫呈不均匀增大，其内散在小蜂窝状无回声区。

（3）盆腔炎：盆腔炎性包块与周围组织粘连，境界不清；积液或脓时为回声或回声不均。

（4）卵巢肿瘤：卵巢肿瘤表现为卵巢增大，内为单房或多房的液性无回声区或混合性回声团。若肿块边缘不整齐、欠清楚，囊壁上有乳头，内部回声强弱不均或无回声区中有不规则强回声团，常累及双侧卵巢并伴腹水者，应考虑为有卵巢癌。经阴道超声发现盆腔深部小肿块，显示其内部细微结构方面有明显优势，已成为早期筛选卵巢癌的重要辅助项目。

（5）监测卵泡发育：通常从月经周期第10日开始监测卵泡大小，正常卵泡每日增长1.6mm，排卵前卵泡约达20mm。

（6）探测宫内节育器：通过对宫体的扫查，能准确地诊断宫内节育器在宫腔的位置及显示节育器的形状。可发现节育器位置下移。当节育器嵌顿、穿孔或外游走时，可在子宫肌壁间或子宫外发现节育器的强回声。嵌顿的节育器最好在超声引导下取出。

（7）介入超声的应用：在阴式超声引导下可对成熟卵泡进行采卵；对盆腔囊性肿块穿刺，判断囊肿性质，并可注入药物进行治疗。随着助孕技术的发展，介入超声还可用于减胎术。

2. 彩色多普勒超声检查　利用彩色多普勒超声能很好地判断盆、腹腔肿瘤的边界以及肿瘤内部血流的分布，尤其对滋养细胞肿瘤及卵巢恶性肿瘤，其内部血流信息明显增强，有助于诊断。

3. 三维超声波扫描技术　利用三维超声分析手段，对盆腔脏器结构及可能的病变组织进行三维重建，可以较清晰显示组织结构或病变的立体结构，呈现二维超声难以达到的立体逼真的图像，有助于盆腔脏器疾患的诊断，特别是良、恶性肿瘤的诊断和鉴别诊断。

二、X 线检查

X 线检查借助造影剂可了解子宫和输卵管的腔内形态，因此在诊断先天性子宫畸形和输卵管通畅程度上仍是首选的检查方法。此外，X 线平片对骨性产道的各径线测定，骨盆入口的形态，骶骨的屈度，骶坐切迹的大小等方面的诊断可为临床判断有无自然分娩可能性提供重要参考。

（一）诊断先天性子宫畸形

1. 单角子宫　造影仅见一个宫腔呈梭形，只有一个子宫角和输卵管，偏于盆腔一侧。

2. 双子宫　造影见两个子宫，每个子宫有一个子宫角和输卵管相通。两个宫颈可共有一个阴道，或有纵隔将阴道分隔为二。

3. 双角子宫　造影见一个宫颈和一个阴道，两个宫腔。

4. 鞍形子宫　造影见子宫底凹陷，犹如鞍状。

5. 纵隔子宫　可分为全隔和半隔子宫。全隔子宫造影见宫腔形态呈两个梭形单角子宫，但位置很靠近；半隔子宫造影显示宫腔大部分被分隔成二，宫底部凹陷较深呈分叉状，宫体部仍为一个腔。

（二）骨盆测量

1. 仰卧侧位片　可了解骨盆的前后径，中骨盆及盆腔的深度，骨盆的倾斜度，骶骨的高度和曲度及耻骨联合高度。

2. 前后位片　可观察中骨盆横径，耻骨弓横径，骨盆侧壁集合度。

3. 轴位片　观察骨盆入口的形态，左右斜径及耻骨联合后角。

4. 耻骨弓片　可测量耻骨弓角度。

三、计算机体层扫描检查

计算机体层扫描（CT）除显示组织器官的形态外，还可高分辨显示组织密度，显示 X 线不能显示的器官，组织的病变，尤其在脑，胆，胰，肾，腹腔和腹腔外隙的包块诊断已展示其独特的优点。在妇产科领域，主要用于卵巢肿瘤的鉴别诊断。良性肿瘤轮廓光滑，多呈圆形或椭圆形，而恶性者轮廓不规则呈分叶状，内部结构不均一，多呈囊实性，密度以实性为主，可有不定形钙化，强化效应明显不均一，多累及盆、腹腔，腹水常见。CT 诊断良性卵巢肿瘤的敏感性达 90%，确诊率达 93.2%，而对恶性卵巢肿瘤病变范围的判断与手术所见基本一致，能显示肿瘤与肠道的粘连，输尿管受侵，腹膜后淋巴结转移，横膈下区病变，故敏感性达 100%。确诊率达 87.5%。

CT 检查的缺点是卵巢实性病变直径 <2cm 难以检出，腹膜转移癌灶直径 1～2cm 也易遗漏，交界性肿瘤难以判断，卵巢癌则易与盆腔内结核混淆。

四、磁共振成像检查

磁共振成像（MRI）检查是利用原子核在磁场内共振所产生的信号经重建的一种影像技术。MRI 图像和 CT 图像不同，它反映的是不同的弛豫时间 T_1 和 T_2 的长短，反映的是 MRI 信号的强弱。能清晰地显示肿瘤信号与正常组织的差异，故能准确判断肿瘤大小及转移情况和直接区分流空的血管和肿大的淋巴结，在恶性肿瘤术前分期方面属最佳影像学诊断手段。对浸润性宫颈癌的分期精确率可达 95%。

第十二节　妇科内镜检查

内镜检查术（endoscopy）是用连接于摄像系统和冷光源的腔镜（telescope）窥视体腔及脏器内部。仅在内镜下确诊疾病称诊断性内镜手术（diagnostic endoscopy）。在镜下行手术治疗疾病称手术性内镜手术（operative endoscopy）。妇科常用的是阴道镜（colposcope）、宫腔镜（hysterscope）和腹腔镜（laparoscope），以及羊膜镜、胎儿镜（fetoscope）等。

一、阴道镜检查

阴道镜检查是利用阴道镜将被观察的宫颈、阴道和外阴部上皮放大 10～40 倍，藉以观察肉眼看不到的表层较微小的病变。因此，阴道镜可用于发现子宫颈部与癌有关的异型上皮、异型血管及早期癌变，指导选择可疑部位做活组织检查，对子宫颈癌及癌前病变的早期发现、早期诊断，具有一定的价值。

（一）适应证

1. 宫颈刮片细胞学检查巴氏Ⅱ级以上。
2. 宫颈有接触性出血者；肉眼观察子宫颈有恶变可疑者。
3. 协助诊断阴道及外阴部的病变。
4. 随访宫颈、阴道及外阴病变的发展过程和治疗前后的改变。

（二）操作步骤

在检查前24小时内，不应有阴道操作（包括冲洗、检查、性交等）。

1. 用阴道窥器（不蘸润滑剂）充分暴露宫颈阴道部，用生理盐水棉球拭净宫颈分泌物，不可用力涂擦，以免引起出血，妨碍观察。

2. 接通光源，调整焦距（一般镜头距子宫颈约15～20cm，距外阴约5～10cm）。

3. 必要时在宫颈表面涂辅助药物，如3%醋酸溶液等，主要在于使组织净化并肿胀，对病变的境界及其表面形态观察更清楚。拭净后再涂以复方碘液，协助确定病变范围。对血管作精确观察时，宜加红色滤光镜片。

4. 检查时发现的可疑部位，结合临床决定处理措施，如定位活组织检查、刮子宫颈管术或随访观察等。

（三）结果分析

阴道镜检查后通过对宫颈上皮的形态、色泽和血管等变化来判断病变的性质，最后依靠活检作出组织学的诊断。

1. 正常阴道镜图像

（1）原始鳞状上皮：光滑，粉红色，无特殊形态，涂3%醋酸后不变色，碘试验呈深棕色。

（2）柱状上皮：为单纯分泌黏液的高柱状上皮，有长的基质乳头和深的裂隙。肉眼观呈暗红色，血管可见，涂3%醋酸后可显出典型的葡萄状结构。

（3）正常转化区：在原始鳞状上皮和柱状上皮之间可见转化区，其间可见化生的柱状上皮、腺体开口和纳氏囊肿。

2. 异常阴道镜图像　非正常转化区的图像可有：

（1）白色上皮：涂醋酸后发白，边界清楚，无血管。病理学检查为不典型增生。

（2）点状结构：涂醋酸后发白，边界清楚，表面光滑而有极细的红点，涂以复方碘不着色。病理学检查同白色上皮。

（3）镶嵌：为异型上皮。呈片块状增生，在每个稍隆起的白色或黄色块四周，为方形或多角形的血管网围绕，犹如红色细线镶嵌的花纹得名。其大小、形态基本相同。一般表面平坦，若呈不规则突出，将血管推向四周，表示细胞增生过速，应注意癌变。病理学检查同白色上皮。

（4）角化病或白斑：指上皮不加醋酸就能见到的白色斑块，边界清楚，表面平或不规则，可略高出周围组织，表示角化失常。病理学检查为角化亢进或角化不全。

（5）异型血管或奇异血管：有不同形态，如螺旋形、逗点形、发夹形、树叶形、线球形、杨梅形等，走向紊乱。病理检查多为不等程度的癌变。

（6）早期宫颈癌：在强光照射下表面结构看不清，呈云雾、脑回、猪油状，表面稍高于健康面或稍凹陷，涂以复方碘液不着色或着色极浅，涂以醋酸呈玻璃样水肿或呈熟肉状。局部血管异常增生，管径扩大，失去正常血管分支状，相互距离变宽，走向紊乱且形态特殊。螺旋形血管多见于表面突出者。发夹形血管、线球形血管偶见。有的单支血管发生栓塞，栓塞以下的管腔扩大，形成一端粗、一端细的棍棒形血管。有的血管呈血管瘤形，一端呈球形扩张，另一端明显变细，状似蝌蚪，约90%属恶性。血管反应性减退，涂以醋酸无收缩现象，又常并存异型上皮缘。

3. 阴道镜图像不明显或不能肯定 指鳞状上皮与柱状上皮交界处看不到或有炎症、萎缩、糜烂等。

（1）真性糜烂：指鳞状上皮脱落缺损，呈橙黄色，对光反射弱。涂以3%醋酸无变化，涂复方碘不着色。表面血管丰富，呈细树枝状或网状分布，但往往因合并炎症而血管增多粗大。

（2）假性糜烂：又称腺性糜烂。指宫颈外口出现柱状上皮区，为柱状上皮异位增生所致，呈淡红色，有对光反射，可见树枝状毛细血管分支，易损伤出血，涂以3%醋酸则肿胀，呈大小不等的葡萄状，涂以复方碘液不着色。合并炎症则血管增多，乳头肥大、水肿，脆性增加。

二、宫腔镜检查

宫腔镜是采用各种膨胀宫腔的方法膨胀宫腔，并通过一套装置将光源和宫腔镜直接导入宫腔内，使其能在直视下对宫腔内的生理和病理情况进行检查和治疗。

（一）适应证

宫腔镜检查主要用于探查各种异常子宫出血、不孕或反复流产的子宫内病因（也可作为取活检或诊刮的“向导”）等；宫腔镜手术主要用于宫腔内异物取出，内膜息肉、黏膜下肌瘤、子宫纵隔、子宫内膜的切除和输卵管插管通液或注药等。

（二）禁忌证

绝对禁忌证为急性或亚急性生殖道炎症、严重心肺功能不全。相对禁忌证主要有月经期及活动性子宫出血、近期子宫穿孔或子宫手术史、宫颈难以扩张者及宫颈恶性肿瘤等。

（三）操作步骤

1. 术前准备 询问病史，全身检查，腹部检查与妇科检查，常规宫颈刮片与阴道分泌物检验。

2. 检查时间 一般以月经干净后1周内为宜（特殊情况例外）。此期间子宫内膜为增生早期，较薄且不易出血；黏液分泌少，宫腔内病变容易显露。

3. 麻醉 检查一般不需麻醉或宫颈局部麻醉。手术可用脊椎麻醉或静脉麻醉。

4. 膨宫介质 检查一般用 CO_2、5%葡萄糖液和生理盐水。手术用5%葡萄糖液。

5. 步骤 需脊椎麻醉或静脉麻醉的患者术前禁食。患者取膀胱截石位，常规消毒外阴、阴道。用阴道窥器暴露宫颈，并用宫颈钳牵持。按人工流产术要求，探明宫腔屈度及深度。扩张宫颈管至大于镜管外鞘直径半号。接通液体膨宫泵，调整压力至100mmHg左右，排空管内气体后，边向宫腔注入5%葡萄糖液，边将镜管顺宫腔方向送入宫腔，先行冲洗，至流出液清净为止，继而调整液体流量和宫腔内压，待宫腔充分扩展，子宫内壁清晰时移动镜管，顺序检视宫腔全貌、宫底、前后壁、输卵管开口等处，最后检视宫颈内口和宫颈管，再徐徐退出镜管。简单的手术操作可在确诊后立即进行。其他的手术宜在做好相关准备后进行。

6. 术后处理 检查后观察30分钟，酌情给予抗生素预防感染，禁房事2周。需脊椎麻醉或静脉麻醉者，手术后按硬膜外或腰麻或静脉麻术后常规处理，注意阴道流血，应用抗生素3～5日，预防感染。

（四）并发症

（1）人工流产术可能引起的副反应与并发症亦可能发生于宫腔镜检查。但若能按要求谨慎操作，则仅少数患者于检查后诉有下腹隐痛，多在1小时内缓解。检查后2～7日可能有少量阴道血性分泌物。

（2）子宫穿孔：在扩张宫颈管、进行子宫内膜、肌瘤或纵隔切除时均可发生，应立即停止操作。

（3）出血：切割过深、宫缩不良和止血不彻底时可发生。也可发生在术后数日。

（4）低钠水中毒：大量灌流液吸收进入血循环，导致血容量过多而发生低钠血症，严重者可导致死亡。术中应严格测量进出宫腔的液体量，总灌流量不超过5000ml时，一般不易发生低钠水中毒。一经发生，应立即停止操作，给予利尿、纠正电解质和酸碱平衡。

三、腹腔镜检查

腹腔镜检查是将腹腔镜自腹壁插入腹腔（妇科主要为盆腔）内观察病变的形态、部位，必要时取有关组织作病理学检查，藉以明确诊断的方法。腹腔镜手术不在此节介绍。

（一）适应证

常用于临床诊断不能确定的情况，如内生殖器发育异常、不孕不育、肿瘤、炎症、异位妊娠、子宫内膜异位症、子宫穿孔、原因不明的下腹痛和盆腔疼痛等。

（二）禁忌证

1. 凡有严重的心血管和呼吸系统疾患、Ⅱ度以上的心脏左束支传导阻滞、凝血系统功能障碍或膈疝者。

2. 结核性腹膜炎或其他原因所致的腹腔严重粘连者。

3. 腹腔内出血较多者。

4. 盆腔肿块过大，超过脐水平者。

（三）术前准备

原则上与剖腹探查术的术前准备相同，包括病史及有关检验，特别强调心电图与胸部X

线检查。术前冲洗并消毒外阴、阴道，并注意脐孔的清洁。

（四）麻醉及体位

检查可采用局麻、硬膜外麻醉加静脉辅助用药。体位以膀胱截石位为宜，进行检查时须抬高臀部。

（五）操作步骤

1. 置举宫器 常规消毒外阴、阴道后，放置举宫器。

2. 人工气腹 沿脐孔下缘切开皮肤，用气腹针于脐孔正中处与腹壁呈90°穿刺进入腹腔，连接 CO_2 气腹机，以1～2L/min的速度充入 CO_2，充入的 CO_2 总量可达1500～3000ml，腹腔压力达到12mmHg时停止充气，拨去气腹针。

3. 放置腹腔镜 切开脐孔下缘皮肤1～1.2cm，用布巾钳向上提起腹壁，用套管针从切开处与腹壁呈90℃穿刺进入腹腔后，去除套管针芯，将腹腔镜自套管鞘进人腹腔，并连接好 CO_2 气腹机，开启冷光源。

3. 观察 检查盆腔、子宫、输卵管、卵巢、直肠子宫陷凹等处，根据具体情况，可进一步行输卵管通液、取病灶组织活检等。

4. 取出腹腔镜 用生理盐水冲洗盆腔，检查确认无出血及脏器损伤后，方可取出腹腔镜。先排出 CO_2 后再拔除套管，缝合切口，覆以无菌干纱布。

5. 检查后处理 一般不需要留置尿管。数小时后可恢复饮食。应给予抗生素预防感染。

（六）并发症

1. 腹膜后大血管损伤 穿刺部位靠近腹主动脉、髂动脉，尤其要注意避免损伤此类大血管。一旦发生应立即开腹止血，修补血管。

2. 腹壁血管损伤 发生在穿刺部位，应及时发现并进行缝合或用气囊导尿管压迫止血。

3. 术中出血 是最常见的并发症。术者应熟悉手术操作和解剖，熟悉各种腹腔镜手术能源。必要时需开腹止血。

4. 脏器损伤 如膀胱、输尿管和肠管等的损伤，多由于术者操作不熟练，或由于组织粘连导致解剖异常时容易发生。未能在术中及时发现的脏器损伤，将会导致术后数天可能出现肠瘘、输尿管瘘、膀胱瘘、腹膜炎等，严重者可继发全身感染、中毒性休克等。

5. 与 CO_2 有关的并发症 部分患者可能因腹腔残留气体而感肩痛及上腹部不适，术后数日会减轻或消失，一般不严重，无须特殊处理。如术中发现胸壁上部及颈部皮下气肿，应立即停止手术。

6. 其他 如穿刺口不愈合、穿刺口疝等。

四、羊膜镜检查

羊膜镜检查是应用羊膜镜透过羊膜观察妊娠晚期或分娩期的羊水情况，判断胎儿安危，以达到监护胎儿的目的。宫腔镜、膀胱镜可替代羊膜镜应用。

（一）适应证

主要用于高危妊娠、胎儿窘迫、胎儿胎盘功能减退、过期妊娠、怀疑胎膜早破者。一般在妊娠末期（预产期前7～10日）或分娩早期检查，特殊情况例外，且宜定时复查。有的病例可在引产前进行。

受术者必须具备下列条件：宫颈口开大在1cm以上，无黏液、无出血、有前羊水囊存在。若为双胎妊娠仅能看到第一个胎儿的羊水。

（二）禁忌证

先兆早产、前置胎盘、臀先露、<37孕周胎儿尚未成熟及宫颈管过度后屈无法放入羊膜镜者。

（三）操作步骤

1. 患者取膀胱截石位，外阴、阴道按常规冲洗、消毒；术者行阴道检查，了解宫颈管及宫颈口开大情况；窥器暴露宫颈，轻拭宫颈的黏液，用2.5%碘酊涂子宫颈，75%乙醇脱碘，再以无菌干棉球擦净。

2. 开启冷光源，调至适当亮度；将套管送入宫颈内口，拔去内芯，再将镜体插入套管，其前端紧贴前羊水囊，即可以前后左右移动观察。

3. 检查完毕，先退出镜体，关闭光源，再取出套管，擦拭宫颈。若无异常，消毒宫颈后取出阴道窥器。

（四）结果分析

1. 胎儿情况正常　羊水清亮，无色透明，可透见胎儿头发在羊水中呈束状微动及白色光亮的胎脂片。

2. 可疑胎儿窘迫　羊水色淡黄，半透明，可见到胎脂，毛发隐约可见。

3. 胎儿窘迫　羊水呈黄色或黄绿，甚至深绿色，混浊不透明，胎脂与毛发均看不清，表明羊水为胎粪污染。羊水颜色深表示胎儿窘迫时间久，程度重。胎儿死亡久者，羊水呈暗褐色。有些胎盘早剥病例的羊水呈鲜红色，则为胎盘后出血穿破胎膜污染羊水所致。脓性羊水提示宫内感染。

4. 破膜　能直接看到胎儿先露部（头或臀），前羊水囊塌陷，与胎儿先露部密接（前羊水消失），羊膜镜筒内有羊水溢出。

（五）注意事项

1. 可能出现的判断错误

假阴性见于：①胎儿若有消化道阻塞畸形，虽有宫内窘迫，羊水中亦无胎粪污染；②产程进展中，若胎头深入骨盆，可致前后羊水不交流，看不到后羊水的真正变化。

假阳性见于：①胎膜表面附着血液，误认为血性羊水；②胎膜因某种原因不透明，误认为羊水混浊。

2. 操作中的注意点

操作宜慢、轻、稳，以免刺破胎膜及损伤子宫颈管的小血管而影响检查；检查前应仔细擦净子宫颈管的出血以免影响观察；分娩期检查，宜在阵缩间歇期进行。破膜、出血、感染是羊膜镜检查的并发症，应该严格进行无菌操作，必要时给予抗生素预防感染。

第三十章 妇产科常用基本操作技术

第一节　妇产科常用手术器械

一、产科常用手术器械

1. 阴道窥具　可暴露宫颈，按适用病员的不同，窥具的长、宽不同，如用于幼女或绝经后妇女的窥具窄小而长。

2. 阴道拉钩　用于阴道手术的显露，包括阴道重锤（图 30－1）。

3. 卵圆钳　可夹持软组织，或夹持纱布、棉球消毒。阴道取胚时，用以夹持胚胎组织、胎盘组织或胎头；剖宫产时用以夹持切开的子宫肌层（图 30－2）。

4. 产钳　用于牵引胎头辅助胎儿娩出，有一些特殊类型的产钳还可旋转胎头。产钳分左、右两叶，每叶由四部分组成：产钳叶、胫、锁扣及柄，两个钳叶合拢时两柄完全靠拢。产钳按胎头位置可分低、中、高位产钳；目前主张实施的是中低位产钳，即胎头颅骨骨质部分已超过坐骨棘水平（图 30－3）。

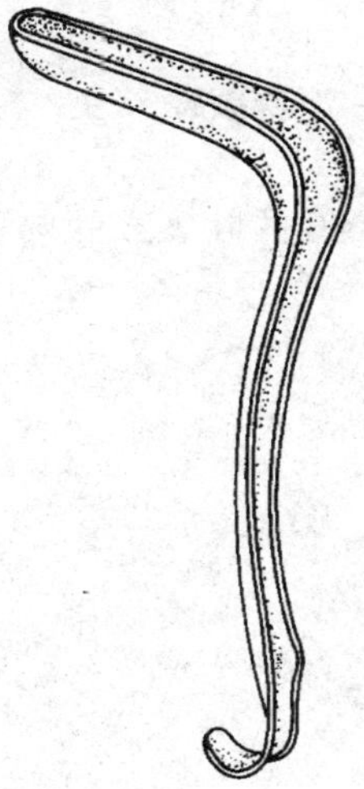

图 30－1　阴道拉钩

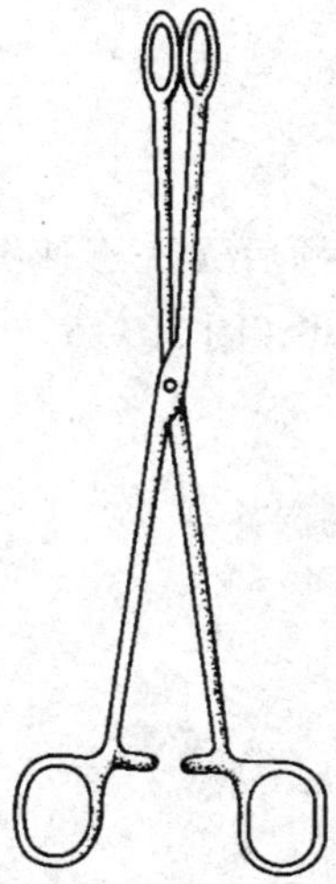

图 30－2　卵圆钳

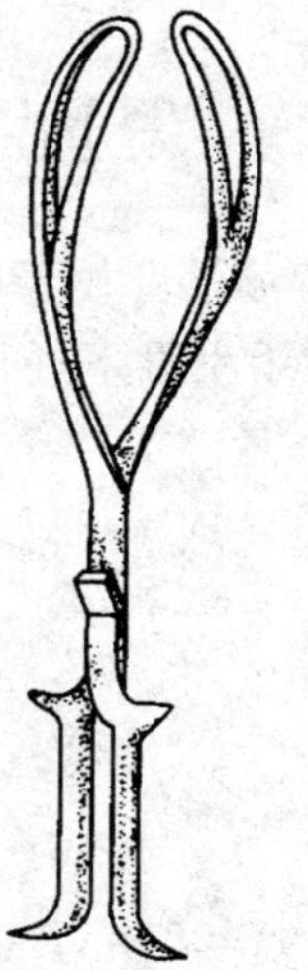

图 30－3　克氏产钳

5. 胎头吸引器　用于头先露，须阴道助产时。常见的胎头吸引器有两种类型：锥形和牛角形。其前端有橡皮（或硅胶）套覆盖，可扣在胎头上，并形成负压，通过牵引吸引器辅助胎儿娩出。胎头吸引器在辅助儿娩出时，还可同时旋转胎头，且操作简便、易行。

6. 吸引器 深部和出血多的手术，如剖宫产、全子宫切除，有大量腹腔液等时，吸引器十分必要。

7. 子宫剪 剪口朝向一侧，内侧叶前方为钝头，避免损伤组织；子宫剪还可用于会阴侧切（图 30－4）。

8. 穿颅器 用于死胎、畸胎引产中穿破胎儿头颅，排除颅内组织，一叶穿入颅腔，一叶贴于胎儿面部，两叶（有齿）扣合牵引，以利于从阴道分娩。穿颅剪前端尖锐，必须在直视或引导下使用，以免损伤组织（图 30－5）。

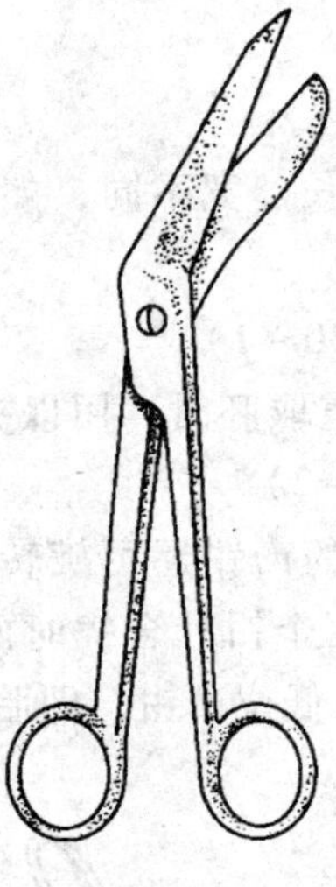

图 30－4　子宫剪

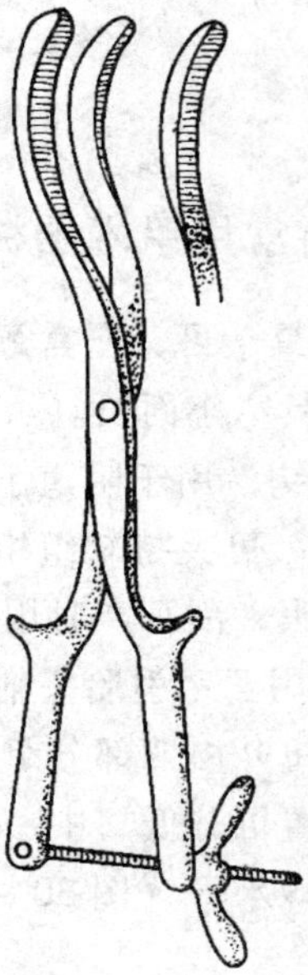

图 30－5　穿颅器

9. 碎颅器 用于脑积水引产中穿颅后无法迅速分娩时。碎颅器有两叶、三叶两种。使用时要在手引导下进行，以免损伤组织（图 30－6）。

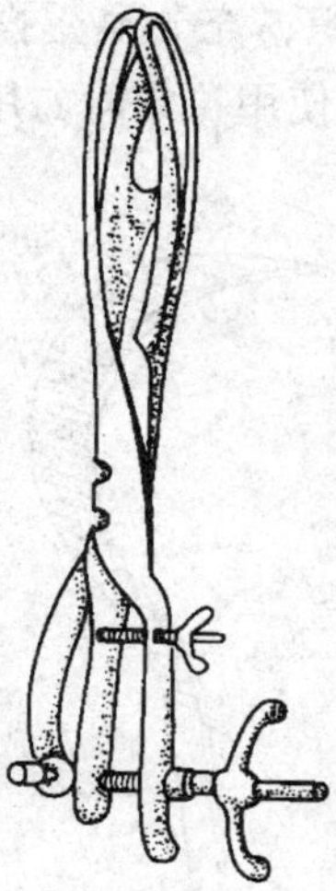

图 30－6 碎颅器

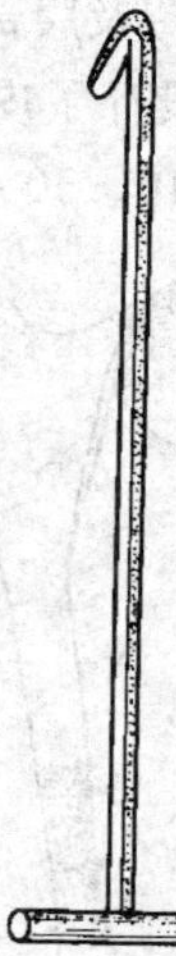

30－7 臀钩

10. 臀钩 用于臀位牵引时钩拉胎臀（图 30－7）。

11. 线锯 在忽略性横位，胎手脱出到阴道胎儿死亡时，用来断头；以脊柱为先露时，亦用线锯断脊柱（图 30－8）。

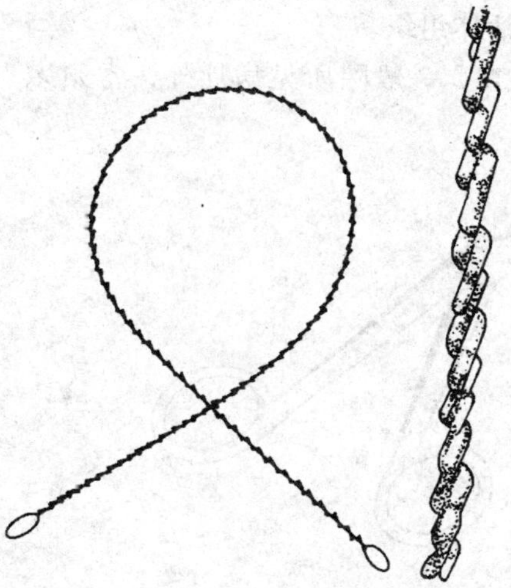

图 30－8 线锯

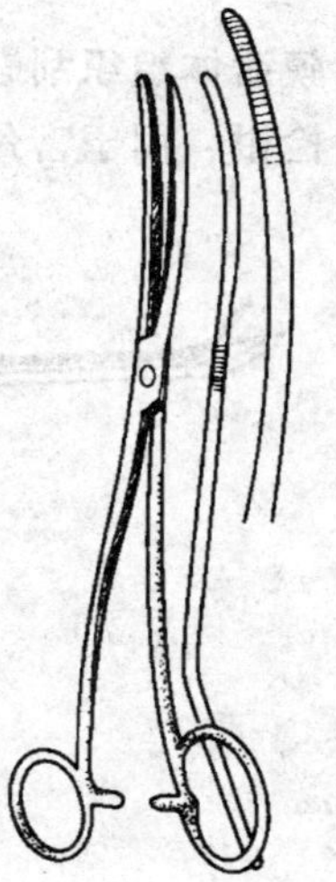

30－9 妇科钳

二、妇科常用手术器械

1. 妇科钳 用于消毒宫颈、阴道以及夹持纱布、棉球等（图 30－9）。

2. 爪钳 分双爪钳及单爪钳，用于牵引子宫。

3. 子宫刮匙 可刮除子宫内膜、胚胎及胚胎残留物。

4. 拉钩 有手持及腹部固定拉开器，用以拉开手术区组织，充分显露操作区视野。按不同手术部位分别设计了皮肤拉钩、腹腔拉钩、阴道拉钩等。使用拉钩时勿用力过猛，避免组织损伤（图 30－10、30－11）。

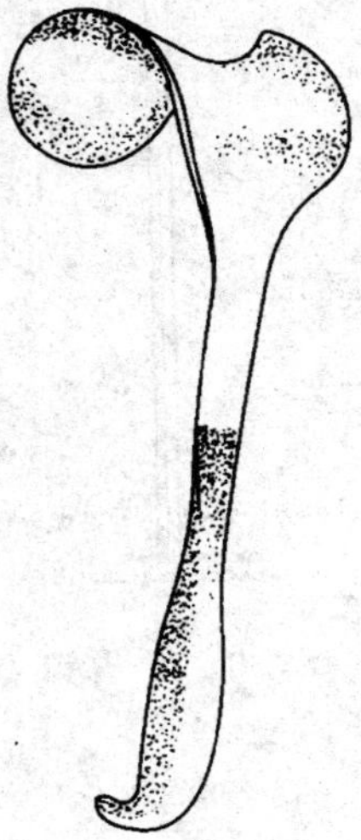

图 30－10 骶尾拉钩

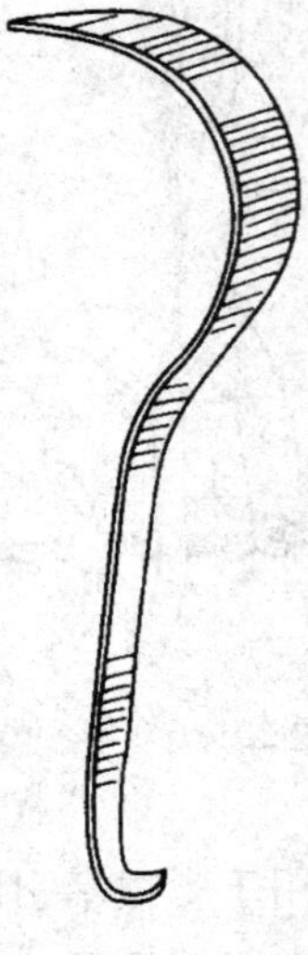

30－11 耻骨拉钩

5. 子宫内膜活体组织刮匙 用于刮取子宫内膜活体组织。

6. 宫颈活检钳 用于宫颈取活体组织送病理检查，一般除所见病灶外，常须多点取材（图 30－12）。

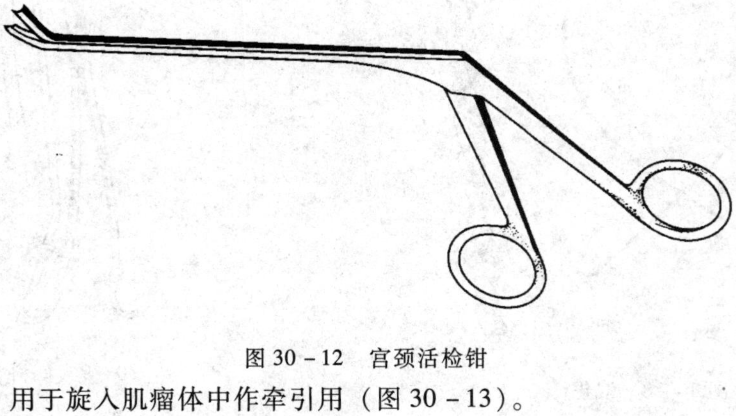

图 30－12 宫颈活检钳

7. 肌瘤钻 用于旋入肌瘤体中作牵引用（图 30－13）。

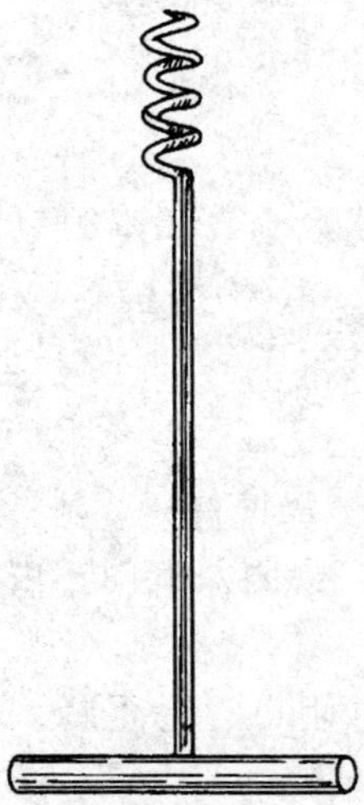

图 30－13　肌瘤钻

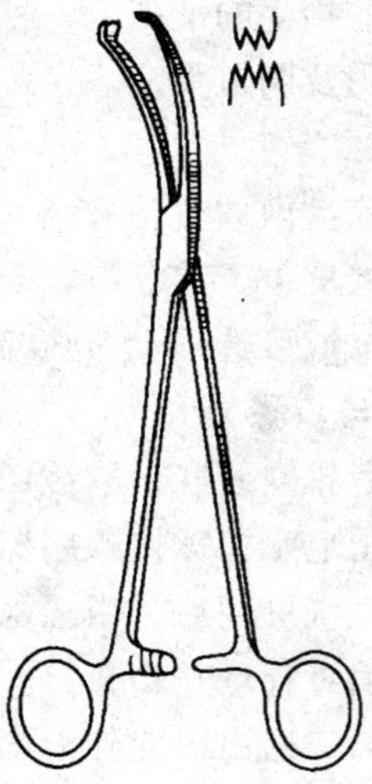

图 30－14　宫颈钳

三、计划生育常用手术器械

1. 宫颈钳　钳夹子宫颈，方便操作（图 30－14）。

2. 子宫探针　刮宫术时用于测量子宫腔深度或取环时探查环的位置。

3. 子宫颈扩张器　一组粗细不等的连号的金属棒，其弯曲度与子宫轴相同，有单头，双头，弯头，直头等。金属棒尖端小，向后逐渐扩大，便于安全地扩张子宫颈。

4. 水囊　用于中晚期妊娠引产。将其置于宫颈内口上，对子宫下段和宫颈起机械压迫作用，反射性引起子宫收缩，从而达到引产目的。水囊多自行制备，在 18 号橡皮尿管顶端绑一长 5cm 不漏气乳胶指套，排尽气体后高压消毒或煮沸 20min 备用。

第二节　妇产科常用基本操作技术

一、外阴消毒法

外阴消毒是妇产科最基本的操作技能，包括外阴及阴道消毒、会阴擦洗、宫颈及阴道冲洗等方法，以达到相关部位的清洁和防治感染的目的。

（一）外阴、阴道消毒

1. 适应证

（1）妇科检查治疗前。

（2）外阴、会阴、阴道部位的手术前准备。

（3）经阴道的各类手术前准备。

（4）产前接生的准备。

（5）外阴及阴道炎症。

2. 物品准备

（1）治疗盘内放置治疗碗一个、血管钳两把、消毒棉球数个、10%肥皂水溶液、消毒液、弯盘、橡皮单、治疗巾，阴道消毒时备窥阴器、卵圆钳、清洁便盆。

（2）消毒液可选用1∶5000高锰酸钾、1∶20碘伏、中药药液等。

3. 方法与步骤

（1）患者排空膀胱，取截面位，垫橡皮单和治疗巾，臀下垫便盆。

（2）用肥皂水棉球按顺序擦洗外阴部、大腿内侧上1/3，会阴及肛门，由内向外、由上向下，最后擦洗肛门后，用温水冲净肥皂水。

（3）用消毒棉球按由外向内、由上而下的顺序依次消毒阴阜、大阴唇、小阴唇、尿道口、肛门。第二遍由内向外消毒，共消毒三遍，最后行阴道消毒。

（4）用消毒液冲洗外阴部，取出便盆，以消毒棉球擦干外阴，臀下铺无菌巾。

4. 注意事项

（1）严格无菌操作，防止交叉感染，严格按消毒顺序操作，每个棉球只用1次。

（2）经期、产后、人工流产术后，勿行阴道消毒。

（二）会阴擦洗

又称会阴抹洗，为保持会阴及肛门部位的清洁，使会阴伤口愈合，防止生殖及泌尿系统逆行感染的发生。

1. 适应证 妇产科术后、产后、会阴有伤口者，或留置有导尿管者。

2. 物品准备 同外阴、阴道消毒。

3. 方法与步骤

（1）患者排空膀胱，取膀胱截石位，臀下垫橡皮单、治疗巾或一次性尿垫。

（2）用一把血管钳夹取干净的药液棉球，另一把镊子用于擦洗。

（3）第一遍自上而下、由外向内，擦净会阴部分污垢、分泌物和血迹；第二遍自内向外，或以伤口为中心向外擦洗，以防止伤口、尿道口、阴道口被污染；最后按第二遍的擦洗顺序用干纱布擦干。

（4）擦洗完毕，为病人换上清洁卫生垫，并整理好床单。

4. 注意事项

（1）擦洗时，均应注意最后擦洗肛周和肛门，并可根据患者情况增加擦洗次数。

（2）注意观察会阴及会阴伤口周围组织有无红肿、分泌物性质和伤口愈合情况。

（3）留置有导尿管者，应注意尿管的通畅或防止脱落。

（三）宫颈及阴道冲洗

宫颈冲洗和阴道冲洗实际两者不易决然分开，可促进阴道血液循环，减少阴道分泌物，缓解局部充血，以控制和治疗阴道炎症、宫颈炎，也是妇科手术前的常规阴道准备内容之一。

1. 适应证

（1）慢性宫颈炎和各类阴道炎性病变。

（2）计划生育手术前，或子宫切除术或阴道手术前患者。

（3）与生育有关的，须改善阴道和宫颈局部环境者。

2. 物品准备

（1）灌洗筒、橡皮管、调节器、灌洗头、弯盘、橡皮布、治疗巾、便盆、灌洗溶液。

（2）根据不同的适应证和不同病变选用下述灌洗溶液。慢性宫颈炎，可用1:5000高锰酸钾溶液；细菌性阴道病配合1%过氧化氢；老年性阴道炎及阿米巴宫颈和阴道炎滴虫性阴道炎可选用1%乳酸、0.5%醋酸、1:5000高锰酸钾液；白色念珠菌阴道炎、宫颈炎症可用2%～3%的碳酸氢钠或中药药液；子宫切除术或阴道手术前用肥皂液或PVP液擦洗，然后再用肥皂水或1:5000高锰酸钾液或低浓度的苯扎溴铵液；用生理盐水或5%葡萄糖液可稀释宫颈黏液，0.5%～1%碳酸氢钠于性交前30～60分钟使用，可碱化局部的酸性环境，提高精子成活率。

3. 方法与步骤

（1）行会阴擦洗，患者取膀胱截石位，将灌洗筒挂于距床沿60～70cm的高处，先排去管内空气，试冲洗溶液温度为38℃～40℃。

（2）按需配制冲洗液500～800ml，先冲洗外阴，然后将小阴唇拨开，把冲洗头沿阴道纵侧壁方向插入至后穹隆处，开始冲洗。操作时，冲洗头在阴道内上下左右移动。

（3）冲洗液即将流完时，关闭灌洗器调节开关，以冲洗头压迫阴道后壁，排出阴道内液体后拔出冲洗头，用于棉球擦干外阴。

（4）如患者自行冲洗，则取下蹲位，下置便盆，取冲洗液50～100ml，用冲洗器冲洗。

4. 注意事项

（1）灌洗筒与床沿距离不超过70cm，以免压力大，水流过快，使液体或污物进入宫腔。

（2）冲洗时动作轻柔，勿损伤阴道和宫颈组织。

（3）月经期、产后或人工流产术后、宫颈癌患者有活动性出血，一般禁用阴道冲洗。

（4）宫颈、阴道冲洗后，可据病因敷药、塞药。

二、外阴坐浴法

1. 适应证　各种外阴炎症，如前庭大腺炎、外阴皮肤病变、外阴瘙痒症；各种阴道炎、子宫脱垂、宫颈或阴道黏膜破溃、会阴切口愈合不良。

2. 禁忌证　月经期、产褥期子宫内口未闭，阴道出血。

3. 物品准备　根据疾病需要可选用1:5000高锰酸钾液、1:2000苯扎溴铵、1:1000醋酸、3:100碳酸氢钠、各种中药药液和煎液。

4. 方法与步骤　选用温度为38℃～40℃的1500～2000ml置入盆中坐浴15～30分钟/次，1～2次/日。

5. 注意事项

(1) 药液浓度不要太高以免灼伤或刺激外阴皮肤。

(2) 坐浴时需将整个外阴部浸入药液中。

(3) 坐浴后可视病因于阴道内塞药或上药，以增加疗效。

三、常用外用给药法

1. 适应证 阴道炎、宫颈炎及术后阴道残端炎的治疗。

2. 物品准备 阴道灌洗用品、窥阴器、干棉球、长镊子、相应疾病的治疗药品。此外，根据药品性质和上药方法可备长棉棒和一次性手套。

3. 方法与步骤

(1) 患者阴道灌洗后，拭去宫颈黏液、炎性分泌物。

(2) 局部用药

①各类药液：腐蚀性药物20% ~50%硝酸银溶液，多用于慢性宫颈炎颗粒增生型。用长棉花棒蘸少许药液涂于宫颈糜烂面，并插入宫颈管内约0.5cm；用生理盐水棉球洗去表面残余的药液后再用棉球吸干，每周1次，2~4次为1疗程。或选用20% ~100%铬酸溶液，用棉棒蘸铬酸涂于宫颈糜烂面上，如糜烂面乳头较大时可反复涂药数次，使局部呈黄褐色；再用长棉棒蘸药液插入宫颈管内约0.5cm，持续约1分钟，每20~30日上药1次，直至糜烂面乳头完全光滑为止。

②法剂药及胶囊药：患滴虫性、念珠菌性、老年性阴道及慢性宫颈炎者常用此法。用窥阴器扩张阴道，以棉签拭净分泌物；将相应治疗药法或胶囊轻轻送至阴道后穹隆处后撤出窥阴器。

③粉剂药：适用于宫颈亚急性或急性炎症，或伴有少量渗血或出血者。窥阴器暴露宫颈后，拭净分泌物，用妇科敷料钳将有线棉球蘸相应治疗药粉后，轻轻塞于宫颈阴道部，阴道外留2~3cm线头；嘱患者在12~24小时后牵引线头，取出棉球。

4. 注意事项

(1) 应用腐蚀性药物时，要注意保护阴道壁及正常组织，以免药液下流灼伤。宫颈上如有腺体囊肿，应先刺破，并挤出黏液后再上药。

(2) 月经期或子宫出血者不宜经阴道给药。

(3) 用药后应禁止性生活。

(4) 一般未婚妇女不宜阴道上药，如确需要应用长棉棒涂抹，且棉棒上的棉花须捻紧，涂药需顺同一方向转动，以防棉花落入阴道难以取出。

四、灌肠法

灌肠是向大肠内灌入液体以协助病人排便、排气的方法，亦可向大肠内灌入药物，通过肠道黏膜吸收药物，以减轻盆腔炎性病变所引起的腹痛、腰骶部酸痛等症状。

1. 适应证

(1) 手术前或分娩前保持肠道清洁。

（2）盆腔 X 线检查前准备。

（3）慢性盆腔炎。

2. 禁忌证

（1）伴有胃肠道出血、急腹症、妊娠、严重的心血管疾病。

（2）临产时有胎膜已破、胎头浮、阴道异常出血等症状之一者。

（3）月经期。

3. 物品准备

（1）治疗盘内备一次性灌肠器、润滑剂、卫生纸、弯盘、治疗巾、水温计、便盆。

（2）非治疗性灌肠液常用 0.1% ~0.2% 肥皂水、生理盐水，成人每次用量 500 ~ 1000ml。

（3）治疗性灌肠液常选用 0.5% 甲硝唑 100ml、各类中药药液 100ml，或中药药液同时加 0.5% 普鲁卡因 20ml，庆大霉素 8 万单位，一般每日 1 次，7 日为 1 疗程。

（4）灌肠液温度以 38 ~40℃ 为宜。

4. 方法与步骤

（1）非治疗性灌肠，病人取右侧卧位，臀下垫一次性尿垫，将灌肠筒挂于输液架上，液面高于肛门 45 ~60cm，肛管前端涂润滑剂，先排出管内气体及少量液体，关闭灌肠管，分开病人臀部，将肛管缓缓插入直肠约 10 ~15cm；松开调节器，使溶液缓缓注入，待溶液流完时，夹住肛管，用手纸包住放弯盘内，嘱患者尽量保留 5 ~10 分钟。

（2）治疗性灌肠多采用保留灌肠，故灌肠前应排尿、排便，便后休息半小时开始灌肠，臀部抬高 10cm，导管要细，插入 15 ~20cm，灌入药液要慢，操作尽量轻柔，使药物在肠内保留时间越长，疗效越充分。

5. 注意事项

妇产科腹部或外阴、阴道中、小型手术于手术前一天晚上和当天早晨应于肥皂水灌肠各 1 次；腹部大型手术，或复杂、重度的外阴、阴道手术，手术前一天晚上应同时口服肠清剂。

第三节　产科常用操作技术

一、肛门检查

肛门检查，又称肛诊、肛门指检、肛查，是检查者在盲视下凭手感确定盆腔某些脏器或部位体征特点的检查方法，是产科医生常用和必备的基本技能。

1. 适应证

（1）产科腹部检查不理想，需了解胎儿先露部的情况。

（2）产妇有临床征象，肛门检查可了解是否以进入产程。

（3）确定产妇临产后宫口扩张及先露部下降程度。

（4）了解羊膜囊充盈情况，了解是否有胎膜早破。

2. 禁忌证 阴道流血疑为前置胎盘者。

3. 方法及步骤

（1）孕产妇取屈膝仰卧位或膀胱截石位，用消毒纸遮盖阴道口避免粪便污染阴道。

（2）检查者立于产妇右侧，右手食指戴指套，蘸肥皂水后伸入直肠内，拇指伸直，其余各指屈曲以利食指深入。

（3）根据检查目的转动直肠内食指以获取相应的信息。

4. 临床意义

（1）根据宫颈管长度、宫颈软硬度、宫腔口位置、宫口开大的情况，进行宫颈 Bishop 评分，以判别宫颈成熟与否。

（2）了解胎先露部的性质，如胎位、头颅有无变形和产瘤、有无脐带先露或脐带脱垂等。

（3）以坐骨棘为指示点，了解胎先露的位置。

（4）了解破膜的情况，有无前羊水囊，羊膜囊张力大小，有无突出宫口，宫缩时有无使宫颈扩张作用等。

（5）进行骨盆内诊，如了解骶尾关节形状及活动度；骶骨中、下段弯曲度；骨盆中、下段侧壁内聚及坐骨棘突出程度；坐骨切迹宽度等。

5. 注意事项

（1）应于直肠空虚时检查，注意动作轻柔。

（2）临产后应根据具体情况决定检查次数。临产初期每 2～4 小时检查 1 次，活跃期每 1～2小时检查 1 次。第二产程 15～30 分钟检查 1 次。全产程一般不超过10次，以防产道感染。

二、阴道检查

阴道检查能清楚地了解宫颈、胎先露部以及盆腔内的具体情况，比肛门检查更能进一步明确头盆关系是否相称及经阴道分娩的可能性，故为弥补肛门检查不清而未能明确诊断时，产科常用的一种检查方法。

1. 适应证

（1）肛门检查先露性质不清，或先露部过高、异常头方位各指示点肛查不满意。

（2）产程进展不顺利，为进一步查找原因。

（3）疑骨产道或软产道异常，如阴道横隔、纵隔等。

（4）阴道助产前的常规检查。

2. 方法及步骤

（1）孕产妇排空膀胱后取膀胱截石位，常规消毒外阴、铺巾。

（2）检查者右手涂润滑剂，以右中、食指掌面朝骶骨下压直肠缓缓伸入阴道，获取相关诊断信息。必要时需右手全部伸入阴道内方可查清。

3. 临床意义

（1）了解外阴及阴道的发育情况，阴道通畅程度。

（2）了解宫颈性质，如软硬度、弹性，无有病变。

（3）判断宫口扩张程度，宫口是否紧贴先露部，宫腔内有无狭窄环。

（4）了解胎头各标志点的特征，明确各种异常头方位，如枕后位、高直位、额先露、面先露、枕横位中的前不均倾位等。

（5）骨盆内诊，并可测量对角径。

三、会阴侧切缝合术

会阴切开及缝合是产科常用的手术，常用于初产妇阴式分娩。通过切开会阴组织，延长阴裂，避免会阴复杂裂伤，利于胎儿快速娩出。

1. 适应证

（1）正常分娩时，早产儿和巨大胎儿、胎儿宫内窘迫。

（2）估计会阴裂伤不可避免，如会阴坚韧、水肿或疤痕形成，耻骨弓狭窄，胎头娩出前阴道流血，持续性枕后位等。

（3）需缩短第二产程时，如第二产程较长，宫缩乏力，产妇合并心脏病、高血压等。

2. 禁忌证

（1）头盆不称或骨盆异常，不能经阴道分娩者。

（2）难以控制的出血倾向。

（3）拒绝接受手术干预者。

3. 方法与步骤

（1）产妇取膀胱截石位，会阴部备皮、导尿，选用0.5%～1%普鲁卡因或1%利多卡因局部浸润麻醉或阴部神经阻滞麻醉。

（2）手术者宫缩开始前将左手中、食指伸入阴道内，撑起左侧阴道壁，放入会阴剪，自会阴后联合中线左侧45°方向剪开会阴约4～5cm长。如行阴道助产或估计胎儿较大时，切口可以增长一些。当会阴高度膨隆时应采用60°～70°角。

（3）分娩结束后，按层次缝合会阴。从阴道黏膜上0.5cm开始，用2－0或3－0肠线或薇荞线间断或连续缝合阴道黏膜达处女膜环，缝合时注意多带一些黏膜下组织；用同样线间断缝合肛提肌肛层；用1号丝线分别间断缝合皮下脂肪层、皮肤。

（4）缝合结束时，应做指肛检查确诊缝合术未穿透肠壁，阴道内未留有纱布。

4. 注意事项

（1）选好手术时机。一般经产妇在第一产程结束时；初产妇在会阴部明显膨隆，或胎头即将着冠时；或各种阴式助产实施前。如过早切开则出血多，过迟容易造成会阴的裂伤。

（2）应在宫缩间期放入剪刀，剪刀应当紧贴于阴道黏膜，会阴皮肤与黏膜切口内外大小应一致。

（3）切口不宜过短或过浅，以防导致会阴撕裂伤，应根据胎头大小和骨盆的出口径线来设定。

（4）会阴切开后，切口下部组织往往向下错开，缝合时应注意恢复原解剖关系。

（5）缝合皮肤时注意勿将缝线缝得过紧，以免组织水肿后缝线嵌入皮肤。

（6）术后预防用使用抗生素，并用1∶2000苯扎溴铵冲洗外阴，每日2次；如有肿胀时，可用50%硫酸镁局部湿敷或用远红外线灯照射局部。

四、会阴裂伤修补术

会阴裂伤依其裂伤的部位、轻重程度分为三度。其中Ⅰ度：会阴皮肤、阴道入口黏膜裂伤，未达肌层，一般出血不多；Ⅱ度：裂伤已达会阴中心腱肌层，累及阴道后壁黏膜，甚至沿阴道侧沟向上延裂，裂伤可不规则，伴有较多出血；Ⅲ度：肛门外括约肌已断裂，甚至阴道直肠隔及部分直肠前壁有裂伤。行会阴裂伤修补术，可恢复原来的解剖关系，止血、止痛，避免产后感染。

1. 适应证

各种原因所致的会阴裂伤。

2. 禁忌证

（1）局部感染严重。

（2）产后已超出修补的时限（产后1个月以上）。

3. 方法与步骤

（1）术前充分的会阴冲洗，仔细检查会阴局部情况，并用甲硝唑冲洗局部，麻醉与体位同会阴切开术。

（2）Ⅰ度裂伤修补术：如为外阴皮肤撕裂，一般用Ⅰ号丝线间断缝合或皮内缝合。阴道黏膜裂伤则可用0号肠线间断或连续缝合。

（3）Ⅱ度裂伤修补术：术者以左手中、食指置于阴道裂伤的两侧缘，向后下方压迫阴道壁，充分暴露伤口，辨清解剖关系。用1号肠线于阴道壁裂伤的顶端上0.5cm处开始行间断或连续缝合，直达阴道口。如顶端较高不易暴露，可先于顶端以下部位做缝合，以次缝线向外牵引，暴露顶端并缝合之。肠线间断缝合会阴肌层，细丝线间断缝合会阴皮下组织及皮肤。

（4）Ⅲ度裂伤缝合术：如有直肠前壁撕裂，应先用圆针、2-0肠线间断缝合，注意不要穿透直肠黏膜层。用两把鼠齿钳分别夹位两侧肛门括约肌断端，用7号丝线8字缝合2针，继以0号肠线间断缝合肛提肌；再以0号肠线间断缝合会阴中心腱肌层、阴道黏膜；最后用细丝线间断缝合皮肤，并以食指肛诊检查缝合情况，如穿透直肠黏膜，应拆除并重新缝合。

4. 注意事项

（1）严格无菌操作，术后给予广谱抗生素。

（2）辨清解剖关系是手术成败的关键，一定要分清各层组织，尤其要准确辨识肛门括约肌断端，然后进行正确的8字缝合。

（3）缝合时勿留无效腔并注意止血。

（4）术后预防性使用抗生素，保持外阴清洁，用1∶2000苯扎溴铵冲洗外阴，每日2次。

（5）会阴Ⅲ度裂伤修补后应给予少渣饮食。

（6）4～5日拆除缝线，但在加固肛门括约肌时应用丝线，一般术后7日拆线。

五、宫颈裂伤修补术

经阴道分娩，都有造成宫颈裂伤的可能，常发生在宫颈3、9点处。裂口多为纵行，深浅不一。修复裂伤宫颈非常必要，可减少宫颈癌及流产的发生率，并有利于控制产后出血，降低孕产妇的死亡率。

1. 适应证

（1）直视下宫颈裂伤>1cm，并有活动性出血。

（2）宫颈裂伤>3cm，无活动性出血。

2. 禁忌证

有裂伤虽需缝合，但患者一般情况差。

3. 方法与步骤

（1）术前准备、麻醉与体位同会阴侧切缝合术。

（2）以两个单叶阴道拉钩扩开阴道，暴露宫颈，用两把卵圆钳钳夹宫颈，并向下牵拉使之充分暴露。在直视下，用卵圆钳循序倒替，按顺时针或逆时针方向依次检查宫颈1周。

如发现裂伤处，将两把卵圆钳钳夹于裂口的两侧，自裂伤的顶端，用0号肠线或薇荞线向宫颈外口做连续或间断缝合。如宫颈环形脱落伴有活动出血者，可循宫颈撕脱的边缘处，用0号肠线或薇荞线做连续锁边缝合。

4. 注意事项

（1）伤及子宫动静脉或其分支，引起严重的出血或形成阔韧带内血肿，或宫颈裂伤上延至子宫下段者，应剖腹探查。

（2）术后预防性使用抗生素，注意观察产后出血情况。

（3）1个月后复查，判断有无宫颈管的狭窄。

六、人工破膜术

人工破膜术是用人工的方法使胎膜破裂，以诱发或促进宫缩、加速分娩的重要方法。人工破膜术分高位破膜和低位破膜两种方法。因前者并发症多，易导致子宫穿孔及胎盘损伤，目前已基本不用。故本节仅介绍低位破膜法。

1. 适应证

（1）用于终止妊娠并发症、妊娠合并症、或胎盘单位功能不全等异常妊娠须行引产术者。

（2）产程进入活跃期时（宫口开大3cm后），产程进展缓慢，需加速产程。

（3）妊娠足月时需了解胎儿宫内情况，及时发现和处理胎儿宫内窘迫者。

（4）试产时，观察产程进展。

2. 禁忌证

（1）明显的头盆不称不可能经阴道分娩，且不宜试产时，如胎位不正、横位或臀位。

（2）明显影响先露入盆的产道梗阻，如阴道肿瘤严重宫颈水肿、子宫肌瘤等。

（3）胎盘功能严重低下，胎儿不能耐授阴道分娩。

（4）孕妇合并或并发严重疾病，不宜阴道分娩者。

3. 方法与步骤

（1）孕产妇取膀胱截石位，腹部及会阴部常规消毒备皮，铺手术巾。无需麻醉或会阴阻滞麻醉。破膜前切记先听取胎心，证实无胎儿宫内窘迫存在。

（2）前羊水囊充盈者，在两次宫缩之间，用手指引导注射针头刺破前羊水囊，防止脐带脱垂，破口不宜过大，使羊水缓慢流出，必要时可以阴道内填塞纱布或用手阻止羊水过快涌出。

（3）前羊水囊不充盈者，胎膜与胎头之间没有空隙，用左手中、食指伸入阴道引导，右手持有齿钳钳夹，撕开胎膜，并用手指将破口扩大，注意观察是否可见胎发，羊水的量及羊水污染程度。当羊水少时，上推胎头，以利羊水流出便于诊断。

（4）破膜后，立即听取胎心，病人平卧或取头低脚高位。

4. 注意事项

（1）应有良好照明条件，妊娠已足月，宫颈柔软，宫口已扩张，无产前出血。

（2）操作时用手进行引导，以免造成周围组织的损伤。

（3）破膜在宫缩间隙时进行，以防羊水栓塞。

（4）破膜 12 小时未临产时，应当使用抗生素预防感染；破膜后，6～8 小时无产兆，可加用缩宫素，诱动宫缩。破膜 12 小时没有分娩者，应作外阴无菌护理，常规用抗生素。

（5）术后应尽量减少肛门检查次数。

（6）刺破胎膜引产应避免在胎头尚未入盆时操作，尽量取臀高位，以防脐带脱垂。

（7）部分性前置胎盘患者破膜时，应仔细辨别羊水囊和胎盘，然后再行破膜术。

（8）对手术常见的脐带脱垂、胎儿宫内窘迫、羊水栓塞、破膜后的宫内感染等并发症应当充分估计，并做好应急准备。

七、胎头吸引助产术

胎头吸引术是用特制的吸引装置置于胎头的先露部，形成负压吸住胎头后，协助牵引娩出胎头的手术。由于操作简便，容易掌握，因此是处理难产最常用的一种助产手术。常用的胎头吸引器有两种，一种是锥形或牛角形金属空筒；另一种是硅胶制的僧帽型。胎头吸引器的基本结构为前端宽大，有一定弹性，中部有一空腔，尾端有一空心管与中间空腔相连。使用时前端扣在胎头上，尾端连接负压吸引装置，用空针抽气法或电动负压吸引器抽气法以形成负压。

1. 适应证

（1）因宫缩乏力、持续性枕横位、枕后位导致第二产程延长者。

（2）产妇有各种妊娠并发症和合并症，需尽快结束分娩者。

（3）有剖宫产、子宫肌瘤挖除等子宫手术病史，分娩时不宜用力者。

（4）轻度头盆不称，胎头内旋转受阻者。

（5）胎儿窘迫，需快速结束产程者。

2. 禁忌证

(1) 明显头盆不称，胎儿不可能经阴道分娩者。

(2) 软产道异常，如畸形、阻塞。

(3) 胎位异常，如颜面位、额位、横位、臀位。

(4) 子宫脱垂手术后，尿瘘修补术后。

3. 方法与步骤

(1) 检查胎头吸引器有否损坏、漏气，橡皮套是否松动。

(2) 产妇取膀胱截石位，常规消毒外阴，导尿，做阴道检查，明确宫口开大的情况、胎方位、胎先露的位置，排除禁忌证，确定为胎膜已破，头先露、宫口开合，胎头骨质部达坐骨棘水平以下（相当于+3)，胎心音正常时可以使用胎头吸引器。

(3) 单侧或双侧阴道神经阻滞麻醉下行会阴切开。

(4) 将吸引器口缘涂以液状石蜡，术者左手分开两侧小阴唇，暴露阴道口。以手指掌侧向下撑开阴道后壁；再用左手掌面向上撑开阴道左右壁，使吸引器前端的相应部位滑入阴道内，双手配合使之与胎头的顶部贴紧。

(5) 一手把持胎头吸引器，另一手食、中两指伸入阴道，在吸引器与胎头衔接处检查1周，以确保前端口径范围内无阴道壁或宫颈组织。同时调整吸引器柄的方向与胎头矢状缝一致，以便做胎儿旋转的标记。

(6) 把持胎头吸引器，接上吸引橡皮管，用空针或吸引器抽出空气150~200ml，形成负压，用止血钳夹紧橡皮管，待胎头与吸引器衔接紧密，产瘤形成后，在宫缩时同时沿产轴方向缓慢牵引。当胎位不正时，可以边牵引边旋转。宫缩间歇期停止牵引，但应适当用力以保持胎头不回缩。

(7) 胎头娩出后，松开止血钳，取下吸引器。胎儿按正常分娩机制娩出，胎儿、胎盘娩出后，检查产道，缝合阴道、会阴。

(8) 预防性应用抗生素，新生儿肌注维生素K15~10mg，防止颅内出血。

4. 注意事项

(1) 吸引器安放时，注意勿将宫颈或阴道壁吸入胎头吸引器内。

(2) 负压不宜过大，形成负压不宜过快，吸引时间不宜过长，以10分钟内结束为最佳，最长不应超过20分钟，且吸引时的宫缩次数以少于5次为佳。若时间过长，胎儿头皮及脑损伤的发生率增加。

(3) 胎头吸引器骨脱两次以上者应改用其他助产方式。

八、胎盘剥离术

胎盘剥离术是指术者用手伸入宫腔内剥离胎盘的手术，对于产后胎盘滞留有立竿见影的作用。

1. 适应证

(1) 胎儿娩出后30min胎盘没有娩出者。

(2) 胎儿娩出后经压宫底及给予子宫收缩药物，胎盘没有完全剥离排出者。

（3）胎儿娩出后，胎盘部分剥离引起子宫出血者。

2. 禁忌证 剥离胎盘确实困难，可能为胎盘植入，不应使用暴力，应改行子宫切除术。

3. 方法与步骤

（1）建立静脉通道，备血、产妇排空膀胱，取膀胱截石体位。

（2）宫颈内口较松时无需麻醉，宫颈内口较紧时，可肌注哌替啶 50～100mg 或阿托品 0.5mg。

（3）再次消毒外阴，更换手术衣、手套。将一手手指并拢成圆锥状沿脐带伸入宫腔，另一手从腹壁沿骨盆轴方向，向下推压子宫体。

（4）进入宫腔之手沿脐带摸到胎盘边缘，掌面朝向胎盘的母体面，手背紧贴子宫壁，手指并拢，以手掌尺侧缘慢慢将胎盘自子宫壁剥离。

（5）待整个胎盘全部剥离后，用手向下牵拉脐带，当胎盘脱至阴道外口时翻转胎盘呈子面朝外，以便完整带出胎膜。

（6）剖宫产时，人工剥离胎盘操作同上。但取胎盘前应用纱布垫保持切口周围，以减少宫腔血污染腹腔，并避免腹部子宫内膜异位症发生。胎盘取出后应以干纱布擦拭宫腔，或以碘酒、酒精棉球擦抹宫腔一周以刺激宫缩、减少出血并可预防感染。

4. 注意事项

（1）严格掌握手术指征，注意无菌操作。

（2）操作应轻柔，切忌强行剥离或用手指抓挖子宫壁，导致子宫破裂。

（3）胎盘娩出后，应仔细检查是否完整。如有缺损，应用手伸入宫腔清除残留的胎盘及胎膜，同时应尽量减少宫腔内操作。

（4）术后常规给予宫缩剂、抗生素，防治产后出血和感染。

九、外阴、阴道血肿清除术

产道血肿是常见的分娩并发症之一，由于产时软产道被动扩张，伤及深部血管，出血积聚于局部不能外流而形成血肿。多发生在分娩后数小时内，绝大多数在产后 12 小时内发生。可发生在外阴、阴道、会阴体旁、坐骨肛门窝、盆腹膜后及阔韧带内，以外阴、阴道血肿多见。

1. 适应证

（1）外阴、阴道血肿较大，估计难以自行吸收者。

（2）有侧性出血，血肿仍在继续增大者。

2. 方法进行与步骤

（1）外阴血肿：取膀胱截石位，局麻或阴部神经阻滞麻醉，在血肿最明显处切开，取出腔内血块。寻找有无活动性出血点，结扎止血，再以 0 号肠线自腔底部缝合关闭血肿腔。若无法找到出血点，可暴露血肿壁组织，用 1－0 肠线行褥式或缝合闭合腔隙。术后用“丁”字带加压包扎。

（2）阴道血肿：切开血肿，清除血块，缝合出血点，缝合阴道壁。如阴道壁撕裂较深，缝合时为防止缝针穿透肠壁，助手可伸一指在直肠内作指引。如找不到出血点，只有渗血，可用吸收性明胶海绵、止血纱布等填塞于创面，再以 0 号肠线缝合血肿腔。血肿处可放置橡皮条引流。

3. 注意事项

（1）操作时动作轻柔，缝扎止血准确彻底，忌在同一部位反复缝扎，造成局部组织坏死而再次出血。

（2）缝合时注意解剖层次，避免损伤周围器官，如尿道、肠管等。

（3）阴道血肿常因阴道黏膜下较深血管破裂而致，故应仔细寻找并结扎。

（4）术后应严密观察有无出血，防止再次发生血肿。

（5）术后给予抗生素预防感染，适当应用止血药物。

（6）如填塞纱布，应于术后 12～24 小时取出，若放置引流条，则于术后 24～28 小时内取出。

十、剖宫产术

孕 28 周后，经腹切开子宫娩出胎儿及其附属物的手术称为剖宫产术，是临床处理难产、妊娠合并症及并发症的重要手段。按剖宫产术与腹腔的关系，可分为腹腔内及腹膜外剖宫术，腹腔内主要为子宫下段剖宫产术。子宫下段即指子宫峡部于妊娠晚期及临产后伸展、延长而形成。由于子宫下段宫壁腹膜以疏松结缔组织与下段肌层相连较易分离，且该部肌层菲薄、弹性、韧性、伸展性好、血窦少、肌层交叉分布、切口易于扩大及好愈合等优点，是目前产科临床使用广泛的术式，本节重点介绍子宫下段剖宫术。

1. 适应证

（1）绝对指征：骨盆狭窄与头盆不称、横位、软产道梗阻及畸形、中央性前置胎盘、胎盘早期剥离等。

（2）相对指征：胎儿宫内窘迫、头位胎位异常、臀位、部分性前置胎盘或低置胎盘、过期妊娠以及妊娠期肝内胆汁淤积综合征、早产及胎儿生长迟缓、妊娠高血压综合征、妊娠合并心脏病或其他妊娠合并症不能经受阴道分娩者、巨大儿、前置血管、先兆子宫破裂等。

2. 禁忌证

（1）既往曾有腹腔手术史，特别是剖宫产史，子宫下段有严重、难以分离的粘连，尤其合并胎儿窘迫而急需娩出胎儿者。

（2）子宫下段有大量曲张的血管，手术可能引起大出血者。

（3）骨盆畸形及悬垂腹，子宫极度前倾，仰卧位也不能改变子宫的位置，因而无法暴露子宫下段，并发生直立性低血压者。

（4）横位、未临产、下段扩张不充分，若胎背在下，下段切口难以牵拉胎体。

3. 方法和步骤

（1）产妇取平卧位或垂头仰卧位（头位低 15°左右），心脏病或呼吸功能不全者，可取平卧位。为防止“仰卧位低血压综合征”，可向左侧卧倾斜 10°～15°，同时保持头向左侧，预防误吸。

（2）持续硬膜外麻醉，消毒术野外，铺无菌巾。

（3）切开腹壁：剥宫产常用的腹壁切口为中线纵切口、中线旁纵切口或横切口。横切口腹膜反应轻，瘢痕不明显，打开腹壁及腹膜腔。

（4）探查腹腔：检查子宫旋转方向及程度、判断子宫下段扩张情况、胎头大小、先露高低，以估计子宫切口的位置及大小。探查后分别在宫体两侧与腹壁之间填入盐水纱垫，以防羊水及血液进入腹腔，并推开肠管。

（5）暴露子宫下段：分离并剪开子宫膀胱反折腹膜，下推膀胱。用腹腔拉钩牵开二侧腹壁，并用耻骨拉钩显露视野，钳起子宫膀胱腹膜反折作一小切口，向两侧弧形延长达 12～13cm，弧凸向下，两侧端不得跨越圆韧带，提起反折腹膜下缘，以手指分离并下推膀胱，充分显露子宫下段。

（6）切开子宫下段：扶正旋转子宫，切开子宫下段，一般做横切口。切口高度以选择手触胎头或胎臀的最宽部位为宜。先横切约 2～3cm，尽量不切破胎膜，扩大切口约 11～12cm。术者可用两食指以适当力量横行撕开，遇阻力时应改用剪刀剪开，剪刀尖略向上翘，左手示指引导，用钝头剪刀直视下弧形向两端剪开。

（7）娩出胎儿：手指剥离胎膜后，用血管钳刺破胎膜，吸净羊水后，扩大胎膜破口，术者以右手沿切口伸入宫腔插入胎头下界，向上捞起并娩出，助手可用手压推宫底协助娩出。胎头娩出后立即用手挤出胎儿口、鼻腔中的液体，继而与阴道分娩相同，将胎儿颈部向一侧倾斜，娩出一肩后，改向对侧牵拉，双肩娩出后向外提拉牵出胎体。胎儿娩出后立即清理呼吸道，断脐后交台下处理。用 4 把卵圆钳钳夹子宫切口的两端角及上、下缘。向宫体注入缩宫素 10u。

（8）娩出胎盘：子宫收缩、胎盘剥离时，牵拉脐带娩出胎盘胎膜。如子宫收缩后胎盘仍不剥离，可待手剥离胎盘娩出。如遇胎盘粘连，胎膜残留可用卵圆钳挟取或大刮匙刮取，纱布擦净宫腔。

（9）缝合子宫切口：子宫切缘各层组织要确切对口，用 1－0 或 1 号铬制肠线分两层缝合。第一层全层对合连续缝合，不穿透子宫内膜。第二层连续褥式包埋缝合或间断褥式包埋缝合肌层，进针深度为切缘的 2/3。

（10）缝合腹膜反折：用血管钳提起腹膜反折，仔细检查子宫切缘缝合口，特别是两角及膀胱剥离面有无出血，予以彻底止血并清除凝血块后，连续缝合腹膜反折。

（11）缝合腹壁切口：扳正子宫为前倾位，撤去纱布敷料、吸净或拭净腹腔内，左右髂窝内残留羊水及血液。将子宫扳成前位，并将肠管、大网膜推至子宫后部而使子宫保持前倾功能位。检查双侧输卵管及卵巢有无异常。清点敷料、器械无误后分层缝合腹壁各层。

（12）术毕覆盖切口，压迫宫底，挤出宫腔内积血块。术时宫口尚未扩张者，术者或助手保持无菌，经消毒外阴后将手伸入阴道，以手指扩张宫颈口，以利于恶露排出，并清除阴道内积血。

4. 注意事项

（1）充分估计腹壁厚度，不可用力过猛一刀直入腹腔，甚至误切子宫，损伤胎儿。

（2）分离下推膀胱显露子宫下段时，手指着力点应在子宫壁上，以免损伤膀胱。

（3）术后平卧 6 小时后即可改为半卧位，鼓励早期下地活动。

第四节　妇科常用手术

一、前庭大腺囊肿造口术

1. 适应证　前庭大腺囊肿或脓肿。

2. 禁忌证　前庭大腺急性炎症期尚未形成脓肿或囊肿者。

3. 方法与步骤

（1）术前 1∶5000 高锰酸钾坐浴，每日 1 次，连用 3 日。

（2）患者取膀胱截石位，常规消毒外阴、阴道，阴部阻滞麻醉或局麻。

（3）将小阴唇外翻，于腺体出口部位、囊肿表面皮肤与黏膜交界处，沿囊肿的直径弧形切开囊肿或脓肿壁，长约 1～2cm。

（4）排出囊内容物，用生理盐水或抗生素液体冲洗囊腔。

（5）用镊子提起囊壁，外翻，用 2～0 肠线将外翻的囊壁与周围的黏膜切口缘行间断缝合，形成袋口状，使翻出的囊壁形成一新的腺管开口。如为脓肿，则不妥缝合。为防止袋口重新闭锁，囊腔内可放置凡士林或生理盐水纱布条引流。

3. 注意事项

（1）术时囊肿造口应有足够的宽度，一般缝合后可容上食指宽为度，以防复发。

（2）术后用 1∶5000 高锰酸钾溶液坐浴，24 小时后抽出引流纱布。

（3）禁性生活 1 个月。

二、单纯外阴病灶切除术

1. 适应证

（1）外阴部局限性良性肿瘤，如乳头状瘤、纤维瘤、脂肪瘤。

（2）尖锐湿疣。

（3）皮脂腺囊肿要求手术切除者。

2. 禁忌证　外阴、阴道急性炎症。

3. 方法与步骤

（1）患者膀胱截石位，常规消毒铺巾，骶麻或局麻。

（2）良性带蒂肿瘤切除术：术者用鼠齿钳夹持肿瘤或赘生物，在肿物蒂根部皮肤做梭形或纺锤形切口。切口皮肤、游离出蒂根约 1cm，用弯血管钳夹住蒂部，切断，切除肿瘤，用 1－10 肠线贯穿缝扎瘤蒂，用 1 号丝线间断缝合皮肤。

（3）良性无蒂肿瘤或疣切除术。如外阴巨大湿疣，可用纱布包裹肿物，尽量提起，暴露与皮肤界限，沿肿瘤边缘，切开皮肤缘，分离肿物，直至完整剥离。肿物基底面积大者需用 0 号肠线间断缝合腔底间隙，再用 4 号丝线间断缝合皮肤，如肿瘤生长在一侧小阴唇时，可一并切除。

4. 注意事项

（1）手术范围一般距病灶边缘0.5～1cm，将病灶区的皮肤、皮下脂肪和结缔组织完整切除。

（2）手术时间选择在月经干净后3～5日为宜。

（3）术后保持外阴清洁，预防感染，每次大小便后可用苯扎溴铵棉球擦拭尿道口、阴道口。

（4）如肿瘤近尿道口时，术后应留置尿管3日。

（5）术后5～7日拆线。

三、单纯外阴切除术

此手术是将全部外阴皮肤或病变区域皮肤，包括部分阴阜、小阴唇、阴蒂、会阴后联合切除。

1. 适应证

（1）外阴营养不良经保守治疗无效，尤其是活检已出现间变的增生型营养不良。

（2）药物或物理治疗无效的顽固性外阴炎反复发作者。

（3）外阴上皮肉瘤样病变或原位癌。

（4）外阴尖锐湿疣，难以用药物或其他方法根治者。

2. 禁忌证

（1）外阴良性炎症。

（2）外阴结核、外阴浸润癌。

（3）糖尿病血尿糖控制不稳定者。

3. 方法与步骤

（1）患者取膀胱截石位，常规消毒铺巾，骶管麻醉或持续硬膜外麻醉。

（2）切口设计：麻醉后用2%醋酸溶液或碘溶液涂擦外阴。涂醋酸后病变区发白或灰暗，局涂碘后病变区不着色，以此明示病变范围和界限。在距病变皮肤外缘1.5～2cm处做椭圆形外切口自阴蒂上方1cm的阴阜处，沿左右大阴唇外侧向下，至会阴唇联合；内切口呈梭形，起自阴蒂下方，尿道口上方，沿左右小阴唇内侧前庭向下，汇合于阴唇后联合。并以甲紫标出切口线。

（3）外阴切除：自外切口线顶点由上而下切开皮肤全层，切除耻骨前皮肤、皮下脂肪，深度不要达深筋膜，注意阴蒂体背部血管，游离钳夹，缝扎止血，缝扎侧面来的阴部内动静脉丛止血，直达会阴后联合，深度不要达会阴肌筋膜，与内切口会合，切除外阴，在离断组织前，应置金属导尿管于尿道内指示位置所在，以免损伤尿道。

（4）缝合切口：在内外切缘之间间断缝合皮下脂肪层，关闭无效腔；间断缝合皮肤，将尿道口及阴道口黏膜分别与周围皮肤对缝，使伤口呈球拍状。

（5）术毕留置导尿管。

4. 注意事项

（1）术后每日常规擦拭外阴伤口，保持外阴清洁，留置导尿管5～7日。

（2）术后2～3日无渣流食，以免过早大便。

（3）常规用抗生素，术后7日拆线。如发生皮下血肿，可用局部压迫、冷敷。

四、宫颈息肉摘除术

宫颈息肉是由于长期慢性炎症刺激引起的宫颈管局部黏膜组织增生，并逐渐向宫颈外口突出而形成的。息肉大小及个数不等，常有细长的蒂，多附着于宫颈外口，少数来源于宫颈管。

1. 适应证 宫颈息肉。

2. 禁忌证

（1）生殖器官急性炎症，阴道有明显的脓性分泌物。

（2）白带清洁度Ⅱ度以上。

3. 方法与步骤

（1）患者取膀胱截石位，不需麻醉，先用肥皂水擦洗外阴、阴道，冲净后用碘伏棉球擦洗，铺无菌巾。

（2）阴道窥视和双合诊检查，注意宫颈息肉大小、数量、蒂的粗细及长短、附着部位等。用阴道窥器暴露宫颈后，以1∶10稀释的碘伏再次消毒阴道宫颈。

（3）术者用宫颈钳钳夹牵引固定宫颈，用宫颈息肉钳或组织钳钳夹息肉蒂部，取出或扭转取出。蒂较粗的息肉，可用组织钳钳夹提起息肉，暴露息肉蒂部，以血管钳钳夹蒂部，切取息肉，蒂部采用电凝、激光、内凝或结扎出血。

（4）用小号刮匙搔刮息肉附着部，再次消毒宫颈、阴道，摘除息肉组织用10%甲醛固定后送病理检查。

4. 注意事项

（1）术后保持外阴清洁，观察阴道血管，服用抗生素预防感染。

（2）体积较大、蒂较粗、附着部位较高的息肉切除后应采用碘酊烧灼、局部压迫、电凝或缝扎等方法，防止术后出血的发生。

（3）术后宫颈和阴道部还存在尖瘤，宫颈息肉就可能复发。故消除宫颈和阴道局部炎症，手术中尽可能去除所有息肉、彻底刮除残留的息肉根部有助于预防复发。

五、输卵管妊娠手术

输卵管妊娠是异位妊娠中最常见的一种。手术方式根据患者有无生育要求，输卵管妊娠部位、大小、内出血量及输卵管壁损害程度，对侧输卵管的状况等，可分为保守性手术和根治性手术。前者指用药物或手术杀死或清除胚胎，保留患侧输卵管生育功能的手术；而后者系指切除病变局部或病变侧输卵管，达到手术治愈的目的。

（一）输卵管妊娠的保守性手术

1. 适应证

（1）输卵管妊娠未破，或有少量出血，妊娠块<5cm者。

（2）患者要求保留生育能力。

（3）排除宫内妊娠，并容易随访。

（4）无输卵管妊娠史。

（5）胚胎无血管性搏动。

2. 禁忌证

（1）患侧输卵管破损严重无法修复者。

（2）切除病灶后残留段 <5cm 者。

（3）陈旧性输卵管妊娠部位有血肿形成或积血者。

3. 方法与步骤

（1）挤压术：用于输卵管伞部妊娠或壶腹部远端腔内妊娠。术时将妊娠物用手自妊娠部近端向远端挤压排出。

（2）造口术与切开缝合术：适用于壶腹部妊娠。术时沿输卵管膨大处纵行切开输卵管，切开的长度视妊娠块的大小而定，一般 1～1.5cm 即可。用小弯钳将管腔内的妊娠物及包块轻轻取出，再用吸管吸净，并冲洗管腔，切口不缝合者称造口术或开窗术。出血处可电凝出血。若切口用 5－0 可吸收线缝合，称输卵管切开缝合术。

（3）对端吻合术：适用于峡部妊娠及壶腹部近端妊娠，或破裂型切口不规则者。将孕段输卵管切除，两侧残端对应用 5－0 可吸收线间断缝合肌层 3～4 针，然后再间断缝合浆膜层 3 针。

4. 注意事项

（1）术中充分止血，注意保持手术创面湿润以减少损伤及术后粘连。

（2）用手术显微镜时，仔细处理对侧输卵管，分离其周围粘连，术中行通液术观察其通畅程度。

（3）手术前迅速补充血容量，术后常规应用抗生素，术后 4 周可考虑行输卵管通液术。

（4）输卵管保守性手术后可能形成持续性异位妊娠，其诊断主要靠手术后的监测，如术后出现异常的 HCG 增高，给予甲氨蝶呤（MTK）20mg，肌注或静注，连用 5 日。也可 1 次给予 $50mg/m^2$ 肌注，一般均可获较好的治疗效果。

（二）输卵管妊娠的根治性手术

1. 适应证

（1）无生育要求的患者，或手术时同时要求绝育者，或绝育后的输卵管妊娠者。

（2）妊娠输卵管损伤严重无法修复者。

（3）间质部妊娠。

（4）患侧输卵管发生两次妊娠者。

2. 方法与步骤

（1）常规开腹后探查子宫、附件与周围脏器，分离输卵管周围粘连，并检查卵巢能否保留。

（2）术者以左手将病变的输卵管提起，使输卵管系膜展平，用电刀切断输卵管系膜，用两把弯钳夹住输卵管间质部，切断，缝扎断端。亦可在输卵管妊娠部两端分别用弯钳夹住，电刀切除妊娠部，两端分别用4号丝线缝扎。

(3) 检查无活动性出血后探查对侧输卵管，有粘连者应予分离，伞端闭锁者可松解暴露管口并行造口术。

附 录

一、妇产科常用的实验室检查项目参考值

检查项目	临床参考值	检查项目	临床参考值
1. 血液			
(1) 一般检查及物理性质			
红细胞计数		成人（女）	0.37~0.43
初生儿	(6.0~7.0) $\times 10^{12}$/L	孕妇	<0.35
成人（女）	(3.5~5.0) $\times 10^{12}$/L	白细胞计数	
血红蛋白		初生儿	(15~22) $\times 10^{9}$/L
初生儿	180~190g/L	成人（女）	(4~10) $\times 10^{9}$/L
成人（女）	110~150g/L	孕产妇	(6~20) $\times 10^{9}$/L
孕妇	100~130g/L	白细胞分类	
网织红细胞计数		中性粒细胞	0.50~0.07
初生儿	0.03~0.06	嗜酸粒细胞	0.005~0.05
成人（女）	0.005~0.015	嗜碱粒细胞	0~0.01
红细胞沉降率		淋巴细胞	0.20~0.40
(Wester-gren 法)		单核细胞	0.03~0.08
成人（女）	0~20mm/h	血小板计数	(100~300) $\times 10^{9}$/L
血细胞比容			
(2) 止血和凝血检查			
出血时间（刺皮血）		凝血时间	
Duke 法	1~3min	毛细管法（室温）	3~7min
Ivy 法	0.5~7min	玻璃管法（室温）	4~12min
Simplate（G-D）法	2.75~8min	纤维蛋白原	
活化部分凝血活酶时间	34~45S	双缩脲法	2~4g/L
凝血酶时间	16~18S	火箭电泳法	2.2~3.6g/L
凝血酶原时间		凝血法	1.95~3.8g/L
Quick 一步法	11~15S	纤维蛋白降解产物(FDP)	
二步法	18~22S	乳胶凝集法	<10mg/L
		简易法	1:16~1:64

续表

检查项目	临床参考值	检查项目	临床参考值
（3）电解质及其他无机物检查			
钾		氯	100~106mmol/L
初生儿	3.5~5.1mmol/L	磷，无机　脐带血	1.20~2.62mmol/L
成人	4.1~5.6mmol/L	成人（女）	0.90~1.32mmol/L
钠		镁（月经期稍高）	0.80~1.20mmol/L
初生儿	134~146mmol/L		
成人	136~146mmol/L	铁	
钙总量	2.2~2.7mmol/L	初生儿	18~45μmol/L
离子钙		成人（女）	7~27μmol/L
脐带血	(1.37±0.07)mmol/L	总铁结合力	
初生儿	1.07~1.27mmol/L	成人（女）	54~77μmol/L
成人	1.12~1.23mmol/L		
（4）有机化合物（代谢物）检查			
丙酮		白蛋白	35~50g/L
半定量法（草酸盐）	阴性(<0.5mmol/L)	球蛋白	20~30g/L
定量法	0.05~0.34mmol/L	白蛋白/球蛋白比值	1.0~2.0:1
胆红素总量		铁蛋白	
脐带血	<34μmol/L	初生儿（女）	25~200μg/L
生后1~2日		成人（女）	12~150μg/L
早产儿	<137μmol/L	肌酐（Jaffe连续监测或酶法）	
足月儿	<103μmol/L		
生后3~5日		脐带血	53~106μmol/L
早产儿	<274μmol/L	成人（女）	44~97μmol/L
足月儿	<205μmol/L	尿酸（磷钨酸盐法）	
成人（女）	2~20μmol/L	成人（女）	90~357μmol/L
直接胆红素	0~6.84μmol/L	尿素	
蛋白总量		脐带血	7.5~14.3mmol/L
早产儿	36~60g/L	成人	2.5~6.4mmol/L
足月儿	46~70g/L	葡萄糖（空腹）	
成人	60~82g/L	成人	3.6~6.1mmol/L
		孕妇	3.6~5.6mmol/L

续表

检查项目	临床参考值	检查项目	临床参考值
（5）血液气体、酸碱分析及临床酶学检验			
二氧化碳结合力		碱性磷酸酶	
成人	22～29mmol/L	速率法	40～160U/L
酸碱度 pH		比色法（成人）	3～13U（金氏）
成人	7.33～7.41	动态法（成人）	20～110U/L
谷丙转氨酶	5～40U/L	乳酸脱氢酶 乳酸→丙酮酸法	
门冬氨酸转氨酶	<40U/L	成人	0.8～1.5μmol/L
（6）血临床免疫学检验			
C－反应蛋白（速率散射浊度法）	<8.0mg/L	HCG	<3.1U/L
癌胚抗原	<5μg/L	肿瘤坏死因子	（43±2.8）μg/L
甲胎蛋白	<25μg/L	癌抗原 125	<35μg/L
2. 尿液			
（1）尿液物理性状及一般检查			
比重	1.002～1.030	尿蛋白定量（24h）	
尿量（24h）	1500～2000ml	成人	20～80mg
酸碱度（pH）	5.0～7.0	尿沉渣检查	
尿糖定量		白细胞	<5/HP
新生儿	<1.11mmol/L	红细胞	0～偶见/HP
成人（24h）	0.56～5.00mmol	上皮细胞	0～少量/HP
尿胆原定量（24h）	0～5.92μmol	透明管型	0～偶见/HP
（2）尿液生化检查			
钙（24h）	2.5～7.5mmol	肌酸（24h）	0～608μmol
钾（24h）	51～102mmol	尿素氮（24h）	357～535mmol
钠（24h）	130～260mmol	尿素（24h）	250～600mmol
氯化物（24h）	170～255mmol	尿酸（24h）	2.38～5.95mmol
酮体定性	阴性	纤维蛋白降解产物	<0.25mg/L
肌酐（24h）	5.3～15.9mmol		

3. 内分泌功能测定

检查项目	临床参考值	检查项目	临床参考值
（1）下丘脑-垂体			
促甲状腺激素（TSH）		卵泡刺激素（FSH）	
成人（女）	2.0~16.8mU/L	卵泡期	1~9U/L
促甲状腺激素释放激素		排卵期	6~26U/L
（TRH）	14~168pmol/L	黄体期	1~9U/L
促肾上腺皮质激素		绝经期	30~118U/L
上午8时	2.2~17.6pmol/L	黄体生成激素（LH）	
下午4时	1.1~8.8pmol/L	卵泡期、黄体期	1~12U/L
催乳激素（PRL）		排卵期	16~104U/L
卵泡期	<1.05nmol/L	绝经期	16~66U/L
黄体期	0.23~1.82nmol/L	生长激素（GH）	
孕头3个月	<3.64nmol/L	脐血	0.47~2.35nmol/L
孕中3个月	<7.28nmol/L	初生儿	0.71~1.88nmol/L
孕晚3个月	<18.2nmol/L	成人（女）	<0.47nmol/L
绝经期	<0.91nmol/L		
缩宫素	<3.2mU/L		
（2）甲状腺			
三碘甲状腺原氨酸总量		甲状腺素总量（TT4）	
（TT3）（血清）		（血清）	
脐带血	0.5~1.1nmol/L	初生儿	129~271nmol/L
成人（女）	1.8~2.9nmol/L	孕后5个月	70~227nmol/L
游离三碘甲状腺原氨酸		成人（女）	65~155nmol/L
（FT3）（血清）	2.16~6.78pmol/L	游离甲状腺素（FT4）	
		（血清）	10.3~25.8nmol/L
（3）肾上腺相关激素			
17-羟皮质类固醇		下午3~4时	83~441nmol/L
成人（女）（血清）	248~580nmol/L	17-酮类固醇总量	
成人（女）(24h尿)	5.5~22.1μmol	（24h尿）	
皮质醇总量（血清）		成人（女）	21~52μmol
上午8~9时	138~635nmol/L	游离皮质醇（24h尿）	28~276nmol
（4）性激素			
雌二醇（血清）		孕酮（血清）	
卵泡期	110~1830pmol/L	卵泡期	<3.2nmol/L
黄体中期	690~880pmol/L	黄体期	9.5~64nmol/L
绝经后	37~110pmol/L	绝经期	<3.2nmol/L

续表

检查项目	临床参考值	检查项目	临床参考值
雌三醇（血清）		睾酮（血清）	
成人（女）	<7nmol/L	卵泡期	<1.4nmol/L
孕24～28周	104～594nmol/L	黄体期	<2.1nmol/L
孕29～32周	139～763nmol/L	绝经期	<1.2nmol/L
孕33～36周	208～972nmol/L		
孕37～40周	278～1215nmol/L		
(5) 胎盘激素			
β-人绒毛膜促性腺激素		胎盘生乳素（血清）	
（β-HCG）（血清）		成人（女）	<0.5mg/L
孕7～10周	>5.0U/L	孕22周	1.0～3.8mg/L
孕30日	>100U/L	孕30周	2.8～5.8mg/L
孕8～10周	50～100KU/L	孕42周	4.8～12mg/L
孕14周	10～20KU/L		
4. 精液			
精液量	≥2ml	活动精子百分率	射精后60分内≥0.50
PH值	7.2～8.0	精子形态	正常形态>0.30
精子数	$\geq 20\times10^{9}$/L	白细胞	$<1\times10^{6}$/ml
5. 羊水			
羊水量			
足月妊娠	0.80～1.0L	卵磷脂/鞘磷脂比值	
雌三醇		早期妊娠	<1:1
早期妊娠	<0.35μmol/L	足月妊娠	>2:1
足月妊娠	>2.1μmol/L	胆红素	
		早期妊娠	<1.28μmol/L
		足月妊娠	<0.43μmol/L
6. 其他			
静脉压	0.30～1.42kPa	舒张压	60～89mmHg
	(30～145mmH_2O)	脉压	30～40mmHg
血压		中心静脉压	0.59～0.98kPa
收缩压	90～139mmHg		(60～100mmH_2O)

二、妇产科常用英文缩写

Ab	antibody 抗体
AC	abdomen circumference 腹围
AFE	amniotic fluid embolism 羊水栓塞
AFI	amnionic fluid index 羊水指数
AFLP	actute fatty liver of pregnancy 妊娠期急性脂及肝
AFP	alpha fetoportein 甲胎蛋白
AFV	amniotic fluid volume 羊水最大池深度
Ag	antigen 抗原
AI	artificial insemination 人工授精
AIDS	acquired immunodeficiency syndrome 获得性免疫缺陷综合征
AKP	alkaline phosphatase 碱性磷酸酶
ALT	alanine aminotransferase 丙氨酸转氨酶
ART	assisted reproductive techniques 辅助生殖技术
AsAb	antisperm antibody 抗精子抗体
AST	aspartate aminotransferase 门冬氨酸转氨酶
ATP	adenosine triphosphate 三磷腺苷
BBT	basal body temperature 基础体温
BFHR	baseline fetal heart rate 胎心率基线
BMR	basal metabolic rate 基础代谢率
BPD	biparietal diameter 双顶径
bpm	beat per minute 每分钟心跳
CA_{125}	cancer antigen 125 癌抗原 125
CA_{19-9}	carbohydrate antigen 糖链抗原 19 - 9
CC	choriocarcinoma 绒毛膜癌
CEA	carcinoembryonic antigen 癌胚抗原
CI	cornification index 角化指数
CIN	cervical intraepithelial neoplasia 宫颈上皮内瘤样病变
CIS	carcinoma in situ 原位癌
CMV	cytomegalovirus 巨细胞病毒
CST	contraction stress test 宫缩应激试验
CPD	cephalopelvic disproportion 头盆不称
CPP	chronic pelvic pain 慢性盆腔疼痛
CRL	crown - rump length 顶臀长
CT	computerized tomography 计算机体层扫描
CT	chlamydia trachomatis 沙眼衣原体
DC	diagonal conjugate 对角径
DIC	disseminated intravascular coagulation 弥散性血管内凝血
DNA	deoxyribonucleic acid 脱氧核糖核酸
DUB	dysfunctional uterine bleeding 功能失调性子宫出血
E_1	estrone 雌酮
E_2	estradiol 雌二醇

E_3	estriol	雌三醇
EC	external conjugate	骶耻外径
E/C	estrogen/creatinine	雌激素/肌酐
ED	early deceleration	早期减退
EDC	expected date of confinement	预产期
EI	eosinophilic index	嗜伊红细胞指数
ELISA	enzyme – linked immunosorbent assay	酶联免疫吸附试验
ER	estrogen receptor	雌激素受体
ESR	erythrocyte sedimentation rate	红细胞沉降率
ET	endothelin	内皮素
FECG	fetal electrocardiography	胎儿心电图
fFN	fetal fibronectin	胎儿纤维连结蛋白
FGR	fetal growth restriction	胎儿生长受限
FHR	fetal heart rate	胎心率
FIGO	federation International of Gynecology and Obsterics	国际妇产科协会
FL	femur length	股骨长
FM	fetal movement	胎动
FSH	follicle stimulating hormone	卵泡刺激素
FSH – RH	follicle stimulating hormone releasing hormone	卵泡刺激素释放激素
GDM	gestational diabetes mellitus	妊娠期糖尿病
GIFT	gamete intrafallopian transfer	配子输卵管内移植
GIUT	gamete interuterine transfer	配子宫腔内移植
Gn	gonadotropin	促性腺激素
Gn – RH	gonadotropin releasing hormone	促性腺激素释放激素
GnRH – a	gonadotropin releasing hormone agonist (analogue)	促性腺激素释放激素激动剂（类似物）
GTD	gestational trophoblastic disease	妊娠滋养细胞疾病
GTT	gestational trophoblastic tumor	妊娠滋养细胞肿瘤
HAV	hepatitis A virus	甲型肝炎病毒
HBV	hepatitis B virus	乙型肝炎病毒
HBAg	hepatitis B antigen	乙型肝炎抗原
HBcAg	hepatitis B core antigen	乙型肝炎核心抗原
HBeAg	hepatitis B e antigen	乙型肝炎 e 抗原
HBIG	hepatitis B immunoglobulin	乙型肝炎免疫球蛋白
HBsAg	hepatitis B surface antigen	乙型肝炎表面抗原
HCV	hepatitis C virus	丙型肝炎病毒
HCG	human chorionic gonadotropin	（人）绒毛膜促性腺激素
HIV	human immunodeficiency virus	人免疫缺陷病毒
HM	hydatidiform mole	葡萄胎
HMG	human menopausal gonadotropin	（人）绝经期促进腺激素
HP	high power	高倍视野
HPL	human placental lactogen	（人）胎盘生乳素
H – P – O	hypothalamus – pituitary – ovary	下丘脑 – 垂体 – 卵巢

HPV	human papilloma virus	人乳头瘤病毒
HSG	hysterosalpingography	子宫输卵管造影
HSIL	high - grade squamous intraepithelial lesion	重度鳞状上皮内瘤变
HSV	herpes simplex virus	单纯疱疹病毒
IC	intercristal diameter	髂嵴间径
ICP	intrahepatic cholestasis of pregnancy	妊娠期肝内胆汁淤积症
IFN	interferon	干扰素
Ig	immunoglobulin	免疫球蛋白
IHM	Invasive hydatidiform mole	侵蚀性葡萄胎
IS	interspinal diameter	髂棘间径
IT	intertuberal diameter	从骨结节间径
IU	international unit	国际单位
IVF - ET	in vitro fertilization and embryo transfer	体外受精 - 胚胎移植
IUD	intrauterine device	宫内节育器
KI	karyopyknotic index	致密核细胞指数
LD	late deceleration	晚期减速
LDH	lactin dehydrogenase	乳酸脱氢酶
LH	luteinizing hormone	黄体生成激素
LH - RH	luteinizing hormone releasing hormone	黄体生成激素释放激素
LMA	left mento - anterior	颏左前
LMP	left mento - posterior	颏左后
LMP	last menstrual period	末次月经日期
LMT	left mento transverse	颏左横
LOA	left occipito anterior	枕左前
LOP	left occipito posterior	枕左后
LOT	left occipito transverse	枕左横
LPD	luteal phase defect	黄体功能不足
LSA	left sacto anterior	骶左前
LSIL	low - grade squamous intraepithelial lesion	轻度鳞状上皮内瘤变
LSP	left sacro - posterior	骶左后
LST	left sacro - transverse	骶左横
LScA	left scapulo - anterior	肩左前
LScP	left scapulo - posterior	肩左后
L/S	lecithin/sphingomyelin	卵磷脂/鞘磷脂
MAP	mean arterial blood pressure	平均动脉压
MI	maturation index	成熟指数
MRI	magnetic resonance imaging	磁共振成像
NST	non - stress test	无应激试验
OCT	oxytocin challenge test	缩宫素激惹试验
OHSS	ovarian hyperstimulation syndrome	卵泡过度刺激综合征
P	progesterone	孕酮
PCR	polymerase chain reaction	聚合酶链反应
PCOS	polycystic ovarian syndrome	多囊卵巢综合征

PG	prostaglandin 前列腺素
PGD	preimplantation genetic diagnosis 植入前遗传学诊断
PGE	prostaglandin E 前列腺素 E
$PGF_{2\alpha}$	prostaglandin $F_{2\alpha}$ 前列腺素 $F_{2\alpha}$
PGI_2	prostacyclin 前列环素
PID	pelvic inflammatory disease 盆腔炎
PI	prolactin inhibitory hormone 催乳激素抑制激素
PMP	previous menstrual period 前次月经日期
PMS	premenstrual syndrome 经前期综合征
PR	progestogen receptor 孕射免疫测定
PRL	prolactin 催乳激素
PROM	premature rupture of membranes 胎膜早破
RIA	radioimmunoassay 放射免疫测定
RMA	right mento - anterior 颏右前
RMP	right mento - posterior 颏右后
RMT	right mento - transverse 颏右横
RNA	ribonucleic acid 核糖核酸
ROA	right occipito - anterior 枕右前
ROP	right occipito - posterior 枕右后
ROT	right occipito - transverse 枕右横
ROT	roll overtest 翻身试验
RSA	right sacro - anterior 骶右前
RSP	right sacro - posterior 骶右后
RST	right sacro - transverse 骶右横
RScA	right scapulo - anterior 肩右前
RScP	right scapulo - posterior 肩右后
STD	sexually transmitted diseases 性传播疾病
T	testosterone 睾酮
TCT	ThinPrep Pap 薄层液基细胞学涂片法
TO	transverse outlet 出口横径
TSH	thyroid stimulating hormone 促甲状腺激素
TTTS	twin to twin transfusion syndrome 双胎输血综合征
TXA_2	thromboxane A_2 血栓素 A_2
UU	ureaplasm urealyticum 解脲支原体
VD	variable deceleration 变异减速
VIN	vulvar intraepithelial neoplasia 外阴上皮内瘤变
VVC	vulvovaginal candidiasis 外阴阴道假丝酵母菌病
WHO	World Health Organization 世界卫生组织

三、方剂名录

二　画

二至丸（《医方集解》）：女贞子　旱莲草

二仙汤（《中医方剂临床手册》）：仙茅　仙灵脾　巴戟天　黄柏　知母　当归

二丹茜草汤（《中西医结合妇产科学》）：当归　丹皮　青皮　栀子　茜草　丹参　茵陈　益母草　蒲公英　生地　桑寄生　杜仲　甘草

二丹桃仁生化汤（经验方）：当归　丹参　桃仁　丹皮　蒲黄　川芎　五灵脂　炮姜　益母草　炙甘草

二陈汤（《太平惠民和剂局方》）：半夏　陈皮　茯苓　炙甘草

人参黄芪汤（《证治准绳》）：人参　黄芪　当归　白芍　白术　艾叶　阿胶

八珍汤（《正体类要》）：党参　白术　茯苓　甘草　当归　芍药　川芎　熟地

八珍益母汤（《摄生秘剖》）：当归　川芎　白芍　熟地　人参　白术　茯苓　炙甘草　益母草　香附　阿胶

人参养营汤（《太平惠民和剂局方》）：人参　甘草　当归　白芍　熟地黄　肉桂　大枣　白术　茯苓　五味子　远志　橘皮　生姜　黄芪

三　画

小半夏加茯苓汤（《金匮要略》）：半夏　生姜　茯苓

大补阴丸（《丹溪心法》熟地　龟板　黄柏　知母　猪脊髓

大补元煎（《景岳全书》）：人参　山药　熟地黄　杜仲　枸杞子　当归　山茱萸　炙甘草

三黄四物汤（《医宗金鉴》）：当归　白芍　川芎　生地　黄芩　黄连　大黄

下乳涌泉散（《清太医院配方》）：当归　川芎　花粉　白芍　生地　柴胡　青皮　漏芦　桔梗　通草（或木通）　白芷　穿山甲　甘草　王不留行

大黄牡丹皮汤（《金匮要略》）：大黄　牡丹皮　桃仁　冬瓜仁　芒硝

大黄䗪虫丸（《金匮要略》）：地鳖虫　干漆　干地黄　甘草　水蛭　白芍　杏仁　黄芩　桃仁　虻虫　蛴螬虫　大黄

四　画

天王补心丹（《摄生秘剖》）：人参　玄参　丹参　茯苓　五味子　远志　桔梗　当归身　天冬　麦冬　柏子仁　酸枣仁　生地黄　辰砂

开郁二陈汤（《万氏妇人科》）：制半夏　陈皮　茯苓　青皮　香附　川芎　莪术　木香　槟榔　甘草　苍术　生姜

开郁种玉汤（《傅青主女科》）：白芍　香附　当归　白术　丹皮　茯苓　花粉

月华丸（《医学心悟》）：天冬　麦冬　生地黄　熟地黄　山药　百部　沙参　川贝母　茯苓　阿胶　三七　獭肝　白菊花　桑叶

木通散（《妇科玉尺》）：枳壳　槟榔　木通　滑石　冬葵子　甘草

五味消毒饮（《医宗金鉴》）：银花　野菊花　蒲公英　紫花地丁　紫背天葵子

长胎白术散（《叶氏女科证治》）：炙白术　川芎　川椒　干地黄　炒阿胶　黄芪　当归　牡蛎　茯苓

止带方（《世补斋》）：茯苓　猪苓　泽泻　赤芍　丹皮　茵陈　黄柏　栀子　牛膝　车

前子

内补丸（《女科切要》）：鹿茸　肉桂　菟丝子　黄芪　白蒺藜　沙苑蒺藜　肉苁蓉　桑螵蛸　制附子　紫菀茸

少腹逐瘀汤（《医林改错》）：小茴香　干姜　延胡索　没药　当归　川芎　肉桂　赤芍　蒲黄　五灵脂

牛黄清心丸（《痘疹世医心法》）：牛黄　朱砂　黄连　黄芩　山栀　郁金

乌药汤（《兰室秘藏》）：乌药　香附　木香　当归　甘草

丹栀逍遥散（《女科撮要》）：丹皮　炒栀子　当归　白芍　柴胡　白术　茯苓　炙甘草

丹溪痰湿方（《丹溪心法》）：苍术　白术　半夏　茯苓　滑石　香附　川芎　当归

六味地黄丸（《小儿药证直诀》）：熟地黄　山药　山茱萸　丹皮　泽泻　茯苓

五　画

四二五合方（《刘奉五妇科经验》）：当归　白芍　熟地　川芎　仙茅　仙灵脾　车前子　菟丝子　枸杞子　覆盆子　五味子　牛膝

生化汤（《傅青主女科》）：当归　川芎　桃仁　炮姜　炙甘草

四物汤（《太平惠民和剂局方》）：熟地　当归　川芎　白芍

四妙散（《成方便读》）：苍术　黄柏　牛膝　薏苡仁

四妙勇安汤（《验方新编》）：玄参　当归　金银花　甘草

四神丸（《证治准绳》）：补骨脂　肉豆蔻　吴茱萸　五味子　生姜　大枣

四海舒郁丸（《疡医大全》）：青木香　陈皮　昆布　海藻　海带　螵蛸　海蛤壳

玉烛散（《医宗金鉴》）：熟地　当归　白芍　川芎　大黄　芒硝　甘草

玉女煎（《景岳全书》）：石膏　熟地黄　麦冬　知母　牛膝

甘麦大枣汤（《金匮要略》）：甘草　淮小麦　大枣

左归丸（《景岳全书》）：熟地　山药　山茱萸　枸杞子　川牛膝　菟丝子　鹿角胶　龟板胶

左归饮（《景岳全书》）：熟地　山茱萸　枸杞子　山药　茯苓　甘草

右归丸（《景岳全书》）：熟地　山药　山茱萸　枸杞子　鹿角胶　菟丝子　杜仲　当归　肉桂　制附子

右归饮（《景岳全书》）：熟地　山药　山萸肉　枸杞子　杜仲　炙附子　肉桂　甘草

龙胆泻肝汤（《兰室秘藏》）：龙胆草　泽泻　木通　车前子　当归　柴胡　生地黄

平胃散（《太平惠民和剂局方》）：苍术　厚朴　橘皮　甘草　生姜　大枣

归肾丸（《景岳全书》）：熟地　山药　山茱萸　茯苓　当归　枸杞子　杜仲　菟丝子

归脾汤（《济生方》）：人参　黄芪　白术　茯神　酸枣仁　龙眼肉　木香　炙甘草　当归　远志　生姜　大枣

归芍活血汤（经验方）：益母草　当归　赤芍　川芎　丹参　元胡　牛膝　桂枝　川楝子

归芍地黄汤（《症因脉治》）：当归　白芍　山药　山茱萸　丹皮　茯苓　泽泻

生脉散（《内外伤辨惑论》）：人参　麦冬　五味子

失笑散（《太平惠民和剂局方》）：五灵脂　蒲黄

白术散（《妇科玉尺》）：白术　茯苓皮　陈皮　生姜皮　桑白皮　大腹皮

白虎汤（《伤寒论》）：知母　石膏　粳米　甘草

仙方活命饮（《校注妇人良方》）：银花　甘草　穿山甲　皂角刺　当归尾　赤芍　乳香　没药　天花粉　陈皮　防风　贝母　白芷

艾附暖宫丸（《沈氏尊生书》）：当归　生地　白芍　川芎　黄芪　肉桂　艾叶　吴茱萸　香附　续断

正气天香散（《证治准绳》）：香附　陈皮　甘草　乌药　紫苏叶　干姜

瓜蒌薤白半夏汤（《金匮要略》）：瓜蒌　薤白　半夏

瓜蒌牛蒡子汤（《医宗金鉴》）：瓜蒌　牛蒡子　天花粉　黄芩　陈皮　生栀子　皂角刺　金银花　青皮　柴胡　甘草　连翘

加味五淋散（《医宗金鉴》）：黑栀子　赤茯苓　当归　白芍　甘草梢　车前子　黄芩　生地　泽泻　滑石　木通

加味四物汤（《医宗金鉴》）：熟地　白芍　当归　川芎　蒲黄　瞿麦　桃仁　牛膝　滑石　甘草梢　木香　木通

加味圣愈汤（《医宗金鉴》）：人参　黄芪　熟地　白芍　当归　川芎　续断　砂仁　杜仲

加减一阴煎（《景岳全书》）：生地　熟地　白芍　知母　麦冬　地骨皮　甘草

加减苁蓉菟丝子丸（《中医妇科治疗学》）：肉苁蓉　菟丝子　覆盆子　枸杞　熟地　当归　桑寄生

加减桃红四物汤（经验方）：生地　赤芍　川芎　桃仁　红花　贯众　牛膝　黄芩　黄柏　益母草　夏枯草　蒲黄

半夏白术天麻汤（《医学心悟》）：半夏　白术　天麻　茯苓　橘红　甘草　生姜　大枣　蔓荆子

圣愈汤（《兰室秘藏》）：人参　黄芪　当归　川芎　熟地　生地

六　画

百合固金汤（《医方集解》）：生地黄　熟地黄　麦冬　贝母　百合　当归　炒芍药　甘草　玄参　桔梗

夺命散（《证治准绳》）：没药　血竭

至宝丹（《太平惠民和剂局方》）：朱砂　麝香　安息香　金银箔　犀角　牛黄　琥珀　雄黄　玳瑁　龙脑

当归饮子（《证治准绳》）：当归　川芎　白芍　生地　防风　荆芥　黄芪　甘草　白蒺藜　何首乌

血府逐瘀汤（《医林改错》）：当归　生地　桃仁　红花　枳壳　赤芍　柴胡　甘草　桔梗　川芎　牛膝

全生白术散（《全生指迷方》）：白术　生姜皮　大腹皮　茯苓　陈皮

导赤散（《小儿药证直诀》）：生地黄　木通　竹叶　甘草

阳和汤（《外科全生集》）：麻黄　熟地　白芥子　炮姜炭　甘草　肉桂　鹿角胶

安胎饮（《太平惠民和剂局方》）：当归　川芎　熟地　白芍　黄芪　阿胶　白术　茯苓　地榆　半夏　生姜　甘草

安宫牛黄丸（《温病条辨》）：牛黄　郁金　犀角　黄连　朱砂　冰片　珍珠　山栀　雄黄　黄芩　麝香　金箔衣

七　画

寿胎丸（《医学衷中参西录》）：菟丝子　续断　桑寄生　阿胶

苍附导痰丸（《叶天士女科诊治秘方》）：茯苓　半夏　陈皮　甘草　苍术　香附　南星

枳壳　生姜　神曲

苏叶黄连汤（《湿热经纬》）：黄连　苏叶

两地汤（《傅青主女科》）：生地　玄参　白芍　麦冬　阿胶　地骨皮

扶阳救脱汤（《中医妇科治疗学》）：高丽参　熟附子　黄芪　浮小麦　乌贼骨

牡丹皮汤（《罗元恺论医集》）：丹皮　冬瓜仁　败酱草　瓜蒌仁　蒲公英　太子参　枳实　车前草

肠宁汤（《傅青主女科》）：当归　熟地　麦冬　人参　阿胶　山药　甘草　续断　肉桂

完带汤（《傅青主女科》）：白术　山药　人参　白芍　苍术　车前子　甘草　陈皮　柴胡　荆芥穗

完胞饮（《傅青主女科》）：人参　白术　茯苓　生黄芪　当归　川芎　桃仁　红花　益母草　白及　猪脬　羊脬

补天大造丸（《医学心悟》）：人参　白术　当归　枣仁　炙黄芪　远志　白芍　山药　茯苓　枸杞子　紫河车　龟板　鹿角　大熟地

补肾固冲丸（《中医学新编》）：菟丝子　续断　阿胶　鹿角霜　巴戟天　杜仲　当归　枸杞子　党参　白术　砂仁　熟地　大枣

补肾化瘀汤（武汉医学院附属二院）：当归　赤芍　川芎　红花　丹参　鸡血藤　党参　锁阳　炙甘草

补肾安胎饮（《中医妇科治疗学》）：人参　白术　杜仲　续断　益智仁　阿胶　艾叶　菟丝子　补骨脂　狗脊

补肾促排卵汤（《实用妇科方剂学》）：当归　赤芍　白芍　川芎　丹参　丹皮　泽兰　续断　茺蔚子　红花

补中益气汤（《脾胃论》）：人参　黄芪　白术　甘草　当归　陈皮　升麻　柴胡

补气通脬饮（《女科撮要》）：黄芪　麦冬　通草

补阳还五汤（《医林改错》）：黄芪　当归　川芎　赤芍　红花　桃仁　地龙

杞菊地黄丸（《医级》）：熟地　山萸肉　淮山药　泽泻　茯苓　丹皮　菊花　枸杞子

八　画

固本止崩汤（《傅青主女科》）：熟地　白术　黄芪　当归　黑炭　人参

固经丸（《丹溪心法》）：黄芩　白芍　龟板　黄柏　椿树根皮　香附

固冲汤（《医学衷中参西录》）：黄芪　白术　煅龙骨　煅牡蛎　山茱萸　白芍　海螵蛸　茜草根　棕炭　五倍子

肾气丸（《金匮要略》）：干地黄　山药　山茱萸　茯苓　丹皮　桂枝　泽泻　附子

易黄汤（《傅青主女科》）：山药　芡实　黄柏　车前子　白果

知柏地黄丸（《医宗金鉴》）：熟地　山药　山茱萸　茯苓　泽泻　丹皮　黄柏　知母

参苓白术散（《太平惠民和剂局方》）：人参　白术　扁豆　茯苓　甘草　山药　莲子肉　桔梗　薏苡仁　砂仁

参附汤（《校注妇人良方》）：人参　附子

参芪启宫汤（《中西医结合妇产科学》）：黄芪　党参　当归　牛膝　血余炭　川芎　炙龟板　王不留行　玄参　麦冬　甘草

张氏助产汤（《中西医结合妇产科学》）：太子参　炙甘草　熟地　菟丝子　牛膝　当归　川芎　红花　白术　枸杞子　枳壳　车前子

九　画

栀子清肝汤（《外科正宗》）：栀子　丹皮　柴胡　当归　白芍　茯苓　川芎　牛蒡子　黄芩　黄连　煅石膏　甘草

举元煎（《景岳全书》）：人参　黄芪　升麻　白术　炙甘草

济生肾气丸（《济生方》）：熟地黄　山药　山茱萸　丹皮　茯苓　泽泻　炮附子　官桂　川牛膝　车前子

宫外孕Ⅰ号方（山西医学院附属第一医院）：赤芍　丹参　桃仁

宫外孕Ⅱ号方（山西医学院附属第一医院）：赤芍　丹参　桃仁　三棱　莪术

保产无忧散（《傅青主女科》）：当归　川芎　荆芥穗　炙黄芪　艾叶　厚朴　枳壳　菟丝子　川贝母　白芍　羌活　甘草　生姜

保真汤（《十药神书》）：人参　黄芪　白术　甘草　赤茯苓　五味子　当归　茯苓　生地黄　熟地黄　天冬　麦冬　赤芍药　白芍药　柴胡　厚朴　地骨皮　黄柏　知母　陈皮　生姜　大枣

保阴煎（《景岳全书》）：生地　熟地　白芍　山药　续断　黄芩　黄柏　甘草

胎元饮（《景岳全书》）：人参　当归　杜仲　白芍　熟地　白术　陈皮　炙甘草

济生汤（《达生篇》）：枳壳　香附　甘草　当归　苏子　川芎　大腹皮

胃苓汤（《丹溪心法》）：苍术　厚朴　陈皮　甘草　生姜　大枣　桂枝　白术　泽泻　茯苓　猪苓

茯苓导水汤（《医宗金鉴》）：茯苓　槟榔　砂仁　木香　陈皮　泽泻　白术　木瓜　桑白皮　苏叶　大腹皮

茵陈二黄汤（《中西医结合妇产科学》）茵陈　黄芪　大黄　苎麻根　石莲　山栀　木香　白术　白芍　益母草　甘草

茵陈寄生汤（《中西医结合妇产科学》）茵陈　桑寄生　杜仲　黄芪　山栀　川断　当归　白芍　椿根皮　甘草

茵陈蒿汤（《伤寒论》）：茵陈蒿　山栀　大黄

顺经汤（《傅青主女科》）：当归　熟地　白芍　丹皮　茯苓　沙参　黑芥穗

香砂六君子汤（《时方歌括》）：木香　砂仁　陈皮　半夏　党参　白术　茯苓　甘草

独活寄生汤（《千金要方》）：独活　桑寄生　秦艽　防风　细辛　当归　川芎　白芍　干地黄　肉桂　茯苓　杜仲　人参　牛膝　甘草

独参汤（《十药神书》）：人参

养心汤（《证治准绳》）：黄芪　茯苓　茯神　当归　川芎　炙甘草　半夏曲　柏子仁　酸枣仁　远志　五味子　人参　肉桂

养荣壮肾汤（《叶天士女科证治》）：当归　川芎　独活　肉桂　防风　杜仲　川断　桑寄生　生姜

养精种玉汤（《傅青主女科》）：熟地　山茱萸　白芍　当归

荡鬼汤（《傅青主女科》）：人参　当归　大黄　川牛膝　雷丸　红花　丹皮　枳壳　厚朴　桃仁

逐瘀汤（经验方）：当归尾　川芎　赤芍　桃仁　红花　丹参　益母草　丹皮　牛膝　香附　炮山甲　蒲黄

十　画

泰山磐石散（《景岳全书》）：人参　黄芪　当归　续断　黄芩　川芎　白芍　熟地

白术　炙甘草　砂仁　糯米

桂枝茯苓丸（《金匮要略》）：桂枝　茯苓　赤芍　丹皮　桃仁

桃红四物汤（《医宗金鉴》）：桃仁　红花　当归　川芎　白芍　熟地

真武汤（《伤寒论》）：炮附子　白术　茯苓　芍药　生姜

柴胡疏肝散（《景岳全书》）：柴胡　白芍　枳壳　川芎　香附　炙甘草　陈皮

逍遥散（《太平惠民和剂局方》）：柴胡　当归　白芍　白术　茯苓　甘草　煨姜　薄荷

透脓散（《外科正宗》）：当归　生黄芪　炒山甲　川芎　皂角刺

健固汤（《傅青主女科》）：人参　茯苓　白术　巴戟天　薏苡仁

调经种玉汤（《万氏妇人科》）：当归身　川芎　熟地　香附　白芍　茯苓　陈皮　吴茱萸　丹皮　延胡索

调肝汤（《傅青主女科》）：山药　阿胶　当归　白芍　巴戟天　甘草　山茱萸

消渴方（《丹溪心法》）：黄连末　天花粉末　生地汁　藕汁　人乳汁　姜汁　蜂蜜

通乳丹（《傅青主女科》）：人参　黄芪　当归　麦冬　木通　桔梗　猪蹄

海藻玉壶汤（《医宗金鉴》）：海藻　昆布　海带　青皮　陈皮　半夏　贝母　连翘　甘草　当归　川芎　独活

润燥汤（《万氏妇人科》）：人参　甘草　归身　生地　枳壳　火麻仁　桃仁泥　槟榔汁

十一　画

黄芪桂枝五物汤（《金匮要略》）：黄芪　桂枝　白芍　生姜　大枣

黄连解毒汤（《外台秘要》）：黄连　黄芩　黄柏　栀子

萆薢渗湿汤（《疡科心得集》）：萆薢　薏苡仁　黄柏　赤茯苓　丹皮　泽泻　通草　滑石

理冲汤（《医学衷中参西录》）：生黄芪　党参　白术　生山药　天花粉　知母　三棱　莪术　生鸡内金

救母丹（《傅青主女科》）：人参　当归　川芎　益母草　赤石脂　炒芥穗

银甲丸（《中医妇科临床手册》）：银花　鳖甲　连翘　升麻　红藤　蒲公英　紫花地丁　生蒲黄　椿根皮　大青叶　茵陈　桔梗　琥珀末

脱花煎（《景岳全书》）：当归　肉桂　川芎　牛膝　红花　车前子

羚角钩藤汤（《通俗伤寒论》）：羚羊角　桑叶　川贝　鲜生地　钩藤　菊花　白芍药　生甘草　鲜竹茹　茯神

清经散（《傅青主女科》）：丹皮　地骨皮　白芍　熟地　青蒿　茯苓　黄柏

清营汤（《温病条辨》）：犀角　生地　玄参　竹叶　麦冬　丹参　黄连　连翘　银花

清热固经汤（《简明中医妇科学》）：地骨皮　生地　龟板　牡蛎　阿胶　栀子　地榆　黄芩　藕节　棕榈炭　甘草

清热安胎饮（《刘奉五妇科经验》）：山药　石莲　黄芩　黄连　椿根皮　侧柏炭　阿胶

清热调血汤（《古今医鉴》）：当归　川芎　白芍　生地　黄连　香附　桃仁　红花　莪术　延胡索　丹皮

清肝止淋汤（《傅青主女科》）：白芍　当归　生地　阿胶　丹皮　黄柏　牛膝　香附　红枣　黑豆

清肝引经汤（《中医妇科学》）：当归　白芍　生地　丹皮　栀子　黄芩　川楝子　茜草　白茅根　牛膝　甘草

清宫消癥汤（经验方）：半枝莲　白花蛇舌草　皂角刺　夏枯草　败酱草　石见穿　紫草　莪术　三棱　桃仁　赤芍　丹参。

清海丸（《傅青主女科》）：熟地　山萸肉　炒山药　丹皮　五味子　麦冬　炒白术　白芍　龙骨　地骨皮　桑叶　玄参　沙参　石斛

清暑益气汤（《温热经纬》）：洋参　石斛　麦冬　黄连　竹叶　荷梗　知母　甘草　粳米　西瓜翠衣

清血养阴汤（《妇科临床手册》）：生地　丹皮　白芍　玄参　黄柏　女贞子　旱莲草

十二　画

趁痛散（《校注妇人良方》）：当归　黄芪　白术　炙甘草　肉桂　独活　牛膝　生姜　薤白

紫雪丹（《温病条辨》）：石膏　寒水石　磁石　滑石　犀角　羚羊角　沉香　玄参　青木香　升麻　丁香　硝石　麝香　朱砂　炙甘草　朴硝

黑逍遥散（《医宗己任编》）：白芍　归身　白术　熟地　茯苓　甘草

黑神散（《太平惠民和剂局方》）：熟地黄　黑大豆　当归　肉桂　干姜　甘草　白芍　蒲黄

舒郁清肝饮（《中医妇科治疗学》）：当归　白芍　白术　柴胡　香附　郁金　黄芩　山栀仁　丹皮　甘草

温胞饮（《傅青主女科》）：巴戟天　补骨脂　菟丝子　肉桂　附子　杜仲　白术　山药　芡实　人参

温经汤（《金匮要略》）：桂枝　吴茱萸　当归　芍药　川芎　人参　生姜　麦门冬　半夏　牡丹皮　阿胶　甘草

温经汤（《校注妇人良方》）：人参　当归　川芎　白芍　肉桂　莪术　丹皮　甘草　牛膝

犀角散（《备急千金要方》）：犀角　黄连　升麻　山栀　茵陈

犀角地黄汤（《备急千金要方》）：犀角　生地黄　丹皮　芍药

十三　画

催生饮（《济阴纲目》）：当归　川芎　大腹皮　枳壳　白芷

解毒四物汤（《医林改错》）：连翘　葛根　柴胡　枳壳　当归　赤芍　生地　红花　桃仁　甘草

解毒散结汤（经验方）：野菊花　蒲公英　马齿苋　丹皮　紫草　三棱　莪术　大黄　半支莲　山慈菇　七叶一枝花

清肺解毒散结汤（经验方）：金银花　连翘　鱼腥草　薏苡仁　瓜蒌仁　川贝母　沙参　生地　麦冬　丹皮　桃仁　山慈菇　白茅根　生甘草

十四　画

蔡松汀难产方（经验方）：黄芪　当归　茯神　党参　龟板　白芍　枸杞子　川芎

毓麟珠（《景岳全书》）：鹿角霜　川芎　白芍　茯苓　川椒　人参　当归　杜仲　甘草　菟丝子　熟地

膈下逐瘀汤（《医林改错》）：当归　川芎　赤芍　桃仁　红花　枳壳　延胡索　五灵脂　丹皮　乌药　制香附　甘草

十五　画及以上

鲤鱼汤（《千金要方》）：鲤鱼　白术　生姜　白芍　当归　茯苓

薏苡仁汤（《证治准绳》）：丹皮　薏苡仁　瓜蒌仁　桃仁

癫狂梦醒汤（《医林改错》）：桃仁　柴胡　香附　木通　赤芍　半夏　大腹皮　青皮　陈皮　桑白皮　苏子　甘草

橘皮竹茹汤（《金匮要略》）：橘皮　竹茹　大枣　人参　生姜　甘草

主要参考文献

1. 丰有吉等主编．面向21世纪课程高等院校七年制教材·妇产科学．北京：人民卫生出版社，2002
2. 乐杰主编．面向21课程高等医药院校五年制教材·妇产科学．第五版．北京：人民卫生出版社，2000
3. 乐杰主编．普通高等教育“十五”国家级规划教材·妇产科学．北京：人民卫生出版社，2004
4. 尤昭玲主编．中西医结合临床系列五、七年制教材·中西医结合妇产科学．北京：中国中医药出版社，2001
5. 尤昭玲主编．现代中西医结合临床丛书·现代中西医结合妇产科手册（第二版）．长沙：湖南科技出版社，2002
6. 张玉珍主编．普通高等教育“十五”国家级规划教材·中医妇科学．北京：中国中医药出版社，2002
7. 高等中医药院校教材·中医妇科学（第二版~第六版）．上海：上海科技出版社．
8. 苏应宽主编．新编实用妇科学．济南：山东科技出版社，1995
9. 临床产科学编委会．临床产科学．天津：天津科技出版社，1994
10. 曹泽毅主编．中华妇产科学（上下册）．北京：人民卫生出版社，1999
11. 陈忠年等主编．妇产科病理学（第二版）．上海：上海科技出版社，1996
12. 田扬顺主编．妇科肿瘤临床病理学．北京：人民卫生出版社，2001
13. 陈解民主编．妇产科症状鉴别诊断学．北京：人民军医出版社，2001
14. 林秋华主编．疑难妇产科学．武汉：湖北科技出版社，2002
15. 牛兵占主编．中医妇科名著集成．北京：华夏出版社，1997
16. 刘敏如，谭万信主编．中医妇产科学．北京：人民卫生出版社，2001
17. 罗元恺主编．实用中医妇科学．上海：上海科学技术出版社，1994
18. 郭志强，张宗芳主编．中医妇科治疗大成．石家庄：河北科学技术出版社，1997
19. 吴克明，张庆文主编．中西医临床妇产科学．北京：中国医药科技出版社，2001
20. 牛建昭主编．现代中西医妇科学．北京：中国科学技术出版社，1996
21. 张奇文主编．妇科医籍辑要丛书．北京：人民卫生出版社，1995